第8版

口腔麻醉学

U0722909

主审

福岛和昭

主编

一户达也　北畑洋

嶋田昌彦　丹羽均

宫胁卓也

主译

夏　明　姜　虹

副主译

姬宁宁

译者（按姓氏笔画排序）

王　丽　姜　虹

夏　明　姬宁宁

曹　爽　蒋寒寒

编者名单

北海道大学名誉教授
福岛和昭

大阪大学大学院教授
丹羽均

东京口腔大学名誉教授
金子让

大阪口腔大学口腔学院准教授
佐久间泰司

新潟大学大学院教授
濑尾宪司

元爱知学院大学口腔学院教授
原田纯

爱知学院大学口腔学院讲师
佐藤（朴）曾士

奥羽大学口腔学院教授
川合宏仁

日本大学口腔学院教授
大井良之

东京口腔大学准教授
松浦信幸

朝日大学口腔学院教授
智原荣一

岩手医科大学口腔学院教授
佐藤健一

昭和大学口腔学院教授
饭岛毅彦

日本口腔大学新潟生命口腔学院教授
佐野公人

东京口腔大学教授
一户达也

日本大学松户口腔学院教授
涩谷矿

日本大学松户口腔学院准教授
山口秀纪

东京医科口腔大学大学院教授
深山治久

大阪口腔大学口腔学院教授
百田义弘

冈山大学大学院教授
宫胁卓也

北海道大学大学院教授
藤泽俊明

冈山大学医院准教授
前田茂

广岛大学大学院教授
入舩正浩

广岛大学医院讲师
吉田充广

朝日大学口腔学院教授
樱井学

九州大学大学院教授
横山武志

九州大学大学院助教
一杉岳

东北大学大学院准教授
水田健太郎

日本口腔大学新潟生命口腔学院教授
藤井一维

长崎大学大学院教授
鲇濑卓郎

长崎大学大学院准教授
赞岐拓郎

日本口腔大学生命口腔学院教授
砂田胜久

鹿儿岛大学大学院教授
杉村光隆

奥羽大学口腔学院教授
山崎信也

东京医科口腔大学大学院准教授
胁田亮

明海大学口腔学院教授
小长谷光

德岛大学大学院教授
北畑洋

九州口腔大学教授
渡边诚之

福冈口腔大学教授
谷口省吾

鹿儿岛大学大学院准教授
糀谷淳

北海道大学大学院准教授
龟仓更人

北海道医疗大学口腔学院教授
照光真

神奈川口腔大学大学院教授
森本佳成

日本大学口腔学院准教授
冈俊一

神奈川口腔大学大学院教授
有坂博史

东京口腔大学讲师
松木由起子

东京口腔大学讲师
半田俊之

元东北大学大学院教授
正木英二

鹤见大学口腔学院教授
河原博

松本口腔大学教授
涩谷彻

东京医科口腔大学大学院教授
嶋田昌彦

日本大学口腔学院教授
今村佳树

日本大学口腔学院准教授
冈田明子

东京口腔大学教授
福田谦一

九州口腔大学准教授
椎叶俊司

东京口腔大学教授
小板桥俊哉

伊东口腔口腔医院副院长、麻醉科部长
后藤俱子

东京口腔大学教授
笠原正贵

人民卫生出版社

·北　京·

版权所有，侵权必究！

SHIKA MASUIGAKU DAI 8 HAN
Copyright © 2019 Ishiyaku Publishers, Inc.
Chinese translation rights in simplified characters arranged with ISHIYAKU PUBLISHERS, INC.
Japan UNI Agency, Inc., Tokyo.

图书在版编目（CIP）数据

口腔麻醉学 /（日）一户达也等主编；夏明，姜虹
主译 . —北京：人民卫生出版社，2024.1（2024.12重印）
ISBN 978-7-117-35888-0

Ⅰ. ①口… Ⅱ. ①一…②夏…③姜… Ⅲ. ①口腔外
科手术－麻醉学 Ⅳ. ①R782.05

中国国家版本馆 CIP 数据核字（2024）第 024460 号

| 人卫智网 | www.ipmph.com | 医学教育、学术、考试、健康，购书智慧智能综合服务平台 |
| 人卫官网 | www.pmph.com | 人卫官方资讯发布平台 |

图字：01-2021-3895 号

口腔麻醉学
Kouqiang Mazuixue

主　　译：夏　明　姜　虹
出版发行：人民卫生出版社（中继线 010-59780011）
地　　址：北京市朝阳区潘家园南里 19 号
邮　　编：100021
E - mail：pmph @ pmph.com
购书热线：010-59787592　010-59787584　010-65264830
印　　刷：北京建宏印刷有限公司
经　　销：新华书店
开　　本：787×1092　1/16　印张：29
字　　数：857 千字
版　　次：2024 年 1 月第 1 版
印　　次：2024 年 12 月第 2 次印刷
标准书号：ISBN 978-7-117-35888-0
定　　价：150.00 元

打击盗版举报电话：010-59787491　E-mail：WQ @ pmph.com
质量问题联系电话：010-59787234　E-mail：zhiliang @ pmph.com
数字融合服务电话：4001118166　E-mail：zengzhi @ pmph.com

中文版前言

"口腔(牙科)麻醉"是开展各式口腔治疗的基础,但长久以来,国内大众及口腔医生几乎将"口腔麻醉"与口内局部麻醉注射画上了等号。甚至在专业教育领域,国内的口腔医学界也倾向于将"口腔麻醉"自我框限在局部麻醉这一领域。然而,在实际的口腔实践中,可能面临各种复杂的状况,如对伴有严重的身心疾病的患者,或是伴有各系统并发症的老年患者,仅靠局部麻醉难以顺利完成口腔外科治疗,因此掌握全身麻醉及全身管理相关知识和技术的重要性日益凸显。在这样的历史背景下,我国口腔麻醉的教育、培训体系呈现出相对的局限性。值得我们注意的是,日本口腔和麻醉医师对口腔麻醉的认知及其在临床和学术领域的实践成果,甚少出现与上述类似的发展困境。或许是这样的差异,促使日本始终能在国际口腔麻醉专业领域有自己的一席之地。为实现国内口腔麻醉这一专业领域的突破,在多年来深耕麻醉学研究与临床实践的资深麻醉医师们的力荐下,我们积极推进《口腔麻醉学》(第8版)的引进与翻译出版。

《口腔麻醉学》(第8版)不仅是一本翔实的教科书,还是对日本口腔医学和口腔临床实践发展变化的总结。该书于1971年6月首次出版,一经出版,受到了当地学生、住院医师与口腔麻醉医师的广泛欢迎,多年来多次修订再版。期间,原作者也倾注心血,结合日本政府及医疗系统的发展变化,适时对原作增添删改,使该书与时俱进,赋予其远超教科书本身的意义。此前,该书也已成为"希望获得日本口腔麻醉医师协会认证的住院医师和口腔麻醉医师的必备书籍"。

具体而言,该书涵盖了口腔麻醉各个方面的内容。第一,该书介绍了开展口腔麻醉临床实践应当了解的有关口腔麻醉的背景知识和工作,如麻醉史及麻醉的法律和道德。第二,该书特别强调和突出了当前口腔麻醉中相对忽视的全身管理内容,包括全身各系统的生理、疾病、检查及监测等,为当前或未来的口腔麻醉医生提供了坚实的知识储备。第三,该书深入探讨了口腔麻醉技术,包括局部麻醉、精神镇静、全身麻醉及这些技术在具体场景中的应用。第四,该书针对不同患者人群的特点,如小儿患者、老年患者、残障患者,具体问题具体分析,为临床实践提供了详细指导。第五,该书单列章节详述了疼痛门诊的相关内容,与麻醉学发展方向相吻合,具有重要的学习意义。第六,该书还介绍了口腔治疗中的突发状况和抢救方法,以及风险管理,体现了以"保障患者安全"为首位的"以人为本"的治疗理念。相信引进及翻译出版这样一本兼具前瞻性与实用性的口腔麻醉学专著,能供口腔麻醉领域学习者、从业者查漏补缺,为国内口腔麻醉的发展提供新思路。

本书主译所在单位上海交通大学医学院附属第九人民医院麻醉科在口腔颌面外科麻醉、困难气道预警评估和有效处理等领域长期处于国际一流水平,我们亦有幸邀请到国内从事口腔外科研究及临床实践的麻醉及外科专家、青年才俊加入我们的翻译团队。历经3年光阴,《口腔麻醉学》(第8版)中文版终将付梓,在此深表感恩!

在翻译过程中,我们力求正确贴切,但受水平和时间限制,疏漏和错误之处在所难免,敬请批评指正。

夏 明 姜 虹

2023 年

原 著 序 言

本书本次修订与上一次修订之间，已隔 8 年。从第 1 版（1971 年）算起，本次修订已经是第 8 版了。自第 1 版以来的 48 年中，共进行了 8 次修订，这一频率是否合理暂且不论，但可以保证的是，每次修订都是根据需要进行的，以使内容与口腔（牙科）麻醉学的进展和发展保持一致。

尽管口腔麻醉学作为口腔领域的麻醉技术，其历史比口腔医学领域的其他专业领域要长，但它较晚才确立为一个完整的学术体系亦是不争的事实。此外，在政府及医疗系统变迁的影响下，总结口腔麻醉学的学术和临床变化，对其迈出下一步而言就显得极为重要。虽然本书是一本教科书，但它可以被看作是这些总结的汇编，从第 1 版到第 8 版的每一次修订都超越了单纯的教科书框架，直接或间接地展示了日本口腔医学和口腔医学实践的变化。本书自出版以来约半个世纪，反复修订，已作为口腔麻醉学教育的基础教材，得到广泛使用。此外，本书也已成为希望获得日本口腔麻醉医师协会认证的住院医师和口腔麻醉医师的必备书籍。

本书能够出版，首先要归功于久保田博士、中久喜博士和野口博士的努力，他们策划并主编了本书的第 1~3 版，其他诸位将本书延续至第 7 版的前辈，亦是功不可没；而本书第 8 版的出版，则可以说是由众多学生和住院医师在对口腔麻醉学的了解和培训中使用这本书而促成的。我们衷心希望读者能满怀热情地阅读本书，并向编者提供反馈。

直到第 7 版为止，书中都会包含以往所有版本的序言，但由于近年来口腔麻醉学飞速发展，正文内容增加，我们决定将以往版本的序言从本版中删除。这是为了加强正文的内容，并尽可能地保持本书定价合理。

因此，我们简单地总结了从第 1 版到第 8 版的编写原则，并以出版说明的形式补充在本序言后。

最后，我们要向医药出版株式会社的诸位负责人员表示最深切的感谢，感谢他们为本书出版的付出。

福岛和昭　一户达也
北畑洋　嶋田昌彦
丹羽均　宫胁卓也
2019 年 1 月

出 版 说 明

——《口腔麻醉学》第 1~8 版出版和修订相关概要

本书的第 1 版于 1971 年 6 月出版。当时,日本只有 3 所口腔(牙科)院校开设了口腔麻醉学课程,在许多口腔教育机构中,讲座和实践培训的主要内容是局部麻醉,且只将其作为口腔手术的一部分。然而,在实际的口腔医学实践中,由于口腔外科的进步和发展,外科手术越来越复杂。此外,对有严重身心疾病的患者或有全身性并发症的老年患者进行治疗时,仅靠局部麻醉难以实施。因此,包括全身麻醉在内的全身管理相关知识和技术的重要性也在增加。

因而,对于口腔医学生和口腔科医师而言,更广泛和深入地学习全身麻醉、全身性突发疾病的处理、急救等围术期管理的知识和技术,已成为必要。当时尽管已经出版了许多优秀的麻醉学书籍,但它们与口腔临床实践没有直接关系,人们对出版一本适合口腔医学生和临床医学生的口腔麻醉学教科书呼声极高。因此,久保田康耶(时任东京医科口腔大学教授)、中久喜乔(时任东京口腔大学教授)和野口正弘(时任神奈川口腔大学教授)3 位教授承担起了主编的职责,同时由各口腔大学和口腔学校直接从事麻醉学教学的教授共同编写,出版了本书的第 1 版。

第 2 版于 1974 年出版,距第 1 版仅 3 年,与第 1 版一样由久保田、中久喜和野口 3 位教授主编。由于口腔麻醉学和临床应用的快速进展,第 2 版收录了全新的内容,如"笑气吸入镇静""门诊全身麻醉"和"针灸疗法"。第 2 版中提出了"精神镇静法"的概念,而这一概念如今被视为口腔门诊全身管理的核心方法之一。此外,对残疾儿童口腔治疗的全身麻醉的处理及口腔科在疼痛治疗领域的参与,都在短时间内发生了重大改变。

第 3 版于 1980 年出版。与第 1 版和第 2 版一样,它由久保田、中久喜和野口 3 位教授主编。自第 2 版以来,由于需要囊括的麻醉学新发现的数量增加,也由于一些口腔学院和学校建立了新的口腔麻醉学系、相关学科教授人数的增加,参与撰写的作者数量也有所增加。

第 4 版于 1989 年出版,距离第 3 版出版 9 年时间。在此期间,日本几乎所有的口腔学校和口腔学院都设立了与口腔麻醉学有关的课程或部门,麻醉学的进步和发展,以及随之而来的口腔麻醉学领域在 20 世纪 80 年代格外引人注目。除了基础研究的进展,麻醉剂、肌肉松弛剂和监测等方面也发生了重大变化。为了应对这些变化,上田裕(时任大阪口腔大学教授)、古屋英毅(时任日本口腔学院教授)和松浦英夫(时任大阪大学教授)3 位教授,加入了主编第 1 版的久保田、中久喜和野口的队伍,进行本书第 4 版的组织编写工作。各所大学的新晋口腔麻醉领军人物则应邀参与了书稿内容的撰写。

第 5 版于 1997 年出版。从第 1 版到第 4 版参与编写的 3 位教授久保田、中久喜和野口退出,而从第 4 版开始参与组织编写的 3 位教授古谷、上田和松浦继续参与组织编写工作,另外新加入了 3 位教授——金子让(时任东京口腔大学教授)、雨宫义弘(时任鹤见大学教授)和海野雅浩(时任东京医科口腔大学教授)。本教材的目录是参照口腔医学教学大纲(由口腔院校校长委员会制订的)设置的,而编纂本教材的目的,是使学生能够有效地学习获得日本口腔麻醉学会住院医师认证所必需的知识。它描述了从氟烷到七氟烷、从巴比妥酸盐到丙泊酚的过渡,并讨论了全凭静脉麻醉。第 5 版增加了一个关于法律问题的章节,以及关于知情同意和麻醉记录的章节。

第 6 版于 2003 年由池本清海(时任九州大学教授)、福岛和昭(时任北海道大学教授)和城茂治(时任岩手医科大学教授)3 位教授以及参与第 5 版主编工作的古谷、金子和海野 3 位教授共同组织编写。考虑到口腔麻醉学作为口腔医学教育中的"基础治疗",被定位为口腔医学实践中的"核心"科目之一,这本教科书可以说是一本独特的口腔麻醉学教科书,其中有许多关于患者的全身管理的项目。换句话说,该书有几章描述了口腔患者全身管理的基础知识,包括身体的生理学、疾病的发病机制和评估,以及口腔治疗的入侵、生物反应和监测。此外,还增加了关于"上门口腔医疗中的患者管理"和"口腔的全身性并发症"的新章节。

第 7 版于 2011 年出版,由曾参与第 6 版组织编写工作的金子教授、福岛和昭教授及 4 位新晋教授——原田纯(时任爱知学院大学教授)、嶋田昌彦(东京医科口腔大学教授)、一户达也(东京口腔大学教授)、丹羽均(大阪大学教授)——共同组织编写。本版的内容基于向每个口腔学院和学校收集的问卷调查结果讨论决定。编写第 7 版时的基本政策可大致总结为:①能够使学生达到参与口腔麻醉医师认证考试的水平;②使其不同于各种考试的简易方法书,能够易于阅读、理解和掌握;③避免简单地用罗列图表来堆砌内容。本书的内容以《口腔教育示范核心课程》和《口腔医学教学指南》为基础,以日本急救医学基金会 2010 年修订的《心肺复苏指南》为依据,是口腔医学生和住院医师以及日本口腔麻醉学会认证医师和口腔麻醉医师所不可缺少的教材。

第 8 版由参与过第 7 版修订工作的福岛和昭(主审)、一户达也、嶋田昌彦、丹羽均 4 位教授,以及两位新加入的教授北畑洋(德岛大学教授)和宫胁卓也(冈山大学教授)共同组织编写。第 8 版的修订沿用了第 7 版的框架,没有大的改动,在编写方针的讨论和规划中,对过去 8 年中发展和进步的项目进行了补充和修正,同时,由于各口腔学院和大学的口腔麻醉导师迭代,也提出了新的写作要求。因此,删除了口腔麻醉不直接参与的上门医疗章节,并加入了地区医疗和口腔麻醉之间的关系的内容,这些都是将来预计会变得更加重要的内容,但没有专门设立新的章节。许多章节的作者发生了变化,主要是由于口腔麻醉导师发生迭代,也有部分第 7 版的内容得到保留。

目　录

第1章　口腔麻醉学绪论···1

福岛和昭　丹羽均　金子让　佐久间泰司

第2章　全身管理所需的基本知识···9

濑尾宪司　原田纯　佐藤(朴)曾士　川合宏仁　大井良之　松浦信幸
智原荣一　佐藤健一　饭岛毅彦　佐野公人

第3章　局部麻醉··84

濑尾宪司　一户达也　涩谷矿　山口秀纪　深山治久　百田义弘

第4章　精神镇静··124

宫胁卓也　藤泽俊明　前田茂

第5章　全身麻醉··151

吉田充广　入舩正浩　樱井学　一杉岳　横山武志　饭岛毅彦　水田健太郎
藤井一维　鲇瀬卓郎　赞岐拓郎　砂田胜久　杉村光隆　山崎信也　胁田亮

第6章　全身系统性疾病患者的麻醉管理···240

小长谷光　北畑洋　渡边诚之　谷口省吾　糀谷淳　龟仓更人　照光真
森本佳成　山口秀纪　冈俊一　有坂博史

第7章　口腔外科手术与全身麻醉···305

一户达也　松木由起子　半田俊之　松浦信幸

第8章　口腔患者日间全身麻醉··315

佐野公人

第9章　小儿麻醉管理···319

正木英二

第10章　老年患者的全身麻醉··329

河原博

第11章　精神障碍患者的麻醉管理··339

涩谷彻

第12章　疼痛门诊··346

嶋田昌彦　今村佳树　冈田明子　福田谦一　椎叶俊司　小板桥俊哉

第13章　口腔治疗中的全身性突发疾病··385

丹羽均

第 14 章 休克 ··· 398

后藤俱子

第 15 章 心肺复苏 ··· 407

佐久间泰司

第 16 章 口腔医疗中的风险管理 ··· 421

百田义弘

附录 ··· 427

笠原正贵

文献 ··· 439

第1章

口腔麻醉学绪论

I 口腔医学中的麻醉学

一、麻醉学在口腔临床医学中的作用

所谓"麻醉",是指通过药物的作用,使全身或局部的感觉变得迟钝甚至消失的过程,一般用作指称对手术引起疼痛的暂时控制。如果没有麻醉,手术过程就会让人难以忍受,堪称酷刑。此外,还会引起身体的各种反应,导致休克,甚至心力衰竭而死。因此,人类从早期就开始寻求缓解受伤、治疗和手术所带来疼痛的方法。例如,古希腊人使用曼陀罗和鸦片来缓解疼痛,中国古人则在曼陀罗花的基础上制出了麻沸散。但这些方法大多被视为秘方,保密、不做外传,因而没有详细的记载,相关科学研究也较为缺乏。

口腔医生(也称牙医)Morton WTG 于 1846 年在麻省总医院(Massachusetts General Hospital, MGH)成功地进行了用乙醚进行颈椎肿瘤切除术全身麻醉的公开实验,因此被称为"麻醉"的先驱,对近代外科发展作出了一定贡献。此前几年,同样是口腔医生的 Wells H 在 MGH 尝试用一氧化二氮进行全身麻醉,不过因为受试者突然兴奋,实验并没有成功。这些近代"麻醉"黎明期的口腔医生作出的贡献并非偶然,其昭示了口腔临床医学与"麻醉"愈发紧密的联系。换句话说,口腔医学中接受手术的患者,其口腔部位对疼痛的刺激是非常敏感的。同时,从口腔临床实践的特点来看,治疗和手术常常会带来疼痛。因此,掌握一种合适的止痛方法对口腔医生而言,是一个急需解决的问题。正是因为存在这一急需解决的问题,才会有这些口腔医生在"麻醉"刚刚起步的时期作为先锋站出来开路,他们的名字和付出也因此得以流传。

镇痛与麻醉药作用于中枢神经的全身麻醉和作用于局部末梢神经的局部麻醉之间,差异巨大。Morton 用乙醚吸入全身麻醉达到了无痛的目的,

但不久后,或几乎就在同一时期,随着可卡因等多种局麻药的发现和发展,以及注射器和针头的发明,局部麻醉开始在临床医学上广泛应用。因为它适用于以门诊为主、小手术多的口腔诊所。此后很长一段时间,一旦提及口腔医学中的麻醉,通常都是指局部麻醉,基于此,教育上也将麻醉列为口腔外科教学内容的一部分。

在医学领域,1954 年东京大学医学院成立了日本第一个麻醉学系。然而,随着口腔领域和口腔外科的进步、发展,单靠局部麻醉难以完成的手术越来越多,从而希望能够更顺利、稳妥地进行全身麻醉。因此,一个从口腔外科中分离出来、独立于口腔外科的麻醉专业系统变得必不可少,从 1964 年东京医科大学口腔系开始,神奈川口腔大学、东京口腔大学、日本口腔大学等相继开设了口腔麻醉学系。

自 20 世纪 70 年代以来,随着人们越来越认识到维持口腔功能对维持生活质量而言的重要性,在仅靠局部麻醉止痛难以进行口腔治疗的重度精神或肢体残疾患者中,要求进行全麻的情况越来越多。除口腔外科外,口腔医学院附属医院还推动了与儿童口腔、残疾人口腔等更专业领域的合作。除了大学和口腔学校,地方政府和口腔学会也开始建立可以在全麻下提供口腔治疗的体系。另一方面,精神镇静法也同时被广泛应用于口腔临床。这是一种通过吸入一氧化二氮和静脉注射镇静药物来缓解口腔治疗的恐惧和焦虑的管理方法,可以很好地应用在口腔门诊中,它可以使口腔治疗舒适、安全。如今,它已成为口腔麻醉领域必不可少、非常重要的元素之一。

随着超老龄化社会的到来,老年人的数量在迅速增加,而随着医疗事业的进步和发展,患有全身性疾病的"基础病患者"也不断增加,在这种背景下,由于社会对生活质量的要求,口腔实践中对进行安全、顺利的口腔治疗要求越来越高。对于这些患者来说,口腔治疗很可能成为一种压力源,导致身体的防御机制崩溃,很容易导致身体不适,有

时还会出现危急情况。因此，口腔麻醉学作为一门综合性的围手术期管理科学，不仅包括各种麻醉方法，还包括对全身情况的准确评价、各种监测技术的了解和运用、意外和并发症的预防和治疗，已成为口腔医学中不可缺少的领域。此外，口腔麻醉学在口腔疼痛治疗领域(疼痛门诊)发挥着重要作用，因为它与止痛方法有关。

二、日本口腔麻醉学的教育和研究

口腔麻醉学以生理学、药理学、内科学等基础医学和临床医学为基础，并与口腔外科、修复学、牙体牙髓保护等临床专业相互联系。因此，要求口腔专业学生了解口腔治疗对身体的生理和心理影响，以及如何控制这些影响，了解口腔围手术期管理方法的特点，包括药物的使用。近来，在口腔麻醉学教育中，学习准确的系统评价和选择合适的围手术期管理方法对口腔治疗的重要性不断提高。因局麻止痛而导致的低血压、意识丧失、心搏骤停等情况并不少见，学会如何预防和应对此类事件是非常必要的。此外，从止痛方法延伸出的教育过程，除授课外，还包含了心肺复苏、静脉通道固定、监护设备操作、局部麻醉、镇静、全身麻醉等实训，还包括模拟人训练和临床观察。

另一方面，从口腔学校毕业的口腔医生主要通过口腔学校和大学的口腔麻醉学课程，接受日本口腔麻醉学会的认证教育，成为口腔麻醉学专业医师。日本口腔麻醉学会提出了获得认证医师和口腔麻醉医师资格的课程，包括医疗麻醉学的培训。取得口腔麻醉医师资格证需要至少有2年围手术期全身管理经验，主要是全麻病例，且至少有5年麻醉学研究经验。之所以将科研成果作为报考条件，是因为科研思维，即积累和分析信息、发现问题、解决问题的能力，被认为是口腔麻醉医师的重要基本素养。

口腔麻醉学被公认为是以围手术期管理为基础的、口腔医学的一个成熟分支，至今已有较长的历史。但是，随着日本各口腔院校都设立了口腔麻醉学系，近年来口腔麻醉学的研究取得了快速发展。从研究领域来看，它的特点是领域广泛，不仅包括口腔外科，还包括口腔医学的其他专业，如老年人口腔学、残疾人口腔学等，当然它与医学麻醉学以及生理学、药理学、解剖学也有联系。在这一广泛领域的基础上，口腔医学研究成果显著，为口腔医疗作出了极大贡献。

三、口腔麻醉在世界的地位

在世界各国，口腔医生都要了解和学习如何确保治疗过程总体的安全，如何在无痛苦、无焦虑、无恐惧的情况下处理病人，以及如何在必要时进行急救和心肺复苏。然而，在口腔实践中，口腔医生会进行全身麻醉，有时也会负责静脉镇静的工作，但并不总是如此。这说明，日本的"口腔麻醉"概念不能直接在其他国家应用，因为"口腔麻醉"的"存在形式"因各国的行政和医疗制度不同而不同。

在日本，口腔麻醉学的教育培训体系已经形成，口腔麻醉医师和认证口腔麻醉医师的培养，促进了全麻、静脉镇静等各种围术期系统管理方法的准确应用，极大地促进了全国医师素质的保持。在美国，全麻和镇静已经在科室实践中广泛开展，主要由口腔外科医生实施，并建立了以美国口腔麻醉学会(American Dental Society of Anesthesiology，ADSA)为首的培训制度和认证医师制度。美国口腔麻醉医师协会(American Society of Dental Anesthesiologists，ASDA)是单独的口腔麻醉医师的组织，正采取措施进一步推动口腔麻醉在口腔实践中的应用。

在韩国，国立首尔大学(Seoul National University，SNU)、国立釜山大学(Pusan National University，PNU)等重点大学的口腔学系设立了口腔麻醉科，并由麻醉医学的工作人员进行口腔麻醉相关的教育、临床实践和研究。此外，口腔外科医生、小儿口腔医生和麻醉医师共同组织成立了韩国口腔麻醉学会(Korean Dental Society of Anesthesiology，KDSA)，该学会致力于开展口腔麻醉学的研究，并向普通口腔医生传播镇定、紧急复苏和镇静方法。在中国，成立了中华口腔医学会口腔麻醉学专委会，为各大学口腔医学院附属医院的口腔颌面手术患者提供麻醉服务，并在丰富的案例基础上积极开展研究活动。

在英国、德国、俄罗斯等欧洲国家和澳大利亚、新西兰等大洋洲国家，由于医疗体制的原因，很多国家的口腔医生难以实施全麻，很少有大学单独设立口腔麻醉科。但是，即使在这些国家，也有从临床实践中认识到必要性而成立的口腔麻醉学相关学术组织，并开展了以镇定法为中心的宣传活动，且建立了研究生培养体系。

国际口腔麻醉学会联合会(International Federation

of Dental Anesthesiology Societies，IFDAS）于 1976 年在英国成立，其理念是：促成国际合作以支持安全、顺利、准确的口腔治疗对口腔麻醉学的进步和普及具有重要意义，并于 1976 年在摩纳哥蒙特卡洛召开了第 1 次年会。1982 年第 3 届大会在东京召开，由已故东京医科口腔大学久保田康耶教授主持；2006 年第 11 届大会在横滨召开，由东京口腔大学金子让教授主持；2018 年第 15 届大会在奈良召开，由东京口腔大学市一户达也教授主办。

2007 年，由日本口腔麻醉学会、韩国口腔麻醉学会、中华口腔医学会口腔麻醉学专委会共同组建了亚洲口腔麻醉学术联盟（The Federation of Asian Dental Anesthesiology Societies，FADAS），以促进亚洲口腔麻醉学的发展。与 IFDAS 相比，FADAS 是由大学口腔医学院口腔麻醉科组成的协会，日本、中国、韩国在临床实践、教育、研究方面有很多相似之处，《口腔麻醉与疼痛医学期刊》（Journal of Dental Anesthesia and Pain Medicine，JDAPM）的出版，有望产生许多引领世界口腔麻醉的成果。2000 年，口腔麻醉学研究组（Dental Anesthesiology Research Group，DAR）被认定为国际口腔研究学会（International Association for Dental Research，IADR）的一个部门。日本的许多口腔麻醉医师都作为引领者参加了这个小组。

如上所述，口腔麻醉学作为一个系统的领域在口腔医学领域建立的时间还比较短，从全球范围来看，很难说有一个世界各国共同的统一概念。但是，口腔麻醉学是任何国家未来口腔医学进步和发展的重要核心之一，这一点已经成为共识。我们认为，日本口腔麻醉学的使命之一，就是要将口腔麻醉学教育和研究体系发达的日本的口腔麻醉学相关教育、临床实践和研究的成果继续传播到其他国家。

四、口腔麻醉医师在社区口腔护理中的作用

在大学医院工作的口腔麻醉医师和医院口腔医生大多从事全麻和镇静等围手术期管理以及疼痛门诊服务，很少有机会直接参与社区口腔医疗工作。从业的口腔麻醉医师数量很多，然而，在社区口腔护理中积极运用自己的知识和技能的口腔麻醉医师并不多。一般认为，今后口腔麻醉学在各区域医疗领域的应用，将使口腔麻醉医师发挥作用的领域不断扩大。

（一）参与社区口腔医疗安全工作

近年来，人们的医疗安全意识明显增强。根据 2007 年颁布的修订后的《医疗服务法》，日本要求口腔医生每年至少接受两次医疗安全培训。口腔麻醉学的目标是"安全可靠的口腔治疗"，这直接关系到医疗安全，具有医疗安全专业知识的口腔麻醉医师应在社区医疗中发挥提高医疗安全意识的作用。

（二）参与残疾患者的牙齿保健工作

口腔麻醉医师是现在已经是残疾患者口腔诊疗中所不可缺少的存在了。现已将口腔麻醉医生的药物行为调整（全身麻醉和静脉镇静）确定为管理方法之一。残疾患者的口腔护理大多是作为福利医疗与各地区政府合作进行的。口腔麻醉医师参与这些机构的治疗变得越来越重要。

（三）口腔麻醉医师在超老龄化社会中的作用

65 岁以上人口占总人口的比例称为老龄化率，当老龄化率超过 21% 时，称为"超老龄化社会"。日本已经进入超老龄社会阶段，2007 年老龄化率为 21.5%。此外，到 2025 年，婴儿潮一代的所有人（1947—1949 年出生）都将达到 75 岁或以上。

在此背景下，推进社区综合护理体系建设，即全面保障医疗、护理预防、居住、生活保障的体系，让人们即使需要护理，也能在熟悉的社区继续过自己的生活，直到生命的尽头。尤其是 65 岁及以上的老人，每 5 人中就有 1 人患有老年痴呆症，预计 2025 年，独立程度在 Ⅲ 级或以下（症状和行为影响日常生活，白天或夜间交流困难，需要护理）的患者将达到 176 万人。为支持社区内老年痴呆症患者的生活，应推进老年痴呆症政策综合策略（新橙色计划）。

健康的口腔功能，包括饮食习惯，已经被认为是健康长寿的重要因素之一，在 2016 年推广 8020 运动时，已经有超过 50% 的人实现了这个目标。然而，除健康的老年患者以外，还有很多老年患者需要护理，调查显示 90% 需要护理的老年患者需要进行口腔干预，包括蛀牙护理，但真正接受口腔治疗的只有 30%。在这种情况下，口腔医生应根据需要护理的老年患者的情况，及时、适当地进行"口腔功能的维护和恢复"。这些患者都存在一些医疗问题，必须在对这些问题进行全面评估的基础上制定治疗和护理方案。在这些情况下，基于口腔麻醉学的医学知识是必不可少的。而且，"口腔功能的维护和恢复"是不能独立进行和完成的。需

要护理的老年患者往往存在各种问题，多学科合作必不可少（图1-I-1）。

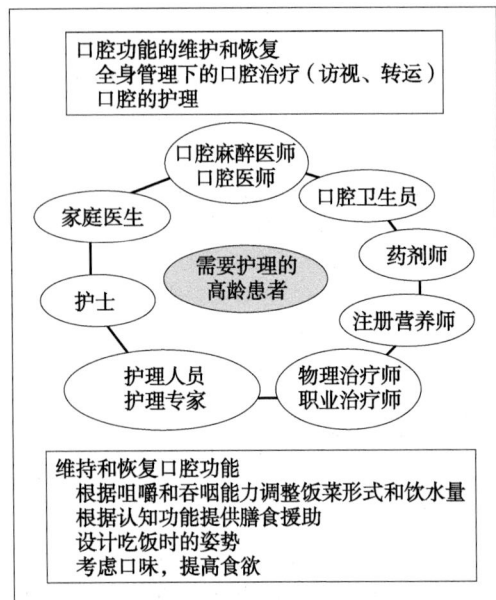

口腔功能的维护和恢复
全身管理下的口腔治疗（访视、转运）
口腔的护理

口腔麻醉医师
口腔医师

家庭医生

口腔卫生员

需要护理的高龄患者

护士

药剂师

注册营养师

护理人员
护理专家

物理治疗师
职业治疗师

维持和恢复口腔功能
根据咀嚼和吞咽能力调整饭菜形式和饮水量
根据认知功能提供膳食援助
设计吃饭时的姿势
考虑口味，提高食欲

图1-I-1 通过多学科合作，建立以社区为基础的口腔功能综合护理系统

需要家庭医生、护士、药剂师、营养师、护理人员、职业治疗师、物理治疗师、护理专家、口腔医生、口腔卫生员等共同合作，为每位患者制定包括"口腔功能的维护和恢复"在内的护理计划。在这样一个综合性的社区医疗体系中，需要口腔麻醉医师的参与。

II 麻醉和口腔麻醉的历史

一、麻醉史

1804年，纪州的外科医生华冈青洲成功地完成了世界上第一个利用草药进行乳腺癌手术的全身麻醉。目前全身麻醉的来源是19世纪中叶在美国发现的吸入麻醉，吸入麻醉也发展为此后的现代麻醉。

全身麻醉的发现比局部麻醉早了40年，今天一般认为，亚特兰大的外科医生Long在1842年发现了乙醚麻醉，据说同年罗切斯特的Cark也同样用乙醚拔牙，但没有对Cark和Long进行详细

的研究。Long没有公布乙醚的麻醉作用，而是在后文的乙醚发现者之争中才宣布，因而关于乙醚麻醉发现者的认识在很长一段时间内存在争议。两位口腔医生——美国哈特福德的Wells（1815—1845）和美国波士顿的Morton（1815—1898）开启了现代麻醉的大门。Long是发现者，但Morton是将麻醉的益处传播给世界的人。此外，Wells还在乙醚麻醉之前使用一氧化二氮进行了公开实验。理解Long、Morton和Wells之间的关系，有助于理解麻醉学发现的伟大成就。

为什么口腔医生会在麻醉的发现中起这样重要的作用呢？口腔医生的日常工作就是与疼痛作斗争。如何在没有痛苦的情况下进行口腔治疗，这个一直存在于他们的脑海中的想法，给他们带来了幸运。一般我们称他们的发现为"偶然的发现、机缘巧合"。为什么？我应该怎么做？正是因为抱有这样的疑问，他们才能够有这样幸运的发现。这正体现了研究思维在日常临床实践中的重要性，从以往到现在一贯如此。

（一）全身麻醉

1. 一氧化二氮（笑气）麻醉

1844年12月10日，哥伦比亚大学化学教授Colton（1814—1898）在哈特福德的尼翁厅展开了"笑气游戏"。正在台上吸气的Wells发现，一个同样在吸气的人撞到了自己的脚，还流了血，但他并没有表现出痛苦的样子，继续欢快地跳舞。Wells意识到，这里有他想找的应对疼痛的方法。1844年12月11日，Wells自己吸入了一氧化二氮，并让同事Riggs给他拔牙。当他恢复意识后大喊："这可是从未有过的大发现啊！连针扎的痛苦都感受不到"。

1845年1月15日，Wells在MGH进行了吸入一氧化二氮的公开实验。他用一氧化二氮为学生拔除智齿，但学生在手术过程中身体有动作，且呻吟不止，实验因而以失败告终，他也被打上了骗子的标签。此后20年间，一氧化二氮都没有再作为麻醉药使用过。

1772年英国的Priestly（1733—1804）和Black（1728—1799）分别发现了一氧化二氮，1800年（英国）化学家Davy（1778—1829）发现了一氧化二氮具有使人感觉轻松愉快和减轻疼痛的作用，并将其命名为"laughing gas（笑气）"。但外科医生忽略了作为化学家的Davy的发现。

将被人遗忘的一氧化二氮麻醉重新带入大众视野的，正是前文提到的Colton，从1864年起的

33 年里,Colton 为 193.8 万名拔牙患者实施了一氧化二氮麻醉,无一例死亡。这是一个了不起的记录,因为通过皮袋重新吸入一氧化二氮时,一氧化二氮和氧气的浓度是逐渐下降的。

1867 年,SS White 公司开始研制一氧化二氮吸入器,次年,Andrews 将一氧化二氮与氧气混合。在 21 世纪,由于全球环境污染问题,一氧化氮的使用量逐渐减少。一氧化二氮作为外科手术的麻醉药,与挥发性麻醉药一起使用,挥发性麻醉药随着新药的开发而变化,而一氧化二氮由于其特殊的药理作用,一直到 20 世纪末都还在与挥发性药物一起使用。进入 21 世纪,考虑到对环境的污染问题,其使用量逐渐减少。

在日本,据说 1873 年在《日講記開,薬物学編》中首次介绍了"一氧化二氮"。而在口腔医学领域,1886 年由高山纪斋撰写的《歯科薬物摘要》对其进行了介绍。此外,一般认为 1891 年从美国归国的片山敦彦带回了一氧化二氮吸入器,并由其完成了第一次一氧化二氮麻醉下的拔牙。

2. 乙醚麻醉

1846 年 10 月 16 日,MGH 为一位切除颌下淋巴结的患者进行了无痛手术。实施手术的哈佛大学 Warren 教授说:"先生们,这不是作弊。"麻醉是由口腔医生 Morton 实施的,患者在吸入玻璃吸入器中的挥发物和空气时失去了知觉。玻璃吸入器里装满了乙醚,里面放了一块海绵。

在哈佛大学化学教授 Jackson 的推荐下,他决定使用乙醚。一氧化二氮和乙醚的价格都很昂贵,因而吸入一氧化二氮和乙醚成为了上流社会的专享。

麻醉的成功得益于挥发性乙醚的药代动力学特性,空气中的氧气,以及能在空气中保持足够浓度乙醚的吸入器是 Morton 所持有的强大武器。Morton 给人类带来了巨大的福音,但此后关于麻醉方法的争斗中,他承受了莫大的痛苦,选择了结束自己的生命。

关于到底谁是麻醉发现者这个问题,拉尔森说,如果优先考虑吸入麻醉的"理念",那么 Wells 是发现者;而如果优先考虑让世界了解全身麻醉的功绩,那么 Morton 是发现者。Wells 和 Morton 都对公开的证明法提出了质疑,尽管关于他们谁是发现者尚有分歧。

在日本,1850 年,杉田成卿在《济生备考》中首次描述了乙醚吸入麻醉,这里使用了"麻醉"一词。而一般认为,乙醚麻醉的实践是在 1855 年由杉田成卿为乳腺癌手术进行的。

3. 氯仿麻醉

1867 年苏格兰爱丁堡的产科医生 Simpson(1811—1870)使用了氯仿。

Simpson 提出并推广使用氯仿来缓解分娩时的疼痛,他自己吸入氯仿后,利用氯仿的作用,陷入昏迷。氯仿的使用长达十多年,但在 19 世纪 90 年代,有报道称儿童出现持续的氯仿所导致的肝炎后,氯仿开始慢慢没落。在动物实验中证明,在浅层氯仿麻醉下注射肾上腺素会引起心室颤动,这也是手术中突然出现不明原因死亡的原因,这一发现,让氯仿退出了麻醉的舞台。

在日本,1857 年,荷兰海军军医 Meedervoot 来到长崎,介绍了氯仿麻醉。实践方面,师从 Siebold 的伊藤玄朴在 1861 年右脚切断时使用了氯仿麻醉。

(二) 麻醉(anesthesia)的词源

"麻醉"一词是随乙醚麻醉的发现而产生的。波士顿医生、诗人、哲学家 Holmes(1809—1894)得知关于麻醉的发现后,给 Morton 写了一封信: 这一发现是人类期待已久的。我认为应该称之为 "anesthesia",这个词是希腊语 an(no)和 eisthesia(ability of feel sensation)的复合词,我相信这个词将来会在全世界得到使用。

在日本,"麻醉"一词最早由杉田成卿于 1850 年使用。在口腔医学方面,1892 年(明治 25 年)高山纪斋所著的《歯科学術沿革史》作为高山口腔医学院的讲义,其中对笑气(原文中称之为氮氧化物)和乙醚都做了详细介绍,anesthetic 一词被译为迷蒙乐(pp175-206),但在 1895 年(明治 28 年)的《歯科薬物学》中,anesthetic 被译为"麻醉剂"(pp175-206)。

(三) 精神镇静法(镇静法)

1. 一氧化二氮吸入镇静法

这是一种利用低浓度一氧化二氮吸入的振奋作用来消除焦虑的方法,是由口腔科所发展的一种精神镇静方法,而非全身麻痹。

一氧化二氮根据浓度不同会引起中枢神经系统的各种感觉,低浓度时有上述的振奋感,高浓度时使意识丧失,但镇痛作用的发生与浓度之间有一定的依赖性。这种镇痛方法称为一氧化二氮镇痛(nitrous oxide analgesia),1881 年彼得堡的产科医生 Kicowich 在分娩时用 80% 的一氧化二氮和 20% 的氧气装在钢瓶中进行镇痛。在口腔方面,

1889 年,利物浦的一位口腔医生使用一氧化二氮镇痛剂来治疗牙齿蛀洞。

1947 年,纽约的一位口腔医生 Seldin 描述了在口腔实践中,使用一氧化二氮镇痛的过程中,低浓度能得到一定的振奋效果(镇静效果)。1950 年,纽约市的口腔医生 Langa 开始投身于一氧化二氮镇痛的研究,但逐渐开始注重其镇静效果。

在日本,有人认为在一氧化二氮问世初期,重点在于镇痛而非镇静,1970 年川胜等人在学术会议上所报告的也是观察到了吸入 30% 一氧化二氮的镇痛效果。但是,以东京医科口腔大学久保田教授为首的研究小组的各种研究,在 1973 年引入健康保险时,将其目的明确为"一氧化二氮吸入镇静法"。如上所述,一氧化二氮吸入镇静是一种从"玩"发展到"全身麻醉""镇痛""镇静"的方法,是一种利用吸入一定浓度气体进行口腔治疗的方法。

2. 静脉注射镇静法

这是一种通过静脉注射抗焦虑剂或静脉麻醉剂,以使患者能够耐受不愉快的口腔治疗的精神镇静法。

1945 年,美国洛马林达大学口腔学院的口腔医生 Jorgensen 开发了一种在给戊巴比妥后静脉注射甲哌丁和东莨菪碱以获得镇静的方法。他早年将其命名为静脉注射麻醉前用药(intravenous premedication)。这种方法如今一般称为 Jorgensen(或 Loma Linda)技术。

1958 年,伦敦的口腔医生 Drummond Jackson 采用了一种保守治疗的方法,即用小剂量的短效氧巴比妥持续地维持一定深度的镇静。1963 年,法国口腔医生 Davida 在同年研制出地西泮水溶液,并对其进行静脉注射,此后氟硝西泮等药物陆续使用,目前使用较多的是咪达唑仑(1978 年研制)。1977 年临床上开始使用丙泊酚,丙泊酚是一种烷基酚,其调节作用比硫喷妥钠好,用于调整镇静剂的水平和时间,是一种具有一定安全性且效果显著的方法。

在日本,1971 年金子等人的报告中,介绍了静脉注射美索比妥和地西泮及其临床效果。此后,静脉注射美索比妥和地西泮被大量应用于口腔患者,主要应用于口腔学校、医院和残疾人口腔中心。

由于这种方法很有可能发生过量用药导致死亡的事故,所以 1985 年美国麻醉学会和日本口腔麻醉学会在 NIH 召开共识发展会议上发表声明,根据美国麻醉学会和日本口腔麻醉学会对镇静的定义,以及日本口腔麻醉学会的指南,要求采取严格的安全管理措施。

(四)局部麻醉

1. 从可卡因开始的局部麻醉药物和方法

1884 年 9 月 15 日,维也纳的眼科医生 Koller 发表了一篇论文,并将其提供给海德堡的德国眼科协会进行演示。演示的内容是在角膜和结膜上滴一滴可卡因,再现了黏膜涂抹可卡因引起的局部麻醉(表面麻醉,topical anesthesia)。发现局部麻醉的消息立即传遍了全世界。维也纳精神科医师 Freud 在研究使用可卡因作为治疗剂治疗病人时,注意到可卡因可为舌头麻木和牙龈炎疼痛提供镇痛作用,于是,他向作为实习生的 Koller 提供了少量的可卡因,从而发现了局部麻醉。

1885 年 1 月 20 日,在纽约口腔医师协会的一次会议上,口腔医生 Aymond 介绍了 6 例通过局部注射可卡因进行无痛口腔手术的病例。负责注射的是 Halsted(1852—1922),一位年轻的外科医生。他在下颌孔、眶下孔、齿槽孔的神经干中注射,获得了牙齿的无痛效果。Halsted 和他的同事 Hall 在海德堡发表演讲两个月后,开始对可卡因注射效果进行观察实验。他们于 1884 年 12 月 6 日在《纽约医学杂志》(*New York Medical Journal*)上发表了一封信,称通过前臂注射 4% 的可卡因能够麻醉神经末梢。这是第一例关于神经阻滞麻醉(block anesthesia)的报道。

由于人们认为可卡因不足以产生皮肤切口的麻醉,所以浸润麻醉(infiltration anesthesia)是最后发现的。1892 年 Schleich 介绍了皮下注射低浓度可卡因的浸润法。Corning 发现用止血带包裹四肢的浸润麻醉具有持久的麻醉效果,相关内容发表在其 1885 年的论文中。

2. 局部麻醉剂中含有肾上腺素

目前,用于口腔的局部麻醉剂大多含有肾上腺素,这是由于 1897 年前后德国外科医生 Braun(1862—1934)发现可卡因中含有肾上腺素。这篇论文的发表推迟到了 1903 年。他把这种方法称为"化学性止血带法"。可卡因的麻醉作用微弱而短暂,且早期就存在血管急性吸收可卡因中毒的问题。19 世纪 90 年代末,临床上将可卡因用于眼科和耳鼻喉科,以达到止血和减少失血量的目的。Braun 正是从中得到了启示。

3. 可卡因后的局部麻醉剂

研究发现,可卡因的麻醉作用在苯甲酸甲酯中,1904 年,德国化学家 Einhorn(1856—1917)成功实验出一种新的酯型麻醉剂,并将其命名为普鲁卡因。由于其麻醉效果和安全性,很快就完成了从可卡因到普鲁卡因的过渡。

目前,世界上使用得最多的口腔局部麻醉药是含有肾上腺素的利多卡因。1943 年,Löfgren(1913—1967)和 Lindqvist(1922—1953)研制出酰胺类麻醉药。斯德哥尔摩皇家口腔学院的口腔医生 Björn(1907—1995)证实了其对牙齿的麻醉效果,他在 1947 年发表了一篇论文,清楚地表明了麻醉药浓度和肾上腺素含量对口腔麻醉成功率的影响。

1969 年德国 Ruching 研制的酰胺型阿替卡因,因其毒性低、疗效强而广为流传,特别是在德国口腔领域,1976 年开始临床应用,2012 阿替卡因占口腔外用药的 97%,取代了利多卡因制剂。

二、日本口腔麻醉学会的简史

日本口腔麻醉学会成立于 1973 年,随即成为日本口腔学会的分会。2018 年会员人数为 2 616 人,每年召开年会(2018 年为第 46 届),并出版日本口腔麻醉学会会刊(2018 为第 46 卷)。为了使口腔麻醉医师的素质标准化,1974 年日本口腔麻醉学会建立了口腔麻醉医师认证制度的委员会(主席为野口政宏)。1994 年,日本口腔麻醉学会建立了口腔麻醉医师监督员制度(2017 年为 31 人),2005 年由福岛和昭会长注册成立了该学会,并建立了"日本口腔麻醉医师学会"制度。2002 年,厚生劳动省放松了对广告的管制,建立了"专科医师"的许可制度。日本口腔麻醉学会是采用"专科医师"制度的 5 个口腔学会之一,其于 2005 年举行了第一次口腔麻醉专科医师考试,通过者便可被称为口腔麻醉专科医师。截至 2018 年,共有 312 人注册为口腔保健员。2016 年,建立了口腔保健院制度(初代会长河合峰雄)(2018 年 65 人)。

1964 年,东京医科口腔大学口腔医学院成立了口腔麻醉学系(上野正兼任口腔外科教授,后有久保田康耶教授),这在日本尚属首次,口腔大学、口腔学院依次设置了口腔学系和诊疗科。

1959 年,东京大学医学部麻醉学系山村秀夫教授经厚生劳动省和教育部批准,首次以医学院的形式接收东京口腔大学的口腔外科医生进行全身麻醉培训。此后,许多口腔医生在大学医院、综合医院、儿童医院接受了医学麻醉的培训,口腔麻醉科的成立是日本口腔麻醉发展的根本。1997 年,日本口腔麻醉学会成立 25 周年,举行了纪念讲座、仪式和庆祝活动,东京大学山村秀夫名誉教授以"日本的麻醉发展与口腔麻醉"为题发表了演讲。

2001 年,报纸上宣布口腔医生的医学培训为非法的运动成为了社会问题。因此,迫切需要制定口腔医生的医学培训准则。厚生劳动省根据与医疗部门和口腔部门合作进行的健康科学研究的结果,发布了《口腔医生医疗麻醉学培训指南(2002 和 2008 修订版)》和《紧急生命支持培训指南(2003)》。在法律问题上,遵守这一准则,能够避免违法行为。

日本口腔麻醉的特点是教育和研究体系发达,如表 1-Ⅱ-1 所示,为了口腔患者的安全,法律上也允许口腔医生进行全身麻醉的管理。这种情况即使在全世界范围内都极为罕见,显示了文部科学省和厚生劳动省的先进性。因此,日本口腔麻醉学会积极参与国际交流项目,因为日本的口腔麻醉学可以为世界口腔医学作出贡献。

表 1-Ⅱ-1　日本口腔麻醉的特征

1. 口腔学校是否有独立的学系和诊疗科
2. 明确口腔麻醉在口腔医疗中的作用
3. 建立完善的专家和认证口腔医生培训体系
4. 强大的专业社团和积极的研究活动
5. 医学麻醉科对口腔麻醉的支持与配合
6. 日本法律制度:口腔医生在口腔护理中的全身麻醉

国际口腔麻醉学会联合会(IFDAS)的年会始于 1976 年,由英国口腔麻醉促进会(Society of Advancement of Anesthesia in Dentistry,SAAD)领导,1979 年在伦敦的第 2 届大会(由 GP Holden 主持)的成功举办,为其国际化奠定了基础。IFDAS 的会刊是 American Dental Society of Anesthesiology(ADSA)和日本口腔麻醉学会的会刊是 Anesthesia Progress。

国际口腔研究学会(IADR)口腔麻醉分会和亚洲口腔麻醉学术联盟(FADAS)是应日本口腔麻醉学会的要求,分别于 2001 年和 2007 年成立的(表 1-Ⅱ-2)。2006 年出版了 FADAS 的官方期刊 Journal of Dental Anesthesia and Pain Medicine。1994 年,在发现一氧化二氮麻醉 150 周年之际,日本口腔麻醉学会与 ASDA 在波士顿召开了第 1 届日美口腔麻醉研讨会。在第 4 次会议之前，它一直在日本和美国轮流举行，后因过渡到 FADAS 而解散。

麻醉学的发展不仅依赖于麻醉药的发展，还依赖于生理学、药理学、内科和外科的广泛进展。此外，还包括开发连续量化或可视化生物信息的设备(监测装置)，以及注射器、麻醉机、连续微量注射器等仪器。麻醉是为手术而发展起来的，但现在不仅用于疼痛治疗，还用于一般的安全管理，包括急诊治疗和"疼痛"治疗的局部麻醉。医学中的许多领域都是从麻醉学中拓展出来的，"麻醉学"的精髓应用在口腔患者身上，与其他患者并无不同。将"麻醉学"与口腔患者的特点和需求相适应，就会产生"口腔麻醉学"，历史证明，这是口腔麻醉学发展的关键。

表 1-II-2　与日本口腔麻醉学会有关联的口腔领域国际学会

1. 国际口腔麻醉学学术联合会 (International Federation of Dental Anesthesiology Societies, IFDAS)
麻醉镇静和疼痛控制国际口腔大会(口腔麻醉学会国际联合会)，1976 年在摩纳哥举行第 1 次大会(主席: L Guela)。1982 年在东京举行第 3 届大会(主席: 久保田康耶)。2006 年在横滨举行的第 11 次会议(主席: 金子让)。2018 年在日本奈良举行第 15 届年会(主席: 一户达也)。每 3 年举办一次。

2. 国际口腔研究学会 (International Association for Dental Research, IADR) 口腔麻醉分会 (Dental Anesthesiology Group, DAG)
2001 年在日本幕张举办第 79 届年会(主席: 金子让。作为 DAG 的第 1 次会议)。2005 年在巴尔的摩举办第 83 届年会(主席: 山城三喜子)。2008 年在多伦多举办第 86 届年会(主席: 城茂志)。2011 年在圣地亚哥举办第 89 届年会(主席: 吉田和一)。2013 年第 91 届西雅图会议(主席: 宫胁卓也)。2015 年在波士顿举办第 93 届年会(主席: 山崎信也)2017 年在旧金山举办第 95 届年会(主席: 藤泽俊明)。每年举办。

3. 亚洲口腔麻醉学术联盟 (Federation of Asian Dental Anesthesiology Societies, FADAS)
2007 年在日本小仓举办第 1 届年会(主席: 金子让)。2010 年在神户举办第 4 届年会(主席: 福岛和昭)2014 年在新潟举办第 7 届年会(主席: 小谷顺一郎)。2018 年在奈良举办第 11 届年会(主席: 砂田胜久。参加国: 日本、中国、韩国)。主办国每年更换

第 2 章　全身管理所需的基本知识

I　全身管理所需的生理学知识

一、神经生理学

(一)神经系统的构成

构成神经系统的细胞包括神经细胞(神经元)和神经胶质细胞(表 2-I-1)。神经细胞是脑神经系统的功能单位,由树突、细胞体、轴突构成。在细胞体中进行各种各样的神经胶质合成。活动电位发生在细胞体和轴突之间的轴突丘,通过轴突传导,到达轴突终点的活动电位传递到下一个神经细胞。这个部位称为突触。传导到轴突末端的电兴奋使神经突触间隙释放化学物质,使接收到该化学物质的其他神经细胞产生电兴奋或抑制(图 2-I-1)。

神经胶质细胞形成神经细胞的轴突周围的髓鞘,支持神经细胞,或者给予营养等,以维持神经细胞的环境。其数量是神经细胞的 10 倍以上。其中,轴突的绝缘之所以能够进行迅速的神经传达,

是因为中枢神经的少突胶质细胞和末梢神经中的施万细胞。此外,中枢神经系统中还含有星形胶质细胞,能滋养神经,形成血脑屏障。小胶质细胞来自中胚层,其能够侵入神经系统的病毒和受损的神经细胞。

表 2-I-1　神经细胞与神经胶质细胞的分类

1. 神经细胞
   - (1)感觉神经细胞:将信息从末梢感受器传递到中枢神经
   - (2)运动神经细胞:将信息从中枢神经传递到骨骼肌等
   - (3)中间神经元:促进或抑制神经细胞之间的信息传递
2. 神经胶质细胞
   - (1)大胶质细胞

     少突胶质细胞:绝缘中枢神经与轴突

     施万细胞:绝缘末梢神经与轴突

     星形胶质细胞:滋养神经,形成血脑屏障
   - (2)小胶质细胞

     应对入侵病毒或死亡的神经细胞,去除残渣

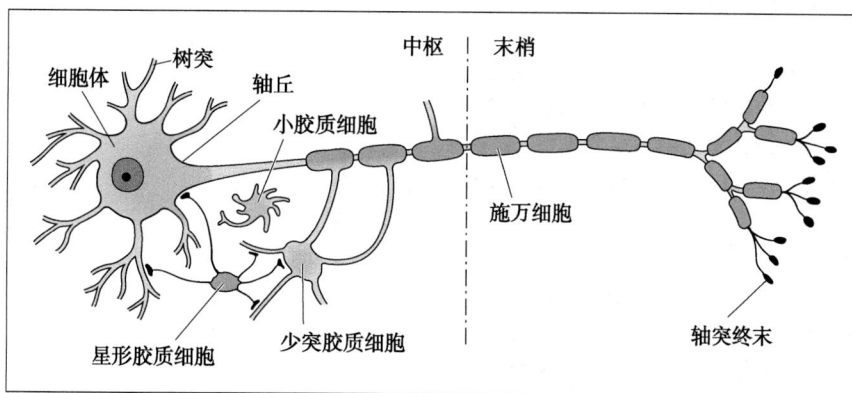

图 2-I-1　神经细胞与神经胶质细胞
轴突在中枢神经内由少突胶质细胞覆盖,在末梢神经内由施万细胞覆盖。

(二)神经细胞电兴奋的原理

由于所有细胞都被脂质双层膜包围,离子不能自由进出膜。然而,在细胞膜上有一个钠泵,它利用 ATP 主动地将钠离子和钾离子运进运出细胞

膜,从而使细胞外的钠离子含量高,细胞内的钾离子含量高,并维持这样的状态。

细胞膜上有允许特定离子通过的通道,这些通道称为离子通道。这些通道可以选择性地通过钠离子、

钾离子等,这些离子仅靠细胞膜内外的浓度差被动运输,但通常情况下,它们不能通过,因为它们在通常情况下是失活的。细胞膜内外的电位差称为膜电位。

1. 平衡电位

在神经细胞中,钠离子不能通过通道,因为离子通道在膜的静止状态下通常是关闭的。然而,由于一些钾通道即使在正常状态下也是开放的,因此钾离子即使通过钠泵进入细胞,也会自发地流出细胞。这是决定静息电位的一个因素。

钠泵在细胞内外产生的钠离子和钾离子的浓度差异和膜电位差吸引的离子分别在细胞内外产生电位差。当通道打开时,该通道中的离子总是被动地朝消除电位差的方向移动。细胞内外离子的流出和流入相等的电位称为平衡电位。平衡电位是由细胞内外离子的浓度决定的,由于离子通过细胞膜的通透性不同,所以每个离子的平衡电位都不相同(Nernst 方程)。

$$E_{\text{ion}} = \frac{RT}{zF} \ln \frac{[ion]_o}{[ion]_i}$$

R,气体常数;T,绝对温度;z,离子电荷;F,法拉第常数;$\ln$,自然对数;$[ion]_o$,细胞外离子浓度;$[ion]_i$,细胞内离子浓度。

将细胞内外的离子浓度代入,计算出钾离子的平衡电位为 $E_K \approx -88\text{mV}$,钠离子的平衡电位为 $E_{Na} \approx +59\text{mV}$。这是各自离子通道完全开放时出现的膜电位,对应于神经的动作电位。平衡电位不受局部其他离子浓度的影响。

2. 膜电位

在实际的细胞膜中,有钾离子、钠离子、氯离子等通道,每种离子对膜电位的影响与其通透性成正比。因此,整个膜的电位必须确定为每个离子的电流之和为零的电位,可以用 Goldman-Hodgkin-Katz 方程算出。

$$V_m = \frac{22.3RT(P_K[K^+]_o + P_{Na}[Na^+]_o + P_{Cl}[Cl^-]_i)}{F(P_K[K^+]_i + P_{Na}[Na^+]_i + P_{Cl}[Cl^-]_o)}$$

膜电位 V_m 由上式计算,其中 P_K、P_{Na}、P_{Cl} 为离子的渗透系数。由于体内 $P_K : P_{Na} : P_{Cl} = 1 : 0.04 : 0.45$,因而,将细胞内外离子浓度代入公式,可得出静态膜电位为 -70mV。

在静止的细胞中,氯离子的平衡电位接近膜的静息电位。由于氯离子的电导率很高,所以抑制了钠离子的通透性增加而引起的去极化。甘氨酸和 γ- 氨基丁酸(GABA)$_A$ 受体等抑制性受体通过增加氯离子的膜通透性来抑制去极化作用。

3. 动作电位

细胞膜处于静止状态,细胞内电位相对于细胞外电位保持负值的状态称为"极化"。细胞内电位转正的状态称为"去极化"。动作电位是指膜电位从静息电位开始,经过去极化、超极化,再回到静息电位的一系列变化。整个过程大约在 1/1 000~1/2 000 秒内完成(图 2-I-2)。

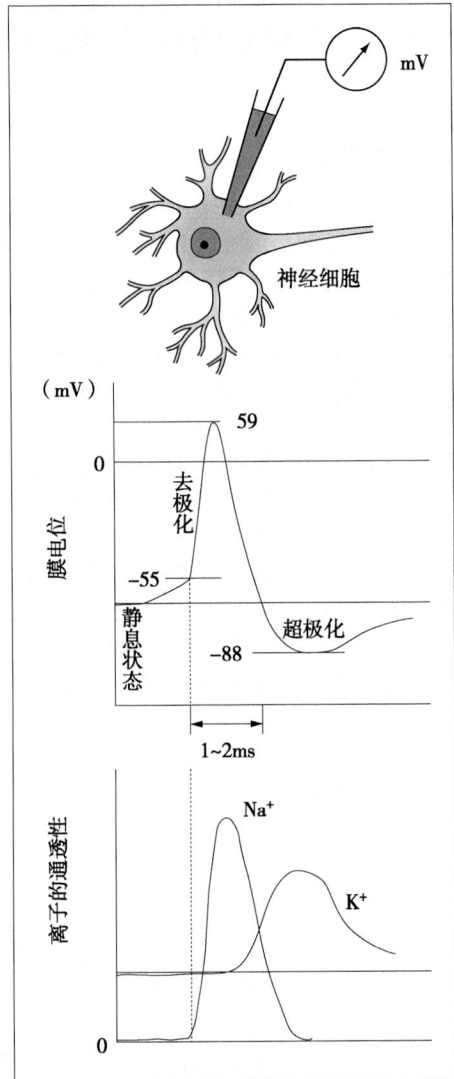

图 2-I-2　神经兴奋的原理
用电极测得的神经元细胞内电位与膜离子渗透性的关系。
静息状态下无刺激的细胞内电位为负值且稳定,当膜电位受其他神经元刺激上升到 −55mV 时,电位依赖性钠通道打开,钠离子开始流入细胞,产生动作电位。细胞外释放钾离子,导致短暂的超极化状态。

被称为电位依赖性钠通道的膜蛋白(图2-I-3)和电位依赖性钾通道在膜电位变化中起关键作用。膜的轻微去极化(电位变化)会引起这些膜蛋白的结构变化,从而打开钠或钾选择性通道,使这些离子经由各自的通道通过细胞膜。

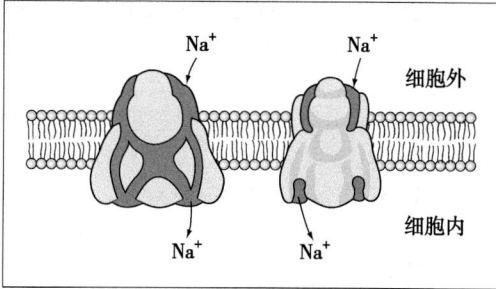

图2-I-3　钠通道的外观

(Catterall, 2001[1])より改变)

如前所述,轴突终末释放的神经递质,其细胞内电位在静止状态下维持在 –70mV,引起局部小范围的去极化,从而打开钠通道,使钠离子进入细胞。这种流入改变了膜电位,打开了额外的钠通

道,增加了更多钠离子的流入(图2-I-4)。因此,细胞膜上的负电荷减少,当静息电位达到 –55mV 以上时,轴突上的许多电位依赖性钠通道就会爆发似地全部打开。因此,钠离子进出细胞变得完全自由,膜电位向钠离子的平衡电位 +59mV 波动。随后,钠通道失活,细胞内钠离子的流入受到抑制。相反,电位依赖性钾通道打开,钾离子开始向膜外移动。由于钾离子漏出细胞膜外,细胞内电位先降低,又向钾离子的平衡电位 –88mV 方向降低,这种瞬时的电位降低称为超极化。然后,动作电位在经过一段绝对不应期后,又恢复到以前的静息膜电位(图2-I-4)。

4. 传导

由于钠通道中存在绝对不应期,轴丘产生的动作电位单边沿轴突下行至轴突末端进行突触传递。兴奋向周围传递的速度受神经和轴突的粗细及有无髓鞘的影响。在非髓鞘神经中,传导速度与轴突的直径成正比,因为轴突越粗,扩散离子越多。然而,当轴突被包裹在胶质细胞的髓鞘中时,动作电位是通过从称为兰氏结的 1μm 未包裹区域跳到相邻的兰氏结来传递的。这使得即使是

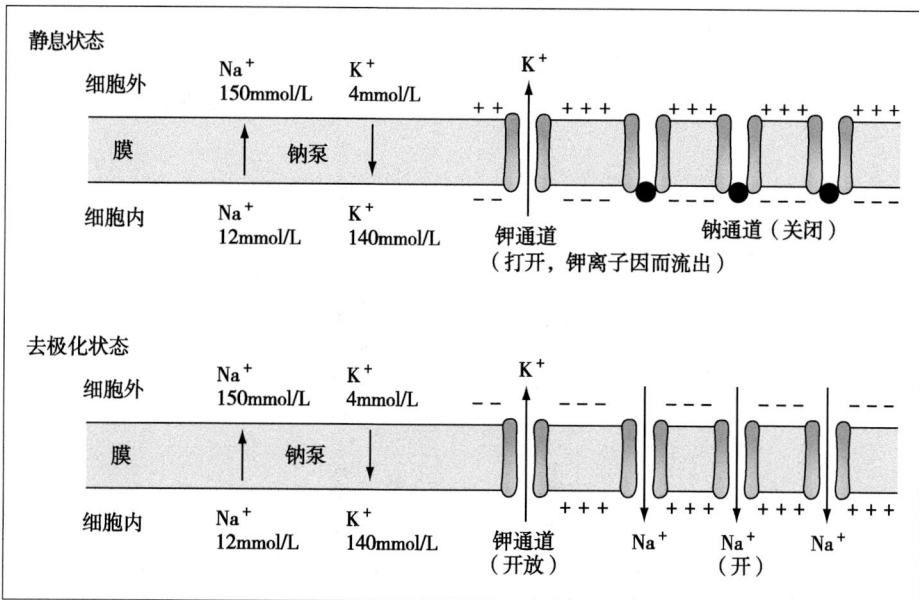

图2-I-4　离子通道及其在膜的静止和去极化状态下的流动
由于细胞膜中钠泵的作用,细胞内外的钠、钾浓度分别为 12mmol/L、150mmol/L、140mmol/L 和 4mmol/L。
静止时,钠通道关闭,所以钠离子不能通过,但有些钾通道开放,所以钾离子漏出细胞外。
在去极化状态下,电位依赖性钠通道和钾通道开放,使钠离子向内移动,钾离子向外移动。

(Lodish ほか, 2005[2])より改变)

长轴突也能将动作电位迅速传递到周边。因为电位依赖性钠通道和钠泵只存在于兰氏结中，所以钠离子涌入轴突，引起动作电位，也只在那里发生。这就是所谓的跳跃式传导（图2-Ⅰ-5）。

（三）突触

突触有两种类型：化学突触和电突触。化学突触由神经递质介导，单向传递信号，而电突触则由间隙连接的神经元之间的直接离子电流介导，双向传递信号。中枢神经系统的神经传递大多发生在化学突触处（图2-Ⅰ-6）。

1. 化学突触

当动作电位通过突触前细胞的轴突传递时，轴突末端的电位依赖性钙通道被激活并打开，使钙离子流入轴突末端。在轴突末端，突触小泡移动到膜表面，并释放它们所含的神经递质。释放的神经递质通过突触间隙（约20μm的间隙）扩散，与分布在突触后细胞质膜上的离子通道型或代谢受体结合，产生突触后电位（post synaptic potential，PSP）。PSP的极性和幅度根据流经离子通道的离子类型而改变。在钠离子流经的情况下，从细胞外侧流入（称为内流）增加，导致带正电荷的离子增加，细胞内电位增加，进而产生去极化的兴奋性突触后电位（excitatory post synaptic potential，EPSP）。如果流入电池的离子是钾离子或氯离子，则正电荷减少或负电荷流入，使电流从电池中向外（外向）流动，导致超极化。突触后抑制是通过产生抑制性突触后电位（inhibitory post synaptic potential，IPSP）来抑制突触后细胞中EPSP的产生（图2-Ⅰ-7）。

2. 电突触

电突触能够比化学突出进行更快的神经传导，它存在于视网膜和心肌细胞中，细胞与细胞之间通过几纳米的极窄缝隙接触，离子流经膜上一种叫连接子（connexon）的蛋白质，使许多细胞同步兴奋。

3. 神经递质

从神经末梢释放的特定物质称为神经递质（简称递质），它与受体结合并启动细胞反应。神经递质有3种类型：参与极快传递的神经递质（谷氨酸、GABA、甘氨酸）、作用缓慢的神经递质（乙酰胆碱、儿茶酚胺如多巴胺、血清素）、神经肽（脑啡肽、P物质）。

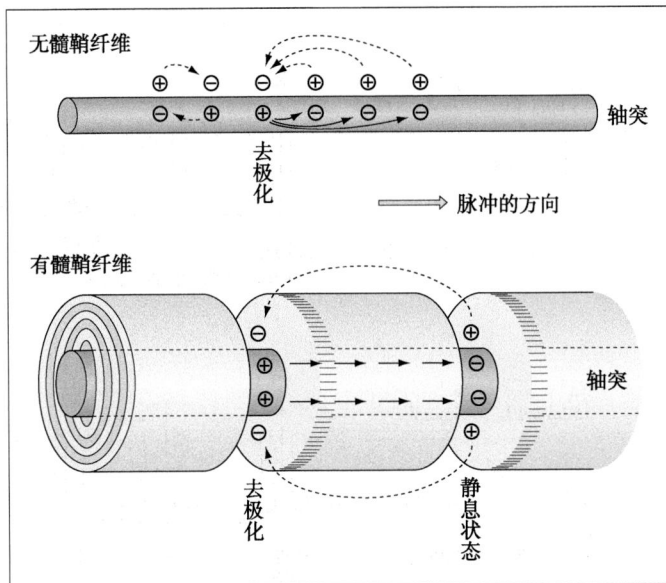

图2-Ⅰ-5　无髓鞘纤维和有髓鞘纤维的兴奋传导
轴突的去极化产生局部回路电流，引起周围区域的去极化，但在有髓鞘纤维的情况下，局部回路电流的产生是为了激活兰氏结的钠通道，使兴奋飞过髓鞘（跳跃传导）。

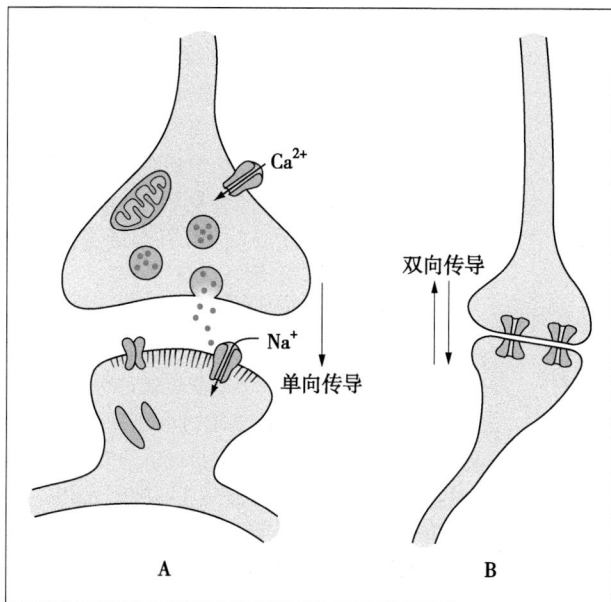

图 2-I-6　突触处的兴奋传导

A：化学突触间有宽大的突触间隙，由于去极化，钙离子涌入突触前膜的钙通道，刺激突触小泡移动，神经末梢释放递质。突触后膜的受体被激活，从而打开钠通道，传递兴奋。由突触前向后单向传导。

B：电突触。突触之间的间隙非常狭窄，离子和其他物质可以直接流经突触，从而使兴奋快速、双向传导。

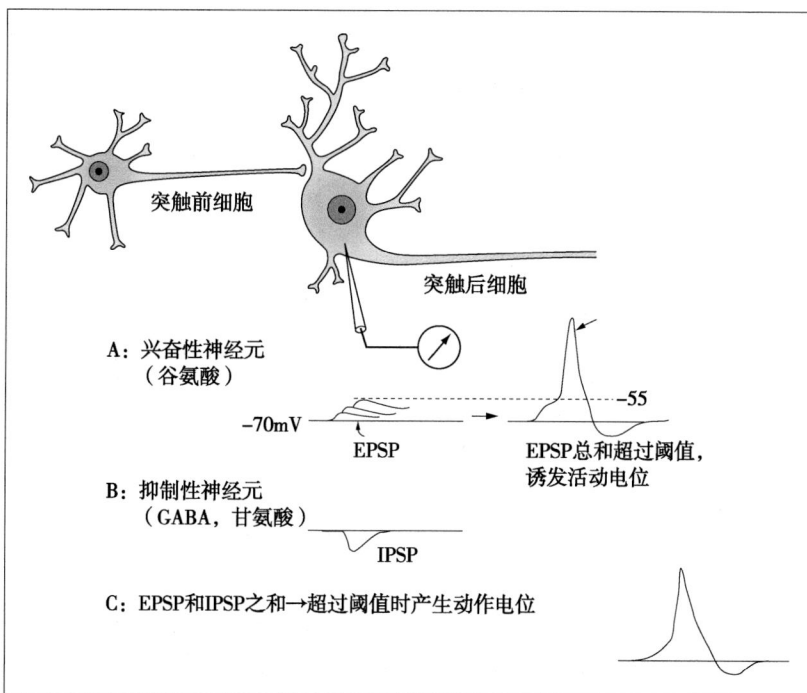

图 2-I-7　兴奋性神经元和抑制性神经元对活动电位产生的影响

A：兴奋性神经元。突触前细胞释放的谷氨酸等异构递质在突触后细胞中产生兴奋性突触后电位（EPSP）。这种 EPSP 使膜电位增加，当超过阈值时，就会产生和传递动作电位。

B：抑制性神经元。突触前细胞释放 γ- 氨基丁酸（GABA）等抑制性递质，在突触后细胞中产生抑制性突触后电位（IPSP）。这种 IPSP 能降低膜电位，抑制其上升，从而抑制动作电位的产生。

C：动作电位的产生受 EPSP 和 IPSP 之和的影响，改变了突触后细胞的电位。

4. 受体

受体存在于细胞膜中,通过与神经递质或激素结合激活细胞反应。受体有两种类型,代谢型和离子通道型。代谢型受体通过 G 蛋白刺激细胞内信号传递器的产生,当递质与受体结合时,三磷酸鸟苷发生变化,缓慢作用,调节细胞兴奋性。这些受体包括毒蕈碱乙酰胆碱受体(muscarinic receptors)、肾上腺素受体、多巴胺受体、GABA_B 受体、阿片受体和血清素受体。离子通道受体存在于细胞膜内侧,通过渗透离子和非常迅速地改变膜电位来参与快速的信号传导。这些受体包括谷氨酸受体、GABA_A 受体和烟碱乙酰胆碱受体(尼古丁受体)。

5. 通道

生物膜的基本结构,即磷脂双层结构,不允许水溶性分子和离子轻易通过。氧气、二氧化碳等气体,以及尿素、乙醇等没有电荷的亲水性小分子,可以通过细胞内外的浓度差被动地通过细胞膜。通道蛋白是一种细胞膜上的蛋白质,在细胞内部和外部之间的一类横跨细胞膜,当这个通道打开时,某些在静止状态下不能通过的离子就能以单列的方式迅速从内部向外部、从外部向内部移动。有几种类型的通道可以让离子通过,包括对电位的反应打开的通道,对特定物质(如谷氨酸)结合的反应打开的通道,以及对温度的反应打开的通道。因此,离子通道参与了神经细胞电兴奋的产生。

6. 调节神经细胞的兴奋性

神经细胞兴奋的调节受树突或细胞体膜上各种受体的影响,即细胞膜上的受体通过与递质结合打开通道,钠离子或钙离子通过通道,细胞内电位去极化,从而导致神经元的去极化或兴奋。另一方面,当作为阴离子的氯离子流入细胞时,膜电位会产生超极化,因此,动作电位受到抑制。这样,神经元的膜电位受到兴奋性或抑制性受体的影响,总膜电位稳定,进而调节轴突兴奋的产生,即动作电位的产生(图 2-I-8)。

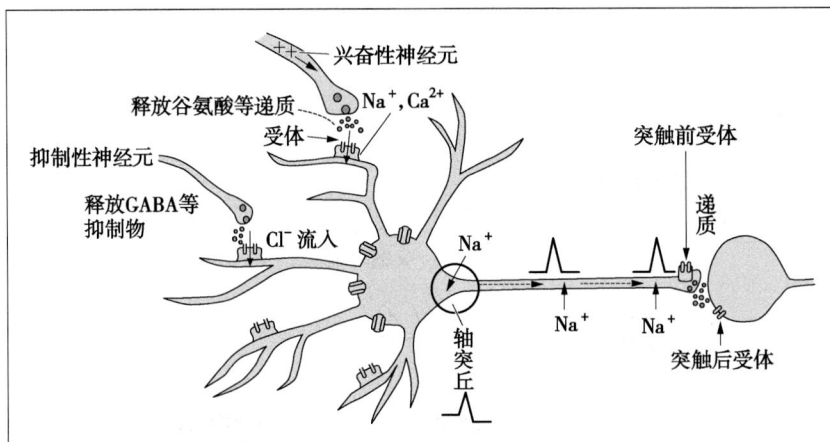

图 2-I-8 神经细胞兴奋的调节
兴奋性输入和抑制性输入的总和改变了电位,轴突丘处的兴奋受到调节。

丙泊酚是一种麻醉性镇痛药,可与抑制性 GABA 受体结合,诱导氯离子涌入细胞,从而抑制神经活动,产生麻醉作用。另一方面,麻醉性镇痛药与突触前受体结合,抑制膜电位,从而抑制神经递质的释放,进而阻碍痛觉信息的传递。换句话说,就是产生了镇痛作用。

(四) 神经的功能分类(表 2-I-2)

周围神经系统分为脑神经和脊神经,从功能上分为感知环境变化、有意识地控制运动功能的躯体神经系统和无意识地控制内脏功能、参与维持生命活动的自主神经系统。

表 2-I-2 神经的分类

	传入神经	传出神经
躯体神经系统	感觉神经	运动神经
自主神经系统	内脏传入神经	交感神经、副交感神经

在躯体神经系统中,有一条通路,将分布在组织中的感觉受体的信息以脉冲的形式传递给中枢神经系统,这条通路称为传入神经或感觉神经。分布在骨骼肌等部位、通过中枢的指令来完成运动的,称为传出神经或运动神经。自主神经系统由交感神经和副交感神经组成,它们之间的作用是相互对抗的。自主神经系统的神经元将内脏组织的生物信息传递给中枢神经系统,其神经元位于周围组织。另一方面,有交感神经和副交感神经的传出

作用。

周围神经纤维大致按有无髓鞘分类,即轴突是否被施万细胞包裹(有髓鞘纤维)或无髓鞘(无髓鞘纤维)。1944 年,Erlanger 和 Gasser 因发现不同类型神经纤维的传导速度不同而获得诺贝尔奖。神经纤维按直径由大到小分为 A、B、C 三组,A 纤维又可细分为 α、β、γ、δ 纤维。自主神经系统属于 B 纤维或 C 纤维。各神经纤维的功能见表 2-I-3。

表 2-I-3　周围神经纤维的分类

分类	种类	直径 /μm	传导速度 /(m/s)	功能
Aα	有髓鞘	13~22	70~120	感觉神经(肌肉和肌腱)、运动神经(骨骼肌)
Aβ	有髓鞘	8~13	40~70	感觉神剧(皮肤触觉、压感)
Aγ	有髓鞘	4~8	15~40	运动神经(纺锤体)
Aδ	有髓鞘	1~4	5~15	感觉神经(皮肤痛觉、温觉)
B	有髓鞘	1~3	3~4	内脏传入神经(交感神经节前纤维)
C	无髓鞘	0.2~1.0	0.2~2	感觉神经(皮肤痛觉、温觉)、内脏传入神经(交感神经节后纤维)

(五) 神经系统中的突触传递

交感神经和副交感神经(节前纤维)都离开中枢神经系统,通过神经节的突触(节后纤维)改变其神经元,然后再到达外周效应器。在交感神经系统中,这些神经节位于脊髓两侧的交感神经干中,节后纤维分布到内部组织进行功能调节。另一方面,副交感神经系统节前纤维的细胞体位于脑干或脊髓,其轴突向周围延伸较长。这些神经节位于周围器官,节后纤维较短(图 2-I-9)。

在神经节中,交感神经和副交感神经都会从神经节前纤维的神经末梢分泌乙酰胆碱,并通过烟碱受体传递到神经节后纤维。交感神经分泌去甲肾上腺素或乙酰胆碱,副交感神经分泌乙酰胆碱,交感神经释放的去甲肾上腺素通过 α 或 β 受体调节心脏、平滑肌等外周器官的功能。交感神经释放的去甲肾上腺素通过 α 或 β 受体调节心脏、平滑肌等外周器官的功能。分布在汗腺中的突触后交感纤维可分泌乙酰胆碱。分布在肾上腺髓质区

的交感神经可将肾上腺素分泌到血液中。另一方面,副交感神经通过毒蕈碱受体分泌肾上腺素。

支配骨骼肌和其他肌肉的运动神经在神经肌肉接头处释放乙酰胆碱,通过尼古丁受体发生肌肉收缩。有特定的刺激剂和拮抗剂对这些受体分别起作用。因此,在临床实践中,必须注意这些药物在全身用药时的综合作用。

二、呼吸生理学

呼吸作用是指从外界摄取氧气并输送到细胞内,消耗氧气并进行新陈代谢,将产生的二氧化碳排出体外的整个过程。通常情况下,细胞内消耗氧气的代谢过程称为内呼吸,而外界与细胞之间氧气和二氧化碳的气体交换过程称为外呼吸。麻醉剂和麻醉方法会影响呼吸功能(无论是自主呼吸还是控制呼吸),导致低氧血症,这不仅在手术和麻醉过程中,在手术后也可能持续存在影响(表 2-I-4 和表 2-I-5)。

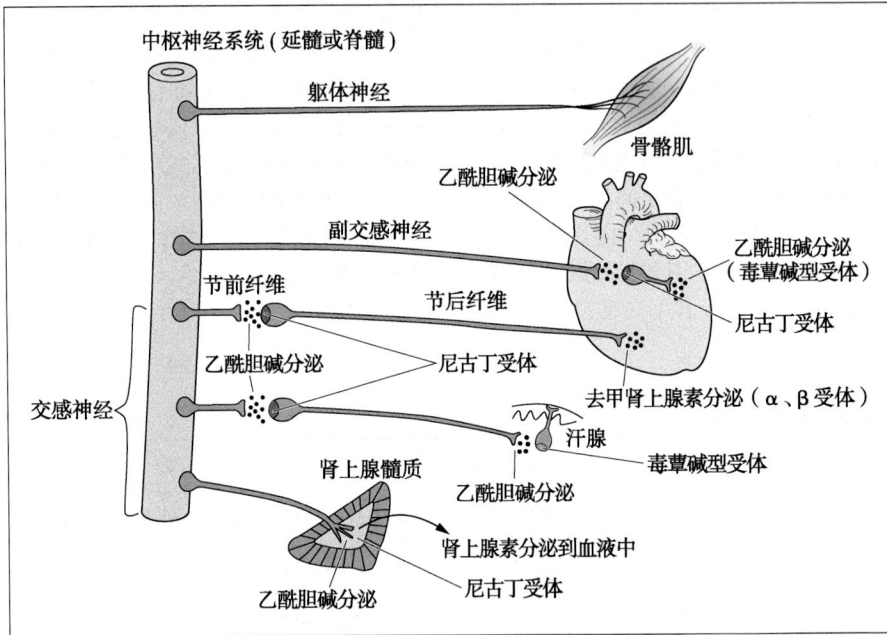

图 2-I-9　周围神经传出活动的机制

自主神经系统分为躯体神经系统和自主神经系统,自主神经系统又分为交感神经系统和副交感神经系统。在交感神经系统中,神经节位于中枢神经系统,而在副交感神经系统中,神经节位于周围组织附近。在交感神经系统中,乙酰胆碱由节前纤维分泌,在副交感神经系统中,通过尼古丁受体对乙酰胆碱的受体,传递到位于组织附近的自主神经节的节后纤维。在交感神经系统中,节后纤维释放出去甲肾上腺素,刺激 α 或 β 受体。此外,汗腺分泌乙酰胆碱,分布在肾上腺髓质的交感神经受毒蕈碱受体的刺激,分泌乙酰胆碱,导致肾上腺髓质的细胞在血液中释放肾上腺素。

表 2-I-4　麻醉对呼吸功能的影响

1. 功能残气量减少
2. 肺部顺应性降低
3. 呼吸道阻力增加

表 2-I-5　低氧血症的原因

1. 吸气氧浓度降低
2. 肺泡低通气
3. 扩散障碍
4. 通气血流不均
5. 左右分流

(一) 气道的结构

从鼻腔延至喉部为上气道,从气管延伸至末端支气管为下气道。

从支气管末端的呼吸细支气管开始出现肺泡构造,一般来说将呼吸细支气管作为气体交换场、区分为肺实质的区域,并将末端细支气管作为下气道最远端的区分方法比较多。

1. 鼻腔

鼻腔呼吸具有清除细菌和灰尘,以及加湿和加热呼吸道的优点。因此,除幼儿外,一般都采用鼻腔呼吸,尽管与口腔呼吸相比,气道阻力较大。鼻腔阻塞或剧烈运动后,通过鼻黏膜的巴氏受体反射性转换为口腔呼吸。全身麻醉会抑制这种口鼻呼吸之间的转换。

在鼻黏膜中,有刺激性受体和冷流受体,对化学和机械刺激有反应。异物的恶臭和吸入的麻醉剂刺激刺激性感受器,引起打喷嚏和呼吸暂停反射。

鼻咽黏膜具有热湿交换功能,通过收集和储存呼出气体的热量和水分,使吸入的气体加热加湿。在气管插管过程中,这种加热加湿功能不能发挥作用,使用人工鼻(heat and moisture exchanger, HME)可解决这一问题。

2. 咽喉

咽部分为鼻咽部、中咽部和下咽部。鼻咽部受三叉神经支配,中咽部受舌咽神经支配,下咽部受喉上神经(迷走神经的一个分支)支配。咽腔的维持需要环甲肌等舌肌和咽肌群的张力。全身麻醉使这些肌肉的张力减弱,导致舌根下陷。

3. 喉部

喉腔在前庭襞和声带区域狭窄,容易被喉水肿阻塞。声带的运动主要由喉下神经(喉返神经)控制,两侧喉返神经麻痹会引起气道阻塞。喉痉挛是指喉部受到刺激而引起的声带反射性闭合。

4. 气管和支气管

气管在第四、五胸椎水平分叉成左右主支气管,进一步分叉形成约 23 个分支的肺泡囊。从气管到终末支气管的气道称为传导气道,它不直接参与气体交换,形成解剖死角,属于气道区。由于肺泡管和肺泡囊具有进行气体交换的功能,因此被归为呼吸道(图 2-I-10)。气管和支气管黏膜含有伤害刺激感受器,可以对机械性、热性和化学性刺激,以及炎性细胞因子作出反应,从而产生咳嗽反射、呼气反射、呼吸暂停反射以及气管和支气管平滑肌的反射性收缩。此外,气管和支气管膜状部分和平滑肌纤维之间的伸展受体对气道压力的变化(气道压力增加)作出反应,并诱发 Hering-Breuer 反射,停止吸气,转为呼气。这些受体所介导的反射的传入和传出途径由迷走神经控制。

5. 肺泡

肺泡直径约 0.1~0.2nm,成人约有 3 亿个肺泡,两肺肺泡表面积总约 70m²。肺泡上皮细胞薄而平,覆盖了 90% 以上的肺泡表面,并隔着基底膜与肺泡毛细血管壁接触。肺泡空气与毛细血管血液之间的气体交换是通过肺泡覆盖层、肺泡上皮细胞和基膜血管内皮细胞组成的肺泡单毛细血管膜扩散进行的。液相的肺泡涂布层含有肺泡 II 型上皮细胞产生的表面活性物质(肺表面活性剂),可降低肺泡壁的表面张力,防止肺泡塌陷。

(二) 通气
1. 肺活量划分

肺容量是指肺部所含气体的体积,它由 4 个不同的部分组成(图 2-I-11)。肺活量(vital capacity,VC)是衡量肺部容积的指标,是缓慢呼出的最大呼气量,它受与呼吸运动有关的肌肉功能(肋间肌和膈肌)的影响。用力肺活量(forced vital capacity,FVC)是衡量最大呼气后肺的容积。最大呼气后肺内剩余的气体量称为残气量(residual volume,RV),它与其他 3 种容积不同,不能用肺活量计测量,残气量与肺总容积的关系称为残气比,正常情况下残气比不超过 30%。

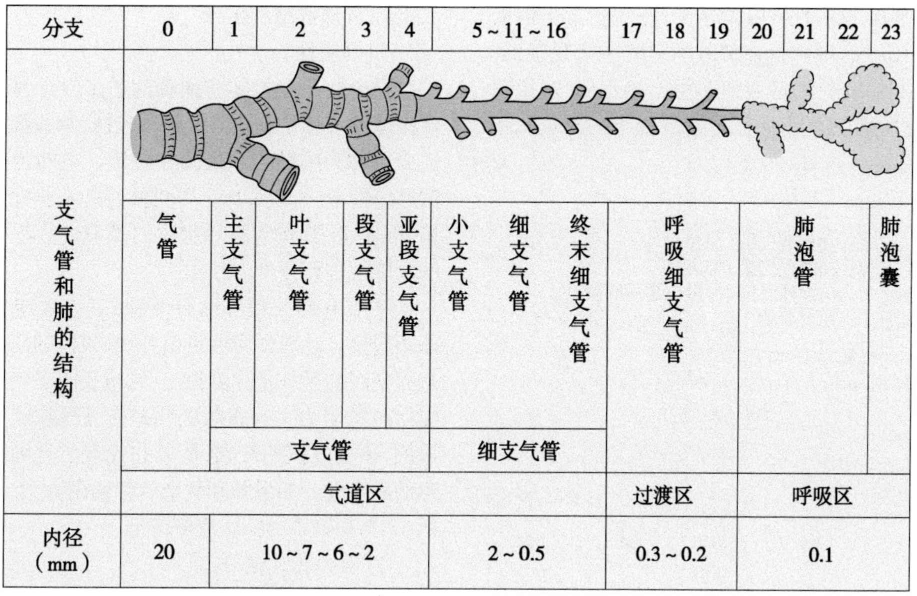

分支	0	1	2	3	4	5~11~16		17	18	19	20	21	22	23

支气管和肺的结构	气管	主支气管	叶支气管	段支气管	亚段支气管	小支气管	细支气管	终末细支气管	呼吸细支气管			肺泡管		肺泡囊
		支气管				细支气管								
	气道区							过渡区			呼吸区		
内径(mm)	20	10~7~6~2				2~0.5			0.3~0.2			0.1		

图 2-I-10 气管、支气管、肺的构造

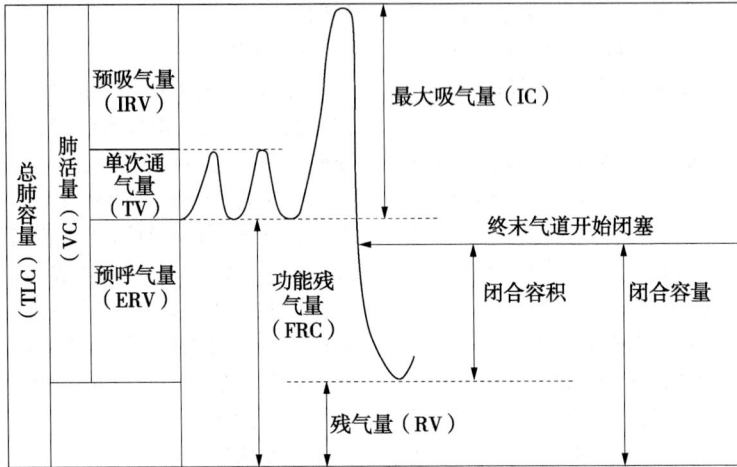

图 2-I-11　肺活量划分和闭合容量

2. 功能残气量

静止状态下呼气结束时肺内剩余的空气量称为功能残气量（functional residual capacity，FRC），正常情况下，它占肺总容量的 50%~60%（约占肺活量的 35%）。收缩肺部的力和扩张肋骨使肺部充气的力处于平衡状态，没有观察到呼吸肌活动。功能残气量随年龄增长而增加，在肥胖、仰卧位、全麻状态下减少。全麻下，吸气麻痹、静脉麻痹、自发性呼吸、控制性呼吸均减少，呼气量几乎消失（图 2-I-12）。这种降低在氯胺酮麻醉中未观察到，而在氯胺酮麻醉中，呼吸肌张力保持不变，这说明全麻下的功能残气量降低与麻醉诱导的呼吸肌力降低有关。

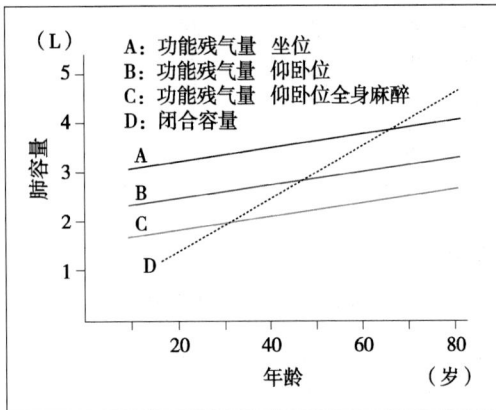

图 2-I-12　功能残气量与年龄、体位、麻醉、闭合容量的关系
（Miller ed，2010[2]）より改变）

3. 闭合容量和闭合容积

当从静息呼气位继续呼气时，肺底部的外周气管开始阻塞，气体被困在肺泡中。闭合容量（closing capacity，CC）是指阻塞开始时的肺活量，闭合容积（closing volume，CV）是减去残余空气量后的空气量。它在吸烟者和老年人中增加，在 65 岁时几乎与 FRC 相等。换句话说，老年人在静息呼气时就已经发生了周围性气道阻塞。

4. 肺部收缩和扩张

（1）顺应性

顺应性是衡量肺和胸廓的扩张性。肺和胸的顺应性称为总顺应性或气胸顺应性，肺和胸的顺应性分别称为肺顺应性或胸顺应性。虽然肺和胸廓的顺应性不同，但临床上不可能将肺和胸廓分开测量，因此，将其作为肺和胸廓的顺应性和呼吸系统的顺应性进行评价。

呼吸系统的顺应性有两种：动态顺应性和静态顺应性。动态顺应性可由呼、吸气位的压差和静息通气时的通气量计算得出，它也反映了气道和呼吸回路的阻力。静态顺应性是在吸气末状态下测量的，不受气流的影响，所以它代表的是纯肺和胸廓的顺应性。如果肺和胸廓的弹性阻力大、顺应性低，则肺和胸廓的膨胀程度较低。

（2）阻力和气道

正常情况下，通气不是有意识的，而是一种干扰整个呼吸道的通气运动的力量，呼吸道由胸廓、肺组织和气管组成。换句话说，它是针对弹性、黏性和惯性阻力进行的。这些阻力的组合就是广义上的呼吸阻力。

在这些阻力中，黏性阻力是狭义的呼吸阻力，由气道阻力、肺组织阻力和胸廓阻力组成，但气道阻力占大比例。气道平滑肌收缩和气道黏膜水肿使气道阻力增加。在全麻过程中，自主呼吸和控制呼吸时气道阻力都会增加，这点被认为与功能残气量减少有关。

5. 气道平滑肌的收缩与松弛

自主神经系统和非肾上腺素能-非胆碱能（nonadrenergic noncholinergic，NANC）神经系统参与气道平滑肌活动。其中，副交感迷走神经对气道平滑肌收缩活动的影响最大。挥发性吸入性麻醉剂有较强的支气管扩张作用，能改善呼吸道阻力和动态顺应性（图2-I-13）。通常认为，这种效应的机制是直接的平滑肌松弛作用和气道反射的抑制作用。吸入性麻醉剂已被证实可降低平滑肌细胞的钙离子浓度和敏感性，并直接作用于气道上皮释放前列腺素和一氧化氮（NO）。

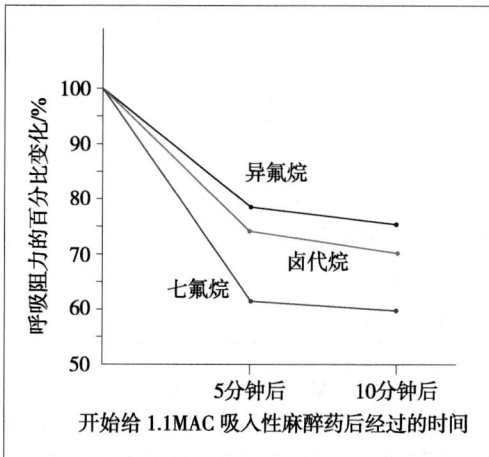

图2-I-13 吸入性麻醉剂降低呼吸阻力的作用

（Miller ed, 2010[5]）より改变）

6. 呼吸肌

膈肌、肋间外肌、肋间内肌统称为呼吸肌。大部分的呼吸运动是通过膈肌的收缩和放松来完成的。膈肌麻痹时，膈肌仍抬高不动，但仅靠肋间肌可维持静息呼吸。但静息呼吸仅靠肋间肌就能维持，静息吸气时，膈肌和肋间外肌主要起吸气作用，静息呼气是由吸气肌的松弛和肺弹性的被动作用产生的。膈肌和肋间外肌在呼气时作为吸气肌。膈肌的运动受体位和全麻的影响，造成通气血流不均等，仰卧位时，由于腹胀，呼气时膈肌向头侧移动，但在自主呼吸下，吸气时横膈膜收缩，导致背侧膈肌运动幅度较大。在使用肌肉松弛剂调节呼吸的情况下，膈肌不收缩，腹侧膈肌因不受腹腔脏器的压迫而运动幅度较大。

7. 腹式呼吸和胸式呼吸

通过移动胸廓进行的呼吸运动称为胸式呼吸；通过移动腹部的膈肌进行的呼吸运动称为腹式呼吸。腹式呼吸时，横膈膜使肋骨上下移动，以增加和减少容积；胸式呼吸时，肋间肌加入横膈膜，使肋骨上下以及左右、前后移动，以增加和减少容积。

8. 呼吸功

呼吸功是指呼吸肌进行呼吸运动所需的能量消耗。当气道阻力或弹性阻力增加时，呼吸功增加。机体进行呼吸时，为了不增加呼吸功，呼吸在弹性阻力大时浅而快，气道阻力大时则深而快。当气道阻力小时，呼吸变得深而慢。正常情况下，呼吸功最小，呼吸频率为每分钟13~15次。麻醉使顺应性降低，气道阻力增加，增加了自主呼吸下的呼吸功。

（三）气体交换

氧气和二氧化碳在肺泡空气和血液之间的扩散交换称为肺泡气体交换或简称气体交换（图2-I-14）。肺泡壁上覆盖着由肺泡II型上皮细胞产生的含有液相表面活性物质（肺泡表面活性物质）。肺泡表面活性物质能降低肺泡壁的表面张力，防止肺泡塌陷。

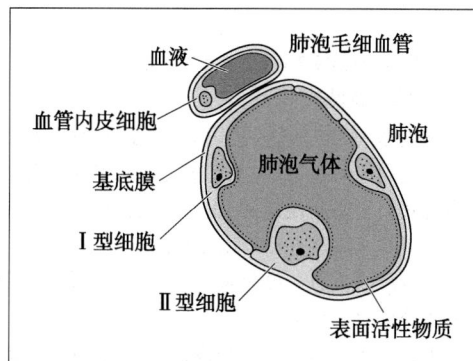

图2-I-14 肺泡和肺泡毛细血管

1. 外呼吸和内呼吸

细胞与外界进行氧气和二氧化碳的气体交换称为外呼吸，消耗细胞内氧气的代谢过程称为内呼吸。

2. 呼吸与扩散

外呼吸和内呼吸中的气体交换都是随气体的分压差（压力梯度）引起的扩散而发生的。

（1）扩散

氧气到达肺泡后，通过肺泡壁、基底膜、间质、毛细血管内皮、血浆和红细胞膜，与血红蛋白结合。这种现象称为扩散。氧从肺泡向肺毛细血管血的扩散是由肺泡空气与混合静脉血的氧分压差、肺泡表面积、肺泡空气与肺毛细血管血的接触时间、毛细血管中血红蛋白的含量和氧的血溶性决定的。二氧化碳的扩散能力是氧气的20倍，因此在肺部引起的扩散受到的干扰很小。

（2）扩散障碍

当氧气到达肺泡途径的任何一环，如肺泡壁、基底膜、间质、毛细血管内皮细胞、血浆、红细胞膜等出现异常时，氧气不易扩散，导致低氧血症。引起扩散障碍的疾病包括肺气肿、肺水肿、间质性肺炎、肉芽肿、肺血栓栓塞症、肺动脉高压等。

3. 吸入气体成分

当吸入的空气进入呼吸道时，水蒸气已经饱和（饱和水蒸气压为47mmHg），水蒸气被体温37℃加热，因此，吸入空气中的氧分压（P_IO_2）在刚到达肺泡前可由以下公式表示：

$$P_IO_2=F_IO_2 \times (P_B-P_{H_2O})$$

其中，F_IO_2 为空气中的氧气浓度，P_B 为大气压力，P_{H_2O} 为饱和水蒸气压力，假设空气中的氧气浓度为20.93%，大气压力为760mmHg，则可以算出：

$$P_IO_2=0.2093 \times (760-47)=149mmHg$$

4. 肺泡氧浓度

肺泡氧分压（P_AO_2）是由肺泡内剩余的氧量、通气新达到的氧量、产生的二氧化碳量和肺的通气功能之间的平衡所决定的，由下式（A）可知：

$$P_AO_2=P_IO_2-P_aCO_2/R...（A'）...（A）$$

P_aCO_2 是肺泡二氧化碳的分压，等于动脉二氧化碳的分压（P_aCO_2）。

R 为气体交换率或呼吸商，由二氧化碳产生量与氧气消耗量之比（$R=VCO_2/VO_2$）计算。此外，上述公式可简写为：

$$P_AO_2=P_IO_2-P_aCO_2/R...（A'）$$

5. 肺泡二氧化碳浓度

呼出二氧化碳排出量（VCO_2）是肺泡二氧化碳浓度（F_ACO_2）和呼出肺泡通气量（VA）的乘积。也就是：

$$VCO_2=F_ACO_2 \times V_A$$

将 F_ACO_2 换算成 P_ACO_2，并假设 P_ACO_2 约等于 P_aCO_2，我们可以将其转化为如下形式：

$$P_ACO_2=P_aCO_2=0.863 \times VCO_2/V_A...（B）$$

从这个公式可以看出，P_ACO_2 即 P_aCO_2 与 V_A 成反比（表2-I-6）。

此外，上述（A'）可以用（B）和 $R=VCO_2/VO_2$ 用下式表示：

$$P_AO_2=P_IO_2-K(VO_2/V_A)（K 为常数）$$

从这个公式可以看出，肺泡氧分压降低的因素有3个：吸气氧浓度降低、耗氧量增加和肺泡通气量减少（表2-I-7）。

表 2-I-6　肺泡二氧化碳浓度上升的原因

1. 肺泡通气量减少	（1）单次通气量减少
	（2）呼吸次数减少
	（3）无效腔增大
2. 二氧化碳产生量增大	
3. 吸气二氧化碳浓度上升	

表 2-I-7　肺泡氧气浓度降低的原因

1. 吸气氧气浓度降低
2. 氧气消耗量增大
3. 肺泡通气量减少

6. 肺泡通气量和无效腔容积

直接参与肺泡内气体交换的通气称为肺泡通气。肺泡通气量（V_A）的计算方法是用每分钟通气量（V_E）减去无效腔通气量（V），即

肺胞通气量（V_A）= 一段时间内通气量（V_E）- 无效腔通气量（V_D）

另一方面，无效腔是指气道和肺泡中气体无法与血液进行交换部分的体积。生理无效腔由解剖无效腔和肺泡无效腔组成，两者之和为生理无效腔。解剖无效腔包括从鼻腔、咽腔、喉腔到末梢支气管的下呼吸道，与仰卧位相比，直立位时其体积约为20（或2.2）mL/kg，头向后弯曲时体积进一步增大。此外，给予全身麻醉剂、支气管扩张剂、副交感神经药等会引起支气管扩张，增大无效腔。肺

泡无效腔是指在肺泡水平上无法进行气体交换的区域,即使在正常情况下,由于通气与血流比例失调,其无效腔约为50mL。吸烟、肺栓塞、肺炎时增加。生理无效腔与一次通气量的比值(V_D/V_T)称为无效腔通气率,其计算方法如下Bohr公式所示

$$V_D/V_T = \frac{P_aCO_2 - P_ECO_2}{P_aCO_2}$$

P_ECO_2是指呼出空气中二氧化碳的平均分压。无效腔通气率的标准值约为0.3。

全身麻醉中,气管、面罩和部分麻醉回路成为无效腔,称为器质性无效腔(apparatus dead space)。气管导管可减少约70mL的上气道无效腔,但由于与麻醉回路连接,无效腔增加。戴上面罩后,无效腔会进一步加大。

7. 静脉血液混合

静脉血液混合是指静脉血不经气体交换直接混入动脉系统的情况,也叫分流(图2-I-15)。即使在正常情况下,支气管循环的一部分静脉血流入肺静脉,或冠状动脉循环的一部分静脉血经底比斯静脉流入左心室,流入解剖分流的静脉血与总血流量的比值称为分流比(Q_s/Q_t)。扩散紊乱、低通气量血流比区域的增加和无电解质增加分流并引起低氧血症(见表2-I-5),无论是自主的还是以调节呼吸为目的的分流,都是由全身麻醉诱发的。

8. 通气血流量比

(1)通气量和血流比的分布情况

肺部是由无数个气体交换单位组成的。单位时间内肺泡通气量V_A与单位时间内毛细血管血流速度Q的比值称为通气血流比(V_A/Q)。当V_A和Q在肺的每个气体交换单位中的数值均相同时,就会出现有效的气体交换。

(2)通气与血流比例不等

健康人全肺的V_A/Q值为0.8~1.0。但是,各个肺泡的V_A/Q是不一样的。肺内有V_A/Q从0到无穷大的肺泡单位,V_A/Q高的肺泡单位血液中交换的氧分压高,V_A/Q低的肺泡单位血液中交换的氧分压低。相反,低V_A/Q的肺泡单位血液的氧分压较低,由于氧分压高对氧含量的增加贡献不大,如氧解离曲线所示,所以两肺泡单位血液混合时的氧分压受低V_A/Q的肺泡单位血液影响很大,呈现低值(图2-I-16)。当分布不均程度增加时,会出现低氧血症。在自主性呼吸和控制性呼吸中,由于不等量通气与血流比值的增加,全麻患者的氧合受损。此外,麻醉过程中吸气氧饱和度较高,导致通气血流比不平等增加,分流增加。

9. 无气肺

无气肺产生分流和通气血流比不均等,影响肺的氧合,全身麻醉使约90%的患者产生无气肺。自主性呼吸和调节呼吸,或者静脉麻醉和吸入麻醉之间不存在差异,最容易产生无气肺的是与背侧肺的横膈膜接触的部位,可以在开始引入全身麻醉的5分钟以内。由于受到横膈膜的压迫,肺泡和气道被阻塞,被困在肺泡中的气体被吸收,变成无气肺。无气肺的形成与年龄和吸烟经历无关,BMI越高,术后越可能持续数日,还可能会引起肺部感染,通过在麻醉诱导和维持中给予CPP和PEEP的通气,在一定时间内施加高压使呼吸道和肺泡通畅,可以减少发生。

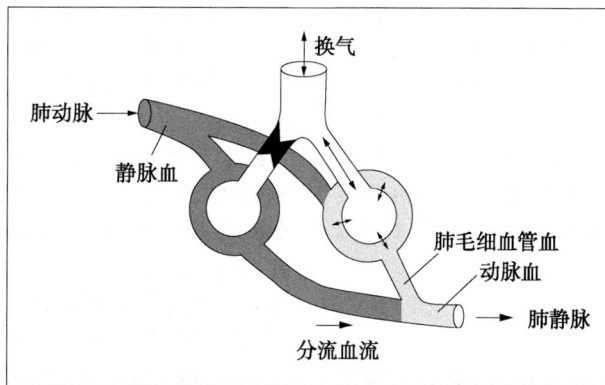

图2-I-15 静脉血液混合

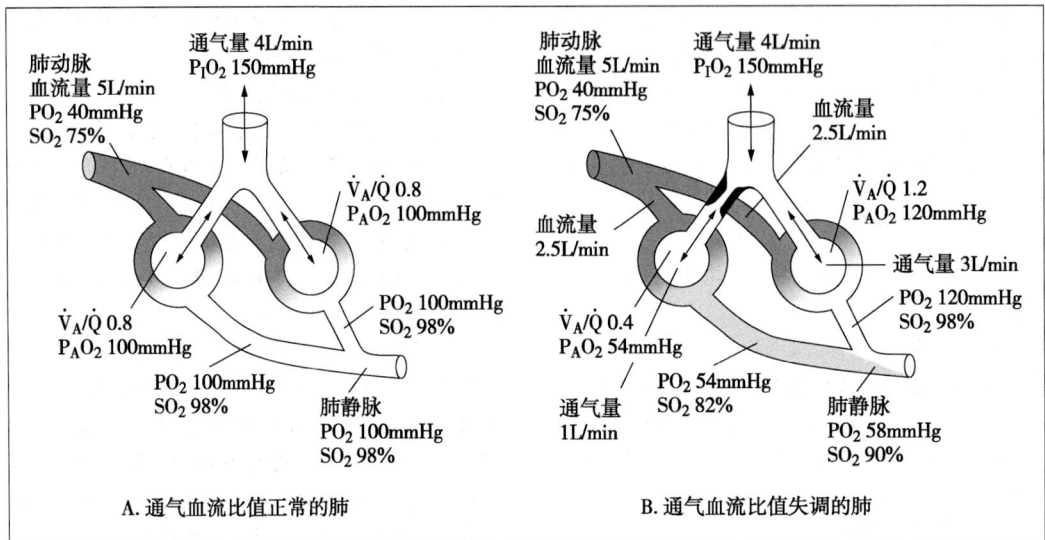

图 2-I-16　通气血流比不均等对 P_aO_2 的影响

肺整体的通气量与血流量没有变化，但肺泡与肺泡之间的不均等程度增加，形成氧气解离曲线。P_aO_2 低下，会在很大程度上影响血红蛋白的氧气饱和度，因此，V_A/Q 较低的肺泡与 V_A/Q 较高的肺泡中血液一旦混合，就会明显表现出由 V_A/Q 较低所带来的影响，P_aO_2 会降低。

10. 肺泡 - 动脉血氧分压差（A-aDO₂）

A-aDO₂ 是指肺泡氧分压（P_AO_2）与动脉血氧分压（P_aO_2）之差，可通过动脉血气分析测定。理想情况下，正常气体交换时 A-aDO₂ 应该为零，但实际上，由于生理上的通气流速比不等和分流，即使在正常情况下，A-aDO₂ 也是 515mmHg，A-aDO₂ 因扩散障碍、通气流速比不等和分流而增加，这些都会引起低氧血症。

11. 缺氧性肺血管收缩

缺氧性肺血管收缩（hypoxic pulmonary vasoconstriction，HPV）是指当肺泡氧分压（PA）降低时，肺泡前面的小毛细动脉收缩。HPV 的机制尚不明确，但它是一种非神经元反应，对肺泡空气缺氧的反应比对肺动脉血缺氧的反应更强烈。挥发性吸入麻醉剂对 HPV 的抑制作用依赖于浓度，但临床效果不明显的一氧化二氮对 HPV 的抑制作用很弱，许多静脉麻醉剂，如丙泊酚、巴比妥类、氯胺酮等对 HPV 没有影响。

12. 气体运输

（1）氧气运输

血液中只有少量的氧溶解在血液中，大部分氧与红细胞的血红蛋白（Hb）结合在一起。根据亨利定律，氧气在血液中的溶解量与氧气分压成正

比，100mL 血液中氧气的溶解量为 $0.003 \times P_aO_2$ mL（0.003 为氧气在血液中的溶解度），因此，若 P_aO_2 为 100mmHg，则 100mL 血液中溶解 0.3mL 氧气。氧合血红蛋白（HbO₂）与 Hb 总量的比值称为血红蛋白氧饱和度（SO₂），当 Hb 与氧饱和度为 100% 时，1g Hb 可结合 1.39mL 的氧，即 100mL 血液中血红蛋白结合氧的量为 1.39×Hb 浓度（g/dL）。若 SO₂ 为 98%，Hb 浓度为 15g/dL，则 100mL 血液中血红蛋白结合氧的量为 1.39×15×0.98，即 20.4mL。血液中含氧量的总量称为氧含量，即 Hb 结合氧和溶解氧之和。在上例中，0.3+20.4=20.7mL/dL。

（2）血红蛋白 - 氧气解离曲线

血红蛋白氧饱和度（SO₂）受血液中氧分压的影响，血红蛋白 - 氧解离曲线显示了这种关系（图 2-I-17）。曲线呈 S 形，PO₂ 100mmHg 时 Hb 的氧饱和度约为 98%，位于解离曲线的平坦部分，即使肺泡氧分压降低或升高，血液中的氧含量也几乎不受影响。在 PO₂ 40mmHg 左右时，解离曲线的斜率很陡，相当于外周组织，PO₂ 稍有下降，就会使饱和度大幅下降，加速 HbO₂ 释放 O₂ 的速度。

（3）血红蛋白 - 氧气解离曲线的移动

血红蛋白 - 氧气解离曲线受二氧化碳分压、氢离子浓度和血液温度的影响（表 2-I-8）。在新

陈代谢活跃的组织中,二氧化碳分压增加,氢离子浓度增加,氧解离曲线向右移动(右移),使 HbO_2 向组织供应更多的 O_2。这就是所谓的 Bohr 效应。反之,左移则增加了血红蛋白与 O_2 的亲和力,损害了组织的 O_2 供应。P_{50} 是 O_2 达到 50% 时的 PO_2 值,标准值为 27mmHg,小于该值表现为左移,大于该值表现为右移。

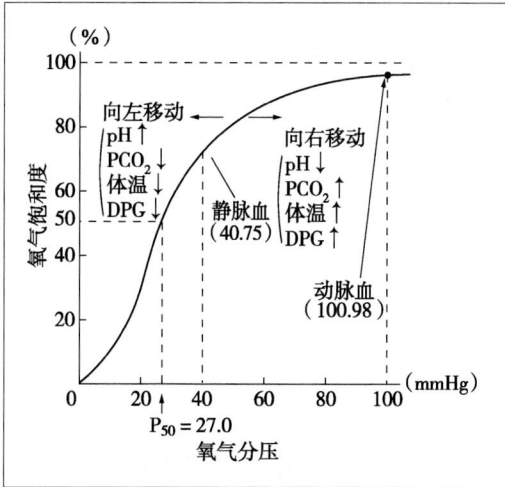

图 2-I-17　正常血红蛋白 - 氧气解离曲线
(pH 7.40,PCO_2 40mmHg,37℃)

表 2-I-8　氧气解离曲线的移动

向左移动(P_{50} 减少)	向右移动(P_{50} 减少)
pH 上升	pH 降低
PCO_2 降低	PCO_2 上升
温度降低	温度上升
ATP 减少	ATP 增加
2.3-DPG 减少	2.3-DPG 增加
血红蛋白增加	

(4)二氧化碳迁移

组织代谢产生的二氧化碳(CO_2)扩散到组织毛细血管中,以 3 种形式存在于血液中:物理溶解、碳酸氢盐和碳胺化合物,CO_2 的溶解度是 O_2 的 20 倍,但物理溶解的 CO_2 量仅占血液中 CO_2 总量的百分之几。被红细胞中的碳酸酐酶瞬间解离成氢离子(H^+)和碳酸氢根离子(HCO_3^-)。红细胞中产生的 HCO_3^- 有四分之三会立即从红细胞中

释放到血浆中。此时,血浆中的氯离子(Cl^-)代替 HCO_3^- 进入红细胞,以维持离子平衡。这就是所谓的氯化物转变。据说血浆 HCO_3^- 完全是在红细胞中产生的,以 HCO_3^- 形式运输的 CO_2 占 90%。在物理溶解的 CO_2 中,有一部分扩散到红细胞中的 CO_2 与血红蛋白结合,形成氨基化合物(氨基血红蛋白 Hb-NHCOO$^-$)。以氨基化合物(氨基 CO_2)形式运输的 CO_2 量占总运输量的 5%(图 2-I-18)。

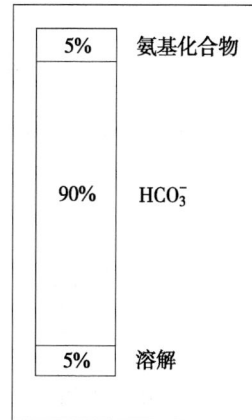

图 2-I-18　动脉血中所含二氧化碳的详细划分

(West et al, 2018[14] より改変)

血液中二氧化碳的输送也受血红蛋白氧饱和度的影响。由于脱氧血红蛋白(HHb)对 CO_2 和 H^+ 的亲和力比氧血红蛋白强,所以静脉血比动脉血更容易吸收 CO_2。因此,外周组织容易吸收二氧化碳,肺泡容易释放二氧化碳。这就是所谓的 Haldane 效应。因此,红细胞在 CO_2 的运输中起着重要作用,大部分 CO_2 以 HCO_3^- 的形式运输(图 2-I-19),在静止状态下,混合静脉血中约含 52mL/dL 的 CO_2,动脉血中约含 48mL/dL 的 CO_2,其差值为从肺部排出的量。CO_2 以 HCO_3^- 的形式储存在动脉血中,在血液的酸碱平衡机制中起着重要作用。

(四)呼吸调节

由分布在延髓至桥的一组神经元形成的呼吸中枢的周期性兴奋,通过运动神经传给呼吸肌,产生呼吸运动。同时,呼吸中枢可以结合血气、情绪等外界信息,控制呼吸的大小和频率。这种机制称为呼吸调节,它包括化学、神经和行为调节(图 2-I-20)。

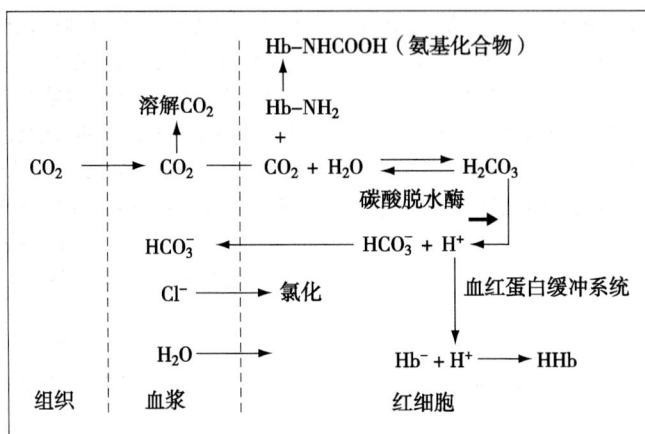

图 2-I-19　二氧化碳输送

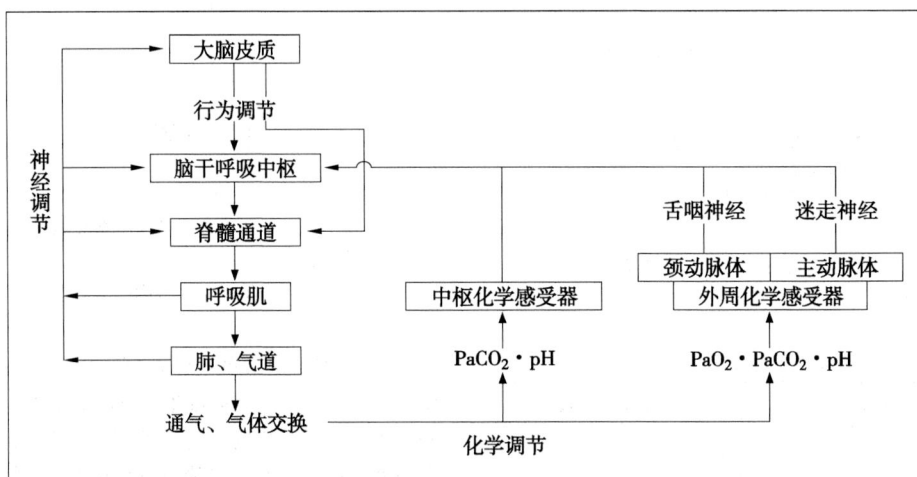

图 2-I-20　呼吸调节系统

1. 呼吸的化学调节

呼吸运动受动脉 P_aO_2、P_aCO_2 和 pH 控制,始终保持在正常范围内。这就是所谓的呼吸的化学调节,其构成呼吸调节的基础。外周化学感受器和中枢化学感受器检测 P_aO_2、P_aCO_2 和 pH 的变化。

(1)外周化学感受器

外周化学感受器包括位于左、右总动脉分叉处的头体和位于主动脉弓的主动脉体。颈动脉体通过舌咽神经将刺激传到呼吸中枢,通过迷走神经传到主动脉体。两种外周化学感受器都能检测到 P_aO_2、P_aCO_2 和 pH 的变化,但主动脉体的敏感性不如颈动脉体,所起的作用也较小,P_aO_2 下降导致通气量增加的整个反应都是外周化学感受器的功能。作为直接刺激的缺氧指是氧分压的降低,而不是氧含量的降低。随着 P_aCO_2 的增加,通气量增加 20%~30%,这是外周化学感受器作用的结果。

(2)中枢化学感受器

中枢化学感受器检测到 P_aCO_2 增加,通气量增加,但 P_aO_2 不减少,P_aCO_2 增加引起的通气量增加有 70%~80% 是由于中枢化学感受器的作用,P_aO_2 增加 1mmHg 时,通气量几乎呈线性增加 1~3L。中枢化学感受器分布在延髓的腹侧表面附近。受体的兴奋被认为是由于二氧化碳转移到覆盖在延髓表面的脑脊液中的 $PaCO_2$ 增加而引起 H^+ 的增加。

(3) 高 CO_2 通气反应曲线

这条曲线显示吸气时加入 CO_2，$PaCO_2$ 增加而 P_aO_2 保持不变时对呼吸流量增加的反应，可用于评价呼吸的化学调节功能。当 P_aO_2 较低时，通气对 CO_2 的反应增加较为明显，这称为缺氧 - 高 CO_2 对通气刺激的相互作用(图 2-I-21)。

(4) 低氧 - 通气反应曲线

低氧 - 通气反应曲线是指在保持 P_aCO_2 不变的情况下，降低吸气中氧浓度，增加通气流速时的反应曲线。当 P_aO_2 下降到 60mmHg 以下时，通气率在双曲线上迅速增加。在 P_aCO_2 值高时，缺氧的通气反应因缺氧与高二氧化碳的相互作用而更加突出(图 2-I-22)，可视为缺氧条件下维持呼吸的保护性反应。

2. 呼吸的神经调节

呼吸的神经调节是指由肺、气管和呼吸肌的受体所介导的调节。受体包括刺激受体、肺部伸展受体、C 纤维受体、肌梭和肌腱的机械受体。

3. 呼吸的行为调节

呼吸受意识和情绪的影响。这种由大脑皮质和脑干网状形成的信息对呼吸的调节称为行为调节。化学调节、神经调节和行为调节相互影响，共同调节呼吸运动。

4. 麻醉药物对呼吸调节的影响

全身麻醉剂抑制呼吸中枢，导致呼吸抑制。此外，所有的吸入性麻醉剂都会随着其浓度的变化，抑制中枢化学感受器的功能，导致呼吸浅而快，每分通气量减少，P_aCO_2 增加(图 2-I-23~ 图 2-I-26)。吸入麻醉药的呼吸抑制强度依次为异氟烷、七氟烷、一氧化二氮。据报道，七氟烷的呼吸抑制因加入一氧化二氮而减弱，异氟烷的呼吸抑制因手术刺激而减弱。周围化学感受器也受到吸入性麻醉剂和丙泊酚的抑制，低氧 - 高二氧化碳相互作用产生的通气刺激受到特别强烈的抑制，低氧 - 高二氧化碳相互作用削弱了缺氧通气反应，即使在麻醉深度处于镇静的程度时也是如此。通气反射反应是在缺氧条件下维持呼吸的一种保护性反应，它的抑制会对患者造成严重的伤害。

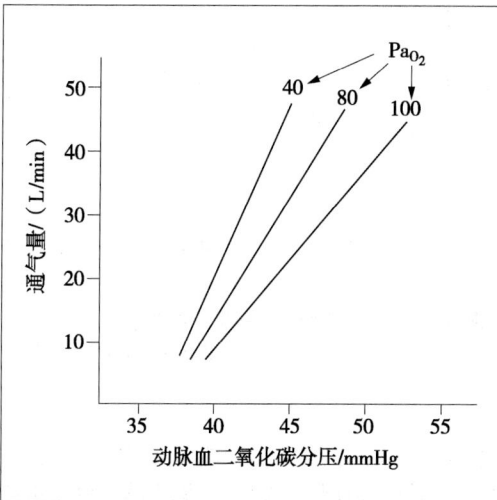

图 2-I-21　P_aO_2 不同所带来的高二氧化碳通气反应曲线的变化

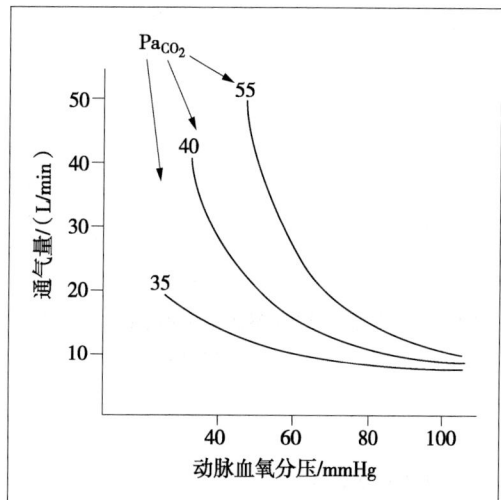

图 2-I-22　P_aCO_2 不同所带来的低氧气通气反应曲线的变化

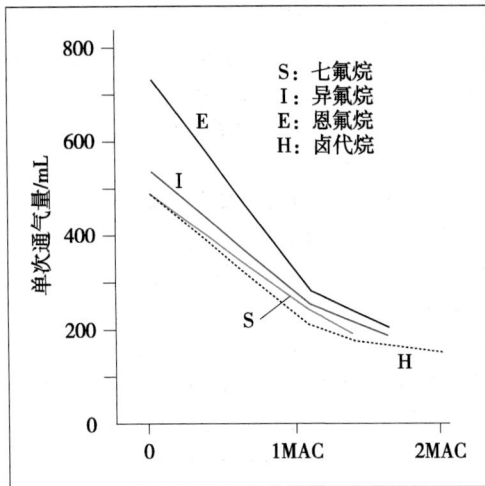

图 2-I-23　挥发性吸入麻醉药浓度与单次通气量
(Miller ed, 2010[5]) より改变)

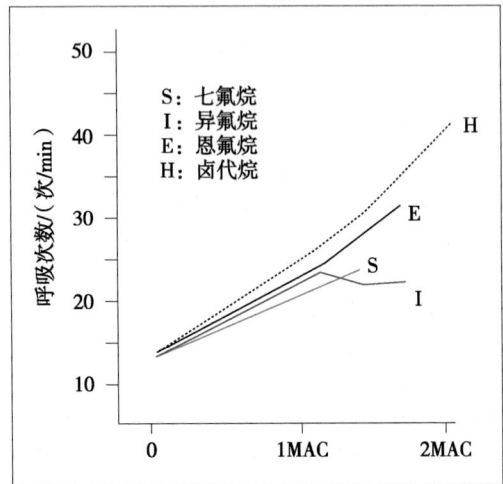

图 2-I-24　挥发性吸入麻醉药浓度与呼吸次数
(Miller ed, 2010[5]) より改变)

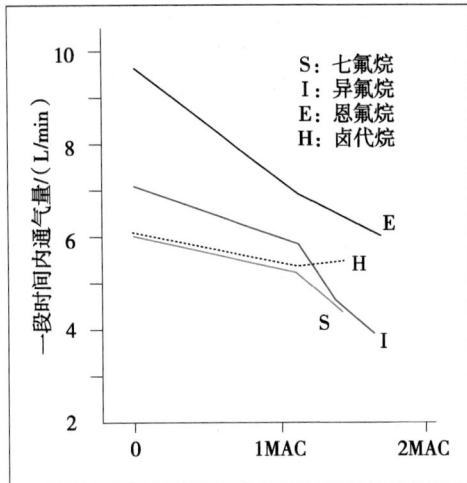

图 2-I-25　挥发性吸入麻醉药与一段时间内通气量
(Miller ed, 2010[5]) より改变)

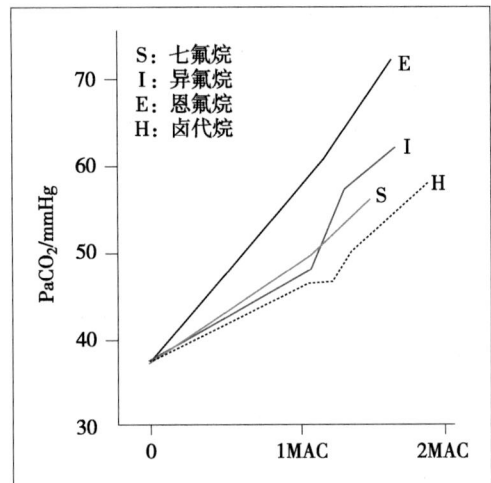

图 2-I-26　挥发性吸入麻醉药与 P_aCO_2
(Miller ed, 2010[5]) より改变)

三、循环生理学

(一) 心脏

1. 结构和功能

心脏由左右心房和左右心室四个腔室组成，它最重要的功能是泵血。心脏表面被心包膜包围，内部被室间隔、房间隔、房室瓣分为右心房、右心室、左心房和左心室 4 个心腔。右心房与右心室之间有三尖瓣，右心室与肺动脉之间有肺动脉瓣，左心房与左心室之间有二尖瓣，左心室与主动脉之间有主动脉瓣(图 2-I-27)。心脏周围的血流路径可概括为：腔静脉(上腔静脉和下腔静脉)→右心房→三尖瓣→右心室—肺动脉瓣→肺动脉—肺→肺静脉→左心房→二尖瓣→左心室—主动脉瓣→主动脉。

2. 心肌细胞的特征

心肌细胞可分为两种类型：工作细胞和自律细胞。工作细胞构成心房和心室的大部分游离壁和室间隔,负责直接泵血,同时引起心肌本身的收缩。而自律细胞则扮演着起搏器的角色,它能产生心律并将电兴奋传递给整个心脏。自律细胞集结,形成窦房结、房室结、房室束(又称希氏束)、左右束支、浦肯野纤维,窦房结位于靠近右心房与上腔静脉交界处终沟的心外膜下,而房室结位于房中隔下部右心房侧心内膜下,冠状窦口的前上方。房室束的左右束支位于室间隔下降点,为左右二叉轴突分支,浦肯野纤维位于希氏束的末端,在心室内膜下分支成细密网状。

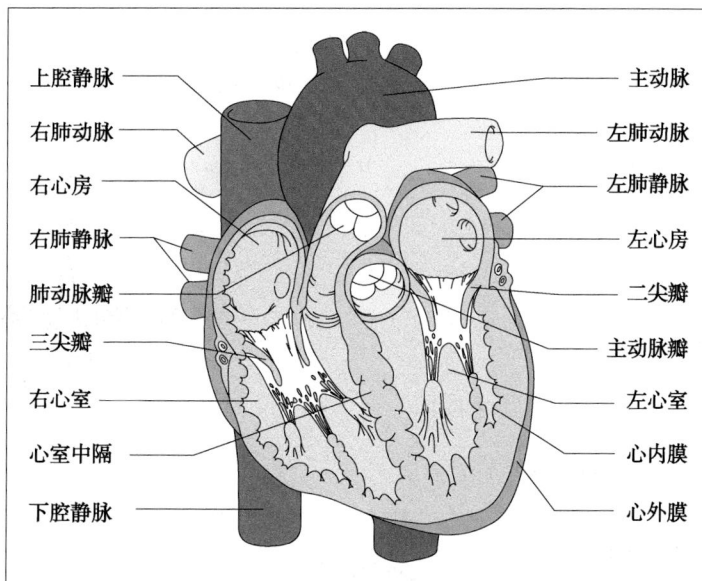

图 2-I-27　心脏的结构

在心肌细胞的交界处,有一种特殊的结构,称为边界膜(细胞间间隙为 12~15nm)。从形态上看,心肌细胞之间由一种特殊的结构连接,称为间隙连接,在功能合作的同时也会收缩,所以心房和心室连接成一个体。与骨骼肌不同的是,心肌的同步性很强,可以不受神经控制,通过和谐的兴奋和收缩,以恒定的节奏进行泵送。间隙连接在传导速度较慢的区域很少,但在传导速度较快的心室、心房肌肉和浦肯野纤维中却很多。

3. 兴奋的产生及其传导(图 2-I-28)

窦房结也是起搏器细胞的集合体,由于它起着起搏器的作用,它产生的兴奋传递给对角线一侧的心房肌,使整个心房收缩。之后,兴奋从房室束穿过心室间隔,经过左右束支,然后通过分支的浦肯野纤维到达整个心室,使左心室和右心室工作肌肉收缩。

4. 心脏的自发能力与起搏器

在心肌中,有一组自发产生兴奋的细胞,心脏的节奏由这些细胞产生的兴奋控制。在心脏中,这些细胞位于窦房结、房室结、房室束、浦肯野纤维和心室肌,它们具有产生自发兴奋的能力。在健康的成年人中,心房结产生的兴奋频率最高(每分钟 60~100 次),而且频率随年龄增长而降低(图 2-I-29)。

正常情况下,窦房结是第一个产生兴奋的部分,下属部分(房室结、房室束、浦肯野纤维和心室肌)由窦房结的刺激激活。然而,如果来自窦房结的兴奋没有被传递,或者兴奋的产生延迟,房室结、房室束、浦肯野纤维和心室肌就会自发产生兴奋,从这些部位产生的兴奋作为刺激被传递,使心室开始收缩。

5. 心脏的收缩性

正常心脏的心肌在生理范围内被拉伸时,会产生较大的张力。换句话说,舒张期心室容积(心室充盈)越大,心室肌肉的收缩力越大,单次输出量越大。在整个心脏的压力 - 容积关系中,这一事实被称为 Starling 心脏定律(图 2-I-30)。然而,这个定律的前提是:心脏的运动是在生理范围内的。

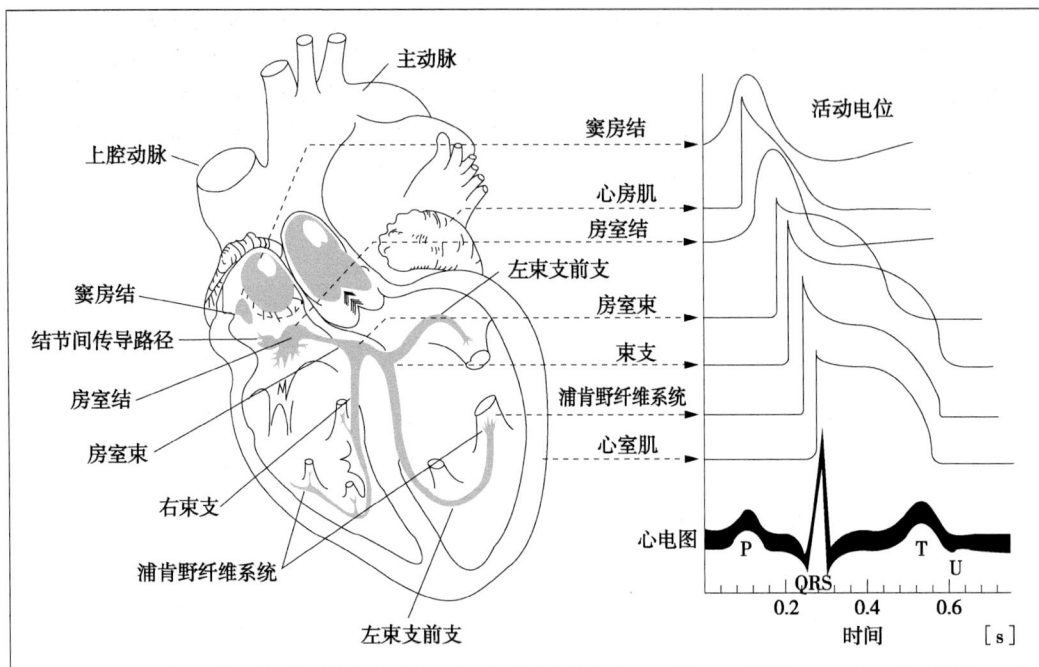

图 2-I-28 心脏的刺激传导系统和活动电位

(Ganong, 2000[1])

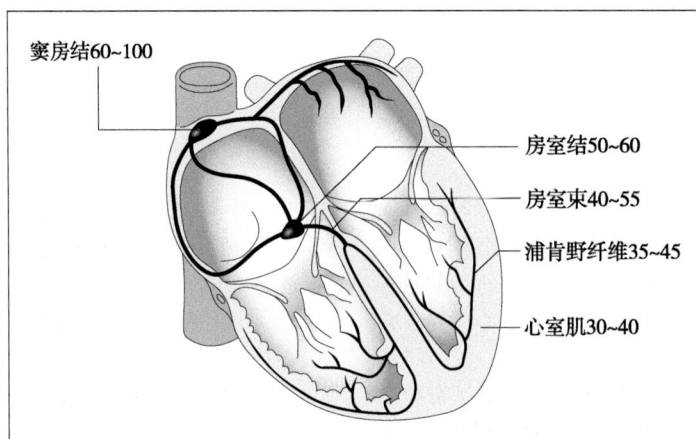

图 2-I-29 心脏起搏器部位与产生刺激次数

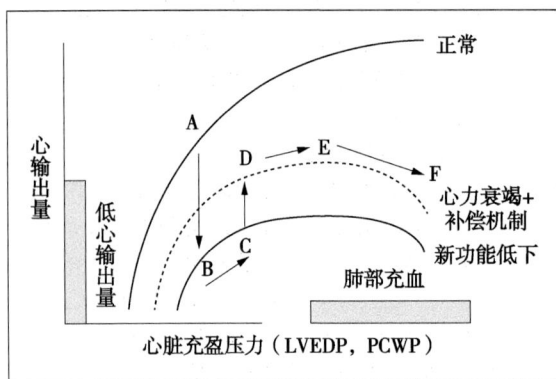

图 2-I-30 Starling 心脏定律

随着心脏收缩力的下降,Starling 曲线向右下方偏移,从 A 点移到 B 点。随着心输出量的减少,补偿机制因前负荷增加而激活,曲线向 C 点移动,以维持心输出量。如果同时交感神经兴奋时,曲线会移动到 D 和 E 点。然而,在心脏功能降低的情况下,如循环系统疾病患者,如果过度的容量负荷超过了前负荷储备,心脏收缩力将降低,导致心输出量减少,如 F 点所示。LVEDP,左心室舒张末期压;PCWP,肺动脉楔压。

(大津, 2001[2])より改变)

调节心脏收缩力的机制包括心脏交感神经和心脏副交感神经的神经调节,血液中儿茶酚胺、Ca^{2+}、K^+和其他电解质的调节,以及药物的调节。心脏交感神经末梢广泛分布在窦房结、心房、房室结、心室内刺激传导系统和心室肌。在心脏交感神经的主要作用中,增加心率被称为正性变时作用,提高心脏的收缩能力的作用则称为正性变力作用。心脏副交感神经被认为迁移到心房的节后神经元,其纤维分布在心房和房室结内和周围,在那里分泌乙酰胆碱。在心脏副交感神经的主要作用中,降低心率被称为负性变时作用,削弱心房收缩能力被称为阴性变力作用。对心房传导时间和心肌兴奋传导速度的影响被称为变传导作用,对舒张速度的影响被称为变舒张作用。表 2-I-9 是这些自律神经对心脏影响的总结。

6. 心动周期

如图 2-I-31 所示,心脏重复收缩和放松,并周期性地跳动。这被称为心动周期,如表 2-I-10 所示,它分为 5 个主要阶段。

(1)心房收缩期

心电图上出现 P 波时,心房肌发生去极化,心房进入收缩期。由于房室瓣仍在原位,当心房压力上升时,血液会流入心房或心室。心房收缩的最后一点也正好在心室收缩开始之前,这时的心室容积称为舒张末期心室容积。

(2)等容收缩期

这是在心电图上 QRS 波群后、房室瓣关闭的时期(此时会听到第一心音),血液开始流动,房室瓣和动脉瓣都关闭。在房室瓣关闭和动脉瓣开放之间,心室容积保持不变,但随着心室开始收缩,心室内压力明显增加。

(3)射血期

这是血液从心室射出并流入动脉的时期。心室收缩开始后,心室内压力上升到超过主动脉压力,血液被射出,但心室内的血液并非全部被射出,心室内仍留有血液。留下的血液称为收缩终期心室容积。

表 2-I-9　自律神经对心脏的调节

自律神经的种类　神经递质　受体　　　　　　作用	心脏交感神经	心脏副交感神经
	神经递质:去甲肾上腺素	神经递质:乙酰胆碱
	作用受体:β_1 肾上腺素受体	作用受体:毒蕈碱受体(M₂受体)
变时作用(chronotropic action)	心率增加	心率降低
变力作用(inotropic action)	心房肌收缩能力增加 心室肌收缩能力增加	心房肌收缩能力降低 心室肌收缩能力小幅降低
变舒张作用(lusitropic action)	心房肌舒张能力增加 心室肌舒张能力增加	心房肌舒张能力增加 心室肌舒张能力小幅降低
变传导作用(dromotropic action)	促进(缩短 PQ 时间)	延缓(延长 PQ 时间)

表 2-I-10　各周期心脏的动作(只提及作为特征的部分)

	心房收缩期	等容收缩期	射血期	等容舒张期	充盈期
心房肌	收缩	-	-	-	-
心室肌	-	开始收缩	收缩	开始舒张	舒张
房室瓣(三尖瓣)(二尖瓣)	打开	关闭	关闭	关闭	打开
动脉瓣(肺动脉瓣)(主动脉瓣)	关闭	关闭	打开	关闭	关闭
血液流动状态	从心房流入心室	-	从心室流向主动脉	-	从心房流向心室

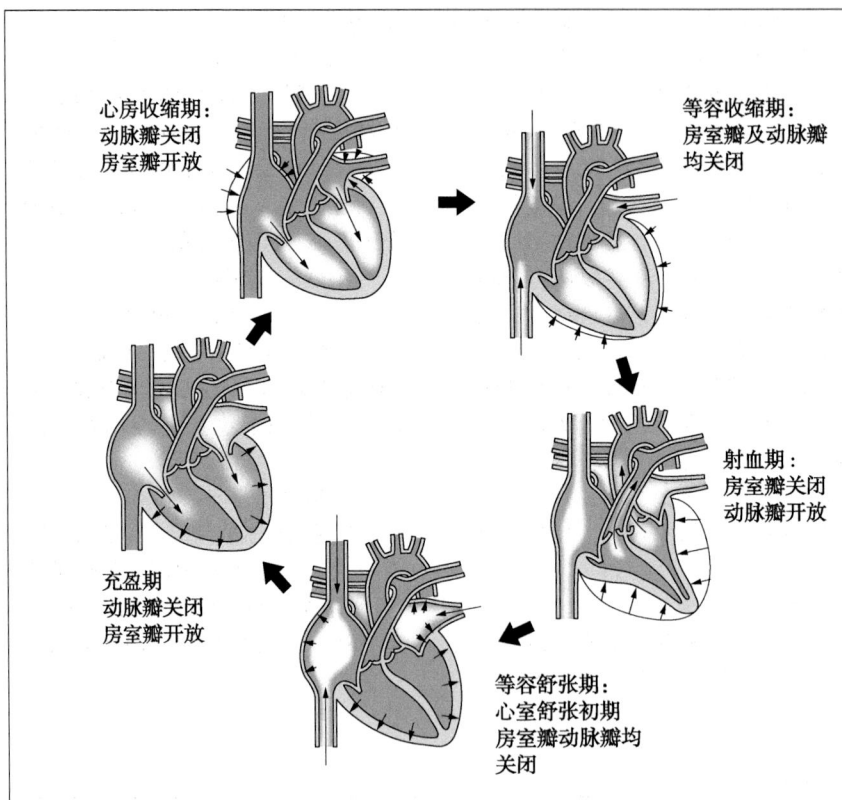

心房收缩期：
动脉瓣关闭
房室瓣开放

等容收缩期：
房室瓣及动脉瓣
均关闭

射血期：
房室瓣关闭
动脉瓣开放

充盈期
动脉瓣关闭
房室瓣开放

等容舒张期：
心室舒张初期
房室瓣动脉瓣均
关闭

图 2-I-31　心动周期

（4）等容舒张期

血液射出后，心室放松，心室内压开始下降，动脉瓣关闭（这时会听到第二心音）。这是指从心室内压力下降和动脉瓣关闭到心房压力超过心室压力的时期。动脉瓣和房室瓣保持关闭。

（5）充盈期

指从心房压力超过心室压力到房室瓣打开，心房内的血液流入心室，心房开始收缩的这段时间。

7. 心音和心脏杂音

心音包括第一到第四心音，此处讨论的是第一心音和第二心音。用听诊器听诊心音时，每次心跳可听到两种主要的心音，这些心音分别被称为第一心音和第二心音。

第一心音是指从心室开始收缩到二尖瓣和三尖瓣关闭时产生的心音。这一心音应该包括左心室系统的二尖瓣成分和右心室系统的三尖瓣成分，但在正常情况下，二尖瓣成分占主导地位，因为左心室的收缩能量大于右心室。在顶点（左侧第五肋间和锁骨中线的交点）容易听到二尖瓣成分，在第四肋间和胸骨左缘容易听到三尖瓣成分。第二心音是主动脉瓣和肺动脉瓣的半月形瓣膜从心室收缩末期关闭时产生的心音。这种心音由主动脉成分和肺动脉成分组成，在胸骨第二肋间右缘容易听到主动脉瓣成分，在胸骨第二肋间左缘容易听到肺动脉瓣成分。血液的流动是层状的，但当血液在心腔或血管中受阻时，就会出现湍流、涡流和逆流，周围的组织会产生共振，听诊时产生异常的声音。这种异常的声音在心脏中被称为心脏杂音。

8. 冠状动脉循环

心脏通过自身射出的血液经左、右冠状动脉循环获得营养和氧气。左冠状动脉（left coronary artery，LCA）始于主动脉窦，即主动脉根部，并在 1~1.5cm 的距离处分岔为左前降支冠状动脉（left anterior descending coronary artery，LAD）和左环状冠状动脉（left circumflex coronary artery，LCX）。左前降支通过前室间沟向心室下行。左环支主要向左心室前壁、室间隔和心尖供血，通过左室间沟进行。它为左心室后壁灌流，并为左心室的侧壁、后壁和前乳头肌提供血液。右冠状动脉(right coronary artery,RCA)始于右窦,向窦房结、房室结、右心房和右心室供血。血液会进一步从毛细血管流入静脉,左心室壁的静脉血流入冠状窦,而右心室壁的静脉血通过心前静脉进入右心房。

缺血性心脏病的特点是血管闭塞、器质性狭窄和冠状动脉痉挛,每一种情况都可能单独或不同程度地合并发生。美国心脏协会(AHA)对主要

的冠状动脉段进行了分类,如图 2-I-32 所示,以便对缺血性心脏病患者进行准确的诊断,并准确地分享冠状动脉阻塞或狭窄的位置。前述分类方法在缺血性心脏病患者就医时经常会得到使用。冠状动脉的狭窄程度可通过狭窄前后健康部分的内径之差和狭窄部分的内径之差除以健康部分的内径来计算得出。狭窄的程度共划分为 7 个不同的级别。

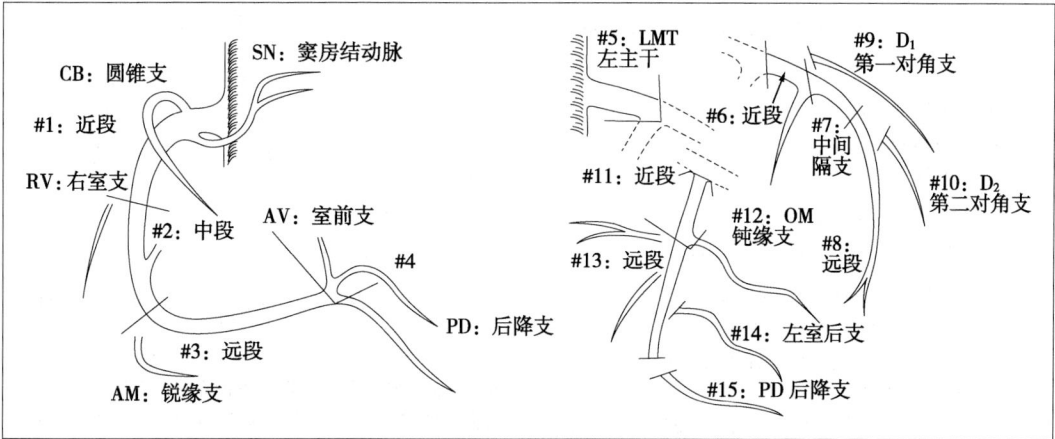

图 2-I-32　美国心脏协会(AHA)冠状动脉血管分类
冠状动脉被分为 15 段。1 号是右冠状动脉的近段起点,5 号是左冠状动脉的主干,6 号是左冠状动脉前降支的近段起点,11 号是左冠状动脉环行支的近段起点。

9. 心电图

心电图从体表记录心脏动作电位的时间变化(图 2-I-28)。此外,T 波代表心室肌肉兴奋的恢复过程。从心电图的发现,可以确定电活动发生和传递方式的异常、心肌损伤、心肌缺血、心包炎、心房负荷过重、心室肥大和电解质异常。然而,从心电图的波形中无法得知心脏功能的异常及其程度,以及血压的变化。因此,即使在没有心电图异常的情况下也可能存在心脏疾病,或反之亦然。

10. 超声心动图

超声心动图是一种将人耳听不见的高频超声波送入心脏,接收反射波(回声),将心脏的形态、运动和功能以及主要血管的血流投射到图像上进行评价的检查方法(图 2-I-33)。由于不存在像 X 线或 RI 那样的辐射风险,即使是孕妇和婴儿也可以毫无顾忌地接受这种检查,而且不需要进行血液学检查,所以是非侵入性的。

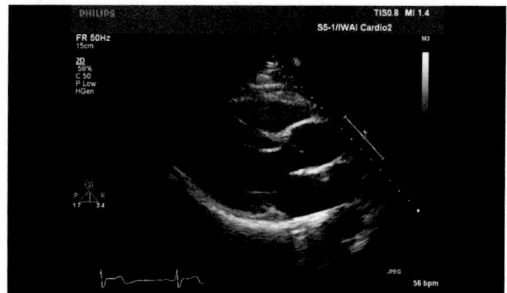

图 2-I-33　超声心动图检查影像
向心脏发送超声波,通过接收的反射波可以得到黑白的、颜色有深浅变化的影像。

表 2-I-11 为评估心功能时的参考指标。超声心动图的目的有两个:一个是形态学诊断,检测心脏形状的异常;另一个是功能性诊断,检查心脏的功能。心脏一直在跳动,观察其运动情况非常有用。具体来说,通过这样的观察,可以确定心室和

心房的大小、室壁的厚度、室壁的运动以及瓣膜的形态和运动，通过彩色多普勒成像可以看到心脏内的血流情况。它还可以发现异常情况，如瓣膜的异常和壁上的孔，根据疾病的程度，可能需要进一步的详细检查，如心导管检查。

表 2-I-11　超声心动图检查的主要心脏功能指标

1. 单次输出量（SV: stroke volume）
   SV=LVEDV−LVESV（mL）
   　　　左心室扩张终期容量（LVEDV: left ventricular end-diastolic volume）
   　　　左心室扩张终期容量（LVESV: left ventricular end-systolic volume）

2. 心输出量（CO: cardiac output）
   CO=SV×HR（L）
   　　　心率（HR: heart rate）

3. 左心室射血量（EF: ejection fraction）
   EF=（LVEDV−LVESV）×100/LVEDV（%）

4. 左心室内径缩短率（%FS: %fractional shortening）
   %FS=（LVDd−LVDs）×100/LVDd（%）
   　　　左心室扩张终期内径（LVDd: left ventricular end-diastolic diameter）
   　　　左心室收缩终期内径（LVDs: left ventricular end-systolic diameter）

11. 心肌缺血再灌注损伤和心肌保护

（1）心肌缺血再灌注损伤

当冠状动脉闭塞时，冠状动脉灌注区的心肌出现缺血，并立即失去收缩能力。如果冠状动脉短暂闭塞，心肌细胞会因冠状动脉血流的恢复而恢复，没有不可逆的细胞损伤；但如果心肌缺血时间长，心肌细胞会受到不可逆的细胞损伤，不会因冠状动脉再灌注而恢复；相反，心肌损伤会恶化。这被称为心肌缺血再灌注损伤。

再灌注损伤的机制主要与细胞内 Ca^{2+} 过量和活性氧（reactive oxygen species，ROS）有关。冠状动脉再灌注后，缺血时细胞膜的通透性增加，导致心肌细胞内 Ca^{2+} 过量，通过激活细胞内磷脂酶和蛋白酶，损害细胞内膜和细胞内蛋白质。此外，磷酸钙沉积在线粒体中，损害了呼吸功能。另一方面，活性氧在体内具有高度活性，在心肌缺血期间会增加，在再灌注期间甚至会产生更大量的活性氧。累积的活性氧与心肌细胞中的 ATP 酶蛋白和膜质微生物中的磷脂发生反应，使其变性，并导致细胞内结构和细胞质基质的崩溃。

如图 2-I-34 所示，细胞内 Ca^{2+} 浓度的变化是双峰式的，两次峰值分别出现在缺血期间 15~60 分钟和再灌注后约 30 分钟内。有人认为，心肌再灌注损伤不仅发生在冠状动脉闭塞即心肌缺血期间，在再灌注后也会因为活性氧的快速产生而发生。在临床上，当心搏骤停后恢复血流、非典型心绞痛时释放冠状动脉收缩，或急性心肌梗死后恢复冠状动脉血流时，都会发生心肌再灌注损伤。

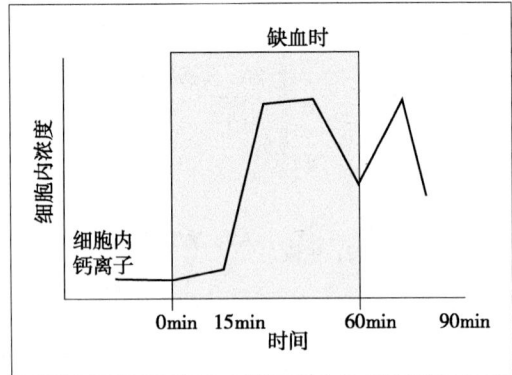

图 2-I-34　缺血再灌注时细胞内环境的变化
细胞内的 Ca^{2+} 浓度会在缺血期间 15~60 分钟和再灌注后约 30 分钟内两度达到峰值，缺血时和再灌注后这两个时期会对细胞造成损伤。　　　　　（真田，2010[5]）

（2）缺血预处理

1986 年，Murry 等报告说，在对犬进行的麻醉开胸中，如果在心肌缺血之前进行 5 分钟的冠状动脉结扎，随后长时间的缺血导致的心肌梗死程度会减轻 25%。这种预处理效果出现在 2 个时间点：早期阶段（early phase）的再处理，在前面的缺血后立即开始，并在 1~2 小时内消失；晚期阶段（late phase）的预处理，其效果在缺血再灌注后 24~48 小时重新出现。在这两种处理的时间点中，短暂的心肌缺血可以防止长时间缺血时心肌内三磷酸腺苷含量的减少，从而起到心肌保护的作用。

（3）使用药物进行预处理

使用药物进行的预处理中，挥发性吸入麻醉剂如异氟醚和七氟醚、阿片类药物、儿茶酚胺、腺苷和尼可地尔的心肌保护作用也已在心肌缺血再灌注模型中得到证实。

（二）血液循环

1. 体循环和肺循环

心脏将血液泵到身体的各个器官，而泵出的

血液则返回到心脏。循环系统是由心脏和血管组成的闭合回路,心脏大体分为右心系统(右心房和右心室)和左心系统(左心房和左心室),血管大体分为体循环和肺循环(图 2-I-35)。体循环,也称为全身循环,具有较高的内压,被称为高压系统,而肺循环是低压系统,具有较低的血管阻力,其内压约为体循环的 1/6。

2. 各个器官的血流量

健康成人在休息时的心输出量约为 5 400mL/min,耗氧量为 250mL/min(表 2-I-12)。身体各器官的血流速度也取决于其重量和耗氧量。在静止状态下,肝脏和肾脏分配的血流量很高,两者占心输出量的 20% 至 30%。其次是骨骼肌和大脑,两者均占心输出量的 15% 左右。心脏和肾脏比较特殊。与其他器官相比,心脏的耗氧率高,为 9.7mL/(100g·min),对于这样一个小到 300g 的器官来说,

其血流率很高,为 84.0mL/(100g·min)。肾脏的静止血流率为 420mL/(100g·min),是身体所有器官中最高的。另一方面,在剧烈运动中,每个器官的血流分布与休息时大不相同,骨骼肌血流占总心输出量的 80% 之多,而心脏和脾脏的血流则明显减少。然而,进入心肌的相对血流量几乎没有变化。

3. 血流量和血压

在血管中,单位时间内流经某部分的横截面血液量称为血流量,而血压是血液在血管中被心脏收缩跳动时推动的压力,一般来说,血压指的是动脉血压。在心脏收缩期和舒张期,动脉血的压力分别称为收缩压(或最大压力)和舒张压(或最小压力)。血压的决定因素是心输出量和外周血管阻力,用(血压)=(心输出量)×(外周血管阻力)的近似值表示。

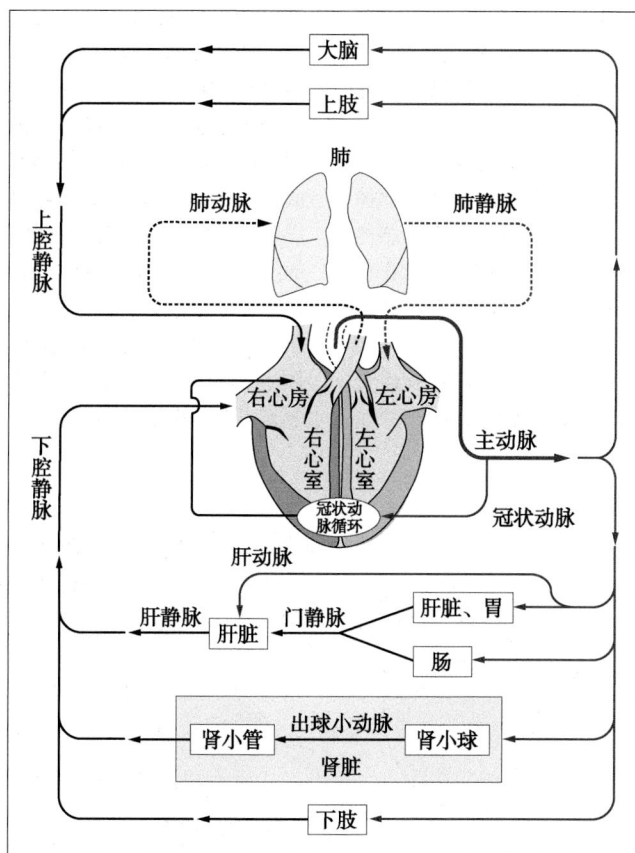

图 2-I-35 体循环和肺循环

(西川, 2014[10])

表 2-I-12　体循环中各内脏的血流量和氧气消耗量

组织重量	血流量			氧气消耗量		
部位(kg)	mL/min	心输出量 /%	每100g组织血流量 /[mL/(100g·min)]	mL/min	全身 /%	每100g组织氧气消耗量 /(mL/100g/min)
大脑(1.4)	750	13.9	54.0	46	18.4	3.3
心脏(0.3)	250	4.7	84.0	29	11.6	9.7
肝脏(2.6)	1 500	27.8	57.7	51	20.4	2.0
肾脏(0.3)	1 260	23.3	420.0	18	7.2	6.0
皮肤(3.6)	462	8.6	12.8	12	4.8	0.3
骨骼肌(31.0)	840	15.6	2.7	50	20.0	0.2
其他器官(23.8)	336	6.2	1.3	44	47.6	0.2
全身(63.0)	5 400	100.0	8.6	250	100.0	0.4

健康普通人(安静时,体重63kg,平均血压90mmHg)的数值。　　　　　　　　　　　　　　　　　　　(問田ほか編, 1982[11])

4. 血管的结构和功能

如果按照功能和解剖形态对血管进行分类,分别是主动脉、动脉、小动脉、毛细血管以及小静脉和腔静脉,这些血管的壁由3层组成:内膜、中膜和内膜(图2-I-36)。动脉的内膜围绕着血管的最外层,由结缔组织组成,包括血管运动和感觉神经。内膜主要由平滑肌和弹性纤维组成,在交感神经和血管活性物质的作用下收缩和扩张。内膜包含内皮细胞,它们参与物质交换、血液凝固和纤维蛋白溶解。

与静脉相比,动脉有发达的弹性纤维,其血管壁厚实、坚固、有弹性和韧性,使其能够应对高压。

然而,随着动脉变得越来越细,弹性纤维的数量减少,平滑肌的数量增加。此外,小动脉也被称为阻力血管,因为它们是对血压影响最大的血管,最终会变成毛细血管,具有由内皮细胞组成的薄而支的网状结构。另一方面,静脉和动脉一样,由3层组成,但由于其不受高压影响,内膜很薄,另有少量平滑肌和弹性纤维。由于静脉压力低,存在用以泵血的结构,即半月瓣,以防止血液倒流。这些瓣膜大多存在于下肢静脉中,作为肌肉泵中的瓣膜,利用肌肉收缩来帮助静脉血返回心脏。静脉储存了人体约75%的循环血量,也被称为容量血管,因为其参与了循环血量的调节。

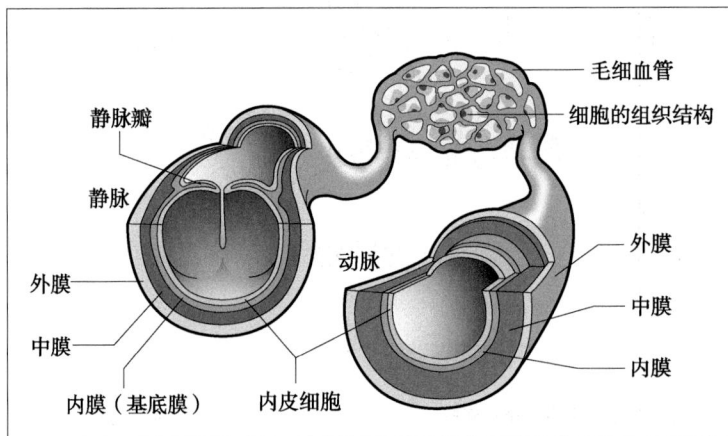

图 2-I-36　血管的结构

内膜,包括内皮细胞和内皮下组织,与血细胞和血液中含有的各种物质直接接触,并协助或抑制某些物质的通过。此外,内皮细胞释放许多血管活性物质,如一氧化氮(NO)和内皮素,在血管壁的收缩和放松过程中调节炎症细胞对血管壁的黏附、血管的渗透性以及凝血和纤维蛋白溶解系统。

(三) 循环调节

在体内,3 种循环调节机制,即神经、体液和自身调节,在努力维持平衡,以维持每个器官的血流,达到维持生命的目的。

1. 神经调节

(1)心血管中枢

不断调节心血管系统功能的心血管中枢,位于延髓的网状结构中。特别是延髓的喙外侧部分参与血压的升高和交感神经的唤醒。

(2)神经元对心脏的调节

a. 交感神经

支配心脏的交感神经节前纤维从第一和第四胸脊髓开始,在交感神经干(包括星状神经节)突触,形成节后纤维。这些节后纤维分布在整个心脏,通过释放去甲肾上腺素引起心率和心脏收缩力的增加。

b. 心脏副交感神经

节前纤维从延髓的迷走神经背核和疑核开始,在窦房结和房室结处形成突触。节后纤维分布在窦房和房室结,释放乙酰胆碱,通过毒蕈碱受体(M_2 受体)引起房室传导时间的延长和心肌兴奋阈值的升高,从而降低心率。这种作用被阿托伐他汀(一种抗胆碱能药物)所拮抗。

(3)血管的神经调节

a. 交感神经血管收缩纤维

交感神经血管收缩纤维支配着人体除毛细血管外的大多数血管,并从这些神经末梢释放去甲肾上腺素,通过血管平滑肌的 α_1 受体引起血管收缩。

b. 交感神经血管舒张纤维

交感神经血管扩张纤维从神经末梢释放乙酰胆碱,引起血管扩张。然而,这些纤维的存在还没有在人类中得到明确的证明。

c. 副交感神经的血管舒张纤维

副交感神经血管扩张纤维存在于有限的血管中,如唾液腺、胰腺外分泌腺、大脑软膜和外生殖器,并从其神经末梢释放乙酰胆碱以引起血管扩张。

(4)循环反射

循环反射有两种类型:心脏反射和血管反射。心脏反射以心脏为效应器,而血管反射以血管系统为效应器。心率、血压、呼吸、精神状态、体温的生理变化等信息通过心脏或血管中的受体传递到延髓的心血管中枢,并调节循环。典型的效应器包括巴氏受体的延伸受体(或机械受体:动脉和心房系统和肺)和感知血液化学成分变化的化学受体。

a. 血压感受器反射

当血压升高,颈动脉窦和主动脉弓的血压感受器被拉伸时,这种兴奋会分别利用舌咽神经和迷走神经作为传入途径,传递到延髓的循环中心(孤束核)。作为回应,交感神经活动反射性地减少,迷走神经活动增加,导致肾上腺髓质中儿茶酚胺的分泌减少。结果是,在心脏中,会出现心率下降、心脏收缩力下降和心输出量下降,在血管中,会出现外周血管扩张和容性血管(静脉)扩张,它们的作用方向是降低升高的血压。相反,当血压下降时,交感神经活动增加,而迷走神经活动通过血压感受器和循环中枢减少,导致血压上升。

b. 心肺血压感受器反射

心肺血压感受器位于心房、上、下腔静脉和肺静脉的交界处,也被称为低压感受器,因为它们是被轻微压力激活的拉伸感受器。从功能上讲,有两种类型的气压感受器:一种是在心房收缩期活跃,监测心率;另一种是在心房舒张期活跃,监测血量。

当心肺血压感受器检测到循环血量减少时,迷走神经活动的减少会通过迷走神经传到延髓的心血管中枢。接下来,肾脏中的肾素分泌通过交感神经系统受到刺激,导致血管紧张素和醛固酮的增加。此外,冲动从心血管中枢传到下丘脑,增加加压素的分泌,增加肾对钠和水的重吸收,并倾向于增加循环血量。反之,当血容量增加时,加压素的分泌受到抑制,从而增加尿量,减少血容量。

c. 化学感受器反射

参与化学感受器反射的动脉化学感受器包括颈动脉窦附近的头动脉体和主动脉弓的主动脉体。当这些受体被 P_aO_2 降低、P_aCO_2 增加或氢离子浓度增加所激活时,信息通过颈动脉体的动脉窦神经和主动脉体的迷走神经传入延髓的单束核。接下来,当这一信息被传送到呼吸和心血管中枢时,呼吸频率、通气率、心率和血压都会增加。

d. 其他反射

（a）班布里奇反射

当进入心房的血液量突然增加，心房壁被拉伸时，拉伸感受器会检测到这一点，并通过延髓的心血管中心激发心脏交感神经，这可能会反射性地增加心率。这被认为是一种反射机制，将血液从心房迅速推向动脉系统。

（b）眼心反射

对眼球的强烈压力会降低心率。这被称为眼心反射或阿希纳反射，被认为是由三叉神经第一支通过迷走神经中枢对心脏的抑制引起的。

（c）呼吸性心脏反射

当肺泡被拉伸，肺部的拉伸感受器受到刺激时，心率会发生变化。心率随吸气增加，随呼气减少。这样的反射被称为呼吸性心脏反射。这被认为是由吸气时交感神经活动增加和呼气时迷走神经活动增加引起的，并且经常在儿童中观察到。

（d）库欣反射

当脑血流因颅内压升高或脑高压而减少时，就会发生脑缺血，交感神经系统受到刺激以保证脑血流。出现心率和心脏收缩力的增加，当血压上升时，出现高血压与周围血管收缩等反应。因此，颈动脉体和主动脉体的气压感受器受到刺激，导致心动过缓。

（e）肠系膜牵引引起的反射

这是一种反射，具有面部潮红、心动过速和低血压的三联症，由开腹手术时对小肠或肠系膜的牵引刺激引起，也被称为肠系膜牵引综合征。它被认为是通过肠系膜血管内皮细胞的环氧化酶代谢途径释放前列环素（PGI_2）和肠系膜肥大细胞释放的组胺引起的血管扩张。

2. 体液调节

（1）儿茶酚胺

肾上腺素和去甲肾上腺素在交感神经系统兴奋时从肾上腺髓质分泌，与支配心脏的交感神经和交感神经血管收缩纤维和谐地调节循环。肾上腺素和去甲肾上腺素的作用几乎相同，但肾上腺素增加心脏收缩力和心输出量，并收缩大量血管。去甲肾上腺素通过增加外周血管阻力使血管收缩并提高血压。然而，由于肾上腺素对 β_2 受体的亲和力比去甲肾上腺素高，由于肾上腺素的 β_2 作用，各个器官的血管会扩张。这种扩张作用在骨骼肌和肝脏中特别强。

（2）抗利尿激素

抗利尿激素由下丘脑上核和室旁核的神经细胞产生，当血浆渗透压增加和血容量减少时，由垂体后叶的神经末梢释放到血液中。它作用于心肌和血管平滑肌以提高血压，作用于肾脏集合管以促进水的重吸收，增加循环血量，并提高血压。

（3）肾素 - 血管紧张素 - 醛固酮系统

当循环血流减少时，肾脏的副肾小球装置感觉到血压下降，并从副肾小球细胞中分泌肾素（一种蛋白分解酶）进入血液。肾素部分降解在肝脏中合成的血管紧张素原，并将其转化为血管紧张素 I。血管紧张素 I 在肺部被血管紧张素转换酶转化为血管紧张素 II。血管紧张素 II 能收缩血管并维持血压。另一方面，血管紧张素作用于副海马皮层的囊区，刺激醛固酮的分泌，促进钠的重吸收。醛固酮作用于集合管，促进钠和水的重吸收，增加循环血量。

（4）心房钠尿肽

当心房壁因循环血量增加而被拉伸时，心房钠尿肽从心房分泌到血液中。心房钠尿肽通过扩张外周血管来降低血管阻力，降低血压，并减轻心脏的负荷。它还作用于肾脏，通过引起钠和水的排泄而减少循环血量。

（5）甲状腺素

甲状腺素是一种甲状腺激素，能增加心肌中 β 受体的表达，提高心率和心脏收缩力。

3. 自身调节

（1）血管扩张剂

参与局部血管扩张的物质有一氧化氮（NO）、二氧化碳、组胺、缓激肽、腺苷、ATP 和乳酸等。NO 由精氨酸经 NO 合成酶产生，当它通过扩散到达血管平滑肌时，产生 c-GMP（环磷酸鸟苷）并放松血管平滑肌。此外，当局部代谢因组织活动而增加时，血管会扩张，局部血流增加，这被称为代谢性血管扩张，引起代谢性血管扩张的物质包括二氧化碳、组胺、腺苷 ATP 和乳酸。

（2）血管收缩剂

有一些物质会引起局部血管收缩，如内皮素和血清素。内皮素是一种来自血管内皮细胞的多肽，当血管被拉伸或缺氧时，由血管内皮细胞释放，具有收缩血管的作用。大部分血清素存在于胃肠道，但一些血清素被血小板吸收。当血管壁受损时，血清素从血小板中释放出来，引起血管收缩并调节止血。

四、肾脏生理学

肾是一个豆状器官，重约130g。它由最外层的皮质、深层的髓质和收集尿液的肾盂组成。皮质包含肾体和近端和远端肾小管，髓质包含髓袢和集合管，通过肾乳头将尿液排入肾盂。

(一) 肾脏的功能

肾在维持体液及其成分的平衡方面起着极其重要的作用 (表 2-I-13)。

表 2-I-13　肾脏的功能

1. 维持循环血量
2. 维持水和电解质的平衡
3. 排泄不需要的代谢产物
4. 维持酸碱平衡
5. 其他功能
(1) 分泌激素，如肾素、促红细胞生成素和活性维生素 D_3
(2) 药物和化学物质的排泄
(3) 饥饿状态下从氨基酸产生葡萄糖

(二) 体液和电解质平衡

1. 体液

在一个成年人中，大约60%的体重是水，若体重为70kg，其体内的水大约是42L。其中2/3 (28L) 为细胞内液，1/3 (14L) 为细胞外液。1/4 (3.5L) 的细胞外液在血管内，3/4 (10.5L) 分布在间质内。

2. 水的摄入与排出

对于一个体重70kg的成年人来说，每天大约有2 550mL的水被摄入体内。其中，1 000mL从食物中摄取，1 200mL通过饮用水摄取，350mL作为代谢过程中的水在体内产生 (代谢水)。相对地，900mL通过皮肤和肺部以无知觉排泄的形式流失，50mL以汗液形式流失。粪便中含有100mL的水，而尿液中排泄的水是1 500mL。由于维持生命所需的最小尿量约为430mL，所以通常排出的是稀释的尿液。

3. 钠的摄入和排出

每天从饮食中摄入的钠是457mmol (10.5g)。其中，11mmol通过汗液流失，11mmol通过粪便流失，剩余的435mmol (10g) 通过尿液排出体外。

4. 水和电解质的最低日需求量

表 2-I-14 显示了水和电解质的每日最低需求量。

表 2-I-14　水和电解质的每日最低需求量

水	25~35mL/kg
钠	1~14mmol/kg
钙	0.7~0.9mmol/kg
氯	1.3~1.9mmol/kg

(三) 肾脏的功能解剖学

1. 肾单位 (图 2-I-37)

肾单位是最小的尿液生产单位，由产生原尿的肾小体和肾小管组成。1个肾约有100万个肾单位。

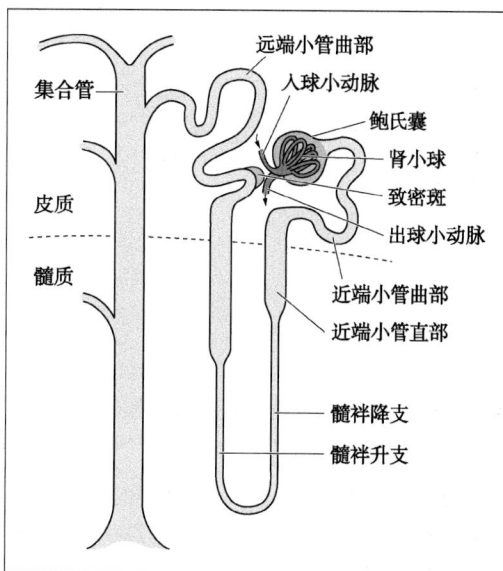

图 2-I-37　肾单位整体模型图

从肾小球毛细血管中流出、在鲍氏囊内过滤的液体，流入肾皮质内的近端肾小管。

(Greger, 1996[1] より改变)

肾小体由肾小球血管网和周围的鲍氏囊组成。肾小管根据其功能和形态分为近端小管 (直部和曲部)、髓袢 (降支和升支)、远端小管 (直部和曲部) 和集合管。

2. 肾脏的血管系统

入球小动脉是具有高压力的动脉的外周分支，在成为出球小动脉之前成为肾小球毛细血管并形成复杂的环路。出球小动脉成为小管周围的低压毛细血管。靠近延髓的出口动脉下降，伴随着髓袢而进入延髓，并作为升支静脉返回。这些血管形成的血管回路形成了一个逆流交换机制。

3. 肾小球旁器

肾小球旁器位于远端小管接近胚胎体的部位，由入球和出球小动脉、球旁细胞、致密斑和球外系膜细胞组成。球旁细胞分泌肾素。

（四）调节肾脏血流

1. 肾脏血流

肾血流量占心输出量的 20%，其中 90% 用于产生原尿。

2. 肾脏血流的自主调节（图 2-I-38）

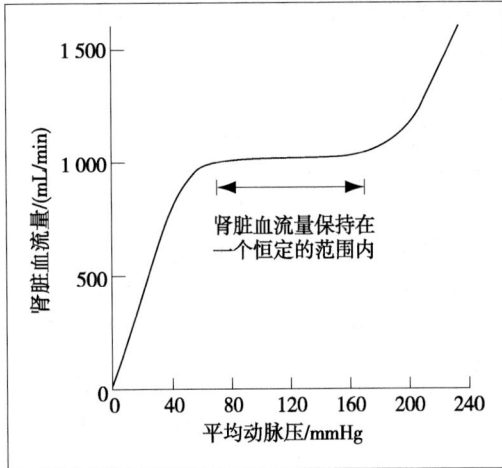

图 2-I-38　平均动脉压和肾血流量的自主调节
(Kirchheim et al, 1987[2]) より改变)

通过入球和出球小动脉的收缩和扩张，肾脏血流维持在 75~170mmHg 的恒定平均动脉压，肾小球的超负荷也得到维持。

3. 交感神经调节

交感神经 α 受体的刺激导致入球和出球小动脉收缩，肾小球滤过率下降。

（五）肾小球滤过（图 2-I-39）

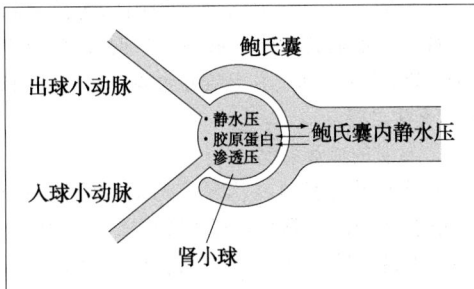

图 2-I-39　肾小体内与滤过相关的压力
鲍氏囊内几乎不存在蛋白质，因此，无须考虑胶原蛋白渗透压。

通过肾小球的血浆量的 15%~20% 被过滤到鲍氏囊中。分子量不超过 10 000 的分子可以自由通过膜，但分子量超过 70 000~80 000 的分子，如蛋白质，不能通过膜。从肾小球到鲍氏囊的过滤作用取决于静水压和胶原蛋白渗透压。与膜面积和渗透性有关的因素，表示为过滤系数（K_f），具体如下：

$$肾小球滤过 = K_f × 滤过压力$$

（滤过压力 = 肾小球毛细血管中的静水压、鲍氏囊中的静水压和肾小球毛细血管中的胶原蛋白渗透压：正常情况下约为 20mmHg）

这种滤液就是原尿，每天大约有 180L。

（六）肾小管的重吸收和分泌

1. 肾小管的重吸收

（1）水的重吸收：70% 的水在近端小管中通过扩散被等速重吸收。水通道蛋白 1 参与了这种重吸收。15% 的水在髓袢降支被选择性地重吸收，10% 在远端小管重吸收，5% 通过水通道蛋白 2 被抗利尿激素与集合管中的抗利尿激素 2 受体结合重吸收。

（2）钠的重吸收：60%~70% 的钠在近端小管中被动重吸收。20%~25% 通过钾、氯和协同运输在髓袢升支厚部中选择性重吸收。10% 在醛固酮的作用下在远端小管中通过氯和协同运输重吸收。

（3）氯的重吸收：氯大多与钠一起被重吸收。

（4）葡萄糖的重吸收：肾小球中的所有葡萄糖在近端小管中与钠和协同运输一起被重吸收。然而，近端肾小管细胞运输葡萄糖的最大数量是有限制的，人体当中，当血糖水平超过 180~200mg/dL 时，尿液中会出现葡萄糖。当由于近端肾小管的功能异常而出现尿糖时，称为肾源性糖尿病。

2. 肾小管分泌

（1）H^+ 的分泌：H^+ 从近端和远端小管分泌。在这个过程中，钠被 Na^+-H^+ 交换运输器重吸收，同时重吸收碳酸氢盐离子。碳酸酐酶在近端肾小管细胞产生碳酸氢盐离子中起着重要作用。

（2）钾的分泌：大部分钾在近端小管中被重吸收，但在醛固酮的作用下，一些钾在远端小管中被分泌出来与钠交换。

（七）髓袢中的尿液浓度（图 2-I-40）

髓袢增加了肾髓质的间质渗透压，在浓缩尿液的产生中起着重要作用。尽管由肾小球产生的原尿的渗透压与血浆的渗透压相同（300mOsm/kg

H_2O),但在升支末端下降到 10mOsm/kg H_2O,在通过髓袢的过程中浓缩到最大 1 400mOsm/kg H_2O。

(1)肾髓质中的间质渗透效应:髓袢升支厚部对钠和氯的重吸收增加了间质的渗透压,导致水从降支向间质移动,增加了间质和降支中的液体的渗透压(400mOsm/kg H_2O),降低了升支中液体的渗透压(200mOsm/kg H_2O)。

(2)髓袢的逆流放大机制:髓袢两支的逆流进一步浓缩了原尿。分支越长,这种影响就越大。

(3)直血管:紧贴髓袢,从近端小管穿过髓袢到集合管。这些血管将髓质中重吸收的水和溶质返回体循环,而不减弱髓质中形成的高渗环境(逆流交换机制)。

(4)尿素:髓质间质的高渗透压在很大程度上是由于髓袢升支厚部对钠和氯的积极重吸收,但尿素也起了作用。在加压素存在的情况下,髓质集合管的尿素渗透性增加,髓质间质中的尿素浓度变高,导致 1 400mOsm/kg H_2O 中的渗透压达到 650mOsm/kg H_2O。

(八)集合管中的尿液浓度(图2-I-40)

皮质集合管中的原尿的渗透压为 300mOsm/kg H_2O,其中水分被抗利尿激素重吸收,与肾小管周围的间质渗透压相同,最高可达 1 400mOsm/kg H_2O。

(九)水利尿和渗透性利尿

当水摄入过多时,血浆渗透压降低,抗利尿激素的分泌受到抑制,尿量增加。这种现象被称为水

利尿。另一方面,当施用甘露醇等物质时,近端小管中的渗透压增加,这抑制了水的重吸收,增加了尿量。种现象被称为渗透性利尿。渗透性利尿伴随着大量的钠和氯的排泄。

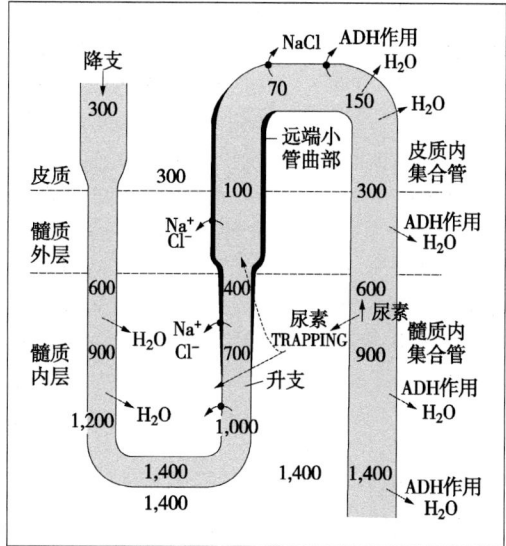

图2-I-40　浓缩尿的产生

水分补给较少的情况下,集合管在抗利尿激素(ADH)的作用下,水分被肾小管重吸收,尿液浓缩。

(奥田,2006[4])より改变)

(十)肾功能的内分泌调节

1. 肾素 - 血管紧张素系统(图2-I-41)

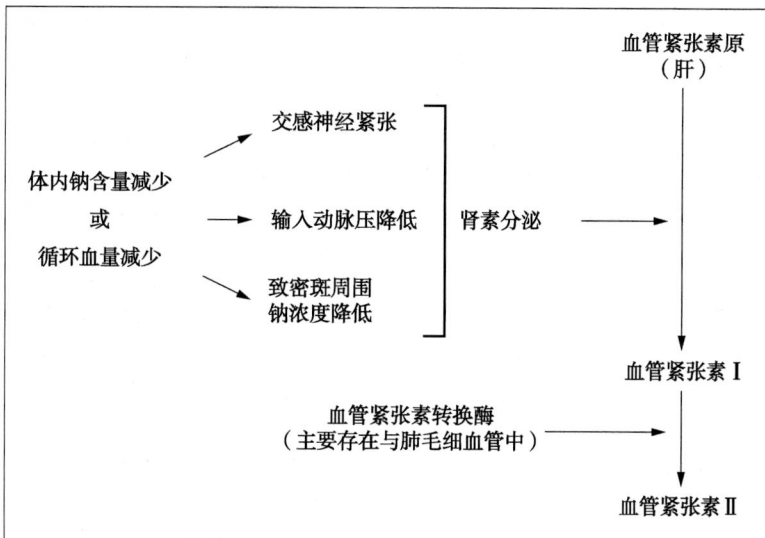

图2-I-41　肾素 - 血管紧张素系统

(1) 肾素: 由肾小球旁细胞分泌。肾素将肝脏中产生的血管紧张素原转换为血管紧张素 I。此外, 肺部的血管紧张素转换酶将血管紧张素 I 转换为血管紧张素 II。

交感神经、致密斑、血压感受器和血管紧张素 II 参与了肾素分泌的调节。交感神经 α 受体的刺激和血管紧张素 II 诱导的肾小球超负荷的减少, 降低了密集斑中钠和氯的浓度, 促进了肾小球旁细胞的肾素分泌。肾小球旁器是与入球小动脉相邻的肾脏中的一个血压感受器, 当它感受到血压下降时就会分泌肾素。当血液中的血管紧张素 II 增加时, 肾素的分泌通过负反馈机制减少。

(2) 血管紧张素 II: 血管紧张素 II 抑制钠和水的排泄, 维持循环血量和血压。同时, 它刺激醛固酮的分泌, 促进肾单位对钠的重吸收。血管紧张素 II 也通过其强大的血管收缩作用增加血压。血管紧张素刺激下丘脑, 促进饮水, 并刺激抗利尿激素的分泌, 以促进水的重吸收。

2. 醛固酮

醛固酮是一种类固醇激素, 由肾上腺皮质球状区分泌, 对血管紧张素 II、血清钾升高和肾上腺皮质激素做出反应, 并促进远端小管对钠的重吸收。此外, 它还作用于肾皮质集合管的主要细胞以促进钠的重吸收和钾的排泄, 并作用于 A 型中间神经元以促进氢离子的排泄。

3. 抗利尿激素

抗利尿激素在下丘脑中合成并从垂体后叶释放。抗利尿激素增加了集合管膜对水的渗透性, 髓质的高渗透压将水从集合管吸引到间质。抗利尿激素也增加了对尿素的渗透性, 在髓质中保持高的间质渗透压。抗利尿激素的分泌受动静脉和心房气压感受器及下丘脑渗透感受器的输入调节。血浆渗透压的增加会增加抗利尿激素的含量, 而渗透压的降低会减少分泌量。

4. 心房钠尿肽

当心房扩张和心肌细胞受到刺激而伸展时, 就会分泌心房钠尿肽, 从而促进水和钠的排泄。通过同时扩张进口动脉和收缩出口动脉, 滤过压力增加, 滤过系数 K_f 也增加, 肾小球滤过率增大。心房钠尿肽可抑制肾素和醛固酮的分泌, 促进钠和水的分泌。它还能抑制集合管中的钠重吸收。

五、酸碱平衡

体液中氢离子浓度的巨大变化导致细胞内酶活性、膜兴奋性、能量产生、中枢神经系统反射和分泌系统的异常。由于这个原因, 氢离子浓度的调节是非常精确的。生物体通过新陈代谢产生大量的挥发性酸(有机酸)和非挥发性酸(非有机酸), 即使氢离子产生和排泄之间不平衡, 氢离子浓度也会维持在 35~45nmol/L (pH 7.35~7.45) 的狭窄范围内。因此, 将酸碱环境, 即 pH 维持在一定范围内, 对维持内部环境的平衡非常重要。

(一) 酸碱环境的平衡

血浆中的氢离子浓度由 3 种机制维持: 缓冲、代偿和修正。缓冲作用通过酸或碱的作用将 pH 的变化降到最低, 当 pH 发生变化时, 立即进行缓冲(缓冲系统)。代偿作用是使 HCO_3^-/PCO_2 比例恢复正常并使 pH 的变化最小化的生理过程。呼吸系统代偿在几分钟到几小时内运作, 代谢代偿在几小时到几天内运作。修正作用是有机体试图恢复 pH 变化的原因本身的过程。

1. 缓冲系统

缓冲物质与 $[H^+]$ 可逆性结合, 使 pH 的变化最小化。一般来说, 缓冲系统表示如下:

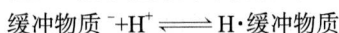

缓冲物质 $^-$+H^+ $\rightleftharpoons$ H·缓冲物质

细胞内外都存在一些缓冲系统, 但主要的系统是碳酸氢盐离子系统、血红蛋白系统、蛋白质系统和磷酸盐系统。从碳酸氢盐系统的反应方程中, 通过质量作用定律建立了以下关系 (Henderson-Hasselbalch 方程):

$$[H^+]=Ka \times [H_2CO_3]/[HCO_3^-]$$
(Ka: 解离常数)

这个方程可以进一步转化为如下所示:

$$[H^+]=24 \times PCO_2(mmHg)/[HCO_3^-](mmol/L)$$

这里的数字 24 是由 $Ka \times sPCO_2$ [K_a'=Ka × $[H_2O]$, 其中 s 是 CO_2 在血浆中的溶解系数, 0.03mmol/L/mmHg(37℃) 得到的。

在 Henderson-Hasselbalch 方程中, 酸碱关系表示如下:

$$pH=pKa'+log([HCO_3^-]/sPCO_2)$$
$$或 pH=pKa'+log(肾/肺)$$

将 pKa' 和 s 的值代入此方程, 得到:

$$pH=6.1+log([HCO_3^-]/0.03 \times PCO_2)$$

同时:

$$[HCO_3^-]/0.03 \times PCO_2=24/(0.03 \times 40)=24/1.2$$

所以得出:

$$pH=6.1+log(24/1.2)=7.4$$

(1)碳酸氢盐缓冲系统

在碳酸氢盐缓冲系统中,H_2CO_3 作为弱酸存在,碳酸氢钠存在于细胞外液中,而碳酸氢钾和碳酸氢镁作为碳酸氢盐存在于细胞内液。H_2CO_3 由 CO_2 和 H_2O 产生,碳酸酐酶加速了两个方向的反应。这种酶在肾小管、红细胞和肺泡细胞中含量丰富。

当强酸被添加到碳酸氢盐缓冲系统中时,从酸中释放的 H^+ 被 HCO_3^- 所缓冲,形成 H_2CO_3。这很快就会分解为二氧化碳和水。肺部的通气被动脉血液中二氧化碳浓度的增加所促进,从细胞外液中释放的二氧化碳被进一步从肺部排出,强碱被碳酸缓冲,形成碳酸氢钠。

碳酸氢盐缓冲系统的 pKa 为 6.1,低于生物体的 pH 7.4,而且缓冲力本身也不是很大。然而,碳酸氢盐缓冲系统作为细胞外液的缓冲系统是很重要的,因为它可以通过从肺部排泄 CO_2 以及排泄和重吸收 HCO_3^- 来快速调整。肾脏的代偿作用在几天内慢慢发生。

(2)血红蛋白缓冲系统

存在于红细胞中的血红蛋白(Hb)能迅速缓冲细胞外液中的酸。这种缓冲系统独立于血液中的碳酸氢盐缓冲系统。血红蛋白在红细胞中以弱酸 H·Hb 或钾盐(K·Hb)的形式存在。pKa 为 6.8,高于碳酸氢盐的 pKa(6.1),所以它作为一种酸比碳酸氢盐弱。因此,随着 H^+ 被血红蛋白缓冲,HCO_3^- 增加。

由于这些反应,红细胞中的 HCO_3^- 上升,HCO_3^- 从红细胞中扩散出来,因此,尽管红细胞中有 H^+ 的

缓冲作用,但血浆中的 HCO_3^- 仍然增加(图 2-I-42)。

(3)蛋白质缓冲系统

所有的蛋白质都有氨基和羧基,因此具有弱酸的特性,并具有缓冲 H^+ 的能力。然而,氨基酸的 pKa 是 9,羧基的 pKa 是 2,在 pH 7.4 的活体中很难发挥缓冲作用。然而,只有组氨酸残基的咪唑对缓冲细胞外液很重要,因为它的 pKa 接近生物的 pH 7.4。

另一方面,蛋白质在细胞内液中发挥着重要的缓冲作用。这是因为细胞内的 pH 是酸性的,细胞内的蛋白质浓度很高。

(4)磷酸盐缓冲系统

磷酸盐是尿液中一个重要的缓冲系统。

2. 从体内组成看缓冲系统的作用

缓冲系统可分为碳酸氢盐和非碳酸氢盐系统。

(1)血液

血液中的代表性缓冲系统是碳酸氢盐和血红蛋白。血浆中的主要缓冲系统是碳酸氢盐系统,其浓度为 24mmol/L。体内产生的非碳酸盐约有 70% 被碳酸氢盐所缓冲。红细胞中的缓冲系统是血红蛋白系统、碳酸氢盐系统和磷酸盐系统。在红细胞中,HCO_3^- 由 H_2O 和 CO_2 在碳酸盐脱水酶(CA)下产生,并从红细胞中扩散出来(图 2-I-42)。

(2)间质

间质中的 HCO_3^- 为 27mmol/L,碳酸氢盐系统是间质中的主要缓冲系统。间质的体积大约是血管内体积的 3 倍,非碳酸盐的缓冲能力大于血管内体积的缓冲能力。间质中的磷酸盐浓度为 0.7mmol/L。

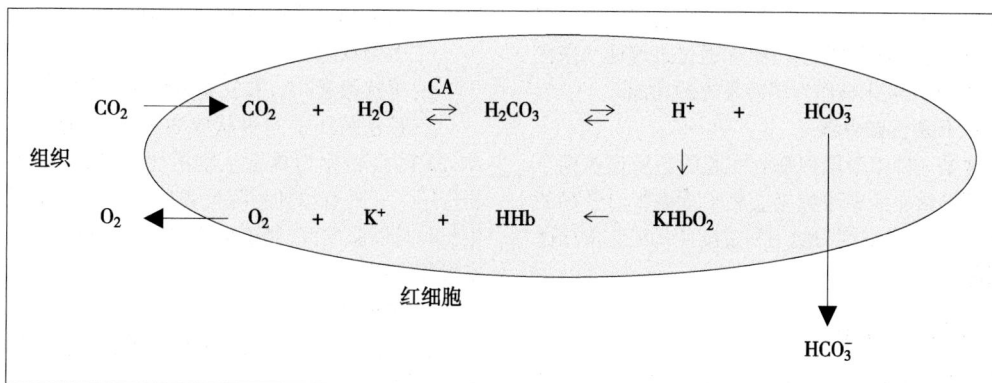

图 2-I-42　红细胞内的碳酸氢盐缓冲系统和血红蛋白缓冲系统
在酸性环境下(pH 较低),氧合血红蛋白会释放出氧气,同时缓冲由二氧化碳所产生的酸。CA,碳酸盐脱水酶。

(Guyton et al, 1996[5])

（3）细胞内

细胞中含有丰富的蛋白质和磷酸盐,它们是细胞内重要的缓冲系统,蛋白质和磷酸盐的含量约为6mmol/L。这些缓冲系统的pKa为6.8,与细胞内的pH 6.8~7.1几乎相等,因此,这些缓冲系统可以有效地缓冲碳酸和非碳酸。

3. 通过代偿作用维持酸碱平衡

在体内酸碱失衡的情况下,通过保持$[HCO_3^-]$/PCO_2比例不变来维持pH。代偿作用是通过清除酸和碱来进行的,主要发生在肺和肾脏。

(二) 酸中毒和碱中毒

酸中毒是身体的pH趋于低的状态或过程,而碱中毒是pH趋于高的状态或过程。急性酸中毒(碱中毒)是一种代偿机制尚未完全启动的状态,pH正在发生变化;而在慢性酸中毒(碱中毒)中,代偿机制已经启动,pH几乎恢复到生理状态,尽管病因还没有消除。

1. 呼吸性酸中毒

原因基本上是由于肺泡通气不足。在临床上,它是由具有强烈呼吸抑制作用的药物(吸入性麻醉剂、镇静剂、肌肉松弛剂等)引起的通气不足和呼吸停止。异物引起的窒息也可能是一个原因。

2. 呼吸性碱中毒

通常由过度通气综合征引起,但在全身麻醉下,由于过度通气导致P_aCO_2降低而产生的通气设置问题除外。

3. 代谢性酸中毒

代谢性酸中毒见于失血性休克或严重腹泻,体内的酸性物质无法排泄。它是由非挥发性酸性物质的过度产生和碳酸氢盐离子的过度排泄引起的。为了摆脱这种情况,有机体通过过度通气来代偿,以排泄二氧化碳作为缓冲系统的功能。

4. 代谢性碱中毒

这是一种由于剧烈呕吐引起的胃肠道氢离子流失而导致血液中碳酸氢盐离子浓度暂时升高的情况,也可由利尿剂的使用和过度使用矿物皮质激素引起。

六、内分泌系统的功能

内分泌系统是分泌激素的器官(内分泌腺)的总称。激素是生物体的生长、生命和平衡所必需的,它们受到精确的调节,尽管非常微量,但也能控制目标器官的活动。

(一) 脑垂体

1. 前叶

（1）生长激素

生长激素促进骨骼顶端软骨的生长。

（2）促甲状腺激素

促甲状腺激素能刺激甲状腺,促进甲状腺激素的合成和分泌。

（3）促肾上腺皮质激素

促肾上腺皮质激素刺激肾上腺皮质,促进皮质醇(碳水化合物皮质激素)和雄激素的生产和分泌。

（4）促卵泡激素

它刺激卵巢产生卵泡激素,并促进卵泡生长和分化。

（5）黄体生成素

黄体生成素刺激排卵,并在排卵后促进黄体化,产生和分泌黄体生成素。

（6）催乳素

它能促进乳腺的发育和分娩后乳汁的生产和分泌。

2. 中叶

黑色素细胞刺激素

促进黑色素的合成,使皮肤的颜色变深。

3. 后叶

（1）催产素

催产素使成熟的子宫收缩,并在分娩时发挥重要作用。它还能促进乳汁排出。

（2）抗利尿激素

a. 在高浓度下,它能收缩外周血管并增加血压。

b. 当血浆渗透压增加和循环血量减少时分泌,并增加肾脏集合管对水的重吸收。

(二) 甲状腺

1. 甲状腺素(T_4)和三碘甲状腺素(T_3)

大部分循环中的甲状腺激素以T_4的形式存在,但T_4会转化为具有生物活性的T_3,并发挥主要作用。它具有增加新陈代谢(产热和耗氧)、促进生长和骨骼肌发育、刺激交感神经活动和促进智力发展等作用。

2. 降钙素

抑制骨吸收,降低血液中的钙浓度[见"(三)甲状旁腺"]。

(三) 甲状旁腺(上皮体)

甲状旁腺激素

促进骨吸收,增加血液中的钙浓度。它能促

进维生素 D 的产生和肠道对钙离子的吸收。它还能促进远端小管和髓袢升支对钙的重吸收。

(四)心脏

心房钠肽

抑制钠在肾小管的重吸收,促进利尿。

(五)胰腺

1. 胰高血糖素

由 A 细胞分泌。它促进肝脏中糖原的分解并提高血糖水平。

2. 胰岛素

由 B 细胞分泌。促进细胞对葡萄糖的吸收,降低血糖水平。

3. 生长抑素

由 D 细胞分泌。它能抑制胰高血糖素、胰岛素和生长激素的分泌。

(六)肾上腺

1. 皮质激素

(1)矿物性皮质激素

其代表是醛固酮。它促进肾小管对钠的重吸收,并在尿液中排出钾。

(2)糖皮质激素

糖皮质激素有皮质醇、可体酮、皮质酮等。它们促进肝脏中的糖生成并积累糖原,将脂肪和蛋白质转化为糖,提高血糖水平,抑制免疫和炎症反应。

(3)雄激素〔见"(九)精巢"〕

2. 髓质荷尔蒙

(1)肾上腺素

增强心脏收缩力,增加肌肉血流量,促进肝脏中糖原分解和脂肪分解。

(2)去甲肾上腺素

收缩外周血管,增加血压。

(七)肾脏

1. 肾素

刺激血管紧张素的产生和醛固酮的分泌。

2. 促红细胞生成素

促进骨髓中红细胞的生成。

(八)卵巢

1. 雌激素

刺激卵泡的发育和分化,促进子宫内膜的增殖,并促进女性的第二性征。

2. 黄体生成素

从黄体中分泌,黄体由排卵形成。它使受精卵准备好植入,并抑制排卵以维持妊娠。

(九)精巢

雄性激素促进男性的第二性征,促进骨骼发育。

II 口腔中的入侵和生理反应

一、入侵刺激及其传递

身体通过神经系统、内分泌系统和免疫系统对入侵作出反应。了解患者在口腔治疗期间遭受的入侵刺激和预期的生理反应,对正确地控制这些反应并维持稳定而言非常重要。

(一)口腔治疗期间的侵入性压力

口腔治疗过程中的侵入性压力源(stressor)包括心理压力,如焦虑和对治疗的恐惧、身体压力、治疗过程中的疼痛和手术侵入,以及局部麻醉剂和血管收缩剂等带来的药物压力。正常情况下,神经、内分泌和免疫系统对这些压力的生物反应在患者可接受范围内,很少出现问题。但是,如果压力源的强度增加或相互放大,或者患者是体质较弱的小儿或老年患者,或者患者有潜在的疾病,对压力源的生理反应可能超过患者所能承受的范围,导致各种系统的异常(图 2-II-1)。

除上述情况外,全身麻醉下的外科手术还存在以下压力源。

1. 内脏的灌注不足

由于麻醉剂、出血等影响,循环血量的相对或绝对减少。

2. 细胞环境的变化

低氧血症、高碳酸血症,以及氢离子浓度变化引起的细胞功能障碍。

3. 寒冷刺激

在保持低温的手术室里,体温失温和代谢紊乱。

4. 营养基质的利用受到损害

术前禁食,抑制细胞内的糖代谢,降低胰岛素 / 胰高血糖素比例。

5. 炎症

因组织损伤而释放炎症细胞因子。

在全身麻醉期间,必须减少或控制这些压力源以维持患者的平衡。

(二)口腔的疼痛和神经机制

1. 伤害感受器(nociceptor)

原发性痛觉神经元的外周轴突终端是一个自由神经末梢(free nerve ending),自由神经末梢有两种类型:高阈值机械感受器(high-threshold mechanoreceptor)和多模态感受器(polymodal receptor)(表 2-Ⅱ-1)。高阈值机械感受器被尖锐的入侵性机械刺激(如切割和刺伤)或入侵性热刺激(>43℃)激活,由 Aδ 纤维传导,产生快速而尖锐的疼痛(原发性疼痛)。顾名思义,多模态感受器能够被各种模式的刺激激活,如入侵性机械刺激、入侵性热刺激和入侵性化学刺激。这些刺激由 C 纤维传导,产生缓慢的疼痛(继发性疼痛)。内源性的疼痛产生物质,如前列腺素、缓激肽和炎症产生的组胺,也会增加这种刺激,而且持续时间很长。

近年来,各种离子通道被发现是伤害感受器的分子实体,特别是瞬时受体电位(transient receptor potential,TRP)通道,它对温度和化学物质敏感。TRP 通道是 6 个跨膜离子通道,以四聚体的形式发挥作用。在人类中,已经确定了 28 个基因,它们包括 6 个亚族:TRPV、TRPC、TRPM、TRPA、TRPP 和 TRPML。它们对温度、酸、碱、渗透压和气压刺激敏感,分布于全身各器官(表 2-Ⅱ-2),TRPV1 和 TRPM8 被认为与疼痛有关。

当痛觉刺激(机械、寒冷或化学)作用于皮肤或黏膜时,根据刺激的大小产生去极化的电位变化(激活电位)。当刺激强度增加且激活电位超过该值时,就会产生动作电位,作为主要传入冲动传导到中心。

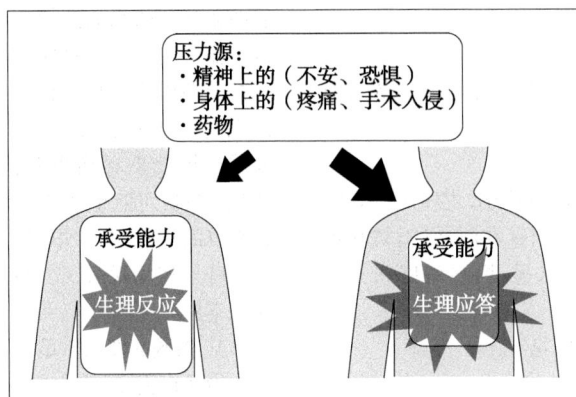

图 2-Ⅱ-1　压力源与生理反应

表 2-Ⅱ-1　入侵感受器的种类和特征

特征	高阈值机械感受器	多模态感受器
神经纤维	主要是 Aδ 纤维	主要是 C 纤维
直径	1~4μm	0.2~1.0μm
传导速度	5~15m/s	0.2~2m/s
反应诱发刺激	入侵性机械刺激 入侵性热刺激	入侵性机械刺激 入侵性热刺激 入侵性化学刺激
神经递质	L-谷氨酸	P 物质、降钙素基因相关肽
疼痛的种类	原发性疼痛(快速而尖锐的疼痛,疼痛部位明确)	继发性疼痛(缓慢钝痛、灼烧般疼痛、疼痛部位不明确)
髓鞘	有髓鞘	无髓鞘

表 2-II-2　温度感受性 TRP 通道和性质及主要存在的部位

受体	激活温度阈值	存在部位	温度以外可激活的刺激
TRPV1	>43℃	感觉神经、脑	辣椒素、酸、樟脑、大蒜素
TRPV2	>52℃	感觉神经、脑、脊髓、肝脏、肺、脾脏、大肠、膀胱上皮、肌肉、免疫细胞	机械刺激、生长因子
TRPV3	>32~39℃	皮肤、感觉神经、脑、脊髓、胃、大肠	麝香草酚、薄荷醇、丁香油酚、樟脑、香芹酚、不饱和脂肪酸
TRPV4	>27~37℃	皮肤、脑、膀胱上皮、肾脏、肺、内耳、血管内皮	低渗透压刺激、脂肪、机械刺激
TRPM4	温暖	心脏、肝脏等	钙离子
TRPM5		味蕾细胞、胰脏	
TRPM2	>36℃	脑、胰脏、免疫细胞等	环 ADP 核糖、H_2O_2、ADP 核糖、β-NAD$^+$
TRPM8	<25~28℃	感觉神经、前列腺	薄荷醇、膜磷脂、大蒜素
TRPA1	<17℃	感觉神经、内耳	异硫氰酸烯丙酯、大蒜素、肉桂醛、机械刺激？、香芹酚、大蒜素、钙、H_2O_2、细胞内碱性化

(富永, 2013[4]) より改变)

2. 痛觉刺激向中枢神经系统的传递

痛觉刺激产生的疼痛对中枢神经系统的传导途径(上升)在肢体/身体躯干和口腔/面部区域之间有所不同,但在这两种情况下,疼痛都通过至少两个中继点(突触传导)投射到大脑的体感皮层(图 2-II-2)。

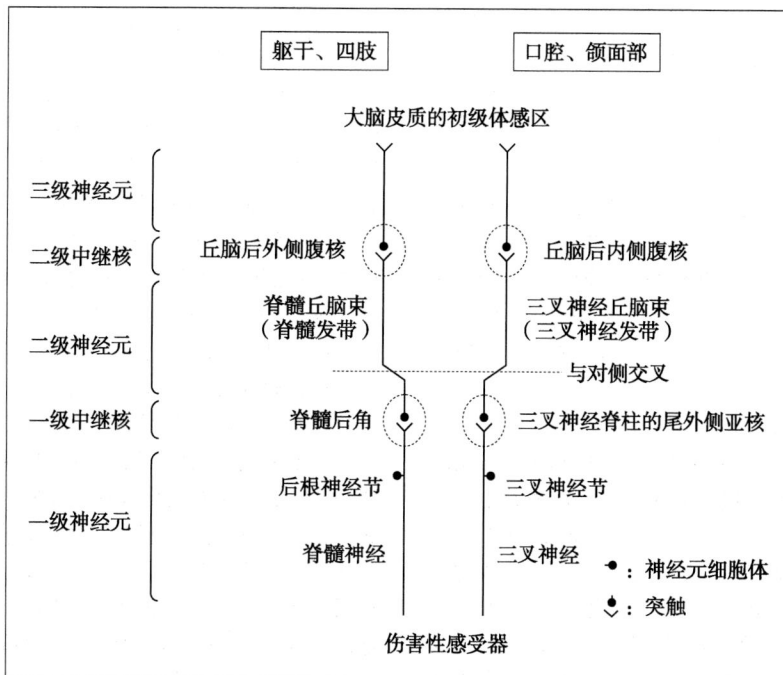

图 2-II-2　疼痛信息传导路径的比较　　　　　　　　　　(福岛, 2014[8])

肢体和躯干的痛觉刺激产生的初级传入冲动由脊髓背根传递到脊髓背角,由细胞体位于背根神经节(dorsal root ganglia,DRG)的初级痛觉神经元(初级神经元)来完成。进入背角的冲动通过突触传递到次级痛觉神经元(次级神经元)。脊髓灰质分为10个板层,其中脊髓背角由6层(Ⅰ~Ⅵ)组成,传入神经元活动在此投射。初级神经元的Aδ纤维主要与Ⅰ层和Ⅴ层的次级神经元形成突触,而C纤维主要与Ⅰ和Ⅱ层的次级神经元形成突触。

脊髓背角的次级神经元包括痛觉特异性神经元(nociceptive specific neuron)和广动力范围神经元(wide dynamic range neuron),前者只对强烈的痛觉刺激有特异性反应,感受野狭窄,对刺激强度的变化反应缓慢;后者对痛觉和非痛觉刺激均有反应,感受野广,对刺激强度的变化敏感。

次级神经元从脊髓背角穿过脊髓白质汇合处,从对侧前外侧索上升到脊髓丘脑束。然后它们与丘脑腹侧后外侧核(ventral posterior lateral nucleus,VPL)的三级痛觉神经元(三级神经元)形成突触,并通过内囊投射到体感皮质。

口腔和面部的痛觉刺激产生的初级传入冲动作为三叉神经纤维的初级神经元输入到延髓的三叉神经束核,其细胞体位于三叉神经节。三叉神经脊髓束核在吻侧分为吻侧亚核(subnucleusorai)、中间亚核(subnucleus interpolalis)和尾侧亚核(subnucleus caudalis),吻侧端通往三叉神经的主要感觉核,尾状端通往颈脊髓背角。尾侧亚核具有类似于脊髓背角的分层结构,包含特定的痛觉神经元和广动力范围神经元。

三叉神经的痛觉刺激引起的初级传入冲动主要输入到三叉神经脊束的尾部亚核,并通过突触传递给次级神经元。次级神经元的轴突沿对侧三叉神经丘脑束上行,与丘脑核后内侧腹核的三级神经元形成突触,冲动投射到大脑皮质的初级体感皮层(图2-Ⅱ-3)。

3. 入侵信息的整合与生理反应

在口腔治疗过程中,焦虑、恐惧和疼痛等刺激源通过边缘受体传递到中枢神经系统,就像手术入侵一样,信息在下丘脑和附近的神经元核中被整合和控制。这些刺激源诱发垂体、肾上腺和交感神经系统的各种激素和神经递质的分泌,这些激素和神经递质作用于各效应器,引起各种生理反应,主要是循环和代谢系统的生理反应,在维持平衡方面发挥重要作用(图2-Ⅱ-4)。手术入侵所引起的生

理反应大致可分为神经系统、内分泌系统和免疫系统,但这些系统中的每一个都不是独立运作的,而是有通过各种递质(神经肽、激素和细胞因子)相辅相成的机制。

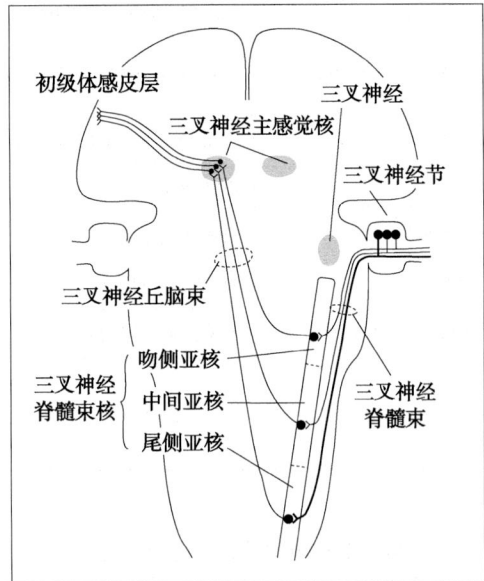

图 2-Ⅱ-3　口腔、颌面部的疼痛信息传导路径

(福岛,2014[8])

二、神经系统对入侵的反应

当受到入侵时,身体通过自主神经系统(交感神经和副交感神经)在呼吸、循环和免疫系统中发生各种变化。自主神经系统的反应敏锐且快速,它对身体的防御反应和维持平衡而言极其重要,必不可少。脊髓和下脑干在自主神经系统中起着核心作用,下丘脑在脊髓和下脑干之间有一个神经网络,并作为一个高阶中心整合自主神经协调。

自主神经系统由连接中枢和外周效应器的突触前和突触后的神经元组成,每个神经元之间形成突触(图2-Ⅱ-5)。交感神经节前神经元起源于胸腰部脊髓的侧角,其轴突通过前根和白交通支,其中一些与交感干线的椎旁神经节的节后神经元形成突触,另一些与腹部椎前神经节的节后神经元形成突触,从而调控外周效应器。副交感神经节前神经元起源于下脑干和骶尾部脊髓,到达效应器附近或效应器壁内的节后神经元。因此,节前神经元是长的,节后神经元是短的。头部的副交感神经节前神经元从脑干输出,作为脑神经(Ⅲ、Ⅶ、Ⅸ)

儿茶酚胺

心脏 β受体　　静脉 α受体　　动脉 α、β受体

心率增加、心肌收缩能力增加　　静脉收缩　　皮肤、肠系膜和肾动脉收缩　　肌肉、冠状动脉扩张

心输出量增加　　静脉回流增加　　循环血量增加 血流再分配

血管阻力增加　　预载增加

血压上升

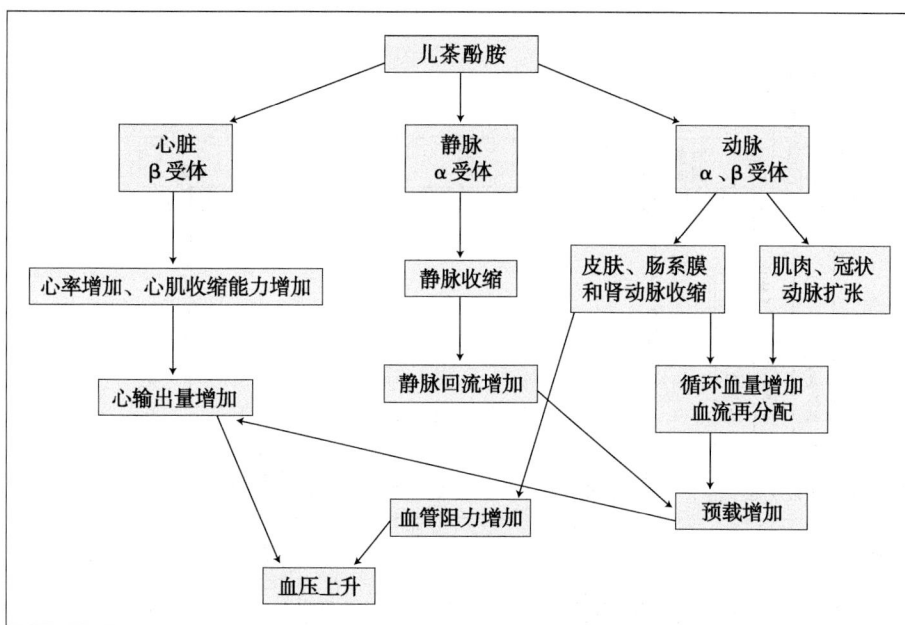

图 2-Ⅱ-4　手术入侵所引起的交感神经兴奋造成的心脏、血管系统反应　　(福島, 2014[8]) より改变

的一个组成部分,在效应器附近的神经节中改变神经元。支配胸腔和腹部的副交感神经节前神经元作为迷走神经(脑神经Ⅹ)行进,并在效应器(壁内神经节)中改变其神经元。

在自主神经节的突触处和效应器的节后神经元连接处,兴奋的传递是化学性的。交感神经节前神经元是由烟碱乙酰胆碱受体介导的胆碱能神经元,节后神经元是由去甲肾上腺素和少量肾上腺素介导的肾上腺能神经元。相反,在副交感神经系统中,节前和节后神经元都是胆碱能神经元。

正常情况下,这些由自律神经系统介导的反应是瞬时发生的,以维持平衡状态,但当入侵身体过度,自律神经调节能力因老化或其他因素而受损,或身体的储备能力降低时,自律神经系统就会失去平衡,各种系统性并发症就会出现并发展为病理状态。

(一) 循环系统的反应(图 2-Ⅱ-4)

当身体受到侵入时,交感神经兴奋,肾上腺髓质分泌肾上腺素,交感神经末梢分泌去甲肾上腺素。肾上腺素直接作用于刺激性传导细胞中的 β_1 受体,增加心房结细胞中起搏器电位的梯度,降低兴奋阈值,从而提高心率(正向变时作用)。此外,肾上腺素刺激心肌细胞膜上的 β_1 受体会增加细胞

内的 cAMP 并激活蛋白激酶 A(PKA),这是一种 cAMP 依赖性的磷酸酶,它使钙通道磷酸化、打开,增加涌入心肌的 Ca^{2+},从而增加心肌收缩力(正向变力作用)。去甲肾上腺素通过血管平滑肌中的 α 受体作用(主要是 α_1 受体)使血管收缩而增加血压。在动脉系统中,这种影响在皮肤、胃肠道和肾脏中最强,而很少发生在大脑或心脏(冠状血管)。因此,血流从皮肤、胃肠道和肾脏转移到大脑和心脏,导致血液的重新分配。肾血流量的减少激活了肾素 - 血管紧张素 - 醛固酮系统(RAA 系统),并促进抗利尿激素的分泌,从而增加循环血量。在静脉系统中,血管的收缩减少了储存在血管中的血液量,增加了回流到心脏的静脉(增加前负荷),从而增加了心输出量并提高了血压。

血管迷走神经反射是口腔治疗期间最常见的并发症。口腔治疗期间的压力(焦虑、紧张、疼痛、药物)导致交感神经过度紧张,副交感神经活动增加。例如,在与口腔治疗有关的压力下对口腔施加强烈的疼痛刺激时,三叉神经 - 迷走神经反射(trigemino vagal reflex)发生,迷走神经变得高渗,导致循环抑制。类似的现象也发生在全身麻醉下的口腔手术中,三叉神经 - 心脏反射在某些情况下会导致窦性停搏和心脏停搏。

交感神经离心束

副交感神经离心束

对肾上腺素能神经的反应

效应器与其支配部分	α受体	β受体	尼古丁乙酰胆碱受体
眼（T1-2）	瞳孔放大	睫状肌松弛	
泪腺（T1-3）	分泌		
唾液腺（T1-2）	分泌		
心脏（T1-5）		心率增加 心脏收缩能力增加 传导速度增加	
气道、肺（T2-7）		支气管肌肉松弛	
肝脏（T6-10）	糖原分解	糖原分解	
胰脏（T5-T12）	收缩	松弛	
肾上腺髓质（T4-L2）			儿茶酚分泌
胃肠管（T6-L2）	平滑肌松弛 括约肌收缩	平滑肌松弛	
胰脏（T6-T11）	胰腺分泌减少 抑制胰岛素分泌	胰岛素分泌	
肾脏（T11-L1）	收缩	肾上腺素分泌	
直肠（T11-L2）	平滑肌松弛 括约肌收缩	平滑肌松弛	
膀胱（T11-L2）	膀胱三角 收缩	排尿肌松弛	
生殖器（T10-L2）	男性性器官射精		

	α受体	β受体	毒蕈碱乙酰胆碱受体
汗腺	分泌		
血管	收缩	扩张（肌肉血管）	扩张（肌内血管）
立毛肌	收缩		

对毒蕈碱乙酰胆碱神经支配的反应

效应器 分类	毒蕈碱乙酰胆碱受体
眼	瞳孔括约肌收缩
泪腺	分泌
鼻腺	分泌
唾液腺	分泌
心脏	心率减少 心脏收缩能力减弱 传导速度降低
气道、肺	支气管肉肉收缩、支气管腺体分泌
肝脏	糖原合成
胃肠管	平滑肌收缩
胰脏	胰岛素分泌
直肠（S2-4）	平滑肌收缩 括约肌松弛
膀胱（S2-4）	膀胱三角 松弛 排尿肌收缩
生殖器（S4）	男性性器官勃起

边缘系统　下丘脑　中枢　脑桥、延髓　颈髓　胸髓　腰髓　骶髓

颈椎上部神经节　颈椎中部神经节　星状神经节　交感神经干

腹腔神经节　肠系膜上神经节　肠系膜下神经节　（内脏大神经）　（内脏小神经）　（内脏最小神经）

睫状肌神经节　翼腭神经节　下颌下神经节　耳神经节　（传出神经）　（迷走神经）　（骨盆神经）

效应器 分类：眼　泪腺　鼻腺　唾液腺　心脏　气道、肺　肝脏　胃肠管　胰脏　直肠（S2-4）　膀胱　生殖器（S4）

—— 节前神经　……… 节后神经

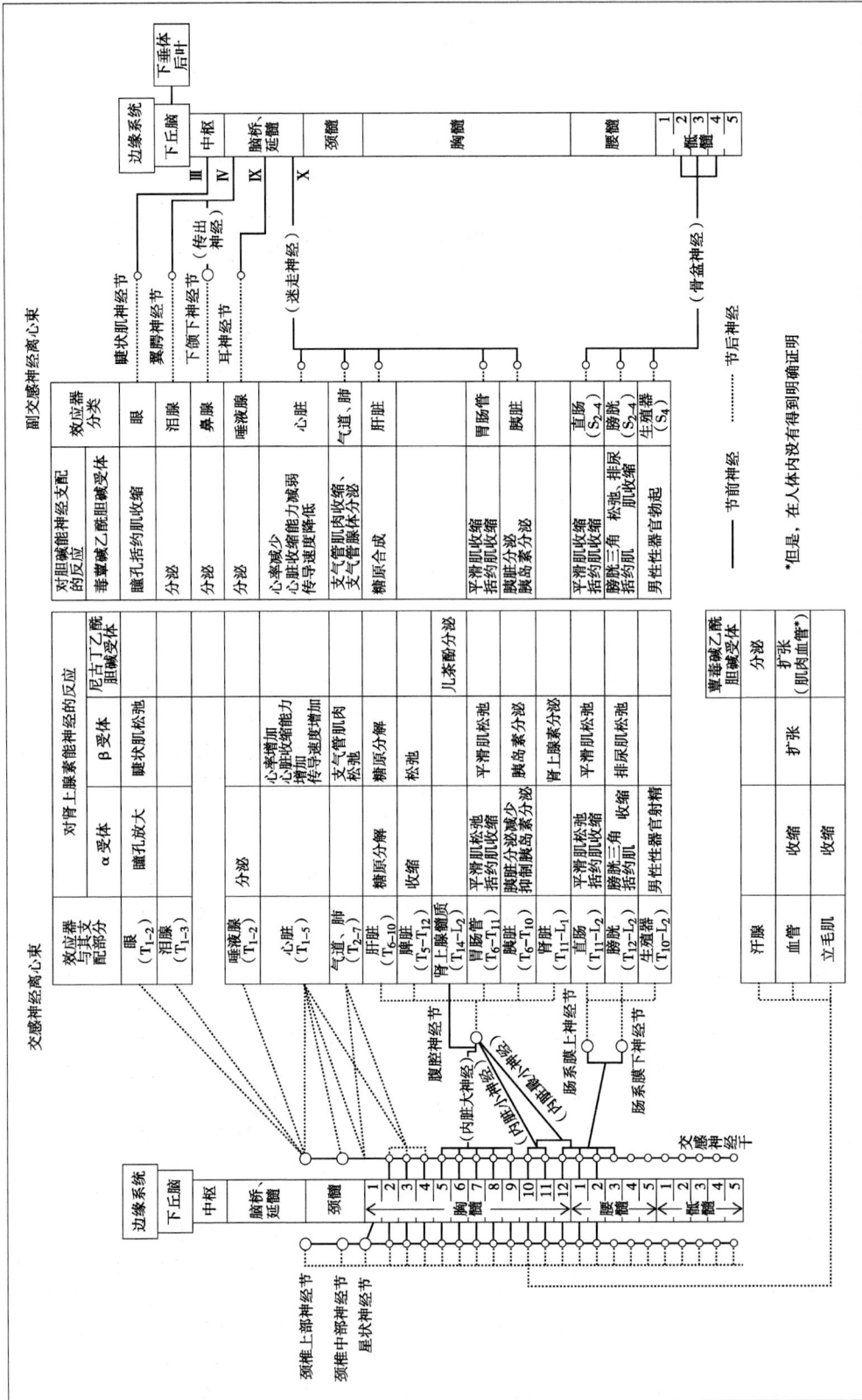

*但是，在人体内没有得到明确证明

（小川，2001[1]より改变）

图 2-Ⅱ-5　自主神经（交感神经、副交感神经）

（二）呼吸系统的反应

交感神经-肾上腺髓质系统的兴奋会刺激呼吸中枢,增加呼吸频率和通气量。肾上腺素作用于β_2受体,舒张支气管平滑肌并扩张支气管。口腔治疗期间的心理压力可能会诱发过度通气发作(过度通气综合征)。呼吸频率和通气量的增加导致呼吸性碱中毒和全身症状,如呼吸困难、四肢抽搐、头晕和心悸。

（三）代谢系统的反应

手术入侵引起交感神经系统和副交感神经髓质系统的兴奋,会增加肾上腺素的分泌。肾上腺素通过对α_2受体的作用降低胰腺细胞内的cAMP,从而抑制胰岛素的分泌。此外,手术入侵会刺激肾上腺皮质滋养激素(adrenocortical tropic hormone,ACTH)、皮质醇、生长激素(growth hormone,GH)、胰高血糖素和甲状腺激素的分泌,这些物质具有抗胰岛素作用。因此,外周组织的胰岛素抵抗增加,更容易发生高血糖,即所谓的外科糖尿病与葡萄糖耐量受损。在糖尿病患者中,高血糖可能导致昏迷和死亡,所以围术期的管理是必要的。手术入侵期间的高血糖是由以下原因造成的:①抑制胰岛素分泌;②抑制外周组织的葡萄糖利用;③增强糖代谢和糖原分解;④肝脏、肌肉和脂肪组织释放葡萄糖;⑤糖代谢的糖底物吸收增加;⑥葡萄糖的扩散分布。

三、内分泌系统对入侵的反应

当各个受体感知到手术入侵时,兴奋会通过脊髓背角(三叉神经脊髓束核)投射到丘脑和大脑皮质感觉皮层(上行刺激)。之后,兴奋被投射到下丘脑,信息在下丘脑核中被整合,神经内分泌反应(激素分泌)开始(下行刺激)(图2-Ⅱ-6)。内分泌系统的反应比神经系统的反应慢,在几分钟到几十分钟内出现,在几十分钟到几小时内达到最大值。分泌的激素根据血药浓度的消退时间分类如下:①短时变化组:儿茶酚胺、ACTH、抗利尿激素、β-内啡肽等;②中时变化组:皮质醇、RAA、促甲状腺激素(TSH)等。TSH、甲状腺素、胰岛素、胰高血糖素、GH等;③长效组:睾酮、卵泡刺激素等。

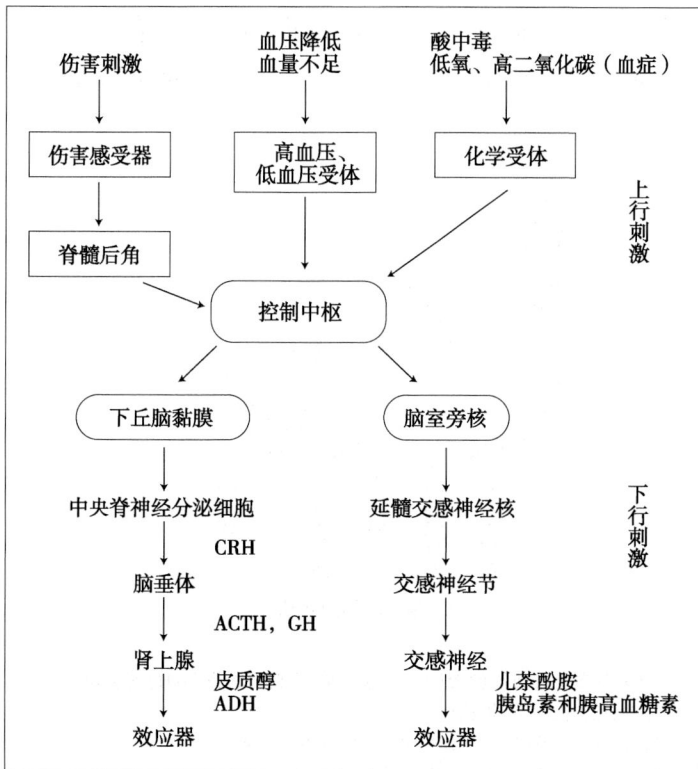

图2-Ⅱ-6　入侵的传递路径

(土师,2000[20])

（一）促肾上腺皮质激素（ACTH）、皮质醇

当压力或入侵作用于生物体时，通过下丘脑 - 垂体 - 肾上腺系统（HPA 系统）产生内分泌反应。下丘脑核释放促肾上腺素释放激素（corticotropin-releasing hormone，CRH），垂体前叶分泌 ACTH，刺激甲状旁腺皮质和束状带分泌皮质醇。皮质醇促进糖的生成、脂肪和蛋白质的代谢、抗免疫作用、抗炎症作用、以及抗压力作用，能够预防生物体所受外来入侵。ACTH 和皮质醇的分泌有一个昼夜节律，清晨血液中这两种激素的水平很高。

众所周知，口腔手术中 ACTH 和皮质醇的分泌会增加。术中水平逐渐增加，术后逐渐减少。此外，侵入性治疗时 ACTH 和皮质醇水平的会升高（图 2-Ⅱ-7）。用氧化亚氮进行吸入性镇静可抑制 ACTH 和皮质醇的分泌（图 2-Ⅱ-8）。此外，在使用丙泊酚进行静脉镇静时，双频谱指数（bispectral index，BIS）和血清皮质醇含量呈正相关，当 BIS 降低时，血清皮质醇含量会变低（图 2-Ⅱ-9）。

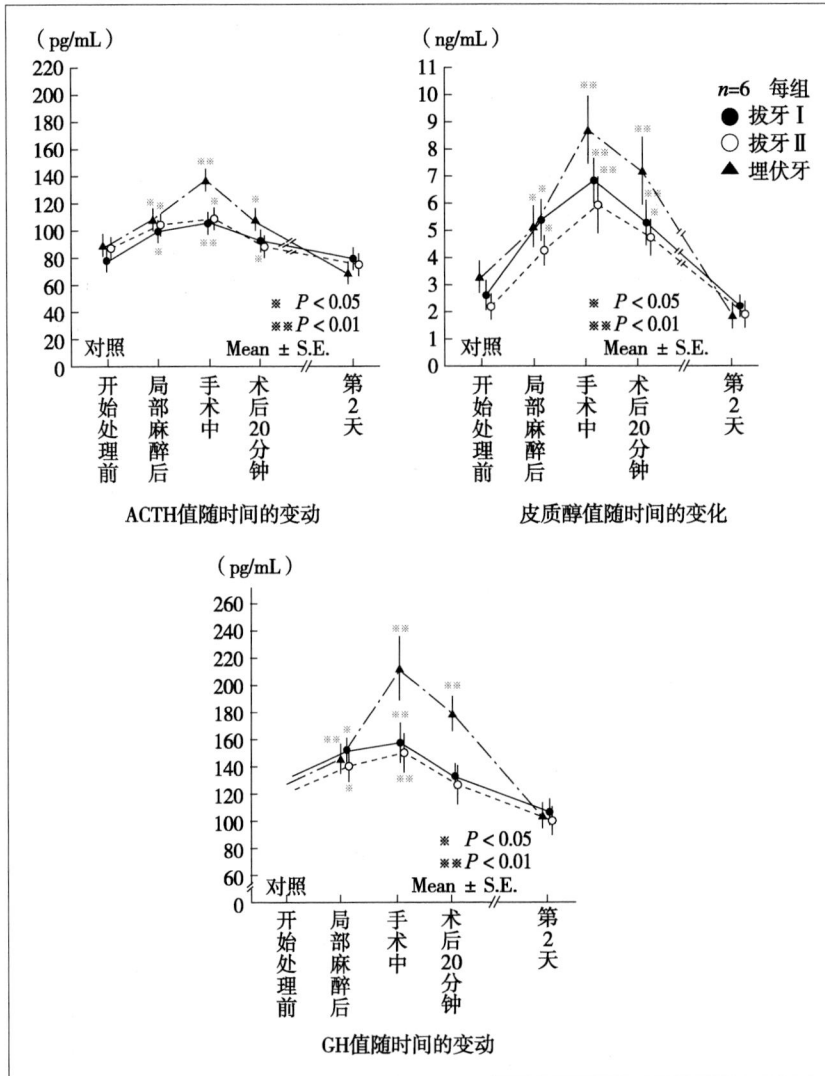

图 2-Ⅱ-7　拔牙对促肾上腺皮质激素（ACTH）、皮质醇、生长激素（GH）的影响
使用含有血管收缩剂的 2% 利多卡因。
拔牙Ⅰ：18~28 岁（平均年龄 24.7 岁），平均手术时间 9.7 分钟。
拔牙Ⅱ：50~61 岁（平均年龄 54.3 岁），平均手术时间 11.5 分钟。
阻生牙：拔除阻生牙，平均手术时间 31.7 分钟。

（若菜，1984[23]より改变）

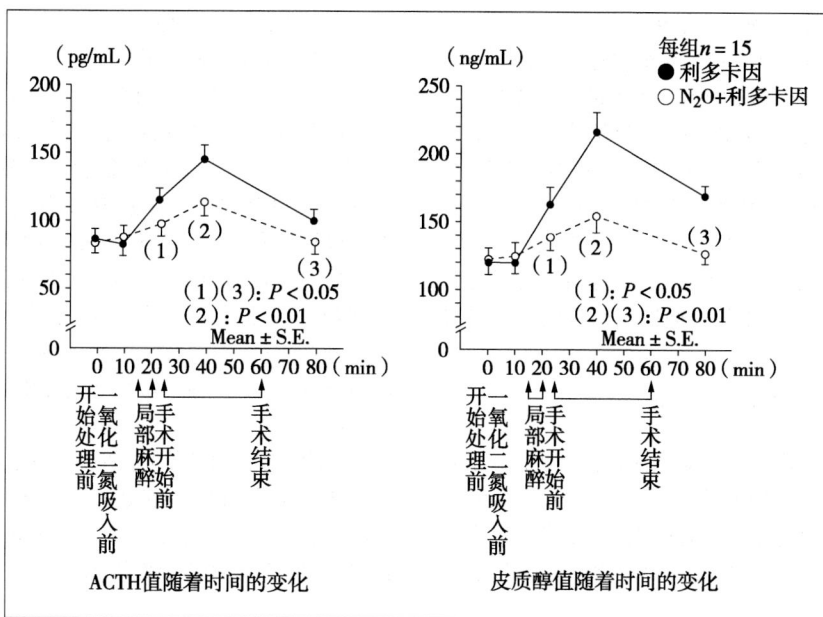

图 2-Ⅱ-8　一氧化二氮吸入镇静法下的下颚阻生牙拔除手术中，血浆促肾上腺皮质激素（ACTH）和皮质醇值的变化

(若菜, 1984[23])

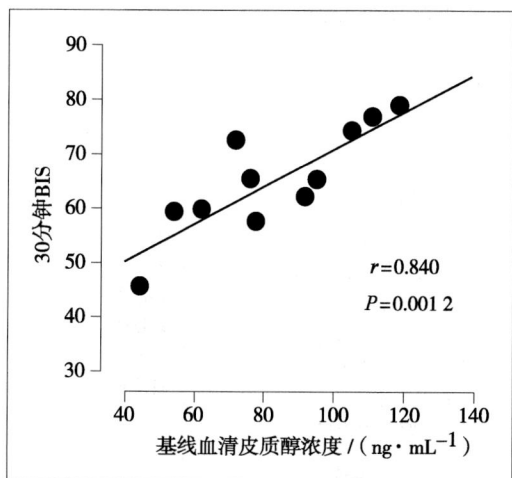

图 2-Ⅱ-9　血清皮质醇浓度与双频谱指数（BIS）

(Miyawaki, 2004[25])

（二）生长激素

生长激素（GH）是一种由垂体前叶分泌的激素，受来自下丘脑的生长激素释放激素（growth hormone-releasing hormone，GHRH）和生长激素释放抑制激素（growth hormone release-inhibiting hormone，GHRIH）调节。低血糖症、运动和压力会刺激生长激素的分

泌。血液中的生长激素浓度也会因口腔治疗引起的压力而增加（图 2-Ⅱ-7）。

（三）醛固酮

醛固酮作用于肾脏远端小管，通过促进 Na^+ 和水的重吸收以及 K^+ 和 H^+ 的排泄增加循环血量。醛固酮的分泌主要由 RAA 系统调节，该系统由动脉压下降、远端肾小管尿流减少和交感神经 β 刺激介导，导致肾小球旁器分泌肾素、肝脏产生的血管紧张素原转化为血管紧张素 Ⅰ，在肺部和其他器官的血管内皮细胞分泌血管紧张素转化激素作用下转化为血管紧张素 Ⅱ。血管紧张素 Ⅱ 作用于肾上腺皮质，刺激肾上腺皮质球状带分泌醛固酮。由于 HPA 系统的兴奋，ACTH 分泌，醛固酮也随之分泌。

（四）抗利尿激素

抗利尿激素在下丘脑中合成并从垂体后叶释放。它的分泌也受到术前焦虑、手术入侵和疼痛的刺激。抗利尿激素与肾脏集合管血管侧细胞膜上的 V_2 受体结合，并通过水通道蛋白 -2（AQP2）促进水的重吸收，从而抑制水分流失（尿量减少）。它还作用于血管平滑肌中的 V_{1a} 受体，使血管收缩，并作用于垂体前叶细胞中的 V_{1b} 受体，促进 ACTH 的分泌。

(五) 胰岛素、胰高血糖素

手术入侵对交感神经系统和肾上腺髓质系统的刺激抑制了胰岛素的分泌,但促进了胰岛细胞分泌胰高血糖素。它还增加了具有抗胰岛素作用的激素的分泌,如肾上腺髓质的儿茶酚胺(肾上腺素)和肾上腺皮质的皮质醇。这促进了糖原分解、糖生成和脂肪分解,并提高了血糖水平和血液中游离脂肪酸的浓度。因此,手术入侵可能会导致外科糖尿病状态,对于控制不佳的糖尿病患者应考虑到这一点。

四、免疫系统对入侵的反应

体内的免疫系统反应有两种:一种是由细菌感染或组织损伤诱发的免疫反应,另一种是由交感神经系统和内分泌系统介导的对手术入侵或压力的反应(三位一体:交感神经系统 - 内分泌系统 - 免疫系统)。后一种免疫反应是基于对压力中心——下丘脑的手术入侵和压力信息的整合,以及来自下丘脑的离心反应,该反应由自主神经系统,主要是交感神经系统和肾上腺髓质,以及内分泌系统(主要是垂体 - 肾上腺皮质)介导。激素、细胞因子、神经肽、肥胖肽、儿茶酚胺和其他信号物质被释放。这些物质与淋巴组织、胸腺和脾脏中的淋巴细胞、单核细胞和巨噬细胞等免疫细胞膜表面的受体结合,并激活免疫细胞。被激活的免疫细胞释放各种细胞因子和神经肽,通过传入的反馈机制调节下丘脑、自主神经系统和内分泌系统的反应(图 2-Ⅱ-10)。

细胞因子是由各种细胞在体内发生入侵时产生的。细胞因子不仅在局部运输,而且在整个身体的血液中运输,并在免疫反应中作为细胞之间的信号传递者对入侵发挥重要作用(细胞因子诱导反应)。

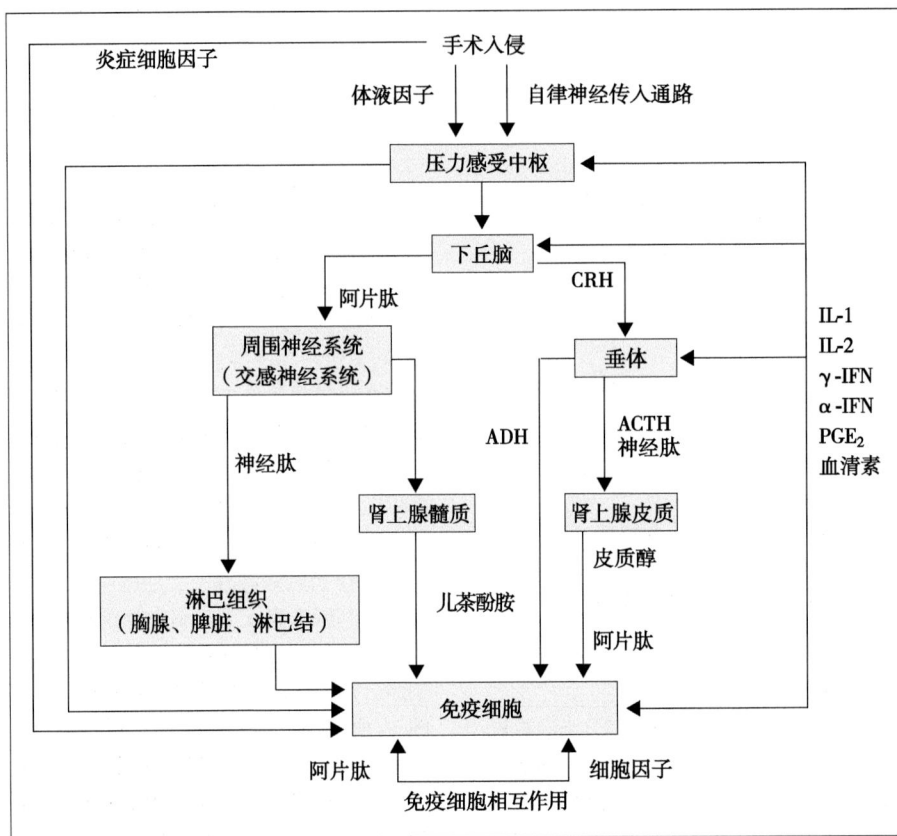

图 2-Ⅱ-10　手术入侵与中枢神经系统 - 内分泌系统 - 免疫系统的相互作用

(細川, 2001[27]) より改変)

(一)口腔手术和细胞因子

当因手术入侵而发生局部细胞破坏和炎症时,白细胞介素(interleukin,IL)-1 和肿瘤坏死因子(tumor necrosis factor,TNF)在早期首先被诱导产生,信息传递到被入侵部位的周围细胞(血管内皮细胞、成纤维细胞、肌细胞等),诱导产生 IL-6 和其他细胞因子,信息传递到整个身体。IL-6 是一种作用于肝细胞的细胞因子,可促进 C 反应蛋白(C reactive protein,CRP)等急性期蛋白(acute phase protein)的合成,还可诱导 B 细胞分化和抗体产生以保护身体。口腔手术后血清 CRP 水平的增加与血液中 IL-6 的反应面积有明显的相关性(图 2-II-11)。此外,有报道称,术后发热与 IL-6 的血液扩散性增加密切相关。IL-6 是一种在外周血中稳定的细胞

因子,由于它能长期而敏感地反映生物侵袭的情况,它可以成为评价口腔手术围手术期侵袭程度的有用指标。

(二)麻醉剂(镇静剂)对免疫系统的影响

众所周知,适当的术中镇静和镇痛可以抑制交感神经系统的过度兴奋,抑制神经内分泌反应。关于静脉注射镇静剂对免疫功能影响的研究表明,苯二氮䓬类药物抑制了巨噬细胞的迁移和吞噬作用,并抑制了炎症细胞因子的产生,如 IL-1、IL-6 和 TNF-α。丙泊酚除了抑制炎症细胞因子(IL-1β、IL-10 和 TNF-α)的产生外,还能抑制中性粒细胞产生活性氧、过氧化氢和一氧化氮。右美托咪定可减少 IL-1β 和 IL-6 的产生,抑制 HPA 系统的激活,并抑制肾上腺皮质的皮质醇分泌(表 2-II-3)。

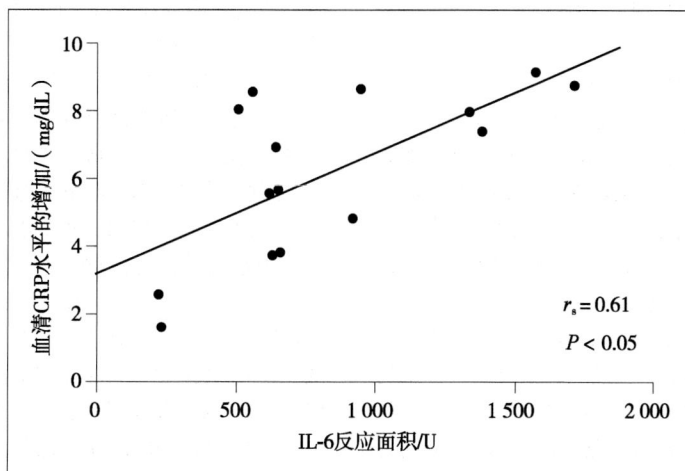

图 2-II-11　外科手术中血清 C 反应蛋白(CRP)水平的增加量与白细胞介素 -6(IL-6)反应面积的关系　　　　　　　(Miyawaki et al, 1996[29])

表 2-II-3　静脉镇静药物对免疫功能的影响

静脉镇静药物	作用
苯二氮䓬类药物	抑制白细胞介素(IL)-1、IL-6 和肿瘤坏死因子(TNF)-α 的产生 抑制巨噬细胞的迁移和吞噬作用
丙泊酚	抑制 IL-1β、IL-10 和 TNF-α 的产生 抑制活性氧、过氧化氢和一氧化氮的产生 改善血管内皮细胞功能不完善
右美托咪啶	减少 IL-1β、IL-6 的产生 抑制下丘脑 - 下垂体 - 肾上腺的激活

(Nseir et al, 2010[32] より改变)

在一项关于普通麻醉剂和细胞因子的研究中，挥发性麻醉剂相对于静脉麻醉剂，手术入侵的 TNF-α、IL-6 和 IL-8 的水平较低。此外，相比丙泊酚，使用七氟醚的缓和围术期 IL-6 水平低，表明它可能有更强的抗炎作用。

Ⅲ　检查和测试

一、生命体征

生命体征是身体状况的基本指标。生命体征是基本信息，不仅应在全身麻醉和镇静期间监测，在接受其他治疗的患者也应该随时监测。4 个基本参数是体温、血压、脉搏和呼吸频率，但由于这些参数本身并不能反映中枢神经系统的紊乱，因此可以增加意识状态作为第 5 个参数。

（一）体温

成人的腋下体温约为 35~37℃，鼓膜上体温约为 36~38℃。由于测量部位不同，数值自然不同，因此最好是尽可能接近深层温度来测量体温，如靠近皮肤表面的大血管。不仅需要确认数值，还需要确认测量部位。由于存在昼夜节律，最好是在一天的同一时间（最好是在醒来后立即）比较数值，以了解每日的变化。它还受到环境温度、以前的运动和饮食的影响。就妇女而言，有必要考虑到由于生理周期而产生的波动。体温的升高反映了基础代谢的活动，由于甲状腺激素水平过高，可能很容易偏离参考值。在中暑的情况下，它也是一个重要的指标，在这种情况下，体内产生的热量和通过皮肤血流和汗液从体内释放的热量之间的平衡被环境条件或循环障碍所扰乱，在慢性营养不良的情况下，基础代谢降低。

儿童的基础代谢比成人更活跃，基线体温比成人高 1~2℃。在儿童中，皮肤血流的神经控制不像成人那样成熟，所以他们更容易受到外部温度的影响。如果儿童的皮肤较凉，会有比成人更高的低体温风险。

（二）血压

身体血压与心率一起，是估计循环状态的最佳指标。

因此，间接测量一般是在仰卧位休息后，在与心脏大约同一水平的上臂上缠上袖带，在减压时测量柯氏音（图 2-Ⅲ-1）。最好是测量两只手臂，并比较结果，以确认左右两侧的差异。由于需要将袖带压力充分提高到高于收缩压，然后再进行减压，高血压患者可能会因袖带的强烈收紧而感到疼痛，因此需要注意。此外，当动脉硬化导致血管弹性下降时，柯氏音变得不清晰，用听诊法测量可能会有困难。如果由于各种原因无法用袖带在上臂进行测量，也可以在小腿或大腿上进行测量，但在这种情况下，参考值与在上臂测量的参考值不同。

末梢血管中的动脉压波形是收缩压和舒张压差异较小的心脏的射出波和高频成分在末梢血管前端的反射波的合成波形，收缩压和舒张压之间的差变大。由于这个原因，离心脏更远、直径更小的下肢血管的收缩压被放大，显示出比上臂更大的数值，尽管下肢的平均压力比中心的低。

（三）脉搏

通过触摸桡动脉等，计算 15~20 秒的脉搏，并计算 1 分钟的脉搏。除了脉搏计数外，还要注意左右桡动脉之间的脉搏压力是否有较大差异，以及各次心跳之间的间隔是否变得不规则或脉搏跳动。如果没有心律失常，脉搏和心率是一致的。如果脉搏不规则，建议立即用心电图监测心率。

交感神经系统兴奋时，脉搏增加，副交感神经系统紧张时，脉搏减少。这些由自律神经系统介导的反应受到各种类型压力的影响。此外，由于新陈代谢的增加或减少，它随着体温而增加或减少。心输出量是单次输出量和心率的乘积，但它对心输出量的变化贡献更大，因为单次输出量只能变化 70~100mL，而心率即使在静止状态下也能变化 50~110 次 /min。特别是，衰老和疾病抑制了心肌的舒张功能，导致单次输出量的小幅上升，而脱水等会使前负荷减小，从而使单次心输出量降低。由于老年人的心率增加很小，前负荷的减少很可能导致血压下降，因为心输出量低。

此外，在运动过程中，静脉回流因肌肉收缩和其他因素而增强，有利于心室充血，因此即使在心率比休息时高的情况下，也能保持较高的心输出量。肌肉质量和循环血量之间存在正相关，同样的心率在运动能力强的肌肉发达者和患有肌肉疏松症的老年人中具有不同的生理意义。此外，由于心率会随着气压感受器的反射而波动，因此有必要根据身体血压和心率随时间波动的情况来解释数值。

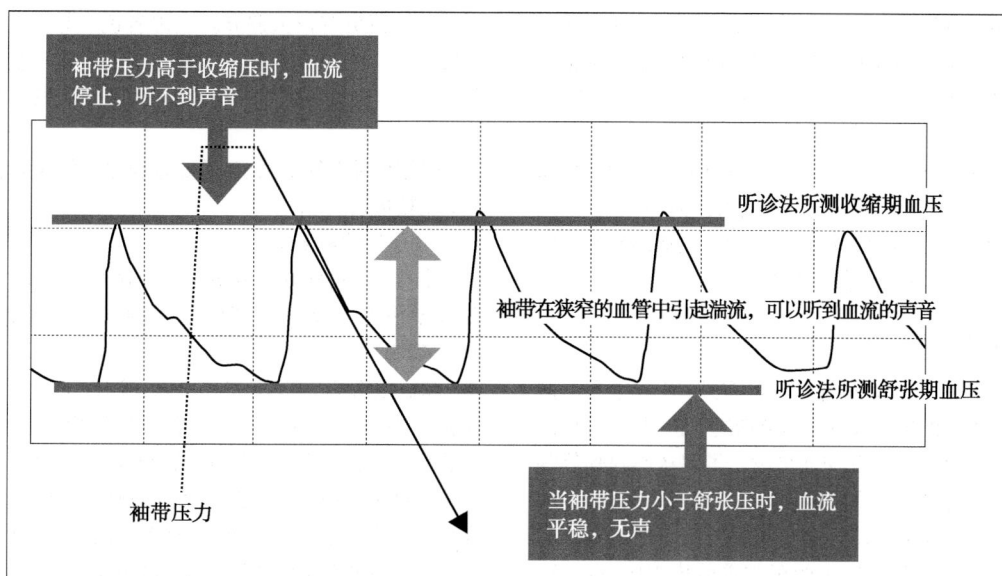

图 2-III-1　用袖带间接测量动脉血压（听诊法）

当袖带压力高于收缩压时，由于血流受阻，不会产生血管音。当袖带压力低于舒张压时，不会产生特殊的声音，因为血流是平稳的。当袖带压力介于两者之间时，会出现血管狭窄和湍流，从而产生柯氏音。袖带宽度应约为上臂周长的 40%（成人约为 12cm），以使袖带压力能充分到达血管。

心率很容易被神经介导的反射所改变，它可以比其他生命体征更快地改变心输出量。在心律不齐或血管迷走反射的情况下，有可能突然出现每分钟 30 次左右的心动过缓，导致意识丧失。

（四）呼吸频率

虽然这一指标简单且重要，但近年来在临床实践中却往往被忽视。脉搏血氧仪如今价格便宜，经皮动脉血氧饱和度（SpO_2）测量变得很普遍，这似乎让呼吸频率被忽视的趋势变得更明显。然而，这些不同的指数是相辅相成的，绝不能相互替代。

通过观察 30 秒的胸腔运动并计算每分钟的呼吸次数来计算呼吸频率。为了不忽视轻柔的胸腔运动，视点应降低到患者胸腔的高度。此时，观察是否存在气道梗阻，以及胸腔和腹部的垂直运动是否有任何偏差或奇怪之处。如果难以辨别是否有呼吸，可将耳靠近患者口边，以确认空气流动情况。

一般来说，成人静息呼吸频率的正常范围是每分钟 14 至 20 次。呼吸频率超过每分钟 30 次应视为紧急情况，不应因为经皮动脉血氧饱和度正常而拖延。

通气量无意识地得到调节，以保持恒定的 P_aCO_2。如果身体因发热或甲状腺功能亢进症等新陈代谢过剩，产生更多的二氧化碳，通气速率会增加，但呼吸速率的增加比 P_aCO_2 的增加更占优势。相反，由麻醉性镇痛剂引起的中枢性呼吸抑制会导致呼吸频率明显下降（<12 次 /min）。此外，当各种病症的代谢性酸中毒发展到一定程度时，呼吸频率会代偿性地增加，导致过度通气。

呼吸中枢基本上对 P_aCO_2 作出反应，但在长期高碳酸血症或严重低氧血症的情况下，它受 P_aO_2 控制。通过观察呼吸量和呼吸模式的相对变化（胸腹交错和每分钟循环量的变化），我们可以推测是否存在呼吸中枢紊乱。

当由于休克等导致全身状况恶化（特别是代谢性酸中毒进展）时，代偿性过度通气可以防止血氧恶化至最后阶段。由于循环动力学最初是通过激活交感神经系统来维持的，因此呼吸频率的增加往往是病情恶化的最敏感指标。

（五）意识状态

无论患者的意识状态如何，都应该对上述四项生命体征进行评估，但有些患者可能对呼叫反应迟钝，或表现出兴奋或不安。这种意识异常往往是由中枢神经系统的紊乱引起的，应予以治疗。在失去意识的情况下，如下所述，应考虑基础生命支持（BLS），但即使患者有意识并测量了生命体征，如果观察到意识状态的异常,应使用 3-3-9 度日本昏迷评分(Japan Coma Scale, JCS)或格拉斯哥昏迷评分(Glasgow Coma Scale, GCS)进行评估,然后对神经系统进行更详细的评估。

在临床实践中,意识是通过对某些刺激(如呼叫或疼痛)的同声反应程度来评估的,但应该注意,当传入通路神经阻滞、痛觉减弱、运动麻痹发生或肌肉放松时,评估很难进行。

二、检查方法

除了择期手术的术前检查外,以上述生命体征为重点的患者检查在紧急情况下也很重要,如病房里的突然变化和交通事故。了解从心肺骤停等紧急状况到正常术前检查的一系列检查程序,并能根据情况灵活选用优先项目,这一点非常重要。

在非紧急情况下的正常术前检查中,在一次检查中彻底了解患者的病史、家族史和一般状况等不太现实。在这种情况下,有必要进行重点体检,在有限的时间内获得必要的患者信息。在这种情况下,测量生命体征作为基本信息,十分重要。

以下是对全身麻醉前进行的术前检查的描述。

与负责患者的医生不同,麻醉医师与患者接触的机会不多,因此应努力在术前检查中与患者建立信任关系。从医疗记录和负责患者的医生那里获得的信息很重要,但可以直接确认的信息更准确。对于儿童、年轻患者和老年痴呆患者,应要求适当的陪伴者,如家庭成员或亲属的合作。在术前检查时,除了计划中的手术名称外,不包含其他信息。为了进行有效的术前检查,必须根据每个患者的情况来确定重要的优先次序。为了避免忽略患者一般状况的各种日期,事先进行全面的问卷调查会非常有效。

患者的检查包括访谈和一般检查。过去的病史和治疗过程对了解患者目前的状况很重要,应围绕访谈的重点进行系统检查。在许多情况下,很容易获得各种患者的信息,包括超声成像、包括磁共振在内的放射成像,以及各种生理测试。建议利用对患者的访谈和体检来正确解释各种信息,而不是试图从访谈和体检中收集所有信息。

(一)了解病史

意识障碍以及呼吸系统和循环系统的疾病对全身麻醉有很大的影响,所以有必要了解患者的病史和目前的状况。当患者用医学术语报告疾病名称或病情时,由于记录错误或理解不足,其内容可

能与实际情况有很大差异。当患者说"我以前得过某种病"时,如果是重要的疾病,有必要向患者询问发病时的实际症状和治疗情况,并确认患者的病情如何。

(下面,对于每个系统,需要特别注意的疾病和状况用粗体表示。)

1. 中枢神经系统

卒中,如脑梗死或脑出血、短暂性脑缺血发作、癫痫发作、吞咽困难、通气过度综合征、头晕、严重头痛等

应注意发病的时间和频率以及诱发事件。应特别注意后遗症和残存神经功能障碍的状况,因为如果不充分了解这些情况,在从全麻苏醒时可能会忽视。此外,颈内动脉狭窄是术中低血压导致的脑栓塞的风险因素。脑瘫、神经肌肉疾病、口腔至咽喉部异常的患者在喂食时常有吞咽困难,还可能并发吸入性肺炎。如果存在痴呆症,术后失语和谵妄的频率可能会更高。

当没有照顾者了解独居老人的日常状况时(近年来这种情况越来越多),就必须依靠自我报告,而且必须高度注意,因为痴呆症可能难以识别。即使没有痴呆症,也有许多其他需要注意的地方,如药物治疗依从性差或营养不足的医疗疏忽。

2. 循环系统

心肌缺血(心绞痛和心肌梗死)、心律失常(特别是有头晕和意识障碍)、高血压、心力衰竭、起搏器和植入式心律转复器

患者的呼吸和循环系统储备可以通过日常生活中允许的运动负荷程度来估计,如运动习惯、行走状态、爬楼梯和其他 ADL。还应具体询问患者的症状(心悸、胸痛、气短、杂音、晕厥等)。即使患者没有报告任何主观症状,如果其在家中二楼爬上爬下有困难,很可能属于 NYHA 分级,对全身瘫痪的耐受力低,有术后心衰的风险。与心肌损伤和瓣膜病不同,心律失常的突然发作很容易在检查中或在非发作期的心电图检查中被漏掉,所以问诊的重要性很高。

在许多心血管疾病的病例中,患者仍在继续服药,因此应检查实际的用药情况和是否有副作用,具体内容见下文关于用药的部分。

高血压是老年人的一种常见疾病,但其控制程度不同,应确定实际的静息血压。

如果患者的心功能在围术期可能会有一定程度的恶化,应将患者转到心脏病专家处,结合心电

图以及超声心动图对心功能进行评估。此外,如果患者过去曾因缺血性心脏病导致的冠状动脉狭窄接受过支架治疗,或因心房颤动接受过预防血栓形成的预防性药物治疗,则有必要确认术后支架的通畅性,并向治疗机构询问围术期是否可以暂停使用抗血小板药物。

在与其他科室(尤其是内科)就患者是否能忍受包括全身麻醉在内的手术进行咨询时,必须尽可能具体地阐明侵入程度,而不是问:"全身麻醉是否可行?"尽可能地明确侵入性的程度是很重要的。例如,"在全麻下进行约30分钟的微创拔牙手术,并进行鼻腔插管"与"使用肌肉松弛剂和麻醉性镇痛剂,进行约6小时的高度侵入性手术,解剖一块骨头"是有区别的。答案可能与"我们计划输注超过2L的液体和可能的红细胞浓缩液,以治疗约800mL的出血"不同。描述手术的紧迫性也有助于了解患者是否会从心血管疾病的治疗中获得比计划中的手术更多的好处。

3. 呼吸系统

肺炎、肺气肿、肺结核、呼吸急促、呼吸困难、感冒症状、夜间打鼾、支气管哮喘、吸烟史

当呼吸功能长期处于病态时,身体会有一定程度的适应,主观症状可能比疾病的症状要轻。即使在这种情况下,也可以评估患者在日常生活中能够承受的负荷程度。注意不要忽略表明呼吸困难进展的症状,如长时间说话时不能屏住呼吸,或进食时常常需要休息。

目前,支气管哮喘广泛采用吸入性类固醇治疗,控制良好的病例也越来越多。但是,如果根据患者自己的意愿停止治疗或不治疗,在全身麻醉和人工呼吸的情况下,病情可能会恶化,变得更加严重,所以要检查治疗情况。

如果打鼾的症状显著,有可能存在上气道狭窄,如阻塞性呼吸暂停综合征,这是术后可能的问题之一。患者可能不知道问题的程度,因此要从患者的室友或住院处获得有关患者的睡眠状态和白天强烈嗜睡的信息。如果是高度肥胖的患者,可能难以在高位入睡,因此在睡前要检查他们的姿势。

有相当数量的吸烟者,而且经常有患者不顾术前警告继续吸烟的情况。对于那些在被警告后才答应戒烟的患者,简单的训斥并不能解决问题,因此,有必要反复具体解释继续吸烟的危害和术前戒烟的必要性,并随时了解他们的实际吸烟情况。

特别是在手术前立即吸烟,会导致血液中的一氧化碳浓度显著增加,因此,有必要让患者尽早进入医疗机构。

虽然感冒症状是最常见的呼吸道症状,但根据上呼吸道感染的程度和与流感的区别等,手术和麻醉可能推迟。因此,有必要听取患者的症状、发病后的进展和治疗状况。

4. 消化系统和内分泌疾病

回肠炎,肝硬化,反流性食管炎,糖尿病,甲状腺功能障碍

尽管通过血液检查评估肝脏疾病很重要,但肝昏迷和黄疸的病史及其治疗是估计疾病严重程度的重要信息。因为胃肠道疾病可能伴随着营养不良,所以在询问患者时应同时询问其进食情况。容易发生胃反流的患者,如反流性食管炎患者,经常抱怨餐后胸部不适,包括胃灼热。

糖尿病是一个潜在的庞大患者群体,经常会遇到。除了发病时间和胰岛素及其他药物的内容外,还必须确定是否有低血糖发作以及是否有酮症酸中毒等意识障碍。低血糖的并发症,如血管、肾脏和神经系统紊乱,对全身麻醉有很大影响,仅仅参考糖化血红蛋白水平这一个值是不充分的。

在没有认识到主观症状的情况下,甲状腺激素的异常在未经治疗的人中是比较常见的。应注意不要忽视甲状腺肿大和发热,特别是年轻人。老年人的甲状腺功能减退症有时会被误认为慢性心力衰竭或痴呆症。

5. 过敏症

对药物和食物过敏,过敏性休克

必须调查对药物和食物的过敏情况。特别是要详细讨论过去发生过敏性休克的原因。

应检查过敏的起始时间、症状的严重程度以及反复过敏反应的历史。还应检查支气管哮喘、特应性皮炎和花粉症。还要检查是否有金属过敏和接触性过敏原,如橡胶制品。要特别注意某些水果,如甜瓜和猕猴桃,因为它们与乳胶抗原有交叉反应。

在许多情况下,不可能确定过去在医疗机构中使用的物品的过敏情况,但可以根据药物使用情况估计与药物(抗菌剂、消炎镇痛剂等)有关的风险水平。

6. 其他

肾衰竭、血液病、妊娠、免疫学异常

对于因肾衰竭而进行透析的患者,要检查透

析时间、净体重和透析用分流血管的部位。如果患有血液病,尤其是凝血功能异常和血小板低下,手术中发生止血和 DIC 的风险会增加。对于自身免疫性疾病,患者往往长期服用类固醇,应检查其用药情况,必要时提供类固醇保障。就女性患者而言,有必要了解怀孕和月经状况,但如果不方便直接询问,应寻求女性工作人员的帮助。

(二) 手术史和麻醉史

这是既往史中最重要的部分。如果患者以前做过全身麻醉,如果可能的话,回顾一下那次的麻醉记录是很有用的,以确认患者在围术期不会出现药物过敏或插管困难等问题。如果住院时间比平时长,就有可能出现围术期问题,应进行详细检查。在询问患者的麻醉史时,要注意在很多情况下,患者不懂得镇静和全身麻醉的区别。

(三) 用药情况

如果患者有正在治疗的疾病,有必要获得患者正在服用何种药物的信息。在询问用药情况时,参照用药手册,一般注意事项如下:①明确实际用药情况,因为患者并不总是按照指示服药;②明确药物的治疗效果和副作用(如抗血小板药物导致的出血倾向,降压药物导致的头晕例如,抗血小板药物导致的出血倾向,降压药物导致的白天头晕,如镇痛剂或诱导睡眠的药物引起的白天头晕,抗胆碱药物引起的口渴或尿潴留)。

有些药物在用药后可能在相对较长的时间内保持活性,或可能引起反弹。特别值得关注的是抑制血小板功能或血液凝固的药物、皮质类固醇、包括睡眠诱导药物和抗抑郁药在内的精神药物,以及循环系统激动剂,如 β 受体阻滞剂、抗高血压药和抗心律失常药。如果难以确定在围术期是否应继续用药或是否可以暂时停药,应尽快咨询开具处方的医疗机构。由于非专利药品的广泛使用,药品的名称比以往任何时候都更加多样化,因此要注意识别所介绍的药品。

此外,要注意从医疗机构以外的渠道获得的一些保健品和草药在长期服用时可能会导致电解质异常和其他副作用。作为避孕药的低剂量药物,需要在手术前 1 个月内停止使用,所以要注意不要遗漏了关于这一点的确认。最近,出现了一些案例,如甲基苯丙胺、西地那非和诱导睡眠的药物,这些药物可能引起系统性肝炎的问题,但无需通过医疗机构,通过互联网就能获得。

(四) 家族史

根据有血缘关系的亲属在治疗上,特别是在全身麻醉下进行的手术中的困难,筛查遗传病的可能性,如恶性高热病和神经肌肉疾病。

(五) 患者检查

对患者的直接观察提供了无法从检查数据或影像诊断中获得的信息。虽然现在有越来越多的机构将术前检查和麻醉分开,但在获得足够的经验之前,最好尽可能多地对自己所负责麻醉的患者进行检查,并积累临床经验,将术前信息与麻醉管理联系起来。

应测量所有患者的生命体征。

检查在患者进入房间并坐好之前就开始了。有呼吸或循环系统问题、贫血或消耗性疾病的患者即使走一小段路也可能呼吸困难,而且坐下后可能需要一段时间才能使心悸消退。问候和交谈的方式包含了许多异常的线索,如听力损失、迷失方向、脑梗死的后遗症和痴呆症等。计算体重指数(body mass index, BMI) $[$ 体重(kg)/ 身高(m)$^2]$ 是为了便于比较,特别是在病态消瘦(BMI 低于 18)的情况下,有可能出现营养不良的状态,而肥胖(BMI 超过 35)则会增加全身麻醉包括气道清理的风险。即使在 BMI 值较大的肥胖症中,也存在肥胖体型的个体差异,如梨形(下肢的皮下脂肪)和苹果形(腹部的内部脂肪)。即使在相同的肥胖程度下,肌肉质量也是不同的,这取决于日常运动习惯的程度,有必要单独评估循环系统和气道阻塞的程度。

在观察面部外观时,必须检查左右瞳孔的差异;观察面部表情,如帕金森病特有的面部表情缺乏和面神经麻痹引起的面部肌肉不对称;不仅要检查张口时的牙齿,还要检查腭部、口腔软组织和颞下颌关节的异常情况。用压舌板来观察腭扁桃体的大小。如果舌头较大,可能很难闭上嘴,看起来会有些不雅。应仔细观察舌头是否因下颌骨发育不良而相对较大,或舌头组织本身是否较大。颈部的活动度以及张口障碍和牙齿、牙列的异常对插管有很大影响,应同时检查。如果头部活动受限,观察上肢的神经系统症状是否由姿势诱发。在面对面观察患者时,同时触诊两个手腕的桡动脉。如果身体左右两侧有明显差异,应测量双侧血压,如果差异超过 20mmHg,应怀疑有血管病变。

因为胸部检查需要脱衣服,而且很费时间,如果根据患者的病史、目前的病史和胸部 X 线片认为没有必要，可以省略。对于认为需要的患者，应在进行胸部听诊的同时，观察呼吸时的胸廓运动。在检查呼吸状态时，除了听诊外，还可以通过使用脉搏血氧仪来轻松确认是否存在低氧血症。与没有各种医疗技术的时候相比，听诊器检查的重要性已经下降。特别是有了超声成像，已没有必要进行详细的心脏听诊，但应注意不要忽视明显的发现，如收缩期和舒张期杂音。如果听到杂音，应进行额外的超声成像，以确定它是否是病理性的。

自主呼吸时的呼吸声比人工呼吸时的呼吸声更安静，但在有噪音的情况下，应注意区分呼气和吸气的声音。在中度以上的气胸或无气胸的情况下，根据听诊部位的不同，呼吸音可能消失或减弱。即使在有感冒症状的情况下，肺部出现杂音，这一发现强烈提示炎症可能不局限于上呼吸道，应仔细调查是否存在肺炎或支气管炎。呼气时的喘息声是支气管哮喘的特征，具有诊断价值，但应注意的是，并非所有的肺区都能听到喘息声，存在区域差异，而且严重的病例喘息声非常微弱。此外，在听诊时检查颈部动脉是否有杂音，可用于筛查颈内动脉狭窄。

尽管在术前很少进行腹部检查，但在术后检查胃肠道状况或检查有腹部症状的患者时，可以进行腹部触诊和听诊。腹部检查应在仰卧位进行，腹部肌肉略微弯曲，没有张力。应定期进行腹部听诊，以了解正常状态下胃肠运动时可听到的肠管蠕动音。当患者诉说腹痛时，重要的是确定腹壁的紧张程度，特定区域是否有触痛，以及是否有反跳痛（当手缓慢按压后放松时引起的强烈腹痛），这些是腹膜刺激的症状。当回肠炎状态下发生胀气时，腹部听诊时听到的独特的金属声很重要。如果有提示严重疾病的发现，如腹膜炎或回肠炎，立即向有关科室寻求帮助。

四肢和体表不应忽视的发现包括皮下出血点和水肿，前者表明有出血的倾向，后者表明皮下水肿。如果观察到水肿，可以通过用手指在胫骨前表面或其他有底层骨组织的区域用力按压，通过留下的压痕程度来估计液体潴留的程度。周围区域如手指的强烈冷感是交感神经过度活跃或血管病变导致的周围循环不足的表现。

如果有脑梗死病史或怀疑有神经肌肉疾病，不仅要听取患者的意见，还要检查患者在日常生活中的哪些活动有困难；上肢的握手、屈肘、抬肩等，下肢则要求患者移动四肢，以评估脚踝、膝盖和大腿的运动是否受到限制或有明显差异。特别是要检查关节的活动范围，预估手术时的位置。

三、临床试验

临床试验可大致分为标本试验和生物功能试验。当尿液、粪便或其他人体排泄物，或血液或组织样本被用于测试时，它们被称为标本，而对这些标本进行的测试被称为实验室测试。使用各种仪器检查患者身体功能的测试，如呼吸功能和心电图，就是生物功能测试。

（一）抽样检查

1. 一般临床检查

尿液分析

a. 颜色

正常的尿液颜色是淡黄色至淡黄褐色，没有浑浊。对外观的粗略观察（如浊度和异常的颜色）可以提供重要的信息（表2-Ⅲ-1）。

表 2-Ⅲ-1　尿的颜色与原因

尿的颜色	原因
几乎无色	多尿、尿崩症
黄色	摄入维生素 B_2、B_{12} 时
黄褐色	胆红素尿症、尿毒症
暗褐色、黑色	高铁血红蛋白尿症、黑色素尿症
红色、红褐色	血尿、血红蛋白尿症、肌红蛋白尿症
绿色	细菌感染、服用吲哚菁绿
蓝色	服用靛蓝胭脂
乳白色	乳糜尿

b. 尿量、尿液比重

健康成年人的尿量为 500~1 600mL/d，2 500mL/d 或以上为多尿，400mL/d 或以下为少尿，100mL/d 或以下为无尿。尿液比重是由肾脏的重吸收程度决定的，它随着尿量的减少而增加，随着尿量的增加而减少。有必要检查比重是否与尿量相称，或是否由于肾脏异常所致。

c. pH

尿液通常呈弱酸性（参考值：6.0~6.5），pH 低于 4.5 为酸尿，pH 高于 7.5 为碱尿。酸尿见于代谢性和呼吸性酸中毒，如糖尿病和慢性阻塞性肺疾病。碱尿常见于代谢性和呼吸性碱中毒，如呕吐和过度通气综合征。

d. 尿蛋白

正常人每天从尿液中排出约 40~100mg 的蛋白质，排泄量超过 150mg/d 属于异常，应怀疑是否有肾炎和肾病综合征。

e. 尿液中的葡萄糖

当血糖水平超过 180~200mg/L 时，近端肾小管的葡萄糖吸收阈值被超过，尿糖变成阳性。糖尿病是导致尿糖阳性的最常见原因，但当肾脏疾病导致排泄水平下降时，即使血糖水平正常，也可能检测到尿糖。钠 - 葡萄糖耦联转运体（sodium-glucose linked transporter，SGLT）有两种类型，即 SGLT1 和 SGLT2，它们在细胞的葡萄糖和钠摄取中起作用。SGLT2 抑制剂能阻止葡萄糖的重吸收，从而使多余的糖分随尿液排出体外。尿液葡萄糖测试成为阳性。尿糖测试呈阳性，但这并不表明糖尿病的病情已经恶化，这点需要格外注意。

f. 酮体

酮体（乙酰乙酸、β- 羟丁酸和丙酮）是脂肪分解的中间产物，由于碳水化合物的缺乏和葡萄糖代谢的减少，体内以脂类为能量来源的脂质代谢增加，因此从肝脏产生。如果是阳性，则怀疑是糖尿病酮症酸中毒、饥饿和脱水。

g. 隐血

尿液隐血试验阳性表明肾脏或泌尿系统的某一部位有出血现象。血尿是指红细胞随尿液排出的一种情况。血红蛋白尿和肌红蛋白尿也呈阳性，但沉淀物中看不到红细胞。

h. 胆红素和尿素原

胆红素阴性和尿蛋白原弱阳性是正常的。胆红素和尿路蛋白原同时增加，怀疑有肝胆疾病，仅尿路蛋白原增加，怀疑有溶血性贫血，尿路蛋白原阴性，怀疑有胆道梗阻。

i. 尿液沉淀物

尿沉渣是在头镜下检查尿液中的红细胞、白细胞、上皮细胞、圆柱体和晶体。红细胞的增加提示出血性疾病，白细胞的增加提示尿路感染，上皮细胞的增加提示膀胱炎，而圆柱体的增加提示肾病综合征。

2. 血液学测试

（1）红细胞沉降率

在有炎症的情况下，红细胞沉降率会更高。标准值是男性为 2~10mm（1 小时后），女性为 3~15mm（1 小时后），20mm 或以上在男性和女性中都是不正常的。

（2）血细胞检查（表 2-Ⅲ-2）

表 2-Ⅲ-2　血细胞检查的项目与参考值

检查项目	参考值
红细胞数	男性（4.35~5.55）× 10⁶/μL 女性（3.86~4.92）× 10⁶/μL
白细胞数	（3.3~8.6）× 10³/μL
血小板数	（158~348）× 10³/μL
血红蛋白浓度（Hb）	男性 13.7~16.8g/dL 女性 11.6~14.8g/dL
血细胞比容值（Ht）	男性 40.7~50.1% 女性 35.1~44.4%
红细胞常数	MCV（平均红细胞体积）83.6~98.2fL MCH（平均红细胞血红蛋白量）27.5~33.2pg MCHC（平均红细胞血红蛋白浓度）31.7~35.3g/dL

（日本臨床検査標準協議会
基準範囲共用化委員会編，2014[1]）

a. 红细胞计数

红细胞按重量占血胞成分的 96%，其总重量的约 1/3 是血红蛋白。标准值为男性（4.35~5.55）× 10⁶/μL，女性（3.86~4.92）× 10⁶/μL。一般来说，男性 4.0 × 10⁶/μL 或以下，女性 3.5 × 10⁶/μL 或以下，可诊断为贫血。

b. 血红蛋白浓度（Hb）

血红蛋白是由红细胞中的血红素（红色素）和球蛋白（蛋白质）组成。血红蛋白在血液中氧分压高的肺部与氧气结合，并在血液中氧分压低的外周组织中释放氧气。一个分子的血红蛋白可以携带 4 个分子的氧气。标准值是男性为 13.7~16.8g/dL，女性为 11.6~14.8g/dL。10g/dL 或以下为贫血。

c. 血细胞比容值（Ht）

它是一定量的血液中所包含的红细胞体积的比率。当红细胞的数量减少时，血红蛋白的数量也会减少，血细胞比容值也会下降。男性的参考值为 40.7%~50.1%，女性为 35.1%~44.4%。

d. 红细胞常数

贫血的类型可以通过检查红细胞计数、血凝和血细胞比容之间的关系进行诊断。以下 3 个指标用于诊断贫血的类型：平均红细胞体积（mean corpuscular volume，MCV）（Ht/ 红细胞计数 × 10），平均红细胞血红蛋白量（mean corpuscular hemoglobin，MCH）（Hb/ 红细胞计数 ×10），平均红细胞血红蛋白浓度（mean corpuscular hemoglobin concentration，MCHC）。如果 MCV 小而 MCHC 低，患者为小细胞性低色素贫血；如果 MCV 正常，MCHC 正常，患者为正常细胞性贫血；如果 MCV 较大且 MCHC 正常，则患者为大细胞性贫血。参考值为 MCV 83.6~98.2fL，MCH 27.5~33.2pg，MCHC 31.7~35.3g/dL。

e. 白血球计数

白细胞因细菌和其他感染而增加，因骨髓造血功能下降而减少。当观察到白细胞计数增加或减少时，应检查白细胞分数（中性粒细胞、酸性粒细胞、碱性粒细胞、单核细胞和淋巴细胞的比例）。标准值为 $(3.3~8.6) \times 10^3/\mu L$。

f. 血小板计数

血小板参与了主要的止血机制，在血管损伤的部位形成血栓。血小板减少容易导致出血，而血小板明显增加则容易导致血栓形成。标准值为 $(158~348) \times 10^3/\mu L$，$50 \times 10^3/\mu L$ 或以下为血小板减少，$450 \times 10^3/\mu L$ 或以上为血小板增多。

（3）凝血和纤维蛋白溶解系统测试

a. 出血时间

Duke 法是通过穿刺耳垂进行的，而 Ivy 法是通过穿刺前臂进行的。标准值为：Duke 法为 1~3 分钟，Ivy 法为 1~5 分钟。

b. PT、PT-INR、APTT

PT（凝血酶原时间）和 APTT（活化部分凝血活酶时间）结合起来筛查凝血因子的异常。PT 反映外在系统（Ⅶ），APTT 反映内在系统（Ⅷ、Ⅸ、Ⅹ、Ⅻ）。PT-INR 和 APTT 用于在使用华法林、肝素和凝血酶抑制剂等抗凝药物期间进行监测。参考值是 PT 11~13 秒，APTT 27~40.0 秒，以及 PT-INR 0.9~1.1。

c. 血浆纤维蛋白原

纤维蛋白原是一种由肝脏产生的蛋白质，是血液凝固因子中的 Ⅰ 因子。纤维蛋白原是一种由肝脏产生的蛋白质，是血液凝固因子中的 Ⅰ 因子。它可用于评估血栓形成倾向、出血倾向和肝脏损伤。标准值是 200~400mg/dL。

（4）与输血有关的检查

a. 血型

在 ABO 血型中，血型是通过两种测试来确定的："正面测试"检查红细胞上是否存在 A 或 B 抗原，"背面测试"检查血清中是否存在抗 A 或抗 B

抗体。在 Rh（D）血型中，Rh 抗原的 D 抗原（C、c、D、E 或 e）的存在与否是确定的，Rh（+）意味着 D 抗原存在于红细胞膜上。99% 以上的日本人是 Rh（+）。

b. 交叉配血试验

交叉配血试验的目的是确定准备输血的相容性，防止 ABO 型不相容的输血和由于 ABO 型以外的不规则抗体引起的不相容的输血。在使用红细胞之前总是要进行交叉配血试验，但对于血浆和血小板只进行血型匹配，不进行交叉配血试验。主要的测试是在接受者的血清和捐赠者的红细胞上进行，次要的测试是在捐赠者的血清和接受者的红细胞上进行。标准值为阴性（无凝集，无溶血）。

3. 生物化学测试

（1）酶和同工酶

a. AST（天冬氨酸转氨酶，aspartate aminotransferase）〔GOT（谷氨酸草酰乙酸转移酶，glutamic oxaloacetic transaminase）〕

它分布在肝细胞、骨骼肌、心肌和红细胞等，当这些细胞被破坏时，它被排入血液（逸出酶）。在肌肉萎缩症、骨骼肌坏死、心肌梗死和溶血性贫血以及肝脏疾病中，它都会升高。参考值为 13~30U/L。

b. ALT（丙氨酸转氨酶，alanine aminotransferase）〔GPT（谷氨酸丙酮酸转氨酶，glutamic pyruvic transaminase）〕

它特异性地分布在肝细胞中，并在肝细胞被破坏时被释放到血液中（逸出酶）。一般除了在肝脏疾病中不太可能升高，其水平被认为代表着肝脏疾病。一般来说，病毒性肝炎和脂肪肝时 ALT>AST。男性的基础值为 10~42U/L，女性为 7~23U/L。肝病与血清酶之间的关系见表 2-Ⅲ-3。

c. 乳酸脱氢酶（LD）

由于 LD 分布在大多数组织中，LD 水平升高表明某个器官存在组织损伤。LD 有 5 个同工酶（LD1-5），通过分析同工酶可以估计组织损伤的部位。LD1 或 LD2 的增加是心肌梗死的征兆，LD5 的增加是肝脏损伤的征兆。参考值为 124~222U/L。

d. 碱性磷酸酶（ALP）

ALP 分布在肝细胞、胆管上皮细胞、成骨细胞和胎盘中。在婴儿和青少年的骨骼生长过程中，成骨细胞中的 ALP 升高，其值是成人的 3~5 倍。来自胎盘的 ALP 在孕妇中也会升高，从而导致浓度较高。参考值为 106~322U/L。

表 2-Ⅲ-3　肝病与血清酶之间的关系

酶的名称	急性肝炎	慢性肝炎	肝硬化	肝癌	酒精性肝炎	脂肪肝
AST	↑↑↑	↑↑	↑	↑	↑↑	↑↑
ALT	↑↑↑	↑↑	↑	↑	↑↑	↑↑
LD	↑↑	↑	↑	↑↑	↑	
ALP	→	→	→	↑		
γ-GTP(γ-GT)	↑↑	↑	↑	↑↑	↑↑↑	↑~↑↑↑
ChE	→	→	↓↓	↓↓		↑↑

↑,上升；↓,降低；→,不变；箭头的数量表示程度。　　　　　　　　　　　　　　　　　(原田,2003[3])

e. γ-GT

γ-GT 在酒精性肝病中特别高,并与酒精摄入量相关。胆汁淤积时,它也会升高。在服用抗癫痫药物、精神药物和皮质旁类固醇的患者中,它也可能升高。男性的标准值为 13~64U/L,女性为 9~32U/L。

f. 胆碱酯酶(ChE)

有两种类型的胆碱酯酶,乙酰胆碱酯酶(真性 ChE),它水解乙酰胆碱,以及拟胆碱酯酶(假性 ChE),它水解胆碱酯。乙酰胆碱酯酶分布在肌肉和神经组织中,而丁酰胆碱酯酶分布在血清、肝脏和胰腺中。胆碱酯酶的减少反映了肝脏中蛋白质合成的减少,是肝功能障碍的一个指标。男性的参考值为 240~486U/L,女性为 201~422U/L。

g. 肌酸激酶(CK)

有 3 种类型的肌酸激酶同工酶:CK-MM 来自骨骼肌,CK-MB 脑来自心肌,CK-BB 来自平滑肌。在血清中的同工酶几乎都是 CK-MM,CK-MB 占几个百分点,CK-BB 占不到 1%。CK 水平高怀疑是肌肉和大脑的组织损伤。正常人 CK 的生理范围很大,剧烈运动后 CK 水平可能很高。男性的参考值为 59~248U/L,女性为 41~153U/L。

CK-MB 是一种源自心肌的逸出酶,在心肌损伤或心肌梗死患者会升高。它在急性心肌梗死发生后 4~6 小时开始增加,在 12~24 小时达到最高水平,3~4 天后恢复到参考值。CK-MB 活性的参考值为 25U/L 或更低。

h. 心肌肌钙蛋白 T

肌钙蛋白是构成心脏和骨骼肌的肌纤维的收缩蛋白。肌钙蛋白复合物有 3 种类型——肌钙蛋白 C、T 和 I,但肌钙蛋白 T 具有非常高的心脏特异性。心肌肌钙蛋白 T 存在于心肌细胞质中,在诊断急性心肌梗死、不稳定心绞痛和心肌炎时非常有用,因为它甚至在微小或早期心肌损伤时也会释放到血液中。参考值为 0.10ng/mL 或更少。

i. 脑钠肽(BNP)

BNP 是一种主要从心室分泌的肽类激素,具有利尿和扩张血管的作用。心力衰竭患者的分泌量增加,其心肌因左心室舒张末期压力的增加而被拉伸。BNP 随着心力衰竭的严重程度而增加,作为心脏功能障碍和预后的指标非常有用。参考值为低于 18.4pg/mL。

(2) 含氮成分

a. 尿素氮(UN)

当蛋白质的代谢物氨在肝脏中代谢时,会产生氮。尿素氮是构成血清中尿素的一种氮素成分。它由肾脏的肾小球过滤并随尿液排出。由于肾血流量减少或肾功能障碍导致尿素排泄功能受损时,它就会升高。参考值为 8~20mg/dL。

b. 肌酐(CRE)

肌酐是肌酸的最终代谢产物,它是肌肉中的能量来源。它通过肾小球过滤并随尿液排出,不被肾小管再吸收。肾血流量减少和肾功能障碍时,它的含量会升高。男性的参考值是 0.65~1.07mg/dL,女性是 0.46~0.79mg/dL。

c. 尿酸(UA)

尿酸是嘌呤的最终代谢产物,嘌呤是核酸和 ATP 的组成成分,其大部分在尿液中排泄。高尿酸血症是痛风的原因之一,由于肾功能下降,尿酸排泄受到影响,导致尿酸水平升高。男性的标准值为 3.7~7.8mg/dL,女性为 2.6~5.5mg/dL。

(3) 葡萄糖代谢

a. (随机)血糖

血糖所测量的是葡萄糖。葡萄糖被运送到肝

脏,在那里以糖原的形式储存起来,然后释放到血液中,为各组织提供能量。随机血糖水平是指在任何时候获得的血糖水平,不考虑进食的时间。血糖在任何时候达到或超过 200mg/dL 被认为是糖尿病。住院患者的血糖测量为每日 7 次:每餐前、每餐后的 2 次和就寝前。

b. 空腹血糖

空腹血糖是指从前一天晚上开始禁食至少 10 个小时后,在当天早餐前测量的血糖水平。空腹血糖水平达到或超过 126mg/dL 就认为有糖尿病,如果另一天的血糖水平再次达到或超过 126mg/dL,患者就被诊断为糖尿病。参考值为 70~110mg/dL。

c. 葡萄糖耐量试验

葡萄糖耐量试验是一种测量口服固定量(75g)葡萄糖溶液后的血糖水平的方法。从前一天开始禁食至少 10 小时后,空腹抽血(空腹血糖),并在摄入 75g 葡萄糖溶液后 30 分钟、1 小时和 2 小时测量血糖水平。参考值是负荷前血糖<110mg/dL,负荷后血糖<140mg/dL。

d. 糖化血红蛋白

糖化血红蛋白(HbA1C)是红细胞的血红蛋白和葡萄糖通过非酶反应结合而成。高血糖状态下,即糖含量越高,血红蛋白的糖基化率就越高,因此 HbA1C 也越高。一个红细胞的寿命大约是 120 天(4 个月),而 HbA1C 反映了过去一两个月的平均血糖水平,这相当于一个红细胞寿命的一半。HbA1C 水平被用作长期血糖控制的指标,参考值为 4.9%~6.0%(NGSP)。

(4)电解质、酸碱平衡

a. 钠

钠浓度的异常不仅是因为钠过量或缺乏,还因为水相对于钠的异常而发生。高钠血症是相对于 Na 而言的水的缺乏。低钠血症是一种相对于钠而言的水过量状态,对钠的纠正应缓慢进行,因为它可能引起意识障碍。细胞外液中的钠在维持血浆(血清)渗透压中起着重要作用。

血清渗透压 =Na × 186 + 血糖水平 /18

渗透压可以通过上述近似公式计算。参考值为 138~145mEq/L。

b. 钾

基线血清钾浓度在 3.6~4.8mEq/L 的狭窄范围内,并随着钾转入和转出细胞以及肾脏流出而变化。异常的 K 水平是由胰岛素作用、酸碱失衡和肾功能紊乱引起的。此外,高钾血症和低钾血症都

可能发生心律失常和心搏骤停,这也是由腹泻和呕吐引起的,所以如果在手术前发现异常值,应推迟手术进行纠正。

c. 氯

氯的增加和减少与钠平行,并且与 HCO_3^- 的波动方向相反,因为它的作用是保持细胞外液的总阴离子浓度不变。细胞外液中阳离子总量和阴离子总量之间的差值被称为阴离子间隙(AG),可以用以下公式近似表示:

AG(标准值 12 ± 2mEq/L)=Na^+ −(Cl^- + HCO_3^-)。

氯代谢的异常可分为与钠代谢异常有关的异常和由酸碱平衡异常(HCO_3^-)和其他阴离子变化引起的异常。在出现高氯血症时,HCO_3^- 减少,怀疑存在代谢性酸中毒。AG 是区分代谢性酸中毒原因的一个指标。参考值为 101~108mEq/L。

d. 钙

血清中大约 50% 的钙是游离的 Ca^{2+}(电离的钙),它在生物活动中起着重要作用,如肌肉收缩和血液凝固中的细胞内信号转导,其余 40% 与白蛋白等蛋白质结合。99% 的钙在骨骼和牙齿中,其余 1% 的钙在血清中。钙水平是自由 Ca^{2+} 和蛋白结合的 Ca^{2+} 之和。钙水平是自由 Ca^{2+} 和与蛋白质结合的 Ca^{2+} 之和。在碱中毒中,如过度通气综合征,体液中的 H^+ 减少,促进蛋白质与 Ca^{2+} 结合,使自由 Ca^{2+} 减少,导致四肢抽搐。参考值是 8.8~10.1mg/dL。

(二)生物功能检查

1. 胸部 X 线片

应检查胸廓的大小和形态、心脏阴影的大小、肋骨的形态和间距、肺野的亮度和异常阴影、肺门阴影、肺部形态、气管的厚度和偏差以及膈肌的位置(图 2-Ⅲ-2)。如果心脏阴影大,心胸比(CTR)超过 50%,则怀疑是心脏肥大。气管的大小对于确定气管导管的大小也很重要。检查肿瘤或粘连导致的气管偏移、压迫和狭窄也很重要。

2. 动脉血气分析

在动脉血气分析中,可以通过动脉血液中的 pH、氧分压、二氧化碳分压和碳酸氢根离子的浓度来确定是否存在肺功能障碍和人体的酸碱平衡。

(1)pH

参考值为 7.4 ± 0.05。pH 低于 7.34 称为酸中毒,pH 高于 7.46 称为碱中毒。pH<7.0 和 pH>7.8 会有生命危险。

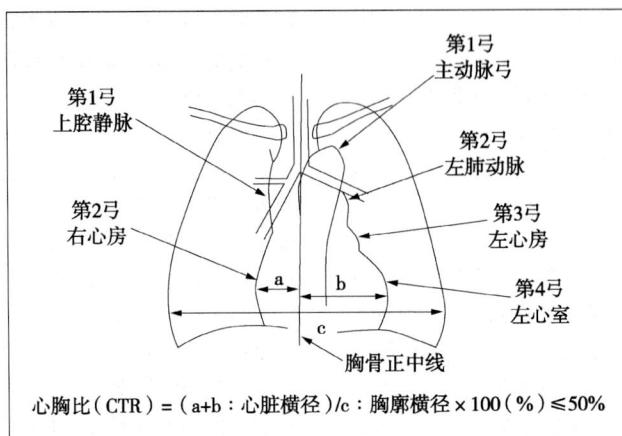

图 2-Ⅲ-2　正面胸部 X 线片与心胸比

心胸比（CTR）＝（a+b：心脏横径）/c：胸廓横径×100（%）≤50%

（2）动脉血氧分压（PaO$_2$）

这表示溶于动脉血液的氧气压力，参考值为80~100mmHg。P$_a$O$_2$ 随年龄增长而降低，仰卧位比坐立位低，并与吸氧浓度成比例增加。P$_a$O$_2$ 低于280mmHg 称为低氧血症，P$_a$O$_2$ 低于260mmHg 称为呼吸衰竭。导致 P$_a$O$_2$ 下降的原因是肺泡通气不足、通气/血流比失衡、生理分流增加和肺部扩散能力下降。

（3）动脉血中二氧化碳的分压（PaCO$_2$）

参考值为 38-46mmHg，其反映了肺泡的通气状态，通气不足时较高，过度通气时较低。P$_a$CO$_2$ 50mmHg 定义为通气不足。P$_a$CO$_2$ 上升时会呈现呼吸性酸中毒、脑血管扩张、脑血流量增加、颅内压增高。P$_a$CO$_2$ 降低时呈现呼吸性碱中毒，脑血管收缩、脑血流量减少，出现认知障碍。

（4）碳酸氢根离子（HCO$_3^-$）

它是细胞外液的缓冲系统之一，其标准值为2~28mEq/L。pH 由两个因素调节，HCO$_3^-$ 和 P$_a$CO$_2$。当 HCO$_3^-$ 增加时，pH 增加，出现代谢性碱中毒；当 HCO$_3^-$ 减少时，pH 下降，出现代谢性酸中毒。

（5）碱剩余（base excess，BE）

它是酸碱平衡的指标之一，测量碱的过剩（缺乏）状态。标准值为 –2.0~2.0mEq/L，是指在 37℃、P$_a$CO$_2$ 40mg 条件下，将动脉血滴定到 pH 7.4 所需的酸或碱量。如果 BE 为正值，则怀疑代谢性碱中毒；如果 BE 为负值，则怀疑代谢性酸中毒。

3. 呼吸功能测试

（1）肺活量测定

测量呼吸过程中的呼气和吸气的生理测试是肺活量测试，测试得到的记录是呼吸描记图。呼吸描记图是来自肺活量测试的记录。呼吸描记图是根据呼吸的每个阶段进行分割的（参考图 2-Ⅰ-11）。肺容量的基本剂量是体积（V），两个或多个体积的总和是容量（C）。潮气量（tidal volume，TV）的标准值是正常人的 400~500mL，它是呼吸功能中的一个基本容量。

a.肺活量（vital capacity，VC）和肺活量百分比（%VC）

肺活量（VC）是指从吸气点（最大吸气位置）到呼气点（最大呼气位置）的呼气量。它与性别、身高和年龄有关。健康成年人的标准值是男性3 500mL，女性 3 000mL。肺活量百分比（%VC）是预测的肺活量与实际测量的肺活量之比，可根据 Baldwin 基于年龄和身高的预测公式计算的。

肺活量百分比＝实际测量的肺活量/
预测的肺活量 ×100（%）

Baldwin 的预测公式是

男性：[27.63–（0.112× 年龄）] × 身高（cm）
女性：[21.78–（0.101× 年龄）] × 身高（cm）
能够计算出预测肺活量的标准值。

低于 80% 的 %VC 被认为是限制性通气障碍（图 2-Ⅲ-3），其中包括肺不张、肺纤维化和肺水肿。60% 至 80% 的 %VC 被认为是轻度限制性通气障碍，而低于 50% 的 %VC 与术后肺部并发症的高发率有关。果测得的肺活量低于 15mL/kg，术后很难排出痰液和分泌物，可能需要进行人工呼吸管理。用力肺活量（forced vital capacity，FVC）是指从最大吸气位置到呼气点的呼气量，比正常 VC 小。

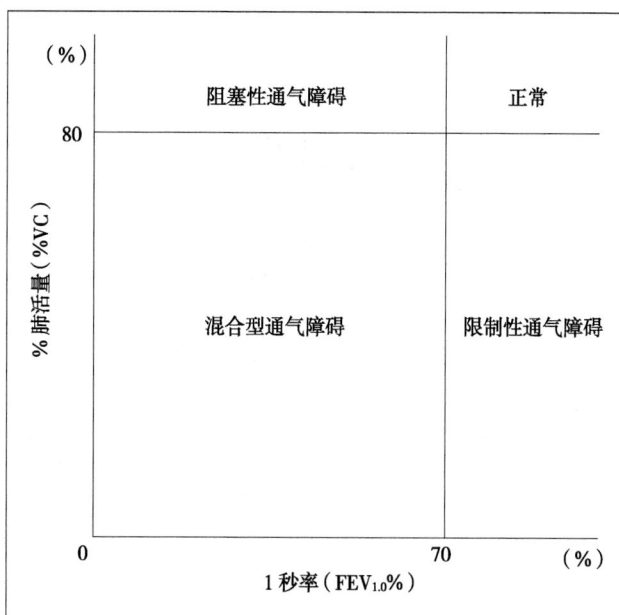

图 2-Ⅲ-3　阻塞性通气障碍和限制性通气障碍

b. 1 秒用力呼气量（forced expiratory volume 1.0, $FEV_{1.0}$）和 1 秒率（$FEV_{1.0}\%$）

1 秒用力呼气量（$FEV_{1.0}$）是指从最大吸气位置开始 1 秒内排出的呼气量。1 秒率（$FEV_{1.0}\%$）是 $FEV_{1.0}$ 与 FVC 的比率。

1 秒率（$FEV_{1.0}\%$）=［1 秒用力呼气量（$FEV_{1.0}$）/用力肺活量（FVC）］×100（%）。

$FEV_{1.0}\%$ 小于 70% 为阻塞性通气障碍（图 2-Ⅲ-3），由支气管哮喘、肺气肿、慢性支气管炎等引起。尤其是 %VC 小于 80%，$FEV_{1.0}\%$ 小于 70%，有混合性通气障碍（图 2-Ⅲ-3），是由尘肺、肺结核后遗症、过敏性肺炎等引起。

c. 功能残气量

功能残气量（FRC）是指在静止呼气状态下肺部剩余的气体体积，在健康成人中大约为 2 400mL。它是呼气储备量（expiratory reserve volume, ERV）和残余量（RV）之和（参考图 2-Ⅰ-11）。FRC 不能用肺活量计测量，在阻塞性通气障碍中较大，在限制性通气障碍中较小。如果 FRC 增加太多，如肺气肿，通气率就会下降，可能导致缺氧。FRC 的降低也可能导致 PaO_2 的降低。

4. 心脏功能检查

（1）心电图

心电图（ECG）是由心电图仪记录的心脏收缩产生的心肌动作电位随时间变化的波形。12 导联心电图包括标准肢体导联（Ⅰ、Ⅱ和Ⅲ）、单极肢体导联（$_aV_R$, $_aV_L$, $_aV_F$），以及胸导联（V_1~V_6）。标准肢体导联是双极导联，其中导联Ⅰ代表左手和右手之间的电位差，诱导Ⅱ代表左脚和右手之间的电位差，诱导Ⅲ代表左脚和左手之间的电位差。单极肢体导联是指从右肩、左肩和横膈膜方向记录电变化的波形，电变化与标准肢体诱导一起投射到正面。胸导联是通过将电的变化投射到在第四和第五肋间的高度切成一圈的胸部水平面上而记录的波形。肢体导联反映了Ⅰ和 $_aV_L$ 导联的左心室前壁和高侧壁的电变化，Ⅱ和 $_aV_F$ 导联的膈下平面，以及 $_aV_R$ 的右肩至左心室和右心室腔的电变化。在胸导联中，V_1 和 V_2 导联反映了右心室和左心室后壁的电变化，V_3 和 V_4 导联反映了左心室前壁、心室间隔和心尖的电变化，V_5 和 V_6 导联反映了左心室侧壁的电变化（图 2-Ⅲ-4）。

由于麻醉时电极的数量有限，所以采用标准的监护仪引导，有两种引导方法：三导联和五导联（图 2-Ⅲ-5）。三导联基本上是一种肢体导联法，连接在左下腰部的电极为正侧，右肩的电极为负侧。在五导联中，可以得到与标准肢体导联相同的Ⅰ、Ⅱ、Ⅲ、$_aV_R$、$_aV_L$ 和 $_aV_F$ 波形。此外，通过在任何胸部诱导部位安装白色电极，可以监测单一的胸部导联

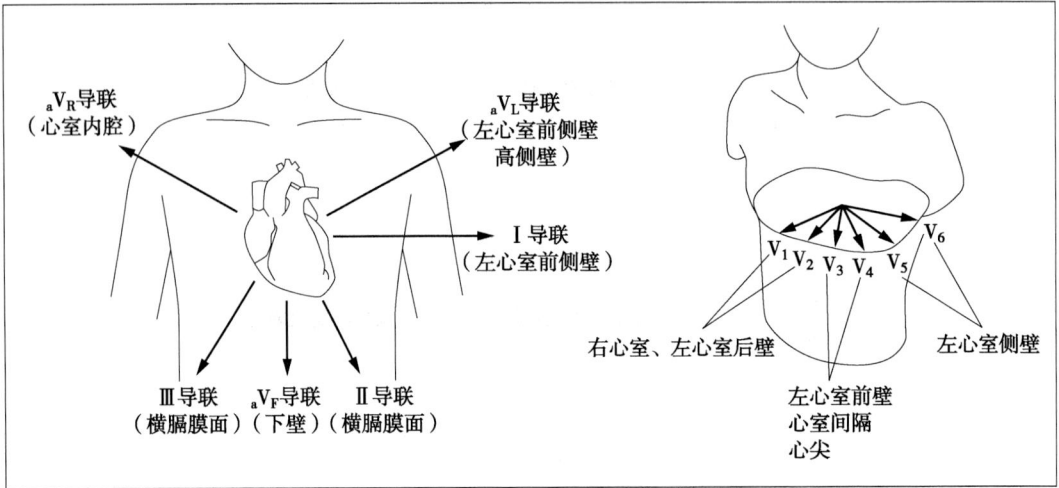

图 2-Ⅲ-4　标准肢体导联和胸导联的意义

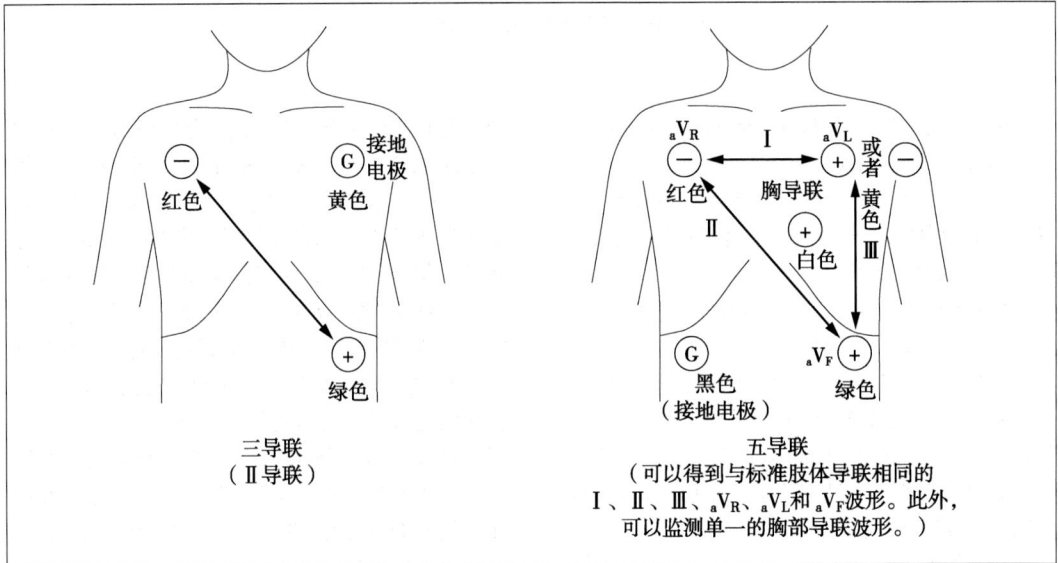

图 2-Ⅲ-5　三导联和五导联

波形。当主要目的是观察心律失常时,选择 V_1,而当目的是确定心肌缺血时,可选择 V_5 或 V_6。此外,CM_5(胸骨和 V_5)、CS_5(右锁骨下和 V_5)和 CC_5(右胸和 V_5)导联应作为改良的双极导联进行监测,以更好地观察 ST 的变化(图 2-Ⅲ-6)。CM_5 和 CS_5 诱导可以捕获 80% 的 ST 变化。

心电图的波形以字母表中 P 开始的 6 个字母命名,即 P、Q、R、S、T 和 U 波,P 波表示心房兴奋(去极化),PQ 间期表示房室传导时间,QRS 波表示心室去极化,ST 部分表示心室兴奋的极化,T 波表示心室肌的复极化(图 2-Ⅲ-7)。各种心律失常、心肌梗死、心绞痛(劳累性和非典型性)和心室肥大大都可以通过心电图诊断出来。

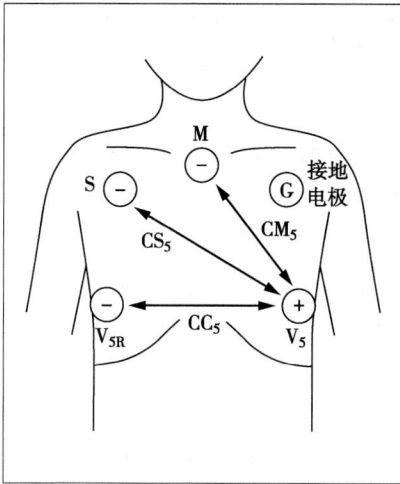

图 2-Ⅲ-6　CM₅/CS₅/CG₅ 导联

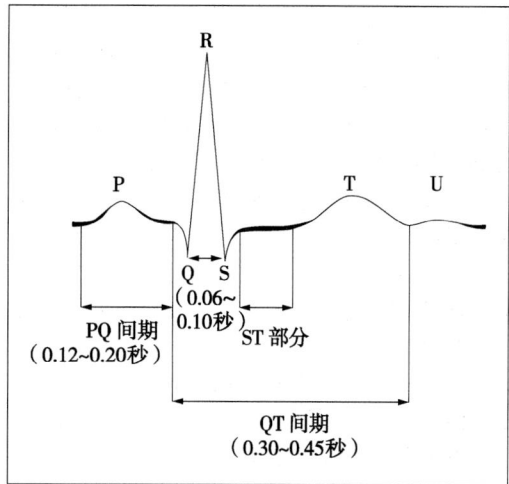

图 2-Ⅲ-7　心电图波形与各部分的名称

（2）负荷心电图

当静息心电图中观察到 ST-T 异常或怀疑有潜在的缺血性心脏病时，要进行运动负荷试验来评估循环系统的储备。运动压力测试包括 Master 二级梯运动试验和踏车运动试验。目前，踏车运动试验是主流测试。可定期增加皮带的倾斜度和速度来调整负荷，通过运行测试来检测心肌缺血和运动引起的心律失常，并评估运动耐力。

（3）动态心电图

动态心电图是在短期心电图检查没有发现异常，但怀疑有心律失常或心绞痛时，一天 24 小时记录心电图的方法。它对诊断静止状态下的心绞痛和心律失常很有效。

（4）超声心动图（心脏超声检查）

这是一种通过高频超声波的反射来检查器官形状和质量的方法。这种方法与 X 线不同，没有辐射，所以反复检查对身体没有不良影响。超声波使我们能够在心脏跳动时实时观察心脏的运动。彩色多普勒法显示了心房和心室的大小、心室壁的厚度以及瓣膜的形状和运动，揭示了心脏中的血流和异常情况，如瓣膜缺陷和室间隔缺陷。左心室射血分数（ejection fraction，EF）是超声检查中最重要的测量指标。可由射血分数（EF）=（左心室舒张末期体积 – 左心室收缩末期体积）/ 左心室舒张末期体积计算得出。健康人的标准值约为 60%~80%，如果低于 50%，就有心脏病的可能。

5. **肝脏和胆道功能测试**

染料排泄试验

a. ICG 试验（indocyanine green test）

ICG 是一种绿色染料，进入血液后只被肝脏吸收并在胆汁中排泄。该试验可用于评估染料的流入、摄入、肝内处理和排入肝脏等过程的整体损害。标准值是血液停滞率为 10% 或更低（15 分钟值）。

6. **肾功能测试**

肌酐清除率

肌酐清除率表示排泄肌酐的能力。肌酐在通过肾小球过滤后不被肾小管重吸收而随尿液排出。当通过测量血清肌酐和尿液肌酐来计算肌酐清除率时，还可以确定肾小球滤过率（eGFR）。它可以测量肾脏的肾小球功能，是肾功能障碍的一个指标。参考值是 91~130mL/min。

Ⅳ　监测

一、监测的意义

监测是观察的行为。由于全身麻醉的患者是无意识的，因此有必要客观地监测生命活动是否正常进行。基本的生命体征是呼吸和循环。如果呼吸和循环正常，即使患者处于全身麻醉状态，无法做出反应,也能保证患者生命安全。

通过听诊胸壁,我们可以同时听到呼吸和心脏的声音,并直接确认心脏在跳动,患者在呼吸。虽然心脏和呼吸可以通过声音直接识别,但还是需要进行定量监测,以评估各自是否正常工作。

可以通过测量尿量来监测肾功能。就中枢神经系统而言,可以对脑血流和脑电图进行监测,以确定大脑是否受到损害或是否达到了充分的镇静。神经和肌肉监测器也被用来确定麻醉期间肌肉放松的程度。

这样一来,监测就从确认基本的生命体征发展到同时确认每个器官的功能。

麻醉期间对监测的另一个需求是疼痛监测。有人试图通过评估与疼痛有关的交感神经反应来测量疼痛的程度,但这仍在发展之中。

除了上述确认活体状态的监测仪外,还建立了一个确认麻醉医师的设置,如氧气浓度、麻醉剂浓度和通气量在麻醉期间是否保持正确的系统,以确认麻醉医师的工作是否得到正确执行。

在20世纪90年代,由麻醉本身引起的死亡约为1万病例中有1.4例,但30年后的今天,约为15万例中有1例。

美国所统计麻醉事故率为每90万例中1例。麻醉安全性的提高主要是由于监护仪的发展,特别是脉搏血氧仪。

日本麻醉医师协会(表2-Ⅳ-1)和美国麻醉医师协会发布了安全麻醉的监测指南。两个协会都建议首先进行吸氧和通气,然后确保循环。这是因为呼吸系统并发症是麻醉期间最常见的问题。保证呼吸和优化循环是安全麻醉的基础。

二、呼吸系统监测

(一) 呼吸系统监测的概念

呼吸系统监测包括3个要素:有无呼吸、适当的呼吸量和适当的呼吸运动。

通过使用呼气气体监测仪(二氧化碳分析仪)检查二氧化碳的存在,可以确认有无呼吸。最重要的是呼吸量足够,而且身体获得足够的氧气。确认这一点的监测仪是脉搏血氧仪,它可以显示将氧气输送到每个器官的动脉血中是否有足够的氧气。此外,通过测量气道压力可以确认呼吸运动是否合适,并且可以确定是否有哮喘发作。除了气道压力外,还可以通过压力容量曲线来诊断肺部状况。

表2-Ⅳ-1 日本麻醉医师协会检测指南(2014年7月,第3次修订)

安全麻醉的监测指南
[序言] 日本麻醉医师协会建议采用以下指南,以维护和确保麻醉中患者的安全。这一指南适用于全身麻醉、硬膜外麻醉和蛛网膜下腔麻醉。 [麻醉期间的监测准则] (1)负责麻醉的医生应在场并持续监测患者。 (2)检查氧合情况: 监测皮肤、黏膜和血液的颜色。 应使用脉搏血氧仪。 (3)检查通气情况: 监测胸腔和呼吸袋的运动以及呼吸的声音。 全身麻醉时,应使用二氧化碳分析仪。 最好是根据需要使用通气监测仪。 (4)检查血液循环: 监测心音、触诊动脉、动脉波形或脉搏波。 应使用心电图监测仪。 应测量血压。 原则上,应该每隔5分钟测量一次血压,必要时可以更频繁。必要时应进行血压监测。 (5)检查体温: 应测量体温。 (6)检查肌肉的放松情况: 必要时应进行肌肉放松监测。 (7)脑电监测仪: 必要时应使用脑电监测仪。 [注意]使用全身麻醉机时,应根据日本麻醉医师协会制定的开机检查指南进行开机检查。

在口腔麻醉中,在药物诱导的镇静过程中应监测呼吸。在镇静过程中,存在着上呼吸道阻塞的风险。上呼吸道梗阻不会立即导致低氧血症。因此,检测上呼吸道梗阻的监测器是必要的。

(二) 脉搏血氧仪

脉搏血氧仪是一种无创测量动脉血氧饱和度的设备。动脉血中的氧饱和度或氧分压直接关系到生命,在无法进行定量分析的年代,人们从脸部的颜色来判断是否存在发绀。如果可以使用动脉血气分析,就能够确定动脉血中的氧气量。然而,这并不足以用来掌握氧合的瞬时变化。

脉搏血氧仪是一种无创、连续测量动脉血氧饱和度的设备(图2-Ⅳ-1)。正常情况下,动脉血的含氧量几乎为100%。因此,如果检测到异常值(标准值为98%~100%),可以立即发现低氧血症。

这种方法的原理是,通过测量光的吸收率来量化目视判断的发绀(图2-IV-2)。由于动脉成分随脉动而变化,通过提取吸光度随脉动而变化的部分(亮度下降)来分离动脉成分。脉搏血氧仪的原理是在日本发明的,但是通过美国麻醉医师的宣传推广活动传播到世界各地的。今天,脉搏血氧仪在全世界范围内使用,为改善患者管理的安全性做出了贡献。

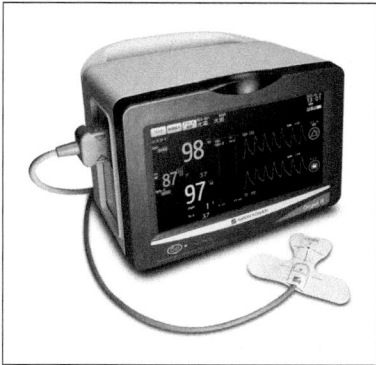

图2-IV-1 脉搏血氧仪
将测针装在指尖,可以测定动脉血的氧饱和度。
(日本光電工業㈱より提供)

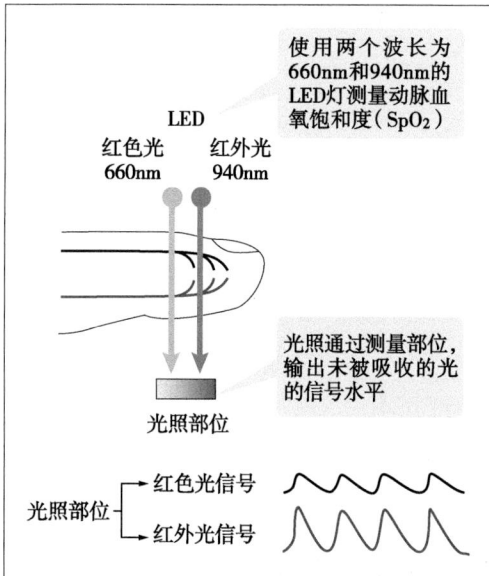

图2-IV-2 脉搏血氧仪的原理
氧合血红蛋白和脱氧血红蛋白的吸光性不同,因此,可以通过660nm和940nm的吸光度比率测定氧饱和度。

(三)二氧化碳分析仪

二氧化碳分析仪是一种连续测量呼出空气中二氧化碳的装置。从肺部排出的二氧化碳分压为35~45mmHg。确认呼出的空气中含有二氧化碳,表明:

(1)气道是开放的。

(2)正在进行通气。

(3)在器官中循环的血液正在返回肺部。

因此,不仅是数值的变化,其波形的变化也提供了很多信息。在二氧化碳分析仪中,有两种检测方法:侧流(采样)法和主流法。采样法以50~500mL/min的速度对呼吸回路中的气体进行采样,而主流法是通过将检测器插入麻醉回路来检测该气体。

二氧化碳描记图(由二氧化碳分析仪所得出的轨迹)分为Ⅰ~Ⅳ阶段(图2-IV-3)。第Ⅰ阶段显示无效腔的通气。二氧化碳的分压为零。第Ⅱ阶段是上升期,在此阶段检测到呼出的气体。第Ⅲ阶段是平台期,在此阶段呼气完成,但仍能检测到呼出的气体。第Ⅳ阶段是下降段,在这个阶段中,呼出的气体被吸气冲走。因此,呼气问题出现在第Ⅱ阶段的波形中,吸气问题出现在第Ⅲ阶段的波形中。这些波形的变化可以确定呼吸和麻醉回路的异常(图2-IV-4)。

稳定的二氧化碳描记图表明肺动脉血流是稳定的。然而,如果心输出量突然减少,由于肺部血流的减少,会出现呼气末二氧化碳分压的下降。这对于检测肺血栓栓塞症等的发生很有帮助。

(四)监测上呼吸道阻塞的情况

在镇静过程中,监测呼吸尤其重要。当镇静变得很深时,由于舌根下沉,很可能会发生上呼吸道阻塞。换句话说,可能会发生窒息。为了安全的麻醉管理,如出现上呼吸道梗阻,需要及时发现。虽然上呼吸道阻塞本身并不损害患者,但持续的低氧血症有可能造成严重的伤害。低氧血症可以通过脉搏血氧仪检测出来,但有必要在低氧血症发生之前了解危险信号。

监测上气道阻塞可以通过多种方法实现。当上呼吸道发生阻塞时,就很难检测呼出的二氧化碳。由于这个原因,二氧化碳分析仪也被用于检测上气道阻塞。如果患者插管,可以用放置在呼吸回路中的取样管准确测量呼出的二氧化碳分压,但是如果患者没有插管,并且使用了镇静剂,从一侧鼻孔取样呼出的空气可能无法给出可信的结果。

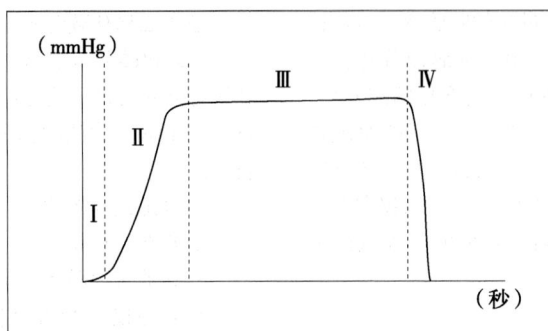

图 2-Ⅳ-3　二氧化碳描记图的波形
第Ⅰ阶段:无效腔通气。第Ⅱ阶段:上升期,呼出的气体。第
Ⅲ阶段:平台期,呼气完成后呼出的气体。第Ⅳ阶段:下降段

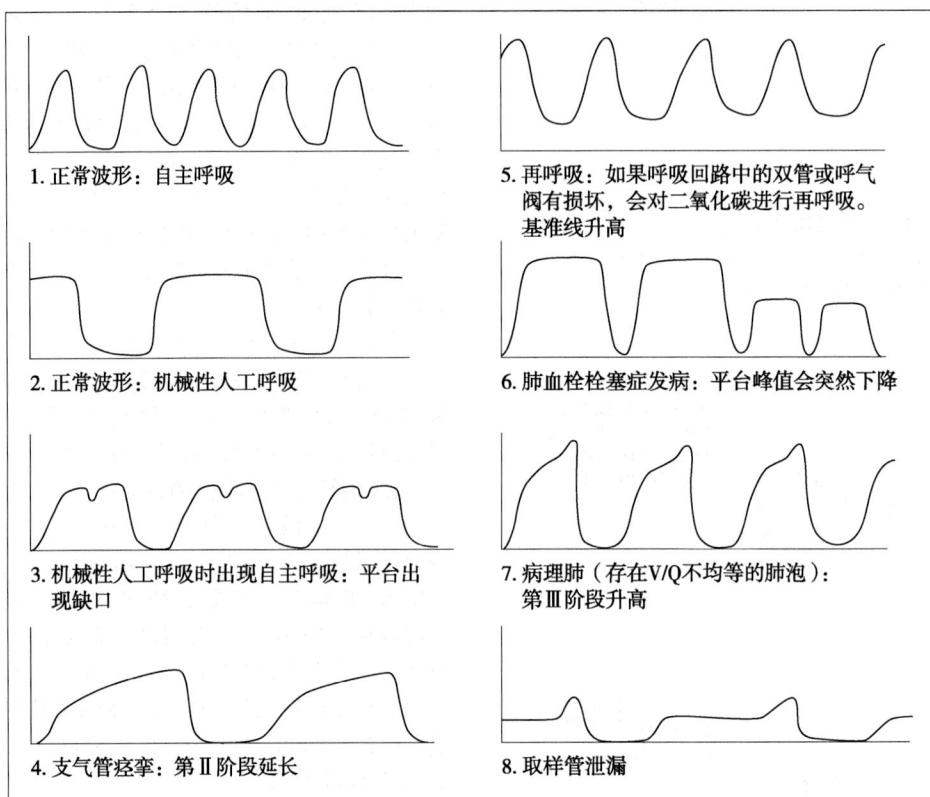

1. 正常波形:自主呼吸

2. 正常波形:机械性人工呼吸

3. 机械性人工呼吸时出现自主呼吸:平台出现缺口

4. 支气管痉挛:第Ⅱ阶段延长

5. 再呼吸:如果呼吸回路中的双管或呼气阀有损坏,会对二氧化碳进行再呼吸。基准线升高

6. 肺血栓栓塞症发病:平台峰值会突然下降

7. 病理肺(存在V/Q不均等的肺泡):第Ⅲ阶段升高

8. 取样管泄漏

图 2-Ⅳ-4　二氧化碳描记图的病理波形

　　为此,开发处了一种直接连接到连接在鼻孔上的适配器的传感器(主流法)(图 2-Ⅳ-5)。另一种方法是将氧气插管的一侧作为取样管,将吸气和呼气的空气分开(图 2-Ⅳ-6)。因为如果没有完全的阻塞,就可以检测到呼出的二氧化碳,而不完全的上气道阻塞不能仅仅通过呼出的二氧化碳的存在与否来检测。然而,从呼出的二氧化碳的波形变化中可以推断出不完全阻塞。此外,在上呼吸道不完全阻塞的情况下会产生类似于"打鼾"的声音。通过检测这种声音,可以发现上呼吸道阻塞(图 2-Ⅳ-7)。

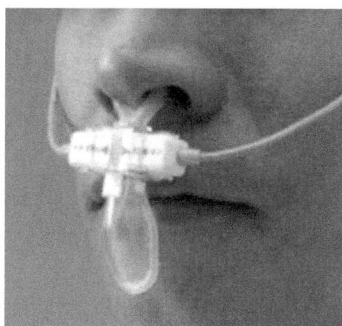

图 2-Ⅳ-5　检测自主呼吸的二氧化碳分析仪适配器
能够获取鼻孔和口中排出的二氧化碳。因为传感器直接
装在适配器上，可以同时从两处获取呼出气体。
(日本光電工業㈱より提供)

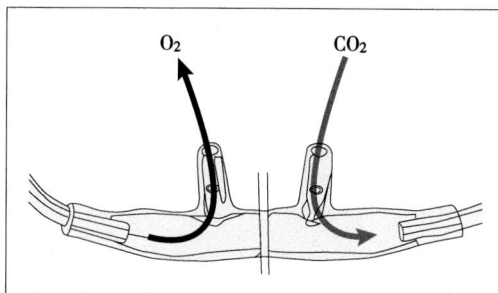

图 2-Ⅳ-6　二氧化碳分析仪测量用鼻导管
给予氧气的同时，不妨碍氧气流动，并对呼出气体进行
取样。
(泉工医科工業㈱より提供)

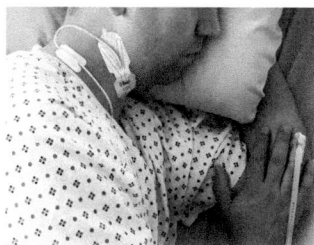

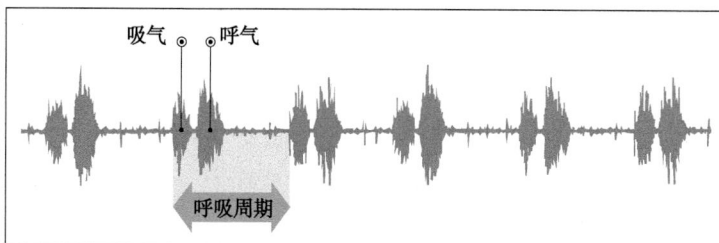

图 2-Ⅳ-7　能够检测颈部呼吸音的呼吸监测仪
通过声音可以监测呼吸运动。也可以发现上气道阻塞。
(マシモジャパン㈱より提供)

通过这种方式，人们试图客观地、定量地检测
上气道阻塞，目测确认吸气时胸部是否上升，是否
有表明上气道阻塞的呼吸困难，这也是一种呼吸监
测方法。

(五) 通气参数

1. 气道内压力

全身麻醉过程中，以麻醉回路中的压力作为
气道内压。在内径较宽的麻醉回路中，由于压力差
不大，所以可以不将测得的气道内压看作气管上的
压力，但由于末梢气道很细，所以麻醉电路上的气
压并不取决于末梢气道。也就是说，由于气道阻
力，末梢气道的压力减弱。

气道内压力对检测支气管痉挛和麻醉回路问
题而言很有用。气管内压力的突然升高可能是支
气管痉挛发生引起的，但麻醉回路问题也会造成类
似现象，所以必须仔细区分。

2. 单次通气量

安装在呼气回路中的流量计用于测量单次通

气量。适当的通气是通过分钟 / 小时通气量来判
断的，通过设置气道内压力或单次通气量，可以确
定每个患者的适当通气方式。

3. 压力 - 肺活量曲线

在人工呼吸的吸气阶段，肺部的肺泡在正压
下会膨胀。在生病的肺中，除非施加很大的压力，
否则肺泡不会膨胀(顺应性降低)。此外，在呼气阶
段，如果有末梢气道阻塞(如哮喘)，则需要更长的
时间来呼气。

这种压力和肺活量的变化呈现一个循环，而
将这个循环具体表现出来的就是压力 - 肺活量曲
线(图 2-Ⅳ-8)。这一循环的变化可用于检测肺部
的异常情况。

4. 麻醉气体浓度的监测

除了吸入的氧气浓度外，还可以不断监测吸
入和呼出的麻醉气体浓度，以检查麻醉是否正常
进行。

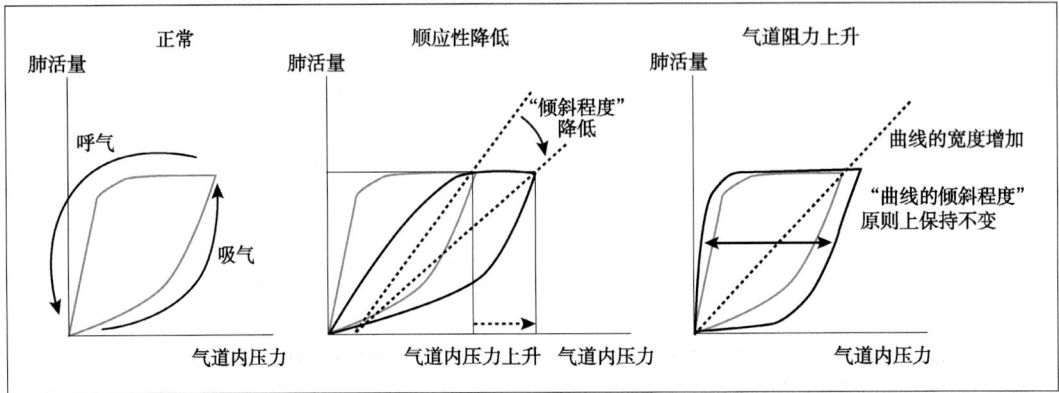

图 2-Ⅳ-8　压力 - 肺活量曲线
压力 - 肺活量曲线表示了从吸气导呼气的压力 - 肺活量滞后性。从这一曲线可以诊断呼吸运动的病理

三、循环系统监测

(一) 循环系统监测的概念

左心室射出含氧的血液,通过动脉运送到器官,血液返回静脉回到心脏。然后血液被转移到肺循环,含氧的血液返回到左心室。这一连串的事件就是循环。有必要监测这个系统是否正常运作。基本上,如果血压和心率保持不变,就被认为是功能正常。因此,血压计和心电图是最基本的监测装置。

循环系统通过以大脑为中心的指挥系统保持平衡。即使心脏或血管发生异常,血压和心率也会通过各种代偿机制维持。如果补偿机制出现问题,就会发生休克,所以有必要在补偿机制工作时检测异常情况。

充足的心输出量对于向器官输送必要的氧气而言是必要的。心输出量变化很大,大约 3~10L/min,取决于耗氧量。调节机制的作用是即使在这些大的波动中,也能将血压和心率维持在一定的范围内。因此,心输出量是由心室的活动决定的。由于心室是一个灵活的组织,可以通过调整舒张期的容积来改变单次搏动的容积,而心率的变化决定了心输出量。心输出量对于理解循环很重要,因为它包含了隐藏在血压和心率之后的信息。心输出量可以得到用数值表示的监测结果,但经食管超声心动图也可以捕捉到心脏跳动本身。在心脏病患者中,经食管超声心动图是一种有用的监测手段,因为它可以显示心脏每次跳动的运动情况。

循环系统的管理中,评估心脏活动固然重要,但还需要对心脏运送的血液和液体进行彻底评估。循环血液的体积可以直接或间接地评估。然而,由于血管系统是有弹性的,所以很难确定绝对体积是否足以满足一个人的循环系统。判断的依据是相对必要的血液量是否返回到心脏。中心静脉压和肺动脉楔压是估计循环血液相对容积的指数。然而,这些参数对评估循环血量的特异性很低,因为它们很大程度上受心率以及循环血量的影响。此外,通过分析动脉压波形和估计循环血量的相对量来估计心输出量的方法或测量中心静脉血氧饱和度的方法也已在临床上应用。

(二) 血压计

血压与心率一样是衡量血液循环的重要指标。有两种测量血压的方法:①使用袖带的间歇性血压测量(无创血压测量);②使用与检测压力的压力传感器相连的留置插管的血流动力学血压测量。

1. 无创血压测量

(1) 听诊法

这种方法通过倾听肱动脉中的血流声来测量收缩压和舒张压。当高于收缩压的压力作用于动脉时,动脉就会闭塞,当压力逐渐降低时,闭塞被释放,血液开始在动脉内流动。此时能够听到柯氏音。在听到柯氏音时的袖带压力就是收缩压。当袖带压力超过舒张压时,声音就听不到了。这时的压力是舒张压。在这种方法中,听诊器放置在肱动脉中以测量这种声音。

(2) 示波测量法

使用一个无液体或水银柱血压计。随着袖带

压力的降低,袖带下方的动脉恢复了血流。这时,压力计的指针或水银会轻微振动。这种振荡开始时的袖带压力被定义为收缩压,而振荡停止时的压力被定义为舒张压。

(3)自动血压计

在许多情况下,在麻醉过程中用自动血压计监测血压。自动血压计的测量原理是基于示波法,它可以捕捉到袖带内的脉动。在设定的时间间隔内自动进行测量。

2. 血流动力学血压测量方法

血压的测量主要是通过在桡动脉上放置一个导管。一个传感器将导管中的压力转换成电信号,血压连续显示在显示器上(图2-Ⅳ-9)。桡动脉与尺动脉一起为手部提供血流。如果尺动脉高度狭窄或闭塞,在桡动脉导管置入期间和之后,由于血流中断,手部的血流不能得到保证。因此,两个动脉的通畅性要通过艾伦测验来确认。

在手掌紧握的情况下,压迫和闭塞桡动脉和尺动脉,在手掌打开且放松对动脉的压迫时,手掌的红肿是否恢复。如果发红没有恢复或恢复较慢,则认为是不正常的,应避免置入导管。注意,许多神经纤维分布在手腕上,穿刺可能会造成神经损伤。

可以进行连续的血压测量,并且可以检测到血压的快速变化。由于可以在测量血压的同时进行动脉血采样,因此可以进行血气和血糖分析。

(三)心电图

心电图是来自体表的心脏电活动,由改良的三导联法等监测,如 CS_5。它由表示心房收缩的 P 波、表示心室收缩的 QRS 波和表示心室复极化的 T 波组成(图2-Ⅳ-10)。心电监测仪显示心率、心律失常和心肌缺血的情况与12导联心电图不同,我们不能诊断心肌缺血的部位,但我们可以通过 ST 段压低或抬高来估计心肌缺血。如果我们从12导联心电图中对应 V_5 的简单点监测诱导,我们可以更敏锐地发现心肌缺血。心电图常包括在综合监测系统中(图2-Ⅳ-11),它与血压一起是循环的最基本的监测系统。

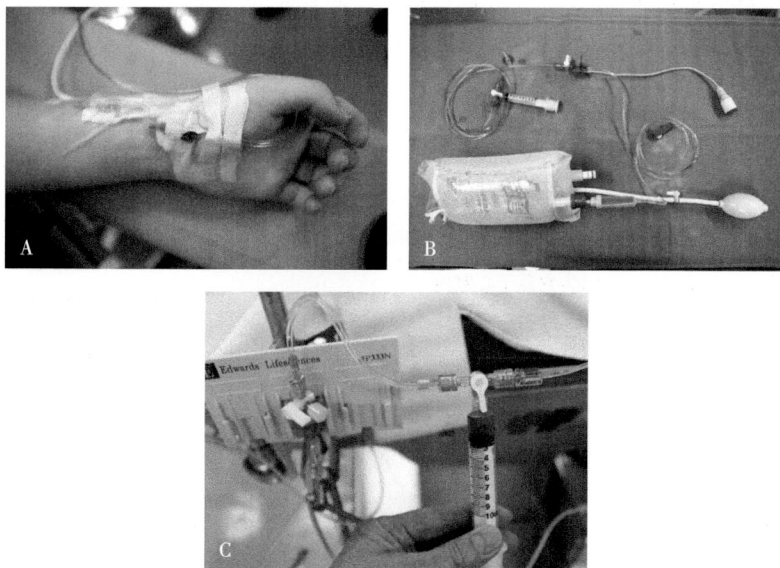

图2-Ⅳ-9 血流动力学血压测量方法
动脉压力高于静脉压力,这导致逆流进入留置导管。因此,从加压袋中通过防逆流瓣施加压力,以防止逆流。肝素化盐水以每小时1mL的速度流动,压力为100mmHg。封闭式导管中的压力由一个传感器转换成电信号,压力波形连续显示在显示器上。
A:导管放置在桡动脉中。B:加压袋和传感器。C:传感器和动脉采血注射器放置在患者的心脏水平上。

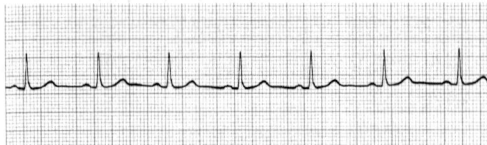

正常波形　R波按一定间隔出现

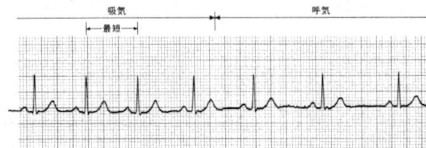

呼吸性变化　R-R间期随呼吸的变化而周期性变化

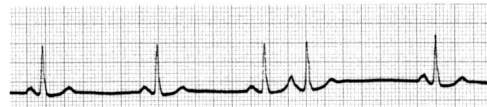

室上性期外收缩　可见有规律间隔的QRS宽度相等的R波，表明室内刺激传导相等

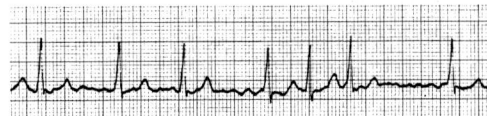

心房颤动　QRS幅度相等，但间隔不确定，心房收缩的形状不固定

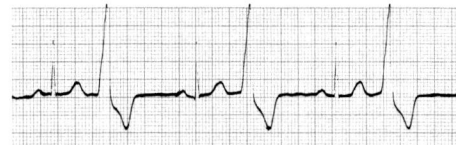

心室外收缩症　一个具有较宽QRS幅度的R波或Q波被包含在一个有规律的R波中。 这表明心室内的传导与其他R波不同，而且幅度较大，因为它源于心室内

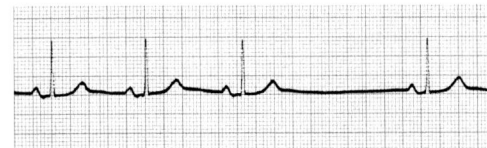

窦性阻滞　PQRST波形突然消失，表明没有从窦房结通向心房的传导波

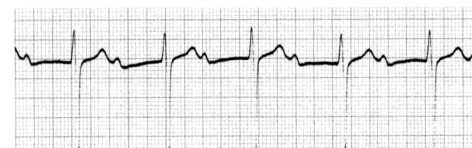

一度房室传导阻滞　PR间期延长；超过0.20秒

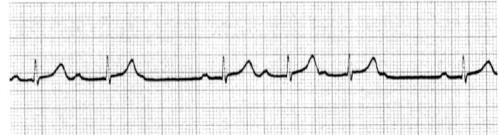

二度房室传导阻滞（Wenckebach型）　PR间期逐渐延长，QRS波形消失，出现P波。 表示没有发生心房传导

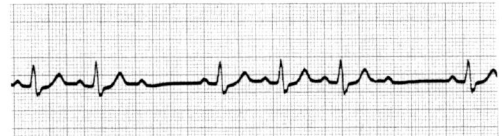

二度房室传导阻滞（Morbitz Ⅱ型）　QRS波形有缺陷，突然出现P波，但没有延长PR间期。P波的出现是与窦性阻滞的区别

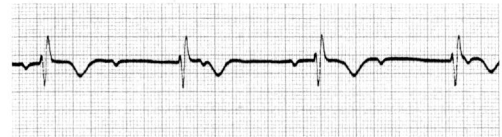

三度（完全）房室传导阻滞　P波和QRS波出现的间隔不同，互不关联，刺激传导独立发生

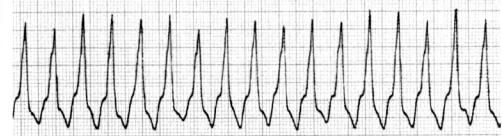

室性心动过速　连续出现大QRS宽度的波形

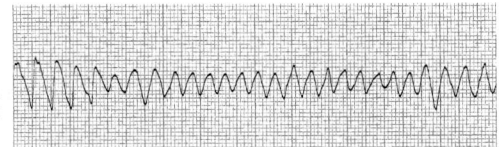

多形性室性心动过速　波形看起来像一条扭曲的带子，振幅不同

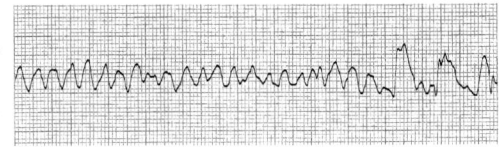

心室颤动　PQRS波形无区别，紊乱

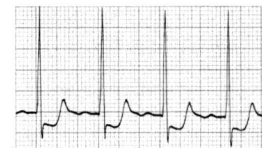

心内膜下缺血　ST-T部分下降

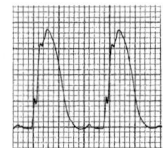

穿透性心肌缺血 ST段升高

图 2-Ⅳ-10　心电监测仪的正常波形和代表性的心律失常

（五島ほか監修, 1995[4]）

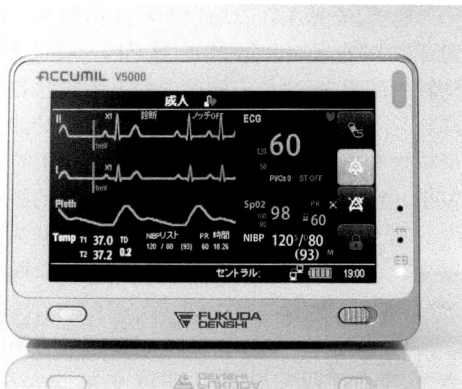

图 2-Ⅳ-11　口腔用监测仪
心电图、血压、脉搏血氧仪显示在同一个画面上。自动血
压计每隔一段时间自动进行测量。
(フクダコーリン(株)より提供)

(四) 心输出量测量

心输出量基本上可以通过耗氧量除以动脉血
氧含量的差异来确定(菲克原理)。这一原则已被
临床应用于通过再呼吸呼出气体进行的间歇性测
量,但连续测量是不可能的。

另一方面,可以通过在肺动脉中放置导管,用
热稀释法测量心输出量。同时,可以连续测量肺动
脉压力。

一根导管通过大静脉(主要是右头内静脉)插
入,并插入右心房。血液从右心房流经三尖瓣进入
右心室,然后穿过肺动脉瓣进入肺动脉。因此,通
过对沿流移动的球囊充气,导管尖端可以从右心室
到达肺动脉。导管尖端的位置可以通过监测尖端
的压力来确定。如图 2-Ⅳ-12 所示,当导管从右心
房进入右心室时,收缩压增加。此外,当导管穿过
肺动脉瓣时,舒张压上升,波形发生变化,表明尖端
已到达肺动脉。

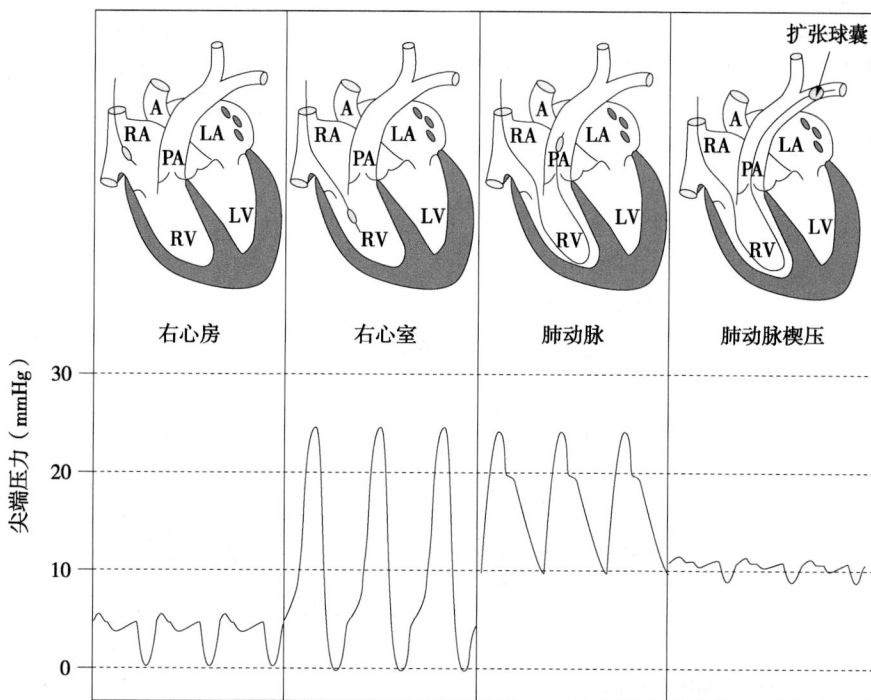

图 2-Ⅳ-12　肺动脉导管
导管穿过右心房、心室和肺动脉瓣到达肺动脉,顶端连接有一个气囊,可以打开来测量肺动脉楔
压,肺动脉导管尖端的波形显示了心脏各区域的特征压力波形。当导管从右心房进入右心室时,
收缩压增加,而当导管进入肺动脉时,舒张压增加,因此可以确定导管尖端的位置。

(Klabunde[6])

在肺动脉中,随着导管的推进,血管的直径变窄,球囊到达(楔入)血管闭塞的地方。这时导管顶端的压力称为肺动脉楔压。这个压力被认为对估计左心房的血液回流很有用,因为它是通过肺部毛细血管到达左心房的压力。

热稀释法的心输出量是一种通过测量从中央静脉注入冷水引起的温度变化来测量右心室输出量的方法,温度传感器连接在肺动脉导管上。虽然这种方法是间歇性的,但通过连续测量导管中加热终端下游的温度变化,可以连续观察心输出量。然而,据报道,在肺动脉中留置导管是有创的,而且不一定能改善患者的预后,因此正在寻求一种更无创的方法。

动脉中的留置导管的压力变化表明动脉压力的变化。因此,基于动脉压的心输出量(arterial pressure based cardiac output,APCO)作为一种通过动脉压波形估计心输出量相对变化的方法已在临床中得到应用。在 APCO 中,利用从大量患者身上采集的肺动脉导管,根据热稀释法的测量值和他们的年龄、性别、身高、体重得出一个回归方程,并估计出单次输出量。由于这些只是估计值,在解释所显示的数值时,应牢记与实际测量值可能存在误差。由于动脉压力波形每时每刻都在变化,所以会连续显示单次心输出量。

此外,动脉压在收缩期和舒张期周期性地波动,但在呼吸周期中也会波动。这是因为吸气会增加胸腔内压力,压迫位于胸腔内的上腔静脉和下腔静脉,并减少这些静脉到右心房的回流,导致每搏量减少。当静脉回流较高时,胸膜腔内压的影响较小,但当静脉回流较低时,胸膜腔内压的影响变大,每个呼吸周期的变化也变大。这被量化为冲程量变化(stroke volume variation,SVV)和脉搏指数(pulse index,PI)。

它被定义为 $SVV=(SV_{max}-SV_{min})/SVmean \times 100(\%)$,表示由于呼吸引起的脉搏波变化的大小(图 2-Ⅳ-13)。

脉压变化(pulse pressure variation,PPV)$=(PP_{max}-PP_{min})/(PP_{max}+PP_{min})/2 \times 100$,也显示脉搏波变化的大小。这被用作静脉回流的相对数量的指示。然而,它并不一定表示循环血量的多少。

(五)中心静脉压

流经全身的血液通过上腔静脉和下腔静脉(中心静脉)涌入右心房。因此,如果知道有多少液体存在于这些血管中,就可以估计出参与手术循环的血液量。知道血管的直径可以更准确地说明它们的充盈情况,但要知道它们并不容易。我们因而反之通过测量中心静脉的压力来估计血液充盈。

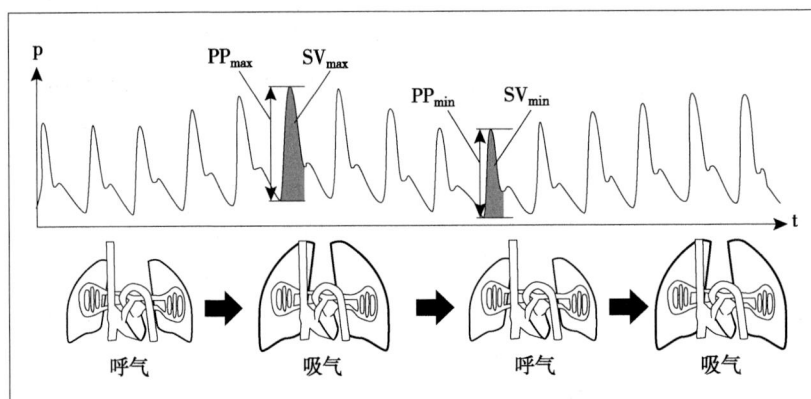

图 2-Ⅳ-13 动脉压波形分析
分析各个动脉压的波形能够推测出单次心输出量。动脉压随着吸气和呼气而变化。这一变化的大小与静脉返流量成反比。返流量越小,变化越大。　　　　　　　　　　(文献 7 より改变)

参考值约为 3~10cmH$_2$O。然而,中心静脉压并不是一个敏感的指标,因为它在没有增加血管张力的充血情况下会缓慢增加。当因心力衰竭而无法进行前部射血时,血液会积聚,此时中心静脉压会上升。换句话说,中心静脉压是由静脉回流和心肌收缩力的平衡决定的。

(六)经食管超声心动图

经食管超声心动图可以直接观察和连续监测心脏运动。在经食管超声心动图中,可以获得如图 2-IV-14 所示的图像。四腔心切图、双腔心切图、长轴切面图和短轴切面图(乳头肌水平和二尖瓣水平)可以捕捉到形态上的基本变化,并可监测到以下情况:

(1)心室壁运动。

(2)瓣运动。

(3)心房和心室负荷(对诊断肺栓塞特别有用)。

(4)主动脉夹层患者的假腔。

心脏和大血管的这些"运动"可以被实时监测。换句话说,不仅可以监测血流动力学,还可以监测形态学状况。形态学变化可以通过 B 型(描绘形态)和 M 型(表达时间变化)超声方法捕捉,血流信息可以通过彩色多普勒(二维观察血流)、脉冲多普勒(分析血流)和连续波多普勒(计算瓣膜开口面积)等多普勒方法获得。因此,通过研究血流,不仅可以获得形态学信息,还可以获得各种功能信息。

四、体温测量

体温分为深部体温和表层温度。人的体温由下丘脑体温调节中枢的产热区域和散热区域调节,由皮肤温度感受器感觉到的温度和中心(生热和嗜热)的血液温度调节。通常调节阈值在 0.2℃的范围内调节到 36℃左右。

(一)体温测量的意义

体温升高(发热)是疾病的一个重要标志,通过测量体温可以发现异常情况。

全身麻醉期间,体温中枢的功能下降,因此,体温容易受到外界温度的影响。此外,具有外周血管扩张作用的吸入性麻醉剂和局部麻醉剂的外周神经阻滞可以增加这种效果。术中低温会导致一些不良现象,如血管收缩导致血压升高、心肌缺血、术后寒战导致耗氧量增加、以及药物代谢减少导致的全麻苏醒延迟。体温升高是恶性高热症和恶性综合征的特征,通过测量体温可以早期发现和应对。

(二)测量部位

有多个测量部位,但侵入程度和准确度因部位和技术而异(图 2-IV-15)。

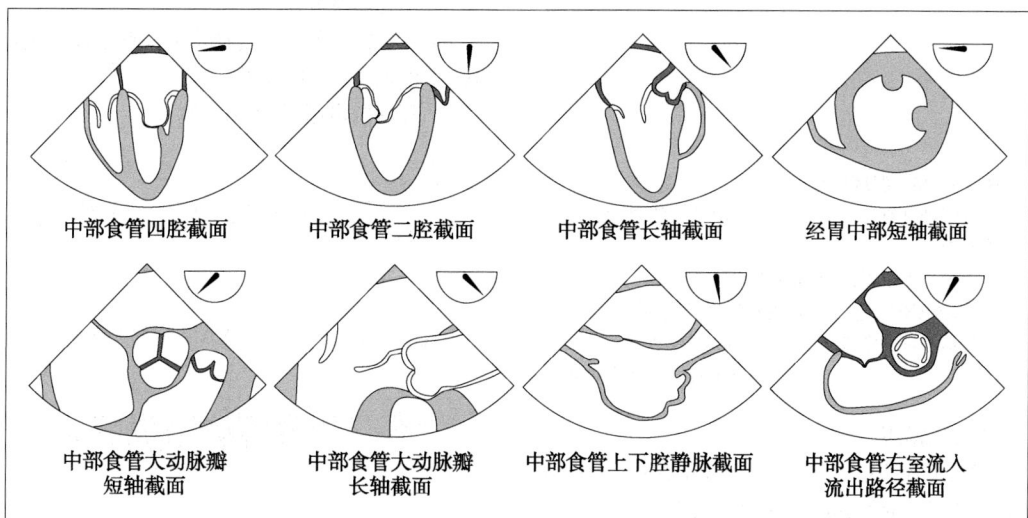

中部食管四腔截面　　中部食管二腔截面　　中部食管长轴截面　　经胃中部短轴截面

中部食管大动脉瓣
短轴截面　　中部食管大动脉瓣
长轴截面　　中部食管上下腔静脉截面　　中部食管右室流入
流出路径截面

图 2-IV-14　经食管超声心动图 8 种基本图像　　　　　　　　　　　　　　(Cahalan, 2006[8])より改変)

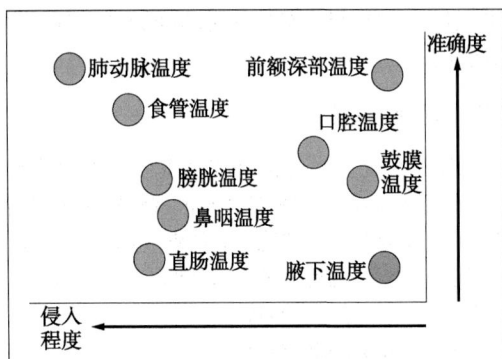

图 2-Ⅳ-15　不同测量部位的侵入程度和准确度

(廣田, 2016[2])

1. 腋下温度

测量前擦去腋下的汗水,将探头插入,使其尖端接触腋下皮肤,并夹闭腋下。这一温度比深部体温低约 0.8℃。

2. 食管温度(图 2-Ⅳ-16)

通常使用连接到食管听诊器的探头测量。

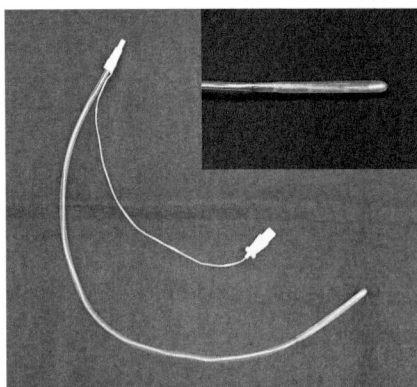

图 2-Ⅳ-16　温度探头

• 藏于经食管壁心音呼吸音听诊导管的温度传感器内。
• 使用热敏电阻进行体温测量。
• 热敏电阻的电阻值会随着温度变化而变化,它的这一特性常被用于温度测定等用途。

(村田製作所[3], オムロン[4])

3. 直肠温度

成人将探头插入 5cm,婴儿插入 2~3cm。如果置入较浅或有粪便,测量的体温将不准确。

4. 膀胱温度

用连接在膀胱导管上的探头测量膀胱温度。该温度介于深部体温和表面温度之间。如果尿量

小,则接近核心温度。

5. 鼓膜温度

该传感器检测并显示从鼓膜发出的红外辐射,可在 1~3 秒内测量。

(三)正常体温

(1)腋窝温度:日本人的平均温度为 36.89 ± 0.34℃。

(2)直肠温度、食管温度、鼓膜温度:腋窝温度 + 0.5℃。

(3)生理变化:上午 2 点至 6 点低,下午 3 点至 8 点高(1℃ 以内),月经初期低,月经后期高(排卵日至下次月经开始的黄体期)(0.3~05℃)。

(四)温度计

用电子体温计、红外传感器、食管听诊器的热敏电阻探头等进行测量。2014 年发售的深部温测量装置 Spoton™,采用了热流补偿式体温测量的原理,只需在前额部分粘贴传感器,在获得测定值之前最初需要 3 分钟,但与食管温度有很高的相关性。由于无创性传感器的固定也简便,因此其今后的应用值得期待。

五、中枢神经系统监测

在中枢神经系统中,对大脑活动的监测尤为重要,皮质脑电图、体感诱发电位以及最近基于原始脑电图分析的 BIS 监测在日常临床实践中经常使用。

(一)脑电图监测

脑电图是一种由头皮诱发的大脑皮质中突触和后方电位的放大脑电图。

1. 正常脑电图(图 2-Ⅳ-17)

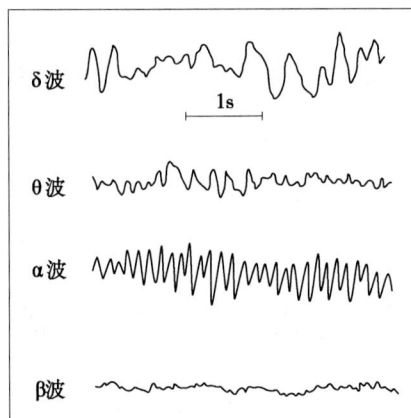

图 2-Ⅳ-17　正常脑电图

(1) δ波(0.5~3Hz):深睡眠。

(2) θ波(4~7Hz):打瞌睡状态。

(3) α波(8~13Hz):昏昏欲睡。

(4) β波(14~30Hz):清醒状态(δ和θ波是慢波,β波是快波)。

2. 异常脑电图(图2-Ⅳ-18)

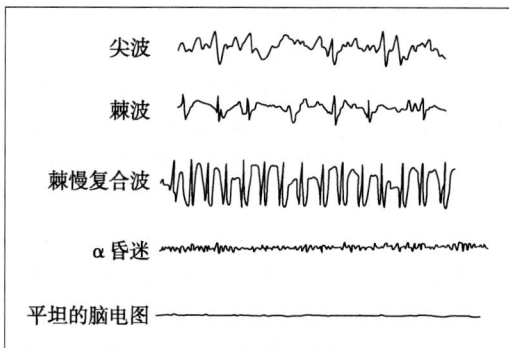

图2-Ⅳ-18 异常脑电图

(1) 癫痫波:发作时可见尖波、棘波和棘慢复合波。

(2) α昏迷:缺氧性脑病,脑血管意外(脑干)。

(3) 平坦的脑电图:脑死亡,巴比妥酸盐中毒。

(二) 双频谱指数(BIS)监测仪(图2-Ⅳ-19)

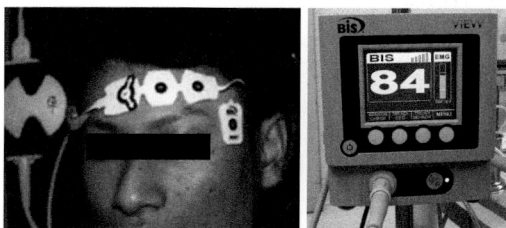

图2-Ⅳ-19 BIS-View A-300®

1. 测量原理

BIS监测仪使用一个特殊的脑电图电极实时测量患者的脑电图,并通过一个原始的分析过程将其转换为一个指数。

它是由脑电图的时域分析、频域分析和高阶频谱分析得到的4个子参数(突发抑制率、QUAZI、β比率、Synchfastslow)组合而成。

(1) 突发抑制率(burst suppression ratio, BSR):在深度镇静状态下看到的重复的脑电图模式中,低电位相与高频高电位相(burst section)和几乎平坦的低电位相(suppression section)的比率。

(2) QUAZI:当突发抑制的平坦部分的基线有较大波动时使用的一个指数。可以用于检测深度催眠状态。

(3) β比率:高频区的光谱成分与低频区的光谱成分之比。它被用来检测轻度催眠状态。

(4) Synchfastslow:几乎所有频率区域的双频谱大小与高频区域的比率。主要用于检测中度催眠状态。

2. BIS监测的优点和注意事项

有报道称,在镇静过程中通过BIS监测意识有助于用较少的药量维持适当的镇静深度,并缩短恢复时间。然而,持续监测是必要的,因为BIS值会受到给患者的刺激强度(如切口)的影响。此外,缺血或严重缺氧导致整个脑电图变慢或完全受到抑制,将使BIS值下降,但不能检测到病灶性缺血如栓塞的发生。

3. BIS值和意识水平(表2-Ⅳ-2)

表2-Ⅳ-2 双频谱指数(BIS)值和意识水平的关系

BIS值	镇静水平
90以上	清醒
80~90	轻~中度镇静
70~80	能够唤醒的中度镇静状态
60~70	轻度昏睡状态(可以唤醒,但醒来的可能性很低)
40~60	外科手术中适宜的昏睡状态
不到40	深度昏睡状态

(小板橋, 2011[8])

BIS值越高(>90),患者就越接近清醒状态,而且该值会随着镇静水平和麻醉深度的增加而降低。适合手术侵入的BIS值为40~60,而70~90则用于镇静。BIS达到40以下,脑电图变得平坦,表示深度麻醉状态。

4. BIS值和麻醉药物

(1) 降低BIS的麻醉剂:丙泊酚、咪达唑仑、硫喷妥钠、异氟烷、七氟烷

(2) BIS保持不变:氯胺酮、少量阿片类药物(例如,芬太尼2μg/kg)、氧化亚氮、氙气和非甾体类药物。

(3) 与BIS值无关:适量的阿片类药物(芬太尼10μg/kg)。

5. 影响BIS值的因素

(1) 肌肉运动(包括颤抖):有去除的功能,但数值有增加的趋势。

(2) 电刀：使信号变得无法收集。

(3) 起搏器：起搏器传感器可能反应过度，导致速率变大。

(4) 低温症：数值下降。

(5) 癫痫患者、服用精神类药物的患者、脑梗死患者和 18 岁以下儿童：分析时需谨慎。

同时使用高压氧治疗设备、易燃麻醉气体或高浓度氧气可能会引起爆炸或火灾，磁共振成像（MRI）可能会因诱发电动势而造成局部灼伤。

进行除颤时，应将传感器和电极从患者身上取下。

6. BIS 监测仪上显示的参数

根据 BIS 监测仪的型号，会显示以下参数：

(1) 脑电图（EEG）：实时 EEG 可以用来检查 EMG 的噪音和 BIS 的有效性。

(2) 信号质量指数（signal quality index，SQI）：显示信号的可靠性。其指的是 60 秒内无噪声的良好脑电图的百分比，超过 50% 为良好信号。

(3) 肌电图（EMG）：BIS 值随着 EMG 的加入而增加。

(4) 抑制率（suppression ratio，SR）：60 秒内平坦的脑电图的比率。由于休克期间脑缺血时 SR 会升高，因此对其早期检测很有帮助。

7. BIS 监测方面的问题

(1) BIS 值因人而异，BIS 值为 40 时清醒的情况也是存在的。

(2) 最新的信息有大约 15 秒的时间滞后，因为它是根据最近的 1 分钟脑电图数据计算的。

(3) 对于没有积累数据的麻醉剂和镇静剂，该值不能保证。

(4) 在低氧血症、低体温和极度低血糖的状态下，该值不能保证。

（三）听觉诱发电位

听觉诱发电位（auditory evoked potential，AEP）是由声音刺激诱发的电位，按潜伏期分为早潜伏期反应、中潜伏期反应和长潜伏期反应。中潜伏期反应的潜伏期延长，其振幅因使用麻醉药而降低，因此可将其作为一个加法平均值进行处理，并通过显示 AEP 指数来评估意识水平。

六、肌肉松弛的监测

肌肉松弛剂是在全身麻醉期间使用的药物，以获得气管插管和手术过程中所需要的肌肉松弛状态。肌肉松弛剂的作用部位是神经肌肉接头，但由于不可能直接测量该部位的反应，因此可以通过电刺激运动神经来评估肌肉的反应进行监测。

（一）肌肉松弛监测的意义

重要的是在用药后评估肌肉松弛剂的效果，以确定目标实现的程度和是否需要额外用药。考虑到个别患者的药物敏感性和合并用药的影响，监测也是必要的。

（二）肌肉放松监测的类型

1. 主观监测

虽然可以通过观察术野、自主呼吸的程度和后退来估计肌肉松弛的恢复情况，但咽部肌肉对肌肉松弛高度敏感，所以我们必须谨慎判断恢复情况。

2. 客观监测

通过电刺激周围的运动神经和量化肌肉收缩，客观评价已经成为可能。市场上的大多数设备都属于这种类型。

（三）肌肉放松监测的原理

通过加速度换能器，对通过电刺激尺骨神经而得到的拇内收肌的收缩加速度进行测定并进行量化（图 2-Ⅳ-20）。作为测定条件有"不妨碍因电刺激而产生的拇指的可动区域的自由度"，但是近年来，四个成串（TOF）- 袖带式肌肉松弛监测仪（图 2-Ⅳ-21）投入市场，它在袖带中内置了一个刺激器和传感器，可以刺激上臂的尺骨神经和下肢的胫后神经。

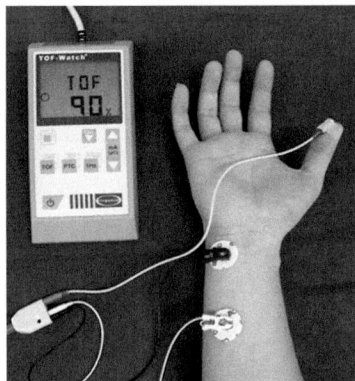

图 2-Ⅳ-20　四个成串（TOF）监测仪®
电刺激尺骨神经，量化肌肉的收缩程度。

（四）神经刺激的类型

1. 单收缩（single twitch）刺激

通常情况下，施加 0.1Hz（1 个刺激 /10 秒）的刺激，脉冲宽度为 0.2~0.3 毫秒，测量单次收缩的反应强度（收缩高度）。

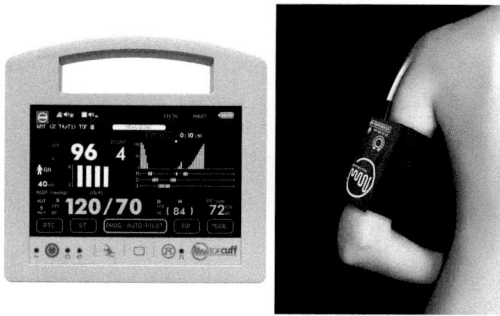

图 2-IV-21　四个成串（TOF）- 袖带式肌肉松弛监测仪®
刺激经过上壁的尺骨神经,显示 TOF、强直刺激后计数。通过无创的方法测量血压。袖带绑于下肢(脚踝),也可以对胫后神经进行测量。

2. 四个成串（train of four,TOF）刺激（图 2-IV-22）

TOF 刺激（图 2-IV -22）是以 2Hz(0.5 秒间隔)的频率进行 4 次最大的超强刺激,以测量肌肉的收缩高度,通过比较第一到第四次刺激的收缩高度来评价肌肉的松弛状态。四个成串比(TOF比),即 T1 与 T4 的比值(T4/T1),可用于确定非去极化肌肉松弛剂的神经作用程度。在去极化肌肉松弛剂的情况下,T1 到 T4 的收缩高度下降,但 TOF 比保持不变(接近 1)。它被用于临床实践中,因为它不需要在使用肌肉松弛剂之前进行控制。

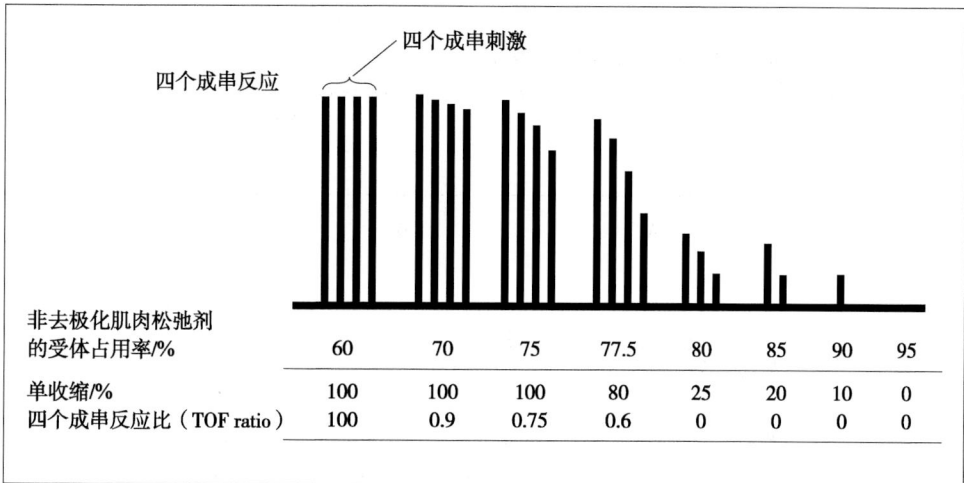

图 2-IV-22　四个成串（TOF）反应与乙酰胆碱受体占用率、单收缩刺激、TOF 比　　　　　（花冈,2002[1]）

非去极化肌肉松弛剂的受体占用率/%	60	70	75	77.5	80	85	90	95
单收缩/%	100	100	100	80	25	20	10	0
四个成串反应比（TOF ratio）	100	0.9	0.75	0.6	0	0	0	0

3. 强直（tetanus）刺激（图 2-IV-23）

以 50~100Hz 的高频刺激 5 秒,并评估肌肉收缩情况,肌肉收缩的程度随着非去极化肌肉松弛剂的神经肌肉阻断而逐渐降低(消退)。一般认为,5 秒的强直刺激就足以防止肌肉松弛。在非去极化肌肉松弛剂作用不完全的情况下,强直刺激后的单次收缩高度会增加,这被称为强直后易化(post-tetanic facilitation,PTF)。强直刺激会造成疼痛,所以不应该在清醒的情况下使用。

4. 强直刺激后计数（post-tetanic count,PTC）（图 2-IV-24）

PTC 是通过对 1.0Hz 的单次收缩刺激的反应次数来评估的,在 50Hz 的 5 秒钟的强直刺激后 3 秒,可以用其来有效估计肌肉放松水平,因为即使在 TOF 没有反应的深层肌肉放松状态下也能观察到 PTC。

5. 双脉冲刺激（double-burst stimuli,DBS）（图 2-IV-25）

在 750 毫秒的间隔内给予两次 50Hz 的短脉冲刺激,并比较第二次和第一次脉冲的收缩高度。如果第二次的收缩高度比第一次减小,则认为非去极化肌松剂的效果仍然存在。将第 2 次刺激（图 2-IV-25）的 2 个东西称为 DBS$_{3,2}$,3 个东西称为 DBS$_{3,3}$,观察衰减。在 TOF 刺激后,DBS 反应的衰减更加明显,因此更加敏感。

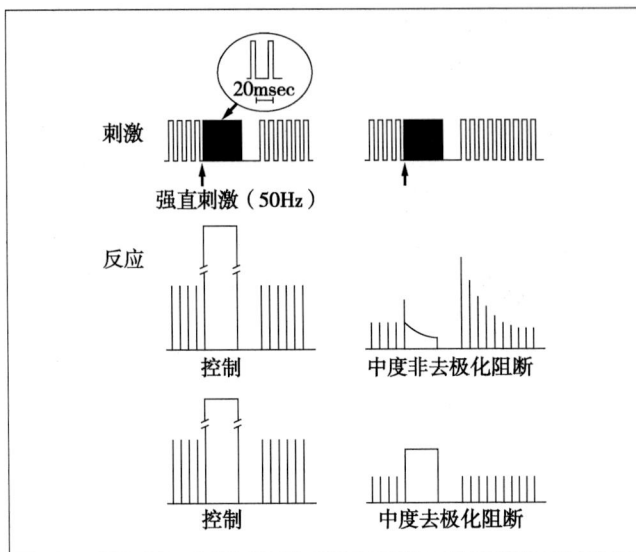

图 2-IV-23　强直刺激与强直后易化
使用非去极化肌松剂时,强直刺激后的首次收缩高度增加(中间行右侧)。
(Miller, 2007[15])

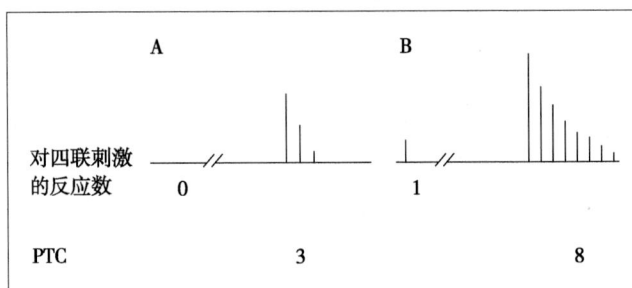

图 2-IV-24　对四个成串(TOF)的反应次数和强直刺激后计数(PTC)
A 中,对 TOF 无反应,但出现了 3 个 PTC,推测 5 分钟后会出现 T_1。B 中显示 T_1 出现时,PTC 有 8 个。
(Miller, 2007[15])

(五) 肌肉群对肌肉松弛剂的敏感度和残余肌肉松弛的问题

即使在临床实践中对 TOF 刺激没有反应,在气管插管时也可以观察到横膈膜的运动。这被认为是由于每种肌肉对肌肉松弛剂的敏感程度不同(图 2-IV-26)。因此,即使在 TOF 比为 0.7 的情况下,比拇内收肌更敏感的肌肉群(如咽肌、耳舌肌)也存在因抑制吞咽功能而导致的吸入风险。目前,建议在拔管时将 TOF 比恢复到 1.0。此外,已经发现,在没有肌松监测的情况下,服用舒更葡糖并不能完全抗抗残留的肌松,而且有报道称,使用低剂量的舒更葡糖有出现术中知晓的风险。

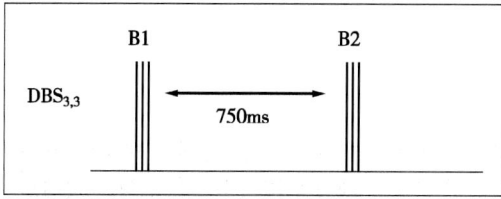

图 2-Ⅳ-25　双脉冲刺激

第一次刺激（B1）和 750 毫秒之后的第二次刺激中，可以
看到衰减。　　　　　　　　　　　　　　　　（廣田, 2016[2])）

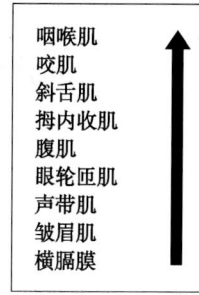

咽喉肌
咬肌
斜舌肌
拇内收肌
腹肌
眼轮匝肌
声带肌
皱眉肌
横膈膜

图 2-Ⅳ-26　肌肉对肌松剂的敏感程度

横膈膜敏感程度最低，咽喉肌敏感程度最高。
　　　　　　　　　　　　　　　（Fuchs-Buder, 2013[16])）

第 **3** 章

局部麻醉

I 局部麻醉剂的作用机制

一、局部麻醉剂的作用部位

局部麻醉剂的作用是通过阻止钠离子通过神经细胞膜上的钠离子通道来抑制神经兴奋的传导。局部麻醉剂可作用于对电位依赖的钠通道。这种通道的结构可以穿透细胞膜的磷脂双层结构。这些通道的开放和关闭使钠离子能够进入和离开细胞(图 3-I-1)。

钠通道由 3 个糖化蛋白组成,分别称为 α、β1 和 β2 亚单位。β 亚单位位于细胞外,而 α 亚单位具有

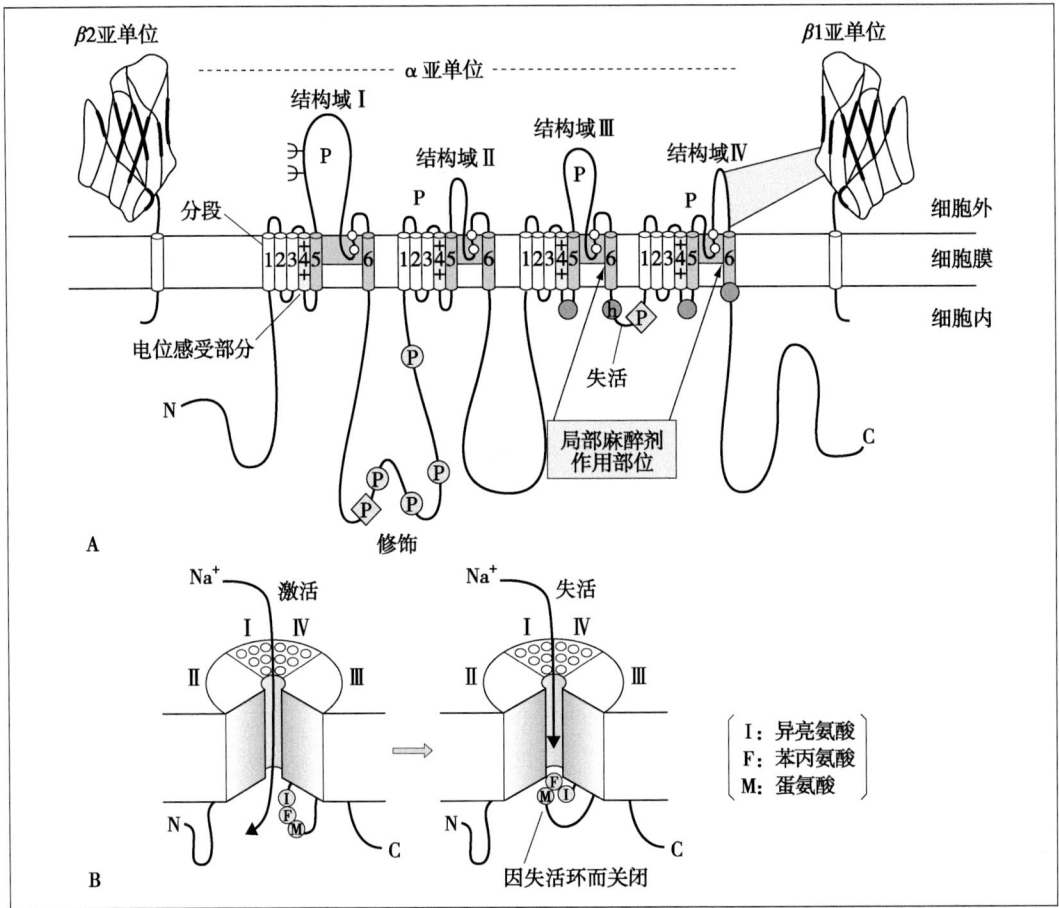

图 3-I-1　钠通道的结构及其开放关闭的机制

A:电位依赖性钠通道亚单位的结构。α 亚单位呈圆柱形结构,由 4 个结构域(Ⅰ~Ⅳ)组成,每个结构域又由 6 个区段(1~6)组成。β1 和 β2 亚单位具有类似免疫球蛋白的结构,位于细胞外。Ψ 是糖基化点,P 是由 cAMP 依赖的磷酸化位点。Ⓟ,cAMP 依赖性蛋白激酶的磷酸化部位;◇Ⓟ,cAMP 依赖性蛋白激酶 C 的磷酸化部位;ⓗ,失活粒子。B:钠通道的激活和失活状态的示意图。连接结构域Ⅲ和Ⅳ的失活环阻止通道从质膜内部进入,通过关闭通道防止钠离子通过。

(Catterall, 2000[1] より改变)

螺旋结构,可穿透细胞膜。α亚单位进一步分为4个结构域(Ⅰ～Ⅳ),每个结构域由一个称为P区域的单环连接,P区域进一步分为5个区段(S1~S6)。当S4段感觉到膜电位时,该段改变其位置,导致S6段的重新排列,从而打开通道,使钠离子从细胞外空间流向细胞内空间。这就是神经元兴奋的过程

另一方面,在结构域Ⅲ和Ⅳ的每个S6段的内部通道中,靠近细胞膜的位置有对局部麻醉剂有反应的部位。局部麻醉的效果是,当局部麻醉剂在这里结合时,这些结构域就会结合,通道从细胞内部被阻断,停止离子的流动。换句话说,钠离子通道阻止了神经元中钠离子的上升,无法达到膜电位阈值去极化。因此,沿神经膜传递的动作电位的兴奋被抑制,结果,神经兴奋的传导被抑制了。

二、局部麻醉剂的神经生理学特性

当局部麻醉剂被注射到生物体内时,如果它们只存在于细胞膜外,就很难产生效果。注射的局部麻醉剂首先通过脂溶性吸附进入组织,然后逐渐到达轴突,在那里它们必须变成阳离子并与钠通道结合。阳离子的形成受到各种因素的影响,如pKa和组织pH(见本章第Ⅲ部分)。因此,为了加强局部麻醉剂的效果,有必要通过阻止注射部位的扩散来提高局部不带电的碱性局部麻醉剂浓度。

随着局部麻醉剂浓度的增加,神经去极化的频率和幅度都会下降,最终冲动会消失。当测量通过细胞膜的钠离子量时,即使在局部麻醉剂的影响下也会观察到轻微的减少,这被称为持续的紧张性抑制(tonic inhibition)。另一方面,当去极化刺激的数量增加时,观察到进入的钠离子数量随着去极化刺激的数量而明显减少,这被称为频率依赖的相位性抑制(phasic inhibition)。这表明局部麻醉剂在每次去极化时与钠通道的结合越来越多,失活的钠通道比例增加,导致传导阻断(图3-I-2)。这些现象表明,当局部麻醉剂引起钠通道开放时,与钠通道的结合比静态时更紧密。

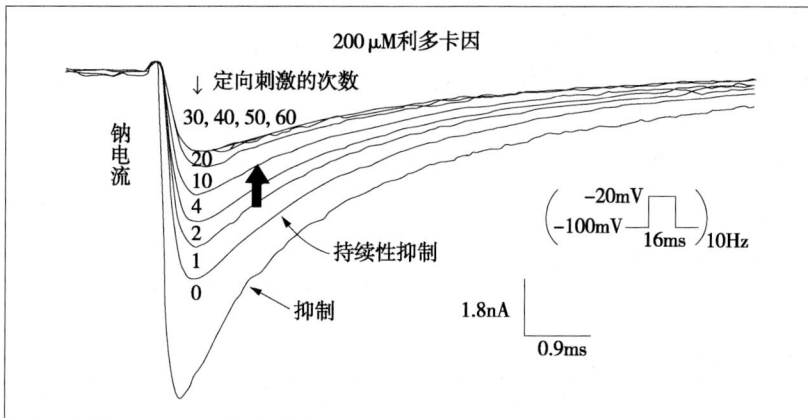

图 3-I-2 低浓度利多卡因所导致的钠电流持续性抑制和依赖于频率的抑制
本图显示了在固定的膜电位下,从 –100mV(保持电位)到 –20mV 的 16 毫秒方波去极化(右插图)产生的钠电流。在 200μmol/L 利多卡因给药 5 分钟后,以 10Hz 的频率应用矩形波。电流的减少(定向刺激数为 0)是由于利多卡因在这 5 分钟内与通道结合所致。这被称为持续性抑制。随着激活次数的增加,抑制增加并接近一个恒定值(粗箭头:依赖于频率的抑制)。这表明,当一个通道被激活时,结合利多卡因而不能打开的通道数量增加。在临床使用的利多卡因浓度(1%,约 40mmol/L)下,第一个钠电流也完全消失。

(Hardman et al, 2001[2])より改变)

Ⅱ 不同类型的神经纤维中局部麻醉效果的差异

当局部麻醉剂注入机体时,最初消失的是痛觉,随后是温觉和触觉,但运动功能一直保持到最后。许多研究表明,在薄髓轴突(Aγ运动纤维和Aδ感觉纤维)中,动作电位最容易丢失,而C纤维产生同样程度的阻断。较粗的髓鞘纤维(Aα和Aβ纤维)是接下来被阻断的。运动神经一般不容易受到麻醉剂的影响。因此,局部给药的局麻效果

按以下顺序出现：疼痛消失、温觉消失、触觉消失、深层感觉消失、骨骼肌松弛。换句话说，运动神经阻断的时间最短，自主神经阻断的时间最长。然而，关于这一机制仍有许多未解之谜。

注入组织的局部麻醉剂最初会在神经周围聚集。从这里开始，麻醉剂物理性地扩散到组织中，与组织结合，并被血流带走，剩余的局部麻醉剂首次渗透到神经鞘中，从而促成了麻醉效果。有助于产生和传导冲动的钠通道集中在有髓纤维的兰氏结中，而且兰氏结之间的距离随着神经纤维直径的增加而增加。为了使局部麻醉剂有效，必须同时阻断四个或更多的兰氏结，而有髓纤维中兰氏结之间的间隔越短，局部麻醉剂就越容易进行阻断。换句话说，在较细的神经中，局部麻醉效果的敏感性更高。为了到达神经轴突，局部麻醉剂必须穿过髓鞘，而髓鞘是一种有四或五层的双层脂质膜。局部麻醉剂的解离常数 pKa、脂质溶解度和蛋白质结合率会影响通过细胞膜的情况。

另一方面，几根无髓纤维聚集在一起，被施万细胞包围，钠离子通道分布在整个轴突上。因此，一些研究表明，C 纤维对局部麻醉剂作用的抵抗力最强，而另一些研究则表明它们的抵抗力与其他神经纤维相近，这些麻醉效果的差有不明确的点。

在由各种神经纤维组成的周围神经中，麻醉效果受每个神经的轴突在神经周围的位置影响。

Ⅲ 局部麻醉剂

一、局部麻醉剂的化学结构

大多数局部麻醉剂的基本骨架是由一个含有苯环的芳香族残基和一个通过 6~9A 的中间链连接的氨基组成（图 3-Ⅲ-1），相对分子质量为 250~300（表 3-Ⅲ-1）。芳香族残基是疏水（亲脂）的，氨基是亲水的。含有酯键（—COO—）的中间链被称为酯类外用阿奇霉素，而含有酰胺键（—NHCO—）的中间链被称为酰胺类外用阿奇霉素。

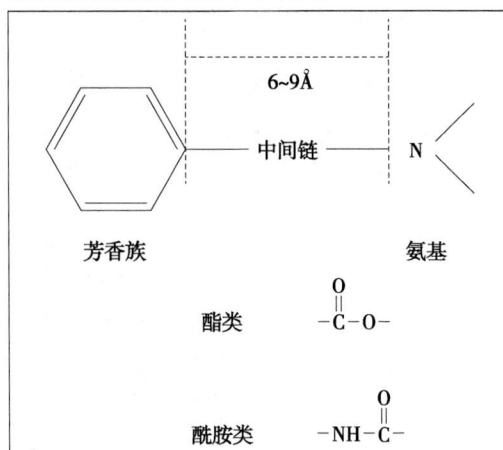

图 3-Ⅲ-1 局部麻醉剂的化学结构

表 3-Ⅲ-1 局部麻醉药的物理化学性质

	相对分子质量	pKa	脂溶性	蛋白结合率 /%
酯型				
可卡因	303	8.8		
普罗卡因	236	8.9		
丁卡因	264	8.4	100	6
氨基苯甲酸乙酯（苯佐卡因）	165	2.9	5 822	76
酰胺类				
利多卡因	234	7.8		64
丙丁卡因	220	8.0(25℃)	366	55
甲哌卡因	246	7.7	129	78
丁哌卡因	288	8.1	130	96
罗哌卡因	275	8.2(25℃)	3 420	94
左旋丁哌卡因	288	8.1	775	96
依替卡因	276	7.9	3 420	94
阿替卡因	284	7.8	7 317	67
地布卡因	343	8.5(25℃)		94

（森ほか，2004[1]，Jastak et al，1995[2]，Strichartz et al，1990[3]）

从氨基的氮原子(N)来看,局部麻醉剂的基本分子架构是一种3个基团与氮原子结合的状态,这种状态被称为叔胺。叔胺有时被表示为R≡N,但这并不意味着它们是三价的。

局部麻醉剂是高度亲脂性的化合物,不能以其原始形式存在于水溶液中。由于这个原因,局部麻醉剂的盐酸盐(R≡N·HCl)在水溶液中被解离成R≡N·H⁺(季胺)和Cl⁻,以使它们溶于水。局部麻醉剂的水溶液是酸性的,不含血管收缩剂时pH为5~7,含血管收缩剂时pH为3~5,这在药物注射时引起疼痛。

二、影响局部麻醉剂的麻醉效果的因素

(一) 组织pH

当组织的弱碱性(pH≈7.4)去除氢离子形成叔胺时,一部分作为水溶液注入组织的季胺达到平衡状态。

$$R≡N·H^+ \rightleftharpoons R≡N+H^+$$

在这种平衡状态下,从质量作用定律中可以建立以下方程:

$$Ka=[H^+]·[R≡N]/[R≡N·H^+]\cdots(A)$$

对方程(A)进行转换,我们得到Henderson-Hasselbalch方程,如下:

$$pH=pKa+\log([R≡N/R≡N·H^+])$$

pKa是每种局部麻醉剂特有的解离常数。

因此,季胺和叔胺的比例由局部药物的解离常数和组织的pH决定。在pH为7.4的组织中,71.5%的利多卡因(pKa=7.8)是季胺,28.5%是叔胺(图3-Ⅲ-2)。

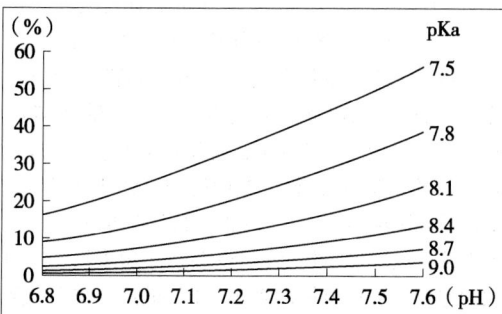

图 3-Ⅲ-2

当组织发炎时,组织的pH会下降,所以组织中的叔胺比例会减少。当组织的pH为7.0时,利多卡因是86.5%的季胺盐和13.5%的叔胺盐。换句话说,需要大约2.1倍(28.5%/13.5%)的剂量才能达到相同的局部麻醉效果。

在实践中,由于炎症部位的血管扩张,局部麻醉剂很容易被吸收到血液中,而且局部麻醉剂的浓度会被浸润引起的组织水肿所稀释,所以需要较大剂量的局部麻醉剂。

(二) 解离常数(pKa)(表3-Ⅲ-1)

pKa越小,平衡状态下叔胺的比例就越大,所以局部麻醉剂迅速进入神经充血,起效也更快。普鲁卡因的pKa为8.9,与利多卡因的pKa(7.8)相差1。然而,在pH为7.4时,普鲁卡因在组织中的叔胺比例仅为3%,而利多卡因为28.5%。因此,普鲁卡因的起效时间要比利多卡因的慢。

大多数酯类局麻药在临床上没有被广泛用作注射剂,因为它们的pKa较大,比酰胺类局麻药更容易引起过敏反应。

(三) 脂溶性(表3-Ⅲ-1)

脂溶性越大,越容易通过髓鞘,效力越大,作用时间越长。将利多卡因和丁哌卡因进行比较,利多卡因的pKa为7.8,丁哌卡因为8.1,利多卡因的起效更快,但利多卡因的脂溶性为366,而丁哌卡因的脂溶性为3 420,含量极大,其效力是利多卡因的4倍,作用时间明显延长。

(四) 蛋白质结合性(表3-Ⅲ-1)

蛋白质结合性越大,与蛋白质组成的钠通道的结合能力越强,效力越大,作用时间越长。一般来说,越是亲脂性强的局部麻醉剂,其与蛋白质的结合性就越强。局部麻醉剂对白蛋白和α₁-酸性糖蛋白(α₁-acid glycoprotein,AAG;一种球蛋白)等蛋白质有很高的亲和力,而酯类局麻剂与蛋白质的结合力低于酰胺类局麻剂。

因为局部麻醉剂是小分子量化合物,它们很容易穿过血脑屏障(blood-brain barrier,BBB)和胎盘。因此,在血浆中,通过血脑屏障和胎盘的药物比例对于具有较高蛋白结合力的局部麻醉剂来说要小一些。主要局麻药的蛋白结合率为:普鲁卡因6%,利多卡因64%,丙胺卡因55%,甲哌卡因78%,罗哌卡因94%,丁哌卡因96%。与利多卡因相比,罗哌卡因和丁哌卡因的蛋白质结合力更强,因此胎盘通过率更低。

(五) 血管扩张性

血管扩张性越大,局麻药本身的血管内吸收速度就越快,作用时间就越短。在临床使用中,可卡因、甲哌卡因、罗哌卡因和左旋丁哌卡因有血管收缩作用,但其他局麻药都有不同程度的血管扩张

作用。因此,在可注射的口腔制剂中,利多卡因和丙胺卡因含有血管收缩剂。

(六) 组织渗透性

组织渗透性越强,起效越快。利多卡因具有很强的组织渗透性。稀疏的脂肪组织和韧带等致密的纤维结缔组织相比较,局部麻醉剂更容易渗透前者。与软组织相比,硬组织更难被局部麻醉剂渗透,所以局部麻醉剂不容易到达骨头内部。因此,需要相对大量的高浓度局部麻醉剂才能到达通过颌骨根尖孔进入牙髓的神经纤维。

(七) 神经纤维的粗细(见表 2-I-3)

一般来说,神经纤维越细,起效越快,作用持续时间越长,原因是纤维越细,神经纤维的表面积与体积相比越大,局麻药就越容易进入神经纤维。在临床上,局部麻醉后,钝痛感(C 纤维)和冷感(B 纤维)、锐痛感(Aδ 纤维)和触压感(Aβ 纤维)依次被麻醉,最后运动感觉(Aα 纤维)被麻痹。这种麻醉效果的差异被称为分离麻醉。

然而,后来的研究表明,神经纤维的直径与局部麻醉剂对刺激传导的阻断之间没有明显的相关性,相反,有报道称,根据实验条件,C 型纤维的阻断作用最小。现在认为,分离麻醉的机制不仅与神经纤维的粗细有关,也与神经纤维在神经干中的位置和神经纤维在静止状态下的活动有关。

(八) 神经纤维在神经干内的位置

神经阻滞麻醉中在神经干周围施用的局部麻醉剂会从其浅层渗透到深处。因此,在神经干浅层行进的神经纤维比在深层行进的神经纤维更快产生作用。在神经干浅层游走的神经纤维到达靠近身体中央部位的区域,在深层游走的神经纤维到达身体的周边部位,这样,麻醉效果就从中央部位扩散到周围。

(九) 注射部位

在牙髓的浸润麻醉中,必须将局部麻醉剂注射到难以穿透的骨组织中。因此,皮质骨的厚度和致密性以及骨表面的形态都会影响麻醉效果。下颌磨牙区的皮质骨更厚更密,骨表面的孔隙更少,使得浸润麻醉的效果不如其他区域。

(十) 局部麻醉剂的浓度和剂量

在体内,起效时间取决于所使用的局部麻醉剂的浓度和剂量。即使局部麻醉剂由于其 pKa 较大,在切除的神经纤维中起效时间较慢,但在体内起效时间却很快,因为可以通过高浓度或大剂量给药增加神经纤维周围的分子数量。

(十一) 快速抗药反应

在用药后短时间内出现对药物的急性耐受性称为快速抗药反应(tachyphylaxis)。它也可能在使用局部麻醉剂后发生。通常认为,快速抗药反应的机制是通过血管内注射局部麻醉剂的酸性水溶液降低了组织液的 pH,导致叔胺的产生减少。

三、药代动力学

(一) 吸收

局部麻醉剂从用药组织的毛细血管吸收到静脉系统,并分布到全身。影响局部麻醉剂血管内吸收的因素包括给药部位的组织结构、剂量和局部麻醉剂的药理特性。以下因素影响局部麻醉剂的血管内吸收。

1. 给药部位的组织结构

(1) 由于组织结构的差异,血管内吸收的差异

组织血管网越密集,血流速度越大,局部麻醉剂就越快地被血管吸收。一般来说,吸收速度按黏膜下、肌内注射和皮下注射的顺序减慢,静脉注射后 1 分钟内达到最大血浆浓度,而黏膜下或肌内注射后 5~10 分钟内达到最大血浆浓度,皮下注射后 30~90 分钟。

神经阻滞的顺序如下:肋间神经阻滞>骶骨硬膜外神经阻滞>腰椎硬膜外神经阻滞>臂丛神经阻滞>股神经和坐骨神经阻滞。这表明相同剂量的局部麻醉剂可能会增加身体不同区域的血浆局部麻醉剂浓度,从而带来局部麻醉剂中毒的风险。

(2) 局部麻醉剂从口腔组织的血管内吸收

口腔组织有密集的血管网络和极高的血流量。因此,口服黏膜下给药与鼻腔黏膜下给药一样,给药后血浆局麻药浓度迅速增加,与肋间神经阻滞的效果相当。当 80mg 利多卡因在黏膜下施用转移麻醉和浸润麻醉时,施用后 11.4 分钟血浆利多卡因最高浓度达到 0.93μg/mL。如下所述,血浆利多卡因浓度的增加受到利多卡因和肾上腺素组合的抑制,给药后 18.9 分钟,血浆利多卡因的最大浓度达到 0.563μg/mL(图 3-Ⅲ-3)。

即便同样是口腔组织,在表面麻醉中,即通过涂抹或喷洒将局部麻醉剂涂在黏膜表面,在给 80mg 利多卡因后 18.3 分钟,血浆利多卡因的最高浓度达到 0.263μg/mL,而在给 40mg 利多卡因后 23.0 分钟,血浆利多卡因的最高浓度下降到

0.163μg/mL。其原因是局部雾化器可导致血浆利多卡因浓度下降。这是因为局部麻醉剂被唾液稀释,通过黏膜的吸收受到抑制。与黏膜不同,局部麻醉剂只通过皮肤轻微吸收。

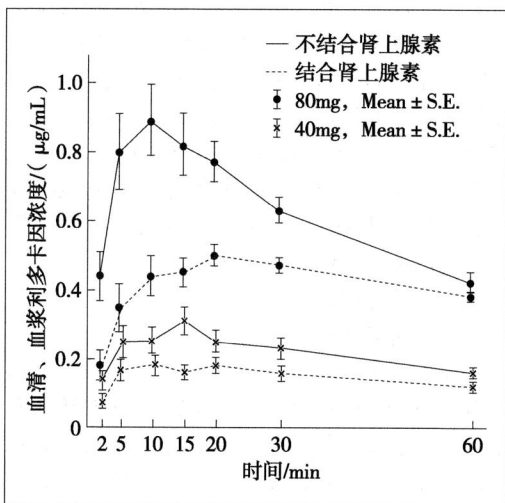

图 3-Ⅲ-3　用 40mg 和 80mg 利多卡因进行神经阻滞麻醉、浸润麻醉时的其血清、血浆浓度随着时间的变化
(伊东, 1979[12])

2. 剂量

给予的局麻药剂量越大,血浆中利多卡因的最大浓度就越高。如局麻药具有血管扩张作用,当小剂量高浓度和大剂量低浓度给药时,后者血浆局麻药浓度往往会更高,因为后者会促进局麻药在更大范围内的血管内吸收。

3. 局部麻醉剂的药理特性

血管扩张性越大,越会促进局部麻醉剂的血管内吸收。普鲁卡因和利多卡因有强烈的血管扩张作用。

4. 是否加入血管收缩剂

在局部麻醉中同时使用血管收缩剂会抑制局部麻醉剂的血管内吸收,并降低最大血浆局部麻醉剂浓度。在没有肾上腺素的情况下,利多卡因的吸收率常数(Ka)为 0.30,在有肾上腺素的情况下为 0.28,前者的吸收半衰期($t_{1/2}$)为 2.6 分钟,后者为 3.4 分钟。换句话说,肾上腺素抑制了利多卡因的血管内吸收。因此,后者达到最大血浆浓度的时间(T_{max})延长了,在没有肾上腺素的情况下为12.5 分钟,在有肾上腺素的情况下为 14.8 分钟,前者的最大血浆利多卡因浓度为 0.303μg/mL,后者为0.203μg/mL。

(二) 分布

1. 血浆浓度

局部麻醉剂在体内的分布通常用两室模型或三室模型来描述(图 3-Ⅲ-4)。在两室模型中,中心室对应的是血流丰富的组织,如大脑、心脏、肝脏和肾脏,此外还有血管内室,周边室对应的是血流少的组织,如肌肉、脂肪和皮肤。周边区间对应的是血流量低的组织,如肌肉、脂肪和皮肤。血浆中的局部麻醉剂浓度是由局部麻醉剂的吸收、分布、代谢和排泄过程决定的。局部麻醉剂静脉注射后血浆浓度曲线的分布阶段显示了由于局部麻醉剂被身体各组织吸收而产生的分布平衡,主要取决于局部麻醉剂的理化特性,如 pKa、脂溶性和蛋白质结合。排泄阶段显示的是局部麻醉剂的代谢和排泄,并取决于每种局部麻醉剂的代谢和排泄过程。

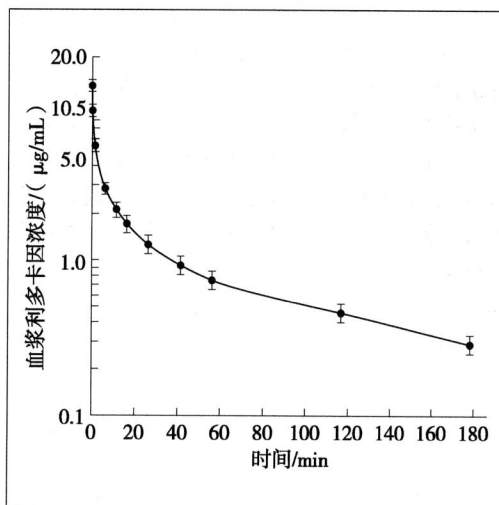

图 3-Ⅲ-4　施用利多卡因后动脉血血浆利多卡因浓度随着时间的变化
(Tucker et al, 1971[14])

2. 分布于全身组织

(1)蛋白质结合

被血管吸收的局部麻醉剂会与血浆中的白蛋白和 AAG 结合。前者是非特异性的,而后者是特异性的。与蛋白质结合的局部麻醉剂在药理上没有活性。低蛋白血症和酸中毒时,无蛋白局部麻醉剂会增加。此外,蛋白质的结合随着局部麻醉剂的血浆浓度的增加而减少(图 3-Ⅲ-5)。因此,局部麻醉剂中毒的风险增加。对于具有强蛋白结合力的局部麻醉剂来说,这种影响更大。

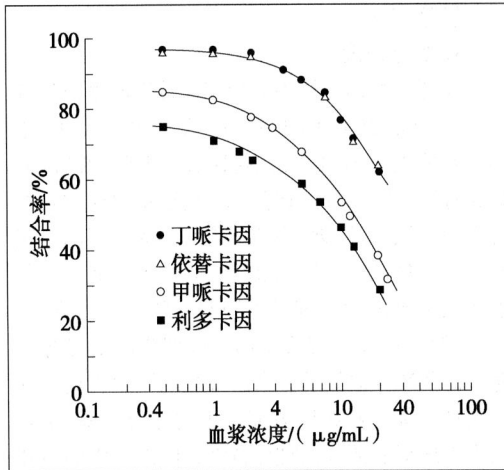

图 3-Ⅲ-5　酰胺类局部麻醉剂的血浆浓度及其与蛋白质结合的关系　(Tucker et al, 1975[17])

（2）内脏分布

当被吸收到血管中的局部麻醉剂通过肺部时，高达 90% 的给药剂量被暂时提取到组织中，然后逐渐释放到血液中。这作为一种缓冲机制，对防止动脉血中的局部麻醉剂浓度迅速增加具有重要意义。此后，局部麻醉剂迅速分布到血流丰富的大脑、心脏、肝脏和肾脏，然后再分布到血流较少的肌肉和脂肪（图 3-Ⅲ-6）。骨骼肌是体内最大的局部麻醉剂储存库，尽管它是非特异性的。

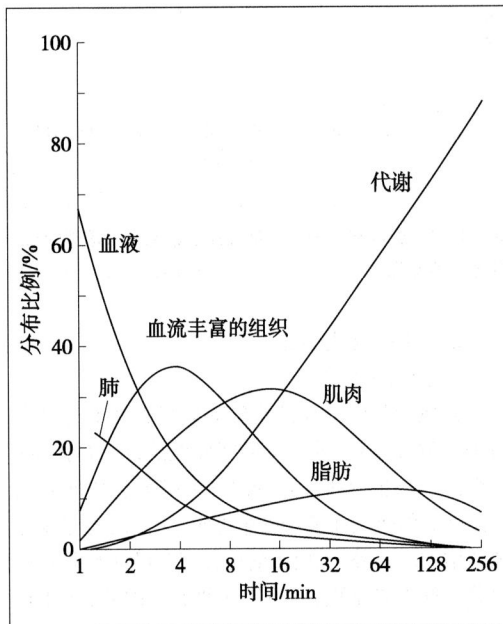

图 3-Ⅲ-6　静脉注射利多卡因后的脏器分布状况模型　(Benowitz et al, 1974[18])

（3）胎盘通过性

不含蛋白质的局部麻醉剂由于分子量小，可以轻易通过胎盘。然而，在通常的口腔实践中，血液中的局部麻醉剂不会升至对胎儿产生不利影响的浓度。局部麻醉剂在妊娠早期引起致畸或流产或在妊娠晚期引起早产的风险被认为是很小的。由于蛋白结合率低，丙种球蛋白具有较高的通过胎盘的能力。利多卡因的脐静脉血浓度与母体血浆浓度之比为 0.5~0.7，而丙胺卡因的胎儿与母体血浓度之比为 0.7~1.2。大剂量的利多卡因可能会减少子宫血流，大剂量的丙胺卡因可能会因甲基球蛋白血症而减少对胎儿的氧气供应。

（三）新陈代谢

1. 酯型局部麻醉剂

普鲁卡因在血浆中被丁酰胆碱酯酶（butyryl cholinesterase）迅速水解，酯键断裂，形成羧酸和氨基醇。使用普鲁卡因时，水解的结果是对氨基苯甲酸（para-aminobenzoic acid，PABA）和二乙氨基乙醇（图 3-Ⅲ-7）。PABA 的化学结构与对氧苯甲酸甲酯（甲基苯甲酸）相似，前者易引起过敏，后者被广泛用作防腐剂。普鲁卡因的水解速度为 1.1mol/mL/h，氯普鲁卡因为 4.7mol/mL/h，地卡因为 0.3mol/mL/h，在血液中的半衰期约为 10 秒至数分钟。

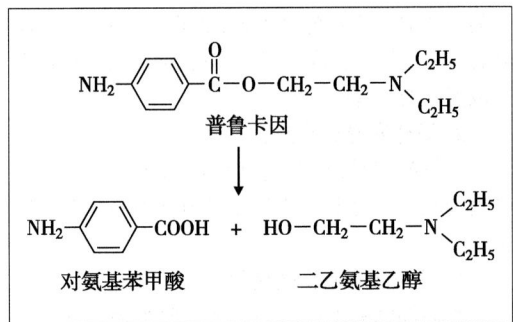

图 3-Ⅲ-7　普鲁卡因的代谢　(De Jong, 1994[21])

肝功能下降会减少丁酰胆碱酯酶的产生，从而延迟酯类局部麻醉剂的代谢。此外，假性胆碱酯酶症患者血浆中的丁酰胆碱酯酶较低，导致酯类局部麻醉剂的代谢延迟。与乙酰胆碱酯酶不同，丁酰胆碱酯酶的活性不容易被地布卡因抑制，而且地布卡因对乙酰胆碱酯酶活性的抑制有增强作用。由于抗胆碱酯酶被用作重症肌无力的治疗剂，在这种疾病的患者中使用酯类局部麻醉剂会损害代谢。

2. 酰胺类局部麻醉剂

利多卡因在肝脏微粒体中主要由细胞色素 P-450（CYP）酶系统进行脱烷基。使用利多卡因时，大约 70% 的利多卡因被去烷基化为单乙基甘氨酸酰亚胺（MEGX），随后通过去乙基化和水解被代谢为甘氨酸酰亚胺（GX）和二甲醚（图 3-Ⅲ-8）。普罗托卡因被水解为 o-甲苯胺和 N-丙基丙氨酸，它们被进一步代谢（图 3-Ⅲ-9）。o-甲苯胺将血红蛋白的二价铁氧化为三价铁，产生高铁血红蛋白，普罗托卡因给药 600mg 或以上会导致高铁血红蛋白血症。甲哌卡因的代谢途径见图 3-Ⅲ-10。

在酰胺类局部麻醉剂中，丙胺卡因的代谢速度较快。丙胺卡因的全身清除率为 2.84L/min，而利多卡因、甲哌卡因和丁哌卡因的清除率分别为 0.95L/min、0.78L/min 和 0.58L/min（表 3-Ⅲ-2）。肝血流量和肝摄取率对酰胺类局部麻醉剂的代谢有显著影响。心衰患者和 β-受体阻滞剂使用者的肝血流量减少，酰胺类局部麻醉剂的代谢延迟。利多卡因、美比卡因和丁哌卡因的肝脏吸收率分别为 0.72、0.51 和 0.40，数值越高，越有可能因肝脏血流减少而延迟代谢（表 3-Ⅲ-2）。

西咪替丁抑制 CYP 并降低利多卡因的清除率。钙通道阻滞剂和苯二氮䓬类药物会竞争性地延迟利多卡因的代谢，因为它们与利多卡因通过相同的 CYP 进行代谢。长期连续使用苯巴比妥和卡马西平会通过酶的诱导加速利多卡因的代谢（表 3-Ⅲ-3）。

（四）排泄

大部分给药的局部麻醉剂在代谢后从肾脏中排出。

90% 的对氨基苯甲酸和 33% 的二乙氨基乙醇是普鲁卡因的代谢物，以原型排泄。就利多卡因而言，72.6% 以 2,6-二羟甲基丙烷 -4-联苯醚的形式排泄，2.8% 以原型排泄。对于丙胺卡因和甲哌卡因，大约 5% 在降解为二氧化碳后从肺部排出。局部麻醉剂从体内的排泄因尿液的 pH 较低而加速。

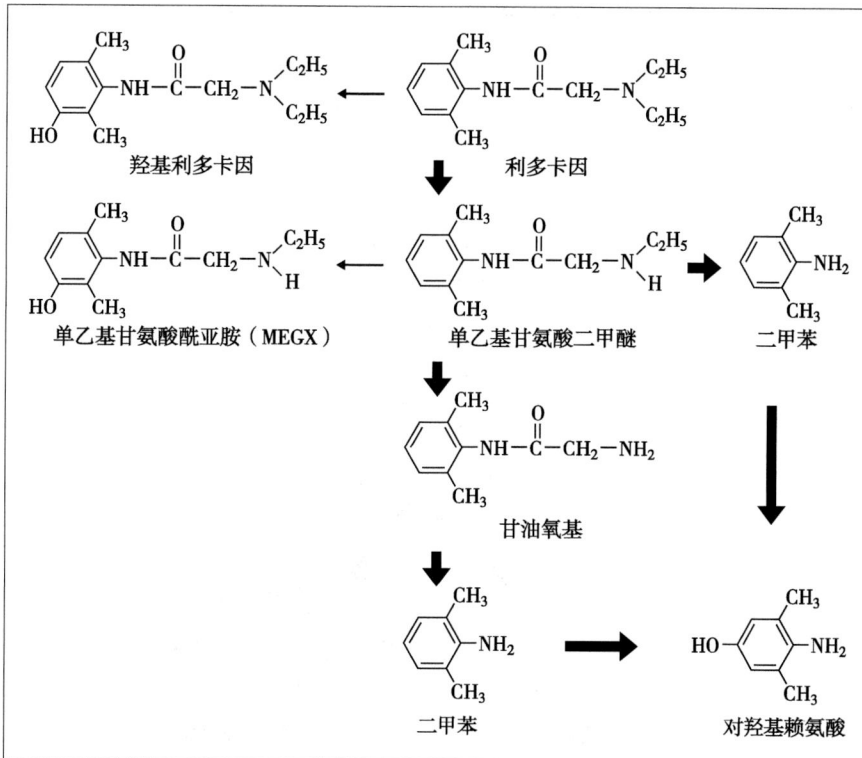

图 3-Ⅲ-8　利多卡因的代谢（粗箭头表示主要途径）　　　　　　（De Jong, 1994[21] より改変）

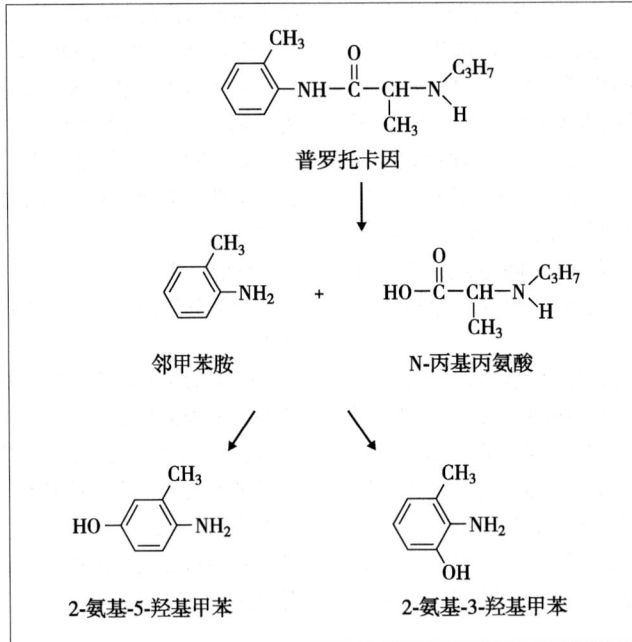

图 3-Ⅲ-9　普罗托卡因的代谢　　　　　　　　　　　　　　　　　　(De Jong, 1994[21])

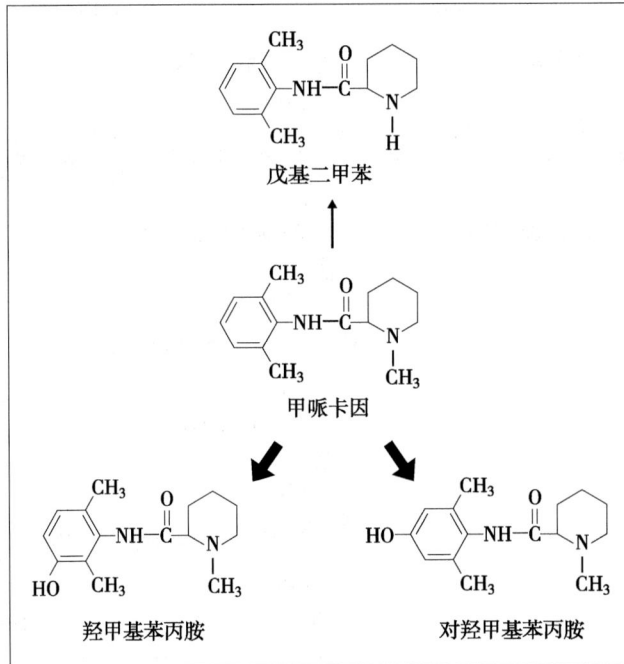

图 3-Ⅲ-10　甲哌卡因的代谢（粗箭头表示主要途径）

(De Jong, 1994[21])

表 3-Ⅲ-2 　酰胺类局部麻醉剂的药代动力学（三室模型）

	$t_{1/2}\alpha$/min	$t_{1/2}\beta$/min	$t_{1/2}\gamma$/min	Vdss/L	清除率 /（L/min）	肝摄取率 /%
利多卡因	1	9.6	96	91	0.95	72
普鲁托卡因	0.5	5	90	261	2.84	
甲哌卡因	0.7	7.2	116	84	0.78	51
丁哌卡因	2.7	28	210	72	0.47	40
依替卡因	2.21	19	156	133	1.22	

（Berde et al, 2015[4]）

表 3-Ⅲ-3 　影响利多卡因代谢的因素

1. 阻碍代谢
 1）西咪替丁（H_2受体拮抗剂）
 2）硝苯地平、地尔硫䓬、维拉帕米（钙通道阻滞剂）
 3）地西泮、咪达唑仑（苯二氮䓬类药物）
 4）普萘洛尔（β 受体阻滞剂）
 5）心力衰竭
 6）肝硬化

2. 促进代谢
 1）苯巴比妥（巴比妥酸类药物）
 2）卡马西平、苯妥英（解痉药物）

（長谷, 2004[22]）

四、毒性

（一）全身毒性

当外用麻醉剂的血浆浓度增加时，可能出现各种全身症状。大剂量、血管内给药、肝肾功能不全时更容易出现血浆浓度的异常升高。症状在中枢神经系统和循环系统中更为明显（图 3-Ⅲ-11）。

1. 中枢神经系统

由于分子量小，未与蛋白质结合的局部麻醉剂容易穿过血脑屏障。在局部麻醉剂中毒的情况下，由于血液浓度的异常增加，首先观察到的是中枢神经系统症状。

（1）初期症状

当血浆局麻药浓度缓慢增加时，最初的症状是中枢神经刺激症状，如话多和兴奋。说话变得含糊不明，口齿不清。也常见口周和舌头的麻木以及开始于面部肌肉和四肢远端的震颤。患者主诉眩晕感。可能出现头晕、难以集中注意力和耳鸣。也可能出现迷失方向和间歇性昏睡等，也可能会对地点和时间感到困惑。使用利多卡因时，血浆浓度约为 5~10μg/mL 时就会产生这些症状。

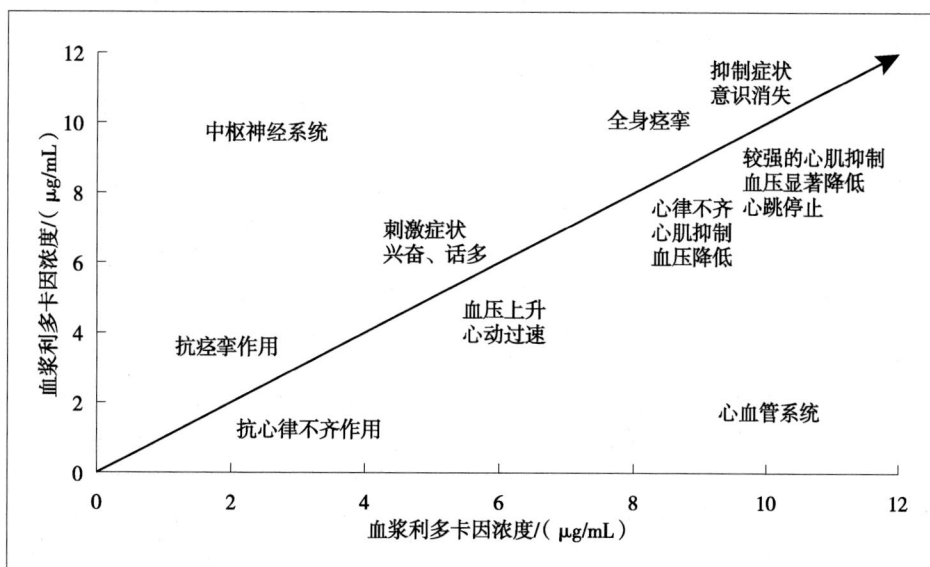

图 3-Ⅲ-11 　局部麻醉剂中毒的症状和血浆利多卡因浓度

(2)痉挛

当血浆局麻药浓度进一步增加时,会出现强直-阵挛性全身抽搐。这时,患者失去意识、呼吸停止、出现发绀。就利多卡因而言,当血浆扩散率约为 10μg/mL 或更高时就会出现这种状态。全身抽搐可能与边缘系统,特别是杏仁核的兴奋性有关,并被认为涉及抽搐抑制性γ-氨基丁酸能神经元的抑制。在血管内注射过量的局麻药(包括错误的注射)时,血浆中的局麻药浓度会迅速增加,这可能会在没有初期症状的情况下引起突然的全身抽搐。在进行星状神经节阻滞时,如果误将局麻药注入椎动脉,即使是少量的局麻药也会引起全身抽搐,因为高浓度的局麻药直接到达中枢神经系统。

呼吸性酸中毒和代谢性酸中毒会增加局部麻醉剂中毒的风险。将 P_aCO_2 从 25~40mmHg 提高到 65~81mmHg,可使利多卡因、丙胺卡因和甲哌卡因的发作阈值降低约 50%。酸中毒会增加不含蛋白质的局麻药的比例,P_aCO_2 升高会增加脑血流量,并通过降低细胞内的 pH 增加细胞内季胺的比例,使痉挛更容易发生。相反,P_aCO_2 从 360 ± 0.77mmHg 下降到 27.0 ± 0.98mmHg,P_aO_2 从 94.0 ± 1.90mmHg 增加到 113.0 ± 2.20mmHg,会增加利多卡因和阿替卡因的痉挛阈值。抽搐导致呼吸和代谢性酸中毒的进一步发展,造成恶性循环,需要立即关注。

(3)末期症状

如果血浆局部麻醉剂浓度进一步上升而没有对抽搐进行适当的治疗,中枢神经系统功能受到抑制,痉挛停止,但呼吸和循环功能也受到抑制,导致心肺功能停止。

2. 循环系统

(1)心脏

局部麻醉剂作用于刺激传导系统的内在心肌和钠通道,导致以下电生理效应。在浦肯野纤维中,它们会导致自动性下降,不应期延长,传导时间延长,并增加刺激阈值。在心室肌中,它引起自动性的下降,兴奋性的降低,以及传导时间的延长(表 3-Ⅲ-4)。因此,心电图中 PR 间期延长,QRS 组的宽度增加。此外,局部麻醉剂会抑制钙流入心肌细胞,并在此基础上抑制钙的释放,导致心肌收缩力因负机械力而下降。施用利多卡因时,在血浆浓度为 1.5~5.0μg/mL 时可观察到这种效应。由于这些作用,利多卡因常被用作室性心律失常的治疗剂。

表 3-Ⅲ-4　局部麻醉剂对心脏的影响

窦房结	无影响
心房	无影响
房室结	延长传导时间
浦肯野纤维	自动性下降,不应期延长 传导时间延长,刺激阈值增加
心室肌	自动性下降,兴奋性降低,传导时间延长

(Berde et al, 2015[4], 森川, 1991[6])

丁哌卡因和依替卡因的心脏毒性比利多卡因大。产生不可逆转的心血管衰竭所需的剂量与引起中枢神经系统毒性的剂量的比率,利多卡因为 7.1 ± 1.1,而丁哌卡因为 3.7 ± 0.5。在丁哌卡因中毒期间,患者容易出现治疗性室性心律失常和致命的室颤。

(2)周边血管

除可卡因、甲哌卡因、罗哌卡因和左旋丁哌卡因以外的局部麻醉剂可直接放松外周血管中的血管平滑肌,具有血管扩张作用。

3. 呼吸系统

局部麻醉剂在非中毒剂量下对呼吸中枢没有明显影响。在中毒剂量下,可观察到呼吸急促和呼吸不规则。利多卡因在不引起呼吸停止的剂量下可抑制咳嗽反射。

4. 神经肌肉接点

局部麻醉剂可抑制神经肌肉接点处的传递。利多卡因抑制了苏美卡因的纤维束性收缩。

5. 高铁血红蛋白血症

邻甲苯胺是丙胺卡因的代谢物,可将血红蛋白的二价铁氧化为三价铁,从而产生高铁血红蛋白。高铁血红蛋白没有结合氧气的能力。剂量为 600mg 或以上的丙胺卡因有发生高铁血红蛋白血症的风险,一旦发生,会出现明显发绀。

高铁血红蛋白血症患者禁用氨基苯甲酸乙酯。

(二)过敏反应

一般来说,酯类局部麻醉剂比酰胺类局麻醉剂更容易引起过敏反应。对酰胺类局部麻醉剂的过敏反应极为罕见。PABA 是普鲁卡因的代谢物,其化学结构与防腐剂对羟基苯甲酸甲酯(甲基苯甲酸甲酯)相似,因此可能引起过敏反应。在过敏反应中,有 Ⅰ 型(过敏性反应)和 Ⅳ 型(延迟反应)。Ⅳ 型反应的频率很高,Ⅰ 型反应很少,但一旦发生,很可能是致命的。

（三）局部毒性

如果神经纤维中的浓度足够高，所有的局部麻醉剂都可以引起直接的神经毒性。据报道，与2%的利多卡因相比，4%的阿替卡因和3%的丙胺卡因引起麻痹的发生率更高，尤其是在下颌孔神经阻滞麻醉后。也有使用高浓度的局部麻醉剂代替酒精，以达到治疗三叉神经痛目的的相关报告。

五、局部麻醉剂的特点（表3-Ⅲ-5）

（一）主要的酯类局部麻醉剂

1. 可卡因

（1）特征

可卡因的效力和毒性是普鲁卡因的4倍。与其他局部麻醉剂不同，它对中枢神经系统和交感神经系统有刺激作用。因此，它具有外周血管收缩的作用。它被定义为一种麻醉药物，因为它在过量时引起精神症状。

（2）使用方法

由于它的局部麻醉和血管收缩作用，曾经被用于经鼻插管时的鼻黏膜表面麻醉，但现在已经很少使用。

2. 普鲁卡因

（1）特征

这是第一种合成的局部麻醉剂，至今仍是评估疗效和毒性的标准药物。

其起效时间比利多卡因慢，疗效和作用时间约为1/2。由于其组织渗透性低，不能用于表面麻醉。具有强烈的外周血管扩张作用。与利多卡因一样，它也有抗心律失常的作用，使用普鲁卡因胺，其中的酯键被酰胺键所取代。PABA是一种代谢产物，往往会引起过敏反应。

（2）使用方法

含有肾上腺素，用于短时手术的浸润麻醉。

3. 丁卡因

（1）特征

其效力和毒性比普鲁卡因高10倍。组织渗透性低，起效缓慢，但作用时间长。

（2）使用方法

在口腔领域用于表面麻醉，在医疗领域用于脊柱麻醉和硬膜外麻醉。

4. 氨基苯甲酸乙酯（苯佐卡因）

（1）特征

氨基苯甲酸乙酯没有亲水的氨基，具有高度的亲脂性。由于其pKa为2.9，它完全以叔胺的形式存在于组织中。由于其高亲脂性，氨基苯甲酸乙酯被认为可以直接从神经纤维的外部通过神经膜到达钠通道。高铁血红蛋白血症患者禁用。

（2）使用方法

用作表面麻醉剂。

（二）主要的酰胺类局部麻醉剂

1. 利多卡因

（1）特征

利多卡因是日本最广泛使用的标准酰胺类局部麻醉剂。它具有良好的组织渗透性，起效极其迅速。其效力是普鲁卡因的两倍，但其毒性与普鲁卡因差不多或稍强。它有比较强的外周血管扩张作用。它被用作局部麻醉剂，并作为抗心律失常剂用于治疗室性心律失常。

（2）使用方法

它被广泛用于医疗和口腔领域的表面麻醉、浸润麻醉、神经阻滞、硬膜外麻醉和脊髓蛛网膜下腔麻醉。使用含有肾上腺素或酒石酸肾上腺素作为血管收缩剂的口腔注射产品，浓度为2%。当通过注射使用时，标准的最大剂量是500mg（含肾上腺素）和200mg（不含肾上腺素）。

2. 丙胺卡因

（1）特征

日本的通用名称是丙胺卡因，而美国的通用名称是普利卡因。其效力比利多卡因稍弱，但其代谢快，毒性小。600mg或以上会引起高铁血红蛋白血症。

（2）使用方法

目前，它只在口腔领域使用，并使用含有苯赖加压素作为血管收缩剂的注射剂，其浓度为3%。注射使用时，含血管收缩剂产品的标准最大剂量为600mg，不含血管收缩剂产品为400mg。

3. 甲哌卡因

（1）特征

几乎与利多卡因相同，血管收缩作用较弱。

（2）使用方法

在医疗和口腔领域，它被用于浸润麻醉、神经阻滞麻醉、硬膜外麻醉等。口腔注射剂的使用浓度为3%，不含血管收缩剂。其疗效与含有肾上腺素的2%利多卡因剂相当，但作用时间短，约30分钟，注射使用时，无论是否含有血管收缩剂，标准最大剂量都为500mg。

表 3-Ⅲ-5　局部麻醉剂的特点

类	名称	化学结构	组织渗透性	血管扩张能力	麻醉效果	毒性	基准最大用量 不含肾上腺素	基准最大用量 含有肾上腺素	麻醉作用 起效时间	麻醉作用 持续时间
酯类	可卡因	(H₂C–CH–CHCOOCH₃ / NCH₃ CHOOC / H₂C–CH–CH₂–苯环)	强	(−)	4	4	只用于表面麻醉		快	短
	普鲁卡因	H₂N–⬡–COOCH₂CH₂–N(C₂H₅)₂	非常弱	非常强	1	1	1 000		中等	短
	丁卡因	H₉C₄N(H)–⬡–COOCH₂CH₂–N(CH₃)₂	弱	弱	10	10	100		中等	长
	氨基苯甲酸乙酯(苯佐卡因)	C₂H₅–O–OC–环己烷–NH₂	弱	弱			只用于表面麻醉		慢	短
酰胺类	利多卡因	(CH₃)₂苯环–NHCOCH₂–N(C₂H₅)₂	非常强	强	2	15	200	500	快	中等
	丙胺卡因	(CH₃)苯环–NHCOCH–N(H)(C₃H₇)	强	弱	1.5	0.7	400	600	快	中等
	甲哌卡因	(CH₃)₂苯环–NHCO–哌啶环(N–CH₃)	强	(−)	2	1	500	500	快	中等
	丁哌卡因	(CH₃)₂苯环–NHCO–哌啶环(N–C₄H₉)	弱	强	8	4	100(神经阻滞麻醉)		中等	长
	罗哌卡因	(CH₃)₂苯环–NHCO–哌啶环(N–C₃H₇)	弱	(−)	8	4	300(神经阻滞麻醉)		中等	长
	左旋丁哌卡因	(CH₃)₂苯环–NHCO–哌啶环(N–C₄H₉)		(−)	8	4	150(神经阻滞麻醉)		中等	长
	依替卡因	(CH₃)₂苯环–NHCOCH–N(C₂H₅)₂	强	强	6	3	300		快	长
	阿替卡因	(噻吩环结构,酯键 COOCH₃,酰胺键 CONH–CH₃,H₃C,NH)		强	2	1		500	快	中等
	地布卡因	(喹啉环–OC₄H₉)–CONHCH₂CH₂–N(C₂H₅)₂	弱	弱	15	15		40	慢	长

4. 丁哌卡因

(1) 特征

与甲哌卡因相似,但起效时间比利多卡因稍慢,效力是普鲁卡因的 8 倍,毒性是利多卡因的 4 倍。作用时间长,对感觉纤维的麻醉作用很强。对心血管的毒性比对中枢神经系统的毒性更强。

(2) 使用方法

它用于神经阻滞麻醉、硬膜外麻醉和脊髓蛛网膜下腔麻醉,过去在疼痛门诊中被广泛使用。

5. 罗哌卡因

(1) 特征

罗哌卡因是甲哌卡因的衍生物,血管收缩作用较弱。作用的开始时间比利多卡因稍慢,效力是普鲁卡因的 8 倍,毒性是普鲁卡因的 4 倍,作用时间长。它对感觉纤维有强烈的选择性麻痹作用。与丁哌卡因不同,其对心血管的毒性很弱。

(2) 使用方法

它被用于神经阻滞麻醉、硬膜外麻醉和疼痛门诊。

6. 左旋丁哌卡因

(1) 特征

左旋丁哌卡因是丁哌卡因的对映体,是纯粹的 S(−)丁哌卡因。一般认为其具有与丁哌卡因相似的特性,但对中枢神经系统的毒性和心血管的毒性较小。

(2) 使用方法

用于硬膜外麻醉。

7. 依替卡因

(1) 特征

其化学结构与利多卡因相似,药理特性也与罗哌卡因相似。作用的开始时间比利多卡因稍慢。其效力是普鲁卡因的 6 倍,毒性是普鲁卡因的 3 倍,蛋白结合性和脂溶性高。作用时间长。具有强烈的运动神经阻断作用。

(2) 使用方法

它可用于浸润麻醉、神经阻滞麻醉和硬膜外麻醉。含有肾上腺素的口腔用药剂已在欧美市场上出售。

8. 阿替卡因

(1) 特征

利多卡因是日本最广泛使用的麻醉剂,但世界范围内,更广泛使用的是阿替卡因。

具有与其他酰胺类局部麻醉剂相同的特性,但由于其结构中含有酯键,所以在血浆中会被丁酰胆碱酯酶迅速水解。具有良好的组织渗透性,而且起效迅速。其效力几乎等同于利多卡因,而其毒性是利多卡因的 0.6 倍。

(2) 使用方法

可用于浸润麻醉、神经阻滞麻醉和硬膜外麻醉。含有肾上腺素的口腔用药剂已在欧美市场上出售。

9. 地布卡因

(1) 特征

组织渗透性好,但起效缓慢。疗效和毒性都比普鲁卡因高 15 倍。作用时间长。

由于地布卡因能抑制丁酰胆碱酯酶的活性,但不能抑制非典型胆碱酯酶的活性,因此地布卡因可用于诊断非典型胆碱酯酶血症。

(2) 使用方法

主要用于脊柱蛛网膜下腔麻醉。目前,它没有被生产出来用于口腔局部麻醉,但它包含在多聚甲醛制剂中。

六、口腔用局部麻醉剂制剂

(一)口腔用表面麻醉剂制剂

所有口腔表面麻醉剂制剂都含有酯类局部麻醉剂。因此,必须注意避免发生过敏反应。用于皮肤的表面麻醉剂是由利多卡因制成的,但它不适合用于黏膜。

(二)口腔用注射制剂

口腔注射剂配方含有酰胺型局部麻醉剂利多卡因、丙胺卡因或甲哌卡因。有些配方还含有血管收缩剂、防腐剂(对羟基苯甲酸酯)、抗氧化剂(亚硫酸盐:仅含肾上腺素的配方)、pH 调节剂等。对酰胺类外用醉药的过敏反应很少,但添加的防腐剂和抗氧化剂比酰胺类外用醉药更容易引起过敏。它比酰胺类局部麻醉剂更容易引起过敏反应。

局部麻醉剂应储存在阴凉、黑暗的地方以避免冻结。这类药物尤其是肾上腺素,在药盒上有橡胶塞的情况下,很容易被紫外线降解。药品盒不应通过高压蒸汽消毒、煮沸、紫外线消毒、气体消毒或浸泡在消毒剂中进行消毒。在使用时,只需用 70% 的乙醇将整体擦拭干净。

Ⅳ 血管收缩剂

许多局部麻醉剂具有血管扩张作用。因此,在使用局部麻醉剂时,其血管扩张作用会促进其在血管内的吸收并缩短作用时间。因此,在口腔用注射制剂中,基于利多卡因和丙胺卡因的制剂含有血管收缩剂。目前,日本使用的血管收缩剂是肾上腺素和苯赖加压素,前者包含在利多卡因配方中,后者包含在丙丁卡因配方中。

一、同时使用血管收缩剂的目的(表 3-IV-1)

表 3-IV-1　含有血管收缩剂的目的

1. 麻醉效果
   (1) 加强麻醉效果
   (2) 延长作用时间
2. 安全相关
   (1) 预防局部麻醉剂中毒
   (2) 减少使用局部的氮化物
3. 手术相关
   (1) 失血量减少
   (2) 术野的可视化

(一) 麻醉效果

1. 加强麻醉效果

由于局部麻醉剂不容易被血管吸收,所以注射部位的局部氮化物水平会增加,局部麻醉效果会增强。

当利多卡因中不包括肾上腺素用于人类上颌门牙牙髓的浸润麻醉时,在浓度为 1% 时无任何麻醉效果,而在 2% 时成功率约为 60%。然而,即使当利多卡因浓度增加到 4% 时,成功率也只增加到 80%。另一方面,当 1% 的利多卡因中包含肾上腺素时,$5\mu g/mL$($1/200\,000$)的成功率约为 80%,$10\mu g/mL$($1/100\,000$)则超过 90%(图 3-IV-1)。

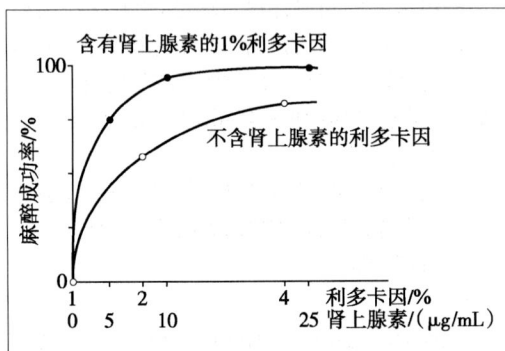

图 3-IV-1　局部麻醉剂与血管收缩剂浓度对麻醉效果的影响
(Björn et al, 1947[1])

浸润麻醉对下门牙的影响,从家兔电刺激下门牙牙髓时观察到的下颌二尖瓣肌前腹的肌电图变化可以看出,不含肾上腺素的 2% 利多卡因,并无麻醉效果。另一方面,当 2% 的利多卡因含有肾上腺素时,$12.5\mu g/mL$($1/80\,000$)的剂量约为 $6.25\mu g/mL$($1/160\,000$)的三分之一,两者可获得相同的麻醉效果。2% 的利多卡因含有 $6.25\mu g/mL$ 肾上腺素,几乎与 4% 的利多卡因含有 $5\mu g/mL$ 肾上腺素一样有效。含有 $5\mu g/mL$ 肾上腺素的 2% 利多卡因的麻醉效果与含有 $5\mu g/mL$ 肾上腺素的 4% 利多卡因的麻醉效果几乎相同,这表明增加局部麻醉剂的浓度在血管扩张作用相同的情况下不能提高麻醉效果(图 3-IV-2)。

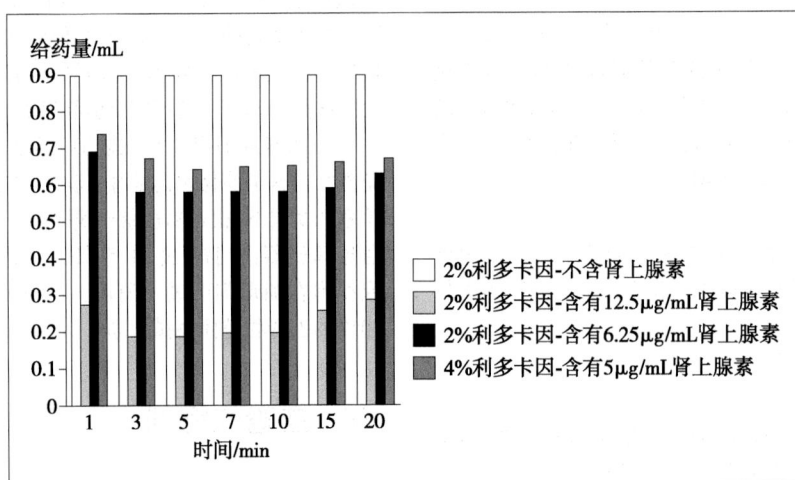

图 3-IV-2　局部麻醉剂制剂效力的比较(1)
(Ohkado et al, 2001[2])
横轴所表示的是各局部麻醉剂的 ED_{50} 随着时间的变化。

在同一实验模型中,将含有 12μg/mL 肾上腺素的 4% 阿替卡因与含有 6μg/mL 肾上腺素的 4% 阿替卡因进行比较,前者在约为后者 1/2 的剂量下产生了相当的麻醉效果,而且起效迅速。当含有 12.5μg/mL 肾上腺素的 2% 利多卡因与含有 12μg/mL 肾上腺素的 4% 阿替卡因进行比较时,在达到足够的麻醉效果所需的时间上没有明显差异。利多卡因需高于阿替卡因 2.5 倍的剂量才能达到相同的麻醉效果(图 3-Ⅳ-3)。

使用 ^{14}C(一种放射性同位素)标记的利多卡因对家兔下颌切牙牙槽黏膜进行浸润麻醉后,含 12.5μg/mL 肾上腺素的利多卡因的组织分布表明,利多卡因在根尖附近的浓度在注射后 5 分钟达到最高水平,不含肾上腺素的利多卡因的浓度在注射后迅速被血管吸收。注射后 5 分钟,根尖附近的利多卡因浓度最高,这表明不含肾上腺素的利多卡因在注射后迅速被血管吸收。

肾上腺素本身没有局部麻醉作用,而局部麻醉剂的麻醉作用被认为是由血管收缩引起的神经纤维的瞬时缺氧而加强的。因此,如果肾上腺素的血管收缩作用太强,神经纤维杂乱就会缺血,麻醉后也可能会出现感觉丧失的情况。

苯赖加压素的血管收缩作用比肾上腺素弱。目前还不清楚苯赖加压素是否能像肾上腺素增强利多卡因的麻醉作用那样增强丙胺卡因的麻醉作用。在上述实验模型中,当含有 0.03U/mL 苯赖加压素的 3% 丙胺卡因与含有 12.5μg/mL 肾上腺素的 2% 利多卡因相比,前者的起效时间比后者慢,需要大约两倍的剂量才能获得快速麻醉效果(图 3-Ⅳ-3)。

有报道称,在下颌孔神经阻滞麻醉过程中,在含肾上腺素的利多卡因中加入甘露醇可以增强牙髓麻醉的效果。然而,在上颌骨浸润麻醉中还没有观察到这种效果。

2. 延长作用时间

由于局部麻醉剂不容易被血管吸收,高浓度的局部麻醉剂会在注射部位持续存在,作用时间也会延长。如果对市售制剂的作用时间进行比较,由长到短排列如下:含肾上腺素的利多卡因制剂>含苯赖加压素的丙胺卡因制剂>甲哌卡因制剂(图 3-Ⅳ-4)。

在利多卡因配方中,随着肾上腺素浓度从 12.5μg/mL、5μg/mL 到 3.3μg/mL(1/300 000)下降,作用时间变得更短。含 3.3μg/mL 肾上腺素的利多卡因和含 0.03U/mL 苯赖加压素的 3% 丙胺卡因,作用时间几乎相等(图 3-Ⅳ-4)。含 3.3μg/mL 肾上腺素的利多卡因和 0.03U/mL 苯赖加压素的 3% 丙胺卡因的作用时间几乎相等(图 3-Ⅳ-5)。

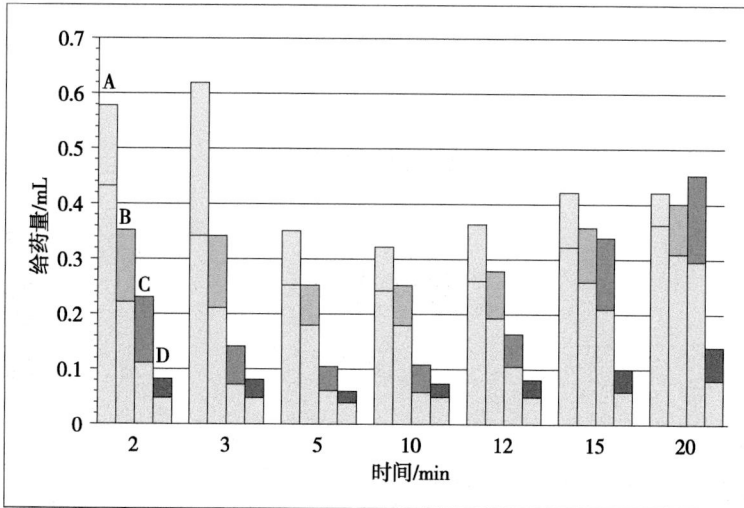

图 3-Ⅳ-3　局部麻醉剂制剂效力的比较(2)　　　　(Miyoshi et al, 2000[3])
横轴所表示的是各局部麻醉剂的 ED_{95} 和 ED_{50} 随着时间的变化。
A:含有 0.03U/mL 苯赖加压素的 3% 丙胺卡因。B:含有 12.5μg/mL 肾上腺素的 2% 利多卡因。C:含有 6μg/mL 肾上腺素的 4% 阿替卡因。D:含有 12μg/mL 肾上腺素的 4% 阿替卡因。

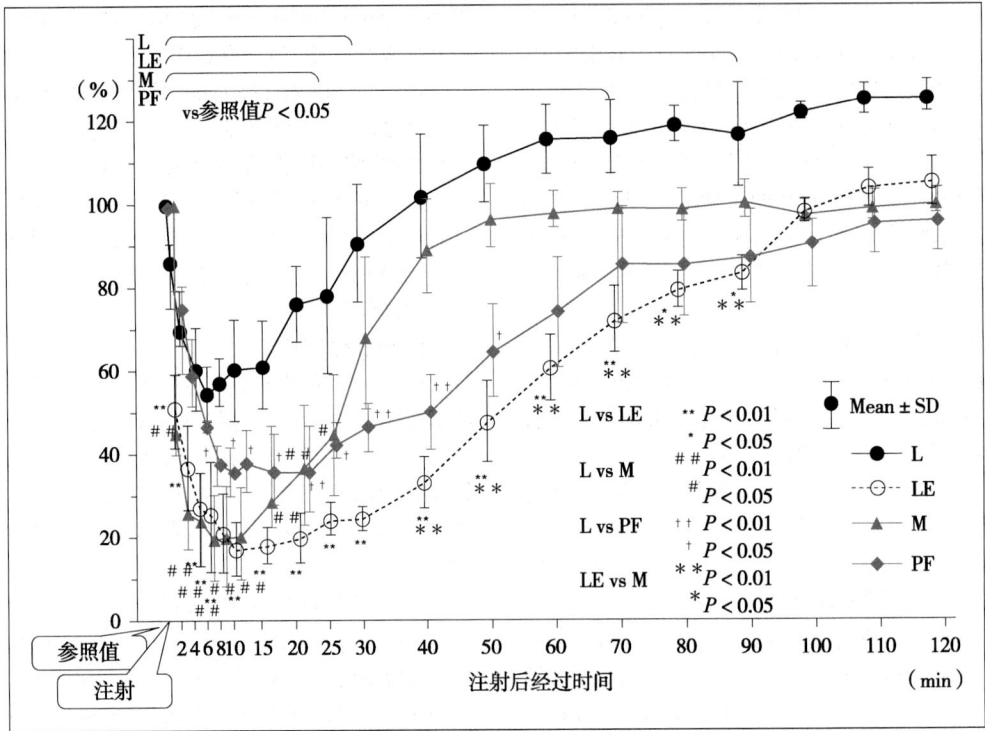

图 3-Ⅳ-4　局部麻醉剂制剂效力的比较(3) （笹尾，2006[12])）

纵轴表示体感诱发电位振幅的变化率。

L，利多卡因；LE，含有肾上腺素的利多卡因；M，甲哌卡因；PF，含有苯赖加压素的丙胺卡因。

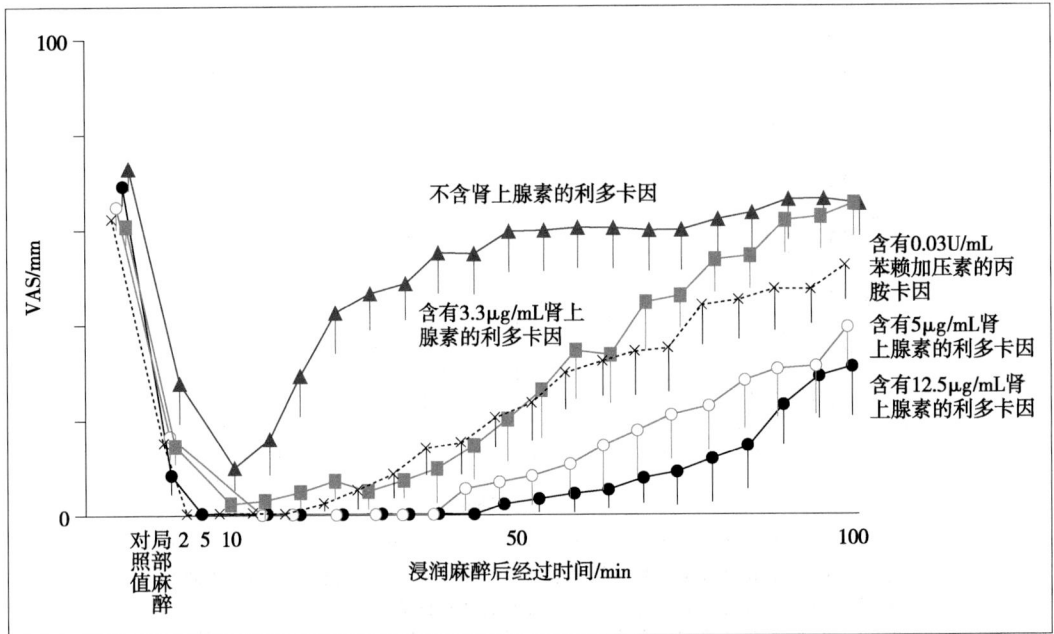

图 3-Ⅳ-5　血管收缩剂不同浓度对麻醉效果的影响 （冈，1990[14])）

除肾上腺素和加压素的血管收缩剂外,右旋糖酐和硫酸软骨素钠的高分子化合物,也会延长利多卡因的作用时间,增强其麻醉效果。

(二) 安全相关

1. 预防局部麻醉剂中毒

比较了口腔内注射利多卡因后,有无肾上腺素的血浆利多卡因浓度,有肾上腺素的血浆利多卡因浓度约为无肾上腺素的一半。因此,在没有肾上腺素的情况下,利多卡因的参考最大剂量是200mg,而在有肾上腺素的情况下是500mg。在没有苯赖加压素的情况下,丙胺卡因的参考最大剂量是400mg,而在有苯赖加压素的情况下是600mg。

肾上腺素会抑制血管外局部麻醉剂在血液中的吸收,但另一方面,血浆肾上腺素水平越高,局部麻醉剂引起痉挛的阈值越低。

2. 减少局部麻醉剂用量

血管收缩剂的加入增强了局部麻醉剂的麻醉效果,并延长了作用时间,从而减少了局部麻醉剂的使用量。然而,重要的是要考虑每种制剂在实际使用中的临床效果。根据注射用口腔制剂的包装说明,含有肾上腺素的利多卡因制剂应以"0.3~18mL"的剂量用于正常的成人口腔治疗,而含有苯赖加压素的丙胺卡因和甲哌卡因制剂应以"每次1管(1.8mL)"的剂量进行注射。

(三) 手术相关

1. 失血量减少

血管收缩剂可以收缩注射部位的血管,因此在浸润麻醉中使用时可以减少手术区域的出血量。肾上腺素主要作用于毛细血管的动脉侧,而苯赖加压素作用于静脉侧,所以肾上腺素加苯赖加压素的作用是血管收缩(图3-IV-6)。

2. 术野的可视化

血管收缩剂减少了术野的出血量,这使得术野更加清晰,有利于手术操作。这对口腔和口腔外科领域的手术和治疗极为有用。

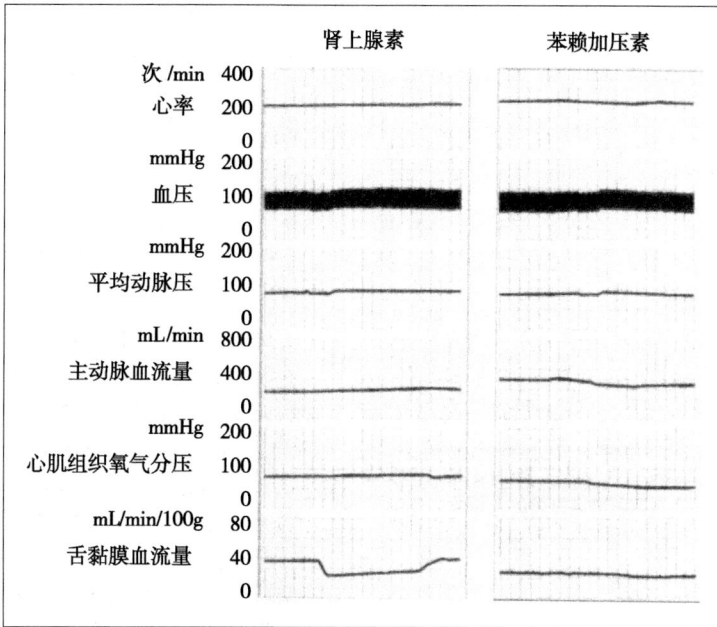

图3-IV-6 肾上腺素和苯赖加压素对循环系统作用的比较 (縣ほか, 1998[24])

二、使用的药物

(一) 肾上腺素

肾上腺素是一种拟交感神经的生物胺。肾上腺素受体可分为3种类型:α_1、α_2和β受体。每个受体又可分为3个亚型:α_1受体(α_{1A}、α_{1B} 和 α_{1C})、α_2受体(α_{2A}、α_{2B} 和 α_{2C})及β受体(β_1、β_2 和 β_3)。

α_1受体是Gq蛋白偶联的,刺激激活磷脂酶C,产生1,4,5-三磷酸肌醇(IP3),增加细胞内钙浓度。α_2受体是Gi蛋白偶联的,刺激抑制腺苷酸循环酶,减少 AMP 浓度。β 受体是 Gs 蛋白偶联的,刺激可激活腺苷酸环化酶并增加 cAMP 浓度。表 3-IV-2 中显示了对每个受体的刺激效果。

1. 作为一种生物活性物质的特性

肾上腺素是副交感神经髓质分泌的一种激素,对交感神经系统的紧张作出反应。存在于体内的肾上腺素和局部麻醉剂中含有的合成肾上腺素都是左旋的。

大部分肾上腺素被儿茶酚-O-甲基转移酶(COMT)或单胺氧化酶(MAO)代谢,只有不到 5% 的肾上腺素随尿液排出(图 3-IV-7)。大部分外源性给药的(外源性)肾上腺素和内源性分泌的(内源性)肾上腺素和去甲肾上腺素首先被 COMT 降解。另一方面,MAO 在神经末梢、肾上腺髓质嗜铬细胞和其他细胞的线粒体中含量丰富,主要代谢神经末梢中重新摄取的去甲肾上腺素。

表 3-IV-2　肾上腺素受体亚型的特征

	促效剂	作用部位	作用
α 受体			
α_1	A ≥ NA ≫ ISP	血管平滑肌 肠平滑肌 膀胱括约肌 肝	收缩 舒张 收缩 糖原分解
α_2	A ≥ NA ≫ ISP	NA 促效神经末梢 血管平滑肌 胰岛 β 细胞	抑制 NA 释放 收缩 抑制胰岛素分泌
β 受体			
β_1	ISP > NA = A	心脏 肾	心率、心脏收缩力、传导速度增加 促进肾素分泌
β_2	ISP ≫ A ≫ NA	血管、支气管、胃肠、尿道、子宫平滑肌 肝	舒张 糖原分解
β_3	ISP = NA > A	脂肪细胞	脂肪分解

(稻永,2003[25])

肾上腺素在血液中的半衰期为几十秒至 1 分钟。此外,透皮肾上腺素会迅速降解,并不显示任何药理作用。用于口腔注射的肾上腺素制剂在有橡胶塞的情况下很容易被紫外线和高温所降解(图 3-IV-8)。因此,重要的是将用于口腔注射的含肾上腺素的利多卡因制剂存放在阴凉、避光处以避免冻结。

2. 药理作用

(1)循环系统

肾上腺素主要作用于小动脉,引起皮肤和黏膜血管收缩(α_1 和 α_2 作用)、心脏刺激(β_1 作用)和骨骼肌血管扩张(β_2 作用)。当肾上腺素在口腔黏膜下给药时,血浆肾上腺素浓度在给药后 3 分钟达到最大值,然后下降。然而,在给药 30 分钟后,血浆肾上腺素浓度仍保持在最大血浆肾上腺素浓度的 60% 左右。

a. 局部血管收缩剂作用

在注射部位,由于血管收缩,注射 5 分钟后,黏膜血流减少到对照值的 20% 以下,而且这种减少持续 30~40 分钟。牙髓血流也显示类似的变化(图 3-IV-9)。因此,过量的肾上腺素可能会导致拔牙后牙髓血流减少和干槽,特别是在牙髓内麻醉后。

b. 全身作用

吸收到血管中的肾上腺素通过增加心率和增强心肌收缩力而增加心输出量,但不引起血压显著变化,因为它通过扩张骨骼肌血管而减少总的外周阻力。然而,即使血压不升高,心肌耗氧量也被认为会因心率和心肌收缩力的增加而增加,因此在有严重心肌缺血症状的患者中应谨慎使用肾上腺素。

以下是对健康志愿者使用相当于 1~2 支制剂量的肾上腺素时血液循环变化的观察结果,这是临床上常用的剂量(图 3-IV-10)。

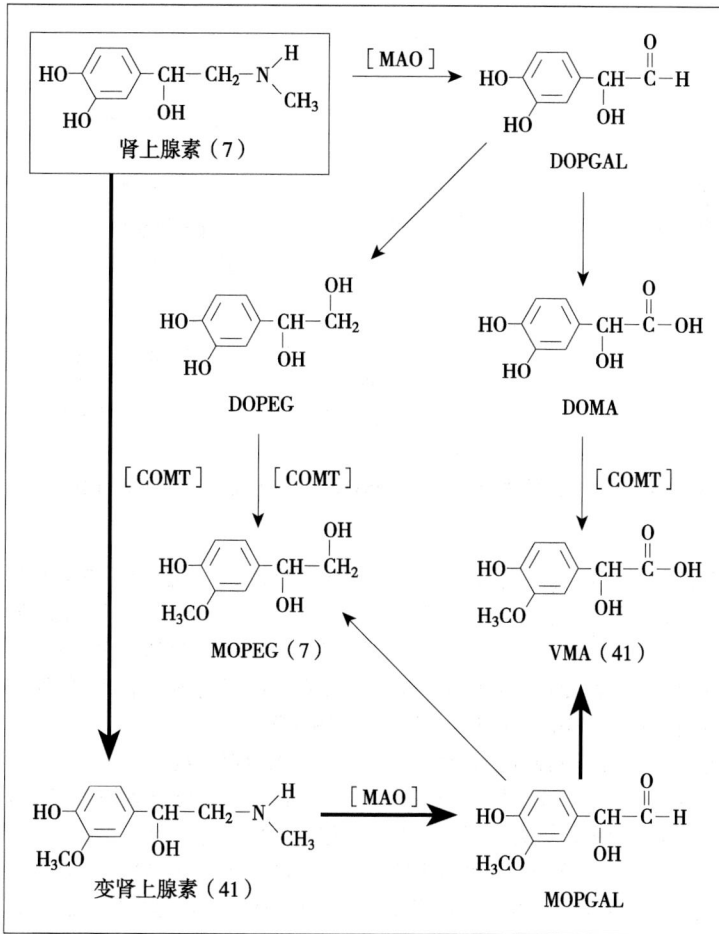

图 3-IV-7　肾上腺素的代谢（数字代表尿中存在的比例）　　　（LaBrosse et al, 1961[26]）

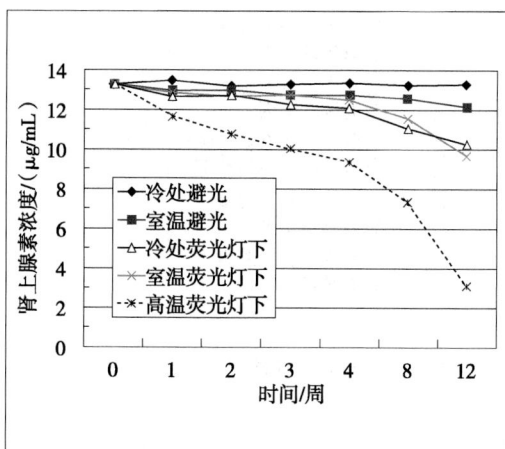

图 3-IV-8　局部麻醉药制剂中肾上腺素浓度随着时间的变化
（樱井ほか, 1986[27]）

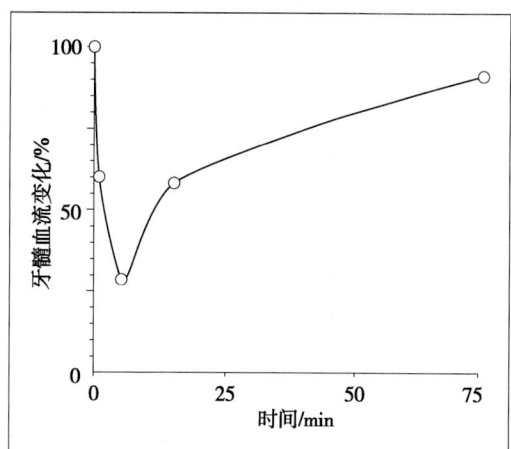

图 3-IV-9　骨膜上注射含有 10μg/mL 肾上腺素的 2% 利多卡因 1mL 后的牙髓血流的变化　（Kim et al, 1984[31]）

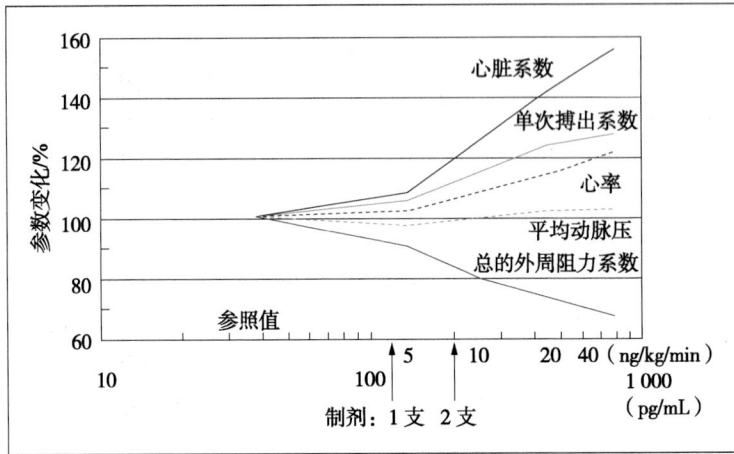

图 3-Ⅳ-10　持续静脉输注肾上腺素时循环系统参数的变化 （一戸ほか，1990[33]）

肾上腺素首先降低总外周阻力，然后增加心率和心肌收缩力。除非血浆中的肾上腺素浓度大大增加，否则血压不会升高，而用 1~2 支肾上腺素制剂增加血浆中的肾上腺素浓度只引起微小的血压变化。使用 1 支肾上腺素制剂，心率和血压都没有什么变化；使用 2 支肾上腺素制剂，心率增加了约 10%，收缩压增加了约 5%。肾上腺素诱导的心输出量的增加首先是由总外周阻力的减少所介导，然后是心率和心肌收缩力的增加。虽然肾上腺素增加了心脏的工作量，但增加的大部分是容积性的，而心肌耗氧量的增加相对较小。因此，在施用

肾上腺素后，心肌供需平衡得以维持。

肾上腺素通过 α_2 作用促进血小板聚集。如果按口腔注射制剂的量来换算，给予相当于 4~5 支肾上腺素制剂的量，可能会促进血小板的聚集（图 3-Ⅳ-11）。

（2）呼吸系统

肾上腺素可以放松支气管平滑肌，并通过 β_2 作用扩张支气管，增加每分通气量。当静脉注射肾上腺素时，可观察到短暂的呼吸暂停和随后的呼吸加速。呼吸暂停是由压力感受器功能引起的反射性呼吸抑制。

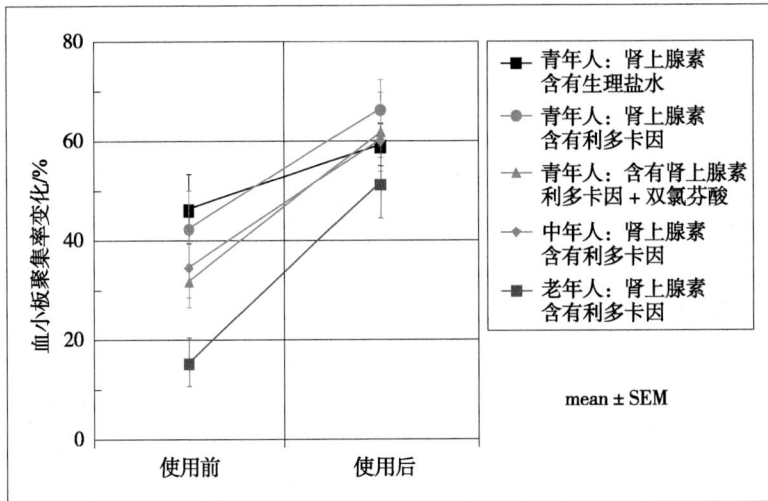

图 3-Ⅳ-11　使用肾上腺素前后血小板聚集率的变化 （Ichinohe et al，1997[34]）

试验观察了健康志愿者中使用肾上腺素后呼吸的变化，能够发现，临床通常使用的1~2支肾上腺素会增加氧气消耗和二氧化碳排放，但这些变化比在循环系统中看到的要小。

（3）代谢系统和内分泌系统

肾上腺素增加了血糖、游离脂肪酸和乳酸，同时抑制了胰岛素的分泌。相当1支肾上腺素制剂的量只引起轻微的血糖水平上升。

（4）中枢神经系统

由于肾上腺素是高度极性的，不容易穿过血脑屏障，所以它对中枢神经系统的作用很小。给予肾上腺素后出现的焦虑、失语和头痛等症状被认为是循环系统和呼吸系统的次要症状。

（5）神经肌肉接点

肾上腺素通过 α 受体拮抗非去极化肌肉松弛剂的肌肉松弛作用，通过 β 受体增强其作用。

3. 肾上腺素的浓度

一支制剂（1.8mL）中肾上腺素的总量为 22.5（12.5×1.8）μg。在含有酒石酸肾上腺素的利多卡因制剂中，肾上腺素浓度为 13.3μg/mL（1/73 000），一支制剂中的肾上腺素总量为 23.9μg。当肾上腺素的总剂量低于 200~300μg 时，在健康的成年人中没有看到全身性的异常情况。

（二）苯赖加压素

苯赖加压素（2- 苯丙氨酸 -8- 赖氨酸加压素）是一种合成多肽，可增强加压素（一种抗利尿激素）的血管收缩作用。

1. 药理作用

（1）对循环系统的影响

a. 局部血管收缩剂作用

由于它主要作用于小静脉，减少注射部位血流的效果比肾上腺素弱得多。血管收缩剂作用的开始时间也是延迟的。

b. 对身体循环系统的影响

当通过下颌孔给原发性高血压患者施用含有苯赖加压素的丙胺卡因时，心率和血压在使用 1~2 支制剂时几乎没有变化。当使用的制剂超过 3~4 支时，心率下降，血压上升。评估左心室收缩期的心功能，并与给药后 5 分钟的数值比较，发现 $1/PEP^2$（PEP：射血前时间）呈剂量依赖性下降，这是心肌收缩力的指标，PEP/LVET（LVET：左心室射血时间）增加，这是心脏泵功能下降的指标，表明心脏功能受到抑制（图 3-Ⅳ-12）。在健康的成年患者中也有一例冠状动脉挛缩的报告，表明含有苯赖加压素的丙胺卡因可能是导致挛缩的原因。

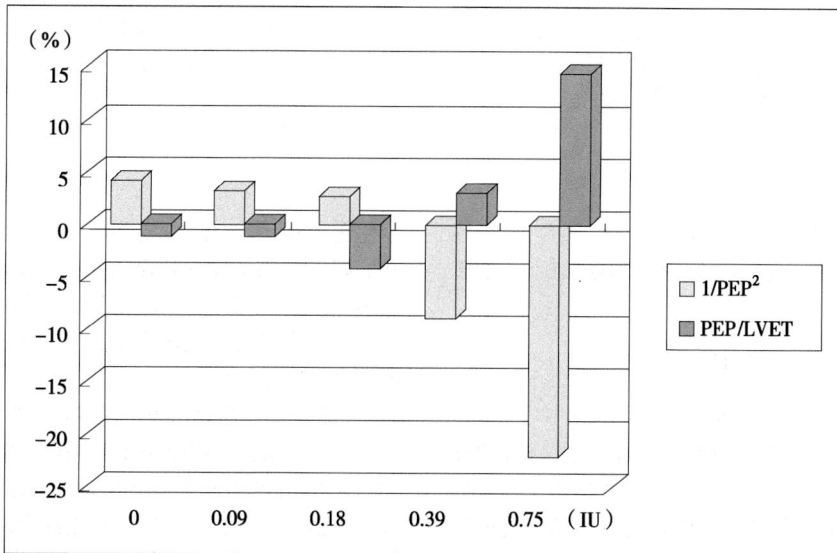

图 3-Ⅳ-12　给原发性高血压患者使用含有苯赖加压素的丙胺卡因时，左心室收缩的情况随着时间的变化

（砂田，1992[40]より改変）

PEP，射血前时间；LVET，左心室射血时间。

在动物实验中,一些报告显示,苯赖加压素抑制心脏功能,并使心肌供需平衡恶化。以相当于3~4卡体重或更多的剂量给予苯赖加压素,由于冠状动脉收缩,心肌组织血流量和心肌组织氧分压下降。这冠状动脉扩张剂氨力农和三磷酸腺苷能够改善这些变化。

采用肌内注射含肾上腺素的利多卡因或含苯赖加压素的丙胺卡因的动物研究,其剂量相当于2支、4支或8支制剂的量,表明在施用含肾上腺素的利多卡因后,心肌供需平衡得以维持,但在施用含苯赖加压素的丙胺卡因后则不能维持。4支制剂的量使心肌组织氧分压下降了约10%,8支制剂则下降了约25%(图3-Ⅳ-13)。

换句话说,大剂量的苯赖加压素可能导致冠状动脉收缩和抑制心脏功能,并可能恶化氧气供需平衡。因此,通常认为在缺血性心脏病患者中使用含苯赖加压素的局部麻醉剂不能超过2支。

此外,据说大剂量的苯赖加压素有子宫收缩的作用。然而,这个"大剂量"的具体数值并不清楚。

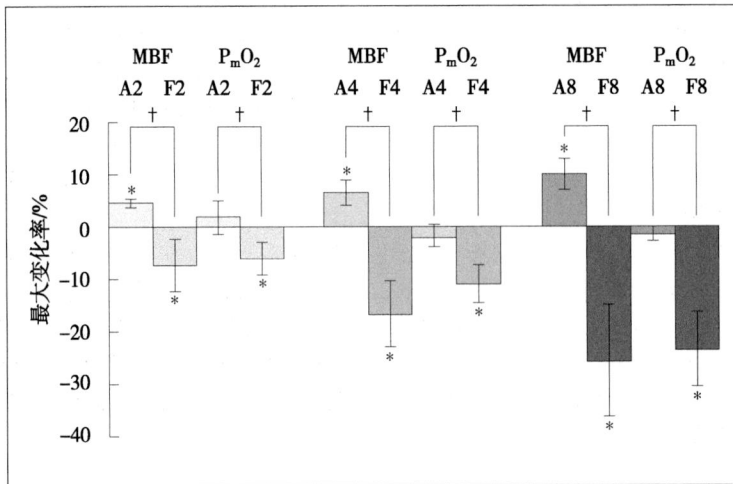

图3-Ⅳ-13　肾上腺素(A)和苯赖加压素(F)对心肌组织血流量(MBF)和心肌组织氧气分压(P_mO_2)的影响　　　　　　(Inagawa et al, 2010[50])

数字2、4、8表示按体重换算后的制剂数量。

*,与对照值的有意差($P<0.05$);†,两组之间的有意差($P<0.05$)。

(2)苯赖加压素的浓度

用于口腔注射的制剂含有苯赖加压素,浓度为0.03U/mL。

三、药物相互作用

(一)β受体阻滞剂

β受体阻滞剂有两种类型:$β_1$受体选择性和非选择性,以及具有和不具有内源性拟交感神经作用的。普萘洛尔是一种有代表性的β受体阻滞剂,具有非选择性,不具有内源性拟交感神经作用。普萘洛尔适用于预防基本高血压(轻度至中度)、心绞痛、室外收缩(室上和室下)、阵发性心动过速、心律失常、窦性心动过速、新鲜心房颤动和阵发性房颤。当含肾上腺素的利多卡因用于普萘洛尔使用者时,由于肾上腺素的α作用占主导地位,其β阻断作用可能导致血压明显升高,总的外周阻力增加(图3-Ⅳ-14)。心率呈反射性心动过缓。在一些动物研究中,据报道,在血压明显升高的情况下会出现肺水肿。

(二)三环类抗抑郁药和MAO抑制剂

三环类抗抑郁药和MAO抑制剂,如阿米替林和丙米嗪,用于治疗抑郁症和抑郁状态,抑制交感神经末梢对儿茶酚胺的再摄取,增加受体附近儿茶酚胺的浓度,从而增强了肾上腺素的作用。因此,使用这些药物的人使用含有肾上腺素的利多卡因可能会导致血压升高。

(三)α受体阻滞剂和抗精神疾病药物

除了用于治疗高血压的$α_1$受体阻滞剂哌唑嗪

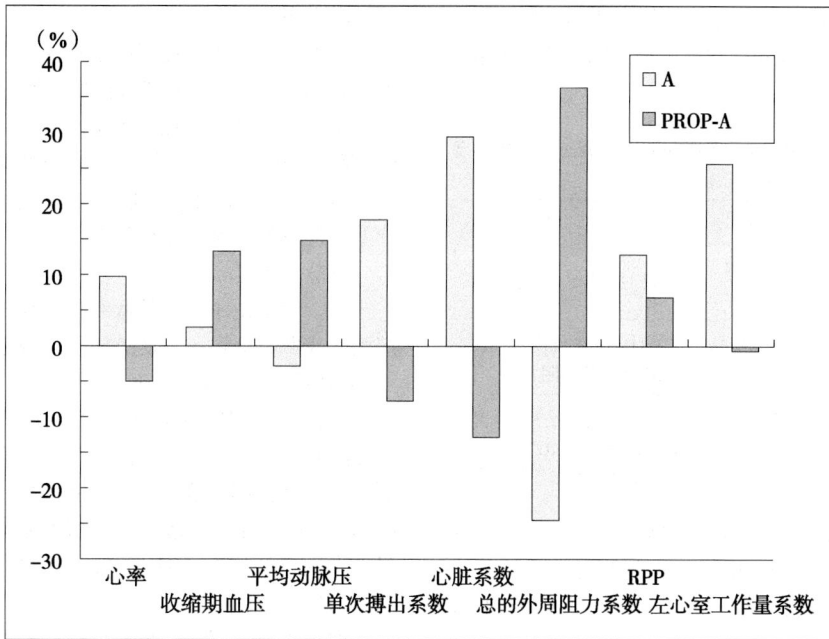

图 3-IV-14　丙胺卡因（PROP）对持续静脉输注肾上腺素（A）时循环系统参数的影响

(Ichinohe, 1991[51])

外,用于治疗精神疾病(如精神分裂症)的吩噻嗪衍生物如氯丙嗪和丁炔酮衍生物如氟哌啶醇也有阻断作用。因此,当含肾上腺素的利多卡因用于经常使用这些药物的患者时,由于肾上腺素的 α 阻滞作用,其 β 活性成为主导,由于总的外周阻力下降,血压可能过度下降。然而,由于抗精神病药物和肾上腺素之间的相互作用而导致低血压的频率极低(0.014%),而且在动物实验中也有报告称低血压的可能性非常小。

(四) 产前药物,麦角生物碱

产前药物催产素或麦角生物碱与含肾上腺素的利多卡因同时使用可能会增加血管收缩作用并导致血压升高。

(五) 抗心律失常药物

第三类抗心律失常药胺碘酮与含肾上腺素的利多卡因、含苯赖加压素的丙胺卡因或甲哌卡因同时使用可能会抑制心脏功能。

同时使用 Ⅰb 类抗心律失常剂安博律定和甲哌卡因可能会增加中枢神经系统和心脏的不良反应。

(六) 含卤素的吸入性麻醉剂

含卤素的吸入性麻醉剂如氟烷会增加心肌细胞对肾上腺素的敏感性,使用含肾上腺素的利多卡因可能会引起严重的心律失常和心搏骤停。

四、临床考虑因素

(一) 包装中描述的注意事项

使用治疗药物,包括局部麻醉剂的基本原则是遵守其适应证(剂量、给药和疗效)。同时,使用这些药物应遵守以下注意事项:禁忌证、重要的基本注意事项、有特殊背景的患者的注意事项、相互作用和副作用。

(二) 需要注意的情况和条件

1. 循环系统疾病

如上所述,肾上腺素通过提高心率和增强心肌收缩力而增加心输出量,但通过扩张骨骼肌血管而降低总外周阻力,血压没有明显变化;因此,在使用含有肾上腺素的利多卡因后,有必要了解循环系统发生的变化,这些变化从通常的心率和血压监测参数中并不明显。此外,即使血压不升高,心肌耗氧量也被认为会因心率加快和心肌收缩力增强而增加。

根据美国纽约心脏协会(New York Heart Association,NYHA)对心脏疾病严重程度的分类和世界卫生组织(WHO)对高血压的分期,轻度至中度疾病的肾上腺素剂量限制在 45μg,重度疾病限制在 22.5μg 是安全的。非选择性 β 受体阻滞剂使用者的剂量也应限制在一支。此外,对于阻塞性肥厚型心肌病患者,应避免使用含有肾上腺素的利多卡因(表3-Ⅳ-3)。

表3-Ⅳ-3　合并循环系统疾病患者中含肾上腺素局部麻醉剂的使用标准

	最多45μg	最多22.5μg
心脏病	NYHA 分级1、2级	NYHA 分级3级
高血压	WHO 分类1、2期	WHO 分类3期常用β受体阻滞剂者

梗阻性肥大性心肌病患者禁用含有肾上腺素的利多卡因。
NYHA,美国纽约心脏学会;WHO,世界卫生组织。

(金子,1996[58])より改变)

通常认为,在心血管疾病患者中使用含有苯赖加压素的丙胺卡因时,大剂量的苯赖加压素会引起冠状动脉收缩和心脏功能的抑制,从而使氧供需缓冲器恶化。因此,在缺血性心脏病患者中使用含有苯赖加压素的丙胺卡因时,一般认为安全的剂量是限制在2支以内。

注射含血管收缩剂的局部麻醉剂后,循环系统的变化并不完全是由血管收缩剂引起的,而是由多种因素引起的,包括对注射的恐惧、插针时的疼痛和药物注射时的疼痛。因此,为了防止注射含血管收缩剂的局麻药后出现循环系统的变化,有必要尽量减少注射本身造成的精神和身体压力,而不是只关注血管收缩剂的作用。

2. 糖尿病

肾上腺素会影响葡萄糖代谢,但使用1~2支肾上腺素后,血糖水平的升高很轻微。因此,在控制良好的糖尿病患者中,使用含有肾上腺素的利多卡因并不是一个大问题。

3. 甲状腺功能亢进症

应避免在未受控制的甲状腺功能亢进症患者中使用含肾上腺素的利多卡因。另一方面,在甲状腺功能亢进症控制良好的患者中,使用一或两支含肾上腺素的利多卡因是可以接受的。

4. 老年患者

老年人有很多基础疾病,如心血管疾病,有必要了解血管收缩剂对这些疾病的影响以及血管收缩剂与经常使用的药物之间的药物相互作用。当使用含有肾上腺素的利多卡因时,应考虑将肾上腺素浓度稀释1/2,这取决于血压的高低和预期的总剂量。

5. 妊娠

肾上腺素在正常使用时能放松子宫肌肉并增加子宫血流量,但在大剂量使用时则会减少子宫血流量。大剂量的非加压素会引起子宫收缩。此外,丙胺卡因通过胎盘的能力比利多卡因强。因此,一般认为在孕妇的局部麻醉中,使用少量的含肾上腺素的利多卡因是安全的。

(三)口腔组织

肾上腺素由于其血管收缩作用而导致局部组织血流减少和缺氧。因此,如果肾上腺素的作用太强,会对局部组织造成伤害。

当仅用浸润麻醉尝试拔除下颌磨牙时,牙周韧带的血流可能会减少,结果可能会出现干槽。特别是,植皮膜内麻醉的干槽发生率可能比传统的浸润麻醉要高。在这种情况下,不使用血管收缩剂的甲哌卡因可以作为一种选择,但应注意作用时间短,出血量大。

据报道,用含肾上腺素的利多卡因进行牙髓内麻醉会明显减少牙齿的血流量,这被认为是使用牙髓内麻醉拔牙后牙髓损伤的一个风险因素。然而,拔牙后的牙髓损伤涉及许多因素,如龋齿程度和拔牙时的条件,不可能简单地将牙髓内麻醉与牙髓损伤联系起来。据报道,即使在缺氧条件下,牙髓细胞的活性也能保持得相当好。在任何情况下,这种情况下也应考虑使用甲哌卡因制剂。

糖尿病患者使用含肾上腺素的利多卡因在小剂量给药时不会造成大的全身性问题,但由于糖尿病引起的易感染状态,局部注射部位容易因血流减少而发生溃烂和感染。

(四)全身麻醉

在全身麻醉中使用局部麻醉剂的目的是通过血管收缩剂减少失血量,并通过局部麻醉剂的作用减少全身麻醉剂的用量。以期起到超前镇痛(preemptive analgesia)的效果,并促进术后恢复。

全身麻醉期间,口腔组织的毛细血管因全身麻醉剂而比正常意识状态下更加扩张。因此,含有血管收缩剂的局部麻醉剂能更迅速地被血管吸收并产生全身效应。

1. 循环系统

当使用含肾上腺素的局部麻醉剂时,血压会出现双相变化,先是短暂下降,然后上升,可能是由于β_2刺激。当肾上腺素的剂量超过40μg时,血压的升高变得十分显著。心率在短暂的增加后,恢复到用药前的水平。心输出量和总外周阻力的变化率大于血压和心率的变化率,这和清醒状态下是一样的。

2. 呼吸系统

在控制呼吸的情况下,给予含有肾上腺素的局部麻醉剂会增加呼气末二氧化碳分压($ETCO_2$)和动脉血二氧化碳分压(P_aCO_2),可能是由于心输出量增加和随后的高代谢。

3. 新陈代谢系统

给予含有肾上腺素的局部麻醉剂会增加血糖、游离脂肪酸和乳酸,并抑制胰岛素的分泌。血清钾浓度下降,下降幅度与血浆肾上腺素最高浓度呈负相关。血清钾浓度的降低导致心电图 T 波的降低。这种变化在服用含肾上腺素的局部麻醉剂后 20 分钟达到最大。

V 局部麻醉所需的解剖学知识

一、神经阻滞麻醉所需的解剖学知识

神经阻滞麻醉是一种通过麻醉离中心较近且相对密集的神经干或神经来获得周围区域麻醉的方法。因此,有必要熟悉麻醉部位及其周围的解剖

结构。

三叉神经是大脑中最大的神经,是口腔麻醉领域中最重要的神经,其与麻醉相关的感觉根从脑干出来,经过颞骨茎突附近,穿过后颅,到达中颅。然后形成三叉神经节,它分为 3 个分支:眼神经(第一支)、上颌神经(第二支)和下颌神经(第三支)。其中,上颌神经(第二支)和下颌神经(第三支)与通常的口腔治疗有关。

(一)上颌神经(图 3-V-1,图 3-V-2)

上颌神经是三叉神经的第二支,从三叉神经节上的大孔离开颅腔,进入翼腭窝。

1. 眶下神经

这里的主要分支是下眼眶神经,它从下眼眶裂口穿过眼眶,从下眼眶孔分布到面部前部;这条神经在翼腭窝发出后部上齿槽支,分布到上颌骨的白齿区。这条神经在翼腭窝有一个后上牙槽分支,并分布到上颌骨的前白齿。此外,眶下神经在眶下管产生一个前上齿槽支,分布在上颌骨的前白。然而,这 3 个分支的存在是不规则的,后上牙槽支或前上牙槽支有时会支配第二前白齿,前上牙槽支有时会在两侧吻合。这些分支形成一个叫作上牙槽神经丛,分布在上颌骨的每颗牙齿上,来自该神经丛的龈上和龈上分支也分布到牙龈上。换

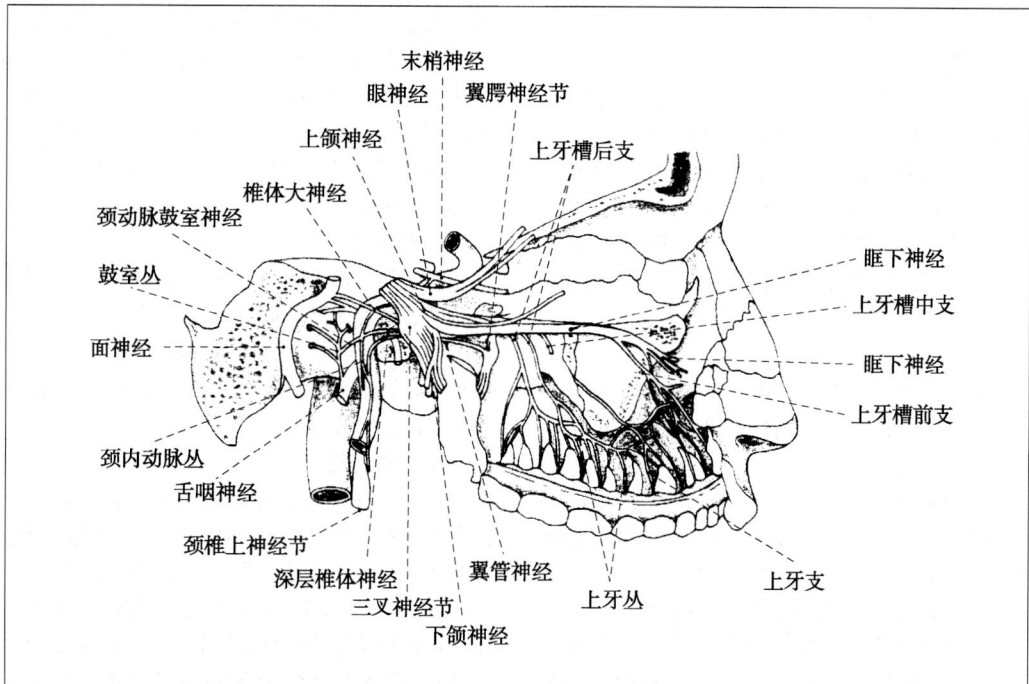

图 3-V-1 上颌神经

(大井,2003[1])

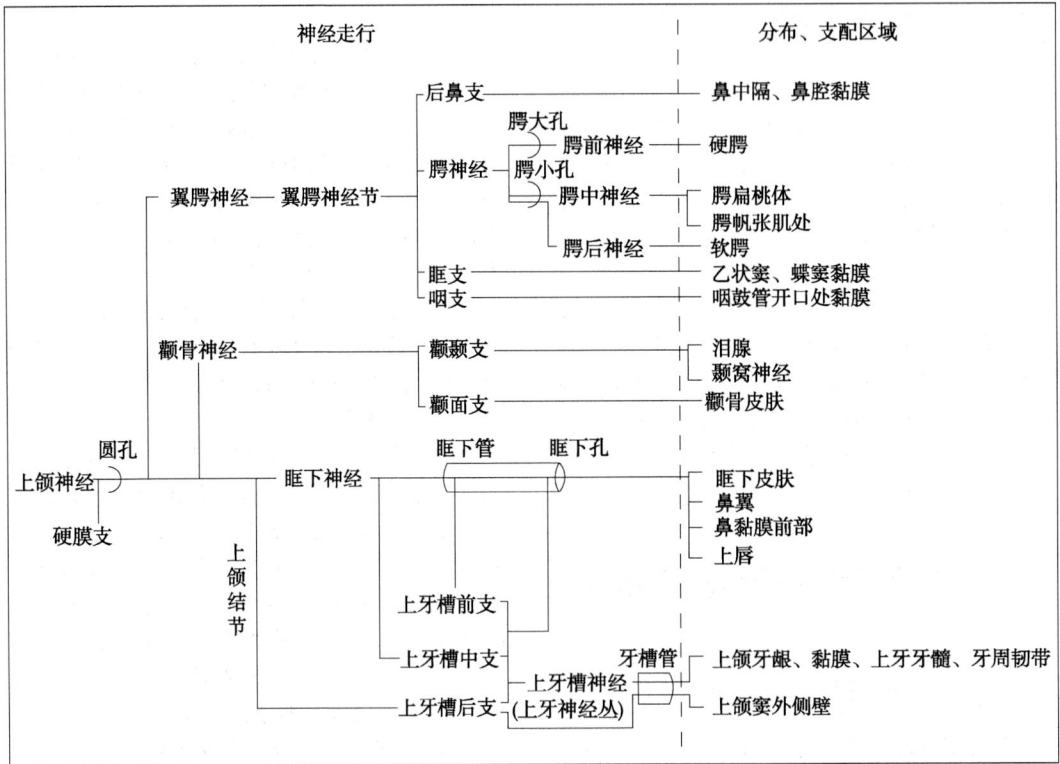

图 3-V-2　上颌神经走行及支配区域

神经走行	分布、支配区域

上颌神经 — 圆孔 — 硬膜支

- 翼腭神经 — 翼腭神经节
  - 后鼻支 —— 鼻中隔、鼻腔黏膜
  - 腭神经
    - 腭大孔 — 腭前神经 —— 硬腭
    - 腭小孔 — 腭中神经 —— 腭扁桃体、腭帆张肌处
    - 腭后神经 —— 软腭
  - 眶支 —— 乙状窦、蝶窦黏膜
  - 咽支 —— 咽鼓管开口处黏膜
- 颧骨神经
  - 颧颞支 —— 泪腺、颞窝神经
  - 颧面支 —— 颧骨皮肤
- 眶下神经 — 眶下管 — 眶下孔 —— 眶下皮肤、鼻翼、鼻黏膜前部、上唇
- 上颌结节
  - 上牙槽前支
  - 上牙槽中支
  - 上牙槽后支 — 上牙槽神经(上牙神经丛) — 牙槽管 —— 上颌牙龈、黏膜、上牙牙髓、牙周韧带; 上颌窦外侧壁

(大井, 2003[1])

句话说,一侧的眶下神经由于分支而分布到同一侧的牙齿和牙周组织。

2. 腭神经

上颌神经的内侧支在翼腭窝处成为翼腭神经,并在翼腭神经节处分为眼眶支(眼眶骨膜)、咽支(咽部鼻黏膜)、鼻后支(鼻腔侧壁、鼻中隔后部黏膜和门齿孔黏膜)和腭神经。腭神经又分为3个分支:前腭神经,从大腭孔发出,分布于硬腭;中腭神经,从小腭孔发出,分布于腭扁桃体和腭帆;后腭神经,分布于软腭。

3. 鼻腭神经

鼻腭神经起源于翼腭神经节的内侧,分布在鼻中隔的黏膜下,然后穿过门牙管,从切口孔分布到前牙的腭黏膜。

4. 颧骨神经

颧神经是上颌神经的外侧支,由颧颞支和颧颌面支组成,分布于面部的外侧皮肤。

(二) 下颌神经(图 3-V-3,图 3-V-4)

下颌神经是三叉神经中最大的一条,在颅内三叉神经节处分叉,穿过蝶骨大翼的卵圆孔,从蝶骨外侧肌的内表面进入翼颌骨间隙。这个缝隙被翼侧肌、下颌支的内表面、翼内肌、颊肌和腮腺所包围。从那里,下牙槽神经穿过下颌支的内侧表面,并从硬腭支、咀嚼肌支、分布在面部外侧皮肤上的颊神经、耳颞神经和舌神经中分出,并从下颌孔出来,成为下牙槽神经。下牙槽神经在下颌骨内通过下颌管,分布到下颌骨的各齿,最后通过大孔伸出,成为牙槽神经。

1. 颊神经

在下颌神经离开卵圆孔后,颊神经立即分出并通过翼侧肌,向前和向下延伸。然后从下颌支的前缘分布到颊部肌肉,并支配颊部黏膜和皮肤。其分布在从外侧颊肌到前侧切牙、从后侧颊齿龈到后磨牙三角区的部位。

2. 舌骨神经

舌神经在下齿槽神经的前部内表面下降,从翼内侧肌的前缘到舌的外缘。一个分支进入舌骨舌肌和耳骨舌肌之间的舌头内部。因此,它支配着舌头前三分之二的黏膜以及味觉,部分支配着舌龈。舌神经还与面神经的鼓索神经相连接,并接受味觉和分泌神经纤维到颌下腺和舌下腺,最后与舌下神经的分支相连接。

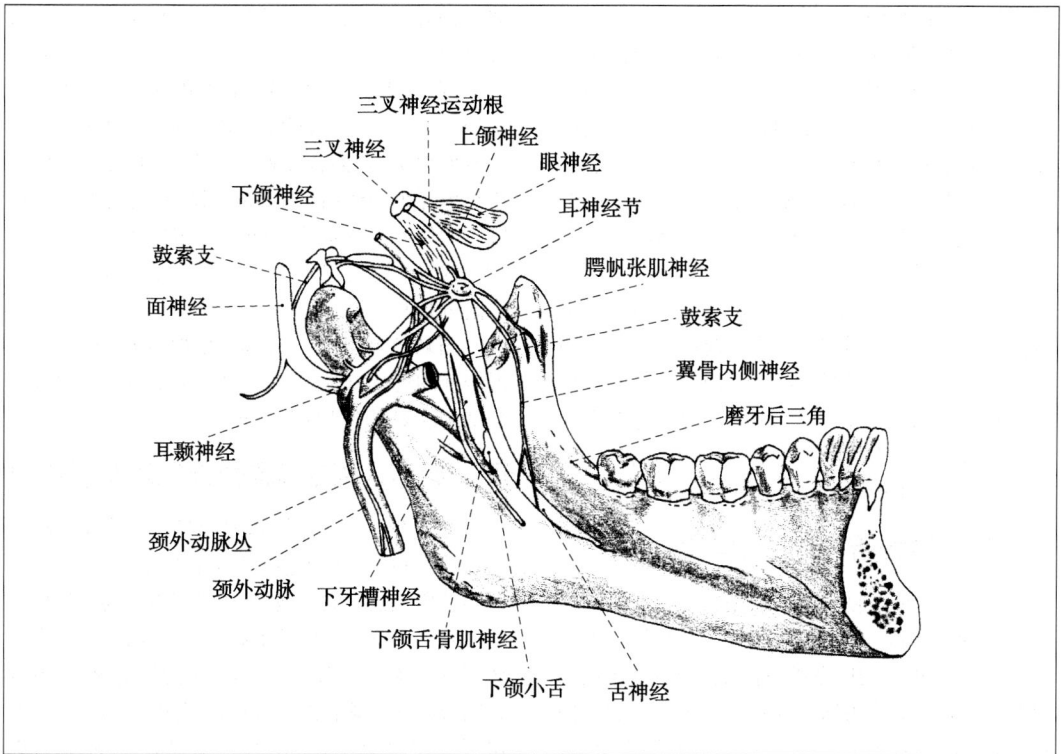

图 3-V-3　下颌神经　　　　　　　　　　　　　　　　　　　　　　　　（大井，2003[1]）

图中标注：
- 三叉神经运动根
- 三叉神经
- 上颌神经
- 眼神经
- 耳神经节
- 下颌神经
- 鼓索支
- 面神经
- 腭帆张肌神经
- 鼓索支
- 翼骨内侧神经
- 磨牙后三角
- 耳颞神经
- 颈外动脉丛
- 颈外动脉
- 下牙槽神经
- 下颌舌骨肌神经
- 下颌小舌
- 舌神经

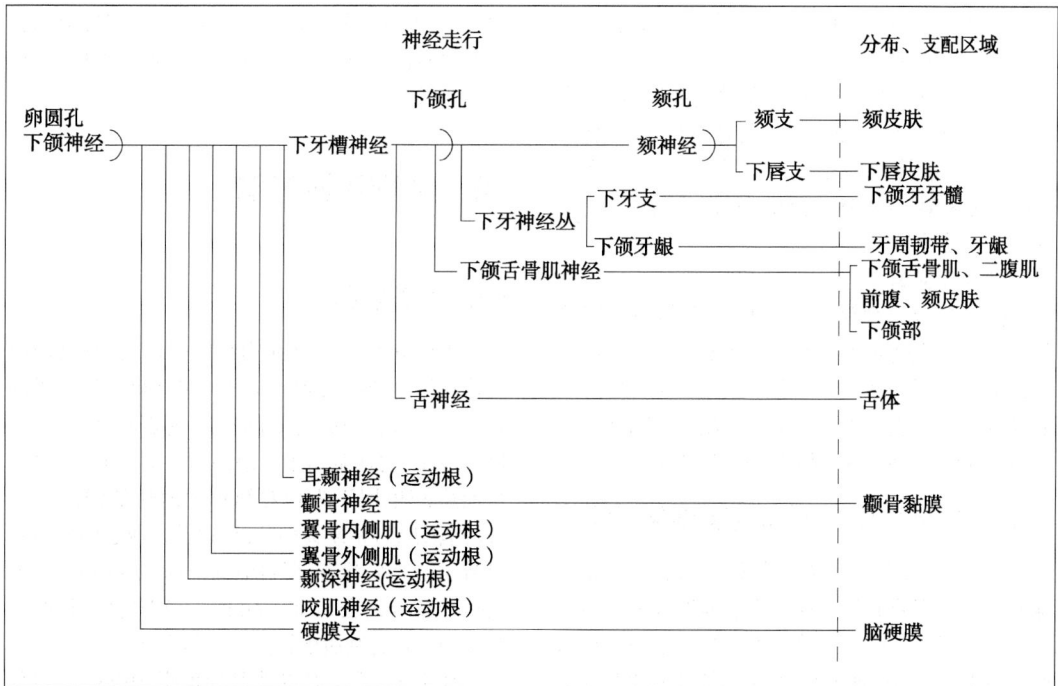

图 3-V-4　下颌神经走行与支配区域　　　　　　　　　　　　　　　　　（大井，2003[1]）

神经走行　　　　　　　　　　　　　　　　　　　　分布、支配区域

- 卵圆孔
- 下颌神经
  - 下颌孔
    - 下牙槽神经
      - 颏孔
        - 颏神经
          - 颏支 —— 颏皮肤
          - 下唇支 —— 下唇皮肤
      - 下牙神经丛
        - 下牙支 —— 下颌牙牙髓
        - 下颌牙龈 —— 牙周韧带、牙龈
      - 下颌舌骨肌神经 —— 下颌舌骨肌、二腹肌、前腹、颏皮肤、下颌部
  - 舌神经 —— 舌体
  - 耳颞神经（运动根）
  - 颧骨神经 —— 颧骨黏膜
  - 翼骨内侧肌（运动根）
  - 翼骨外侧肌（运动根）
  - 颞深神经（运动根）
  - 咬肌神经（运动根）
  - 硬膜支 —— 脑硬膜

3. 下牙槽神经

下牙槽神经不仅包含感觉神经,也包含运动神经,它在进入下颌孔之前从上舌神经上分出。当它通过下颌孔进入下颌管时,伴随着下牙槽动、静脉,分为磨牙后支、磨牙支、切牙支和其他下牙槽支,吻合后形成下牙丛,到达磨牙的孔内。从下牙神经丛,分布到牙髓和牙龈,下牙龈支控制下颌牙龈。

4. 颏神经

颏神经从下颌管延伸而出,分为下唇支、下颌支和门牙支。下唇支分布在下唇的皮肤和黏膜上,下颌支分布在下颌的皮肤上,门牙支分布在切牙管上,并从正中区的舌齿龈边缘流出,分布在同一区域的舌齿龈上,在正中区吻合。此外,颏神经的分支从中切牙延伸到第一前臼。

二、浸润麻醉所需的解剖学知识

牙齿通过牙周韧带牢固地生长在颌骨的牙槽骨中,这可以防止麻醉剂渗入牙齿。牙龈是不动的,由游离龈组成的边缘龈和乳头龈以及从游离龈沟到黏膜龈缘的附着龈。牙龈在牙齿表面和牙槽骨表面之间有致密的结缔组织,没有黏膜下组织,上皮增厚且角质化。此外,据说黏附的牙龈有许多痛点。肺泡黏膜是柔软的,有黏膜下组织。黏膜和牙槽骨表面之间的空间被稀疏的结缔组织填充。

(一)上颌骨

上颌骨的牙槽突在唇侧和颊侧都很薄,除第二磨牙外,每个牙齿根尖附近的骨也很薄。此外,骨本身比下层骨更多孔,使药剂更容易穿透。在犬齿的唇侧和第一前臼齿的颊侧,可以看到每个牙齿的牙槽突的骨穿孔。

(二)下颌骨

抓取牙齿的过程在前牙中很薄,但与上颌骨相比,向臼齿的方向明显变厚。此外,骨质结构比上层骨质更密,骨质孔的数量也少。因此,局部麻醉剂的渗透是缓慢的,药液浸润需要时间。注意,在前臼齿的唇侧和双尖牙的颊侧可以观察到骨性穿孔。

三、儿童局部麻醉所需的解剖学知识

人们常说,小儿不仅仅是成人的缩小版,而且他们身体各部分的位置和大小也因地区不同和年龄增长而不同。局部麻醉相关的解剖结构也是如此。由于儿童的快速成长,解剖学特征的相对位置不断变化,因此很难对儿童的解剖学特征进行一般性描述。然而,由于乳牙和恒牙及其替换(混合牙

期)之间的动态变化,了解局部的解剖学特征是有必要的。

例如,无论何种牙列,下颌孔总是在下颌支最窄处的后三分之二处开放,但在落叶牙列中它位于咬合面以下,在混合牙列中约为相同的高度,而在成年恒牙列中约高出10mm。随着年龄的增长,卵圆孔的位置相对靠后,因此在儿童中卵圆孔在第一磨牙的根尖附近打开,在成人中在第二双尖牙的根尖附近打开。

当对落叶牙进行局部麻醉时,应了解乳牙或混合牙的现状以及后续恒牙的形态,以确保局部麻醉剂的注射不会影响后续恒牙。

四、老年人局部麻醉所需的解剖学知识

在老年人中,骨量随着年龄的增长而减少。由于龋齿和牙周病也会导致牙齿脱落,而且随着所谓的骨质疏松症的发展,牙槽骨变得脆弱。牙槽骨吸收发生在下颌前区的上唇侧,水平吸收发生在磨牙区的上侧。然而,在有剩余牙齿的情况下,下颌骨的吸收比上颌骨的吸收慢。因此,下颌孔的相对位置会发生变化。变化比较明显时,下颌孔可能会向上打开或位于牙槽黏膜下方。下颌孔可能会降低并暴露在上表面,但要记住,在神经阻滞麻醉时,参考部位会发生位移。此外,牙周韧带会随着年龄的增长而退化,这可能会使牙周内的麻醉更加困难(见第10章)。

VI 局部麻醉方法

一、表面麻醉

表面麻醉是一种通过将液体、喷雾、软膏或胶质药物涂抹或接触到局部区域来获得麻醉效果的方法。在口腔领域,它通常在注射麻醉之前使用。换句话说,它通常用来缓解注射针头引起的疼痛。表面麻醉也用于为相对简单和短暂的浅层手术(如去除牙垢)带来无痛状态,以及在浅层活检时获得暂时的无痛状态,但目前的药剂、浓度和应用方法很难获得完全无痛。因此,在局部麻醉过程中,会使用多种药剂缓解针头插入的疼痛。

注射前,用洗必泰或其他消毒剂擦拭注射部位。避免使用酒精,因为酒精会刺激黏膜。用干净的棉球或纱布擦去黏膜的水分,可以防止麻醉剂从

局部扩散，确保更可靠的表面麻醉效果，并避免不必要的区域出现麻醉或苦味等不愉快的感觉。此外，药物有可能偏离目标区域，到达口腔深处，从而在咽部和喉部产生麻醉作用。因此，在使用喷雾剂时，应先将其喷在口外的小棉球上，然后再放入口中，而不是直接喷入口中。准备工作是在棉球或棉卷上涂抹胶质利多卡因，用棉签舀出药物糊状物，或取出浸泡在药物中的海绵（图 3-Ⅵ-1~图 3-Ⅵ-4）。将这样的表面麻醉剂涂抹在目标区域，等待它通过扩散从表层渗入。作用时间越长，药物制剂在作用部位停留的时间越长，越能获得理想的效果。因此，常采用放置棉球或棉卷。此外，还设计了一些装置，通过避免药物泄漏、保持浓度或更可靠地使药物制剂停留来延长作用时间。因此，针对唇侧和颊侧，固定在唇黏膜和颊黏膜比较容易，效果比较可靠（图 3-Ⅵ-5~图 3-Ⅵ-7）。

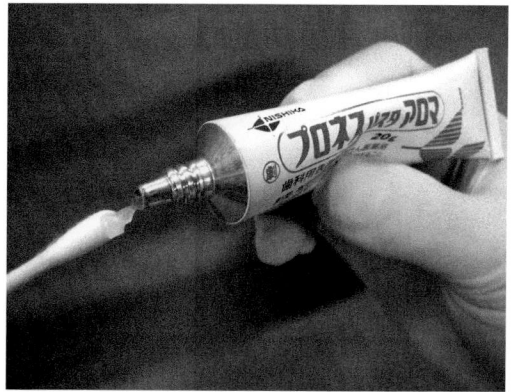

图 3-Ⅵ-3 表面麻醉剂软膏
氨基苯甲酸乙酯、地卡因、地布卡因的合成药剂。

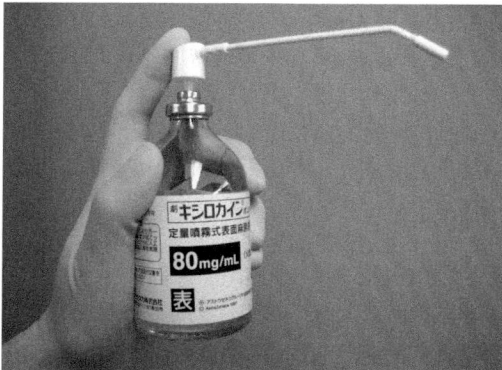

图 3-Ⅵ-1 喷雾式 8% 利多卡因溶液
不直接向口腔内喷洒，使用棉布和棉签。

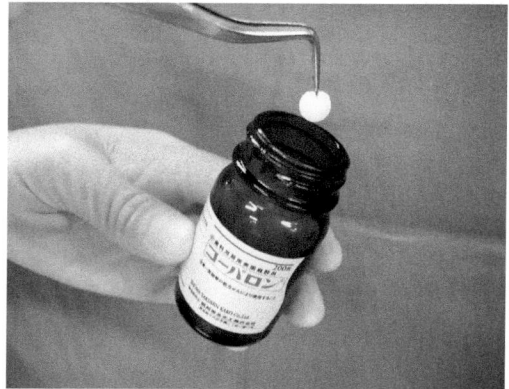

图 3-Ⅵ-4 表面麻醉剂药液
将直径 7mm 的海绵浸入 6% 地卡因中。

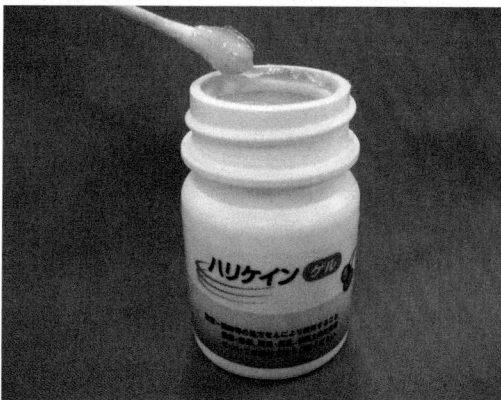

图 3-Ⅵ-2 表面麻醉剂软膏
含有 20% 氨基苯甲酸乙酯。

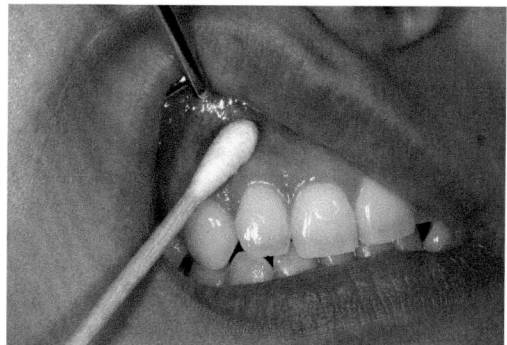

图 3-Ⅵ-5 涂抹表面麻醉剂
涂抹的范围尽可能小。

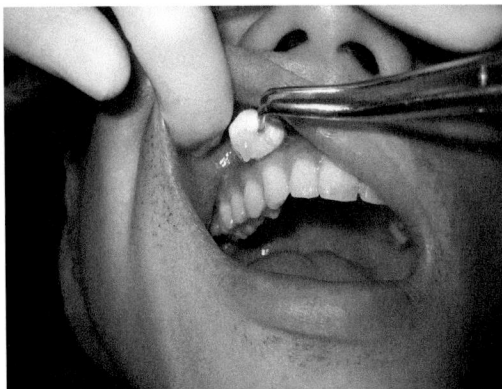

图 3-Ⅵ-6　涂抹表面麻醉剂

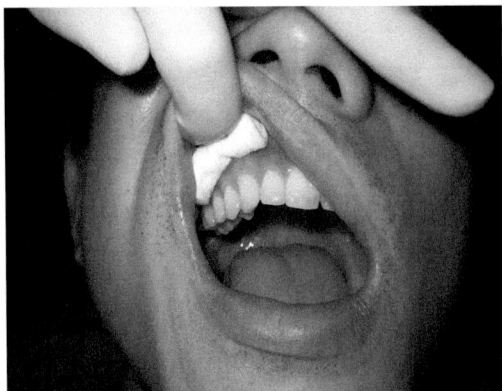

图 3-Ⅵ-7　贴附表面麻醉剂
将表面麻醉剂涂抹在棉布上,将棉布留在局部。

二、神经阻滞麻醉

　　麻醉的对象是神经干或神经丛,它们密布着中枢神经,以实现外周的麻醉。与浸润麻醉法相比,这种方法以单一水平的麻醉提供更广泛的效果。它适用于需要治疗多个牙齿或部位,或需要

避免因麻醉而导致的局部变形的情况,但另一方面,它又会暂时麻醉不需要治疗的牙齿和牙龈。此外,由于注射部位比浸润麻醉更深,因此有一个缺点,即注射操作增加了损伤神经和血管的可能性,而且与浸润麻醉相比,需要有更为熟练的技术。

　　在口腔领域,传统上通过大孔、卵圆孔、眶下孔和小孔进行神经阻滞麻醉,但近年来,神经阻滞麻醉大多是通过下颌孔,或是通过磨牙孔、上颌神经前上齿槽支和切孔等。

　　在准备、清理或注射过程中,被注射针头意外刺伤的事故比预期的要常见,不仅对牙医,而且对口腔卫生员和其他医务人员构成了严重的威胁,是感染的原因之一。口腔使用的大多数注射针头都是反向针头(两边都有针尖突出的特殊针头),这种针头非常危险,必须小心处理。例如,针头的盖子应该在使用前才取下。此外,在一般的医疗现场,会不对使用过的针头进行复盖,直接废弃,然而,在口腔领域,特别是在下面描述的浸润麻醉的情况下,在手术过程中,针头常常留在托盘上,以便可以进行额外的注射。因此,有必要对注射器进行复盖,并应考虑在针尖放入针帽之前不要将手移向针头(单手技术),并使用镊子进行复盖(图 3-Ⅵ-8,图 3-Ⅵ-9)。

(一)下颌孔神经阻滞麻醉

　　下颌孔是口腔领域中最经常使用的神经阻滞麻醉方法。下颌孔在下颌支的中间位置向后上方打开,下牙槽神经从这里进入。当下颌孔被麻醉后,下颌牙髓、牙周韧带、牙槽骨、下唇皮肤和黏膜、口唇皮肤、舌侧牙龈、舌前 2/3、口底黏膜和舌下腺都被麻醉。这一麻醉方法有两种类型:口内和口外。在临床口腔中,口外的方法很少使用,通常会使用口内法。口内法进一步分为直接法和间接法,后者很少使用,因为在插针时针头的方向会改变,有组织损伤和针头断裂的可能。

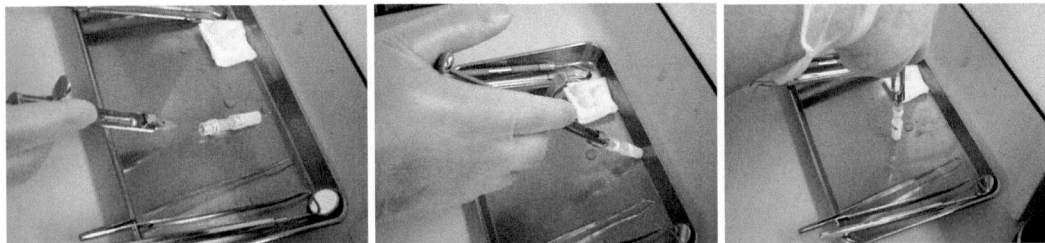

图 3-Ⅵ-8　复盖

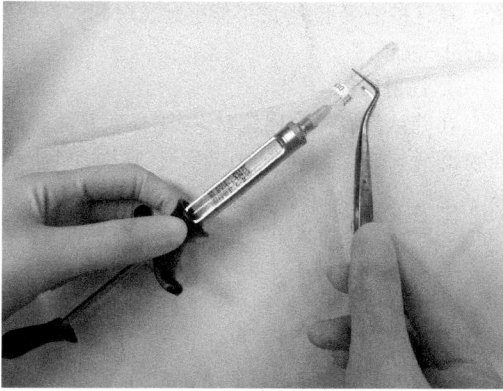

图 3-Ⅵ-9　使用镊子进行复盖

除了使用图 3-Ⅵ-10 所示的一般医用注射器和针头(约 23G)外,还可以使用局部麻醉剂制剂专用制剂型注射器和针头(图 3-Ⅵ-11~ 图 3-Ⅵ-13)。在这种情况下,注射器(柱塞、内管)应该有一个鱼叉形的尖端,以便进行抽吸操作。

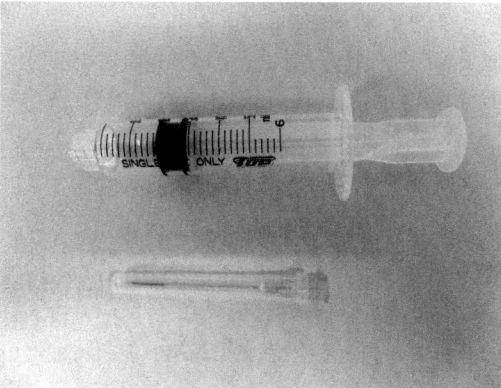

图 3-Ⅵ-10　医用注射器和针头

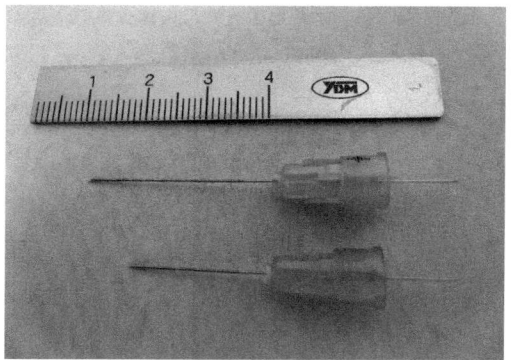

图 3-Ⅵ-11　局部麻醉剂制剂

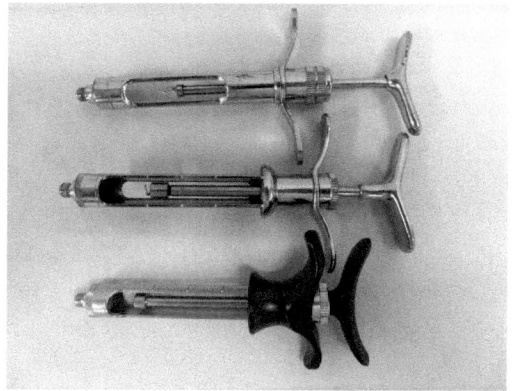

图 3-Ⅵ-12　制剂型注射器

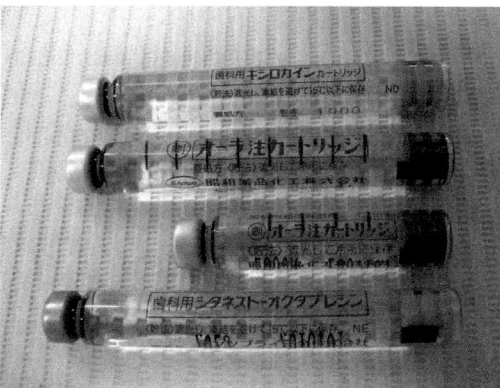

图 3-Ⅵ-13　制剂型注射器用针头

1. 确定刺入点和刺入方向

让患者开口至最大程度,调整其头部位置,使下颌骨的咬合面处于水平状态。然后,用食指在最后面的臼齿后面摸到外斜线。接下来,食指从外斜线向内翻转,接触内斜线。刺入点在下颌骨咬合面以上 10mm 处,位于内斜线上的食指尖与翼状肌下颌褶皱中点的是翼状肌内侧前缘的韧带。从门牙对面的下颌前磨牙的咬合面向刺入点平行插入门牙(图 3-Ⅵ-14~ 图 3-Ⅵ-16)。臼齿缺失时,插入点往往较低,例如在无牙颌中。

2. 刺入针头

慢慢推进针头。如果针头在插入后立即碰到下颌骨,那是因为针尖放在了下颌骨分支的前面。在这种情况下,将针头返回到插入点,并将注射器的方向改为中线。另一方面,如果针头进得太深,没有触及下颌骨,可能会伤到腮腺或引起面神经麻痹。在大多数情况下,当针头向前推进 20~25mm 时,应进入下颌骨的内表面。如果患者在进针时抱怨进针部位疼痛,则针尖可能接触到了下牙槽神

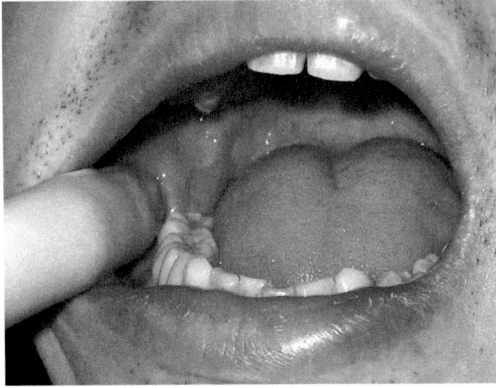

图 3-Ⅵ-14 确认下颌孔神经阻滞麻醉的刺入点

刺入点在下颌骨咬合面以上 10mm 处,位于内斜线上的食指尖与翼状肌下颌褶皱中点的是翼状肌内侧前缘的韧带。

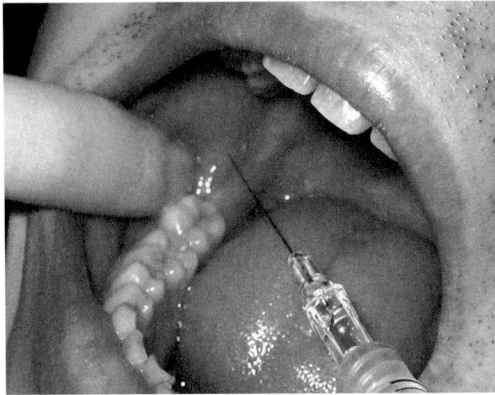

图 3-Ⅵ-15 针头进入

从刺入点和对侧的下颌小白齿附近与咬合面平行,推进 20~25mm。

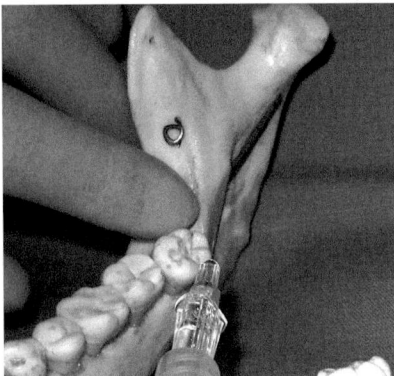

图 3-Ⅵ-16 针头进入的方向

由于下颌体和齿列弓弯曲的弧度一致,下颌支更加朝外,这点需要注意。

经。在这种情况下,考虑可能引起长时间的麻痹,应停止神经阻滞。

3. 注射药剂

在确认没有血液回流后,按压柱塞并注射局部麻醉剂。如果观察到有血液回流,则拔出针头并确认止血。如果舌神经也被阻滞,则将针头退出约 5mm,并注射额外的麻醉剂。

4. 移除注射针头

注射完成后,轻轻地、笔直地拔出针头,注意针头的方向。

小心患者的身体突然移动。

(二) Gow-Gates 方法

这种麻醉方法对下牙槽神经、颊神经、舌神经、颌舌肌神经、耳颞神经和颊部神经都很有效。针头在靠近上颌第二磨牙的中叶尖的口腔黏膜处刺入,并向口角和耳廓下缘之间的方向推进。距进针点 25mm 处是下颌支内侧表面的翼内肌附着点,即翼肌粗隆内侧,在此部位注射麻醉剂。从这时起,麻醉剂在数分钟内通过翼腭下颌间隙下行,到达下颌孔和舌神经根产生作用,因此,如果尽可能长时间地保持开口状态,可以预期会有更可靠的麻醉效果。

(三) 颏孔神经阻滞麻醉

颏孔位于下颌体的中部,在第一和第二前白齿的根尖之间,向后和向外侧开放。此处起效部位为颏神经区域,覆盖下颌前白齿和前白齿的牙髓、牙周韧带、唇龈、下唇黏膜和皮肤。有两种注射方法,口内法和口外法,但经常使用口内法。将下唇和脸颊向外和向下拉,并指出与第二前白齿根尖相对应的颊部牙龈。以此为刺入点,从上方沿着骨质表面推进针尖约 10mm,到达枕骨大孔的下壁或其凹陷处,进行抽吸试验后注射。当第二小白齿及其邻牙大范围缺损时,颏孔可能会相对向上移动。

(四) 上颌神经上牙槽前神经和中神经阻滞麻醉

这种方法用于麻醉从侧切牙到第一磨牙的牙髓、周围的牙龈和腭部,上颌神经在腭部的分支可以被一起阻断。刺入点是上腭中线的中点和第一和第二前白齿相邻表面的切线上两颗牙齿相邻点的中点的腭黏膜。将注射器靠近嘴的对角,尽可能缓慢地推进针尖。在这段时间内,注射麻醉剂时推进注射器的痛苦较小。由于很快就会到达骨膜,所以以同样缓慢的方式注入约 1.0mL 的麻醉剂。在这种方法中,针尖刺入点在腭黏膜上,与骨膜的距离很短,用普通的注射器可能会引起严重的疼痛。因此,我们使用一种轻型电动注射器,其针头和针筒是分开的。在这种情况下,注射器中的压力可能会增加,因此在注射后的几秒钟内保持注射器在同一位置,以防止药物从注射点泄漏(图 3-Ⅵ-17)。

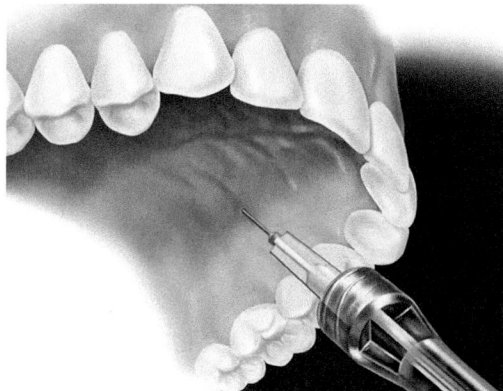

图 3-Ⅵ-17　上颌神经上牙槽前支神经阻滞麻醉的刺入点
(Milestone Scientific より提供, 1998)

(五) 切牙孔神经阻滞麻醉

这种方法用于前牙的麻醉,即两颗犬齿之间的六颗牙齿的牙髓、周围的牙龈和前腭的麻醉。插入点在切牙乳头的中间,与切牙中心轴平行。尽可能缓慢地推进针头,随着注射器的推进,少量地注射药物。进入门牙 5~10mm 后,进行抽吸试验,以确认没有血液倒流,并缓慢地注射药物。如果药物迅速扩散,受影响的区域会变白和发白,表明药物有反应(图 3-Ⅵ-18)。

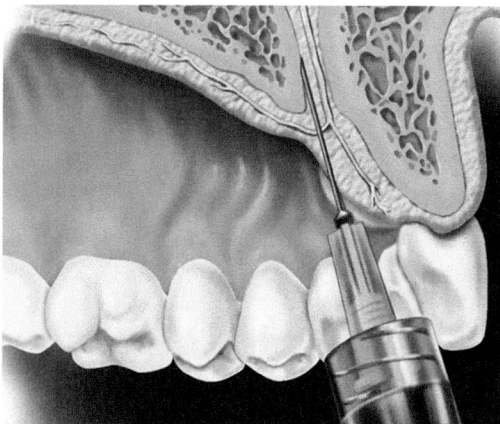

图 3-Ⅵ-18　切牙神经阻滞麻醉
(Milestone Scientific より提供, 1998)

(六) 其他神经阻滞麻醉的方法

在某些情况下,使用以下神经阻滞麻醉方法实现较大范围的局部麻醉或疼痛门诊的神经阻滞。在所有这些方法中,从注射点到阻滞部位的距离很长,必须注意避免损伤血管和神经。

1. 翼腭窝阻滞

这是一种对注射侧整个上颌神经进行麻醉的方法,被广泛用于各种手术和疼痛门诊。注射点在眼眶下缘的垂直线与颧骨下缘相交的地方。换句话说,在颧弓的中点和外耳道前 30mm 处,将一根 60mm 长、厚度为 25G(规格,外径 0.5mm)的针垂直插入皮肤表面。将针头向前插入 10mm,并在其击中侧板的上方 10mm 处重新插入,抽吸后,注入药物。

2. 卵圆孔阻滞

注射侧的整个下颌神经都可以被麻醉。针从与卵圆孔阻滞相同的插入点推进,当针碰到翼腭突的侧板时,将标记设置在距皮肤表面 10mm 处。一旦针头被拉回皮下,方向就会向上转到前方 5mm,针头插入 5mm 深。抽吸后,注射溶液。

3. 眶下孔阻断

注射侧的眶下神经、前上牙槽支和上颌神经的中上牙槽支可以被麻醉。在口内法中,将手指放在眶下缘中心的眶下孔上方的皮肤上,注射针头从中切牙和侧切牙之间紧张的龈唇过渡区推进,在约 20mm 内到达眶下孔。抽吸后,注射药物溶液。

在到达目标部位之前,有损伤组织和血管的风险。在口外法中,触诊后直接到达声门下,所以进针的距离很短。但注射器在患者的视野中,可能引起焦虑。

4. 上颌骨结节阻滞

这是一种麻醉上颌神经上牙槽后支的方法,该神经从上颌结节的牙槽孔发出,结节是第三磨牙上方的一个骨性突起。它能够麻醉上颌磨牙、前磨牙、周围的颊齿龈和骨膜。麻醉方法是轻轻张开嘴,将嘴角向上拉。进入点是第二白齿根尖稍上方的牙龈过渡处。门牙向后推进 10~15mm,沿上颌骨结节向上,与磨牙的咬合面成 45°,与面部矢状面成 30°~45°。当与骨质表面失去接触时,注入 1~1.5mL 的溶液(图 3-Ⅵ-19,图 3-Ⅵ-20)。应注意避免针头推进过深形成血肿,或翼侧肌受伤导致开口障碍。

5. 枕骨大孔阻滞

大孔在距离第三磨牙牙槽边缘约 10mm 处向

内侧和前方开放,腭神经从大孔中发出,分布在磨牙的腭黏膜上。因此,麻醉的区域是对应的上颌磨牙的腭黏膜和骨膜。麻醉该神经时,注射点是距第二磨牙腭颈部 8~15mm 的腭龈,并向后向上推进 10mm。然后,在枕骨大孔开口附近注射少量0.5mL 的药物,但要注意不要将针尖直接插入枕骨大孔管,因为那里有伴随的动静脉系统(图 3-Ⅵ-21,图 3-Ⅵ-22)。

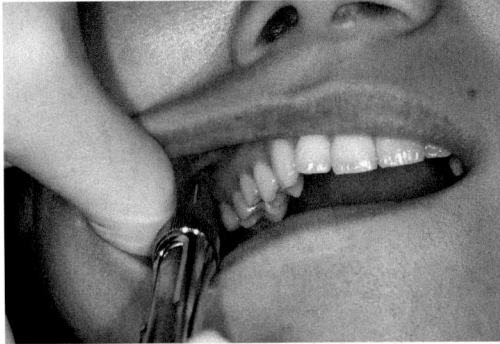

图 3-Ⅵ-19　上颌骨结节阻滞(刺入点的位置)

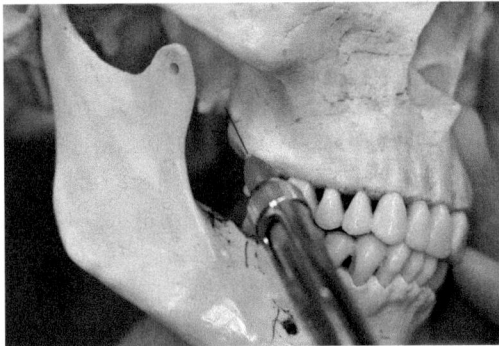

图 3-Ⅵ-20　上颌骨结节阻滞(针尖的位置)

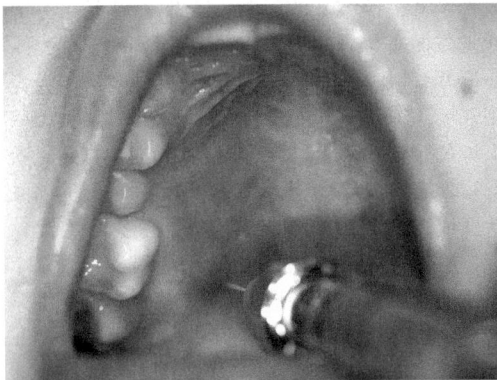

图 3-Ⅵ-21　枕骨大孔阻滞(刺入点的位置)

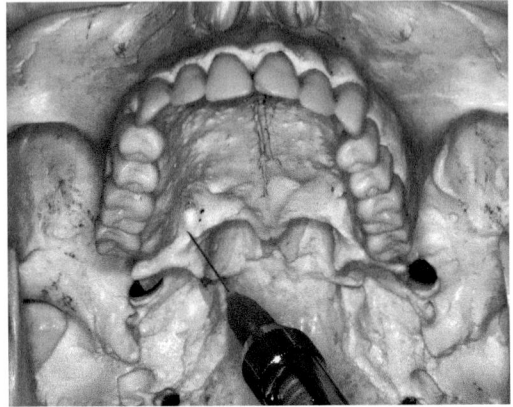

图 3-Ⅵ-22　枕骨大孔阻滞(针尖的位置)

在某些情况下,腭小神经分布在第一和第二磨牙的腭黏膜上,或分布在中央的部分黏膜上。

三、浸润麻醉

局部麻醉剂被注射到目标部位的附近,如牙髓或牙龈,并利用浓度差扩散到目标部位。因此,局部麻醉剂的浓度越高,注射部位越接近目标神经,效果就越迅速和持久,同时,麻醉剂对不需要的部位的浸润作用也会受到抑制。然而,即使是在麻醉牙髓的情况下,除非使用特殊的注射器,否则很难在牙髓附近注射麻醉剂,因为根尖孔周围被牙槽骨覆盖,麻醉剂的浓度无法有效提高。此外,麻醉效果可能延伸到不必要的区域。

(一)骨膜旁注射

浸润麻醉还有三种类型:骨膜下注射法、牙周韧带内注射法和骨内注射法,如下所述。最常用的注射方法是骨膜旁注射,骨膜旁是指可能在骨膜附近,注射局部麻醉剂时,注射针不接触骨膜或深入骨膜下(图 3-Ⅵ-23)。在骨膜或骨膜下注射时,据说注射的药物扩散时会引起极大疼痛,所以推荐使用骨膜旁注射法,因为它比这些方法的疼痛要小。在理论上,无法严格知道注射针尖已经到达骨旁,所以在实践中,针尖感觉到硬度时,说明针尖到达最深部位,注射麻醉剂后就不再继续推进。

1. 注射前的准备

由于需要经常进行口腔区域的局部麻醉,所以经常使用预填充的药盒来简化准备工作(图 3-Ⅵ-11)。此外,一些注射方法需要强大的压力进行注射,而临床常用的医用注射器可能难以实现。因此,应使用金属注射器(图 3-Ⅵ-12,图 3-Ⅵ-24),以便推杆

（柱塞，内管）能在拇指和食指之间被紧紧捏住。使用这种注射器的特殊针头（反向针头）（图 3-Ⅵ-13），它的针尖从适配器的两边突出。短针头刺入药盒的橡胶部分来抽吸药物。这些针头是 31G（外径 0.26mm）或 33G（外径 0.21mm）的，比常用的针头要细，以减少注射的疼痛。

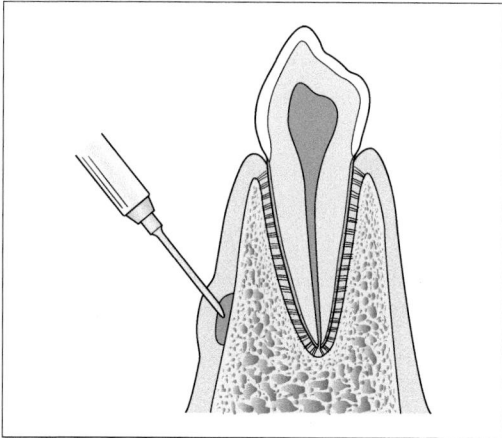

图 3-Ⅵ-23　浸润麻醉
浸润麻醉法中使用的骨膜旁注射法，是一种在针尖碰到骨膜时停止、注入药液、等待其浸润的方法。

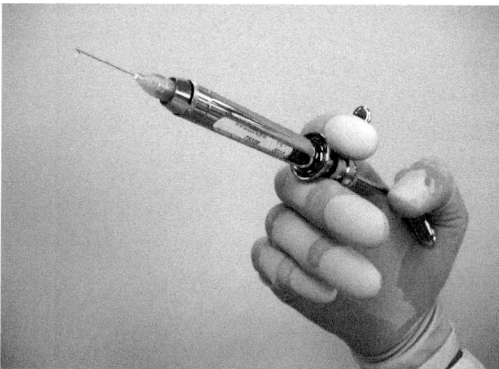

图 3-Ⅵ-24　握住注射器

告知患者，现在将进行浸润麻醉。避免使用诸如"要打针了"或"会感觉到刺一下"等暗示疼痛的词语，使用诸如"让牙齿周围的感觉消失"或"上麻醉"的表达方式。特别是对小儿来说，需要这样的考虑，应该通过说"我要用指甲推一下哦"或"我们让牙齿安静一点"来继续沟通。注射器应该用手指牢牢固定，以便于控制，握住注射器的手臂一侧应该用力。

2. 刺入注射器（图 3-Ⅵ-25）

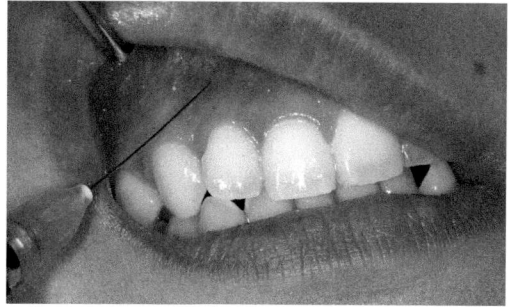

图 3-Ⅵ-25　刺入注射器
刺入点在齿龈 - 齿尾过渡处与根尖相连的齿龈。尽可能慢地将针头刺入黏膜下。

基本上，刺入点应该是在目标牙齿的齿龈 - 齿尾过渡处与根尖相连的齿龈，但齿间乳头也是首选。由于该区域的血流不足，注射大量含有血管收缩剂的局部麻醉剂很可能会引起周边循环衰竭，如缺血，但目前还没有因此而导致牙龈坏死的报告。插入点应在清晰的视野下，用手指或镜子牵引嘴唇或口腔黏膜，不用注射器。强行拉扯嘴唇或口腔黏膜可能会引起意外的疼痛。当把注射器靠近注射点时，尽量使其不在患者的视野范围内。例如，将注射器从助手那里传到患者的胸部或头部周围，或用不拿注射器的手掌挡住患者的视野，从而使注射器远离患者的视野。

为了稳定注射器，在靠近注射点的位置固定，如患者的牙齿、口部或颧弓，用手指作为固定点（休息点）。即使患者身体发生移动，手也不应该从固定点移开。尽可能缓慢地将注射针头插入注射点，同时开始缓慢注射麻醉剂。

3. 注射针头和注射麻醉药（图 3-Ⅵ-26）

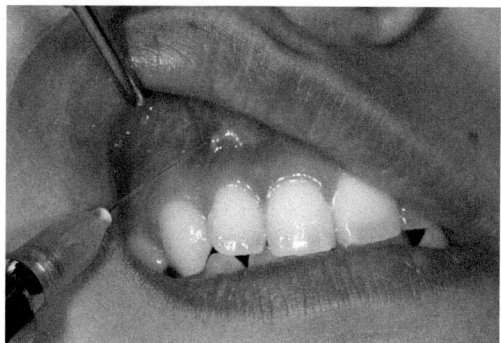

图 3-Ⅵ-26　药液注入
缓慢注入药液。

如果是在牙龈颊部过渡区，则继续注射，将针头推进约2mm，直到碰到坚硬的骨膜。然后，在保持针尖的情况下以尽可能低的速度注射麻醉剂。当快速注射时，即使是骨膜旁注射，周围的组织也会迅速膨胀，造成严重的疼痛。如果注射时需要较大的压力，由于针尖与骨膜接触或已进入骨膜下，所以只需稍微移开。在黏膜较薄的情况下，可以观察到随着注射的进行，黏膜下会有水泡状液体上升（图3-Ⅵ-27）。

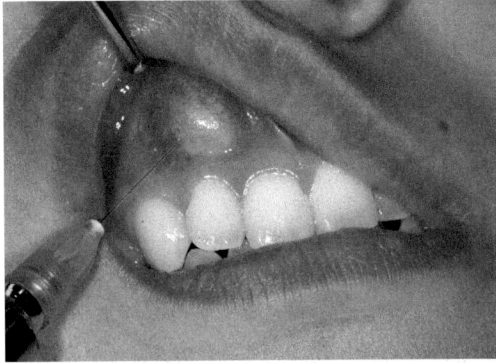

图3-Ⅵ-27　出现水泡
随着药液注入，能够观察到黏膜下水泡状液体上升。

当刺入齿间乳头时，应开始注射，不要将针头推进太深（图3-Ⅵ-28）。注射有效时，牙间乳头处的牙龈和边缘牙龈会发白（blanching），如果观察到发白，证明注射确实有效。

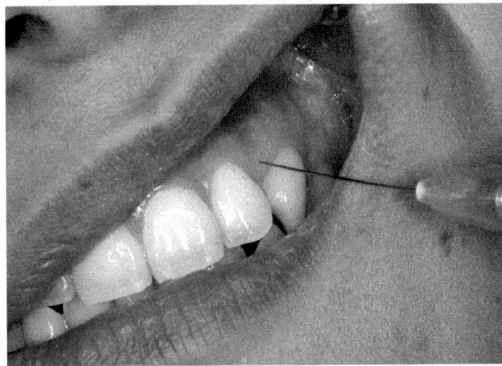

图3-Ⅵ-28　刺入齿间乳头
有时也会选择齿间乳头作为刺入点。

注射的量取决于部位、治疗的牙齿类型、牙龈的范围、治疗的性质以及治疗所需的时间。一般来说，由于解剖上的特点，下颌骨浸润麻醉比上颌骨浸润麻醉需要更大的剂量。

4. 拔出注射针头

注射完成后，应轻轻地拔出针头。粗暴的操作不仅会引起疼痛，还会降低麻醉效果。如果针头多次注射到牙龈颊部，药物可能会从之前的注射点泄漏，所以最好一次成功。

5. 患者观察和监测

患者往往对注射麻醉剂有强烈的恐惧和焦虑感，因此在整个手术过程中观察他们的面部表情。如果患者有皱起眉头、表情痛苦或有想要逃避注射的动作，继续观察，如果有必要，可以跟患者说"马上就结束了"，或暂停注射。

（二）骨膜下注射法

在进行骨膜旁注射并判断麻醉效果足够后，进一步推进针尖，通过骨小孔注入药液。

在骨膜旁注射后，药物缓慢注入，同时穿透骨膜并与骨表面接触。注射时需要一定的压力，但应尽可能低，因为过大的压力可能会损害骨膜。这种方法比骨膜旁注射法更可靠。

（三）牙周韧带内注射法

这是一种通过牙龈沟给予局部麻醉剂来麻醉根神经的方法。

在牙龈旁注射时，除了牙齿外，麻醉效果还延伸到周围的牙龈、口腔黏膜和嘴唇，患者可能感到不适。换句话说，这种方法的特点是，麻醉液只注射到牙周韧带腔内，因此，麻醉效果只延伸到目标牙齿上。由于正常的牙周韧带腔狭窄且密布牙周韧带纤维，注射药物需要极高的压力，而普通注射器很难控制注射压力和注射量。

1. 牙周韧带内麻醉的准备（图3-Ⅵ-29）

由于药物会迅速扩张牙周韧带，注射时可能会有疼痛感，尤其是在使用手动注射器的时候。因此，强烈建议先进行近端注射，在达到一定程度的麻醉后再使用这种方法，或者使用电动注射器以很低的流速注射药物。

2. 注射针的插入

将细针如33G从牙齿的长轴方向轻轻插入牙龈沟，斜面（针尖的开口）朝向牙齿表面。从牙齿的长轴轻轻地将针插入牙龈沟内。对于单根牙，针尖应轻轻插入一个点；对于多根牙，针尖应轻轻插入两个点，即近端和中央。

3. 注入药液（图3-Ⅵ-30）

在阻力点停针，尽可能缓慢地注射0.2mL药物溶液。如果是为牙周膜内成形术设计的注射器，一次就可以注射0.2mL。如果边缘牙龈变白，这表明麻醉正常起效。使用电动注射器时,应将流速设置为最低水平。

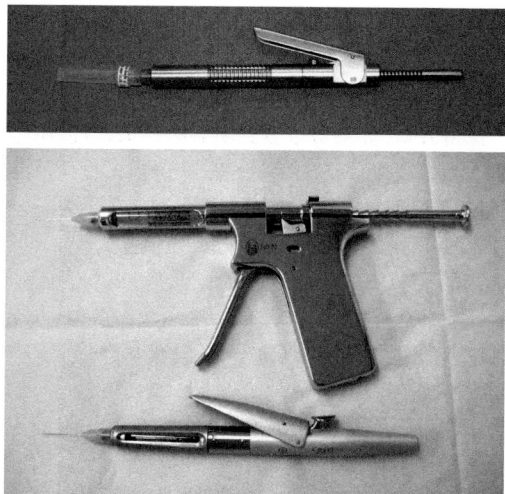

图 3-VI-29　牙周韧带内注射器
因为需要极高的压力,需要能够保证注入少量(0.2mL)药液的专用注射器。

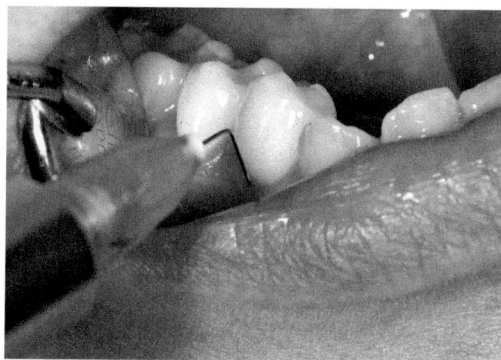

图 3-VI-30　实践中的牙周韧带内注射

4. 注意事项

由于药剂被注射到牙周韧带腔内,在不干净的牙龈沟中存在感染或急性牙周炎的风险。此外,考虑到对恒牙牙釉质的影响,应避免落叶牙与后继恒牙的距离过近。此外,使用这种注射方法拔牙据说是导致术后干槽症的原因之一。

(四)骨内注射

在这种方法中,在牙槽骨上钻一个小孔,使注射针进入牙槽骨,而注射针本身也旋转着进入牙槽骨。在其他国家,则使用特殊的注射系统。

(一)延迟性感觉障碍(神经病变)
1. 原因和症状

在浸润麻醉和神经阻滞麻醉中,由于注射针头对神经纤维的直接损伤、软组织出血或感染对神经纤维的压迫,以及局部药物中的血管收缩剂引起的缺血性变化,会出现延迟性感觉损伤(神经病变)。在下颌孔神经阻滞麻醉中,下齿龈和舌神经会受到伤害,而在眶下孔神经阻滞麻醉中,下眼神经会受到伤害。舌神经的损伤可能伴有味觉障碍。症状和过程因损伤程度、位置和年龄而异。轻度病例往往在短时间内就能恢复,但严重病例的感觉障碍可能持续数月或更长时间,而且可能永远不会恢复。在少数情况下,可能会出现神经性疼痛,因而需要时刻进行观察。

2. 应对措施

症状出现后立即进行积极治疗,对减少神经损伤部位的压力创伤、激活神经细胞、改善血液循环非常重要。药物治疗方面,给予皮质激素和B族维生素、低功率激光照射、热敷和星状神经节阻滞都很有效。

(二)张口障碍
1. 原因和症状

常常发生在下颌孔神经阻滞麻醉期间。它是由注射针头对翼内侧肌等肌肉的损伤、肌肉组织的出血以及不洁操作造成的穿刺部位的感染引起的。吞咽和张嘴时经常出现疼痛,并在几天到1周内得到改善。在感染的情况下,可能出现发热、发红和肿瘤,2~3天后吞咽困难和吞咽疼痛变得明显。

2. 处理

注意不要让针头不干净,避免针头在组织中进行不必要的操作和针尖对骨膜的损伤。如果怀疑有感染,应尽快使用抗炎镇痛剂和抗菌剂。

(三)咬伤
1. 原因和症状

局部浸润麻醉或下颌孔神经阻滞麻醉后,由于麻醉作用时间过长,患者可能会故意用手指或指甲咬伤或弄伤嘴唇、黏膜或舌头,造成不适。这种自残行为经常出现在小儿患者和有认知障碍的患者身上。

2. 应对措施

重要的是尽量减少局部麻醉剂的使用量，并选择短效的局部麻醉剂。应提醒患者和监护人注意麻醉效果和持续时间，预防自残行为。在严重的情况下，应使用抗菌剂和抗炎药物。

（四）注射部位糜烂、溃疡和坏死

1. 原因和症状

侵蚀性糜烂、溃疡和坏死经常发生在腭黏膜、附着组织和齿间乳头。当含有血管收缩剂的局部麻醉剂被高压注射到薄而密集的黏膜组织中时，特别容易发生这种情况。当药物溶液注射到骨膜或骨膜下时，由于药物浸润带来的强大压力和组织脱落，可能会发生糜烂、溃疡或坏死。此外，血管收缩剂使组织血流减少，长期处于缺血状态会增加穿刺部位糜烂和溃疡的风险。注射后约 24 小时，穿刺部位可能会出现疼痛的糜烂和溃疡。由食物引起的接触性疼痛往往会持续一段时间，之后会有所缓解。

2. 应对措施

注射含有血管收缩剂的局部麻醉剂时，要避免过度的压力，缩短黏膜的缺血时间，防止并发症的发生。糜烂和溃疡的症状将在 1 周左右得到缓解。同时，患者应清洗愈合的表面，以避免食物引起的接触性疼痛。如有必要，也可使用糖皮质激素或抗菌软膏。

（五）注射针头的断裂及误入组织

1. 原因和症状

用于口腔黏膜局部麻醉的针头大多是细针。通常情况下，金属针头很少在注射过程中发生断裂，但由于外科医生反复进行人工弯曲、患者突然的动作、或用力反复插入牙槽骨等不当行为，金属针头可能发生断裂。特别是，在反复弯曲针的底部会增加金属因疲劳而断裂的风险。下颌孔神经阻滞麻醉中，针头插入得很深，如果因断裂而进入组织内，可能会出现张口和吞咽障碍。

2. 应对措施

如果针头断裂并进入组织，使用开口器使患者保持开口，如果可以看到断裂的针头，应使用镊子适当抓取并立即取出。注意，不必要的操作可能会导致针头进入组织，难以找回。如果针头完全进入组织，无法直接用眼睛看到，应通过 X 射线成像，如三维 CT 等确认其位置。然后，进行黏膜切口，尝试取出。

（六）面神经麻痹（见第 12 章第 V 部分）

1. 原因和症状

在下颌孔神经阻滞麻醉中，当注射针头插入翼颌间隙的后部时，局部麻醉剂渗入腮腺区，引起短暂的面神经麻痹。患者将随着麻醉效果的消失而恢复。

2. 应对措施

症状是一过性的，可自行恢复，但如果观察到眼睑闭合不良，应对角膜进行保护。

（七）基恩贫血区（图 3-Ⅶ-1）

1. 原因和症状

一般认为它是由穿刺时的刺激引起的血管收缩或由局部麻醉剂中含有的血管收缩剂引起的，但发生的机制尚不清楚。在脸颊和鼻翼部位经常看到一过性的、边缘清晰的贫血区域。它可能出现在上颌区的神经阻滞麻醉中，如眶下孔、切牙孔和上颌结节。贫血区的出现是短暂的，在 60 分钟内消失。如果贫血区伴有紫癜，可能会在 1~2 周内消失。

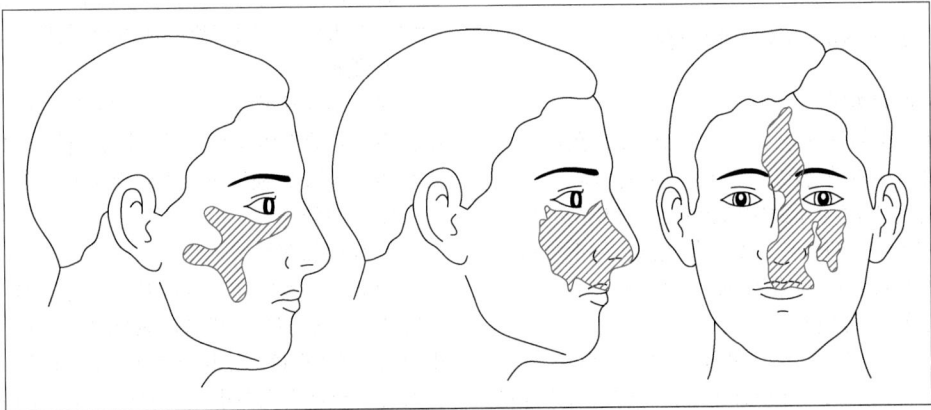

图 3-Ⅶ-1　神经阻滞麻醉后出现的基恩贫血区 (Fischer, 1995[1])
从左至右分别表示枕骨大孔注射、上颌骨结节注射、切牙孔注射时出现的贫血区。

2. 应对措施

症状往往是一过性的,会自动消失,应该对患者进行观察。

(八) 内出血

1. 原因和症状

由于口腔黏膜有丰富的毛细血管,用细针进行浸润麻醉可能会引起出血。如果针头损伤血管或静脉丛,就会形成血肿,如果血肿扩散到黏膜下、皮下组织或肌肉层,就会形成紫癜。血肿导致面部肿胀数天,但随后被吸收的紫癜在大约 2 周内消失。在抗凝治疗期间和有出血倾向的患者中更容易发生。

2. 应对措施

应充分止血、热敷和使用抗菌剂以防止感染。

(九) 视觉障碍

1. 原因和症状

在经眶下孔或上颌结节进行神经阻滞麻醉时,麻醉剂的眼内浸润会造成视觉障碍。可能出现视觉障碍和复视,但症状是短暂的。

2. 应对措施

症状是一过性的,可自行恢复,但应随访观察患者,直到症状消失。

(十) 感染和炎症的扩散

1. 原因和症状

它是由接触过不洁牙齿表面或感染区的针头穿刺,或注射化学溶液引起的。当针头注射到较深的牙龈沟或周围的牙龈或牙龈脓肿时,最容易发生这种情况。注射后 24 小时内可能出现红肿、疼痛和发热,严重时可能出现张口和吞咽困难。

2. 应对措施

应使用抗菌药和消炎镇痛药,并根据症状进行切开排脓。糖尿病患者和接受类固醇治疗的患者应慎重对待。

(十一) 干槽

1. 原因和症状

干槽通常是由拔牙后创伤、感染引起的,但含有血管收缩剂的局部麻醉剂可以防止血凝块脱落,血凝块脱落会暴露牙槽骨并引起疼痛。这是拔除下颌智齿后的常见现象,疼痛在 2~3 天后开始,并持续数周之久。如果食物进入干槽,可能会造成感染。

2. 应对措施

重要的是要使用抗菌药、消炎镇痛药物,对拔牙窝进行清洁和消毒,并安静休养,以免形成的血凝块脱落。

I 精神镇静的概念

一、背景

历史上，口腔治疗一直是人们恐惧的对象，近年来，据报道，全世界有 4%~21% 的人对口腔治疗感到焦虑或恐惧。这个比例在逐年下降。

一般来说，口腔疾病是痛苦的，许多侵入性手术也都是痛苦的，除非对患者进行麻醉。口腔治疗对身体是侵入性的，是一种刺激源，会引起压力（应激反应）。引起压力（应激反应）的刺激物被称为"压力源"，而口腔治疗是一种诱发体和精神紧张的"压力源"。由于口腔疾病属于常见病，所以称口腔治疗为熟悉的"压力源"。

局部麻醉作为口腔治疗过程中的压力对策，已在疼痛的控制中得到广泛应用，此外，也开发出了刺激性较小的口腔器械，以舒适性为导向的设备和设施已开始流行。然而，一般认为，与口腔治疗相关的焦虑和恐惧仍然是潜在的，当它们与身体和精神刺激相结合时，可能会诱发全身性的并发症，如迷走神经反射、过度换气综合征和全身性疾病的急性加重。

对口腔治疗的强烈不安、恐惧称为"口腔治疗恐惧症"。口腔治疗恐惧症患者会回避接受口腔治疗，但这不仅会造成口腔疾病恶化而影响其饮食习惯，而且还可能对他们的总体健康产生不利影响。此外，对于因强烈焦虑或害怕口腔治疗而拒绝接

受口腔治疗的有认知障碍的患者，或有所谓的"呕吐反射"（即当异物进入口腔时引发的强烈呕吐反射）的患者，有必要进行特别治疗。

由于口腔治疗的独特背景，在口腔中发展了一种叫作精神镇静（psychosedation）的方法，可以有效处理对口腔治疗的焦虑和恐惧。心理治疗是一种使用药物管理患者的方法，以减少对口腔治疗的恐惧、焦虑和紧张，并舒适和安全地进行治疗。它是一种使用麻醉剂或镇静剂的围术期管理方法，但有必要了解它在麻醉中的定位，并考虑到口腔治疗的特殊性。

二、精神镇静法的定位和分类

（一）精神镇静法的定位

精神镇静是一种通过使用麻醉或镇静药物产生镇静状态的围术期管理方法。它在临床医疗中一般被称为"镇静（sedation）"。给予麻醉或镇静药物会导致意识状态和对刺激的反应出现剂量依赖性下降，这是所给药物的药理作用，这些状态有不同的级别，被称为"镇静水平""镇静程度"或"镇静度"。在精神镇静中，使用药物以达到镇静的目标水平，并使用额外的药物以维持镇静的目标水平。

根据镇静的程度，心理镇静可分为清醒镇静和深度镇静。美国麻醉医师协会（American Society of Anesthesiologists，ASA）将精神镇静（镇静）分为轻度镇静（minimal sedation）、中等镇静（moderate sedation）和深度镇静（deep sedation）（表 4-I-1）。清醒镇静相当于中度镇静。然而，在日本的口腔领域，将清醒镇静解释为轻度镇静和中度镇静的结合，除了特殊情况外，一般都使用清醒镇静。

表 4-I-1　美国麻醉医师协会（ASA）对镇静程度的分级

	轻度镇静	中等镇静	深度镇静	全身麻醉
反应	会对呼喊声做出反应	会对呼喊声或刺激正常做出反应	会对反复的、带有疼痛的刺激做出反应	即使是带有疼痛的刺激，也无反应
气道	无影响	无须介入	需要介入	必须介入
自主通气	无影响	有适的自主通气	自主通气不足	自主通气十分不足
心血管系统功能	无影响	大多得到维持	大多得到维持	受到抑制

(Practice guideline for sedation and analgesia by non-anesthesiologists, 2002[2]) より改变)

（二）清醒镇静

清醒镇静（conscious sedation）是精神治疗的基本方法。清醒镇静是一种精神镇静的方法，在这种方法中，镇静的程度保持在不会引起意识丧失的水平。换句话说，使用这一方法后患者对口腔治疗和口腔外科手术的焦虑和恐惧被消除，患者在精神上处于平静状态，眼睛始终睁开，对呼叫会有反应，或者即使闭上眼睛，对呼叫和对身体的光刺激作出迅速反应，眼睛也会睁开。通过给予相对低剂量的麻醉或镇静药物并保持血液中相对低的药物浓度，可以实现清醒镇静。给予的药物的药理作用不是催眠，而是抗焦虑和失忆。在药理学上，这是通过利用麻醉剂或镇静剂的不同药理作用的剂量依赖性、将血药浓度维持在所需的治疗范围内而实现的。

清醒镇静的一般状态如下：①意识没有丧失；②气道被自愿固定；③自主呼吸被充分维持；④循环没有被明显抑制；⑤生物防御反射被充分维持。当与麻醉药如阿片类药物同时使用时，虽然患者有意识，但有可能强烈地表现出呼吸抑制，所以有意识并不一定意味着不存在呼吸抑制。另一方面，当麻醉性镇痛剂同时使用，并出现明显呼吸抑制时，不被视为清醒镇静。因为患者可能转变为深度镇静，所以必须对患者进行持续的观察和监控。

（三）深度镇静

深度镇静（deep sedation）是一种将患者维持在比清醒镇静更深的镇静状态的方法，但没有达到全身麻醉的水平，持续一定时间。深度镇静是一种提前将患者维持在预期镇静水平的方法，清醒镇静过程中镇静水平加深的状态是药物过量的副作用，不能称为深度镇静。因此，从一开始就应该把深度镇静作为一个目标来实施。深度镇静剂经常被用来调整拒绝接受口腔治疗的、有意识障碍的患者的行为。也可以使用深度镇静剂来抑制呕吐反射。

深度镇静是一种失去意识的状态，在这种状态下，眼睛不会睁开，也不会对身体的轻度刺激作出反应。深度镇静是一种身体对轻度刺激不睁眼，或没有反应的状态，但它不意味着身体对更深的痛苦刺激没有反应的状态。换句话说，这不是一种生物防御反射被抑制的状态。这是一种药物的催眠药理作用得以充分发挥的状态，从药理上讲，目标药物的血药浓度的治疗范围高于清醒镇静。在生理上，在深度镇静状态下，①意识丧失，②自主

呼吸道清除困难，③自主呼吸仍然存在，但存在呼吸抑制，④存在循环抑制，以及⑤生物防御反射被部分抑制。因此，副作用和并发症的风险比清醒镇静要高，不应轻易应用深度镇静。基本上，深度镇静需要和全身麻醉一样的围术期管理（气道维持、呼吸管理、循环管理、维持生物保护性反射和紧急抢救），需要通过培训来获得这些方面的知识和技能。

（四）监护麻醉

ASA将监护麻醉（monitored anesthesia care，MAC）定义为诊断或治疗过程的特定麻醉服务，视手术的性质或患者的需要进行麻醉管理，并可能会需要进行全身或局部麻醉。尽管MAC包括镇静，但它与口腔的精神镇静不一定是同一个概念，后者是以清醒镇静为基础的，而MAC是一种假设过渡到全身麻醉的管理方法。

（五）与全身麻醉的区别

全身麻醉（general anesthesia）是一种完全丧失意识、无动作和抑制疼痛的方法，在意识水平、有无身体运动、对疼痛的反应、有无生物防御反射等方面与精神镇静不同（表4-I-2）。然而，这种差异并不是简单地由所使用的药物类型或给药剂量决定的：它取决于手术或操作的刺激程度和患者的状况，即使是以相同的剂量对同一患者使用相同的药物。因此，应不断观察和监测患者的状况，认识到患者很容易从镇静状态转变为全身麻醉状态。

表4-I-2　精神镇静与全身麻醉的区别

	精神镇静	全身麻醉
意识	有	无
患者的配合	能够得到	无法得到
防御反射	有	无
镇痛效果	无	有
失忆	不完全	有
恢复	快	慢

（小谷，2011[4]）より改変）

三、临床口腔医学中的精神镇静法

（一）精神镇静的目的

通过应用精神镇静，能够得到如下效果：①缓解对口腔治疗的焦虑和恐惧；②稳定循环动力；③预防和抑制过度换气；④预防和缓解骨骼肌紧张和不自主运动；⑤抑制异常神经反射（血管迷走

神经反射、异常绞杀反射等）；⑥行为调整；⑦预防痉挛发作和失忆。然而，由于效果因所使用的麻醉剂或镇静剂的类型和镇静水平的不同而不同，因此应根据实际目的确定麻醉剂或镇静剂的选择和镇静的目标水平。

（二）精神镇静的适应证

以下是吸入式镇静和静脉注射式镇静的适应证：

（1）对口腔治疗有强烈焦虑和恐惧感的患者。

（2）在口腔治疗过程中出现情绪波动或意识丧失，并被认为有强烈心理因素的患者。

（3）绞杀反射异常的患者（强烈的呕吐反射）。

（4）高血压和心脏病等系统性疾病患者，希望减少他们的压力。

（5）局部麻醉下时间长、创面大的口腔治疗。

（6）对不配合治疗的患者进行口腔治疗。

（7）对有严重不自主运动的中枢神经系统疾病患者进行口腔治疗。

（三）在临床口腔医学中的特点

临床口腔医学中的精神镇静的特点是：①术野和气道相同；②手术在口腔内注水下进行；③需要频繁治疗；④手术主要针对门诊患者，属于日间病例；⑤手术通常在门诊进行。因此，需要特别小心，以确保安全。

特别是，手术区域和气道在同一区域，因此手术需要极其小心。重要的是使患者处于保持意识和上呼吸道反射的镇静水平，以便即使口腔内积水，也能保持自主呼吸。换句话说，目标是达到一定程度的镇静，也就是清醒镇静，保留气道的自主清理功能，且能够对物理刺激和口头指令作出适当的反应。

然而，对于强烈抗拒口腔治疗的、有认知障碍的患者，可能需要通过深度镇静来控制其行为。在这种情况下，深度镇静可能是必要的，因为有必要故意剥夺患者的意识一段时间，因为只要患者有意识就经常表现出拒绝的行为。如果中枢神经系统被抑制直至失去意识，那么生态防御反射和维持上呼吸道通畅的机制也有可能受到损害。

（四）对老人和儿童应用精神镇静法

老年人往往有循环系统疾病，应用精神镇静的好处是可以减少患者的压力，降低循环系统疾病急性加重的风险。然而，麻醉剂或镇静剂的使用本身可能会降低呼吸和循环功能并诱发并发症。此外，由于新陈代谢减少，其血药浓度往往比年轻人要高，因此，在精神镇静法中使用的麻醉剂和镇静剂的量应适当减少，慎重使用。

精神镇静可以用于儿童。与老年人相比，儿童代谢旺盛，使麻醉剂或镇静剂难以起效。然而，由于儿童的气道狭窄，容易发生气道阻塞，而且分泌物可能诱发喉痉挛，因此在对儿童进行精神镇静时，必须注意避免过量使用麻醉剂或镇静剂。如果常规的方法不能产生镇静效果，应考虑进行全身麻醉。

四、精神镇静的类型和使用的药物

（一）精神镇静的类型

精神镇静中，镇静剂或麻醉剂的给药途径有几种：吸入、静脉注射、肌内注射、经口、经鼻和经直肠给药。相比之下，肌内注射、经口、经鼻和经直肠给药相对容易进行，并已应用于儿科影像学研究和麻醉前预处理。然而，虽然吸入和持续静脉给药是剂量可控的，但通过其他途径给药的镇静剂可调节性较差，而且可能因镇静水平维持不足或过量而产生危险，具体取决于个别患者。吸入式镇静（inhalation sedation，IS）和静脉镇静（intravenous sedation，IVS）适用于口腔治疗中安全有效的精神镇静。

（二）用于吸入式镇静和静脉注射式镇静的药物

一氧化二氮主要用于吸入镇静，而苯二氮䓬类（benzodiazepines）和丙泊酚主要用于静脉镇静。阿片类药物和静脉镇痛剂也可作为辅助手段使用。此外，苯二氮䓬类药物和阿片类药物的拮抗剂也可以根据需要使用。

（三）其他精神镇静法

当难以固定静脉、难以找到合适的血管固定静脉或避免静脉注射方法的缺点时，可使用肌内注射、直肠注射、经鼻或经口给予镇静剂。然而，这些方法在效果的确定性、即时效果和可调整性方面都不如静脉注射方法，其应用也受到限制。也有一些方法可以在不使用镇静剂的情况下通过听觉和视觉刺激达到镇静的目的。在选择镇静方法时，有必要考虑每种方法的优点和缺点，如患者的紧张程度和合作程度，口腔手术和镇静方法的侵入程度，以及镇静剂的可靠性和可调整性。

口服抗焦虑和镇静药物被称为口服镇静，它是最简单和最无创的给药方法。它是最简单和最不具侵入性的给药方法。它在消化系统中吸收缓慢，安全系数高。在患者到达医院前或治疗开始前，它可以作为减轻焦虑的前药，但它的缺点是在口腔治疗期间作为镇静剂的效果不足，起效缓慢，而且用药后难以调整镇静水平。此外，当试图用这种方法进行充分的镇静时，往往需要多次用药或大量用药，过度镇静从而引起气道和呼吸系统的并发症，并增加了延迟康复和延迟出院的可能性。

在美国，推荐的非处方口服药物是三唑仑0.25mg，在看牙医前1小时服用。已经有很多关于口服咪达唑仑这种静脉注射药物作为儿童麻醉的预处理的报道。咪达唑仑非常苦，此外，其在高pH下会沉淀或变得浑浊，因此应将其溶于酸性糖浆（pH为3.5~4.0）(2.5mg/mL)。咪达唑仑在儿童中的口服剂量为0.3~0.75mg/kg，起效时间为15~20分钟，效果约30分钟达到顶峰，约60分钟后减弱。

在口腔治疗过程中，涡轮机和口腔电动引擎的声音让患者感到不愉快，并造成紧张、焦虑和心理压力，所以提出了应用音乐的方法。在口腔治疗期间用耳机听音乐可以有效地阻断这些不愉快的声音，其减少镇静剂剂量的效果已在肠镜检查中得到证实。

II 吸入式镇静

吸入式镇静是在保持意识的情况下，通过吸入低浓度的吸入麻醉剂来减少精神紧张和对口腔治疗的恐惧。这种方法能够让患者进入一种可以毫无压力地配合治疗的状态。

一氧化二氮的吸入曾被用于全身麻醉，20世纪30年代在美国Seldin首次将其用于口腔患者的"镇静"。他一开始让患者吸入的是高浓度的一氧化二氮，但后来他使用的是我们今天所使用的20%~30%的低浓度一氧化二氮。1972年，美国医学会将这种方法的名称从在此之前一直使用的"一氧化二氮（笑气）镇痛"改为"精神镇静"。换句话说，这种方法可以轻度提高疼痛阈值，但其目的只是镇静，主要原则是通过局部麻醉保证口腔治疗中能有较好的镇痛效果。

虽然挥发性吸入麻醉剂可用于吸入式镇静，但本文仅介绍一氧化二氮吸入式镇静。

一、一氧化二氮的特性

（一）物理和化学特性

通称一氧化二氮，化学名称相同，分子式为N_2O，分子量为44.01，比重为1.53（空气=1)，沸点为 -88.7℃，临界温度为36.5℃，临界压力为7.26MPa。在室温和大气压力下，它是一种无色无味。在室温下，它是不可燃的，化学上是惰性的，但在300℃以上的温度下会分解成氧气，具有助燃性。1mL 氧化亚氮在20℃和1个大气压下可溶于1.5mL 水或0.4mL 乙醇(95%)，并微溶于二乙醚或脂肪油。在0℃和1个大气压下，1 000mL 的氧化亚氮的重量约为1.96g。

（二）吸收、代谢和排泄

一氧化二氮的血气分配系数和脑血分配系数分别为0.47和1.1，这在吸入性药物中是很小的。一氧化二氮的体内代谢率为0.004%，是吸入性药物中最低的。吸入30%的一氧化二氮后，血药浓度在开始吸入后3分钟内迅速增加，在停止吸入后3分钟内迅速下降（图4-II-1）。排泄途径主要是呼气，也有少量通过皮肤排泄。

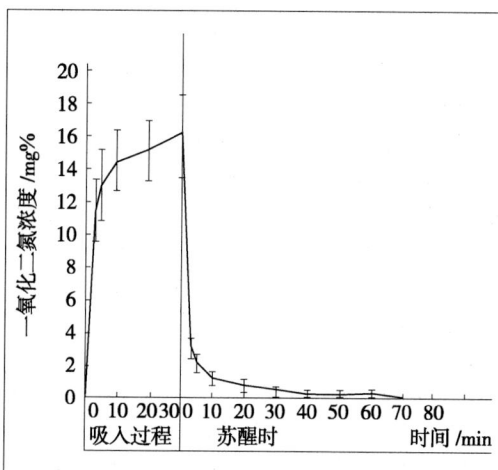

图4-II-1 吸入30%一氧化二氮时血液中的一氧化二氮浓度变化
(鈴木, 1974[3])

一氧化二氮迁移到身体的封闭腔内，增加容积和内部压力。因为一氧化二氮的血/气分配系数(0.47)比氮气(0.013)高36倍，而且它比氮气更容易溶解在血液中。因此，一氧化二氮通过血液迅速从肺泡转移到封闭腔内，而封闭腔内的氮气在血液中的溶解度较低，仍留在封闭腔内。因此，原则上应避免在有封闭腔体的患者中使用一氧化二氮，如咽鼓管阻塞的中耳、气胸、阴囊气肿（手足口病、出血）、肠梗阻等。还有一段时期，在玻璃体手术（如视网膜脱离和重新连接）中接受过气体填塞的患者应避免使用氧化亚氮。低弥散惰性气体,如全氟丙烷(C3F8)、六氟化硫(SF6)和空气被注入玻璃体以固定视网膜等。术后,C3F8会在玻璃体中停留55~65天,SF6会停留10~14天,而空气则停留5~7天。如果在此期间使用一氧化二氮,可能会增加眼压,导致视力下降甚至失明。最经常使用的气体是SF6。

(三) 药理作用

1. 麻醉和镇静

一氧化二氮的麻醉效果明显弱于其他吸入麻醉剂,50%的患者达到即使皮肤切开也无身体移动的最小肺泡浓度(minimum alveolar concentration, MAC)为105%。因此,一氧化二氮通常不单独作为全身麻醉剂使用。

一氧化二氮可以在低浓度下使用,以达到良好的镇静效果,患者不会失去意识,能够进行配合。通常在吸入10分钟后即可达到充分的镇静效果。口腔治疗期间的最佳镇静是一种精神紧张程度降低的状态,其意识水平可确保在口腔治疗中的充分沟通和合作。这种镇静作用也已在内分泌方面得到证实(见图2-Ⅱ-8)。即使在这种程度的镇静中,也可以观察到轻微的镇痛作用,而且可以预期有失忆作用,尽管这种作用很轻微。在一氧化二氮吸入镇静中,一氧化二氮的吸入浓度通常为20%~30%,但效果存在个体差异,在检查患者的主观体征以及其他受试者的主观体征时,需要努力设定合适的浓度。如果在预期意识水平下降、镇痛效果或失忆效果的情况下过多地增加吸入浓度,患者很容易变得焦躁不安或失去意识,这不仅会使患者在口腔治疗过程中无法进行配合,而且还会导致使手术变得不够安全,而患者的配合和安全性原本正是这种方法的最重要特点。据报道,半数志愿者获得失忆效果的一氧化二氮浓度约为53%(0.5MAC)。

2. 镇痛作用

镇痛作用相对于其他吸入性雾化器更强。目前公认的作用机制是使内源性阿片肽(内啡肽、脑啡肽等)在中脑释放,并通过下降抑制系统的活动抑制疼痛信息向中枢神经系统的传递。有许多关于去甲肾上腺素能参与降压系统的报道。

尽管一氧化二氮分子的作用部位尚未明确,但对N-甲基-D-天门冬氨酸(NMDA)受体和烟碱乙酰胆碱受体的抑制作用已被认为是候选人。

一氧化二氮的镇痛作用已被证实,吸入30%

的一氧化二氮后,牙齿受到电刺激时的反应阈值会提高,相当于20%浓度的15mg吗啡,比50%浓度的100毫克静脉注射替丁强(图4-Ⅱ-2)。此外,吸入30%的一氧化二氮可以显著抑制静脉留置针穿刺时血浆去甲肾上腺素的增加。在任何情况下,吸入式镇静剂中使用的浓度为30%或更低时,不能期望完全无痛,而局部麻醉对于疼痛的口腔治疗是必不可少的。

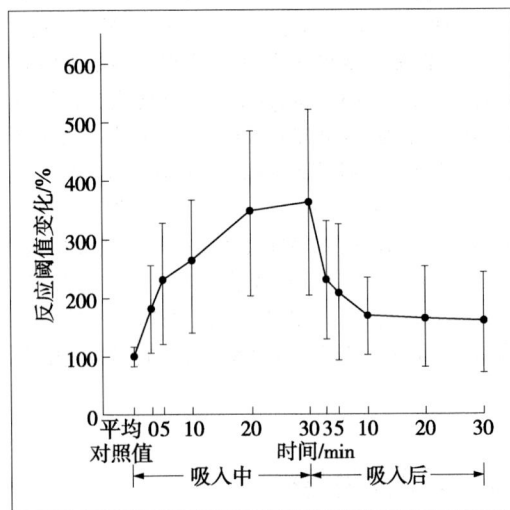

图 4-Ⅱ-2　吸入 30% 的一氧化二氮对牙齿受到电刺激时的反应阈值的影响 (伊藤, 1975[8])

3. 对循环系统的影响

一氧化二氮对心血管系统没有明显的影响。它有直接的负面改变作用,但这被交感神经刺激引起的收缩性增加所抵消。然而,在存在左心室功能障碍的情况下,一氧化二氮的负面调节作用更加明显。一氧化二氮在体外对冠状动脉血管没有直接影响,但会增加肺血管阻力,因此在肺动脉高压患者中使用需要谨慎。

低浓度的一氧化二氮对循环系统的影响更小。偶尔,在低浓度一氧化二氮吸入初期,血压和心率可能会略微升高,但这是由于吸入初期的精神紧张,而不是一氧化二氮本身的作用,在大多数情况下,吸入5~10分钟后,由于镇静作用而降低。

4. 对呼吸系统的影响

一氧化二氮不是气道刺激物,它对呼吸和气道的影响比挥发性吸入麻醉剂的影响小。

有报告称,吸入30%~50%的一氧化二氮会抑制对通气的反应,但这在临床上并不是一个问题,因为氧化亚氮吸入镇静是与高浓度氧气一起使用的。处于镇静水平的一氧化二氮浓度很少能抑制儿童和青少年的气道(咳嗽)反射。如果患者在适当的镇静状态下变得激动,呼吸可能会因激动而变得不规则。在吸入高浓度的一氧化二氮时,由于溶解在血液中的一氧化二氮迅速膨胀到肺泡中,在停止吸入空气后可能会出现扩散性缺氧(diffusion hypoxia)的情况,但在临床上,吸入低浓度的一氧化二氮时,通常不会出现问题。

5. 长期接触对骨髓、造血功能和神经系统的影响

长期使用一氧化二氮,直接的维生素 B12 失活作用导致叶酸代谢和 DNA 合成受损,从而抑制骨髓造血功能,被视为一个问题。吸入 50% 的一氧化二氮 12 小时后,观察到巨大的红细胞骨髓变化,但在口腔门诊的正常治疗时间内,对患者几乎没有不良影响。另一方面,每天接触一氧化二氮几个月后,会出现神经系统紊乱(亚急性混合性脊髓变性)。口腔工作者在通风不足的口腔室中长期接触浓度为 1 000ppm 的一氧化二氮是很危险的,应充分考虑口腔室的污染问题。

此外,还有一种情况是医务工作者因嗜好自行吸入一氧化二氮,这样的长期接触也存在造成健康危害的顾虑。

6. 对其他器官的影响

轻度增加脑血流量和颅内压,但这不是一个主要的临床问题。它不影响脑血流的自动调节能力。它没有肌肉松弛的作用,也不会增强肌肉松弛剂的作用。与其他吸入麻醉剂不同,它不会引起恶性高热。没有观察到明显的肝脏或肾脏毒性。

(四) 对环境污染的影响

1. 室内污染

自 20 世纪 60 年代末以来,一些报告指出,手术室人员的健康问题(流产、先天性畸形、肝脏损伤等)可能是由手术室内残留的吸入麻醉剂引起的。然而,在 20 世纪 90 年代末,美国麻醉医师协会对文献进行了严格的审查,并在随后的前瞻性研究中得出结论,在手术室长期接触吸入麻醉剂(包括一氧化二氮)与上述健康问题之间没有必然的联系。手术室污染对生物体造成不良影响的风险很低,因为废气排放装置已经在手术室中得到普及,现在可以将手术室中允许的一氧化二氮浓度长期平均降低到 25ppm 以下。

另一方面,口腔治疗室往往很小,而且通风不足,由于一氧化二氮吸入式镇静通常采用非呼吸式呼吸回路,因此呼出的空气很容易泄漏到室内,加上废气排放装置不够普及,口腔治疗室中可允许的一氧化二氮平均浓度达到 50ppm 的情况也不在少数。事实上,据报道,在约 26m² 的口腔检查室中,使用普通的鼻腔面罩而不使用排气系统的一氧化二氮吸入镇静法,患者周围的一氧化二氮平均浓度为 570ppm。还有报告说,在没有气体排放系统的口腔室中,一氧化二氮的浓度达到了 500ppm。有报告称,在没有废气排放的口腔诊所经常使用一氧化二氮,女性医护人员发生自然流产的风险很高。

2. 对全球环境的污染

虽然废气排放装置可以防止室内污染,但从室内排除的气体仍然被释放到大气中,这可能是全球变暖和臭氧层破坏的因素之一。1997 年,防止全球变暖京都会议将一氧化二氮列为导致全球变暖的六种温室气体之一。一氧化二氮的温室效应能力为 310,比二氧化碳高约 300 倍。一氧化二氮在大气中的寿命很长,约为 120~150 年,具有很强的累积性。据估计,用于麻醉的一氧化二氮的排放量仅占温室气体总排放量的 0.02%。然而,作为医疗专业人士,我们有义务尽量减少污染气体对大气的排放,以防止全球变暖。此外,尽管一氧化二氮没有直接的臭氧消耗作用,但它会与平流层中的氧气反应产生一氧化氮,通过氮氧化物增加平流层的臭氧消耗,所以从这个角度来看,也必须尽量减少该气体向大气层的排放。

二、一氧化二氮吸入式镇静的优势和劣势

(一) 优势

(1)无气道刺激,诱导顺利。

(2)具有高度的可调节性,可快速苏醒。

(3)安全,因为它在通常的浓度下不会抑制器官功能(呼吸、循环、吞咽和咳嗽反射不受抑制)。

(4)具有温和的镇痛作用。

(5)可以不流血的方式进行治疗。

(6)可以同时供应氧气。

(二) 缺点

(1)需要昂贵的吸入式镇静设备。

(2)镇静效果不稳定(受口呼吸和谈话影响)。

(3)必须使用鼻罩(干扰治疗,不适合鼻腔阻塞的患者或鼻腔呼吸困难的患者)。

(4)环境污染(室内和室外)。

三、一氧化二氮吸入式镇静的适应证和非适应证

(一) 适应证患者

(1) 对口腔治疗有焦虑或恐惧的患者。

(2) 有系统性疾病的患者,对入侵治疗抵抗力较低。

(3) 在口腔治疗过程中经历过因压力引起的系统性意外的患者。

(4) 有强烈呕吐反射的患者。

(二) 适应证

(1) 持续时间相对较长的口腔治疗(例如,拔除多颗牙齿,或植入多个植入体)。

(2) 侵入性相对较大的口腔治疗(例如,拔出植入的智齿,嘴角受到强烈的拉扯或下巴受到强烈的压力)。

(三) 非适应证患者

(1) 鼻塞和口呼吸的患者。

(2) 不理解口腔治疗的必要性,完全不配合的患者。

(3) 不想戴鼻罩的患者(他们不喜欢橡胶的气味,并有先入为主的观念,认为会导致呼吸困难)。

四、一氧化二氮吸入式镇静的禁忌证

(1) 体内有封闭性空腔的患者(中耳炎、气胸、心包积气、肠梗阻、腹腔积气等引起的中耳压力升高)。

(2) 最近在眼科手术中接受过气体填塞的患者。

(3) 妊娠初期(3个月内)的患者。

(4) 此外,患有癫痫、歇斯底里或过度换气综合征的患者可能诱发癫痫,应避免使用。

五、用于一氧化二氮吸入镇静的仪器和设备

(一) 一氧化二氮吸入式镇静机

1. 安全装置

有几个安全装置被用来防止低氧血症和保证吸入的空气量。

(1) 针孔阀系统

连接针孔的大小和位置被设计成在气瓶或中央管道和镇静机之间不同,以防止一氧化二氮和氧气的错误连接。

(2) 保证最低氧气吸入浓度

为了防止氧气吸入浓度低于20.9%,每种设备类型都有一个系统来保证供应氧气浓度达到一定值或更高(通常是25%或更高)。

(3) 停止输氧时的安全措施

当氧气供应在吸入过程中中断时,一氧化二氮的供应会自动停止,而空气则流经该回路。

(4) 高流量供氧系统

该系统配备了一个阀门(冲洗阀),在紧急情况下可以提供高流量的氧气(60L/min)。

(5) 保证吸入量

当呼吸袋(储气袋)的膨胀程度由于要吸入的总气体流量相对不足而减少时,应安装一个安全阀以允许空气流入。

2. 种类

(1) 连续流动型吸入器(图 4-II-3)

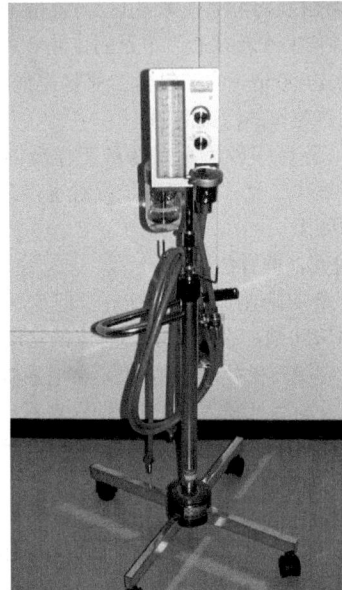

图 4-II-3　连续流动型吸入器

这是一个一氧化二氮和氧气以恒定流速持续流出的系统,而一氧化二氮和氧气的混合气体则保存在呼吸袋中供患者吸入。有两种类型的系统:一种是一氧化二氮和氧气各有一个流量计,根据两种气体的流量比来调节浓度;另一种是在设定总流量(L/min)后,用表盘来调节一氧化二氮和氧气的混合比例,以调节一氧化二氮的浓度。在后一种类型中,一氧化二氮的浓度在30%处有一个塞子,

当你想吸入超过 30% 的一氧化二氮时,有很多型号的产品必须在按下特殊杠杆的同时调整表盘,该系统的设计是为了防止意外或不慎吸入高浓度的一氧化二氮。

(2)间歇性流动型吸入器

当患者吸气时,吸入器被负压打开,一氧化二氮和氧气的混合气体流出,但当患者呼气时,阀门被关闭,气体停止流出。目前,这种类型的镇静装置还没有投入生产。

(二)压缩气瓶

1. 一氧化二氮压缩气瓶

一氧化二氮液化的临界温度为 36.5℃,气相和液相在钢瓶中混合。压缩气瓶涂成两种颜色,大部分为灰色,上部为蓝色。气瓶不应横放使用。未使用的压缩气瓶中,大约 90% 为液相,其余为气相,气相压力为 52 个大气压。大约 86.6% 的一氧化二氮被消耗掉,只有在液相消失后,气相的压力才开始下降。因此,当压缩气瓶中的压力开始下降时,其内容物的量已低于 13.4%。压缩气瓶的内容量应通过重量而不是压力来判断,但在日常临床实践中,压缩气瓶的重量测量是没有必要的。以一个 3.5L 的钢瓶(装满 2.5kg 的一氧化二氮)为例,这种钢瓶经常被用来直接连在口腔诊室的镇静机上,当内部压力开始下降时,在 20℃ 和 1 个大气压下,一氧化二氮的剩余体积可以通过波义耳定律估计为 180L。压缩气瓶的内容物在每分钟 3L 的情况下,使用 60 分钟左右会用完,所以要考虑到这一点,准备替换用的气瓶。在中央管道系统中,将压缩气瓶分为两个或两组,当其中一个压缩气瓶空了,就会自动切换使用另一个。

2. 氧气压缩气瓶

氧气的填充是在室温下、150 个大气压下进行的,气瓶中只有气相。因此,钢瓶中氧气的内部体积与压力成正比。口腔治疗中用于直接连接镇静机的 3.5L 压缩气瓶在 35℃ 和 1 个大气压下装入 500L 氧气。因此,当压力表显示 75 个大气压,剩余的氧气是 250L,也就是填充量的一半。氧气压缩气瓶仅涂有黑色一种颜色。

(三)鼻罩

鼻罩可以通过使用特殊的头带(图 4-Ⅱ-4)或通过收紧连接在鼻罩上的两根管子(图 4-Ⅱ-5)来固定,这样就可以在佩戴鼻罩时进行口腔治疗。

(四)一氧化二氮环境污染的应对设备和装置

(1)通过排气系统(scavenging system)收集使用后剩余气体或呼出空气中的一氧化二氮,并通过废气排放装置排到室外。

(2)将齿科抽吸机靠近患者的口腔。

(3)使用密封性好的鼻罩。

(4)安装排气扇并打开窗户。

(5)将总剂量减至必要水平(与每分通气量相同)。

(6)使用一氧化二氮分解处理设备(价格昂贵,体积大,所以没有广泛使用)。

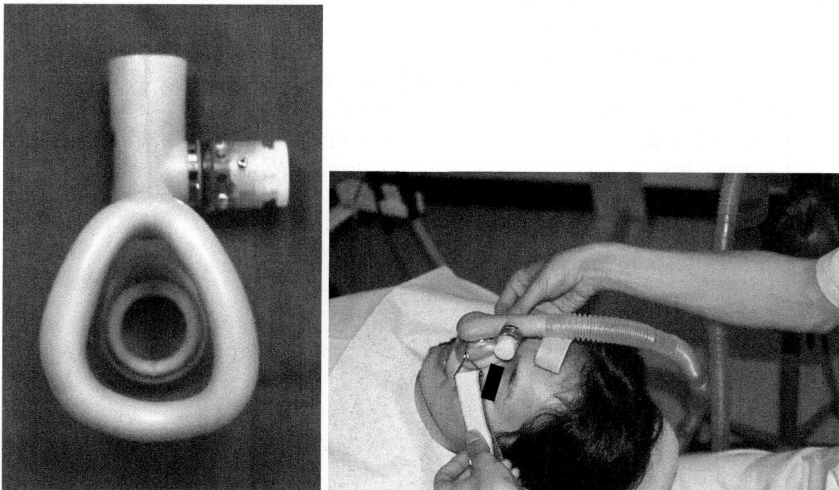

图 4-Ⅱ-4 通过头带固定鼻罩

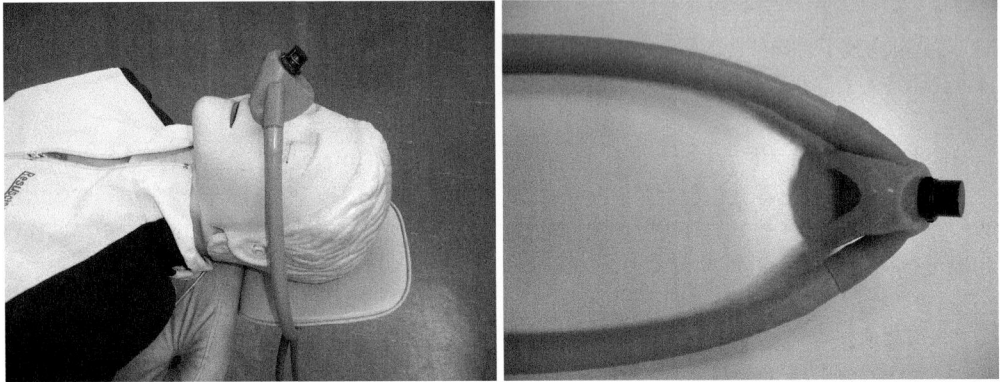

图 4-Ⅱ-5　通过附带的管子固定鼻罩

六、最佳镇静水平

调整一氧化二氮的浓度以保持最佳镇静水平，注意主观和客观体征。如果患者表情放松（目光远眺），眨眼次数减少，感觉良好，就可以判断为最佳镇静水平（表 4-Ⅱ-1）。吸入时应从低浓度开始，因为达到最佳镇静水平的浓度因人而异，且差别很大。如果观察到表 4-Ⅱ-1 所示的过度镇静的迹象，应及时降低一氧化二氮浓度。

七、术前管理

（一）术前医学访谈和检查

评估患者的一般状况和病史，包括生命体征，并彻底评估适应证、非适应证和禁忌证。

（二）对患者的解释和预防措施

以简洁明了的方式向患者解释镇静方法的目的和注意事项，并取得患者对手术的同意。向患者解释开始吸入一氧化二氮后会出现哪些主观体征，以及顺序是什么。解释患者不会失去意识，指尖会有刺痛感，身体会开始变暖，患者会感觉更好，对口腔治疗的恐惧也会减轻。此外，解释与一般麻醉的区别以及恢复的速度。没有必要在术前禁食禁水，但应建议患者避免极度饥饿和饱食。最好是在口头解释的同时提供书面说明。

（三）吸入体验

对于从未接受过一氧化二氮吸入式镇静的患者，建议他们事先体验吸入相对较低浓度的一氧化二氮（10%~20%），让他们能够事先体验到吸入一

表 4-Ⅱ-1　一氧化二氮吸入镇静中镇静水平的主观体征、客观体征之间的关系

	最佳镇静水平 （浓度：通常为 20%~30%）	过度镇静状态 （浓度：通常达到 40%~50% 以上）
主观体征	• 恐惧和紧张感减少 • 庆幸感，心情好 • 微醺的状态 • 身体感到温暖	• 兴奋，与周围隔绝 • 不快，有不愉快的幻想或梦，恶心，呕吐 • 像是大醉的感觉
客观体征 （观察到的）	• 目光放空、远眺 • 放松的表情 • 眨眼次数减少 • 听从指示 • 可以自主张口 • 身体动作减少、变慢 • 有正常的防御反射 • 生命体征稳定 • 疼痛阈值稍有上升	• 眼球移位 • 像是在瞪着旁人一样的阴侧表情 • 闭眼（入睡） • 只偶尔听从指示或完全不听从指示 • 闭口 • 身体动作多，肌肉紧张 • 防御反射水平低 • 呼吸不规则

氧化二氮的主观体征,以及即使使用鼻罩,呼吸也是很容易的,同时也能够事先确认鼻罩的适用性和最佳尺寸,检查是否可以进行鼻腔呼吸;在无法进行鼻腔呼吸时,也能够事先进行练习,这对之后实际操作中的管理会有帮助。

八、术中管理

(一)仪器和设备的安全检查
(1)在加湿器(瓶)中注入淡水。
(2)确认氧气供应或设备正常。

(二)体位
以放松的躺姿吸气。

(三)监测
测量生命体征,如血压、脉搏和呼吸频率。对于患有心脏疾病如缺血性心脏病或心律失常,或呼吸系统疾病如慢性阻塞性肺疾病的患者,应进行额外的监测,如心电图和脉搏血氧仪。

(四)鼻罩的应用,确认鼻腔呼吸,以及流速的设定
每分钟氧气和一氧化二氮的总流量应设定为患者的每分通气量或稍高(通常为6~8L/min),通过检查吸入时气囊的膨胀情况来进行设定。安装和固定鼻罩,使吸入的气体不发生泄漏。通过检查吸气时袋子的膨胀情况,检查是否可以进行鼻腔呼吸,以及鼻罩是否合适。

(五)实际吸入一氧化二氮
一氧化二氮的吸入浓度从15%开始,然后在观察患者反应的同时慢慢增加,一次增加5%。血药浓度达到平衡大约需要3分钟,因此每3~4分钟增加一次浓度。通过暗示诸如"的手和脚尖会变得温暖,稍有点刺痛"或"你会逐渐感觉更好和更放松"等话语来消除患者的不安。在确认达到最佳镇静水平后,如果手术需要局部麻醉,会在此时进行局部麻醉并开始治疗。在治疗过程中,应调整剂量的浓度,同时检查镇静的客观体征和患者的主观体征。通常情况下,一氧化二氮保持在20%~30%的水平。如果患者抱怨术中疼痛,应追加局部麻醉剂而非一氧化二氮的浓度。如果发现有过度镇静的迹象,应迅速降低一氧化二氮的浓度。

(六)停止一氧化二氮的吸入
当口腔治疗结束后,应停止吸入一氧化二氮。如果吸入30%或更低浓度的一氧化二氮,停止后不会出现扩散性缺氧的问题,所以不一定要在停止

后立即吸入氧气,但为了更迅速和清醒的恢复,最好在安装鼻罩的情况下吸入氧气数分钟。注意,一般认为吸入50%的一氧化二氮后,停止吸入时会出现扩散性缺氧。完成氧气吸入后,确保生命体征正常,并让患者走到等候室,同时注意防止跌倒。

九、术后管理(出院条件)

患者将在等候室观察大约10分钟,如果没有异常,就允许出院。

出院条件如下:
(1)生命体征稳定。
(2)患者能够清晰地作出反应,行走时没有摇晃。

Ⅲ 静脉注射镇静法

静脉注射镇静法(intravenous sedation)作为一种精神镇静方法,已被广泛应用于口腔治疗和口腔手术中。虽然需要维持静脉通路,但它比吸入式镇静有优势,因为它更有效,而且由于静脉通路得到维持,更容易处理全身的突发事件。然而,由于静脉给药有可能在短时间内诱发全身性并发症,因此需要准确的知识和精确的技能来确保安全。日本口腔麻醉学会编写的指南已经出版,可作为在口腔实践中实施静脉注射镇静的指南之一。

一、静脉注射镇静法中使用的药物

根据日本的一项全国性调查,苯二氮䓬类药物如咪达唑仑和丙泊酚通常用于口腔治疗中的静脉注射镇静,它们可能是单独使用,也可能是联合使用的。这些药物作为静脉麻醉剂,用于诱导和维持全身麻醉,通过调整给药方法和剂量,可以确保和维持适合静脉镇静目的的状态。近年来,右美托咪定,一种α$_2$肾上腺素受体激动剂,也开始得到应用。

用于静脉注射镇静的具有镇静作用的药物有时被称为镇静剂(以下提及镇静剂时,也包括静脉麻醉剂)。在某些情况下,在静脉注射镇静中,会将镇静剂和镇痛剂一起使用,如氟比洛芬阿西汀和对乙酰氨基酚。如上所述,在口腔的静脉镇静中使用了多种药物,给药方法也是多种多样。以下将对各种药物及其给药方法进行介绍。主要药物的药代动力学参数见表4-Ⅲ-1。

表 4-Ⅲ-1　静脉注射镇静法所用主要药物的药代动力学参数

	血浆蛋白结合率 /%	排泄半衰期 /min	清除率 / [mL/(kg·min)]	Vdss/(L/kg)
咪达唑仑	96~98[1]	1.7~2.6[2]	6.4~11[2]	1.1~1.7[2]
地西泮	97.5~98.6[1]	20~50[2]	0.2~0.5[2]	0.7~1.7[2]
氟硝西泮	77.6~79.6[1]	24[1]	2.27[1]	0.58[1]
丙泊酚	97~99[1]	4~7[2]	20~30[2]	2~10[2]
右美托咪啶	94 以上[1]	2~3[2]	10~30[2]	2~3[2]
氟马西尼	54~64[1]	0.7~1.3[2]	5~20[2]	0.6~1.6[2]
氯胺酮	21.9~46.9[3]	2.5~2.8[2]	12~17[2]	3.1[2]

Vdss, 稳定状态下的表观分布容积。

[1] 各药物说明书。

[2] (Reves JG et al., 2010)。

[3] (Dayton PG et al., 1983)。

(一) 苯二氮䓬类药物

苯二氮䓬指的是在其结构式中含有苯并二氮䓬骨架的化合物。苯二氮䓬是最广泛使用的静脉镇静剂，具有催眠、镇静、抗焦虑、失忆、抗痉挛和中枢肌肉松弛作用。这些影响是通过促进 GABA$_A$ 受体的作用而表现出来的，γ- 氨基丁酸（γ-aminobutyric acid, GABA）是大脑中的一种抑制性神经递质。

GABA$_A$ 受体位于突触后膜，含有氯离子（Cl⁻）通道。当 GABA 与 GABA$_A$ 受体结合时，Cl⁻ 流入神经元并通过超极化细胞抑制神经活动。GABA$_A$ 受体由 5 个亚单位组成。尽管到目前为止已经确定了 19 个亚单位（$\alpha_1 \sim \alpha_6, \beta_1 \sim \beta_3, \delta, \varepsilon, \pi, \theta, \rho_1 \sim \rho_3$），但大多数 GABA$_A$ 受体由五个亚单位组成：两个 α 亚单位、两个 β 亚单位和一个 γ 亚单位。含有 α$_1$ 亚单位的 GABA$_A$ 受体具有镇静、失忆和抗痉挛的作用，而含有 α$_2$ 亚单位的 GABA 受体具有抗焦虑和肌肉松弛的作用。

苯二氮䓬类药物通过与 GABA$_A$ 受体结合，增加 GABA 与受体的结合能力，并间接促进 GABA 的 Cl⁻ 流入，从而增强中枢神经系统的抑制。苯二氮䓬不影响突触前膜中 GABA 的分泌，在没有 GABA 的情况下也不影响 GABA$_A$ 受体的功能；GABA 在 α 和 β 之间结合，而苯二氮䓬则在 α 和 γ 之间的不同部位结合（图 4-Ⅲ-1）。

GABA$_A$ 受体不仅有苯二氮䓬的结合位点，也有巴比妥类和丙泊酚的结合位点，它们能增强 GABA$_A$ 受体的功能，并产生镇静作用，但这些结合位点与苯二氮䓬不同，它们对 GABA$_A$ 受体的作用也不同。巴比妥类药物和丙泊酚在高剂量下直接激活 Cl⁻ 通道，导致强烈的中枢神经系统抑制。

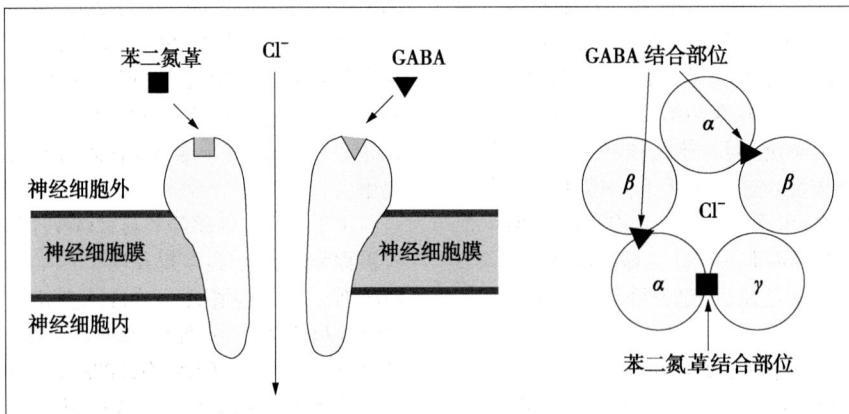

图 4-Ⅲ-1　GABA$_A$ 受体与 γ- 氨基丁酸（GABA）和苯二氮䓬的结合部位
Cl⁻：氯离子。α, β, γ：亚单位。

另一方面,现在也认为苯二氮䓬类比巴比妥类和丙泊酚更安全,因为它们通过 GABA 产生间接影响。

苯二氮䓬受体有中枢和外周两类。中枢苯二氮䓬受体分布在中枢神经系统中,主要在嗅球、大脑皮质、小脑、海马、黑质和下丘,但在纹状体、脑干和脊髓中的密度较低。另一方面,外周苯二氮䓬受体与 GABAA 受体无关,分布在许多组织中,如免疫细胞和胃肠道。外周苯二氮䓬受体的作用尚未完全阐明,有人认为它们与炎症的发生有关。

与苯二氮䓬受体结合的药物被称为苯二氮䓬受体激动剂,但一些用于治疗失眠的药物即使不含苯二氮䓬骨架,也会作用于苯二氮䓬受体(非苯二氮䓬类安眠药:唑吡坦、佐匹克隆等)。因此,近年来,比起"苯二氮䓬受体(benzodiazepine receptor)"这个说法,近年来用得更多的是"苯二氮䓬结合位点(benzodiazepine binding site)"或"苯二氮䓬位点(benzodiazepine site)"。

一般认为,苯二氮䓬类药物的作用取决于受体占有率。在实验中,随着受体占有率增加,将依次观察到其抗焦虑、抗惊厥、镇静、失忆和肌松作用。但在临床上,相对较低的血药浓度中也会出现失忆作用(图 4-Ⅲ-2)。随着剂量增大,这几种作用都会增强,但通常认为,苯二氮䓬类药物对 GABA 的增效作用是有限的[天花板效应(ceiling effect)],因此也认为其具有较高的安全性。此外,即使在药物作用下,患者的逐渐从镇静状态到入睡、失去意识,其对疼痛的反应仍然存在,也不会进入全身麻醉状态。因此,临床剂量的静脉注射并不会产生临床镇痛作用。

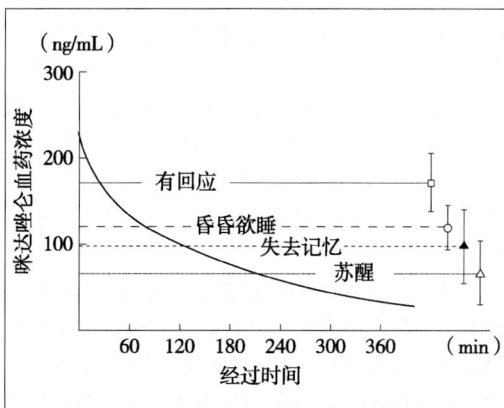

图 4-Ⅲ-2 咪达唑仑的血药浓度与临床效果

(Persson MP et al, 1998[8])

口腔实践中,会将咪达唑仑、地西泮和氟硝西泮用于静脉镇静,其中最常用的是作用时间最短的咪达唑仑。

1. 咪达唑仑(midazolam)

(1)物理和化学特性

分子量 325.77,白色至略带黄白色的晶体或结晶性粉末。几乎不溶于水,但在酸性条件下(0.1N 盐酸溶液)可溶于水,形成稳定的水溶液。相反,在 pH 较高时会出现沉淀和浑浊。其酸碱解离常数 pKa 是 5.88。市面上的注射制剂每安瓿 2mL 含有 10mg 咪达唑仑,pH 为 2.8~3.8,渗透比(与生理盐水的比率)约为 1。咪达唑仑在酸性条件下是水溶性的,这是由于苯二氮䓬环的开环现象,但当静脉注射,血液中的 pH 达到 7.4 左右时,苯二氮䓬环就会关闭,变为脂溶性。这使得药物能够穿过血脑屏障,并进入脑组织。

(2)药代动力学

与其他苯二氮䓬类药物相比,咪达唑仑的清除率大,消除半衰期短,具有代谢迅速和作用时间短的特点(表 4-Ⅲ-1)。静脉注射的咪达唑仑主要由肝脏中的细胞色素 P-450(CYP)代谢,主要代谢产物是 α- 羟基咪达唑仑(1- 羟基咪达唑仑)。它的临床效力是咪达唑仑的 20%~30%,但由于其清除率高于咪达唑仑,所以从体内排泄的速度相对较快。因此,咪达唑仑较少因受代谢物影响而使作用时间延长。其他苯二氮䓬类药物也是如此;但是,代谢会因衰老、肝硬化和其他肝功能下降而延长,并受同时使用影响 CYP 的药物的影响。习惯性饮酒可能会增加咪达唑仑的清除率。

(3)镇静作用

全身麻醉的静脉注射剂量通常为 0.2~0.3mg/kg,但镇静的适当剂量为 0.05 至 0.075mg/kg。咪达唑仑(0.07mg/kg)和地西泮(0.2mg/kg)相比,咪达唑仑的镇静水平略高于地西泮,且镇静水平和精神运动功能的恢复较快。一般认为,0.015mg/(kg·min)的输液给药速度是安全的。然而,在用药期间,仍应监测患者的镇静水平、呼吸和循环状态,当达到最佳镇静水平时,应停止用药。在 0.075mg/kg 的剂量下,精神活动的恢复需要大约 90 分钟,运动功能的恢复需要大约 120 分钟。

2. 地西泮(diazepam)

(1)物理和化学特性

分子量 284.74,白色至淡黄色结晶性粉末,无臭,味苦。它几乎不溶于水,会形成浊液,所以不能与其他注射液混合或在输液剂中稀释。市售的地西泮可溶解在苯甲醇、丙二醇和无水乙醇等有机溶剂中用于注射,pH范围为6.0~7.0,渗透率为27~30。酸碱解离常数pKa是3.38。

(2)药代动力学

地西泮的清除率小,消除半衰期长(表4-Ⅲ-1)。地西泮主要由肝脏中的CYP代谢,葡萄糖醛酸化后排出体外;它是由CYP中的CYP3A4、CYP2C19和CYP2C9代谢的。CYP2C19的代谢因人种的不同而不同,其在亚洲人中高度突变,这点也已广为人知。地西泮的代谢受年龄影响(老年人中的代谢会延迟),吸烟则会增强其代谢。代谢物去甲地西泮和奥沙西泮都具有药理活性,而且半衰期长。这意味着,地西泮的药理作用需要更长的时间才能完全消失。

(3)镇静作用

地西泮具有中等程度的抗焦虑、镇静、催眠、抗惊厥和肌肉松弛作用,主要用于抗焦虑和抗惊厥作用。镇静时,静脉注射0.2~0.4mg/kg地西泮,镇静状态下的血药浓度为300~400ng/mL,而抗痉挛和催眠需要的血药浓度超过600ng/mL。

在观察患者的同时,每隔30秒输注2mg,剂量为0.2~0.4mg/kg,持续时间约为1小时。由于作用时间长,恢复需要时间,在给药0.2mg/kg后,应至少对患者进行120分钟的监测才允许回家。在对门诊患者进行治疗时,有必要注意运动功能以及精神功能的恢复。

(4)抗痉挛作用

地西泮常因其抗痉挛作用而被使用,是治疗癫痫发作和热性痉挛的首选药物,也被用于治疗局部麻醉剂中毒引起的痉挛。

3. 苯二氮䓬类药物对循环系统的影响

健康成年人静脉注射地西泮0.3mg/kg、咪达唑仑0.07mg/kg和氟硝西泮0.02mg/kg后,心率在用药后立即短暂上升,然后呈现下降趋势(图4-Ⅲ-3)。收缩压和舒张压都略有下降,咪达唑仑降低了舒张压,而地西泮不会。一般认为,血压的下降主要是由于外周血管阻力的降低。当缓慢给药且剂量不超过临床上用于静脉镇静的剂量时,这两种药物对循环系统的影响都很温和。然而,当与阿片类药物同时使用时,会出现对心脏功能的协同抑制作用。对于新生儿、老年患者和有心血管疾病的患者,应避免快速静脉注射,谨慎用药。

4. 苯二氮䓬类药物对呼吸系统的影响

在健康的成年人中,在静脉注射地西泮0.3mg/kg、咪达唑仑0.07mg/kg和氟硝西泮0.02mg/kg后,都会出现呼吸频率增加、动脉血氧饱和度下降的情况(图4-Ⅲ-3)。通常认为,这是由于肌肉松弛导致的每分通气量减少。地西泮降低了对缺氧的反应性,但不改变呼吸中枢对二氧化碳的反应性。呼吸抑制是轻度的。使用咪达唑仑时,呼吸抑制比使用地西泮时严重,因为使用的剂量较高时,其对二氧化碳的呼吸反应受到抑制,可能出现短暂的呼吸暂停。

过量使用苯二氮䓬类药物时会出现呼吸抑制,即使是正常剂量,快速静脉注射时也会偶尔出现呼吸暂停。与阿片类药物同时使用可能引起协同呼吸抑制和呼吸暂停。此外,对于老年患者、阻塞性肺病患者或睡眠呼吸暂停综合征患者,即使剂量低于通常水平,也可能出现强烈的呼吸抑制。

5. 使用苯二氮䓬类药物的注意事项

(1)用于急性闭角型青光眼患者

急性闭角型青光眼患者禁用苯二氮䓬类药物,因为在苯二氮䓬类药物的早期发展过程中,在动物实验中观察到微弱的抗胆碱作用,有眼压升高的风险。

(2)用于重症肌无力患者

苯二氮䓬具有肌肉松弛作用,一般认为这是由于其抑制脊髓多突触反射、增强多突触抑制和抑制γ运动神经元,从而在脊髓和脑干水平上导致肌肉松弛。因此,禁忌用于这类患者,因为它可能加重重症肌无力。

(3)用于孕妇、育龄妇女和哺乳期妇女

因为苯二氮䓬类药物(地西泮、氟硝西泮、咪达唑仑等)以及它们的代谢物会迅速通过胎盘,且有其会转移到胎儿体内的相关报告,用于处于妊娠早期(3个月内)或可能妊娠的妇女时,应考虑对新生儿的影响以及致畸性,同时也应考虑其益处。一份流行病学报告指出,在妊娠期间接受苯二氮䓬类药物治疗的新生儿,其唇腭裂的发生率明显升高。

苯二氮䓬用于妊娠后期的妇女时,可能会导致新生儿出现哺乳困难、肌肉张力下降、嗜睡和黄疸增加等症状,所以应考虑其有益作用。此外,由于会转移到乳汁中,所以最好避免对哺乳期妇女用药,如无法避免用药,则应避免用药时哺乳。

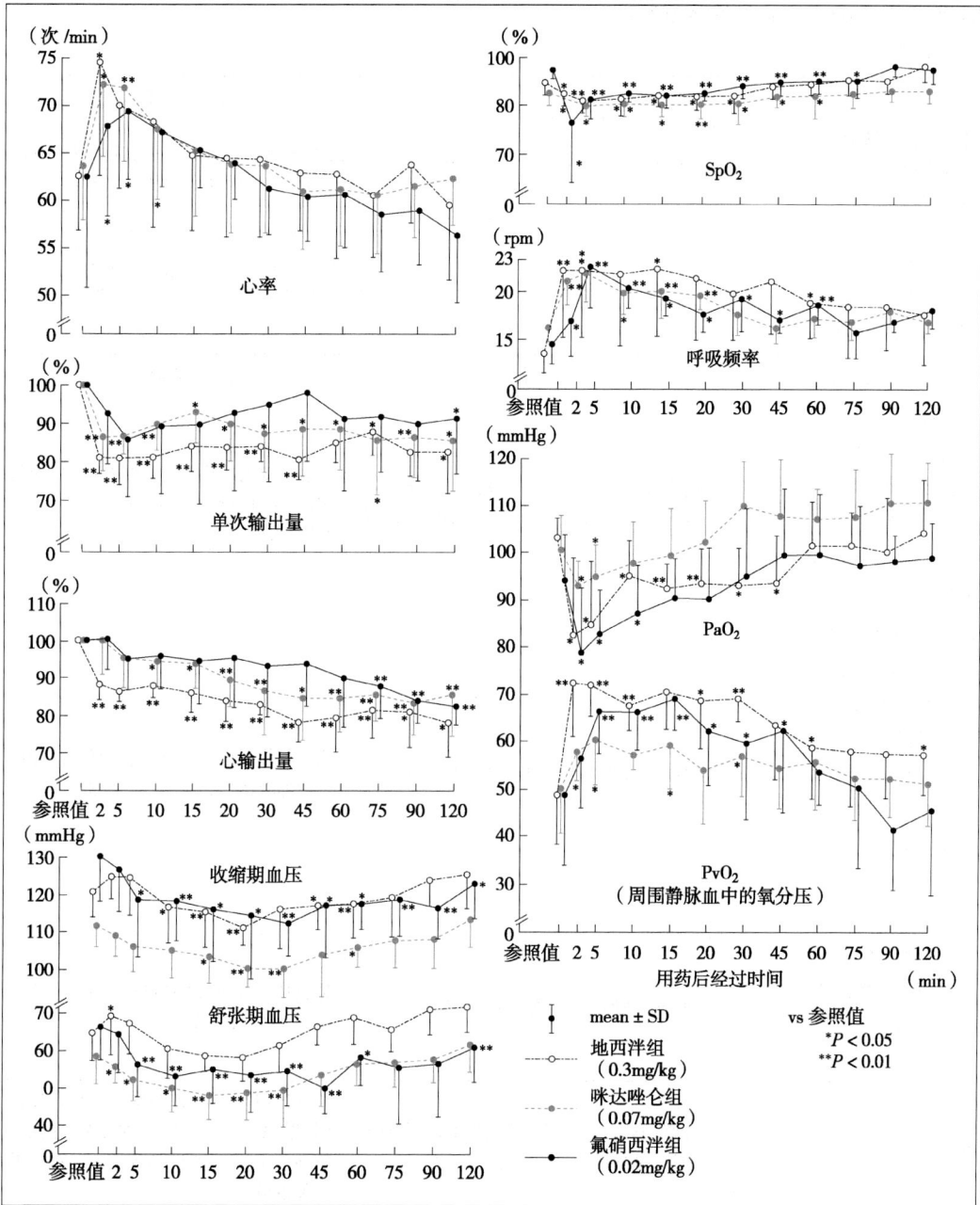

图 4-Ⅲ-3　苯二氮䓬对呼吸、循环系统的影响

（野口，1999[14]）を承諾を得て改変）

图中标注：

心率（次/min）

单次输出量（%）

心输出量（%）

收缩期血压（mmHg）

舒张期血压（mmHg）

SpO_2（%）

呼吸频率（rpm）

PaO_2（mmHg）

PvO_2（周围静脉血中的氧分压）（mmHg）

参照值　2　5　10　15　20　30　45　60　75　90　120

用药后经过时间　（min）

- ●— mean ± SD
- ○— 地西泮组（0.3mg/kg）
- ●— 咪达唑仑组（0.07mg/kg）
- ●— 氟硝西泮组（0.02mg/kg）

vs 参照值
*$P < 0.05$
**$P < 0.01$

(4) 用于新生儿和 1 岁以下的婴儿

由于新生儿和 1 岁以下婴儿的代谢功能不足，有增加或延长药物影响的风险，因此必须谨慎用药。

(5) 药物相互作用

与抑制 CYP（苯二氮䓬类的主要代谢酶）作用的药物同时使用，可能会增加或延长苯二氮䓬类药物的作用时间。禁止与 HIV 蛋白酶抑制剂、HIV 逆转录酶抑制剂、依非韦伦、含可比司他的药物以及含利托那韦的药物等一起使用，因为它们对 CYP3A4 的竞争性抑制会增加咪达唑仑的血药浓度。另外，一些影响 CYP 的药物，也应慎重使用（表 4-Ⅲ-2）。由于乙醇的增效作用，严禁在服用苯氮平后饮酒。

表 4-Ⅲ-2　咪达唑仑与其他药物的相互作用

禁止用时使用

药物	相互作用	机制、危险因素
HIV 蛋白酶抑制剂 依非韦伦 含可比司他的药物	可能会导致过度镇静,或出现呼吸抑制	这些药物对 CYP3A4 存在竞争性抑制,因而会增加咪达唑仑的血药浓度
含利托那韦的药物	可能会导致过度镇静,或出现呼吸抑制	利托那韦对 CYP3A4 存在竞争性抑制,因而会增加咪达唑仑的血药浓度

用时使用时需注意

药物	相互作用	机制、危险因素
中枢神经抑制药物 　吩噻嗪类药物 　巴比妥类药物 　麻药类镇痛药 　单氨基酸水解酶抑制剂 酒精(饮酒)	镇静、麻醉作用增强,呼吸频率、收缩期血压、舒张期血压、平均动脉压、心输出量降低	与这些药物共用时,对中枢神经的抑制作用(镇静、麻醉作用、呼吸以及循环的作用)可能会增强
阻碍 CYP3A4 的药物 　钙通道阻断剂 　唑类抗真菌剂 　西咪替丁 　红霉素 　克拉霉素 　泰利霉素 　喹奴普汀、达福普汀 　等等	可能会增加对中枢神经的抑制作用	这些药物对 CYP3A4 存在竞争性抑制,有增加咪达唑仑血药浓度的相关报道
抗恶性肿瘤药物 　酒石酸长春瑞滨 　紫杉醇 　等等	可能会增加抑制骨髓的副作用	咪达唑仑会阻碍细胞色素 P450 的代谢,从而增加其血药浓度
丙泊酚	镇静、麻醉作用增强,收缩期血压、舒张期血压、平均动脉压、心输出量降低	相互作用(麻醉、镇静作用,降低血压作用)增强。此外,其对 CYP3A4 存在竞争性抑制,有增加咪达唑仑血药浓度的相关报道
阻碍 CYP3A4 的药物 　利福平 　卡马西平 　恩杂鲁胺 　米托坦 　阿米那韦 　等等	可能会减弱咪达唑仑的作用	利福平对肝药物代谢酶存在诱导作用,因而会促进咪达唑仑的代谢

(ドルミカム® 添付文書 (第21版)より改変)

(6)药物依赖

长期连续使用可能会出现药物依赖,这是苯二氮䓬类药物的一个严重副作用。

(7)血管毒性

地西泮可能引起与静脉注射有关的血管疼痛或血栓性静脉炎,一般认为是由其溶剂丙二醇引起的。相比之下,尽管也有使用咪达唑仑导致血栓性静脉炎的报道,但如果充分稀释,就几乎不存在血管疼痛,这是咪达唑仑的主要优势之一。

(二)丙泊酚(propofol)

丙泊酚是一种静脉麻醉剂,用于诱导和维持全身麻醉。它也被用于重症监护室控制通气期间的镇静,并经常用于口腔诊疗中的静脉镇静。

丙泊酚主要通过与$GABA_A$受体亚单位结合而发挥作用,从而增强$GABA_A$受体的作用并抑制神经活动。它通过GABA增强Cl^-通道的活性而对$GABA_A$受体产生间接影响,在高剂量下对Cl^-通道有直接影响。此外,丙泊酚能够抑制海马和额叶联合区的乙酰胆碱释放,间接作用于α_2肾上腺素受体,丙泊酚的中枢神经系统效应也被认为与N-甲基-D-天门冬氨酸(NMDA)型谷氨酸受体的抑制有关。此外,丙泊酚会使伏隔核中的多巴胺浓度增加,从而增加欣快感。

1. 物理和化学特性

丙泊酚是一种无色、略带黄色的液体,分子量为178.27,有一种特殊的气味。由于它几乎不溶于水,所以通常将其溶解在由大豆油、精制蛋黄卵磷脂和浓缩甘油组成的脂肪乳剂中,并以白色乳剂的形式销售。1mL制剂含有10mg丙泊酚,pH为7.0~8.5,渗透率约为1。酸碱解离常数pKa是11.05。

2. 药代动力学

丙泊酚的特点是清除率高,代谢迅速。静脉输注即时半衰期(context-sensitive half-time,从给药到药物浓度达到50%的时间)比其他镇静剂短(图4-Ⅲ-4)。由于即使在长时间连续给药后也能迅速恢复,所以在静脉镇静中可以用小剂量进行连续静脉给药。代谢物经葡萄糖醛酸转移酶的葡萄糖醛酸化作用或硫酸盐共轭作用后在肝脏排泄。代谢产物是不活跃的。由于丙泊酚的清除率大于肝脏血流量,一般认为其是在肝脏以外的地方进行代谢。

丙泊酚本身会依赖于浓度对CYP产生影响,从而影响合并用药药物的代谢。

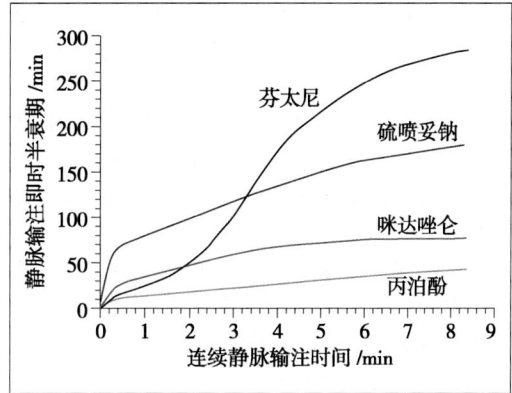

图4-Ⅲ-4 静脉输注即时半衰期的变化
(Hughes MA et al, 1992[16]より改変)

3. 镇静作用

根据使用剂量的不同,丙泊酚会造成失忆、镇静和催眠等作用。有效剂量的50%(ED50)引起意识丧失,在单次静脉输注中是1.0~1.5mg/kg,但即使低于这一催眠剂量也会出现失忆和镇静。通过调整剂量,它已能够应用于静脉输注镇静中的清醒镇静和深度镇静。

有一种方法可以通过使用专用的注射泵来预测丙泊酚的血液和作用部位(大脑)浓度,并自动控制给药速度以保持设定的目标血液浓度。靶控输注(target-controlled infusion,TCI)是为全身麻醉而开发的,但它也被应用于口腔的静脉注射镇静。在清醒镇静中,与最佳镇静水平相对应的目标血药浓度是1.0~1.5μg/mL或1.2~1.4μg/mL。然而,由于注射泵所包含的药代动力学参数不一定能反映个别患者的药代动力学,因此设定的目标血药浓度和实际浓度之间可能存在差异,而且由于药物敏感性存在个体差异,因此,即使在使用TCI进行静脉镇静的情况下,也有必要适当调整目标血药浓度,同时仔细观察临床症状。

4. 丙泊酚对循环系统的影响

随着剂量变化,丙泊酚会对循环系统产生抑制。与苯二氮䓬不同的是,无论是否存在循环系统疾病,都容易因过量引起抑制,而这在临床中往往成为问题。在全身麻醉的诱导剂量下(2.0~2.5mg/kg静脉注射),血压下降25%~40%,心输出量下降约15%,全身血管阻力下降15%~25%,通常认为这是由于丙泊酚的血管扩张作用和交感神经活动的减少,但是否直接对心肌产生抑制作用依然存在争议。意识丧失后,循环抑制可能持续数分钟,它不会引起心率的显著变化。据推测,这可能是由于重置或抑制了压力感受器反射,削弱了低血压的心动过速反应。

另一方面,在健康的成年人中,静脉镇静维持在适当的清醒镇静水平不会引起对循环系统的抑制,即使血压有统计学意义上的下降,对心率也没有明显的影响。然而,当丙泊酚过量时,镇静水平过度,或与阿片类药物联合使用时,可能会出现明显的低血压。此外,即使处于最佳镇静水平,循环系统疾病患者也有可能因循环系统疾病的加重而出现严重的循环系统抑制。

5. 丙泊酚对呼吸系统的影响

由于丙泊酚具有强烈的剂量依赖性呼吸抑制作用,与苯二氮䓬类药物不同,无论是否有呼吸系统疾病,过量使用丙泊酚都可能引起临床上不良的呼吸抑制,在某些情况下会出现呼吸暂停。呼吸暂停的频率为25%~30%,持续时间可能为30秒或更长。对二氧化碳的通气反应也被抑制,并且动脉二氧化碳分压增加。此外,对缺氧的通气反应和缺氧肺血管收缩被抑制。

另一方面,在健康成人的静脉镇静维持在适当的清醒镇静水平时,会出现单次通气量减少,经皮动脉血氧饱和度(SpO$_2$)下降,TCI的目标血药浓度为1.2μg/mL或更高,以及呼吸频率的代偿性增加,但这在临床上没有问题。然而,与阿片类药物同时使用,或对慢性阻塞性肺疾病患者施用时,即使在正常剂量和适当的镇静水平下,也有明显呼吸抑制和呼吸停止的风险。此外,尽管深度镇静状态下仍然有自主呼吸,但呼吸系统并发症的发生频率明显增加,这些都应该在事先预想到,并正确应对。

6. 使用丙泊酚的注意事项

(1)过敏

丙泊酚溶解在脂肪乳剂(豆油制剂)中。因此,对该药或对其他静脉注射脂肪制剂(乳剂)有过敏史的患者都不应使用。尽管对鸡蛋过敏或大豆过敏的患者使用丙泊酚存在争议,但如果曾因鸡蛋或大豆引发哮喘发作,则不建议使用。

(2)用于孕妇、哺乳期妇女和育龄妇女

丙泊酚会穿过胎盘并转移到胎儿身上;因此,不应该用于孕妇或哺乳期妇女。由于有报道称丙泊酚会转移到母乳中,因此最好避免对哺乳期母亲用药。

(3)血管毒性

静脉注射时会发生血管疼痛。由于它可能引起血栓性静脉炎,因此有必要通过粗血管给药。

(4)用于癫痫患者

在癫痫患者中,有报告说它能诱发癫痫发作,也有报告说它能抑制癫痫发作。即使它确实诱发了癫痫发作,据说其频率也是罕见的(大约5万例中有1例)。目前,丙泊酚被广泛用于癫痫患者的静脉内注射镇静。使用时需要多加注意,但癫痫并非丙泊酚的禁忌证。

(5)污染导致的细菌增殖

丙泊酚溶解在脂肪乳剂(大豆油制剂)中,因此,如果受到污染,细菌可能在药物中增殖。如今的市售制剂中含有乙二胺四乙酸二钠二水合物以抑制细菌增殖,但原则上,丙泊酚应以无菌方式处理,并在打开包装后及时使用。此外,由于12小时后细菌会在脂肪乳中迅速繁殖,开封后12小时后应丢弃产品,并更换注射器和导管。

(6)丙泊酚输液综合征

丙泊酚输液综合征(propofol infusion syndrome, PRIS)是一种致命的并发症,是由于在重症监护室中对处于镇静状态的儿童长时间使用丙泊酚,导致心律失常、代谢性酸中毒、血脂异常、横纹肌溶解、肝脏肿大和急性肾脏损伤等症状。因此,建议避免以大剂量[4~5mg/(kg·h)或更高]连续给药超过48小时。然而,目前已经证明,PRIS也可能发生在成人中,包括时间较短、剂量较低时[<4~5mg/(kg·h)]也会发生。通常认为,该病的发生可能是由于丙泊酚破坏了线粒体的电子运输系统,在细胞中产生了活性氧。风险因素包括脂质代谢异常,如中链酰基CoA脱氢酶(MCAD)缺乏,以及线粒体异常。诊断指标包括乳酸中毒、心电图变化、肌红蛋白尿、脂质异常和CK水平升高。

(三)右美托咪啶(dexmedetomidine)

右美托咪定是一种α$_2$肾上腺素受体激动剂,具有镇静、镇痛、抗焦虑和缓解交感神经系统亢奋等药理作用。右美托咪定对α$_2$肾上腺素受体具有高度选择性,其对α$_2$肾上腺素受体的选择性比α$_1$肾上腺素受体的选择性高1 600倍。

右美托咪定镇静的特点是呼吸抑制轻,患者能够很快对呼叫作出反应。

1. 物理和化学特性

右美托咪定是一种白色晶体或结晶性粉末,分子量为236.7。现有的制剂中,有2mL中含有200μg的制剂和500mg中含有200μg的预充注射器制剂。pH为4.5~7.0,渗透比约为1。酸碱解离常数 pKa 是 7.1。

2. 药代动力学

右美托咪定在肝脏中进行广泛的代谢，会发生 N- 葡萄糖醛酸化、羟基化和 N- 烷基化，其中羟基化涉及 CYP2A6、CYP2E1、CYP2D6、CYP3A4 和 CYP2C9 等 CYP。代谢物不刺激 α_2 肾上腺素受体，即使刺激，也非常微弱，不构成临床问题。

3. 镇静作用

与静脉麻醉剂不同，右美托咪定具有类似于生理性睡眠的镇静作用，并且患者能够很容易地对刺激做出反应。右美托咪定刺激蓝斑核中的 α_2 受体并产生镇静作用，这种作用依赖于其使用的剂量。α_2 受体有 3 种亚型，即 α_{2A}、α_{2B} 和 α_{2C}，右美托咪定作用于所有这些受体，但镇静作用仅与 α_{2A} 受体有关。

建议的右美托咪定给药方法是连续静脉输注，初始负荷剂量为 $6\mu g/(kg \cdot h)$，持续 10 分钟，然后维持剂量为 $0.2 \sim 0.7\mu g/(kg \cdot h)$。据报道，这种方法提供的最佳镇静水平相当于丙泊酚的水平。

4. 对循环系统的影响

当延髓和脊髓中的 α_{2A} 受体受到刺激时，交感神经受到抑制，副交感神经受到刺激，导致低血压和心动过缓；而当外周血管平滑肌中的 α_{2B} 受体受到刺激时，外周血管收缩，血压升高。由于右美托咪定同时作用于 α_{2A} 和 α_{2B} 受体，它对血压的影响是复杂的。此外，心率下降。有专家指出，服用右美托咪定可能会引起低血压、高血压、严重的心动过缓、窦性停搏和心室颤动，因此在用药后需要对患者的呼吸状况、心血管状况和其他系统状况进行仔细和持续的监测。在临床上，建议使用比建议的初始负荷剂量 $[6\mu g/(kg \cdot h)，10$ 分钟] 更低的剂量，以 $3\mu g/(kg \cdot h)$ 的剂量在 20 分钟内给药，或以 $1\mu g/(kg \cdot h)$ 的剂量在 60 分钟内给药。也有联合使用小剂量（1mg）的咪达唑仑，并将初始负荷剂量减少到 $2\mu g/(kg \cdot h)$ 这一方法的相关报道。

5. 对呼吸系统的影响

一般不太发生舌根后缀等上呼吸道阻塞，右美托咪定的呼吸抑制很低，每分通气量减少，但对二氧化碳的通气反应轻度抑制，很像自主睡眠时的变化。据报道，呼吸频率的改变不大。在口腔的静脉镇静中，无论是单独使用还是与咪达唑仑联合使用，都没有观察到临床上会成为问题的呼吸抑制现象。

6. 使用右美托咪啶的其他注意事项

有报道称，在口腔治疗中使用右美托咪定进行静脉镇静的案例中，由于在用药期间患者出现焦虑，从而停止了用药。此外，有报道称，当单独或与咪达唑仑联合使用右美托咪定时，会延长恢复时间。此外，据报道，使用右美托咪定的静脉镇静，即使时间较短，也会延长失忆效果，所以当它应用于门诊患者时，有必要进行充分的观察，直到患者能够正常出院回家。

（四）拮抗剂（antagonists）

拮抗剂是一种与受体结合但对其没有影响的物质。拮抗剂被用于治疗药物过量或诊断药物成瘾，因为它们拮抗激动剂的作用。

苯二氮䓬和阿片类药物有各自受体激动剂的拮抗剂，可用于治疗苯二氮䓬或阿片类药物过量的副作用或过度反应。然而，应调整苯二氮䓬类药物和阿片类药物的剂量，以消除对拮抗剂的需求，拮抗剂应仅作为紧急措施使用。此外，拮抗剂的作用不是绝对的，所以在使用时应充分了解其药理特点。

一般来说，拮抗剂与激动剂竞争，占据受体并产生作用。因此，情况根据激动剂与受体的结合强度和拮抗剂与受体的结合强度而变化，但基本上由激动剂和拮抗剂在受体附近的各自浓度决定。如果用受体附近的浓度代替血药浓度，当激动剂的血药浓度很高时，使用拮抗剂将不会产生足够的效果。此外，用半衰期短的拮抗剂来拮抗半衰期长的激动剂的作用或副作用时，如果拮抗剂的血药浓度比激动剂的血药浓度下降得快，则激动剂的作用或副作用将重新出现。因此，在康复过程中使用拮抗剂时，应充分了解其在血液中的药代动力学，并注意其作用或副作用的再次出现。如果是苯二氮䓬类药物，有必要关注镇静的重新出现，如果是阿片类药物，有必要关注呼吸抑制的重新出现。

1. 氟马西尼（flumazenil）

氟马西尼是苯二氮䓬受体的拮抗剂。它用于缓解全身麻醉和静脉镇静时苯二氮䓬引起的呼吸抑制和手术后延迟苏醒的影响。它还用于治疗苯二氮䓬类药物中毒的患者，以及对不明原因的昏迷患者进行诊断。

（1）物理和化学特性

白色结晶性粉末，分子量为 303.29。它有轻微的特殊气味，但几乎无味。1 安瓿氟马西尼在 5mL 中含有 0.5mg 氟马西尼。pH 范围为 3.0~5.0，渗透率为 1。

（2）药代动力学

与咪达唑仑、地西泮和氟硝西泮相比，氟马西尼的排泄半衰期更短，清除率更高（表4-Ⅲ-1）。起效迅速，在1~3分钟内达到峰值，但作用时间比地西泮、氟硝西泮或咪达唑仑短。其大部分通过乙酯的水解被代谢成无活性的羧酸，大约40%的羧酸被葡萄糖醛酸化并迅速通过尿液排出。

（3）药理作用

氟马西尼是中枢苯二氮䓬受体的特异性拮抗剂，与受体结合后不发挥任何作用；是一种激动剂，与苯二氮䓬受体结合并对其产生正向作用；是一种没有特殊作用的拮抗剂；也是一种反激动剂，具有反向作用（图4-Ⅲ-5）。

（4）剂量和效果

通常初始剂量为0.2mg，缓慢地静脉注射。如果在给药后4分钟内没有达到理想的清醒状态，应再给0.1mg，此后，应根据需要每隔1分钟给0.1mg，直至总剂量为1mg。需要注意的是，应根据苯二氮䓬类药物的给药情况和患者的情况来调整剂量。

据报道，与未接受氟马西尼的对照组相比，在给咪达唑仑0.05mg/kg后30分钟内给予氟马西尼0.004mg/kg，对给药后10~30分钟内的平衡功能、临床发现和计算试验有明显的拮抗作用。然而，在氟马西尼给药40~50分钟后，已经观察到氟马西尼的效果有所下降。这种被拮抗的镇静状态重新出现的现象被称为重新镇静，它的出现是因为氟马西尼的半衰期比苯二氮䓬短。因此，当氟马西尼用于拮抗苯二氮䓬类药物的镇静作用时，即使观察到充分的恢复，也有必要在氟马西尼给药后监测至少60分钟。

（5）使用氟马西尼的注意事项

一般来说，氟马西尼的不良反应发生率很低。然而，由于可能出现与快速苏醒有关的血压升高、头痛、兴奋和恶心，因此在监测患者情况的同时，有必要缓慢地静脉注射氟马西尼。氟马西尼也可能导致长期定期使用苯二氮䓬类药物的患者出现戒断症状、惊恐发作或躁动不安。此外，在服用其他精神药物的患者中也有发生异常反应的报告。因此，对这些患者需要仔细判断，包括用药的利弊。

（五）用于静脉镇静的其他药物

1. 氟比洛芬酯（flurbiprofen axetil）

氟比洛芬酯是一种用于静脉注射的丙酸类非甾体药物。与丙泊酚一样，它被溶解在由大豆油、蛋黄卵磷脂和浓缩甘油组成的脂肪乳剂中，并以白色乳剂的形式销售。

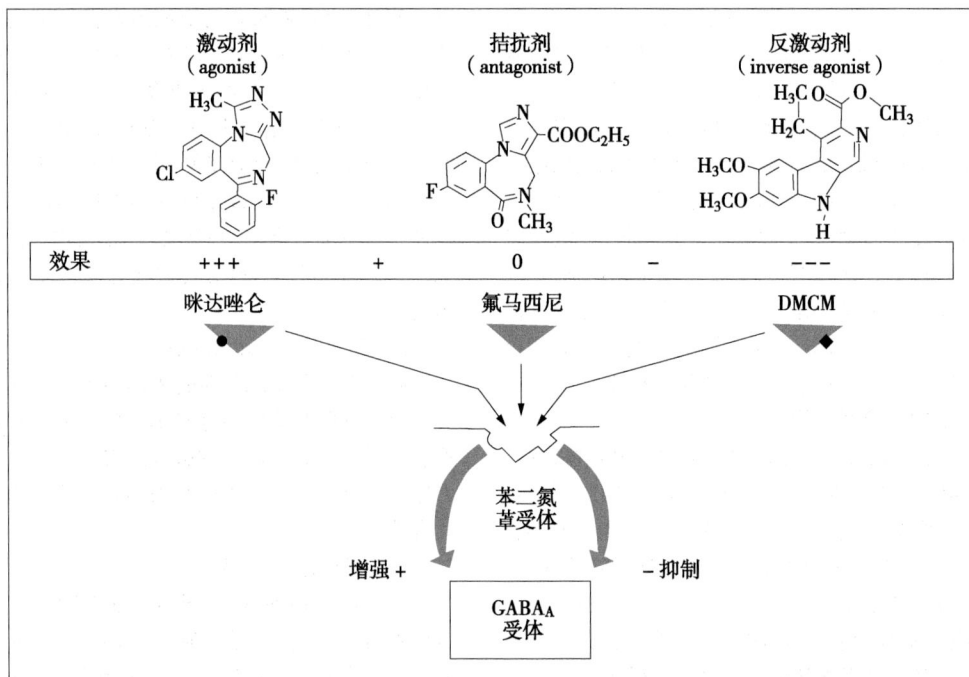

图4-Ⅲ-5　苯二氮䓬受体的配体对GABA$_A$受体的作用方式　　　　　　　　（Mohler et al, 1988[34]）より改変）

在成人口腔手术中,在手术期间或手术结束前静脉注射 50mg 用于术后镇痛,与 50mg 双氯芬酸钠栓剂一样有效。术后疼痛在 10~70 分钟(平均 36 分钟)内消失,镇痛效果可持续 5 小时以上,但有报道称,当疼痛程度较轻时应及早用药。另一方面,有报道称,在口腔手术中,术前给药和手术结束前立即给药的效果没有差别,也没有观察到事先的镇痛效果,所以适当的给药时间是在手术结束前或结束后的早期。

虽然应采取与其他非甾体抗炎药相同的预防措施,但在用药时有必要注意患者的情况,并尽可能慢地给药(至少 1 分钟)。

2. 氯胺酮(ketamine)

氯胺酮是一种全身麻醉剂,可以抑制丘脑和新皮层,激活边缘系统,因此被称为分离性麻醉剂。由于其强烈的镇痛作用,有时也用于静脉注射镇静剂。虽然氯胺酮可以单独使用,但在口腔治疗的静脉镇静中,氯胺酮并不作为主要药剂使用,而是与镇静剂如苯二氮䓬类药物联合使用,作为辅助手段,以达到预期镇静效果。然而,过量的氯胺酮或与其他药物同时使用有可能抑制身体的防御性反射,导致严重的并发症。应始终保持最佳的清醒镇静水平,同时应保证,患者所处的环境里,在镇静水平过高的情况下,能及时转为全身麻醉管理,包括通过气管插管确保气道等。

二、评估和监测镇静水平

评估镇静水平有两种方法:①根据患者的情况使用评估表;②使用脑电图监测仪进行客观定量评估。

(一)使用评估表评估镇静水平

基本上,药物以剂量依赖的方式呈现药理作用,但即使剂量相同,药代动力学也因患者的全身状况不同而不同,即使血药浓度相同,患者的病情和反应也存在个体差异。在静脉镇静中,必须不断观察患者的状况和反应,并评估镇静的程度,以保持所需的镇静水平。主观评估镇静水平的项目包括:①患者的主观症状;②对呼叫的反应;③对指令的适应性;④镇静水平。以清醒镇静为例,主观症状如下:①患者的主观症状;②对呼叫的反应;③对指令的适应;④生命体征;⑤面部和肢体状况;⑥眼部(眼睑)状况。例如,清醒镇静状态下,患者没有焦虑,有些昏昏欲睡,但可以对呼叫作出及时反应,并顺利接受开始指示和手术。此

外,呼吸浅但在正常范围内,脉搏和血压在正常范围内,面部和四肢不紧张,眼睛睁开或上眼睑下垂(Verrill 征:图 4-Ⅲ-6)。这样的状态是最佳镇静水平,应调整镇静剂的剂量以保持这一水平。

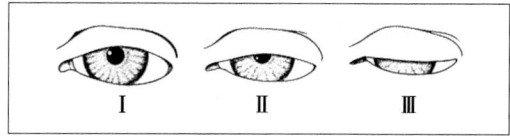

图 4-Ⅲ-6　Verrill 征(清醒镇静中上眼睑下垂的状态)
最佳镇静水平中最常见的状态是Ⅱ。

(O' Neil et al, 1970[40])

为了保证和维持最佳镇静水平,有一种方法是使用评估表对患者的情况进行评分和评估。镇静水平的评分包括:①Ramsay 镇静评分(Ramsay Sedation Scale)(表 4-Ⅲ-3);②警觉/镇静观察评分(Observer's Assessment of Alertness/Sedation Scale,OAA/S 评分)(表 4-Ⅲ-4);③Ramsay 躁动-镇静评分(Richmond Agitation-Sedation Scale,RASS)(表 4-Ⅲ-5);④视觉模拟评分法(Visual Analogue Scale,VAS)(见图 12-Ⅱ-1);⑤面部焦虑评分(Facial Anxiety Score,FAS)。对于口腔治疗或肿瘤切除术的清醒镇静,建议 Ramsay 镇静评分为 2~3 分,OAA/S 评分为 3~4 分,RASS 评分为 0~3 分。

对不能配合的残疾患者进行行为调整的静脉镇静,需要比正常患者更高的镇静剂剂量,以达到并维持一个切实可行的镇静水平。因此,经常进行深度镇静,在多数情况下,通常的评价表的分数无法得出适当的评价。在口腔治疗行为调整的深度镇静中,评价能顺利进行口腔治疗的镇静水平的有效指标包括"眼睛闭合""睫毛反射消失""顺利咬合"等。

表 4-Ⅲ-3　Ramsay 镇静评分

评分	反应
1	看起来很焦虑,很烦躁,坐立不安
2	很配合,情绪平稳,认知清晰
3	能够对指示性话语做出反应
4	开始昏昏欲睡,对叩打眉间或比较大声的听觉刺激能够很快做出反应
5	开始昏昏欲睡,对叩打眉间或比较大声的听觉刺激较慢做出反应
6	没有反应

(Ramsay et al, 1974[41])

表 4-Ⅲ-4　OAA/S 评分

评分	评估项目			
	反应	对话	面部表情	眼睛
5	被叫到名字时能正常做出反应	正常	正常	睁眼时眼睑没有下垂
4	被叫到名字时较慢做出反应	话少或口齿不清	较为放松	有些呆滞，眼睑稍有下垂（不超过一半）
3	被大声、反复叫到名字时才会有反应	明显迟钝	明显地放松（口部松弛）	明显呆滞，眼睑下垂（超过一半）
2	被轻轻推动或摇晃时有反应	对话语几乎没有认知	–	–
1	被轻轻推动或摇晃时无反应	–	–	–

(Chernik et al, 1990[42])

表 4-Ⅲ-5　Ramsay 躁动 - 镇静评分

评分	形容	说明	
+4	好斗	明显好斗且具有攻击性，对工作人员而言具有危险性	
+3	明显亢奋	会自行拔除导管，具有一定攻击性	
+2	亢奋	身体无意识地频繁进行动作，攻击呼吸机	
+1	坐立不安	明显躁动不安，但动作不具有攻击性，也不十分活跃	
0	意识清醒，冷静		
–1	略微困倦	并不完全清醒，被叫到时能够睁眼，并以 10 秒以上的眼神接触做出回应	⎱声音刺激
–2	轻度镇静状态	被叫到时的眼神接触回应不超过 10 秒	
–3	中度镇静状态	被叫到时没有动作或闭眼做出回答，无眼神接触	
–4	深度镇静状态	被叫到时无反应，但身体受到刺激或被移动时会睁眼	⎱身体刺激
–5	昏睡	被叫到和身体受到刺激时都无反应	

第 1 步：观察患者 30 秒，仅凭观察评定 0~+4 的等级。
第 2 步：
1）大声呼叫患者名字，指示其睁开眼睛。
2）如果眼神接触不超过 10 秒，重复上一步骤。
通过这两个步骤确定 –1~–3 的评分。
3）如果没有动作，就晃动患者的肩膀，或摩擦患者的胸骨。
由此（身体刺激）来判定 –4 和 –5 的评分。

(Sessler CN et al, 2002[43]．日本呼吸疗法医学会，2007[44])

（二）对镇静水平进行客观的定量评价估

脑电图监测用于监测全身麻醉时的麻醉深度，可应用于监测镇静水平。最常用脑电图监测仪［脑电双频指数（bispectral index，BIS）监测仪］分析脑电图并监测麻醉深度的数值。BIS 值范围从 0 到 100，接近 100 意味着患者是清醒的。全身麻醉术中的 BIS 值通常是 40~60。丙泊酚或咪达唑仑的麻醉深度，即镇静水平，与 BIS 值有很好的相关性。对于口腔的静脉镇静，最佳的镇静水平是 BIS 值在 70~85 之间。然而，在对残疾患者进行口腔治疗期间用于行为调整的深度镇静中，在临床上最佳镇静水平的术中 BIS 值可能低于 70。

BIS 最初是针对全身麻醉中的麻醉深度而开发的，彼时仅仅作为一个用来表示中枢神经系统活动程度的指标。虽然这是一个客观评估镇静水平的有用指标，但需要注意，在某些情况下，它不一定能反映出实际的镇静水平。首先，BIS 值并不能反映在没有刺激的情况下静脉镇静的最佳水平，因为它在自然睡眠时下降到 30 左右。此外，单独使用阿片类药物并不影响 BIS 值，但会降低镇静药物的 BIS 值。一般来说，静脉注射镇静的 BIS 值对环境很敏感，往往不稳定，因此应随时观察患者的症状，结合其他客观评估对镇静水平进行综合评估。

三、静脉注射镇静剂和生理反应

(一) 中枢神经系统(除镇静外)

1. 失忆

随着镇静药物剂量的增加，镇静的程度通常会加深，患者变得昏昏欲睡，对呼叫的反应变得迟缓、微弱，意识变得模糊。通常情况下，在患者入睡之前，会出现失忆的效果(图 4-Ⅲ-2)。失忆症是一种因创伤或药物而丧失语言记忆的情况。创伤或用药后丧失记忆的情况称为前向性失忆，而创伤或用药前丧失记忆的情况称为逆向性失忆。换句话说，镇静剂的失忆作用是前向性的，即服用镇静剂后记忆会丢失。扎针是在给予镇静剂后相对较早的时候进行的，因而局部麻醉期间对插针的疼痛没有记忆，术中的记忆则是部分丧失，这对患者而言是有利的影响，因为这会让患者感觉治疗时间更短。

以清醒镇静为目的的静脉镇静并不总是产生失忆效果。有各种因素与失忆的出现有关。它们包括：①患者年龄；②药物类型；③血药浓度；④镇静水平；⑤术中刺激强度；⑥个体差异；⑦是否有既往病史。从患者的角度来说，老年患者更容易出现失忆，但个体差异很大，留有多少记忆难以预测。此外，有静脉镇静史的患者在第一次和第二次治疗中的效果似乎也有差异。至于术中刺激，如果在手术过程中连续施加疼痛等强烈的刺激，疼痛的记忆往往会保留下来，一般不会失忆。在静脉镇静中，是否有失忆作用比意识水平对患者的满意度有更大的影响，因此应注意，不要为了获得失忆作用而轻易给患者施用过量的镇静剂。此外，由于静脉镇静后失忆效应可能会延长，因此有必要密切关注患者在术后解释中不记得重要信息的可能性。这种影响随着时间的推移变得更加明显，术中记忆在术后的几天内往往会变得愈发不明了。

关于镇静药物，在单次静脉注射苯二氮䓬类药物的清醒镇静中，即时血药浓度相对较高。换句话说，在用药后的早期阶段会出现失忆，但随着时间的推移，失忆的效果会变弱。咪达唑仑和氟硝西泮的失忆作用比地西泮更强，持续时间更长。在静脉注射咪达唑仑 0.07mg/kg 后的 16 分钟内，90%

以上的受试者都报告有失忆效果。丙泊酚的失忆作用明显弱于咪达唑仑等苯二氮䓬类药物。通过TCI 达到的丙泊酚产生失忆作用的目标血药浓度为 1.2~1.4μg/mL，镇静水平为 BIS 值小于 80。有报道称，在使用丙泊酚之前，先注射小剂量的咪达唑仑，可以增强丙泊酚的镇静和失忆作用。

由于右美托咪定的失忆作用较弱，而且单独使用很难获得足够的失忆效果，因此有将其与咪达唑仑联用的相关报道。另一方面，有报道称，即使给药时间较短，右美托咪定的失忆作用也常常在给药结束后延长，因此认为单独使用右美托咪定的失忆作用难以预测。

2. 兴奋、躁动和谵妄

镇静剂基本上对中枢神经活动的抑制依赖于其剂量。由于中枢神经活动受到抑制，会出现焦虑、失忆和催眠的状态，但也可能出现兴奋或躁动。主要症状包括身体移动、话多、抱怨不舒服、不合作。这被称为去抑制(disinhibition)或控制障碍反应(dyscontrol reaction)，可能在服用苯二氮䓬后出现。兴奋和躁动的出现因患者个体而异，但镇静剂的剂量常常会高于患者的感受性。此外，有报道称苯二氮䓬和丙泊酚是术后镇静中发生谵妄的危险因素，因此建议在术后镇静中使用右美托咪定。

3. 脑血流量和脑耗氧量

随着剂量变化，苯二氮䓬会降低脑血流量和脑耗氧量，并在缺氧时对脑有保护作用。咪达唑仑的保护作用优于地西泮，但弱于戊巴比妥。丙泊酚还能起到减少脑血流量和脑耗氧量的作用。它在缺氧时对脑有保护作用，并与抗氧化作用有关。此外，它还能降低颅内压。右美托咪定降低了脑血流量，但保持了氧气消耗。阿片类药物会减少脑血流量和耗氧量，但对颅内压的影响很小。氯胺酮会增加脑血流量、脑耗氧量和颅内压。

(二) 循环系统

尽管除氯胺酮外的其他镇静剂具有剂量依赖性的循环抑制作用，但循环抑制的程度相对较轻，在达到健康受试者的最佳镇静水平下，其临床应用不会造成问题。然而，对老年患者和循环系统疾病患者应谨慎用药，因为可能发生严重的循环系统抑制，或使现有循环系统疾病急性加重。此外，即使一种药物单独引起的循环系统抑制很少，但由于药物的相互作用，同时使用多种药物可能导致循环系统抑制效果大幅增长。同时使用阿片类药物时，应特别引起注意。

(三) 呼吸系统

1. 气道

据报道,施用咪达唑仑时,达到最佳镇静水平的剂量为 0.05~0.075mg/kg 之间,这个剂量在健康成人中很少引起导致危险的上呼吸道阻塞。此外,一项关于咪达唑仑 0.068mg/kg 静脉注射镇静剂时上呼吸道通畅性的研究表明,健康成人清醒镇静时,上呼吸道阻塞压比睡眠时高,但比打鼾时低,而且临床上呼吸道阻塞压的程度较轻。在使用丙泊酚进行静脉镇静时,BIS 值>75 是理想的镇静水平,在这一镇静水平下,患者对呼叫有反应而无气道梗阻。虽然使用右美托咪定的气道阻塞风险比其他麻醉剂低,但有报告称,即使初始剂量低至 1.7μg/(kg·h),也会出现舌后坠。因此,应严密监测呼吸状态。

2. 呼吸

镇静剂和阿片类药物都具有剂量依赖的药理性质,且快速给药时会引起呼吸道并发症。当镇静水平过高、即药物过量时,呼吸系统并发症相对更常见,因此,应给予高度关注。呼吸系统并发症包括:①舌后坠;②气道阻塞;③呼吸频率下降;④高碳酸血症;⑤低氧血症;⑥呼吸停止。为了避免这些并发症,有必要在检查患者情况的同时缓慢给药,并以标准剂量为指导,保持清醒镇静的适当镇静水平(对呼叫有反应)。换句话说,这些临床上有问题的呼吸系统并发症可以通过保持适当水平的清醒镇静来避免。

3. 抑制过度换气

静脉镇静剂可用于抑制容易出现过度换气综合征的患者的过度换气。这是因为过度换气可以通过缓解精神紧张来控制,而不是直接抑制呼吸系统。镇静剂常被用来缓解已出现过度换气的患者的精神紧张,但只有在确认过度换气是由精神或心理因素引起的,并且不存在低氧血症的情况下才可使用。

(四) 与上呼吸道有关的神经反射

1. 气道反射

与全身麻醉相比,静脉注射式镇静即使在镇静期间也需要维持各种反射。由于上气道反射与口腔治疗密切相关,咳嗽反射和气道关闭反射(airway closing reflex)等防御性反射非常重要。如果镇静程度过深,这些反射可能会减弱甚至消失,有血液或水误吸入气管的风险。此外,在镇静期间发生的"吞咽"是由于吞咽反射下降,加上口腔内分泌液潴留的能力下降,有分泌物进入气管。

打开气道的反射机制也很重要。这种反射被称为气道开放反射,它在保持上呼吸道通畅方面发挥着重要作用。由于声带口腔侧的软组织具有高度可折叠性,在气道中产生的负压很容易造成阻塞。换句话说,当吸气时气道内产生负压,咽腔就会向狭窄的方向挤压。这时,可打开咽腔的舌肌等肌肉活动与上呼吸道的负压刺激同步增加,抑制了气道打开。因此,上呼吸道的开放性是由吸气时的负压和肌肉活动之间的平衡来维持的,但一般来说,所有的麻醉剂和镇静剂都有破坏这种平衡的作用。在清醒镇静中,这些反射得到保持。

2. 吞咽反射和口腔水潴留

一项关于丙泊酚静脉镇静对吞咽反射影响的研究显示,反射被抑制的方式具有剂量依赖性,当 TCI 预测的脑内药物浓度为 1.5μg/mL 或更高时,BIS 小于 70,OAA/S 评分为 3 或更低,会发生明显的抑制(图 4-Ⅲ-7)。此外,与呼吸抑制相比,吞咽反射的抑制发生在较低剂量时。另一方面,根据一项检查口腔分泌液潴留能力以评估误吸风险的研究,用丙泊酚静脉镇静和用咪达唑仑静脉镇静都足以维持口腔分泌液潴留的能力,这一镇静水平下,患者在被叫时能够睁开眼睛,并听从指令。本研究中丙泊酚的 BIS 值为 78.9 ± 8.6,咪达唑仑的 BIS 值为 81.9 ± 4.2,表明在清醒镇静的最佳镇静水平下,BIS 值维持在 80 左右时,误吸的风险很低。

3. 呕吐反射

丙泊酚抑制呕吐反射的剂量低于清醒镇静的通常剂量(预测血药浓度:0.6μg/mL)。而咪达唑仑则需要达到深度镇静的水平才能够抑制呕吐反射。因而认为丙泊酚比咪达唑仑更有效。

阿片类药物对抑制呕吐反射也很有效,但剂量应保持在必要的最低限度,以避免出现呼吸抑制和肌肉强直等副作用。

四、静脉注射镇静的实践

尽管静脉注射镇静是管理自主呼吸患者的一种安全和方便的方法,但由于气道管理的不确定性,如果应用不当或管理不善,可能会造成意想不到的事故。为了确保安全管理,有必要了解静脉注射镇静的局限性,并为外科医生制定一个统一的判断标准。

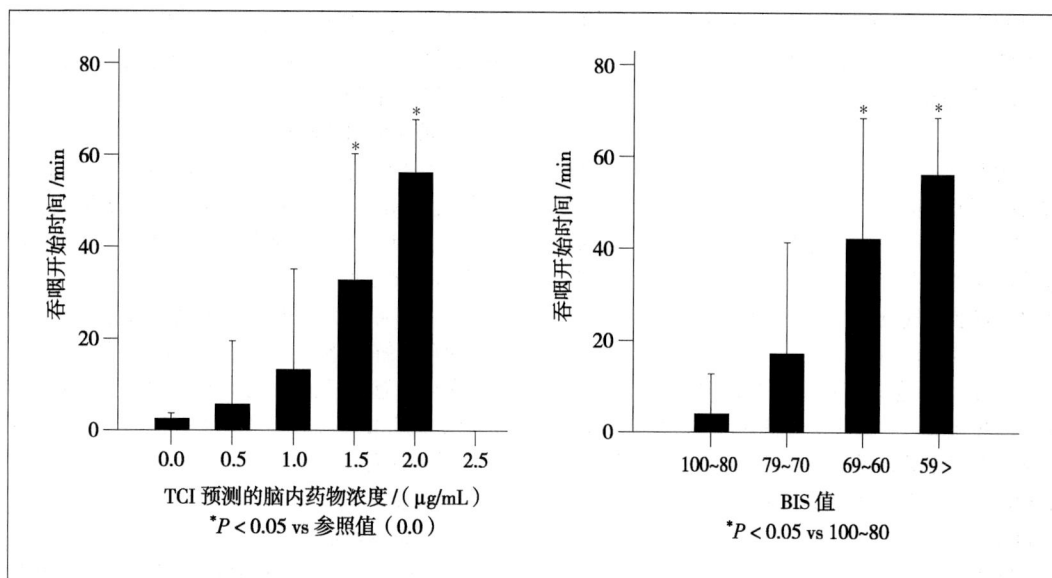

图 4-Ⅲ-7　丙泊酚对吞咽反射的影响

(倉田ほか，2007[20])

BIS，双频谱指数；TCI，靶控输注。

（一）静脉注射镇静的适应证

1. 适应证

（1）有强烈恐惧或呕吐反射的患者

在大多数情况下，清醒镇静足以缓解对口腔治疗的恐惧。静脉镇静对呕吐反射的影响因人而异，即使镇静程度较深，也可能无法控制呕吐反射。如果控制有困难，应考虑进行全身麻醉或改变治疗策略。

（2）小手术

过去，静脉注射镇静主要用于拔智齿等小手术，但近年来，随着口腔种植治疗的普及，静脉注射镇静也开始在口腔诊所使用。接受植入治疗的患者年龄相对较大，大范围的手术所需的局部麻醉剂和血管收缩剂的用量也很大。此外，心血管疾病和糖尿病患者比例增加，在老年患者中有出血倾向的患者的比例也有所增加。

镇静的目的是在治疗过程中稳定循环动力学和减少疼痛，但为了使镇静的效果最大化，提供安全有效的治疗，麻醉医师应积极与主治医生就治疗方案和手术细节交换意见，并考虑到患者的总体情况参与治疗，而不仅仅是简单地提供镇静，这也是麻醉医师的职责。

（3）残障人士

在残障人士中进行的以口腔治疗为目的的镇静，特别是对有认知障碍患者的镇静，是口腔麻醉

的一个独特领域，在大学医院和地区专业机构广泛开展。由于单纯静脉注射镇静的局限性，许多机构也采用全身麻醉。对认知障碍患者的静脉镇静通常采用深度镇静，但为了保证静脉途径，可能需要用咪达唑仑进行预处理或用吸入麻醉剂进行诱导，并进行各种跨越边界或"来去自如"的管理方法的反应。在治疗过程中，由于舌后坠，患者容易出现上呼吸道阻塞，因此必须持续监测。

（4）高血压

对口腔治疗产生应激反应时，血压可能升高。静脉镇静对那些因精神紧张导致血压升高而无法接受口腔治疗的中老年患者特别有效。介入研究表明，在这种情况下，即使是清醒镇静或较浅的镇静也能有效控制血压。

（5）痴呆症

痴呆症患者可能难以配合治疗，这种情况下，如果患者的整体状况良好，可以用丙泊酚进行静脉注射镇静。

（6）CT 和 MRI 检查

在对儿童和残疾患者进行影像检查时，可能需要进行静脉注射镇静。大多数 CT 检查时间不超过 1 分钟，通常不会出现问题，但 MRI 检查往往需要 20 分钟以上，检查过程中镇静水平可能变浅，导致身体移动和上呼吸道梗阻导致 SpO_2 下降。原则上，应该在检查室外对患者进行监测，但为了确保

安全的镇静和达到检查的目的,可能需要麻醉医师进入检查室来调整麻醉剂,以及维持患者体位。

2. 风险因素

(1) 肥胖

肥胖的患者中,很容易因镇静引起上气道阻塞,而且很难达到深度镇静。因此,对于肥胖的患者,有必要按体重减少麻醉剂的初始剂量,并保持较浅的镇静水平。深度镇静通常需要抬高下颌骨或进行鼻腔通气,这增加了风险。

(2) 吞咽功能下降

活动越来越少的老年患者,或有发热或因误吸而产生痰液史的身体残疾患者,应考虑吞咽功能下降。对于这类患者,静脉镇静可能会在治疗过程中和治疗后引起误吸,因此应注意静脉镇静的适应证和实施。

(3) 张口紊乱

由于器质性原因导致张口明显受限的患者,不仅不能充分进行口腔治疗,而且在处理紧急情况时也有困难,因此对静脉镇静的应用应慎重判断。

(4) 孕妇和哺乳期妇女

原则上,不应该对孕妇和哺乳期妇女进行静脉注射镇静。如果有必要进行口腔治疗,应该尽量在局部麻醉下进行。附件中建议避免对哺乳期妇女用药,用药时应避免哺乳;因此,通常的做法是在麻醉剂用药后 24 小时内限制哺乳。然而,据报道,丙泊酚和咪达唑仑转移到母乳中的程度非常小,即使母亲在清醒后立即进行母乳喂养,对新生儿和婴儿的影响也很小。

(二) 术前评估

1. 访视

要进行与全身麻醉相同的访视。

2. 诊疗

外观是最重要的患者评估内容。有严重脑瘫或极度肥胖的患者是高风险的。另一方面,如果患者没有任何身体残疾或极度肥胖,在许多情况下可以毫无问题地进行镇静治疗。对于脑瘫患者,应仔细检查颈部在坐姿下的状态。尽管脑瘫患者可能无法遵循张口的指令,也可能无法检查张口状况,但当患者打哈欠时,应向家属询问张口状况,以及患者是否能用勺子吃饭。然后,评估在保证静脉注射途径方面的合作程度,并与家庭成员讨论使用预处理或吸入麻醉剂的诱导。

3. 生命体征测量

测量血压、脉搏和 SpO_2。如果发现有未经治疗的高血压,应将患者转到专科医生处。如果怀疑因肥胖导致糖尿病或脂肪肝,需要进行血液检查,必要时将患者转到专科医生处。

4. 解释和知情同意

作为治疗前的预防措施,有必要像全身麻醉一样禁食。基本上,在麻醉前 6 小时内应进食清淡的食物,在麻醉 2 小时前应进食水和运动饮料等流质,此后禁食禁饮。

除了解释与全身麻醉一样的并发症外,还要以书面形式解释静脉注射镇静不能保证在治疗过程中完全无意识,而且治疗可能不会按计划进行。该知情同意书上应有日期、说明者签名、患者签名,并妥善保管。

(三) 监测

1. 评估镇静水平

评估镇静水平的方法有多种,如 Ramsay 镇静评分、OAA/S 评分等。然而,常见的是看对呼叫和轻度刺激的反应,通过观察对刺激的反应来判断镇静水平。在对智力低下的患者进行镇静时,常常有意保持深度镇静的水平,但应保留对强烈刺激的反应,如使用开口器和浸润麻醉中注射器的刺入。

2. 通过脑电图监测麻醉的深度

使用双频谱指数(BIS 值)的 BIS 监测被广泛用于防止全身麻醉期间的术中苏醒,它也适用于评估静脉镇静期间的镇静水平。此外,BIS 监测有助于通过密切观察手术过程来确认镇静下的局部麻醉效果,因为它能够反映出由疼痛导致的镇静程度变浅。

3. 观察呼吸系统状况

静脉注射镇静中,患者可以自主呼吸,因此有必要检查胸廓是否正常移动,并随时进行通气。脉搏血氧仪从气道阻塞到 SpO_2 下降大约需要 1 分钟来监测呼吸。此外,在静脉注射镇静的情况下,取样的稳定性存在问题,因此在实时评估呼吸状态方面,观察胸廓的运动仍优于监测设备。特别是在深度镇静下,很可能发生上呼吸道阻塞,所以有必要不断观察胸腔运动。

4. 脉搏血氧仪

脉搏血氧仪是一种无创、简便监测呼吸和循环的方法。特别是在静脉注射镇静时,SpO_2 是最重要的监测指标,此时呼吸状态可能不稳定。

5. 血压计

血压计是循环系统的基本监测设备,应对所有患者使用,因为它是无创的。

6. 心电图

脉搏血氧仪监测的是脉搏,而心电图监测的是心脏,心电图非常重要,能够区分不同类型的心律失常。与脉搏血氧仪和血压计一样,心电图是无创的,建议在所有患者中使用。

7. 二氧化碳描记图

二氧化碳描记图作为标准之一,在全麻中被广泛使用,但由于没有使用麻醉回路,在静脉镇静中很难稳定地进行连续测量。此外,由于在静脉镇静中采样管的尖端在鼻腔和口腔中是开放的,因此呼气末二氧化碳浓度不能像全麻时那样反映肺泡空气。尽管存在不利条件,但实时客观地监测自主呼吸是很重要的,特别是在深度镇静的情况下,二氧化碳描记图会是一种理想的手段。

(四)静脉注射镇静实践

1. 确认患者的身体状况、禁食禁饮情况以及回家的交通方式

2. 清醒镇静

镇静程度应保持在一定程度,使患者能够在呼叫或较轻刺激下睁眼或有所反应,避免进入深度镇静状态。如果有 BIS 监测仪,请将 BIS 值调整到 80。应通过鼻腔插管以 1~2L/min 的速度给氧。监测血压、心电图和 SpO_2。

(1)单独使用咪达唑仑进行静脉注射镇静

在丙泊酚问世之前,咪达唑仑在口腔的静脉注射镇静中发挥了核心作用。咪达唑仑不会引起血管疼痛,也很少引起呼吸抑制。给药时,1 安瓿 10mg(2mL)应稀释到 10mL,并以 30 秒内 0.5mL(0.5mg)或 1 分钟内 1mL(1mg)的间隔给药。初始剂量应限制在 2mg,在观察患者情况后,如有必要,应在判断镇静程度的同时,以 0.075mg/kg 的速度增加剂量。与丙泊酚不同,咪达唑仑的恢复时间较长,具体时长与总剂量相关,因此,单独使用咪达唑仑延长镇静或深度镇静并无益处。

(2)单独使用丙泊酚进行静脉注射镇静

在口腔领域,最广泛使用的是后文所描述的咪达唑仑和丙泊酚的组合。TCI 的目标血药浓度为 1.0~1.5μg/mL,应根据患者的情况进行调整。它适用于门诊患者,因为恢复迅速,但这种方法在严重的血管疼痛患者中并不受欢迎。

(3)咪达唑仑和丙泊酚联用

在口腔镇静中,不引起血管疼痛的咪达唑仑被广泛用于诱导,而可高度调整的丙泊酚则被用于维持。如果计划的治疗时间足够长,可以用咪达

唑仑进行诱导,达到最佳的镇静效果,然后再使用丙泊酚。如果预计治疗时间相对较短,应先使用 1~2mg 咪达唑仑,并及时开始使用丙泊酚,以确保术后迅速恢复。

丙泊酚的给药方法有两种:限速和 TCI。在限速法中,1~3mg 的咪达唑仑就能达到最佳的镇静水平,而且镇静很容易维持。在用咪达唑仑达到最佳镇静水平后,应以 2~3mg/(kg·h)的速度开始使用丙泊酚。最初,丙泊酚的效果不明显,但血药浓度逐渐增加,并在大约 10 分钟后达到平台期,然后缓慢上升。在治疗过程中,丙泊酚的给药速度会根据镇静的程度进行调整。

当通过 TCI 施用丙泊酚时,咪达唑仑应限制在 1~2mg 的剂量。由于咪达唑仑的效果是在 2~3 分钟后形成的,因此最好在之后开始使用丙泊酚,以减弱由丙泊酚引起的血管疼痛的记忆。开始给予丙泊酚时,TCI 的目标血药浓度应设定在 1.0μg/mL 左右。此后,在评估镇静水平时,应酌情调整 TCI 的目标血药浓度。由于咪达唑仑的初始效应会逐渐减弱,所以通常会逐渐增加 TCI 的目标血药浓度。

3. 深度镇静

对有认知障碍患者的镇静方法大多是深度镇静,尽管推测中治疗过程的残留记忆不多,但应注意这不是全身麻醉,仍应考虑如何对待和与患者交谈。

(1)预处理

对于因智力障碍或恐惧而无法进入检查室的成年患者,应使之口服咪达唑仑 10~20mg 进行预处理。虽然效果因人而异,但前一次预服药的效果可以作为第二次用药的参考。由于未稀释的咪达唑仑注射液在腔内有很强的刺激性,因此应稀释后服用。除了水之外,还经常使用运动饮料和碳酸饮料。稀释后的量应该足够一口气喝完,大约 10mL。一旦咪达唑仑的作用完全发挥出来,就能够比较稳妥地进行诱导,但恢复可能需要时间,所以预处理的目标应该是达到轻度镇静水平,特别是在门诊中。

如果患者不能服用液体药物,可以服用片剂形式的三唑仑作为预处理药物。尽管三唑仑作为一种安眠药,其作用时间相对较短,但如果口腔治疗时间较短,患者的恢复应该仍需要较长时间。

如果在椅子上输液时有大幅度身体运动,可以在固定静脉通路前使用七氟醚诱导睡眠。七氟

烷通常与咪达唑仑联合使用进行预处理。

（2）镇静剂

咪达唑仑和丙泊酚的组合适用于深度镇静。咪达唑仑可以降低意识水平而不引起血管疼痛。即使在连续给药 120 分钟后，丙泊酚的时量相关半衰期也不到 10 分钟，而且由于恢复时间不会因增加总剂量而延长，因此即使在深度镇静后也可以预期快速苏醒。通过 TCI 给药，可以更容易调整地调整使用丙泊酚的镇静深度。咪达唑仑的初始剂量为 2~3mg，TCI 的目标血药浓度开始于 2.0μg/mL 左右，并根据镇静程度调整目标血药浓度。如果用咪达唑仑进行预处理有效，则不需要静脉注射咪达唑仑。

在深度镇静状态下，患者对呼叫或轻微的刺激没有反应。因此，麻醉医师应仔细观察患者对刺激的反应，如插入局部麻醉针或放置开口器。麻醉医师应在患者身边，以确保平稳的自主呼吸，并在必要时通过抬高下颌或提颏来维持气道。如果患者有强烈的舌后坠倾向，有必要插入鼻咽通气道。

4. 用右美托咪啶进行静脉注射镇静

由于其半衰期长，右美托咪定主要用于住院患者。尽管由于呼吸抑制较轻，使用右美托咪定时，能够进行安全的麻醉管理，但由于其可调节性差，需要较长时间来稳定镇静水平。有报道称，可通过联用右美托咪定和丙泊酚镇静进行口腔治疗、老年患者拔牙，以及痴呆症患者的磁共振检查等针对严重精神或身体残疾患者的治疗。

5. 用阿片类药物进行静脉注射镇静

联用咪达唑仑和丙泊酚时不能控制的呕吐反射，或许能够通过给予芬太尼或瑞芬太尼进行静脉镇静来控制。然而，阿片类药物与咪达唑仑和丙泊酚等麻醉剂联合使用，很容易造成意识丧失和自主呼吸停止。

（五）并发症和应对措施

1. SpO₂ 降低

其原因往往是舌后坠或咳嗽。舌后坠的情况下，如果患者所进行的是清醒镇静，则呼唤以鼓励患者做出反应，评估镇静的程度，并调整麻醉剂的给药速度以保持预期的镇静水平。如果患者处于深度镇静状态，应通过抬高下颌和提颏来固定气道，必要时应使用鼻腔气道。

2. 呛咳

虽然不能完全防止呛咳，但在给药前呼叫患者以保持意识，并限制给药本身的剂量会有一定效果。通过使用 2 个口腔抽吸系统也能有效防止呛咳。

3. 误吸和误吞

由于静脉注射镇静是一种在开放气道中进行口腔治疗的技术，因此误吸和误吞的风险比普通口腔治疗要高因此，应考虑使用环状物进行穿刺和使用牙线，可在咽部铺上纱布，并使用橡皮障。如果怀疑有误吸或误吞，应立即停止静脉镇静，集中处理。

五、术后管理

在清醒镇静的情况下，患者可以在椅子上休息 30 分钟，然后转移到等候室。如果患者乘坐他人驾驶的汽车或出租车回家，在家等待康复，则根据表 4-Ⅲ-6 所示的评价项目，对患者的康复程度进行评价，如果符合条件，就允许患者出院回家。对认知障碍患者进行深度镇静后，令其在椅子上等待恢复，直到不再需要使用提颏等方法维持气道，然后将患者移到床上。如果患者看起来是在休息，应该应用脉搏血氧仪。是否允许患者回家的决定取决于残疾的程度，并根据上述评估项目作出。使用咪达唑仑进行预处理后的深度镇静后，出院前的标准等待时间为 90 分钟，未使用咪达唑仑进行预处理则为 60 分钟。

表 4-Ⅲ-6　清醒镇静出院许可准则

- 生命体征稳定
- 对人物、地点、时间等有着准确的认知，精神功能、运动功能基本恢复
- 能够平稳地以正常的速度步行，或能够闭眼直立 30 秒，运动、平衡功能基本恢复
- 无术后出血
- 无疼痛
- 没有呕吐或想要呕吐的症状
- 已给到印有术后注意事项和联系方式的文件

（歯科診療における静脈内鎮静法ガイドライン改訂第 2 版，2017[16]）

第 **5** 章

全身麻醉

I 全身麻醉的概念和方法

一、全身麻醉的概念

70多年前,主要的全身麻醉药是乙醚和氯仿,彼时全身麻醉的主要目标是使患者失去意识。这是因为人们认为,如果患者处于无意识状态,就不会对手术感到焦虑,也不会记得术中的任何疼痛。然而,近年已经十分明确,即使患者在麻醉期间没有意识,痛觉感受器也会感受到组织损伤的刺激,并释放疼痛和炎症物质,如前列腺素。

因此,有学者提出应更加重视消除手术侵入引起的疼痛刺激,并将失去意识和镇痛称为全身麻醉的两个组成要素。近年来也有人提出,提供麻醉最重要的是让患者在手术中没有痛苦,失去意识则不是绝对的要求,具体视手术内容而定。

另一方面,在全身麻醉中,有必要创造一个可以安全、顺利地进行手术的环境,并防止手术侵入对精神和身体造成的不良影响。为此,有人指出,麻醉的要素,如遗忘、意识丧失、镇痛、疼痛反射的抑制(体位固定)和抑制有害反射等,都是非常必要的。换句话说,在全身麻醉中,镇痛可以消除手术侵入引起的痛觉刺激,遗忘和意识丧失可以通过消除手术中的记忆来防止心理上的不良影响,而固定的体位则可以使外科医生顺利地进行手术。此外,它还能抑制自主神经系统对与手术操作有关的疼痛刺激的过度反射,防止引起身体不良的反应。

现已提出多种全身麻醉的构成要素,大致可以总结为:遗忘、意识丧失、镇痛、体位固定、抑制痛觉应激反应和有害的自主神经反射。

过去,全身麻醉是通过调整单一麻醉药的麻醉深度来实现的,以使患者达到满足上述全身麻醉各要素的状态。然而,这种方法需要使用高浓度(剂量)的麻醉药,且会引起高度的副作用,如呼吸

和循环系统抑制。现在,我们使用小剂量的几种具有不同效果的药物组合,以创造一个满足各要素的全身麻醉状态,并尽量减少麻醉药过量的副作用。在这种情况下,合理地应用各种药物组合,可以使麻醉的各种构成要素达到平衡,这些药物包括用于遗忘和失去意识的吸入麻醉药和静脉麻醉药,以及用于镇痛和体位固定的阿片类药物和肌肉松弛药。

因此,除了对循环和呼吸的标准监测,如血压、脉搏、心电图和脉搏血氧仪外,也要评估全身麻醉构成要素的监测,如脑电图和肌肉松弛监测,以便适当用药,实现满足各构成要素的全身麻醉。

二、什么是理想的全身麻醉?

(一)减少手术刺激

当手术在全身麻醉下进行时,患者不仅会受到全身麻醉的刺激,也会受到手术的刺激。因此,理想的全身麻醉应该尽可能地减少这些刺激。

在全身麻醉中,镇静药物、镇痛药和肌肉松弛药被用来降低意识和疼痛,并抑制有害的反射,但这些药物的使用本身就具有侵入性,并会干扰身体的平衡,包括呼吸和循环。此外,与全身麻醉相关的操作,如维持静脉通道、气管插管和术中用机械通气,也可能是侵入性的,且破坏了身体的平衡状态。因此,有必要选择一种麻醉方法,在保持全身麻醉成分的前提下,尽可能减少这些刺激,并进行适当的麻醉管理。

手术刺激包括组织损伤,如切口和裸露组织,以及相关的出血、疼痛和炎症反应。此外,心理困扰,如焦虑和对手术的恐惧是另一种刺激。在不使用麻醉药进行手术的年代,许多患者因手术刺激而死亡,但后来随着麻醉方法在手术中的普遍应用,手术侵袭可以通过麻醉药管理来减少。为了减少手术的侵入性,有必要适当地管理记忆、意识、疼痛、体液、代谢和体温。有人认为,通过减少心理压力,抑制炎症细胞因子的产生和蛋白质的分解,可以促进患者的术后恢复。

（二）安全性

在全身麻醉的管理中,常会出现"对患者的错误应对"和"用药错误"等人为错误。为了防止这种人为错误,所有手术室工作人员有必要在围手术期通过使用"世界卫生组织手术安全检查表"和"事件报告"来监测和分享信息。

此外,近年来还制定了许多准则,以促进安全的医疗护理。与全身麻醉有关的指南包括"麻醉机初步检查指南"和"气道管理指南"。根据每个病例调整必要的准则,并将其作为医疗的辅助手段,有助于提高全身麻醉的安全性。

尽管在过去的几十年里,全身麻醉的安全性已经有了明显的改善,但为了提供安全的全身麻醉,仍需不断努力提高安全性。

三、围手术期管理

围手术期管理主要包括:①术前管理;②术中管理;③术后管理。这3个要素相互关联。目前的围手术期管理通常由围手术期管理团队来完成,围手术期管理团队不仅包括医生,还有护士、药剂师、临床工程师等多学科专业人员,通过这些人员的合作,提供更安全和更有效的围手术期管理。此外,加速康复外科(enhanced recovery after surgery,ERAS)也被围手术期管理小组广泛用于管理中,它包含了已被科学证明对术后早期恢复有效的方法。

（一）术前管理

1. 患者评估

参考术前检查的结果和医疗问卷的内容,在与患者进行直接的医疗谈话和咨询后,对患者的总体状况进行评估。对于有疑问的项目,要努力通过与患者本人及其家人的对话获得更详细的信息,并找出麻醉管理中的问题。如有必要,我们会向家庭医生询问患者目前的医疗状况,或求助于心脏科或呼吸科等专门科室,以纠正或改善患者术前的总体状况。

近年来,老年患者和有严重系统性并发症的患者越来越多,需要与医学专家合作对患者进行评估和管理。

2. 知情同意书

根据术前检查、医疗面谈和体检获得的信息,应向患者具体解释与全身麻醉有关的并发症(如与气管插管有关的牙齿折断和咽喉痛,与针头插入有关的神经损伤,以及术后疼痛的程度)。虽然有必要在知情同意书中解释严重的并发症,如过敏性休克、肺栓塞和恶性高热,以及全身麻醉的死亡

率,但应让患者充分了解全身麻醉的好处,这样就不会过分强调并发症,也不会让患者感到焦虑。

3. 口腔麻醉门诊的术前咨询

过去,麻醉医师会在患者床边评估患者的一般情况并给予知情同意书,但近年来,由负责术前检查的麻醉医师在口腔麻醉门诊部集中进行检查的方式也开始流行。通过这种方式,口腔麻醉医师从术前早期就开始参与患者的管理,这使口腔麻醉医师有时间可能出现围手术期并发症的高危患者制订适当的应对措施。这种方法的优点还在于,它提供了足够的时间提前进行咨询,并保护了患者的隐私。

4. 麻醉管理计划

麻醉管理计划的制定要考虑到从患者评估中获得的信息和手术的内容(手术时间和侵入程度)。如果有必要,可联系主治医生,讨论手术的细节。

5. 预处理

最近,不进行预处理的机构越来越多,因为现在使用的麻醉药物对气道的刺激性较小,而且,在不进行预处理的情况下,让患者进入手术室,可以更好地通过叫名字来辨别患者。然而,为了对高度焦虑的患者、小儿患者和认知障碍患者顺利地进行麻醉诱导,应考虑使用抗焦虑剂进行预处理。

（二）术中管理

1. 监护

从预处理时到出手术室前,必须对氧合、呼吸、循环、体温和代谢进行持续监护,以评估患者的总体状况。

监护设备的进步使我们能够获得仅靠五感无法获得的生物信息,并大大提高了麻醉的安全性。特别是脉搏血氧仪和二氧化碳分析仪的引入,大大减少了与气道和呼吸系统直接相关的严重麻醉事故的发生。

2. 麻醉诱导

麻醉诱导是指将患者从清醒状态进入麻醉状态,直到患者准备好接受手术的过程。麻醉诱导有两种方法:快速诱导,即通过静脉注射麻醉药(如丙泊酚)使患者迅速失去意识;慢速诱导,即通过吸入性麻醉药(如七氟烷)使患者相对缓慢地失去意识。

3. 维持气道

根据手术的性质,可以选择各种维持气道的方法,但在口腔手术中,从维持气道的确定性和防止吸入血液和唾液的角度来看,通常选择气管插管

维持气道。

4. 麻醉的维持

在过去，全身麻醉通常由挥发性麻醉药和氧化亚氮共同维持，但现在，通常是通过使用吸入或静脉麻醉药获得的遗忘和失去意识的效果，而镇痛则是通过服用麻醉性镇痛药获得的。通过适当地使用这些镇静药物和镇痛药，维持身体平衡，防止其因麻醉或手术的入侵而紊乱。

(三) 术后管理

1. 从全身麻醉中苏醒

在手术结束时，停止使用麻醉药，让患者恢复意识。在口腔手术中，术野和气道多有重合，因此要确保术野的出血得到充分止血，且血液不被误吸。此外，根据手术的性质，有可能由于舌后坠或舌部活动能力下降引起的水肿而导致气道梗阻，因此在苏醒后的气道管理中应非常小心。

2. 术后镇痛

术后疼痛不仅让患者感到不舒服，而且还减少了术后的恢复活动，如深呼吸、咳嗽和行走，导致术后气道并发症，下床活动的时间也被延迟。此外，术后疼痛不仅改变了体内胰岛素和儿茶酚胺等应激激素的水平，还通过激活交感神经系统给心血管系统带来了巨大的负担，而且如果疼痛持续时间长，还可能导致慢性疼痛。因此，有必要积极地消除术后疼痛，以防止术后并发症，并尽早让患者下床活动，以促进恢复。

四、口腔全身麻醉的适应证

日本最广泛使用的局部麻醉药利多卡因问世于 20 世纪 40 年代，自此以来，大多数口腔和口腔外科手术都是在局部麻醉下进行。然而，近年来，由于口腔手术程序日益复杂、术野逐渐扩大，局部麻醉往往不能提供足够的术中镇痛和安全，因而全身麻醉已经在许多病例中得到应用。全身麻醉也适用于不能在清醒状态下进行口腔手术和小手术的情况。下列情况中，全身麻醉是适用的。

(一) 当局部麻醉药不能提供足够的镇痛和安全时

在进行手术范围较广的长距离手术，如头部的肿瘤切除加淋巴结清扫或正颌手术时，无法通过局部麻醉获得可靠的镇痛效果。此外，在清醒状态下进行大范围的手术，可能会给患者带来长时间的心理压力，因此，有必要通过全身麻醉来尽可能地减少对患者的侵扰。

对于有广泛肿瘤或蜂窝组织炎的患者，即使使用大剂量的局部麻醉药也很难获得效果。此外，如果炎症已经扩散到气道，并可能引起气道梗阻，则有必要通过气管插管进行气道管理，并有必要进行全身麻醉。

(二) 儿科、残疾和有口腔治疗恐惧症的患者，不能在清醒状态下进行口腔手术或治疗

儿童和有认知障碍的患者可能无法安全地进行口腔治疗，因为他们在口腔治疗过程中不够配合，无法张开嘴或保持一定体位。此外，在口腔治疗恐惧症患者中，自主神经系统可能因过度紧张而受到过度刺激，机体的平衡状态可能受到很大干扰。对于这类患者，应在全身麻醉下进行治疗，主要目的是使其失去意识和固定。

(三) 不能使用局部麻醉药时

虽然这种情况极少，但局部麻醉药不能用于对局部麻醉药过敏的患者。当用局部麻醉药以外的方法难以获得镇痛并进行口腔治疗时，就可以采用全身麻醉。

Ⅱ   全身麻醉药的作用机制

对麻醉药作用机制的研究已在分子水平、细胞水平、组织水平和个体水平等不同层面进行。动物 (个体) 的麻醉效果由各种要素组成，如遗忘、意识丧失、镇痛、骨骼肌肉松弛和疼痛反射的抑制 (体位固定)。因此，为了探明麻醉药对分子、细胞和组织的影响与每种麻醉药成分的关系，有必要仔细全面地检查从分子到个体层面的所有实验结果。

一、Meyer-Overton 法则

Meyer 和 Overton 分别在 1899 年和 1901 年报告称，最小肺泡浓度 (minimum alveolar concentration, MAC) 是吸入麻醉药的麻醉强度指标之一，与其在油液中的溶解度 (油 / 气体分配系数) 密切相关，当一定量的麻醉药分子占据了细胞膜脂质时，就会出现麻醉效果 (图 5-Ⅱ-1)。这表明，全身麻醉药作用于生物分子的疏水部分。

自从发现 Meyer-Overton 法则以来，人们一直认为麻醉药对所有细胞都有一个共同的作用部位 (一元论)，而且麻醉药的作用是由物理变化引起的，如细胞膜脂质的膨胀和流动。

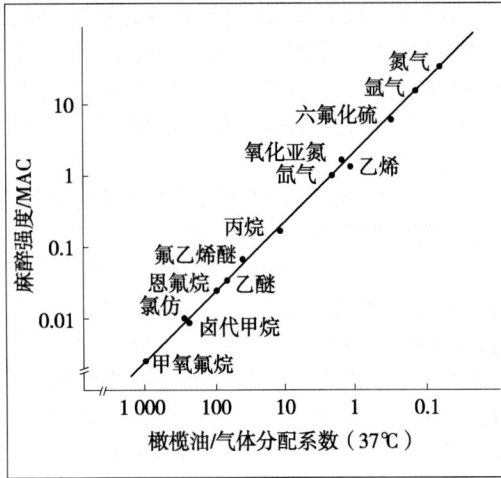

图 5-II-1 吸入麻醉药的麻醉强度（MAC）和橄榄油/气体分配系数的关系

纵轴所代表的 MAC 指的是针对切开皮肤的刺激，防止 50% 的人出现身体移动所必要的麻醉药的最小肺泡浓度。

(武田，1990[3]) より改变)

此外，吸入麻醉药中的醇类和碳氢化合物的疏水性随着化学结构中碳链的延长而增加，麻醉强度也随之增加。然而，当链长增加到一定程度以上时，疏水性增加，麻醉效果却会突然消失。这被称为麻醉的切断现象。

此外，有些全身麻醉药具有立体特异性，如异氟醚，虽然这些麻醉药异构体的物理特性相同，但麻醉强度却完全不同。这表明，麻醉药所拥有的溶解度以外的特性对产生麻醉效果很重要。因此，麻醉药中存在特定蛋白质结合点的理论引起了人们的注意。

此外，还发现了一种叫作三氟乙醚的物质，即使在吸入根据 Meyer-Overton 法则（溶解度）估计的麻醉强度（MAC）浓度时，也不会导致动物的不动（immobility）。尽管其物理和化学特性与其他吸入性麻醉药如乙醚几乎相同。这种物质被命名为非固定剂（non-immobilizer）。

关于切断现象、立体异构体和非固定剂的研究结果指出了 Meyer-Overton 法则中的矛盾。然而，到目前为止，还没有足够的证据来否认 Meyer-Overton 法则，而且大多数麻醉药都遵循这一定律。因此，需要一个新的麻醉理论来解释 Meyer-Overton 法则。

二、膜蛋白理论

1984 年，Franks 和 Lieb 使用荧光素酶（一种催化发光现象的酶）作为无脂蛋白样品，并表明各种全身麻醉药的麻醉强度与荧光素酶活性的抑制强度相关（图 5-II-2）。我们假设，麻醉药专门作用于细胞膜上的离子通道和受体等蛋白质，并引起这些蛋白质的功能变化，从而产生麻醉效果。

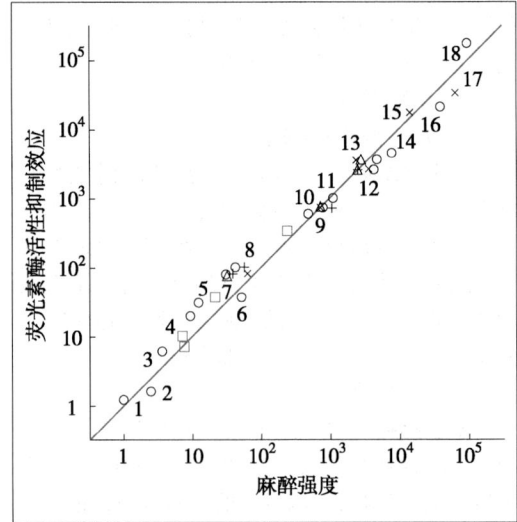

图 5-II-2 各种麻醉药对动物的麻醉强度与抑制荧光素酶效果的关系

纵轴表示麻醉药抑制荧光素酶的效果，横轴表示能够在动物中带来麻醉效果的强度，其水溶液中 50% 有效物质的量浓度的倒数。不同动物表示为：□人类 × 老鼠 + 蝾螈 ○蝌蚪 △金鱼。麻醉药分别表示为：1，甲醇；2，乙醇；3，丙酮；4，正丙醇；5，丁酮；6，乙醛；7，乙醚；8，正丁醇；9，苯甲醇；10，氯仿；11，正己醇；12，氟烷；13，甲氧基氟烷；14，正辛醇；15，正戊烷；16，正壬烷；17，正己烷；18，正癸醇。

(武田，1990[5]) より改变)

然而，这个实验并没有显示该蛋白直接参与神经细胞膜功能的结果。

三、最近的研究趋势

（一）分子水平

最近关于 X 射线晶体学、膜的分子模型和结构-活性关系的研究显示，一般麻醉药会与膜蛋白之间形成的疏水键结合。这一发现表明，麻醉药的结合点具有疏水性，这也支持了 Meyer-Overton 法则。

分子生物学研究也表明，全身麻醉药针对的是离子通道嵌入的神经递质［如 γ-氨基丁酸（GABA）和谷氨酸］的受体蛋白。大多数麻醉药会增强 GABA 受体亚型的 GABA$_A$ 受体功能

（图 5-Ⅱ-3A、B）。

GABA$_A$ 受体是半胱氨酸环配体门控离子通道超家族的成员，其中包括甘氨酸受体、烟碱乙酰胆碱受体和 5-HT3 受体。GABA$_A$ 受体由 5 个亚单位（两个 α、两个 β、一个 γ 或 δ）组成，它们共同构成一个完整的跨膜离子通道（图 5-Ⅱ-3C 左）。两个激动剂分子与受体结合，打开 Cl$^-$ 通道，细胞外 Cl$^-$ 进入细胞（图 5-Ⅱ-3A）。由于 Cl$^-$ 的平衡电位接近大多数神经元的静止膜电位，细胞内 Cl$^-$ 浓度的增加使神经元超极化，减少了兴奋性输入的膜极化效应，从而抑制了兴奋。许多麻醉药对这个过程有促进作用（图 5-Ⅱ-3B）。

GABA$_A$ 受体的膜结构由 1 个长 N 端胞外结构域、4 个 α 螺旋跨膜区（TM1~TM4）、TM3 和 TM4 之间的 1 个长胞内序列和 1 个短胞外 C 端环组成。最近，有研究表明，全身麻醉药的结合部位（目标分子）位于 GABA$_A$ 受体的 α 或 β 亚单位的第二和第三跨膜区（TM2 和 TM3）之间（图 5-Ⅱ-3C 右）。在 α 或 β 亚基的 TM2 或 TM3 上只用一个较高分子量的氨基酸替代（敲入），就可以消除麻醉药对 GABA$_A$ 受体对 GABA 的反应。这表明，TM2 或 TM3 中的单个氨基酸替代会改变麻醉药结合部位的大小。

（二）细胞和突触水平

在临床浓度下，挥发性麻醉药通过增加 GABA$_A$ 受体对 GABA 的敏感性，促进抑制性神经递质的传递，从而抑制中枢神经系统的活动。其他作用包括抑制性甘氨酸受体的增效，激活双孔域 K$^+$（K$_{2p}$）通道，抑制兴奋性 N- 甲基 -D- 天门冬氨酸（NMDA）型谷氨酸受体和烟碱性乙酰胆碱受体，以及阻断突触前 Na$^+$ 通道。静脉麻醉药丙泊酚和巴比妥类药物选择性地作用于 GABA$_A$ 受体。另一方面，麻醉气体（氧化亚氮、氙气和环丙烷）不影响 GABA$_A$ 受体，但会导致 NMDA 受体阻断和 K$_{2p}$ 通道的激活。氯胺酮，一种静脉麻醉药，是一种非竞争性的 NMDA 受体通道拮抗剂。

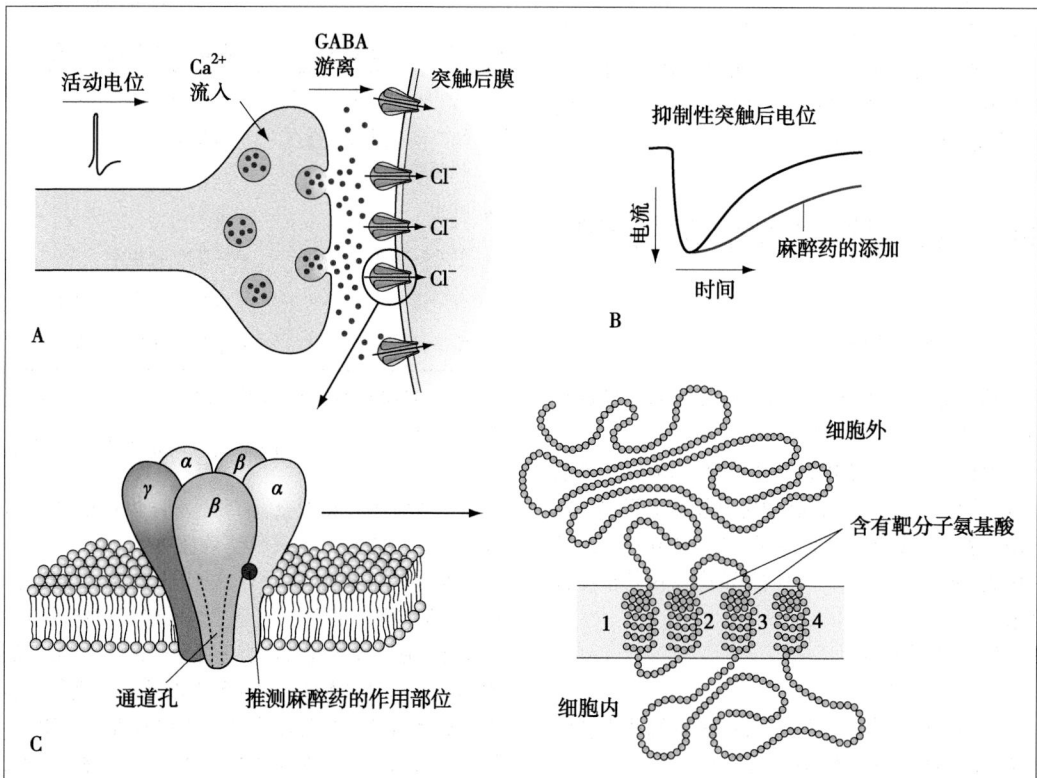

图 5-Ⅱ-3　γ- 氨基丁酸（GABA）神经突触与 GABA$_A$ 受体的示意图
A: GABA 从 GABA 神经末梢释放出来，与突触后膜上的 GABA$_A$ 受体结合，打开 Cl$^-$ 通道，使细胞超极化。B: 全身麻醉药延长 Cl$^-$ 通道开放时间，加强突触后抑制。C: 五聚体 GABA$_A$ 受体复合物及其推定的作用部位（左）。TM2（2）和 TM3（3）结构域包含假定的麻醉药目标分子，在示意图中显示（右）。　　　　　（Perouansky et al, 2015[6]）より改変）

（三）组织和个体水平

全身麻醉药被认为是通过作用于中枢神经系统的不同部位而产生麻醉状态，其中包括各种要素，如遗忘、意识丧失和固定化。

在各种吸入麻醉药中，产生遗忘和固定所需的麻醉药浓度比率（遗忘的50%有效浓度/固定的50%有效浓度）明显不同。例如，氧化亚氮的比率是0.5（52.5%/105%），而异氟烷的比率是0.2（0.24%/1.2%）。这种现象表明，每种麻醉药可能通过不同的神经部位、细胞和分子机制产生每种麻醉要素。

遗忘效应被认为涉及大脑的海马体、杏仁核和颞叶等对麻醉药非常敏感的部位。而意识丧失似乎是由麻醉药对大脑皮质、丘脑和脑干网状结构的影响造成的。

大鼠的双侧去脑，包括丘脑和海马体，或解剖脊髓和大脑功能，并不改变固定化所需的异氟烷浓度。这些发现表明，大脑以外的区域，特别是脊髓，对固定化很重要。

然而，一些全身麻醉药的固定化是由脊髓以上的中枢神经系统介导的。因此，麻醉药在脊髓中的作用可能是使痛觉刺激产生的上升神经冲动变钝，并间接导致遗忘、意识丧失和固定化。

Ⅲ 术前评估和全身状况的管理

一、评价全身状况

术前对全身状况的评估对于安全的全身麻醉是必不可少的，不可敷衍了事。

术前评估应根据病史、体检和实验室结果系统地进行。首先，了解患者的病史并确定问题。接下来，通过观察身体和实验室结果，并考虑到预期的疾病，进行全面评估。评估绝不应仅仅基于检查结果。

（一）术前检查

1. 了解病历

年龄、性别、职业等基本信息应事先从患者的病历、主治医生或主管护士处获得。除原发疾病外，还应了解患者的运动耐力、当前和既往病史、用药史、手术和麻醉史、过敏史、烟酒嗜好史以及家族史和遗传性疾病。对于有智力障碍或认知障碍的患者或儿童，如果沟通有困难，则应该从家庭成员那里获得信息。

2. 体格检查

体格检查包括从患者的病史获得的结果，可以从生命体征如身高、体重、血压、脉搏和体温来评估患者的当前状况。在呼吸系统方面，应检查呼吸频率、呼吸节律、呼吸深度、呼吸模式和有无呼吸困难。还应检查患者的配合程度和是否有其他使麻醉难以实施的因素。

（1）视诊、听诊和触诊

在视诊中，要检查血管丰富区域是否有出血点、干燥、皮肤状况，以及感染等异常情况。此外，还要检查是否存在瞳孔大小不等，并检查眼球和眼睑结膜的颜色色调。应检查患者的面部外观，并检查口腔内是否存在牙齿松动、假牙、正畸器具和口腔病变。还应评估维持气道的困难程度，包括面罩通气和气管插管。表5-Ⅲ-1为气道维持的术前评估项目（图5-Ⅲ-1）。Cormack-Lehane分级（C-L分级）基于Macintosh喉镜展开喉部时的可见度（图5-Ⅲ-2），也被用来评估气管插管的难度。

表5-Ⅲ-1　为维持气道应进行术前评估的风险因素

• Mallampati Ⅲ 或 Ⅳ 级	• 46岁以上
• 颈部接受过射线检查，颈部肿瘤	• 有胡子
• 男性	• 颈粗
• 甲颏间距短	• 睡眠呼吸暂停
• 有牙齿	• 颈椎不稳定，活动度受限
• 体重指数>30	• 下颌向前移动受限

通过12项术前评估项目，预测是否有面罩通气困难或插管困难的可能。

（Kheterpal et al, 2013[1]）より改変

在听诊中，要检查是否有心脏杂音以及吸气和呼气时是否有杂音及其连续性。

触诊可以确认是否存在水肿，以及四肢的温度、感觉和握力的左右差异。如果计划对桡动脉进行穿刺，则仅对要检查的一侧进行改良的艾伦测验，以确认动脉穿刺不会导致手部缺血。进行改良的艾伦测验时，检查者首先抓住被检查者的手，对桡动脉和尺动脉施加强大的压力。之后，松开对尺动脉的压力，确认手掌变得苍白。10~15秒后，血流恢复，手掌恢复红色。

然而，关于改良的艾伦测验，近来也有关于其有效性的质疑声音出现。

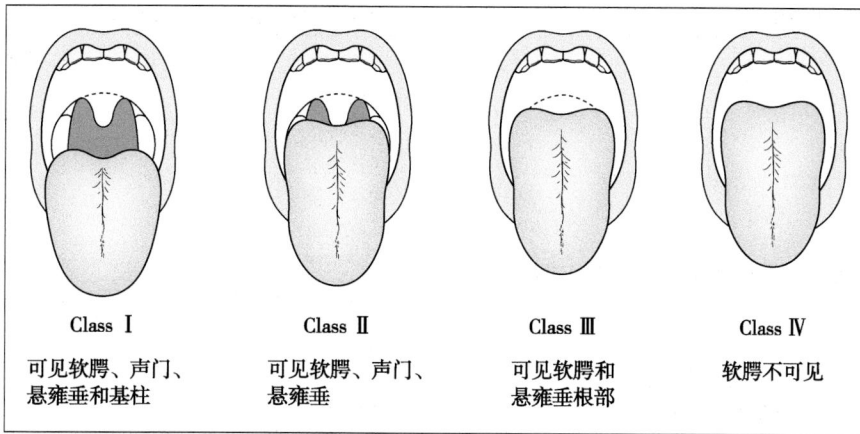

图 5-Ⅲ-1　Mallampati 分级

Class Ⅰ	Class Ⅱ	Class Ⅲ	Class Ⅳ
可见软腭、声门、悬雍垂和基柱	可见软腭、声门、悬雍垂	可见软腭和悬雍垂根部	软腭不可见

患者坐在医师面前,嘴巴张大,舌头用力伸出,不发出声音,评估咽喉部的可见度。Ⅲ或Ⅳ级预计有插管困难的可能。

(花冈ほか編, 2003[2])

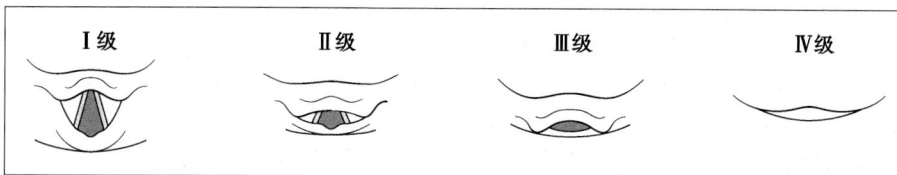

Ⅰ级　　Ⅱ级　　Ⅲ级　　Ⅳ级

图 5-Ⅲ-2　Cormack-Lehane 分级

等级越高,插管越困难。

(花冈ほか編, 2003[2])

(2)体温

a. 发热和高温病

根据发病原因,体温升高可分为两大类型:高温病和发热。高温病是一种在高温环境下体温升高的情况,包括中暑和神经阻滞剂恶性综合征。发热则是一种由于体温中枢设定的温度升高,体内产热增加,以及外周血管收缩对散热机制的抑制,导致体温上升的状态。发热定义为 37.5℃ 及以上,一般来说,腋窝温度比直肠温度低约 0.8℃。

b. 体温升高的原因

发热的原因有两类:感染性和非感染性。最常见的感染性原因是上气道感染,但发热也见于口腔外科中头颈部的蜂窝组织炎和尿路感染。非感染性疾病包括外伤、烧伤和内分泌失调。儿童很容易因哭闹、脱水和压抑性发热导致体温升高。

c. 发热和围手术期并发症

如果出现术前发热,明确发热的原因很重要。如果是由要做手术的疾病引起的,并且预期手术有一定治疗效果,则应在适当的温度控制下进行手术。因发热推迟手术不仅是因为发热会导致组织分解增加、耗氧量增加和脱水,还因为引起发热的疾病可能会因手术或全身麻醉而加重。有报告称,静脉注射麻醉药和挥发性麻醉药都会引起免疫抑制,术前发热的患者术后并发症的发生率更高。如果观察到体温升高,则怀疑是上气道感染,这是发热的最常见原因,应检查是否有鼻涕、鼻塞、咳嗽、喉咙痛、喉咙发红和精神萎靡等症状。

儿童每年都要遭受几次上气道感染,严重程度不一,常用感冒评分(表 5-Ⅲ-2)作为客观评价的方式,但其有用性尚未得到充分评估。

当出现上呼吸道感染时,用力肺活量和一秒肺活量会降低。此外,气道分泌物增加,清除率下降,更有可能发生肺不张。此外,由于耗氧量增加,更有可能出现缺氧现象。据报道,在全身麻醉的 2 周内有上气道感染史的儿童,发生支气管痉挛、喉痉挛、氧饱和度下降和气道梗阻的风险会增加。据报道,即使在成人中,手术后 2 周内的围手术期气道并发症在有上气道感染的患者中更为常见。

表 5-Ⅲ-2　婴幼儿感冒评分

(1)鼻塞、流涕、喷嚏
(2)咽喉发红、扁桃体肥大
(3)咳嗽、咳痰、声音嘶哑
(4)呼吸音异常
(5)发热(婴儿 38.0℃以上,幼儿 37.5℃以上)
(6)食欲缺乏、呕吐、腹泻
(7)胸部 X 线影像异常
(8)白细胞数增加(婴儿 12 000/mm³ 以上,幼儿 10 000/mm³ 以上)
(9)感冒病史(入院前 2 周以内)
(10)年龄因素(出生后未满 6 个月)

每项记 1 分,计算符合项目的总分。

0~2 分:可以进行全身麻醉。

3~4 分:需要做好充分的麻醉管理,并准备好针对并发症的对策。

5 分及以上:中止全身麻醉。

(水島,1989[3])より改変)

感染(包括上气道感染)后推迟全身麻醉的市场没有统一标准,从 2 周到 6 周不等。然而,有必要考虑每种感染的特点、患者的背景以及每个案例中手术的性质。如果发热的原因被怀疑是高度传染性疾病,如流感或病毒性肠炎,应立即对患者进行检测,如果呈阳性,应尽快与医院隔离,以防止发生院内感染。

此外,即使患者本人没有被感染,与感染者同住的人、接触传染物的人、与感染者直接面对面接触的人都被认为是密切接触者(高危接触者),全身麻醉应推迟到潜伏期结束。

(3)疫苗接种

疫苗接种可分为使用毒力减弱的病原体的活疫苗、使用病原体灭活或由其部分组成蛋白产生的灭活疫苗,以及已经失去毒力、仅保留免疫原性的类毒素。

a.免疫接种后的全身麻醉

免疫接种后进行全身麻醉的问题是很难区分免疫接种的不良反应和麻醉及手术的并发症,由于麻醉和手术对免疫功能的影响,免疫接种后不会产生足够的抗体,而且免疫接种的不良反应会增加。虽然没有报告明确规定接种疫苗和全身麻醉之间的时间长度,但一般认为需要给足让反应发生的时间:活疫苗建议 3 周,灭活疫苗和类毒素建议 2 天(表 5-Ⅲ-3)。

b.全身麻醉后的免疫接种

一般认为,免疫系统会在几天内从麻醉和手术的影响中恢复过来,因此认为在大约 1 周的时间后进行疫苗接种是安全的。

表 5-Ⅲ-3　免疫接种后全身麻醉延后时间

疫苗	通常的标准
活疫苗 麻疹疫苗 风疹疫苗 水痘疫苗 轮状病毒疫苗 卡介苗疫苗 流行性腮腺炎疫苗 麻疹风疹混合疫苗(MR 疫苗)等	3 周
灭活疫苗 小儿麻痹症(2012 年以后) 日本脑炎疫苗 乙型肝炎疫苗 肺炎球菌疫苗 流感疫苗 乙型流感疫苗 人乳头状瘤病毒疫苗 4 种混合(DPT-IPV:白喉、百日咳、破伤风、小儿麻痹症)疫苗等	2 天

(Siebert,2007[6])より改変)

3.　术前检查

在日本,血液和生化检查、尿液分析、心电图、简单的胸部 X 线片和呼吸功能检查都是计划进行全身麻醉的患者的常规术前检查。然而,对于 70 岁以下的患者,包括健康儿童,筛查结果不太可能改变手术技术或麻醉方法,围手术期并发症的发生率不会因是否进行筛查而改变。因此,只有在必要时,根据术前病史和体检,并考虑到手术技术和麻醉方法,才应进行筛查,而不将筛查作为一项常规检查。

(1)血液检查

a.血细胞计数和一般血液检查

包括红细胞计数、血红蛋白水平、血细胞比容水平、白细胞计数和血小板计数。当预计手术中会有大量出血,或患者有肝、肾功能不全、血液病或为老年人时,最好进行这一检查。

b.凝血功能测试

出血时间、凝血酶原时间(prothrombin time,PT)、凝血酶原时间国际标准化比值(prothrombin time-international normalized ratio,PT-INR)、活化部分凝血活酶时间(activated partial thromboplastin time,APTT)。在患者有出血倾向、肾功能紊乱、肝功能不全、抗凝血剂治疗和手术创面大的情况下,需要进行这项测试。然而,Duke 法是以出血时间为基础的,不具有可重复性,其必要性也受到了质疑。

　　c. 生物化学检查

　　评估肾功能、肝功能、内分泌功能和电解质的异常。如果在肾功能检查中发现任何异常,除了肾功能紊乱外,还应辨别是否为脱水或营养紊乱。肝功能检查出现异常时,要考虑病毒性肝炎、酒精性或药物性肝炎以及肝硬化的可能性。

　　电解质异常往往受到检查前患者状况的影响,因此检查时也应该考虑到这一点。例如,低钠血症通常是由于腹泻、呕吐或服用利尿剂所致。高钠血症可能是由脱水或尿毒症引起的。另一方面,低钾血症也可能是由利尿剂和碱中毒引起的。高钾血症则可能是由肾功能不全和服用保钾利尿剂引起的,血钾水平明显升高可能引起致命的心律失常。

　　d. 血型

　　应进行 AB 血型、RhD 和不规则抗体检测。

　　e. 病毒感染

　　许多机构例行进行乙型肝炎病毒表面抗原(HBs 抗原)和丙型肝炎病毒抗体(HCV 抗体)检测,以防止医务人员和其他患者被感染,并防止病房和手术室被污染。

　　(2)尿液分析

　　除肾病、尿路感染、糖尿病等情况外,不需要进行此项检查。

　　(3)生理检查

　　a. 12 导联心电图

　　《非心脏手术中复杂心脏疾病的评估和管理指南(JCS2014)》指出,术前静息 12 导联心电图对于计划进行低风险手术且运动耐受性良好的患者意义不大。此外,即使存在心脏疾病,静息心电图上也可能不会发现异常。然而,对于运动耐力明显受损(低于 4 代谢当量)的患者,建议使用 12 导联心电图。

　　b. 呼吸功能检查

　　进行呼吸功能检查是为了确定呼吸系统疾病的类型、呼吸功能障碍的严重程度、肺功能的储备能力,并预估术后呼吸系统并发症。

　　(4)影像学检查

　　a. 普通的胸部 X 线片

　　作为术前筛查,从胸片上获得的信息对确定围手术期风险的意义不大。建议在出现异常体征、老年患者、吸烟者、慢性阻塞性肺疾病、心脏疾病或近期有上呼吸道感染或肺炎病史的情况下使

用。特别是肺野(左右差异、异常阴影)、肺区(肺血管阴影)、气管(厚度、左右偏差、支气管形状)、膈肌(垂直偏差)、纵隔(水平偏差)、心脏(心胸比例、主动脉弓)等。

　　b. 超声心动图

　　超声心动图能有效地评估左心室功能、形态异常,如是否存在瓣膜病或先天性心脏病,以及是否存在与心房颤动有关的心内血栓,但这不是一项常规检查。

　　(二)对有全身性并发症的患者进行术前评估(表 5-Ⅲ-4)

表 5-Ⅲ-4　麻醉医师判定的重症患者标准

循环系统
- 心绞痛(CCS 分类Ⅲ级或以上为特别严重)
- 心肌梗死(发病后 3 个月内的病例)
- 不稳定的高血压
- 有心力衰竭史,特别是有 NYHA 心功能分级Ⅲ级或以上的严重心力衰竭
- 心肌病
- 瓣膜病
  - 二级或以上主动脉、二尖瓣或三尖瓣功能不全
  - 主动脉狭窄,跨主动脉瓣平均压力 ≥50mmHg
  - 二尖瓣狭窄,跨二尖瓣平均压力 ≥10mmHg
- 严重的心律失常
  - 严重的房室传导阻滞
  - 室性心律失常
  - 心动过速的室上性心律失常
  - 有心脏起搏器或植入式心律转复除颤器的患者

呼吸系统
- 呼吸衰竭:$P_aO_2 < 60mmHg$ 或 $P_aO_2/F_IO_2 < 300$
- 呼吸障碍:$FEV_{1.0\%} < 70\%$ 且 <VC 的 70% 的哮喘
- 有肺栓塞病史

其他
- 严重糖尿病(HbA1c ≥ 8.4,空腹血糖 ≥160mg/dL 或餐后 2 小时血糖 ≥220mg/dL)。
- 肾不全(Cr>4.0mg/dL),透析患者
- 肝功能障碍,肝衰竭(Child-Pugh 分级 B 级或以上)
- 出血性倾向(PT-INR>2.0. 血小板计数<50 000/μL)和弥散性血管内凝血
- 贫血:Hb<6.0g/dL
- 系统性炎症反应综合征
- 休克状态
- 使用人工呼吸、经皮心肺辅助装置和主动脉内球囊泵的患者

(許ほか,2014[8])

1. 循环系统疾病

(1)高血压

根据《非心脏手术中复杂心脏疾病的评估和管理指南（JCS2014）》，如果术前高血压患者未经治疗或控制不佳（收缩压≥180mmHg和/或舒张压≥110mmHg），应在手术前进行治疗，并按照日本高血压学会的"高血压治疗指南"优先考虑术前血压控制，因为手术中血压升高会导致相对心肌缺血。另一方面，对于没有明显代谢或心血管异常的Ⅰ级或Ⅱ级高血压患者，不应推迟手术。还应检查抗高血压药物的情况（见下文）对常规药物的反应。对于未经治疗的高血压，有必要评估大脑、心脏、肾脏、眼睛等部位的疾病，并区分原发性和继发性高血压。

(2)缺血性心脏疾病

a. 评估运动耐力

代谢当量（metabolic equivalents,METs）代表身体活动的强度，用于评估患者的运动耐力（表5-Ⅲ-5）。日常活动少于4METs的患者围手术期心脏并发症的发生率增加。在运动4METs后出现缺血症状（心电图上的ST变化和主观症状）的患者需要进行术前治疗，特别是急性冠脉综合征，如不稳定心绞痛、严重心绞痛和急性心肌梗死患者，在CCS（Canadian Cardiovascular Society，加拿大心血管协会）分级中被列为Ⅲ或Ⅳ级（表5-Ⅲ-6）的，应首先进行血管重建治疗。对于冠状动脉疾病较稳定的患者，低风险的手术中不需要进行心脏评估，但进行颈部淋巴结清扫术等中度风险的手术时应该考虑进行。

表5-Ⅲ-5　运动耐力

1~3METs	能够完成日常活动 能够独立完成进食、换衣、如厕等 能够在平地上以4km/h的速度走过1~2个街区 能够完成打扫、洗碗筷等简单的家务
4METs	能够走上2楼，能够上坡 能够在平地上以6~7km/h的速度快速行走 能够进行短距离奔跑 能够进行擦地、搬运大件家具等较大负荷的家务 能够进行高尔夫、保龄球、舞蹈、网球双打、投球等运动
10METs<	能够进行游泳、网球单打、足球、篮球、滑雪等剧烈运动

MET，代谢当量。

（Fleisher et al, 2007[11]より改変）

表5-Ⅲ-6　CCS分级（心肌梗死严重程度分级）

Ⅰ级	进行日常活动（如步行、上下楼梯等）时不会引起发作。工作、休闲活动等较为剧烈或持续时间较长的活动会引起发作
Ⅱ级	日常活动略微受到影响。快速步行、上下楼梯、行走坡道、饭后、寒冷、强风、精神紧张或是起床后数小时内的步行、上楼梯等动作会引起发作。平地上行走超过一个街区或登上超过一级的楼梯会引起发作
Ⅲ级	日常生活严重受到影响。以正常速度行走1~2个街区或是分段爬上一级楼梯都会引起发作
Ⅳ级	不管做什么动作都非常痛苦。安静时心肌梗死也会发作

b. 2014年ACC/AHA指南的算法

由美国心脏病学会（American College of Cardiology,ACC）和美国心脏协会（American Heart Association,AHA）发布的《非心脏手术围手术期心血管评估和治疗指南》（ACC/AHA指南）根据患者的风险、运动耐受性和手术风险提供了一个分步的方法（见图6-Ⅱ-3）。

(3)心力衰竭

虽然心力衰竭的发生率随着人口老龄化而增加，但心力衰竭是造成围手术期主要并发症和术中高死亡率的重要因素。对于美国纽约心脏协会（New York Heart Association,NYHA）分级（表5-Ⅲ-7）Ⅳ级、新发心力衰竭或有严重疾病倾向的心力衰竭患者，应推迟手术时间。

表5-Ⅲ-7　美国纽约心脏协会（NYHA）心脏功能分级

Ⅰ级	虽然心脏有疾病，但不影响身体活动 日常活动不会造成显著的疲劳、心跳加速、呼吸困难（急促）
Ⅱ级	身体活动略微受到影响，安静时无症状 日常活动会造成疲劳、心跳加速、呼吸困难（急促）等
Ⅲ级	身体活动受到极大影响，安静时无症状 即使是达不到日常活动的身体动作，也会导致疲劳、心跳加速、呼吸困难（急促）等
Ⅳ级	受心脏疾病影响，所有身体活动都受到限制 安静时也会出现心力衰竭的症状，稍微进行活动就会使症状加剧

a. 左心室射血分数的影响

左心室射血分数低于29%时,生存率会大幅降低。在一项荟萃分析中,左心室射血分数保留的心力衰竭患者的死亡率低于无左心室射血分数保留的患者,而左心室射血分数为40%或以上并不增加死亡风险。

b. 通过脑钠肽进行评估

脑钠肽(brain natriuretic peptide,BNP)是一种心力衰竭的生化标志物,因为它反映了左心室舒张末期的压力,对心力衰竭的诊断具有敏感性和特异性。BNP的标准值小于18.4pg/mL,超过100pg/mL表明有心力衰竭的可能,建议在彻底检查后进行手术。

N端前脑钠肽(NT-proBNP)是BNP的前体,也是一种有用的心衰生化标志物;相比BNP,NT-proBNP更稳定,半衰期更长,是BNP的数倍,若NT-proBNP达到400pg/mL以上,则怀疑有心力衰竭。由于NT-proBNP只在肾脏中代谢,所以它比BNP更容易受到肾脏疾病的影响,显示出的值也会更高。

(4)瓣膜病

当临床上怀疑有中度以上的狭窄或反流,且1年内未做过超声心动图检查,或自上次超声心动图检查后,临床症状有变化或体检结果有明显变化时,应进行术前超声心动图。此外,在建议对瓣膜狭窄或反流进行手术治疗的成年人中,事先对瓣膜疾病进行治疗可以降低围手术期的风险。还应检查抗凝血药物的使用情况。

(5)心律失常

除非心肌梗死或主动脉瓣反流伴有左心室扩大,否则房性期前收缩不需要进行侵入性监测或术前治疗。心房颤动如果不伴有心动过速,一般在临床上是稳定的,除了调整抗凝剂外,不需要任何特殊的术前治疗。然而,应考虑左心房存在血栓的可能性。对于窦性心动过缓患者或严重房室传导阻滞的患者,可能需要进行临时性的起搏治疗或植入起搏器。

(6)有心脏起搏器的患者

心脏起搏器适用于严重的Ⅱ度房室传导阻滞、Ⅲ度房室传导阻滞以及窦性功能障碍综合征的患者。对于起搏器,应了解起搏模式、设置率、磁频率、起搏频率和剩余电池寿命。还应从心电图中监测起搏状态。表5-Ⅲ-8显示了心脏起搏器的起搏模式。

表5-Ⅲ-8　心脏起搏器的起搏模式

第1个字母	第2个字母	第3个字母	第4个字母	第5个字母
刺激部位	感应部位	反应模式	心率反应功能	多部位刺激功能
O:无	O:无	O:无	O:无	O:无
A:心房	A:心房	T:同步	R:有心率反应功能	A:心房
V:心室	V:心室	I:抑制		V:心室
D:A+V	D:A+V	D:T+I		D:A+V

根据国际标准,心脏起搏器的起搏模式由5个字母的代码来表示。前3个字母表示起搏部位、感应部位,以及检测到患者自己的心跳时的反应模式。临床上通常使用的就是3个字母。第4个字母表示心率反应功能,第5个字母表示多部位刺激功能。在使用单极电刀的全麻过程中,如果电磁干扰引起的噪声被误认为是自我心跳,而不在AAI、VVI或DDI下进行起搏,则应将起搏模式改为固定模式,如AOO、VOO或DOO。

如果带有植入式心律转复除颤器(implantable cardioverter defibrillator,ICD)的患者预计在术中使用电刀装置,则应在术前停用除颤功能,以避免因误认而导致不适当的放电。

2. 呼吸系统疾病

把握日常生活的状态和呼吸急促的程度,是衡量呼吸功能的重要指标。呼吸系统疾病会引起呼吸困难,但呼吸困难也可能由循环系统疾病引起,如心力衰竭,因此有必要对它们进行区分。在其他国家,通常使用MRC呼吸困难量表(Medical Research Council Dyspnea Scale)来评估疾病的严重程度。MRC呼吸困难量表在其他国家通常用于评估疾病的严重程度,而且经常被修订,但在日本并不经常使用。

Hugh-Jones分级法(表5-Ⅲ-9)在日本被广泛

使用,但它最初是由 Fletcher 等人制订的,在其他国家一般不使用 Hugh-Jones 分级法这个名称。此外,Hugh-Jones 分级中使用的"距离"应仅被视为一种参考。此外,部分症状的严重性没有得到分级,如气道分泌物的量、是否存在端坐呼吸、呼吸困难的加重和缓解因素以及清晨的头痛(高碳酸血症),这点也应予以重视。

(1)慢性阻塞性肺部疾病

慢性阻塞性肺疾病患者在手术后容易发生肺炎和肺不张,有报道称 1/3 的术后肺炎病例是在以前有慢性阻塞性肺疾病史的患者中发生的。老年人、吸烟指数高、主观症状强烈的呼吸困难、低氧血症、高二氧化碳血症、运动耐力差、1 秒容积低、营养不良(白蛋白低于 35g/dL)的患者应格外注意是否有慢性阻塞性肺部疾病。

(2)支气管哮喘

请注意,慢性鼻炎患者往往有哮喘。如果有支气管哮喘病史,考虑到哮喘状态的调整期,应在手术前至少 2 周进行术前评估。病史应包括患者发作时的情况、诱发发作的因素、有无特异性倾向、治疗药物的使用以及近期有无上呼吸道感染。有严重癫痫发作史的患者,如不能说话或失去意识,特别有风险。除了这些之外,还应该根据实验室检查结果,如动脉血氧饱和度、峰值流速和一秒容积,评估疾病的严重程度和围手术期呼吸道并发症的风险。

表 5-Ⅲ-9　Hugh-Jones 分级法

1 级	能够做到和同龄健康人一样的事情,步行、上下楼梯与健康人无异
2 级	能够和同龄健康人一样步行,但上下坡道、楼梯的能力不如健康人
3 级	即使在平地上也无法和健康人一样行走,但能够按照自己的速度行走 1.6km 以上
4 级	需要时常进行休息才能够走 46m 以上
5 级	说话、换衣服也会导致呼吸困难,因为呼吸困难无法外出

如果在患者身上观察到症状的轻微,虽然无喘息,但被诊断为患有哮喘,应考虑推迟手术。如果可能的话,手术应至少推迟 2 周,因为即使存在上气道感染,气道高反应性也会持续存在。应检查患者是否有口服药物,这些药物的服用应持续到手术前,特别是吸入性药物,甚至在手术当天也应服用。然而,茶碱类药物由于其安全范围很窄,其血药浓度可能因药物相互作用而增加,因此建议避免在手术当天服用茶碱。

鼻赘可以通过目测来确认,鼻赘患者有相当大的可能患有哮喘,鼻赘在阿司匹林哮喘的患者中尤其常见。

3. 肝脏疾病

即使在健康的受试者中,谷丙转氨酶和谷草转氨酶也可能升高,如果它们在正常上限的两倍之内,并且没有发现其他异常,就可以不需要进一步检查。肝病患者的围手术期风险由肝病的严重程度、其相关并发症和手术的侵入性决定。当确认有肝病时,应在明确围手术期风险后确定手术指征。

4. 肾脏疾病

如果明确患者有慢性肾脏疾病,在全身麻醉前应确定疾病的严重程度。对于非透析患者,应检查是否存在异常的液体容量、贫血、出血倾向、高钾血症、低钠血症、代谢性酸中毒、高血压、心力衰竭和感染,必要时应进行透析。由于抗凝药物的残留作用和脱水导致的低血压倾向,应避免在术前 24 小时内进行透析。还应告知患者,即使术前不进行透析,术后由于脱水、疼痛和细胞因子分泌引起的功能恶化,也可能需要进行透析。由于慢性肾脏病可能变成急性病,因此应仔细监测药物的使用,而且造影剂只能以最小剂量使用。

(三)总体评价

美国麻醉医师学会术前状态(American Society of Anesthesiologists physical status,ASA-PS)分级基于从病史中获得的信息、身体检查结果的风险等级及并发症的一般状况进行(表 5-Ⅲ-10),并对运动耐力和手术侵袭进行了全面评估。根据结果,有必要确定是否需要进行额外的或重复的检查、是否应优先考虑系统性治疗或是否应改变手术方法。

众所周知,死亡率往往随着 ASA-PS 分级的上升而增加,但增加的并不只有死亡率。如图 5-Ⅲ-3 所示,在 ASA-PS 分级中,除急诊病例外,危急事件(心搏骤停、严重低血压、严重低体温等)的发生率随着 ASA-PS 等级的上升而增加。

表 5-Ⅲ-10　美国麻醉医师学会术前状态(ASA-PS)分级

ASA-PS 分级	定义	实例	1 万例中的死亡率
ASA Ⅰ	正常健康患者	健康 不吸烟 不饮酒或极少饮酒	0.15
ASA Ⅱ	有轻度全身疾病的患者	吸烟 日常会饮酒 妊娠 肥胖(体重指数 30~40) 控制良好的糖尿病或高血压 轻度肺病	1.15
ASA Ⅲ	有严重全身疾病的患者	控制不佳的糖尿病或高血压 慢性阻塞性肺疾病 极度肥胖(体重指数 ≥ 40) 活动性肝炎 有心脏起搏器植入 射血率中等偏下 正在接受透析的末期肾病 早产儿(孕后 <60 周出生) 超过 3 个月的心肌梗死、脑血管疾病、短暂性脑缺血发作及冠状动脉支架植入术	9.71
ASA Ⅳ	患有危及生命的严重全身疾病的患者	不超过 3 个月的心肌梗死、脑血管疾病、短暂性脑缺血发作及冠状动脉支架植入术 进行性心肌缺血或严重的瓣膜疾病 射血分数极低 败血症 弥散性血管内凝血 急性呼吸窘迫综合征 未进行透析的末期肾病	160.41
ASA Ⅴ	即使不进行手术也已处于濒死状态的患者	腹部或胸部主动脉瘤破裂 大面积外伤 脑梗死后颅内出血 由心脏病或多内脏功能衰竭引起的缺血性肠病	998.02
ASA Ⅵ	器官移植供者		

（ASA website[16]，偶発症例調査 2009-2011[17]）

二、术前管理

(一)术前禁食禁饮

全身麻醉期间因吸入性肺炎引起的严重并发症的发生率并不高。通常认为,这是由于严格执行了禁食禁饮。然而,长时间禁食不仅让患者感到不舒服,而且还会减少体内的液体量,从术后恢复的角度来看,这是不妥当的。此外,即使限制饮食,胃液的基础分泌量实际上是 30~100mL/h,而且唾液也会被吞咽。因此,诱导时胃液的 pH 往往低于 2.5,体积则超过 0.4mL/kg,如果发生误吸,可能会引起严重的肺炎,增加死亡率

健康成年人的胃排空速度是这样的:大部分水在 1 小时内从胃中排出,但 50% 的固体甚至在 2 小时后仍然存在。创伤、疼痛和使用阿片类药物可能延迟胃排空时间。

1. 考虑到 ERAS 的口服营养

ERAS 方案作为手术患者短期恢复的策略一直备受关注。这是由欧洲临床营养与代谢协会制定的一项循证方案,旨在预防围手术期的并发症,

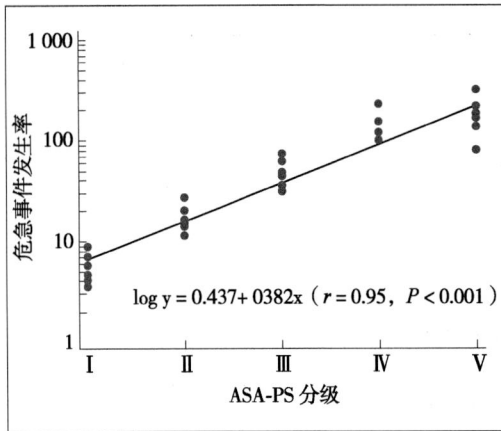

图 5-Ⅲ-3　不同美国麻醉医师学会术前状态（ASA-PS）分级下的危急事件发生率
1 万例中的发生率，将发生率进行对数变换后，发现具有高度相关性。
（津崎，2018[18]）

缩短住院时间，并减少医疗费用。特别是，它的目的是术后镇痛，防止胃肠功能的恶化，以及加强术后恢复，以使患者能够尽早离开病床。为了优化胃肠道功能，应强调口服营养，从术前到术后应尽量减少禁食时间。已有研究表明，在诱导前 2 小时内摄入液体，特别是含有碳水化合物的饮用水，不仅可以改善口渴、饥饿和焦虑，还可以抑制术后胰岛素抵抗和分解代谢。

2. 禁食禁饮时间

表 5-Ⅲ-11 显示了根据《日本麻醉医师协会术前禁食禁饮指南》规定的术前禁饮时间。这里没有给出明确的禁食时间，因为没有足够的证据表明可以摄入固体食物。固体食物中的吐司等清淡饮食，欧洲和美国的指南指出，从进食到麻醉诱导之间至少要有 6 个小时。而油炸食品、油腻食品和肉类，应留有至少 8 小时。

表 5-Ⅲ-11　术前禁饮时间

摄入物	禁饮时间 /h
清水	2
母乳	4
乳制品、牛奶	6

（術前絶飲食ガイドライン[20]）

在限制口服的同时，过去曾使用过术前输液，但最近，许多机构使用口服补液来提供液体和电解质。在一项研究中，比较了在麻醉诱导前接受

1 000mL 输液的小组和在诱导前至少 2 小时接受 1 000mL 口服补液的小组，研究结果显示口服补液组的胃内容积较低。

（二）对常规药物的应对

随着人口的老龄化，服用常规药物的患者数量正在增加。这些药物很多都要持续到手术当天，因为它们对手术和麻醉的影响，有些药物可能需要在手术前停用，有些则可能需要进行替代治疗。

1. 抗高血压药物

（1）血管紧张素转换酶（ACE）抑制剂和血管紧张素Ⅱ受体阻断剂（ARB）

在全身麻醉期间，肾素 - 血管紧张素系统的激活通常作为交感神经系统被抑制情况下的一种补偿机制参与血压的维持。然而，术前使用 ACE 抑制剂或 ARB 会抑制肾素 - 血管紧张素系统的激活，使代偿机制不起作用，可能出现严重的低血压。

（2）利尿剂

作为降压药使用的利尿剂包括袢利尿剂、噻嗪类利尿剂和保钾利尿剂。目前没有证据表明它们在麻醉期间引起严重的低血压，而且许多药物建议直到手术当天都继续使用。然而，利尿剂可能引起低钾血症和代谢性碱中毒。

（3）β 受体阻滞剂

突然停用 β 受体阻滞剂可能会增加交感神经的兴奋性，引起反跳性高血压。已经在服用 β 受体阻滞剂治疗高血压或心动过速的患者在围手术期不应停药，但应与少量水一起服用，直到手术当天的早晨。

2. 抗血栓药物

在对服用抗血小板药物或抗凝剂的患者进行手术时，应将术中出血的风险与停药后的血栓栓塞风险进行比较，决定是继续服用抗血栓药物还是暂停服用，以及暂停多长时间。停药时间由每种药物的作用机制和作用时间决定。不适当的停药期不仅会增加术中出血的风险，而且还会增加血栓栓塞的风险，因为术后出血会延迟恢复抗血栓治疗的时间。

尽管小手术不需要停用抗血栓药物，但由于从鼻腔到咽部的止血较困难，原则上应避免经鼻气管插管。

（1）抗血小板药物

有两种类型的抗血小板药物：一种是影响血小板活化扩增的药物，另一种是通过抑制血小板聚集的药物。前者通常指的是阿司匹林，在停药 3 天

后,正常的血小板计数变为 50 000~100 000/μL,止血成为可能。然而,对于大型手术,《心血管疾病抗凝和抗血小板治疗指南(2009 年修订版)》建议在手术前 7~14 天停用。

(2)抗凝血剂

凝血酶原时间(PT)受外源性凝血因子的影响。在这些因子中,因子Ⅶ的半衰期最短(几小时),而且 PT 对因子Ⅶ的敏感性很高。长期服用华法林后,因子Ⅶ活性迅速恢复,PT-INR 下降并接近参考值,但因子Ⅱ和 X 的活性恢复缓慢,因此止血功能可能无法恢复。

因此,如果有必要暂停华法林,应在手术前 3~5 天就进行。

新型口服抗凝剂(NOAC)/直接口服抗凝剂(DOAC)具有与华法林不同的作用机制。目前,有 4 种 NOAC:达比加群,一种直接凝血酶抑制剂;利伐沙班,一种直接激活的 X 因子抑制剂;阿哌沙班;以及埃多沙班。出血风险较高时,建议达比加群的术前停药期为 1~4 天,利伐沙班为 24 小时,阿比沙班为 24~48 小时。

3. 降糖药物

有许多类型的降糖药,包括胰高血糖素样肽 -1(glucagon-like peptide-1,GLP-1)受体激动剂、磺酰脲类、双胍类、α- 葡萄糖苷酶抑制剂、速效胰岛素分泌剂、二肽肽酶 -4(dipeptidyl peptidase-4,DPP-4)抑制剂和噻唑烷二酮类。有许多类型的药物,其作用机制因药物不同而不同。2015 年,大不列颠及爱尔兰麻醉医师协会(Association of Anaesthetists of Great Britain and Ireland,AAGBI)在其《糖尿病患者围手术期管理指南》中总结了每种药物的副作用和围手术期的停药时间。根据这一指南,AAGBI 建议在禁食当天停用降糖药物,而以前的做法是在手术前一天或前几天停用,噻唑烷二酮类药物则可以在手术当天服用。另一方面,在日本报道过由双胍类药物引起的乳酸中毒,许多机构在手术前后两天暂停使用该药物。

4. 肾上腺皮质类固醇

原则上,口服或吸入的肾上腺皮质激素应服用至手术当天。长期使用类固醇可能会引起急性肾上腺功能不全,因为即使在强烈的应激下,如手术入侵,内源性类固醇激素也不会增加。

为了避免这种情况,采用了所谓的类固醇覆盖,即在围手术期除常规剂量外,还给予肾上腺皮质类固醇(见表 6-Ⅳ-5),但这种方法没有明确的证据支持。

5. 女性激素制剂

女性激素制剂包括卵泡激素(雌激素)制剂、黄体生成素(孕激素)制剂和卵泡 / 孕激素复合制剂。由于雌激素促进肝脏中血液凝固因子的合成,其会带来一个严重的副作用即血栓形成。由于这个原因,一些雌性激素产品在手术前禁忌使用。

特别是,低剂量口服避孕药含有炔雌醇,这是一种合成的雌激素形式,比联合雌激素具有更强的激素活性。此外,口服避孕药中的孕激素会导致低密度脂蛋白胆固醇升高和葡萄糖代谢异常,这可能导致动脉硬化。因此,与用于激素替代治疗的激素产品相比,低剂量口服避孕药与动静脉血栓形成的风险更高。此外,健康妇女也会小剂量口服避孕药以用于避孕和月经不调,围手术期的停药时间为术前 4 周和术后 2 周。

6. 保健品

近年来,服用保健品的人数迅速增加,但许多保健品含有草药,使用大蒜、银杏叶提取物和人参时应注意,因为它们影响血液凝固。此外,一些补剂可能有镇静作用,这些补剂可能具有促进新陈代谢和减少麻醉药用量的作用。无论如何,保健品的作用机制和药代动力学仍不清楚,很难确定术前暂停的时间,但术前暂停 1~2 周是合适的。

(三)戒烟指导

根据日本麻醉学会 2015 年编写的《围手术期戒烟指南》,与不吸烟者相比,吸烟者不仅可能增加呼吸系统的并发症,还可能增加循环系统、感染和其他并发症,并且死亡率更高。还有报道称,在头颈部癌症患者中,持续吸烟会降低放射治疗的效果,导致生存率降低。然而,吸烟者往往对吸烟有依赖性,他们很难靠自己的意志克服吸烟。所有参与围手术期的人都应配合戒烟,必要时应考虑提供咨询和使用戒烟辅助药物。

1. 术前戒烟的效果

尼古丁和一氧化碳的半衰期分别约为 1 小时和 4 小时,戒烟后氧供需平衡在短时间内会得到改善。换句话说,戒烟几小时到几天就有减少心肌缺血风险的好处,应随时鼓励吸烟者戒烟。然而,戒烟期长一些会更理想,在戒烟后 3 周,愈合失败的情况明显减少,在戒烟后 4 周或更长时间,术后呼吸道并发症的发生率也有所下降。虽然 4 周或更长时间的戒烟期是比较理想的,但《围手术期戒烟指南》建议,不必为延长戒烟期而推迟手术。

2. 咨询和戒烟辅助药物

对于尼古丁依赖的患者,咨询和使用戒烟辅助药物已被证明可以显著提高围手术期的戒烟率。戒烟辅助药物包括尼古丁贴片和尼古丁口香糖,其目的是通过使身体持续摄入少量尼古丁来缓解尼古丁戒断症状。然而,缺血性心脏病患者在手术当天应避免使用尼古丁贴片和尼古丁口香糖,因为有报道称使用尼古丁贴片会使气管插管后的心率显著升高。

(四)向患者解释并获得知情同意书

向患者和家属解释麻醉方法,并确认他们对风险和预后的理解,使医方和患方有共同的认识。同时,与患者和家属进行良好的沟通,以获得他们的信任。

(五)麻醉前预处理

预处理是指在麻醉前给药,以防止与麻醉药和手术操作有关的副作用和并发症,并确保麻醉的顺利进行。预处理的目的是减少手术前的焦虑,抑制唾液和气道的分泌,提供镇痛,并抑制胃酸分泌。目前,许多机构并不进行预处理。

1. 镇静药物

苯二氮䓬类药物,如咪达唑仑和地西泮,是为了减少对手术的焦虑而使用的。但最近,由于用后患者无法走入手术室,辨认患者也会变得困难,所以使用的频率较低。

2. 抗胆碱能药物

抗胆碱能药物被用来抑制唾液和气道分泌物。抗胆碱能药物也曾被用来抑制迷走神经反射,但这意义不大,现在也不常使用。

3. H_2 受体拮抗剂

用于通过抑制胃酸分泌来预防吸入性肺炎。雷尼替丁、西咪替丁和法莫替丁都可以使用,但没有证据表明使用它们可以减少吸入性肺炎的发病率。

4. 镇痛药

对有术前疼痛的患者是有效的。一般使用阿片类药物或喷他佐辛,一种麻药类拮抗性镇痛药。

Ⅳ 吸入麻醉

一、吸入性麻醉药的概述

吸入性麻醉药是气态麻醉药,通过呼吸吸收并通过肺部排出。它们大致分为气体麻醉药和挥发性麻醉药,前者在室温下为气体,后者在室温下为液体,使用时挥发。氧化亚氮是在日本使用的一种代表性的气态麻醉药。挥发性麻醉药有七氟烷和异氟烷,还有于2011年上市的地氟烷。这些是卤化吸入性麻醉药,其结构中含有卤素元素。卤素元素的加入使它们成为非易燃物。如今已经有许多吸入性麻醉药得到开发和使用,但由于易燃性和对器官造成的损伤,许多吸入性麻醉药已被停止使用。氧化亚氮具有温室效应、体腔膨胀效应的危害和对造血功能的影响,因此其使用也在减少。而氟烷由于其肝脏损害等副作用,使用也在减少。

对理想的吸入性麻醉药的要求如下:首先,它应该有足够的麻醉作用,麻醉深度可以根据其浓度来估计;它可以迅速分布到作用部位,浓度也可以迅速下降;对气道的刺激性小;不易燃或阻燃;在体内不被代谢;对循环系统的影响小;没有副作用,包括恶性高热;不污染环境。除了无害之外,预计未来还将有保护器官的作用。此外,它还有肌肉松弛和支气管扩张的作用,尽管这些不一定是优势。

二、吸入性麻醉药的输送和分布

吸入性麻醉药首先进入麻醉回路,然后通过口腔或鼻腔吸入,在气管导管内伴随空气被吸入肺泡。到达肺泡的吸入性麻醉药通过弥散作用,溶解到流经毛细血管的血液中,并从肺静脉通过左心房和左心室输送到全身。一部分吸入的麻醉药被带到全身的组织中,留在血液中并返回肺泡,但有一部分被转移到组织中。吸入性麻醉药在组织中的分压随之增加,与吸入性麻醉药在肺泡中的浓度(分压)相等。

吸入性麻醉药的作用于中枢神经系统(大脑和脊髓)。大脑的重量只占体重的2%左右(成人为 1 200~1 400g),但静止时耗氧量占总量的20%左右,脑血流量为 60mL/(100g·min),高于其他组织。因此,吸入性麻醉药在脑组织中的浓度迅速增加。麻醉效果取决于吸入性麻醉药在作用部位的浓度。如果停止向麻醉回路使用吸入性麻醉药,它就会通过血液从脑组织返回到肺泡,并通过扩散作用作为呼出的空气排出体外。

(一)吸入性麻醉药的摄入

目前使用的大多数吸入性麻醉药都是无活性

的,在体内不会被代谢。根据其物理化学特性,它们通过弥散和溶解被输送到体内,也会被排出体外。吸入性麻醉药在血液中的溶解量因麻醉药的种类不同而不同。当含有吸入性麻醉药的气相与血液平衡时,气相中吸入性麻醉药浓度与血液中吸入性麻醉药浓度的比率称为血/气分配系数。这个值越高,吸入性麻醉药在血液中溶解得越多。

在气相中,如呼吸道和肺泡,吸入性麻醉药浓度可以用分压来代替。然而,在血液和组织中,吸入性药物浓度按各自的分布系数比例被吸收,最后达到平衡。因此,每个组织会有不同的分子密度。

1. 第一阶段:与吸入的空气混合

氧化亚氮由连接到麻醉机的钢瓶或管道直接供应,并通过用流量计调节流速来向麻醉回路施放。挥发性麻醉药在蒸发器中挥发到一个设定的浓度,并被注入麻醉回路。麻醉回路中吸入性麻醉药浓度取决于每小时的给药量和麻醉回路的容量。换句话说,即使吸入性麻醉药浓度不变,如果流速高,吸入性麻醉药浓度也会迅速增加。如果麻醉回路的容积很大,吸入性麻醉药浓度的增加缓慢的,给药的吸入性麻醉药的浓度和麻醉回路中的浓度需要时间来达到平衡。

2. 第二阶段:与肺泡空气混合

麻醉回路中吸入性麻醉药作为吸入气体通过气道,到达肺泡。在这里,吸入性麻醉药通过弥散迅速进入血液。由此,肺泡中的吸入性麻醉药浓度(F_A)会比吸入气体中的吸入性麻醉药浓度(F_I)低,血液中的吸入性麻醉药浓度上升,与肺泡中的吸入性麻醉药浓度达到平衡,F_A 和 F_I 会达到相等。F_A/F_I 的增加越快,可以预期麻醉效果的发生就越快。

3. 第三阶段:吸收入血

从肺泡到血液的转移取决于吸入性麻醉药溶入血液的难易程度(血/气分配系数)和心输出量。换句话说,如果血/气分配系数或心输出量大,F_A 的上升就会延迟。因此,麻醉诱导也会延迟。

由于吸入性麻醉药根据浓度(分压)梯度从高到低移动,增加进入麻醉回路的 F_I 可以增加 F_A。因此,吸入性麻醉药在血液中的浓度增加,吸入性麻醉药在中枢神经系统(作用部位)的浓度也增加。由于脑血流量大于其他组织的血流量,因此,即使停止使用吸入性麻醉药或降低其浓度,麻醉药也会根据浓度(分压)梯度从高到低移动,达到平衡状态。如果 F_A 保持在一个恒定的水平,那么作为作用部位的中枢神经系统(大脑和脊髓)中的麻醉药分压也会保持在一个恒定的水平。当通气血流比维持在一定程度时,用 F_A 作为评价麻醉深度的指标是很有用的。

吸入性麻醉药的血/气分配系数越大,必须转移更多的麻醉药分子才能平衡到相同的分压。因此,如果每小时吸入性麻醉药摄入量不变,血/气分配系数大的麻醉药需要更长的时间(图5-Ⅳ-1)。

(二)吸入性麻醉药在体内的分布情况

被肺泡吸入血液的麻醉药通过脉搏进入体循环,并被输送到全身组织。每个组织吸收的吸入性麻醉药的量取决于血流速度、吸入性麻醉药溶入组织的难易程度(组织/血液分配系数)以及吸入性麻醉药的分压差。

(1)组织中的血流速度越快,吸入性麻醉药就越多,达到平衡的速度就越快。

(2)组织/气体分配系数越小,转移到组织的麻醉药分子越少,达到平衡的速度越快。

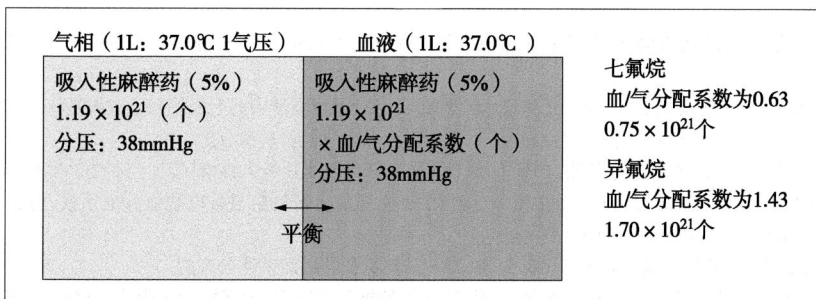

气相(1L:37.0℃ 1气压)	血液(1L:37.0℃)	
吸入性麻醉药(5%) 1.19×10^{21}(个) 分压:38mmHg	吸入性麻醉药(5%) 1.19×10^{21} ×血/气分配系数(个) 分压:38mmHg	七氟烷 血/气分配系数为0.63 0.75×10^{21}个 异氟烷 血/气分配系数为1.43 1.70×10^{21}个

平衡

图 5-Ⅳ-1 吸入性麻醉药的分子数
通常将吸入性麻醉药视为理想气体。因此,在 0℃、1个大气压下,1mol 气体(6.02×10^{23} 个分子)的体积为 22.4L,37℃、1个大气压下为 25.4L。也就是说,1L 中的分子数为 23.7×10^{21}。如果吸入性麻醉药浓度为 5%,则分子数为 1.19×10^{21} 个。此时的分压为 38mmHg。

(3) 吸入性麻醉药持续被组织吸收,直到吸入性麻醉药在组织和血液中的分压差消失,达到平衡。

如果血流量低,组织/气体分配系数高,吸入性麻醉药将需要时间来迁移并达到平衡(图5-Ⅳ-2)。

三、影响麻醉药诱导的因素

尽管每种麻醉药的麻醉作用强度对吸入性麻醉药的作用很重要,但在敏感性方面存在个体差异。此外,敏感性因年龄和种族而异。与诱导有关的因素,如吸入性麻醉药的特性,包括要使用的吸入性麻醉药的浓度和组合以及它们在血液和组织中溶解的难易程度。影响诱导的其他因素包括体型和体位,当然,每种麻醉药的气道刺激性也是使用吸入性麻醉药诱导时的主要因素(图5-Ⅳ-1,图5-Ⅳ-2)。

(一)麻醉效果的强度

最小肺泡浓度(MAC)经常被用作衡量麻醉强度的指标,因为每种麻醉药的效果不同。这指的是对人或动物施加痛觉刺激时,50%的个体没有观察到身体移动的肺泡中吸入性麻醉药的浓度(%),这个数值越小,麻醉效果越强。在气管插管的痛觉反应中,50%的受试者没有身体运动或咳嗽反射时,肺泡中吸入性麻醉药的浓度被称为MAC_{EI}(MAC endotracheal intubation)。MAC_{BAR}(MAC blockade of adrenergic response)则是指50%的人在对痛觉作出反应时,不会因交感神经反射而出现15%或更大的血压和心率上升的浓度。

单纯用吸入麻醉诱导麻醉需要1.5~2个MAC,因此诱导所需的时间也是吸入麻醉药浓度在效应器(即大脑)中上升到该水平所需的时间。

(二)吸入麻醉药的浓度

1. 浓度效应(图5-Ⅳ-3)

吸入性麻醉药浓度(F_I)越高,肺泡麻醉药浓度(F_A)上升越快,F_A/F_I增加至1的时间越短。这种现象对于高浓度使用的吸入性麻醉药更为明显。

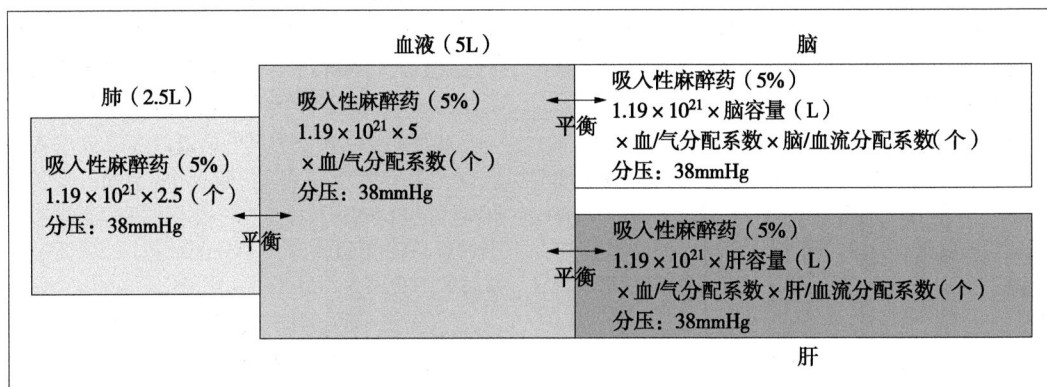

图 5-Ⅳ-2 体内吸入性麻醉药的分子数

血流量大的器官包括大脑、肝脏和肾脏。为了更简要地进行介绍,此处略去体积比大脑和肝脏小的肾脏,以及其他血流量较少的器官。

假设功能残气量为2L(呼气前容积和残气量各为1L),每次吸气量为0.5L,那么静止吸气时的肺活量为2.5L。循环血量假定为5L。

在这些条件下,吸入5%的七氟烷,当肺、血、肝和脑达到平衡时,每个器官血液中的七氟烷分子数将是$0.75 \times 10^{21} \times$ 器官血容量(L)。在5%的异氟烷下,异氟烷分子的总数将是$1.70 \times 10^{21} \times$ 器官中的血容量(L)。

考虑到诱导所需的吸入性麻醉药的分子数,如果在缓慢诱导过程中需要让吸入性麻醉药上升到2MAC,那么七氟烷的目标温度为3.42%,异氟烷为2.3%。在每个浓度下,脑组织中七氟烷分子的数量乘以脑血分配系数,得到$0.87 \times 10^{21} \times$ 脑容量。使用异氟烷时,这个数字是2.03×10^{21}。

由于在体内弥散的条件相同,异氟醚需要更多的分子,因此需要更长的时间来诱导麻醉。

由于挥发性麻醉药的饱和蒸汽压低于氧化亚氮,即使在20℃的饱和状态下,七氟醚的上限为20.6%,异氟醚为31.3%。在实际广泛使用的汽化器中,七氟烷和异氟烷的供应浓度可分别达到8%和5%)。

此外,七氟烷由于对气道的刺激性小,可以从一开始就以高浓度给药,而异氟烷对气道的刺激性大,需要逐渐增加吸入的浓度。这个因素的作用方向是进一步减缓异氟醚的诱导。

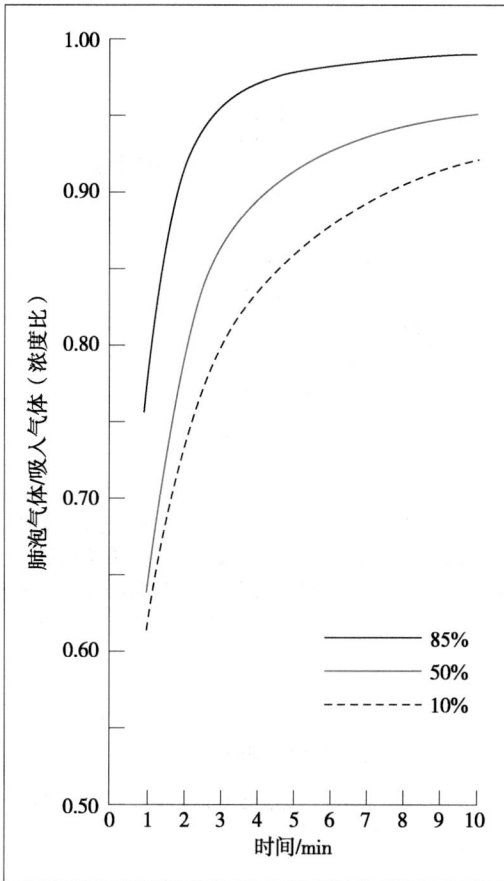

图 5-Ⅳ-3 浓度效应
吸入性麻醉药浓度(%)(F_I)会影响呼气末肺泡浓度(F_E)的
上升。
(Eger, 1963[1])

2. 第二气体效应(图 5-Ⅳ-4,图 5-Ⅳ-5)

当高浓度的吸入性麻醉药(第一气体)与另一种吸入性麻醉药(第二气体)联合使用时,第一气体首先在血液中溶解,支气管对这种减少进行补偿,导致第二气体在肺泡中的扩散性增加。当氧气作为第二气体时,这种效应也是有效的。换句话说,当高浓度的氧化亚氮和约 20% 的氧气一起使用时,肺泡中的氧气浓度会增加。

(三)肺泡通气量(图 5-Ⅳ-6)

由于吸入性麻醉药在肺泡中被转移到血液中,其在肺泡中的浓度比吸入性麻醉药低。增加肺泡通气量会增加吸入性麻醉药的流入,肺中吸入性麻醉药的浓度(F_A)与吸入空气中吸入性麻醉药的水平(F_I)之比(F_A/F_I)迅速接近 1,导致麻醉诱导的速度加快。

(四)功能性残气量

吸入性麻醉药被残留在肺部的气体稀释了。换句话说,功能残气量越大,稀释率越大,肺泡内吸入性麻醉药(F_A)的增加速度越慢,诱导时间越长。功能性剩余空气量取决于体型和体位。

(五)血/气分配系数(图 5-Ⅳ-7)

血/气分配系数的数值越大,代表与平衡状态下气相中的吸入性麻醉药相比,血液中的麻醉药分子数量越多,即吸入性麻醉药溶入血液的程度越大。此外,系数越大,意味着大量吸入性麻醉药必须溶解到血液中,以使吸入性麻醉药在血液中的分压与吸入性麻醉药在肺泡中的分压达到平衡,这就推迟了诱导。

(六)通气/血流比

如果通气量与流向肺泡的血量相比很低,吸入性麻醉药向血液的转移就会受到限制,即使吸入的麻醉药的呼气末分压很高,血液中吸入性麻醉药分压也很低。因此,诱导的时间被推迟了。对于血气分配系数小的吸入性麻醉药,这种影响更为明显。

(七)组织/血液分配系数

组织/血液分配系数是指在含有吸入性麻醉药的组织和血液之间建立平衡时,组织中吸入性麻醉药浓度与血液中吸入性麻醉药浓度的比值,其数值因组织不同而不同。这个值越大,在达到平衡之前,越多的吸入性麻醉药被转移到组织中。因此,必须使用大量的吸入性麻醉药,而且也需要一定时间才能起效。

组织中吸入性麻醉药的浓度也与吸入性麻醉药处于平衡状态,所以组织/气体分配系数要小。

(八)心输出量(图 5-Ⅳ-8)

正常情况下,心输出量等于肺血流量。当心输出量增加时,肺部血流也会增加,这会带走肺泡中的吸入性麻醉药,使肺泡中的 F_A 难以增加。由于交感神经系统的过度活跃和副交感神经系统的抑制,心率和血压会增加,当心输出量增加时,麻醉诱导需要更长的时间。相反,在休克状态下,心输出量降低,肺泡中的 F_A 趋于增加,如果通气血流比维持在接近正常水平,则血液中的吸入性麻醉药分压更高。此外,由于外周循环的减少,流向中枢(大脑)的血流比例相对增加,诱导变得更加迅速。由于此时冠状动脉血流也得到了维持,吸入性麻醉药的心脏抑制作用更强。

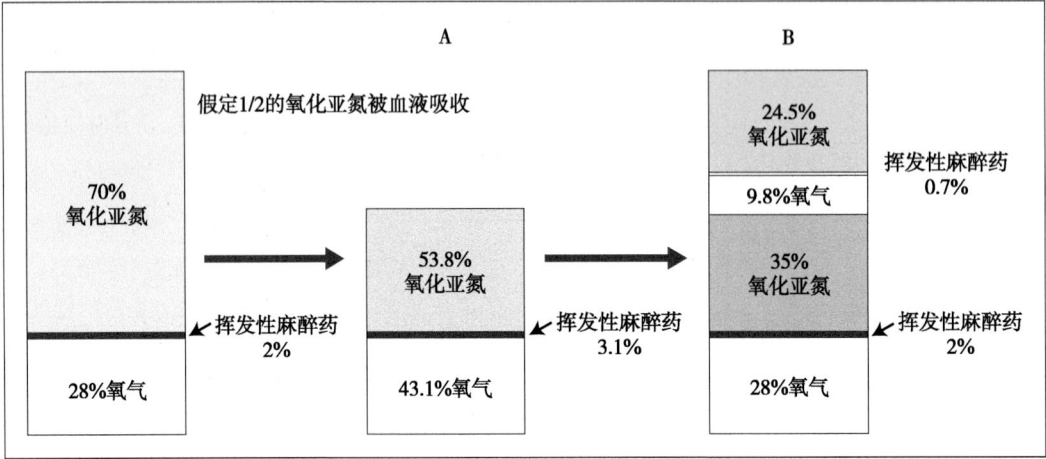

图 5-IV-4　二次气体效应和浓度效应

氧化亚氮(第一气体)在肺泡被吸收后,为了对肺泡进行补偿,会有吸入气体进入。1/2(相当于 35%)的氧化亚氮被吸收后(A),会有 0.7% 的挥发性气体(第二气体)进入肺泡,肺泡内浓度上升到 2.7%(第二气体效应)(B)。肺泡内氧化亚氮分压一度降低,但在吸入气体的补偿之下重新上升,大量氧化亚氮进入血液,血液中的浓度上升(浓度效应)。在氧化亚氮浓度高时,这种效应尤为明显。

(Stoelting et al, 1970[2])

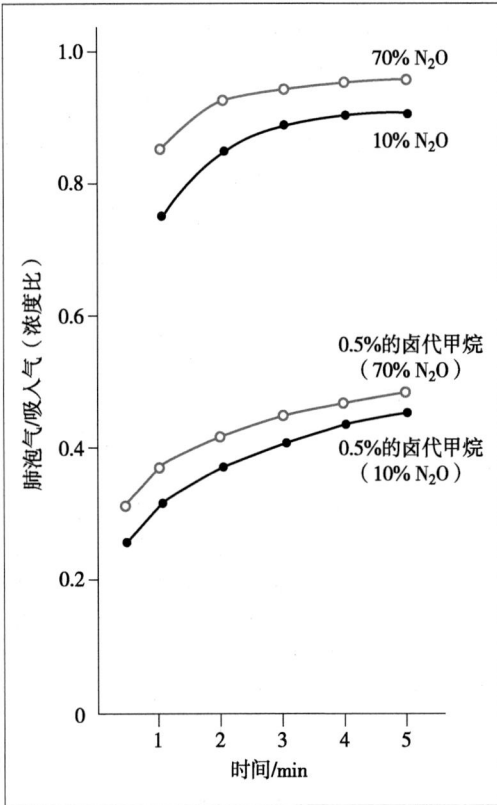

图 5-IV-5　浓度效果与第二气体效果

(Epstein et al, 1964[3])

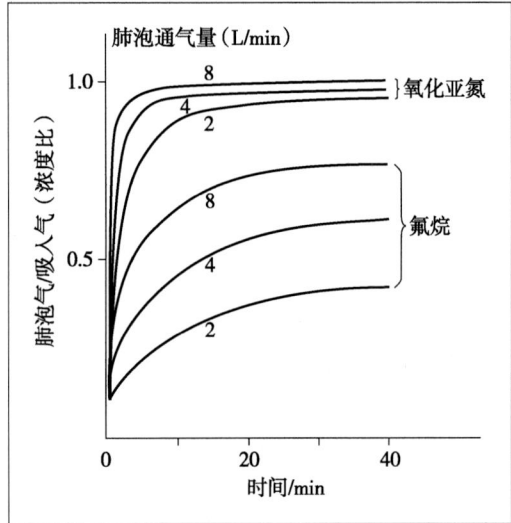

图 5-IV-6　肺泡通气量对麻醉气体吸收的影响

如果心输出率不变,通气量增加能够促进肺泡内麻醉药的浓度上升。这一效应在血液中溶解度高的麻醉药中尤为显著,血液中溶解度较低的麻醉药则不甚明显。

(Eger, 1974[4])

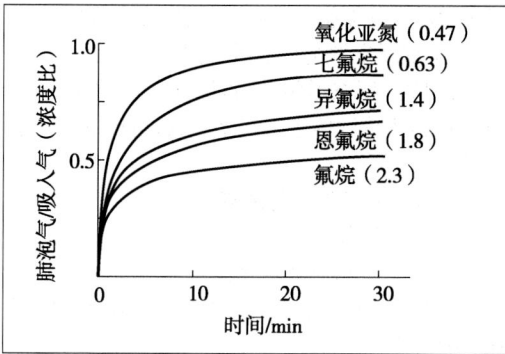

图 5-Ⅳ-7　血/气分配系数与诱导时间
血/气分配系数与肺泡内气体浓度接近吸入气体浓度的时间有关(也就是与麻醉诱导时间有关)。

(Eger, 1974[4])

(九) 气道刺激

氧化亚氮是一种气体麻醉药,几乎没有气味,也没有气道刺激性。在目前使用的挥发性麻醉药中,刺激性从小到大依次为七氟烷<氟烷<异氟烷=地氟烷。七氟烷可以从一开始就以高浓度给药,加上其较小的血/气分配系数,可以实现快速诱导。

(十) 在体内的分布(图5-Ⅳ-9)

为了使吸入性麻醉药发挥作用,应提高其在作用部位的浓度。因此,吸入性麻醉药在灌注组织的血液中的分压必须高于组织中的麻醉药分压。然而,如果吸入性麻醉药在作用部位以外的组织中发生迅速而明显的转运,吸入性麻醉药在血液中的分压增长过程就会很困难,诱导时间就会延长。此

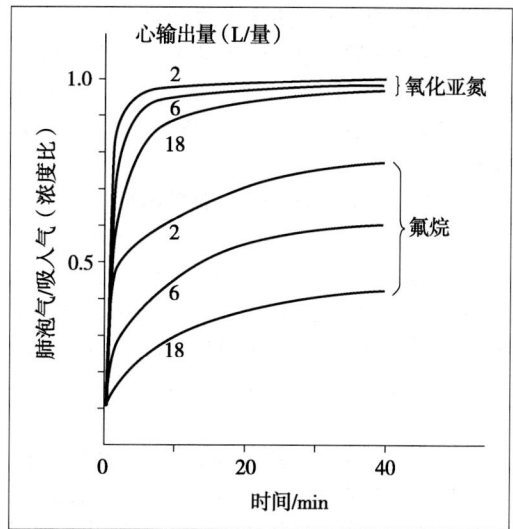

图 5-Ⅳ-8　心输出量对麻醉气体吸收的影响
心输出量增加,会加速血液中麻醉药的吸收,并抑制肺泡内的麻醉药浓度(分压)上升,麻醉诱导会被推迟。

(Eger, 1974[4])

外,灌注组织的血液量也受到影响。

1. 血流丰富的组织:大脑、心脏、肾脏、肝脏和内分泌腺

这些组织的总重量约为体重的10%,但血流速度却高达心输出量的75%。由于组织/血液分配系数小于肌肉和脂肪的分配系数,吸入性麻醉药迅速转运并增加浓度(分压)。吸入的麻醉药在10分钟内达到90%的平衡状态。

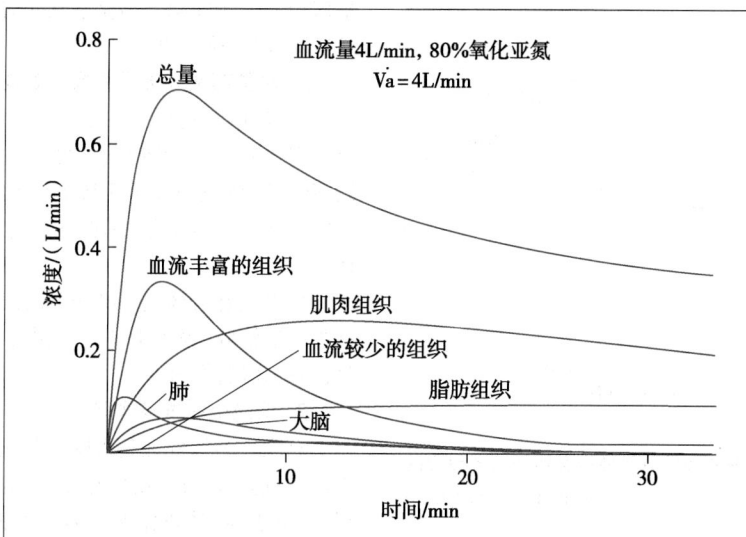

图 5-Ⅳ-9　各组织麻醉药吸收随时间的变化(氧化亚氮)

(Pappeer et al, 1963[6])

2. 以肌肉为中心的组织：肌肉、皮肤

肌肉和皮肤的总组织重量约占体重的50%，但血流速度仅占心输出量的20%左右。吸入性麻醉药需要2~4小时才能输送到肌肉组织中并达到平衡。

3. 以脂肪为中心的组织：脂肪组织

在健康成年人中，脂肪组织的总组织重量约占体重的20%，而血流量占心输出量的6%。然而，吸入性麻醉药的组织/血液分配系数明显大于其他组织的分配系数。正因为如此，吸入性麻醉药的分压需要时间来上升，24小时以上才能达到平衡。

4. 血流较少的组织：韧带、肌腱、骨骼和软骨

尽管这些组织的总重量约占体重的20%，但由于血流较少，它们对麻醉药的吸收几乎没有影响。

四、对生理功能的影响

(一) 对中枢神经系统的影响

1. 脑血流量（图5-IV-10）

尽管吸入性麻醉药之间存在差异，但吸入性麻醉药通过扩张脑血管，以剂量依赖的方式增加脑血流量，提高颅内压。因此，脑血流对血压变化的自动调节能力也被抑制。在新陈代谢方面，它也减少了脑部耗氧量。

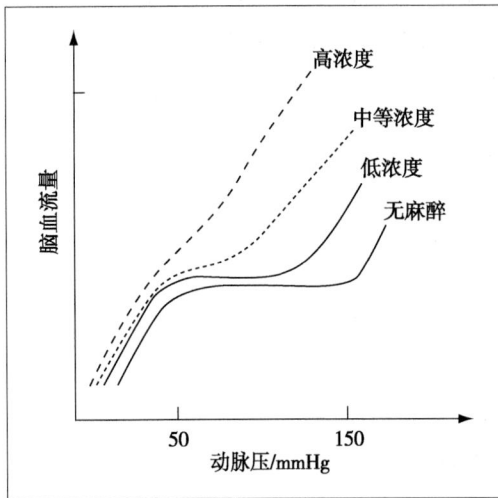

图 5-IV-10　挥发性麻醉药对脑血流量自动调节能力的影响　(Drumond et al, 1994[7])

2. 脑电图

吸入的麻醉药会引起剂量依赖性的脑电图减慢并增加其振幅。当吸入性麻醉药的浓度增加时，会出现爆发抑制脑电图，它由一组慢波和一个平坦的低振幅波形组成，每隔几秒钟重复一次。随着麻醉药浓度的进一步增加，脑电图的波形会变平。

(二) 对循环系统的影响

1. 心肌抑制

虽然个别药物之间存在差异，但挥发性麻醉药会以剂量依赖性的方式抑制心肌收缩力，减少单次心输出量。

当伴有心率增加时，心输出量的减少只是轻微的。

2. 血管扩张作用

虽然不同药物之间存在差异，但挥发性麻醉药都有外周血管扩张作用。

3. 致心律失常效应

心肌对儿茶酚胺致心律失常作用的敏感性被挥发性麻醉药提高。

4. 预处理效果

七氟醚有心肌缺血预处理的作用，从而可以减少梗死区的面积。这种器官保护作用也见于异氟烷和地氟烷，并可能影响长期预后。事实上，有报道称七氟醚和地氟醚与布洛芬相比，心脏麻醉病例的1年死亡率明显较低。

(三) 对呼吸系统的影响

1. 对呼吸中枢的抑制作用

挥发性麻醉药作用于延髓的呼吸中枢，以剂量依赖的方式抑制外周化学感受器对二氧化碳的通气反应和对缺氧的通气反应。

2. 对肺部和呼吸道肌肉的影响

挥发性麻醉药有很强的支气管扩张作用，有时被用于治疗支气管哮喘。另一方面，它们抑制了缺氧性肺血管收缩，并可能导致低氧血症。此外，挥发性麻醉药具有肌肉松弛作用，会抑制呼吸肌和横膈膜。

挥发性麻醉药通过抑制黏膜线粒体的运动而减少气道清除，吸入干燥气体、高氧浓度和正压通气也有相似的作用。

3. 肺泡中的抗炎作用

有人认为挥发性吸入麻醉药（七氟烷）有抗炎作用。过去，静脉麻醉常被用于肺部疾病患者，但现在，由于预期挥发性吸入麻醉药的抗炎作用，挥发性吸入麻醉药（主要是七氟烷），正被越来越多地使用。

4. 抑制缺氧性肺血管收缩

缺氧性肺血管收缩是抑制低氧血症加重的一种生理反应。这减少了流向氧合效率低的肺泡的血流量，从而减少分流并抑制低氧血症的加重。然而，挥发性吸入麻醉药如异氟烷和七氟烷可抑制缺氧性肺血管收缩。

（四）对肝脏的影响

挥发性麻醉药会减少肝脏血流量，尽管每种药物减少的程度不同。氟烷会产生轻度的肝脏损害，酶的诱导反应发生在无氧代谢过程早期。这种风险随着肥胖和衰老而增加。有氧代谢还产生三氟乙酸，引发免疫反应，导致严重的肝损伤。

异氟烷和其他药物也会通过代谢产生少量的三氟乙酸。一旦因服用氟烷对三氟乙酸过敏，异氟烷也可能导致严重的肝脏损害。

（五）对肾脏的影响

挥发性麻醉药通过循环抑制和增加肾血管阻力来降低血压，从而减少肾血流量、肾小球负荷和尿量。吸入性麻醉药本身对肾脏损害不大，但卤代挥发性麻醉药有代谢产生的无机氟的肾脏毒性。

甲氧氟烷的代谢率很高，会产生大量的无机氟，导致肾功能不全，因此目前不使用。

七氟烷在麻醉回路中与钠石灰反应，产生化合物 A（氟甲基 -2,2 二氟 -1- 乙烯基醚），与甲氧基氟烷一样，人们担心因产生无机氟而造成损害，但实际上，如果麻醉回路流速保持在 2L/min 以上，就不会出现这一问题。

五、麻醉药的排泄和苏醒

停止使用吸入性麻醉药时，它们会根据其理化特性通过弥散排泄，过程与诱导过程相反。如果吸入的麻醉药浓度在大脑（作用部位）中下降到一定水平以下，患者就会苏醒。

（一）从肺部排泄

吸入的麻醉药浓度变为零时，肺泡中吸入性麻醉药浓度下降，血液中吸入性麻醉药分压增高，因此吸入的麻醉药从血液中扩散到肺泡中。当血 / 气分配系数较小时，这种转运速度更快，麻醉药在停止给药后迅速进入肺泡。增加肺泡通气量可以加速吸入性麻醉药从肺泡中排出，从而加速唤醒。然而，血 / 气分配系数较大的麻醉药，从血液到肺泡的转移速度减慢，肺泡通气量的过度增加会降低血液中的二氧化碳分压，减少脑血流量，延迟吸入麻醉药从大脑（作用部位）中离开，因而会延迟

苏醒。

在血流丰富的组织中，组织 / 血液分配系数较小，吸入性麻醉药排泄十分迅速，但脂肪等组织中的组织 / 血液分配系数较大，排泄就需要一定时间。因此，当吸入麻醉药在脂肪中的积累量很大时，如长期麻醉的情况下，吸入性麻醉药在血液中的浓度降低需要时间，从而导致苏醒延迟。

（二）体内代谢

吸入性麻醉药主要从肺部排泄，但一些挥发性麻醉药在肝细胞的微粒体中通过 P-450 进行代谢。代谢物主要通过尿液排泄，但代谢率随每种麻醉药的不同而不同。

目前使用的七氟烷和异氟烷代谢的无机氟不会在血液中达到造成损害的水平。然而，对于体内代谢率很高的氟烷，在无氧条件下产生的自由基会增加脂质过氧化，导致肝细胞损伤。肝细胞损伤的风险随着年龄和身体质量指数的增加而增加，儿童肝细胞损伤的风险较低，因为他们的代谢酶较少。

（三）肾脏排泄

吸入性麻醉药的非挥发性代谢物会从体内排出。吸入性麻醉药也会转移到水相中，尽管数量很少。溶解在尿液中的吸入性麻醉药也会被排出体外。

六、麻醉深度

全身麻醉需要通过麻醉药来提供镇静和镇痛作用，并达到手术所需的静止状态。此外，全身的状态，即呼吸、循环和新陈代谢，必须得到适当控制。合理应用麻醉药可以产生适当的麻醉效果，但过量的麻醉药可能有害。根据手术操作，达到适当的麻醉深度，这点十分重要。

（一）Guedel 麻醉深度表（表 5-IV-1）

Guedel 提出了乙醚麻醉深度表，用作使用吸入性麻醉药的麻醉深度指标。

该表根据呼吸、瞳孔大小和眼球运动等临床观察结果来评估麻醉深度，但它不一定与使用异氟醚或七氟醚时观察到的体征相符。在复合麻醉中，由于受到肌肉松弛药和镇痛药等伴随药物的影响，不能直接使用这些指标。

1. 第 1 期（无痛期）

这是从吸气开始到失去意识的时期。患者保留有规律的呼吸，能够对呼叫作出反应，但处于镇静状态，还会出现遗忘。这是氧化亚氮吸入式镇静

表 5-IV-1　乙醚麻醉深度表（Guedel）

麻醉深度阶段		呼吸运动		瞳孔	眼球运动	眼部反射	咽喉反射	肌肉紧张	血压	脉搏
		肋间肌	横膈膜							
第1期（无痛期）					普通			普通	略有上升或正常	稍快或正常
第2期（兴奋期）					眼振	结膜反射	吞咽反射 / 呕吐反射	亢进	上升	较快
第3期（手术期）	第1级				外转	角膜反射			基本正常	正常
	第2级				中心固定	对光反射	喉部反射		略微降低	正常
	第3级								大幅降低	稍快
	第4级						气管分支处反射		降低	快弱
第4期（麻痹期）									显著降低	微弱
									心跳停止	

(Guedel, 1920[10]) より改変)

中所要求的麻醉深度。

2. 第 2 期（兴奋期）

这是一个通过抑制中枢神经系统中的抑制系统来增强各种反应的时期。呼吸变得不规则和频繁，身体运动和反射增加。血压升高，出现心动过速，瞳孔放大。在这一时期，重要的是避免不必要的刺激，并尽快增加麻醉的深度。

3. 第 3 期（手术期）

这一时期，对伤害的生理反应被抑制，可以进行手术。尽管 Guedel 提出了 4 个阶段，但 4 个阶段难以清楚区分。通过麻醉深度来区分的方法是可行的，它可以分为浅层麻醉，即麻醉深度不足以应对手术中的伤害；最佳麻醉，即适当地保持麻醉深度；以及深层麻醉，即麻醉强度过大，超出应对手术伤害的需要。

4. 第 4 期（麻痹期）

呼吸停止，如果不及时治疗，可能会因循环系统崩溃而导致心搏骤停。瞳孔放大。

（二）最小肺泡浓度

最小肺泡浓度（MAC）是在皮肤切开时，身体会有反应动作的 ED_{50} 指标。比 MAC 高 1.2 倍的最低肺泡浓度被称为 MAC_{95}，而外科手术所需要的浓度在此之上。

50% 的患者从吸入麻醉中苏醒且能遵循简单指令时的吸入性麻醉药浓度被称为 MAC_{awake}，七氟烷的 MAC_{awake} 为 0.66%。一般来说，挥发性麻醉药的这一数值大约相当于 0.3 至 0.5MAC。当多种吸入性麻醉药混合使用时，MAC 可以计算为各种吸入性麻醉药的 MAC 之和。

（三）影响 MAC 的因素

与其他药物相比，吸入麻醉药的 MAC 个体差异很小，标准偏差为 10%。然而，它受到以下条件的影响：

1. 年龄

MAC 在 1~6 月龄时最高，以 3 月龄为中心。换句话说，在这段时期，人对吸入性麻醉药的敏感性很低。MAC 随着年龄的增长而减少，老年人的 MAC 约为年轻人的一半。

2. 体温

MAC 随体温升高而增加，随体温降低而减少。因此，手术期间的低温会导致苏醒延迟。

3. 中枢儿茶酚胺神经系统活动

减少大脑中儿茶酚胺的药物会降低 MAC，而增加儿茶酚胺的药物会增加 MAC。

4. 妊娠

孕妇的 MAC 降低。

七、吸入性麻醉药（表5-Ⅳ-2）

表5-Ⅳ-2　吸入性麻醉药的物理化学性状（框内为已不再使用的麻醉药）

	气体麻醉药	挥发性麻醉药						
	氧化亚氮 nitrous oxide	异氟烷 isoflurane	七氟烷 sevoflurane	地氟烷 desflurane	氟烷 halothane	乙醚 diethyl ether	甲氧氟烷 methoxyflurane	恩氟烷 enflurane
结构式	$N\equiv N^{+}-O^{-}$ 或者 $N^{-}=N^{+}=O$	(结构式)	(结构式)	(结构式)	(结构式)	(结构式)	(结构式)	(结构式)
易燃性	-	-	-	-	-	+	-	-
气道刺激性	-	±	-	++	-	++	+	±
分子量	44.01	184.49	200.06	168.04	197.38	74.1	165.0	184.49
沸点/℃	-88.7	47~50	58.6	23.5	49~51	34.6	104.6	54~57
蒸气压(20℃时)/mmHg	39,000	238	156.9	669	244	442	25	172
分配系数 血/气	0.47	1.43	0.63	0.42	2.3	12.0	11.1	1.91
脑/血液	1.1	2.6	1.7	1.3	2.9	2.0	1.4	1.4
肌肉/血液	1.2	4	3.1	2	3.5	1.3	1.6	1.7
脂肪/血液	2.3	45	48.7	27	60	66(5)	38	36
油/气	1.4	90.8	53.9	18.7	224	65	970	98.5
水/气	0.46	0.61	0.36	-	0.86	13.0	4.5	0.82
MAC	105	1.15	1.71	6	0.77	1.92	0.16	1.68
代谢率/%	0.004	0.2	3.3	0.02	15~20	3.6	50%以上	2

（一）氧化亚氮（笑气：N_2O）

氧化亚氮是在 17 世纪后半叶发现的，其麻醉效果在 1795 年得到确认。它是目前日本唯一使用的气体麻醉药。

1. 性状

它是吸入性麻醉药中唯一的氮化合物，比空气略重，分子量为 44。其沸点为 $-89℃$，室温下为气体，无色，有轻微甜味。压缩瓶中为气相和液相的混合，压缩瓶中的压力始终是恒定的。因此，气体压缩瓶应直立而非水平使用，以便向麻醉机提供液相。压缩瓶中的剩余体积应通过重量测量进行评估。

2. 生理效应

具有镇痛作用，但其麻醉作用很弱，不能单独进行全身麻醉。因此，它一般用于吸入性镇静和与挥发性麻醉药联合使用的全身麻醉。它不是一种气道刺激物，在高浓度下会温和地抑制二氧化碳的通气反应。它有轻微的拟交感神经作用，可使血压和心率轻微上升。它还能略微增加脑血流量，轻度增加颅内压。它在体内几乎不被代谢，在呼出的空气中被排出。它是一种吸入性麻醉药，在高浓度使用时显示出浓度效应，并具有第二气体效应，可增加作为主要气体混合使用的挥发性麻醉药的肺泡浓度。虽然在人类中还未发现，但有报道称在怀孕大鼠中使用氧化亚氮时，骨骼肌畸形率增加。

3. 存在的问题

（1）弥散性缺氧

当吸入高浓度的氧化亚氮后停止给药并吸入空气时，氧化亚氮会迅速从血液中弥散到肺泡。停止使用氧化亚氮时，一定要吸入高浓度的氧气数分钟，否则将导致肺泡中的氧分压降低，从而造成低氧血症。

（2）空腔效应

氧化亚氮的血／气分配系数很小，在血液中的溶解度也很低，但氧化亚氮的扩散比氮气容易 20 倍。因此，在含有氮气的封闭腔内，氧化亚氮向封闭腔内的扩散速度比氮气的排出速度快，体积也随之增大。氧化亚氮不应该用于有封闭腔道问题的疾病，如肠梗阻、手足口病、气胸、中耳炎或空气栓塞的情况。此外，在气管导管的套囊中，氧化亚氮会通过套囊的外膜扩散到套囊中，使体积增大，所以如果套囊压力上升，需要格外注意。

（3）环境污染

氧化亚氮在大气中的半衰期很长，为 150 年，与二氧化碳一样，会导致温室效应，并消耗臭氧层。

（4）蛋氨酸的合成和抑制

氧化亚氮会导致蛋氨酸合成酶不可逆转的抑制，而蛋氨酸合成酶是必需氨基酸之一。蛋氨酸合成酶受抑制时，患者所表现出的临床症状与恶性贫血相同，但发生的频率很低。

（二）七氟烷

七氟烷最早是在 1971 年合成的，最初在美国得到开发，但突然暂停，之后于 1990 年开始在日本得到临床应用，此后在美国也开始使用。近年来，已有其对肺部抗炎作用的相关报道，并被广泛用于肺部疾病患者。

1. 性状

七氟烷是一种卤化麻醉药，分子量为 200.1。挥发性麻醉药，沸点为 $58.6℃$，室温下为液体。无色，有芳香气味。血／气分配系数比异氟醚小。

2. 生理效应

MAC 比异氟烷和氟烷大，麻醉效果较弱，但因其对气道刺激小，可从一开始就高浓度给药，且因其血／气分配系数小，可快速诱导，并迅速苏醒。对呼吸系统的影响是通气率下降，但呼吸频率不变或略有增加。循环系统中，随着剂量的变化，心脏每搏的搏出量减少，但心率增加，所以总的心输出量没有明显变化。三氟乙酸的体内代谢率为 3.3%，高于其他挥发性麻醉药的代谢率，但不会对肝、肾造成很大伤害。因为它不会通过代谢产生三氟乙酸，所以即使是已经被氟烷诱导的、对三氟乙酸过敏的患者也可以顺利使用。

3. 副作用

（1）诱发痉挛

七氟烷有诱发痉挛的作用，在麻醉时可能会出现痉挛发作。尽管在健康患者中通常不会出现，但如果是有癫痫的患者，应避免使用高浓度的七氟烷。

（2）异常发热

虽然很罕见，但也有报告说在使用七氟烷和干碱石灰时出现异常发热或着火。

（3）化合物 A

七氟烷在肝脏中被代谢，产生六氟异丙醇。这种化合物与钠石灰（一种二氧化碳吸收剂）反应，产生化合物 A［氟甲基 1-2,2- 二氟 -1-(三氟甲基)乙烯基醚］，这种化合物 A 在肝脏中通过谷胱甘肽 S- 共轭物代谢为半胱氨酸 S- 共轭物，也在肾脏中产生自由基,在低流量麻醉中可能造成损害。然而,没有关于肾脏损伤的报告。此外,还开发了二氧化碳吸收剂 Amsorb®,这样一来,即使使用七氟烷也不会产生化合物 A,使用七氟烷的低流量麻醉可以安全进行。

(三) 异氟烷

异氟烷是在 1965 年合成的,1980 年开始在美国临床使用。它是作为恩氟烷的一个结构性异构体而开发的。在日本,自 1990 年以来一直在使用。

1. 性状

异氟烷是一种卤素麻醉药,分子量为 184.5。它是一种挥发性麻醉药,沸点为 48.5℃,在室温下为液体。无色,有醚类臭味。高度稳定,见光不会分解。有一些光学异构体,每一种都有不同的麻醉作用强度,但目前使用的是外消旋体。

2. 生理效应

支气管扩张药,但由于其对气道的刺激性,不用于缓慢诱导。虽然 MAC 比七氟烷小,但它会导致潮气量下降,呼吸频率保持不变或略有增加。随着剂量的变化,心脏每搏搏出量减少,但心率增加,所以总的心输出量没有明显变化。虽然它能增加脑血流量,但其效果不如氟烷,虽然它的肌肉松弛作用比氟烷强,但还不足以替代肌肉松弛药。在日本目前使用的挥发性麻醉药中,体内代谢率低至 0.2%,极少导致肝肾受损。然而,其在体内代谢后会产生三氟乙酸,尽管数量很少,因此,对于由氟烷麻醉、对三氟乙酸敏感的患者,可能会造成严重的肝损伤。

3. 副作用

冠状动脉窃血现象

虽然异氟烷有很强的血管扩张作用,但它并不能改善冠状动脉病变区的狭窄情况。在有冠状动脉病变的低血容量区域,除该区域外的整个冠状动脉都会扩张,从而增加其他区域的血流量,从而进一步减少相对低血容量区域的血流量。这种因冠状动脉扩张而导致低血容量区血流进一步减少的现象被称为冠状动脉窃血现象。目前,临床上并不将异氟烷引起的冠状动脉窃血视为一个严重的问题。

(四) 地氟烷

地氟烷于 20 世纪 60 年代中期在美国合成,并在欧洲和美国临床使用。自 2011 年 7 月起,该产品已在日本上市使用。

1. 性状

卤化麻醉药,分子量为 168。它的沸点为 23.5℃,20℃时的蒸汽压力为 669mmHg,当室温稍高时,蒸汽压力趋于上升。它是由异氟烷结构中 Cl 被 F 取代所得到的,因此,它具有刺鼻的气味和高气道刺激性。然而,其血 / 气分配系数为 0.42,脂肪 - 血液分配系数为 27,比七氟烷的分配系数小。

2. 生理效应

与其他吸入性麻醉药一样,它受年龄和其他因素的影响,但 MAC 非常高,约为 6%,因此在高流速下消耗量很大。此外,在高浓度下,它显示出对循环系统的一过性刺激作用,可能导致血压和心率增加。亲脂性低,体内代谢率很低,约为 0.02%。但是,由于它产生少量的三氟乙酸,对于以前用氟烷麻醉而致敏的患者,要注意防止肝脏损害。

3. 问题

产生一氧化碳

一氧化碳由异氟烷、七氟烷和氟烷产生,但一氧化碳也可能由干燥的苏打石灰产生。这种情况很少发生,但地氟醚产生的一氧化碳量比其他挥发性吸入麻醉药高。

(五) 已不再使用的麻醉药

1. 氟烷

于 1951 年合成,1956 年开始在美国临床使用。然而,由于存在肝脏损伤和恶性高热等问题,现在在日本已经很少使用。

(1) 性状

卤化麻醉药,分子量为 197。挥发性药物,沸点为 50.2℃,室温下为液体。无色,有芳香气味。血 / 气分配系数大于异氟烷和七氟烷。由于它是一种挥发性的麻醉药,所以必须使用汽化器。但是,如果它在挥发罐中放置很长时间,可能会沉积出稳定剂百里酚,从而影响挥发罐的使用。

(2) 生理效应

对气道的刺激比七氟烷略强,但比异氟烷要小。虽然血 / 气分配系数大,但 MAC 为 0.75%,麻醉效果强,可用于缓慢诱导。它对患有阻塞性疾病如支气管哮喘的患者也很有用。使呼吸频率增加,而每分钟的容量减少。肌肉松弛作用比异氟烷和七氟烷要小。心肌抑制、血管运动中心的抑制和自主神经阻断导致血压和心率的剂量依赖性下降。特别是在儿童中,由于胆碱能或迷走神经的刺激,往往会引起心动过缓。然而,在挥发性麻醉药中,它增加脑血流量和颅内压的作用最大。

(3)问题

a. 抑制缺氧性肺血管收缩

与异氟醚一样抑制缺氧性肺血管收缩。

b. 肝功能损害

在挥发性麻醉药中,三氟乙酸盐的体内代谢率很高,约为20%,并通过有氧和无氧代谢引起肝脏损害。特别是,有氧代谢会产生三氟乙酸,它与蛋白质结合并引起免疫反应,导致严重的肝损伤。

c. 心律失常

在手术中,含有肾上腺素的局部麻醉药经常被用作血管收缩药。与异氟烷和七氟烷相比,氟烷会增加心肌对肾上腺素的刺激性,更容易诱发室外收缩和类似的心律失常(图5-Ⅳ-11)。

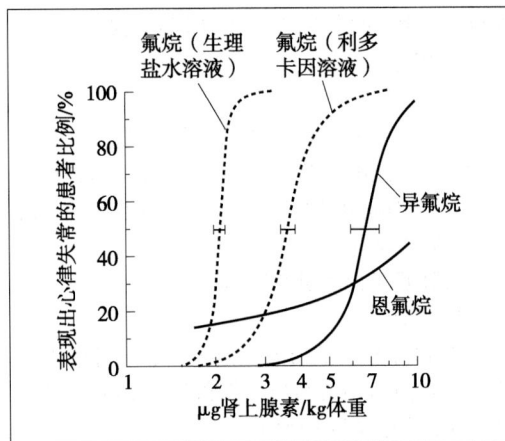

图5-Ⅳ-11　各麻醉药中加入肾上腺素的量与心律失常的发生率　　　　(Johnston et al. 1976[11])

2. 乙醚(乙氧基乙烷)

这是Morton在1846年进行全身麻醉时使用的一种吸入性麻醉药。由于其易燃性,现在已经不再使用。

化学性质不稳定,应储存在密封的容器中,放在阴凉处。透明,无色,有刺激性气味,易燃。具有支气管扩张作用,但对呼吸道有高度刺激性。有拟交感神经作用,如血压、脑压和血糖升高,但不增加心肌对肾上腺素的敏感性,并能增强非去极化肌肉松弛药的作用,不易引起心律失常。由于血/气分配系数大,诱导需要一定时间。

3. 甲氧氟烷

甲氧氟烷是一种吸入性麻醉药,其被定义为一种非爆炸性的醚,于1959年首次用于临床。因

为它是非爆炸性的,所以可以与电刀结合使用,而且有强烈的镇静作用。尽管它因为这些性状备受期待,但它在体内代谢后会产生大量的无机氟,且对肾脏具有毒性,其使用已经停止。

目前不作为吸入性麻醉药使用,但因其镇痛作用强,在国外被用作创伤的紧急镇痛药。用专用吸入器自行吸入3mL,约4分钟后达到无痛期(表5-Ⅳ-1),镇痛作用持续约30分钟。

4. 恩氟烷

恩氟烷自1966年开始使用,但在2008年停用,因为它容易引起痉挛。它是异氟烷的一种结构性异构体。

恩氟烷的优点是它不会增加心肌对肾上腺素的敏感性,因此不太可能引起心律失常。然而,它在深度麻醉期间会诱发痉挛,导致肌肉痉挛和不自主运动。脑电图上可见惊厥波,同时也很可能会因过度换气诱发痉挛。

Ⅴ　静脉麻醉

吸入性麻醉药乙醚拉开了全身麻醉的序幕。理想情况下,麻醉药应在麻醉期间暂时留在体内,并在麻醉完成后迅速排泄。因此,吸入性麻醉药从肺部吸收,不经代谢而排泄,作为麻醉药具有理想的药代动力学。与之相比,静脉注射麻醉药注射到血液中,必须在体内代谢才能排出体外。因此,如果新陈代谢所需的时间长,作用时间就会变长,而且可调节性差,因此不适合作为麻醉药。然而,随着快速代谢的麻醉药的开发,预计与吸入麻醉一样易于调节,于是静脉麻醉也开始流行。

即使使用了气体排放系统,挥发性麻醉药也会泄漏到手术室,会造成手术室的环境污染。此外,众所周知,含有卤素化合物的挥发性药物会破坏臭氧层。因为吸入麻醉存在的这些问题,静脉麻醉开始流行。

一、静脉麻醉药的药代动力学

静脉麻醉药在血管内给药,血药浓度立即增加。在单次给药中,药物被血液运送到每个器官,药物浓度在离开血管时迅速下降。药物处于最佳浓度范围以发挥所需药理作用的时间,浓度上升和下降的时间都非常短。反复给药可增加这一时间,但也会导致无法维持最佳浓度。如果通过

连续给药保持恒定的浓度,可以在任何需要的时间内保持最佳浓度(图 5-V-1)。利用药代动力学(pharmacokinetics)的理论,以确定维持目标位置中最佳浓度的持续剂量。

静脉麻醉药在血管内给药后,扩散到药物分布区域。药物分布于各个区域,在一定时间后,在这些区域之间达到平衡。这种分区模型可用于估计单剂量药物(如咪达唑仑)和持续剂量药物(如丙泊酚)的作用部位浓度。

(一)分区模式

静脉注射的药物通过血流运送到每个器官。药物在每个器官中的分布率是不同的,这取决于血流量、容量以及药物是脂溶性还是水溶性。我们假设有 3 个区域:快速分布区域(快速平衡区域),慢速分布区域(慢速平衡区域),以及对应于血液和组织间液的中心区域,该区域由血液快速分布(图 5-V-2)。在这些区域中,分布量(Vd)和转移率常数(k)决定了药物转移率和浓度。

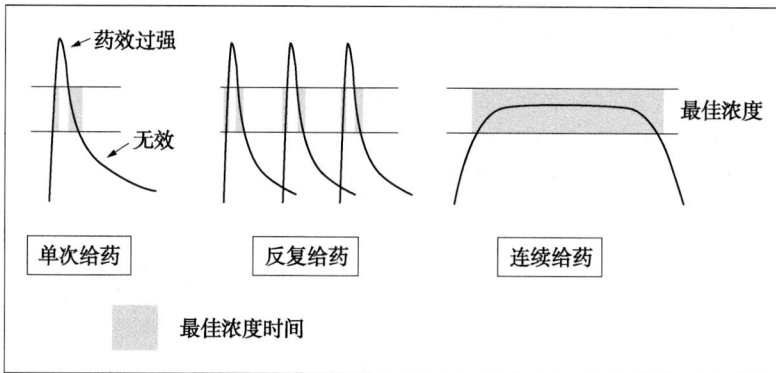

图 5-V-1 静脉注射给药和维持最佳血药浓度
所给药物的血药浓度迅速上升,但随后迅速下降。药物处于最佳浓度范围以发挥所需药理作用的时间,浓度上升和下降的时间都非常短。不能稳定地保持最佳浓度,因为即使重复给药,血药浓度也会波动。如果以保持最佳浓度的方式连续给药,则可稳定地保持最佳浓度。

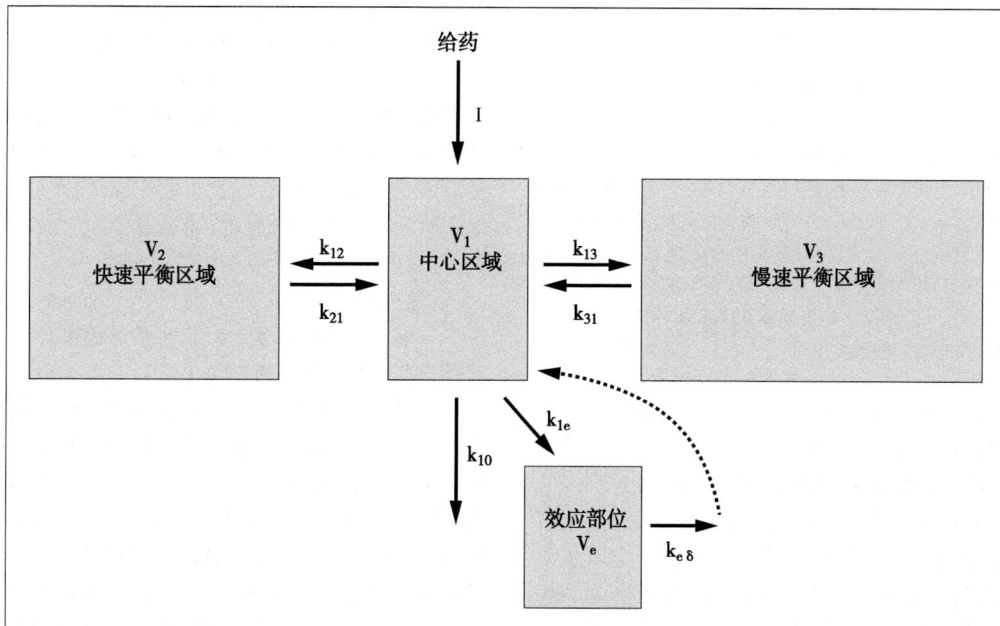

图 5-V-2 分区模型示意图

(Miller, 2007[1])

麻醉药的目标器官是大脑。大脑是一个具有丰富血流的小器官。将该区域定义为效应部位（effect site），该区间内的药物浓度为效应部位浓度（图5-V-3）。在中心区域给药的药物浓度会以指数形式迁移到其他区。因此，中心区间的药物浓度为

$$C(t)=C(0)e^{-kt}$$

假设有3个隔间（A、B和C）。如果每个隔室的浓度为$Ae^{-\alpha t}$、$Be^{-\beta t}$和$Ce^{-\gamma t}$，那么浓度之和为

$$C(t)=Ae^{-\alpha t}+Be^{-\beta t}+Ce^{-\gamma t}$$

血液中的药物浓度在单位时间内所发生的变化可由这个公式得出。

图中每条曲线的斜率根据迁移率的不同而不同，中心室的浓度变化是这些不同斜率的总和（图5-V-3）。每个时间段的药物浓度之和就是每个区域的药物浓度。

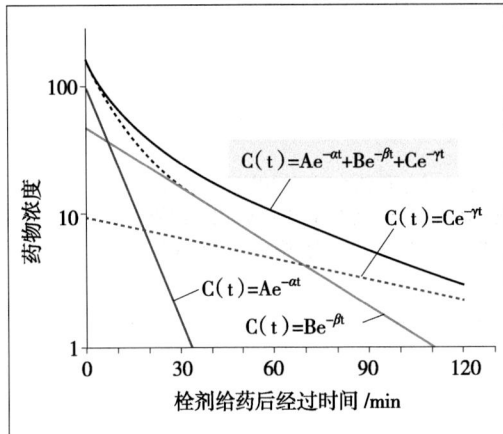

图5-V-3　分区模型的药物浓度曲线

假设有一个药物分布速度快的区域（A），一个药物分布速度慢的区域（C），以及一个介于两者之间的区域（B）。尽管每个区域的分布速度不同，但中心区域有转移到每个区域的综合药代动力学。本图显示了单次栓剂给药后的药代动力学，但连续给药可被视为单次给药的重复，可以计算出每个区域的药物浓度　　　　（内田，2015[2]）

人们提出了每种药物的几个分区模型，并用于估计效应部位的浓度。

（二）静脉输注即时半衰期

静脉输注即时半衰期（context-sensitive half-time，CSHT）是指通过连续给药维持恒定血药浓度后，停止给药时，药物的血药浓度下降到50%所需的时间。药物分布在不同的体积中，迁移到慢速区间的药物需要更多的时间回到中心区间。

CSHT显示每种药物的半衰期与给药时间的关系。CSHT是指每种药物相对于给药时间的消除半衰期。

使用阿片类药物时，芬太尼的CSHT会随着给药时间的延长而延长，而瑞芬太尼则不会（图5-V-4）。因此，理想的情况是在静脉麻醉中使用不延长CSHT持续时间的麻醉药。

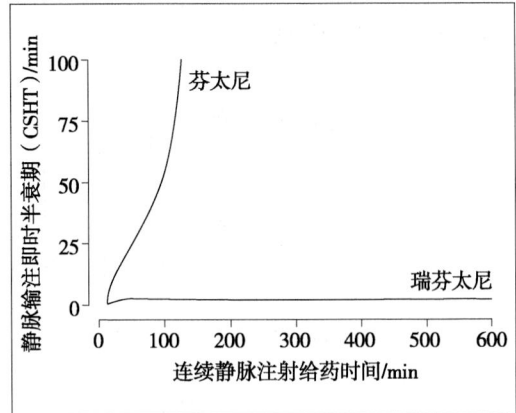

图5-V-4　芬太尼和瑞芬太尼连续静脉注射给药时CSHT的变化
（Egan et al，1993[3]）

（三）靶控输注法（target controlled infusion，TCI）

利用分区模型，通过设置药物的给药速度和时间，可以在一定时间内保持目标器官的药物浓度。通过在给药开始时暂时加快给药速度，可以迅速提高目标器官的药物浓度，在目标浓度下降时，暂时停止给药，就可以达到目标浓度。模拟结果（图5-V-5）显示，当药物以恒定浓度给药、血液浓度被设定为目标浓度时，以及当效应部位（大脑）的浓度被设定为目标浓度时，通过改变初始给药速度，可以更快地增加目标组织中的浓度。

（四）闭环法

在模拟中考虑性别、体重、年龄等因素计算出目标器官中的估计药物浓度，但不一定与实际浓度一致，即使与实际浓度一致，也要根据药物的效果来判断是否适合患者。如果是镇静药物，在手术中不会留下记忆，最佳浓度因人而异，所需的镇静浓度也因手术中的疼痛控制而不同。闭环法目前正得到临床运用。将镇痛药物的镇痛效果作为一个反馈指标较为合适，但由于目前还没有衡量麻醉期间疼痛程度或痛觉水平的指标，所以自动反馈的临床应用还在发展之中。

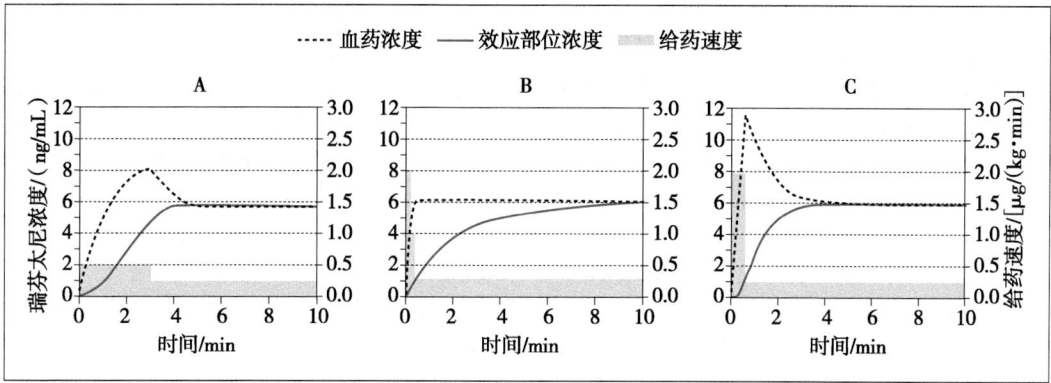

图 5-V-5　麻醉诱导时瑞芬太尼的药代动力学模拟

A：初始给药速度为 0.5μg/（kg·min）时的情况。

B：将中心区域设定为目标器官时的情况。

C：将大脑设定为目标器官时的情况。

初始给药量各不相同。通过 TCI 设定，目标器官的药物浓度迅速增加。　　　　　　　　　　　　　　（内田，2015[4)]）

二、静脉麻醉药的类型

（一）丙泊酚

1. 理化性状

丙泊酚是烷基酚类药物之一（图 5-V-6），是一种脂溶性的静脉麻醉药。它是通过加入大豆油、甘蔗糖醇和纯化的蛋黄卵磷脂作为乳化剂来制备的乳液。pH 为 7.0，略黏稠，呈乳白色。由于含有脂肪，且未添加防腐剂，因此建议在 25℃ 或以下的环境中保存，以防止制剂中的细菌生长。因此，准备工作应在用药前短时间内做好，不应长时间放置。

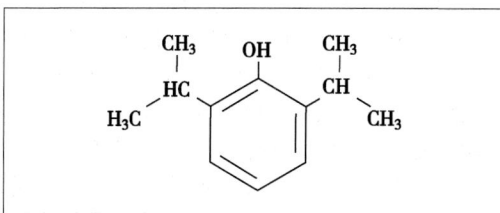

图 5-V-6　丙泊酚的化学式

2. 药代动力学

其代谢通过葡糖醛酸化或硫酸盐共轭作用降解，并在胆汁中排泄。虽然也有经肝脏的代谢途径，但由于其代谢迅速，CSHT 延长时间较短，积累效应较小，因此可用于麻醉的维持。其初始分布和缓慢分布分别为 1~8 分钟和 30~70 分钟，据报道，排泄半衰期为 4~23.5 小时，而有报告称，给药 8 小时后 CSHT 小于 40 分钟。排泄半衰期可能较长的事实表明，丙泊酚会转移到转移速度较慢的区域，尽管 CSHT 不太可能延长，但长期使用可能需要更长的时间来降低血液浓度。

3. 药理作用

作用机制

在中枢神经系统中，它与 A 型 γ- 氨基丁酸（GABA_A）受体 β 亚单位结合，从而增强氯离子电流并促进 GABA 的作用。它还被认为通过广泛抑制 N- 甲基 -D- 天门冬氨酸（N-methyl-D-aspartate，NMDA）受体来发挥中枢抑制作用，NMDA 受体是中枢兴奋物质的受体。丙泊酚被归类为全身麻醉药，因为它可以诱发完全的意识丧失。其主要作用包括止吐和使患者感到轻松愉悦。这些影响被认为是由于最后皮质中血清素浓度的减少和伏隔核中多巴胺浓度的增加而分别产生的。由于其生理依赖性，应注意防止因医疗目的以外的滥用。丙泊酚也具有降低颅内压的作用。

丙泊酚对呼吸有抑制作用，栓剂给药后会出现呼吸停止。随着意识的丧失，还可以观察到由于舌下腺阻塞造成的上呼吸道阻塞。因此，在使用丙泊酚时，应做好清理气道、吸入氧气和人工呼吸的准备。

丙泊酚会导致血压下降。这是由前负荷和后负荷的减少引起的，并不被认为是对心肌收缩力的直接负面调节作用。因此，血管扩张可能是低血压的主要机制。需要为循环控制做准备，也需要为呼吸抑制做准备。

4. 适应证和禁忌证

适用于诱导和维持全身麻醉以及重症监护室人工呼吸期间的镇静。一方面,由于它能够通过胎盘,因而在孕妇和哺乳期妇女中是禁忌的。也禁忌用于重症监护室连接呼吸机的儿童的镇静。

5. 使用方法

诱导全身麻醉的常用栓剂量为 1~2.5mg/kg,维持剂量为 4~10mg/(kg·h)。使用 TCI 法时,应使用内置 TCI 法计算软件的注射泵(图 5-V-7)。最初,应确定足够的作用部位浓度(3.0~4.0μg/mL),并开始给药。确认患者处于睡眠状态,并记住当时的效应点浓度。将维持浓度设定为效应部位浓度的 1.5~2.0 倍。在麻醉维持期间,应参照脑电双频指数(bispectral index,BIS)监测仪和其他监测值调整剂量。该药对低出生体重儿、新生儿、婴儿、幼儿和儿童的安全性尚未确定,但它甚至可用于儿童的麻醉维持,因为它不会引起儿童在吸入式麻醉后经常出现的躁动和恶心呕吐。可用于小儿的麻醉维持。

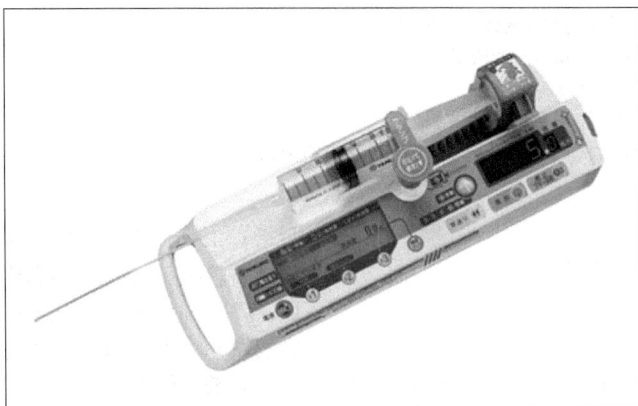

图 5-V-7 持续输注中使用的注射泵   (テルモ(株)提供)

6. 用于儿科患者

由于儿科患者的药代动力学与成人不同,因此很难用 TCI 模型估计成人的效应部位浓度,因此,TCI 未被批准用于儿童。根据 McFarlan 等的方法,短程手术建议 12~15mg/(kg·h),超过 1 小时的手术建议 8~10mg/(kg·h),这比成年人的剂量要高。这是因为儿童单位体重的分布量和清除率都比成人大,而且血药浓度的增加是延迟的。

7. 丙泊酚输注综合征

曾有报告称,长期接受丙泊酚的患者出现肌肉崩溃、肾不全、酸中毒和死亡。这种综合征被称为丙泊酚输注综合征(propofol infusion syndrome,PRIS),其发病机制正在被阐明,并正在采取预防措施。这种综合征的发病机制尚未完全阐明,但一般认为是由于丙泊酚损害了线粒体的呼吸链和游离脂肪酸的代谢。

8. 其他

丙泊酚可能导致尿液的颜色从混浊的白色或粉红色变为绿色。这被认为是由于尿酸的排泄增加所致。然而,它不会引起肾脏损害。

(二) 硫喷妥钠,硫戊巴比妥

它是一种超短效的巴比妥酸盐。该粉末不溶于水,可溶于 pH 为 10.5 的碳酸钠溶液。由于其强碱性,应特别注意防止血管外漏。代谢由肝脏中的细胞色素 P-450 进行,但代谢速度很慢,为 10%~15%/h。作用时间短不是因为快速代谢,而是在作用于富含脂溶性的大脑后再分布到其他组织。用于诱导麻醉的单次给药,因为它的代谢缓慢,具有很强的蓄积性,而且连续或重复给药后苏醒的时间会增加。诱导麻醉时,成人的剂量为 3~5mg/kg,静脉注射。如果患者没有入睡,应增加相同的剂量。硫喷妥钠溶液具有强碱性,与其他药物混合使用时,会形成沉淀物,所以在给药过程中避免与其他药物混合。由于会增加气道阻力,严重的支气管哮喘患者禁忌使用该药。急性间歇性卟啉症患者也禁用,因为它可能加重症状。

因为它具有快速的中枢抑制作用,并降低脑耗氧量,所以有时被用于脑缺血患者的脑保护,但没有足够的证据。

（三）氯胺酮

氯胺酮是一种具有镇痛作用的静脉注射药物。由于它的成瘾性和作为一种滥用药物的使用，它在 2007 年被指定为一种麻药。在大脑中，它抑制大脑皮质和丘脑 - 皮质系统，但不抑制边缘系统。因此，它被称为分离性药物，因为它对大脑的不同部分有不同的影响，不像其他药物那样抑制整个大脑。它们中枢抑制的机制是以非竞争性的方式拮抗兴奋性氨基酸的受体，NMDA 受体，抑制中枢神经活动。它通过抑制延髓和丘脑的感觉痛觉而具有强烈的镇痛作用。

这种静脉麻醉药也可以肌内注射，并已被用于动物捕捉。在临床实践中，它也被用于无法保证静脉注射途径的患者，通过肌内注射获得镇静。有两种配方，一种是 10mg/mL，另一种是 50mg/mL。对于静脉麻醉的诱导，给予 1~2mg/mL 的栓剂。因为它不会降低血压，所以也用于不想通过诱导麻醉降低血压的患者。

有些患者在麻醉期间会做噩梦，这可能是由于药物的分离作用造成的，可以用镇静药物如咪达唑仑来治疗。

三、麻醉辅助药

（一）平衡麻醉

静脉麻醉药可以引起意识丧失，但它们没有镇痛或肌肉松弛的作用。因此，在静脉注射麻醉药治疗时，应同时使用镇痛药和肌肉松弛药。这种类型的麻醉被称为平衡麻醉，其中镇静、镇痛和肌肉松弛的作用分别得到平衡。镇静和镇痛被认为是协同作用的，增加镇痛药芬太尼的剂量可以降低睡眠所需的镇静药物丙泊酚的浓度（图 5-V-8）。

（二）麻醉性镇痛药

阿片类药物是作用于阿片受体的化合物的总称，具有镇痛作用的药物被称为麻醉性镇痛药。由于其强烈的镇痛作用，它们被用作麻醉期间的镇痛药。有 μ、δ 和 κ 阿片受体，内源性阿片类药物如内啡肽、脑啡肽和代诺啡对每个受体都有亲和力，并发挥生理作用（表 5-V-1）。这些受体属于 G 蛋白偶联受体，通过细胞内信号传导表达各种生理活动（图 5-V-9）。

麻醉性镇痛药通过与 μ 受体结合发挥其镇痛作用。其作用机制是直接作用于脊髓背角或三叉神经脊束核，以及作用于导管周围灰和骨髓网状结构中神经元核，并通过下降抑制系统抑制脊髓背角或三叉神经脊束核的疼痛传递。除了理想的药理作用如欣快感外，麻醉药还会引起副作用，如呼吸抑制和因抑制胃肠道蠕动而引起的便秘。在使用与人的疼痛强度相对应的适当剂量的麻醉药时，不会出现恶心，但当剂量过大时，会突然出现恶心。换句话说，发生副作用的剂量因人而异，甚至

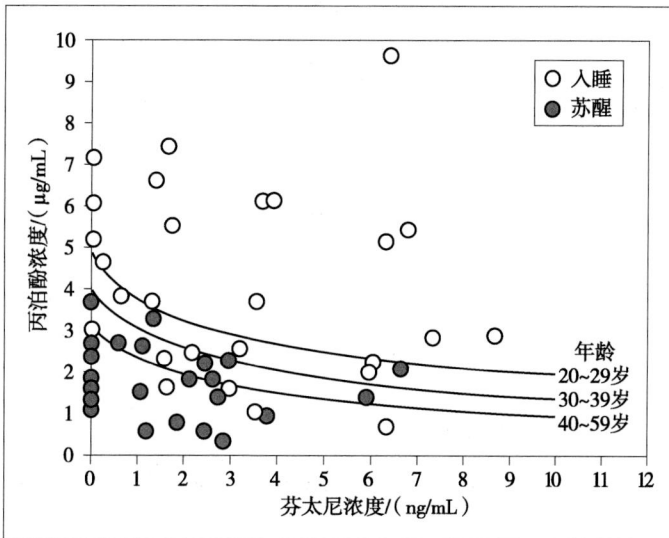

图 5-V-8　丙泊酚和芬太尼的相互作用
实线表示不同年龄段对言语指示的反应消失时的丙泊酚和芬太尼的浓度。

（Smith et al, 1994[6]）

表 5-V-1　阿片类受体

	μ 受体	δ 受体	κ 受体
内源性阿片类药物	内啡肽	脑啡肽	代诺啡
作用部位	脑、脊髓	脊髓	下丘脑、脊髓
脑内分布	大脑皮质、丘脑扁桃核、蓝斑核、孤束核、大脑黑质等	大脑皮质、伏隔核等	腺样体、下丘脑、伏隔核、孤束核等
麻药性镇痛药	吗啡 芬太尼 瑞芬太尼 哌替啶		
部分激动剂和麻药拮抗性镇痛药	丁丙诺啡	丁丙诺啡 （喷他佐辛）	喷他佐辛 纳洛酮 丁丙诺啡
生理效应	镇痛、欣快感、抑制呼吸、减缓脉搏、抑制消化系统蠕动、生理和心理依赖	镇痛、欣快感、抑制呼吸、减缓脉搏、抑制消化系统蠕动	镇痛、欣快感、抑制呼吸、减缓脉搏、利尿、缩小瞳孔、兴奋、出现幻觉

（土肥ほか編, 2014[7]）より改変）

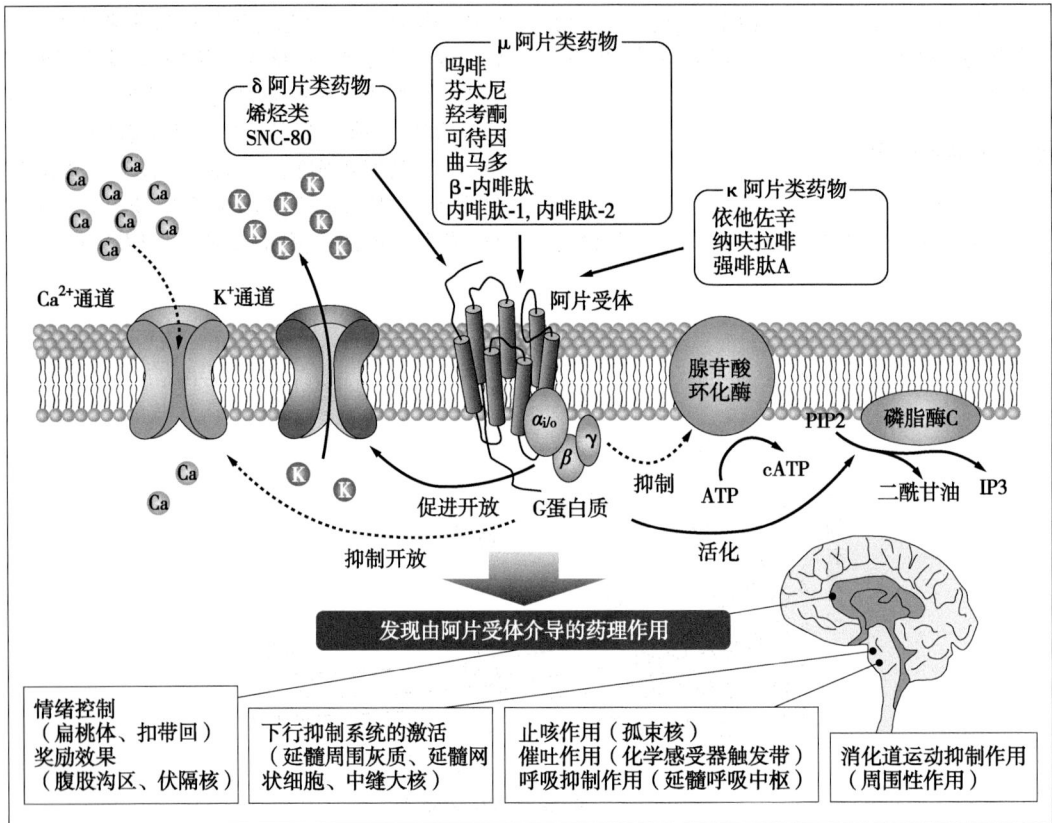

图 5-V-9　阿片类药物的作用机制（日本癌治療学会　がん診療ガイドライン[8]）より）

在一个人中,也因疼痛的程度而异。阿片类药物可通过其镇痛作用强烈抑制交感神经反射。因此,它们可以抑制气管插管时血压和心率的上升。

1. 瑞芬太尼

瑞芬太尼是一种可以连续给药的麻醉性镇痛药,会被血液或组织中的非特异性酯酶降解掉。因此,与在肝脏代谢的药物相比,它的特点是快速代谢。在常规麻醉药中,给药时间越长,消除半衰期往往越长。瑞芬太尼是一种超短效药物,即使按照要求加大剂量,其消除也不会延长。给药4小时后的CSHT很短,大约4分钟,因此可以根据手术入侵的情况在很大范围内调整剂量,以便于充分控制疼痛。瑞芬太尼的副作用之一是呼吸抑制,但这个问题不存在于接受气管插管的患者中。气管插管前,可能出现肌肉僵硬,包括声门关闭,在气管插管前过量使用时应注意。

实践中,药物溶解在生理盐水中,并使用注射器泵给药。在麻醉诱导期间,连续给药0.2~0.5μg/min以获得镇痛。如果剂量足够,反射可以被抑制到几乎观察不到血压和心率波动的程度。另一方面,在老年人和全身状况不佳的患者中,它可能引起心动过缓和低血压。

2. 芬太尼

芬太尼是一种合成麻醉药,会与μ受体结合。其镇痛效果是吗啡的50~100倍。镇痛效果的比较是通过在达到同等的镇痛效力的情况下,比较药物的剂量来表达的。换句话说,芬太尼只需吗啡剂量的1/50~1/100就能产生同样的镇痛效果。芬太尼注射液的浓度是50μg/mL,而吗啡是10 000(10mg)μg/mL。2mL芬太尼注射液相当于1mL吗啡注射液。就镇痛效果而言,在剂量相同时,芬太尼的作用时间为30~60分钟,而吗啡的作用时间为6~8小时。因此,芬太尼因其良好的可调整性而被用作静脉麻醉期间的镇痛药。

虽然芬太尼在临床麻醉中被广泛使用,但随着剂量的增加,芬太尼具有累积效应,其消除半衰期逐渐变长(图5-V-4)。因此,具有良好的可调节性的瑞芬太尼是控制因手术创伤所引起疼痛的首选。在口腔手术的全身麻醉中,因为并用局部麻醉,手术如果在局麻奏效期间完成,那么当麻醉效果消除后,术后镇痛就不那么必要了;但是,如果存在术后局部疼痛的问题,即使在术后也可能需要用麻醉药进行镇痛。在这种情况下,术中使用的瑞芬太尼的镇痛作用随着麻醉的完成而停止,镇痛药物可以过渡为芬太尼,芬太尼具有持久的镇痛作用(过渡性阿片类药物)。

包括芬太尼在内的阿片类药物最常见的副作用是术后恶心和呕吐。根据疼痛的程度,所需的麻醉药剂量有很大的不同,但如果超过剂量就会出现恶心和呕吐。如果超过剂量,可能会出现恶心和呕吐。应根据疼痛的程度来调整使用剂量。

肌肉僵硬(称为"铅样僵硬")也有发生的可能。铅样僵硬一词可用于描述肌肉僵硬但被动运动的现象,因为铅管坚硬但具有可塑性。它可能是由快速和大量给药引起的。这种僵硬可以通过使用肌肉松弛药得到缓解。哮喘患者禁用,因为快速给药可能引起咳嗽,在某些情况下可能引起支气管痉挛。

(三)麻醉药拮抗剂镇痛药

1. 喷他佐辛

此为κ和μ阿片受体的部分激动剂或拮抗剂。其镇痛效果约为吗啡的1/2。可以通过肌内注射给药。呼吸抑制的程度很低。由于它的镇静作用,它被用作术中麻醉的辅助手段,也用于术后镇痛和镇静。其不良反应包括血压升高和心率加快。尽管其成瘾性较低,但它仍有可能被滥用,必须谨慎管理。

2. 其他

布托啡诺是一种有镇痛作用的κ受体激动剂,它被认为是μ受体的部分激动剂和拮抗剂。丁丙诺啡是一种μ受体的部分激动剂,也能发挥镇痛作用,而且作用时间长(超过10小时)。丁丙诺啡有恶心和呕吐的副作用。

(四)麻药拮抗剂

纳洛酮

纳洛酮对μ受体有高亲和力和抑制作用,对κ和δ受体的亲和力低但有抑制作用。它是芬太尼和吗啡等阿片类激动剂的拮抗剂。它可以拮抗术中麻醉药的过量使用,如呼吸抑制和苏醒延迟。作用时间为30~60分钟。当用于拮抗作用时间长的麻醉药时,可能又会出现呼吸抑制等副作用。

四、静脉麻醉实践

(一)全凭静脉麻醉

因为吸入麻醉是全身麻醉的主流,所以只用静脉注射的药物来维持麻醉并不常见。因此,创造出了"全凭静脉麻醉(total intravenous anesthesia,TIVA)"一词,以强调麻醉完全由静脉注射的药物来维持。这种麻醉方法现在已得到广泛普及,而且随着可以静脉注射的短效镇静药物和镇痛药的发展,其适用范围将会越来越广。可以连续给药的丙泊酚被用作镇静药物,而同样可以连续给药的瑞芬太尼被用作镇痛药。通过使用 TCI 模拟大脑中的浓度来控制给药速度,也可以参照脑电监测(BIS 监测等)来调整每体重单位的给药率。如果麻醉维持在一个适当的给药速度,苏醒就会十分迅速。

1. 优点

(1)不使用挥发性麻醉药,所以手术室的室内环境不会受到麻醉药的污染。

(2)可以通过改变连续输液速度来单独调整镇静和镇痛的适当平衡。

(3)不需要挥发罐。

2. 缺点

(1)如果维持麻醉药的量不足,可能会发生术中苏醒,这也可能发生在使用挥发性麻醉药的病例中。

(2)挥发性麻醉药的使用量不取决于体重,但静脉注射麻醉药的用量取决于体重,所以体重高的患者使用量往往会增加。

(3)虽然通过注射泵给药,但设置错误时,有可能出现剂量不足或过量的情况。

(二) 全凭静脉麻醉的流程

1. 对患者进行全身状况评估

与吸入麻醉一样进行全身状况评估(见本章第Ⅲ部分)。

2. 术前禁食禁饮

与吸入麻醉一样术前禁食禁饮(见本章第Ⅲ部分)。

3. 准备工作

准备一个注射泵进行连续输液。需要两个泵,一个用于输注丙泊酚,一个用于输注瑞芬太尼。准备好气管插管的肌肉松弛药。建议使用脑电监测仪来调整静脉麻醉药的给药速度。

4. 保证静脉途径

经固定静脉给药的丙泊酚可能会引起血管疼痛,所以如果可能的话,应选择较粗的血管。因为静脉麻醉是通过静脉滴注管进行的,所以有必要保证静脉滴注管的稳固、通畅,因为滴注管不通畅可能会引起问题,如果中断给药,就不能维持麻醉。

5. 药物管理计划

用于麻醉的镇痛药和麻醉药的剂量应根据患者的体重来确定。对于较少分布于脂肪的药物,可以基于患者身高的理想体重而非实际体重来确定用药剂量,因为即使体重相同,麻醉药在肥胖患者中的分布区域也不同。每种药物使用的体重计算方法不同(见表 6-X-4 和表 6-X-5)。

丙泊酚的维持剂量使用剂量体重(dosing weight,DW),但也建议使用总体重(total body weight,TBW)。为防止术中苏醒,尤其是肥胖患者,应根据理想体重(ideal body weight,IBW)或偏瘦体重(lean body weight,LBW)设定瑞芬太尼的栓剂给药和维持剂量,并在术中调整剂量。

持续输注有两种方法:一种是按体重或按小时设定剂量,另一种是使用 TCI 法。如果影响部位的浓度与模拟中的估计值一致,TCI 方法就很有用,因为影响部位的浓度可以迅速改变。然而,镇静药物和镇痛药的估计值可能会有 30% 左右的偏差,不可太过相信 TCI 值。由于可能导致麻醉药过量,因此有必要参照生命体征和意识监测仪(如BIS 监测仪)的值来调整 TCI 值。

6. 麻醉的维持

在手术中,镇静和镇痛的程度应通过连续输液泵的给药速度来调整。局部麻醉有效时,可以减少镇痛药的给药量,但如果患者感到疼痛,说明局部麻醉没能消除疼痛,则应增加镇痛药的给药量。患者在麻醉期间也会感到疼痛。虽然没有监测器来测量疼痛的程度,但当患者处于疼痛状态时,血压和心率都会增加。如果增加镇痛药的剂量后,血压和心率恢复正常,可以认为患者是感觉到疼痛。BIS 监测仪,是对意识的监测,不是对疼痛的监测,但患者感到疼痛时,其意识水平会上升,所以 BIS值也会上升。麻醉期间的给药调整是根据这些生命体征进行的。

如果患者在手术过程中没有感觉到疼痛,身体就不会移动,但在气管插管时使用的肌肉松弛药逐渐失去作用时,患者就会移动。因此,可以通过反复给肌肉松弛药来防止身体移动。

7. 麻醉后苏醒

当手术结束后,停止使用麻醉药和镇痛药。如果使用 TCI,可以通过模拟效应部位的浓度变化来估计患者恢复意识的时间。一旦患者苏醒,应立即为其拔管。

VI 肌肉松弛药

一、意义

肌肉松弛药是抑制骨骼肌张力的药物。根据作用部位的不同,它们可分为中枢性肌肉松弛药和周围性肌肉松弛药,后者在全身麻醉时使用。全身麻醉期间使用肌肉松弛药的主要目的是:①在全身麻醉诱导期间方便气管插管;②在手术期间保持患者不动;③协助确保术野。

二、适应证

由于肌肉松弛药可以放松包括横膈膜在内的所有骨骼肌,所以只能由熟练掌握气道管理的人员来使用。肌肉松弛药本身不产生镇痛或镇静作用,只应在全身麻醉的患者身上使用。如果在麻醉深度不足的情况下使用肌肉松弛药,患者就不会移动,而外科医生或麻醉医师可能会误以为患者处于适合手术的状态。

(一) 气管插管时

身体有一种气道防御反射,以防止异物进入气道。全身麻醉期间,如果在麻醉深度不足的情况下进行气管插管,气道防御反射可能由于声门关闭肌肉痉挛而引起喉部痉挛(laryngospasm),导致无法通气。因此,在气管插管时会使用肌肉松弛药来预防喉痉挛。此外,使用肌肉松弛药有利于打开和伸展头部,这使气管插管更容易。

(二) 手术期间

在开胸和开腹手术中,使用肌肉松弛药有利于胸腹腔骨骼肌群的松弛,从而保证术野的安全,便于手术操作。在口腔手术中,张口和颈部伸展会变得更容易,并且可以充分保证手术区域。此外,全身麻醉期间发生的身体运动也会减少。也可使用肌肉松弛药来控制口吃和呛咳。

三、作用机制

(一) 骨骼肌的收缩机制

1. 神经肌肉接头

分布在骨骼肌中的烟碱型受体有两种异构体:成熟的和未成熟的。成熟的受体由 5 个亚单位组成(两个 α 亚单位,β、δ 和 ε 亚单位各一个),一个离子通道位于这些亚单位包围的中心(图 5-VI-1)。成熟的受体分布在神经肌肉接头,负责发出肌肉收缩的信号。另一方面,不成熟的受体含有 γ 亚单位而非 ε 亚单位,主要分布在神经肌肉接头之外。未成熟受体的表达在正常情况下是被抑制的,但在去神经化和烧伤期间急剧增加,并分布在整个肌肉细胞膜上。

当运动神经的动作电位到达神经末梢时,Ca^{2+} 通过电位控制的 Ca^{2+} 通道流入神经元,储存在突触小泡中的乙酰胆碱被释放到突触间隙(约 20nm)。释放的乙酰胆碱通过扩散作用在突触

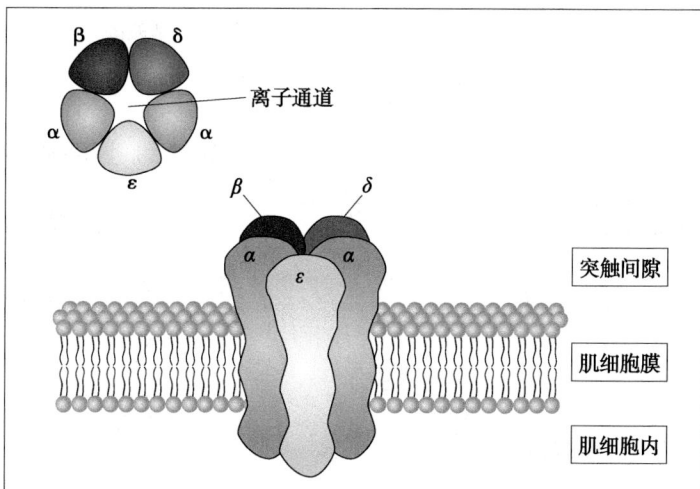

图 5-VI-1 (成熟)尼古丁乙酰胆碱受体
由两个 α 亚单位以及 β、δ 和 ε 亚单位各一个构成,中心为离子通道。

(Golan et al, 2016[5])および Pardo et al, 2017[6])より改変)

间隙中移动,并与终板上成熟的烟碱型受体结合(图 5-Ⅵ-2)。只有当乙酰胆碱与烟碱型受体的两个 α 亚单位结合时,离子通道才会打开,细胞外的 Na^+ 和少量的 Ca^{2+} 通过浓度梯度进入肌细胞,而 K^+ 离开细胞。由于输入的电荷较多,净电流是向内的,使终板和周围的肌细胞膜去极化。动作电位通过横管(T 管)传递到肌纤维,Ca^{2+} 从肌质网中释放,导致肌细胞内 Ca^{2+} 含量增加。当细胞内的 Ca^{2+} 与肌钙蛋白复合物中的肌钙蛋白 C 结合时,肌球蛋白从肌动蛋白丝上分离,使肌球蛋白头与肌动蛋白上的肌球蛋白结合点结合,使肌肉收缩。

没有与乙酰胆碱受体结合或结合后解离的乙酰胆碱在突触间隙中被乙酰胆碱酯酶迅速水解。因此,乙酰胆碱诱导的反应在 15 毫秒内结束,在下一个动作电位到来之前,终板恢复到静止的膜电位。

2. 结合前受体

结合前(运动神经末梢中的)烟碱乙酰胆碱受体由 3 个 α 亚单位和 2 个 β 亚单位组成,它们感知突触间隙中的乙酰胆碱,并通过正反馈促进乙酰胆碱从神经末梢释放。因此,足够高的频率、短期

的神经刺激会导致肌肉强直。

(二)肌肉松弛药的作用机制

肌肉松弛药根据其对尼古丁乙酰胆碱受体的作用机制分为两类:去极化肌肉松弛药(接近乙酰胆碱的作用)和非去极化肌肉松弛药(与乙酰胆碱的作用存在竞争)。

1. 去极化肌肉松弛药

去极化肌肉松弛药的作用与乙酰胆碱相似。去极化肌肉松弛药与终板上的烟碱型受体结合时,终板去极化,产生短暂的细小肌肉收缩(肌束震颤)。与乙酰胆碱不同,去极化肌肉松弛药不会被乙酰胆碱酯酶降解,并可在突触裂隙中保留很长时间,导致终板及其周围膜区的长时间去极化。终板和周围膜区的去极化持续了很长时间,周围膜区 Na^+ 通道的失活使骨骼肌不能产生动作电位,导致去极化中断(Ⅰ相阻滞)。肌肉松弛的效果在肌束震颤结束时达到最大。在临床实践中,采用的是Ⅰ相阻滞的作用。与非去极化肌肉松弛药不同,新斯的明不会抵消这种作用,而是会增强这种作用。由于去极化肌肉松弛药不作用于功能前的烟碱乙酰胆碱受体,因此不会产生强直收缩消退(一种通过足够频繁和短暂

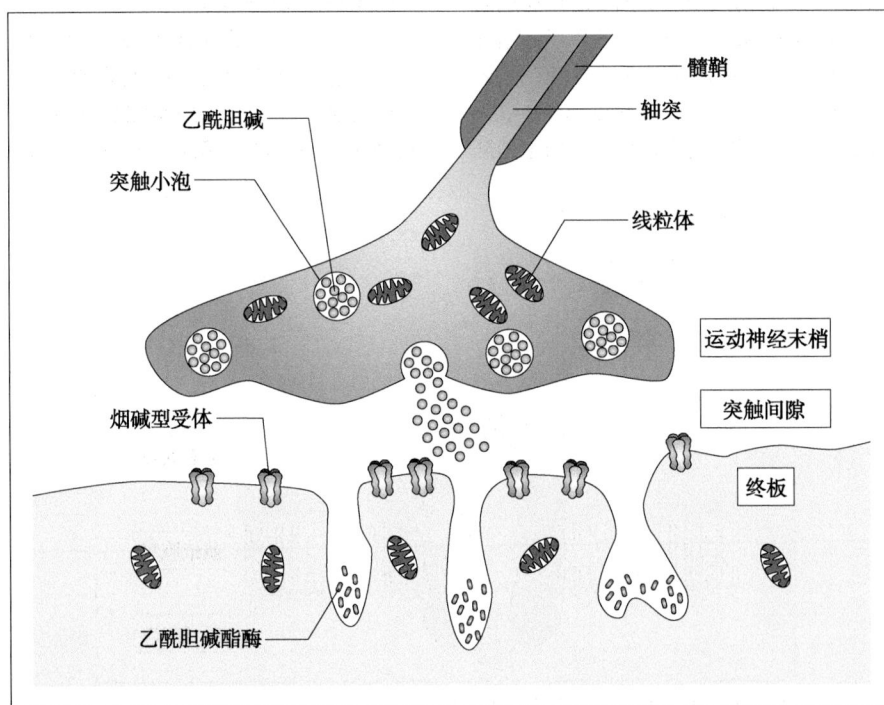

图 5-Ⅵ-2 神经肌肉结合处
运动神经末梢放出的乙酰胆碱与终板上的尼古丁乙酰胆碱受体结合,使终板去极化。

的神经刺激使肌肉收缩减弱而产生强直收缩的现象)。

随着重复或连续给药,去极化肌肉松弛药的剂量不断增加,终板逐渐复极化并对乙酰胆碱不敏感,即阻断的性质成为非去极化肌肉松弛药的特征(Ⅱ相阻滞)。通常认为Ⅱ相阻滞是由烟碱型受体对乙酰胆碱的敏感性降低(脱敏)引起的。随着Ⅱ相阻滞的发生,作用时间延长,也会出现消退现象。

2. 非去极化肌肉松弛药

Bernard(1813—1878年)在1856年证明,南美洲亚马逊地区的原住民将箭毒作为猎杀野兽的毒药,作用于神经肌肉接头处。箭毒的主要成分d-筒箭毒碱是第一个用于临床的非去极化肌肉松弛药,但现在已不再用于临床。

非去极化肌肉松弛药通过与α亚单位结合,与乙酰胆碱在末端板的烟碱型受体竞争,从而阻止乙酰胆碱与受体的结合(竞争性阻断)。因此,离子通道的开放被阻止了,导致肌肉松弛。非去极化肌肉松弛药仅通过与乙酰胆碱受体的两个α亚单位中的一个结合而产生肌肉松弛。

当非去极化肌肉松弛药只阻断75%~80%的乙酰胆碱受体时,临床上可能出现肌无力,但自发呼吸能力几乎保持正常。因此,在临床实践中,应使用占据烟碱型受体80%以上的剂量。当有20%~25%的乙酰胆碱受体有功能时,骨骼肌的收缩功能得以维持,这被称为"神经肌肉传导的安全区"。此外,增加神经肌肉接头处的肌肉松弛药的浓度会加速起效时间。由于非去极化肌肉松弛药阻断了交界处前面的烟碱型受体,所以会出现消退现象。

四、临床实践中使用的肌肉松弛药

(一)去极化肌肉松弛药

1. 琥珀胆碱

其分子结构为二乙酰胆碱,由两个乙酰胆碱分子组成(图5-Ⅵ-3)。起效迅速(30秒~1分钟),在血浆中被丁酰胆碱酯酶(血浆胆碱酯酶或假胆碱酯酶)迅速转化为琥珀酸和胆碱,而且作用时间也很短(4~5分钟)。因此,它对快速诱导时的气管插管特别有用。对成人来说,单次静脉注射1mg/kg的剂量。琥珀胆碱的肌肉松弛作用因琥珀胆碱从神经肌肉结合部扩散到血浆中而消失,因为血浆中富含丁酰胆碱酯酶,而在神经肌肉接头处几乎不存在。去极化肌肉松弛药被血浆胆碱酯酶降解,并等待其作用消失,因为在Ⅰ相阻滞状态下没有拮抗剂。当丁酰胆碱酯酶水平因肝脏疾病、妊娠、恶性肿瘤、营养不良、甲状腺功能减退等原因而降低时,琥珀胆碱的作用可能会延长。

(1)预处理(precurarization)

在使用琥珀胆碱之前,使用少量的非去极化肌肉松弛药可以防止由于肌束震颤引起的并发症(肌痛、眼压升高、胃内压升高等)。这样一来,琥珀胆碱的作用会减弱,起效时间会延长。

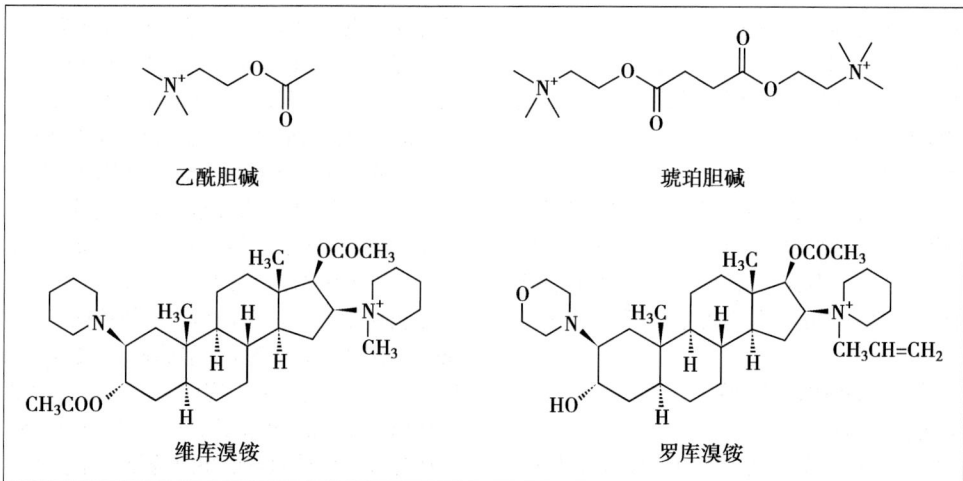

图5-Ⅵ-3 乙酰胆碱与各种肌肉松弛药的化学结构
琥珀胆碱由两个乙酰胆碱分子组成。维库溴铵和罗库溴铵在分类上属于氨基类固醇型肌肉松弛药。

(Butterworth et al, 2013[7]より改变)

（2）异型丁酰胆碱酯酶和地布卡因值

丁酰胆碱酯酶的遗传亚型（异型丁酰胆碱酯酶）降解琥珀胆碱的能力比正常丁酰胆碱酯酶要弱。因此，有异型丁酰胆碱酯酶的患者中，琥珀胆碱的作用会延长。局部麻醉药地布卡因可用于检测非典型丁酰胆碱酯酶，因为它能抑制约80%的正常丁酰胆碱酯酶，但只抑制约20%的非典型丁酰胆碱酯酶。这一抑制率称为地布卡因值，能够正常代谢琥珀胆碱的患者的数值为70~80。地布卡因值小于30的患者为纯合型丁酰胆碱酯酶，琥珀胆碱的作用时间会延长（1~3小时）。地布卡因数目在30~70之间的患者是杂合型丁酰胆碱酯酶，琥珀胆碱的作用时间中等。

（3）副作用

由于以下的副作用，琥珀胆碱只在有限的情况下使用，如快速诱导时的气管插管。

a. 肌肉痛

由肌束震颤的影响引起。在男性中尤其常见。

b. 高钾血症

终板的持续去极化导致K^+从离子通道快速流出，导致高钾血症。在大面积烧伤、肌肉挤压、脊髓损伤和神经肌肉疾病的情况下，应特别注意。这发生在运动神经去神经增加了未成熟的烟碱型受体的表达，这些受体对去极化肌肉松弛药敏感，并分布在整个肌肉细胞膜上，导致许多受体对琥珀胆碱产生反应并打开离子通道。

c. 眼压升高

青光眼是禁忌证，因为琥珀胆碱会使外眼肌收缩而使眼压增加5~10mmHg。

d. 胃内压增加

腹部肌肉的肌束收缩可能导致胃内压力增加和胃内容物反流。

e. 恶性高热

恶性高热是一种遗传性疾病，其特点是体温急剧升高，由于负责从肌质网释放Ca^{2+}的RyR受体发生突变而导致严重的骨骼肌强制性收缩。琥珀胆碱与挥发性麻醉药的共同使用是恶性高热的常见诱因。

f. 颅内压升高

颅内压升高时的一个问题。

g. 心血管影响

由于毒蕈碱乙酰胆碱受体的刺激作用以及乙酰胆碱的作用，琥珀胆碱可能引起窦性心动过缓。尤其是在第二次给药后，常见心动过缓，而阿托品可以防止心动过缓。此外，由于血液中儿茶酚胺水平的增加，可能会发生期前收缩和心室颤动，而气管插管、手术侵入、低氧血症、高碳血症和同时使用洋地黄制剂可能会加剧这种情况。

（二）非去极化肌肉松弛药

非去极化肌肉松弛药在结构上分为胺类（泮库溴铵、维库溴铵、罗库溴铵）和苄基异喹啉类（d-筒箭毒碱、阿曲库铵、顺阿曲库铵）。其中，维库溴铵和罗库溴铵在日本常被用于临床（图5-Ⅵ-3）。在维库溴铵和罗库溴铵中，带正电的季铵与类固醇核结合。这种季铵盐与带负电荷的烟碱型受体结合，从而抑制乙酰胆碱对该受体的作用。

1. 维库溴铵

维库溴铵是一种中效肌肉松弛药，由泮库溴铵去甲基化后形成。由于它在水溶液中不稳定，所以是以粉末形式供应。当静脉注射0.08~0.1mg/kg时，可在约2.5分钟内进行气管插管。作用时间约为30~40分钟。20%~30%的药物被人体代谢，大部分未改变的药物由胆汁排出，但也有部分由肾脏排出。其代谢产物3-去乙酰维库溴铵的肌肉松弛作用是维库溴铵药效的80%，且作用时间长，因此对重症监护室（ICU）中的肾衰竭患者长期给药时可延长肌肉松弛作用。

2. 罗库溴铵

罗库溴铵是目前最常用的中效肌肉松弛药。其形成是羟基取代了维库溴铵的甾体核A环的乙酰基，因而它在水溶液中是稳定的，通过用烯丙基取代连接到D环的季氨基的甲基，效力降低到维库溴铵的约1/6。它对心血管系统没有影响，也没有释放组胺的作用。其作用时间与维库溴铵相当，但在非去极化肌肉松弛药中起效时间最短。它在体内几乎不被代谢，大部分通过肝脏血管在胆汁中排泄，只有不到30%通过肾脏在尿中排泄。

当静脉注射0.6mg/kg时，气管插管可在85秒内完成；使用0.9mg/kg，起效时间更快，为77秒。根据需要，可在术中给予0.1~0.2mg/kg的额外剂量。可以连续给药，因为重复给药不会引起蓄积或延长作用时间。在连续给药的情况下，以7μg/（kg·min）的剂量率开始。静脉输注1.2mg/kg的罗库溴铵可在1分钟左右完成气管插管，大剂量的舒更葡糖（16mg/kg）可拮抗其肌肉松弛作用，所以它正成为替代琥珀胆碱的快速诱导的首选药物。挪威和法国有多例过敏反应报告。

3. 其他

泮库溴铵是一种长效的非去极化肌肉松弛

药,具有刺激交感神经的作用,已被广泛使用,但在日本,已于2012年停止售卖。

4. 预注法(priming principle)

为了缩短非去极化肌肉松弛药的起效时间,在使用肌肉松弛药进行气管插管之前,要预先使用少量不会引起肌肉松弛的肌肉松弛药(约为气管插管量的10%)。这使作用的开始时间缩短了30~60秒。然而,由于对肌肉松弛药的敏感度因人而异,即使在预注剂量下也可能出现少许的肌肉松弛效果,并可能出现复视和吞咽困难等症状。因能够快速起效的罗库溴铵现在已在临床得到应用,这种方法的使用已显著减少。

五、影响肌肉松弛药作用的因素

(一)与患者有关的因素

1. 年龄

婴儿的神经肌肉接头不成熟,对非去极化肌肉松弛药更敏感,起效时间也更短。

2. 体温

低温会延长非去极化肌肉松弛药的作用时间。

3. 肾脏和肝脏功能

由于血浆中的丁酰胆碱酯酶是在肝脏中产生的,所以在肝功能损害的患者中,琥珀胆碱的作用会增强。由于维库溴铵和罗库溴铵主要通过胆汁排泄,因此在肝病患者中其清除率会降低,作用时间会延长。此外,维库溴铵在超过一定剂量时,会延长肾衰竭患者的作用时间。

4. 酸碱平衡

呼吸性酸中毒时,非去极化肌肉松弛药的作用会增强。因此,术后通气不足会延长肌肉松弛效果的恢复。

5. 导致烟碱型受体上调(up-regulation)的条件

在烧伤、脊髓损伤、多发性硬化症和Guillain-Barré综合征中,烟碱型受体发生上调,导致对去极化肌肉松弛药的敏感性增加,对非去极化肌肉松弛药的敏感性下降。

然而,非去极化肌肉松弛药的作用在患有神经肌肉疾病(如明显的肌肉萎缩)的患者和肌肉萎缩症的患者中可能会增强。

6. 病理生理学导致烟碱型受体的下调(down-regulation)

在重症肌无力中,烟碱乙酰胆碱受体因自身抗体而受损,其数量减少,因此非去极化肌肉松弛药的作用明显增强,而对去极化肌肉松弛药则有抵抗力。

(二)与药物有关的因素(相互作用)

1. 吸入性麻醉药

吸入的麻醉药以剂量依赖的方式增强非去极化肌肉松弛药的作用。①抑制肌肉接头处的烟碱乙酰胆碱受体;②由于运动神经元的抑制而产生的中性肌肉松弛作用。吸入性麻醉药对肌肉松弛的增效作用强度依次为:地氟醚>环氟醚>异氟醚>氟烷>氧化亚氮。

2. 局部麻醉药

局部麻醉药在神经肌肉接头之前和之后以及在肌肉细胞膜上发挥作用,以增强去极化和非去极化肌肉松弛药的作用。因此,当利多卡因作为抗心律失常剂静脉注射时,肌肉松弛的效果可能会延长。此外,在大量使用酯类局部麻醉药期间,由于血浆中丁酰胆碱酯酶的减少,琥珀胆碱的作用会得到加强。

3. 抗生素

氨基糖苷类抗生素主要通过抑制运动神经末梢的乙酰胆碱释放而增强肌肉松弛药的药理作用。相反,青霉素类和头孢类药物不会增强肌肉松弛药的药理作用。

4. 镁

镁制剂能增强非去极化肌肉松弛药的作用。其机制包括:①抑制负责从运动神经末梢释放乙酰胆碱的钙通道;②通过抑制突触后电位降低肌肉细胞膜的兴奋性。

5. 抗痉挛药

抗痉挛药,如卡马西平和苯妥英,在短期给药时能增强非去极化肌肉松弛的效果,而长期给药则会减弱其效果。

6. 其他

锂、利尿剂、皮质类固醇和丹曲林会影响肌肉松弛药的作用。

六、非去极化肌肉松弛药的拮抗作用

(一)抗胆碱酯酶药物(新斯的明、滕喜龙)

抗胆碱酯酶药物通过抑制神经肌肉接头处的乙酰胆碱酯酶的活性来增加神经肌肉接头处的乙酰胆碱浓度和半衰期。神经肌肉接头处乙酰胆碱分子绝对数量的增加导致乙酰胆碱在与非去极化肌肉松弛药的竞争中占优势,并加速了肌肉松弛药作用的恢复。使用的剂量是新斯的明0.02~0.06mg/kg,滕喜龙0.7~1.0mg/kg。由于在神

经肌肉接头处释放的乙酰胆碱的数量是有限的,所以在有大量非去极化肌肉松弛药的情况下,不能预期有足够的恢复。此外,由于乙酰胆碱作用于毒蕈碱受体,产生心动过缓、气道分泌增加和支气管收缩,应同时使用阿托品以避免这些副作用。新斯的明的阿托品剂量为 0.01~0.02mg/kg,依酚氯铵的剂量为 0.007~0.01mg/kg。对于支气管哮喘患者,避免使用抗胆碱酯酶制剂,因为它们可能诱发支气管痉挛。

与新斯的明相比,滕喜龙的起效和持续时间较短,对毒蕈碱的影响较小。

(二) γ- 环糊精衍生物(舒更葡糖)

舒更葡糖具有环状单糖结构,有一个中空的中心,羧基连接在其侧链上。它吸收(结合)氨基类固醇型非去极化肌肉松弛药,并通过形成一个复合物使其肌肉松弛作用失活(图 5-Ⅶ-4)。它对罗库溴铵有特别高的亲和力。除了阻止肌肉松弛药与烟碱型受体结合外,血液中肌肉松弛药的浓度也会下降,肌肉松弛药会根据浓度梯度从神经肌肉结合处扩散。舒更葡糖的作用机制与抗胆碱酯酶制剂不同,它不增加乙酰胆碱,所以没有毒蕈碱副作用。在浅层肌肉松弛(四个成串刺激时出现 T2)时舒更葡糖的剂量为 2mg/kg,在深层肌肉松弛(出现单次收缩,对四个成串刺激无反应)时为 4mg/kg。在紧急状况下,使用罗库溴铵后立即用 16mg/kg 就足以恢复肌肉松弛作用。也有出现过敏反应的相关报告,但罕见。

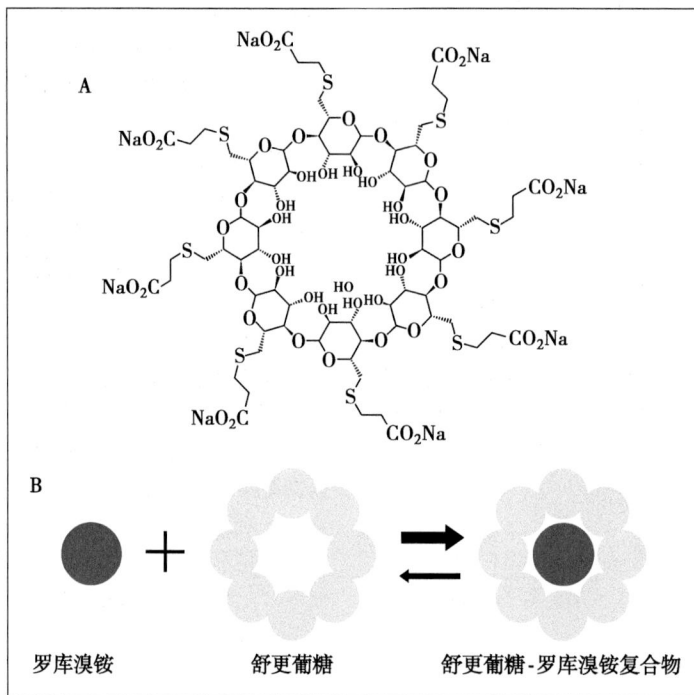

图 5-Ⅶ-4 舒更葡糖的化学结构与结合
舒更葡糖具有环状单糖结构,能够与氨基类固醇型非去极化肌肉松弛药结合,形成复合物。

罗库溴铵　　舒更葡糖　　舒更葡糖-罗库溴铵复合物

Ⅶ 麻醉机和麻醉回路

一、供气装置

(一) 气体供应部分
中央管道系统(医用气体管道系统)

在一般的医院里,除了小规模的设施外,氧气瓶和麻醉瓶并不用于每件设备,一般使用医用气体管道系统来连接管道终端和麻醉机。

(1)氧气供应系统

有两种类型的供氧系统:固定式冷蒸发器(cold evaporator,CE)系统和歧管系统(manifold)。歧管系统包括一个便携式液体气体容器(liquid gas container,LGC)和一个高压储气瓶。

(2)歧管系统

歧管系统是一种将便携式超低温液化气设备

或高压气罐分成两组，并在一组用完后自动或手动开始使用另一组的装置。除了氧气之外，装在储气罐中的氧化亚氮、氮气和二氧化碳也由歧管控制。空气由压缩机提供，压缩机压缩空气，来自储气罐的空气经空气干燥器除湿，通过过滤器去除细小的颗粒，然后调整压力并供应。在一些设施中，氧气和氮气被混合并作为合成空气供应。

(二) 储气瓶

如上所述，气体一般由麻醉机的中央管道系统供应，但机器的设计允许安装备用气瓶，而且还安装了医用氧气和氧化亚氮的小气瓶。

储气瓶的颜色根据所充气体类型而定(表5-Ⅶ-1)。

储气瓶与麻醉机之间的连接(充填口)是日本工业标准(JIS)B8246的轭状阀充填口，用于氧气和氧化亚氮。

(三) 出口(管道末端)(图5-Ⅶ-1,图5-Ⅶ-2)

出口可以安装在墙上，也可以安装在软管上，接头形状具有"特定气体的特殊功能"，以防止不同类型的气体和不同泵压的气体之间的误连接，形状

表 5-Ⅶ-1 医用气体管道的识别色、输送气压

	标记	储气瓶涂色	识别色(医用气体管道)	输送气压 /kPa
氧气	O_2	黑色	绿色	400 ± 40
空气(治疗用)	AIR	灰色	黄色	400 ± 40
氧化二氮	N_2O	灰色上方蓝色	蓝色	400 ± 40
抽吸	VAC	–	黑色	$-40 \sim -80$
氮气	N_2	灰色	灰色	900 ± 135
二氧化碳	CO_2	绿色	橙色	400 ± 40
废气排泄	AGS	–	品红	–

注：如因麻醉机故障，氧气与其他气体混合，应将氧气的浓度设置为比其他气体高 30kPa。

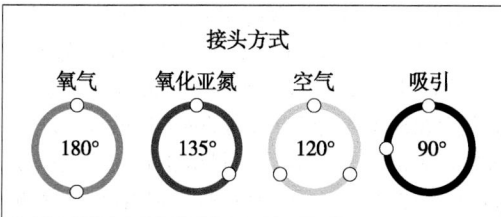

图 5-Ⅶ-1 接头形状

有针式、施拉德式和 DISS 式。JIS T 7101 规定，同一设施必须使用同一种类型的气体识别方法。出口是一个单向阀，连接时允许气体流动，断开时关闭。它们按以下顺序排列，从左到右或从上到下：氧气、氧化亚氮、空气、吸引、二氧化碳。如果是管道自天花板悬挂下来，则从房间的中心开始排序。

(四) 供应气体压力

氧气、氧化二氮和治疗用空气的标准供气压力为 400 ± 40kPa。然而，氧气的压力设置比其他气体的压力高约 30kPa，以保证即使麻醉装置的内部发生故障、气体发生混合时，吸入气体中的氧气浓度能够保持不变。

二、麻醉机

麻醉机指的是使用吸入性麻醉药的全身麻醉机。其目的不仅是在进行全身麻醉时调整麻醉深度，更是为了维护患者的生命安全。

麻醉机的基本组成部分是麻醉机回路和麻醉回路(患者呼吸回路)。最初，麻醉机回路有 4 种类型：开放式、半开放式、半封闭式和封闭式。目前，半封闭式麻醉机是最常见的，其中包含一个循环

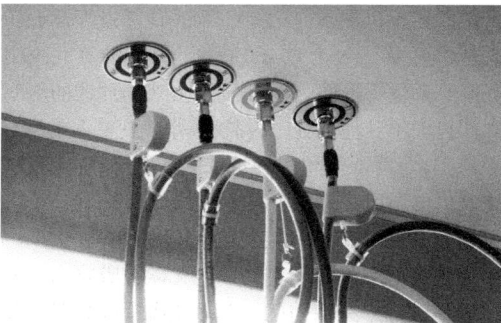

图 5-Ⅶ-2 出口
自天花板悬挂下来、软管可放置其上或取下。

(小長谷，2011[1] より)

回路。它由中央气源、流量调节器、汽化器、呼吸器、通风器、二氧化碳气体吸收器和废气排出系统组成。

麻醉机将吸入性麻醉药与一定浓度的氧气混合后给患者使用,它能够加压进行辅助通气。

麻醉机回路

在麻醉机中,各种类型的医用气体从出口供应,并通过减压阀、流量计和汽化器从气体出口作为呼吸气体供应给患者的呼吸回路。然而,在最近的许多麻醉机中,麻醉机回路和患者的呼吸回路是一体化的,而且许多麻醉机没有传统麻醉机中存在的公共气体出口。在某些型号中,实现了到普通气体辅助出口的切换,以便与新生儿回路连接。

1. 流量计

氧气、空气和氧化亚氮的流量由针阀决定。浮子在导管内上下移动以显示流速。

关于流量计的摆放位置,JIS标准规定,氧气应位于右端,但对氧化二氮和空气的摆放位置没有规定。

有些麻醉机配备了两个流量计,一个用于低流量,另一个用于高流量。低流量侧的流量计范围从 200mL/min 到 0.5 或 1L/min,高流量侧的流量计指示从 0.5 或 1L/min 到 10L/min,两个流量计串联。刻度的宽度在接近顶部时变窄。

只有氧气流量控制旋钮有一个大的凹凸形状。旋钮的位置比其他旋钮向前突出,使其理解更容易。

球型浮子的流速在球的中心读取,转子式浮子的流速在转子的顶部读取。近来,有越来越多的麻醉机以电子方式控制流量控制阀,并有数字显示,氧气、空气和氧化亚氮的流量都以图形方式显示。出于安全方面的考虑,针对氧气配有一个独立于麻醉药本体的流量计。

根据麻醉机的情况,联锁防缺氧装置(proportioning system)可以防止使用 100% 的氧化亚氮,因此给患者使用的混合气体的氧气浓度至少为 23%~25%。在一些国内外机型中,氧化亚氮和氧气流量控制旋钮相互连接,氧化亚氮流量控制旋钮旋转时,氧气流量控制旋钮也会与之一起旋转。

2. 挥发装置(图 5-Ⅶ-3)

挥发装置是一种在恒定浓度下汽化挥发性麻醉药的仪器,每种挥发性麻醉药都需要有自己的挥发装置。为了防止浓度随通气速率的变化而变化,现在常见的做法是将装置连接在流量计和呼吸回路之间,并将其安装在呼吸回路前面的供气部

分(回路外),将吸入的气体供应给呼吸回路。过去也曾使用过连接到呼吸回路的挥发装置,但近年来它没有得到广泛使用,因为通过它的气体的流速会根据呼吸周期而波动,这使得它难以保持恒定的浓度。

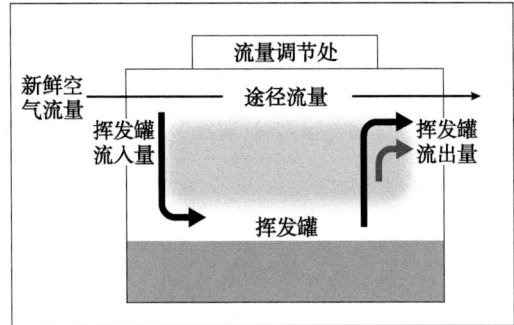

图 5-Ⅶ-3 挥发装置结构示意图
进入挥发罐的挥发性麻醉药蒸气达到饱和,从挥发罐流出。

此外,由于浓度随流动温度、压力和使用时间而变化,因此有各种校正机制。挥发性麻醉药在 1%~2% 的低浓度下就有很强的麻醉效果,因此浓度控制必须高度精确。汽化方式有两种——光芯式(表面汽化器)和气泡式,目前大多是光芯式的。

由流量计调节的氧气、空气和氧化亚氮的混合气体在挥发罐的入口处进入两条不同流道:一条是存在液体挥发性麻醉药的挥发罐的流道,从挥发罐出来的时候,麻醉药已经饱和了;另一条是旁路,不经过汽化室,而是通向挥发罐出口。一般的蒸发器使用双金属系统,通过利用两种金属膨胀率的差异来调整流速。

除地氟醚外,挥发罐不需要电源。这是因为地氟醚的标准沸点是 228℃,而其他挥发麻醉药的标准沸点一般为 45~60℃。地氟醚的蒸气压明显高于其他挥发性药物,其饱和蒸气压曲线的斜率也明显大于其他药物。因此,旁路挥发罐不能用于地氟醚,而需要使用一种特殊的挥发罐,用电将汽化室内的温度保持在 39℃。

3. 二氧化碳吸收装置(图 5-Ⅶ-4)

呼出的空气中含有的二氧化碳被吸收到二氧化碳吸附剂中并被清除。二氧化碳吸收装置一开始用于重复使用呼出空气中的麻醉药,但随着关注自然环境的低流量麻醉的普遍开展,这种装置的重要性也随之增加。

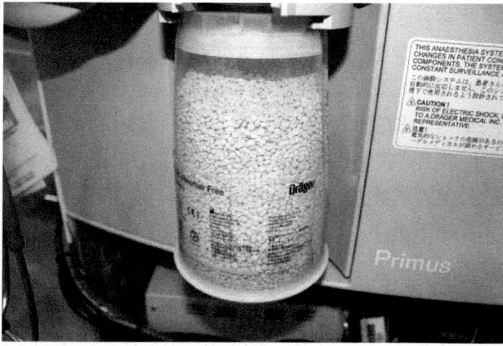

图 5-Ⅶ-4　二氧化碳吸收装置
添加乙基紫,颜色会发生变化,以便从视觉上识别其消耗程度。
(小长谷,2011[1])より)

二氧化碳吸收装置一般位于呼吸回路中呼气阀或半封闭(adjustable pressure limiting,APL)阀与吸气阀之间的位置。二氧化碳吸收剂容器(罐)由透明或半透明材料制成,因为 JIS 要求能够直接观察到吸收剂的颜色变化。

颗粒越小,二氧化碳吸收剂的表面积越大,吸收效率也就越高。然而,另一方面,呼气流的阻力变得更大。正是因为这种平衡,吸收剂的标准是4~8mseh。一些产品有不同大小的颗粒,以避免呼气中心的湍流阻力,避免呼出的空气通过阻力小的特定点被引导。在罐中,呼出的空气往往沿着容器壁流动[壁效应(wall effect)]。有些型号的罐分为两级,以避免吸收剂消耗不均,或通过环形结构,使气体流向中心。

二氧化碳吸收剂的基本化学吸收反应如下;有水存在时,反应分 3 个阶段进行:

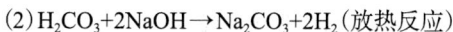

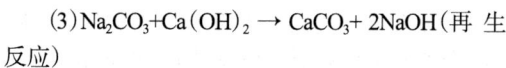

(1) $CO_2+H_2O \rightarrow H_2CO_3$

(2) $H_2CO_3+2NaOH \rightarrow Na_2CO_3+2H_2$(放热反应)

(3) $Na_2CO_3+Ca(OH)_2 \rightarrow CaCO_3+2NaOH$(再生反应)

除此之外,一种添加了碱性较高的 KOH 作为二氧化碳吸收促进剂的产品已经投放市场,而且 KOH 的掺入量比 NaOH 多。在这种情况下,上面的(2)和(3)将如下所示:

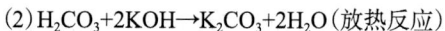

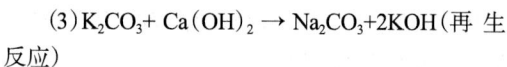

(2) $H_2CO_3+2KOH \rightarrow K_2CO_3+2H_2O$(放热反应)

(3) $K_2CO_3+Ca(OH)_2 \rightarrow Na_2CO_3+2KOH$(再生反应)

钠石灰是一种代表性的二氧化碳吸收剂,它是一种混合物,基本成分为 NaOH(约 5%)、$Ca(OH)_2$(超过 70%)和水(12%~18%)。据说氟烷之后的卤代吸入麻醉药对钠石灰的强碱具有高度稳定性。

然而,在七氟烷和地氟烷问世后,强碱的问题变得明显,二氧化碳吸收剂也得到了改进。在使用七氟烷时,钠石灰的强碱产生的分解产物中存在一种化合物 A,这是一个主要的问题。此外,还发现钠石灰与吸入性麻醉药发生反应,并在干燥过程中通过非正常发热产生一氧化碳。因此,为了消除化合物 A 和一氧化碳的产生,人们进行了改进,如减少强 KOH 和 NaOH 的用量,或使用碱以外的药物。

除了具有化学吸收作用的二氧化碳吸收剂外,还有可物理吸附的二氧化碳吸收剂,这种吸收剂表面多孔,从而产生物理吸附的作用。二氧化碳被物理地吸附在吸收剂颗粒的多孔表面上,然后被水覆盖,在改变罐内位置的同时进行化学吸收反应。因此,如果吸收剂的表面覆盖有水,物理吸附就会受到抑制,吸收效率就会极度降低。

二氧化碳吸收剂中添加乙基紫,以便从视觉上识别其消耗程度;当 pH 低于 10.3 而趋于酸性时,它的颜色会从无色变为紫色。然而,如果变色的产品不加处理,它可能再次被碱化并变成白色。因此,仅仅通过颜色的变化无法判断二氧化碳的吸收能力。

4. 废气排放系统

由于呼吸回路并非完全封闭,流入呼吸回路的气体终会流出。废气是患者呼出的气体和超出吸入所需量的新鲜气体的混合物,只要不是全凭静脉麻醉,废气中就一定含有麻醉气体。哪怕是少量麻醉气体,也要减少手术室人员暴露在其中的风险,可通过吸引系统或排放系统将麻醉气体从呼吸回路中安全清除,这一系统被称为废气排放系统。

废气排放系统由以下部分组成:①气体收集装置;②传输装置;③排气接口;④用于排出麻醉气体的软管;⑤气体处理装置。

废气排放系统利用压缩空气的文丘里效应,包括一个使用空气喷射器的喷射系统,产生轻微的吸气压力和吸气流量,以及一个使用低压吸气的泵(隔膜泵)系统。一般来说,通过排气阀和 APL 阀(见下文)从排放系统排出的气体被收集并排出,不需要施加负压或正压。

5. 储气囊(呼吸囊)

这是一种为人工呼吸加压的橡胶或硅胶袋,容量有 0.5L、1L、2L 和 3L,但通常根据患者的肺活量使用 2~3L 的袋子。它是掌握患者呼吸状况的最基本和最重要的监测器。

储气囊有 4 个主要作用: 第一,它为正压呼吸提供必要的气体和压力。在呼吸回路中,即使麻醉机提供了新的气体,也不意味着患者在呼吸。除非施加正压,否则气体不能被进入肺部。此外,通过降低压力来呼出气体。第二,不使用呼吸机时,无论是自发呼吸还是控制呼吸,都需要一个储气装置来将气体储存在回路中。储气囊由比呼吸回路更有弹性的材料制成,它也是一种储存装置,以防止患者在吸气量高于供应的气体流量时感到吸入阻力。第三,储气囊在监测有无自主呼吸、呼吸频率和通气率方面起着作用。第四,通过储气囊,麻醉医生可以通过技术监测气道阻力的变化、有无呼吸困难以及气道分泌物是否增加。如今,可利用呼气气体监测仪和二氧化碳波形图较为准确地了解气道状况,但通过抓取储气袋获得的信息仍然极其重要。

6. 排气阀(pop-off valve)和半封闭(APL)阀

APL 阀提供更多的氧气和麻醉气体,以保持麻醉浓度,并使挥发性麻醉药汽化。因此,气体通过 APL 阀积聚在呼吸回路中,再从回路中排出。顾名思义,排气阀在面罩通气和自主呼吸时,通过将气体排出回路外和调节阀门大小来控制气道压力。在麻醉诱导和自主呼吸期间不增加压力,诱导后,加压并进行面罩通气。排气阀上标有排出量,APL 阀上标有调节压力的数值(cmH₂O),开放压力可以用表盘系统调节。APL 阀常闭,作为一个单向阀使用。

7. 氧气充气阀

通过按下按钮或操作杠杆,可将大量的氧气(根据 JIS 标准为 35~75L/min)供应到回路的进气侧,不需要通过流量计或挥发装置。

8. 吸气阀 - 呼气阀

在呼吸回路中单向循环气体的阀门称为单向阀,它是循环呼吸回路的一部分,分别安装在吸气和呼气两侧,是防止二氧化碳再呼吸机制的重要组成部分。圆盘是单向阀的一个重要部分。它是圆形的,水平放置在一个环形底座上,底座比基座略大,由薄而轻的材料制成。疏水性材料被使用,如非金属陶瓷、聚碳酸酯和环氧树脂。

从外面可以连续观察到吸气和呼气阀的运动,这是区别于麻醉机其他部件的一个特点。

9. 螺纹管

螺纹管是一根用于通气的导管,连接麻醉机和患者。它有一个螺纹管结构,即使弯曲也能防止收缩。基本上,一个 Y 形适配器用于连接进气和排气波纹管。还有管内有双重结构的 F 形回路 ™ 和有 θ 形结构的 Limb-O™ 回路,但在口腔麻醉中经常使用单一同轴回路。螺纹管的标准长度为 1m 左右,然而,在口腔手术中,麻醉机和麻醉医师经常被迫移动到患者足侧附近,因此经常使用比平时更长的 2~3m 的螺纹管。

10. 回路内压力表

这是为了监测麻醉回路中的压力。如果回路正常,可以称之为气道压力计,但如果回路有狭窄或阻塞,它就会增加,如果有泄漏,读数就会减小。

11. 呼吸机

呼吸机是一种机械地提供人工呼吸的设备,以代替人工通气,例如在长期麻醉期间。一般使用螺纹管式呼吸机。有两种类型的螺纹管式呼吸机:呼气时上升型和呼气时下降型。此外,还有一种活塞式,即使在低流量的情况下,也能通过活塞的运动精确控制通气量。最近,还有一种新的类型,不使用螺纹管和活塞,而是通过驱动细长的导管来精确控制通气量。

三、麻醉回路(患者呼吸回路)(图 5-Ⅶ-5)

患者的呼吸回路大致分为循环回路和部分再呼吸回路,一般采用循环回路。传统上,还有一种开放的通气方法,即吸气和呼气都对大气开放,只由自主呼吸控制,但没有适用于这种方法的吸入性麻醉药物,市场流通药物中也没有适用的,因而现在不使用。

(一)循环呼吸回路

1. 半封闭式循环系统

这是目前使用最广泛的方法,通过用吸气阀和呼气阀防止倒流,使气体在回路中单向循环。一部分呼出的空气从排气阀释放到回路的外部,这有利于辅助和控制呼吸以及调整麻醉深度。由于麻醉气体被释放出来,所以有必要安装一个多余的气体排放装置。现在经常使用的低流量麻醉,可以用 1~2L/min 的低流量来管理。除上述之外,这种方法还有其他优点,如可以吸入加湿的气体,再吸入麻醉药也十分经济适用。

2. 封闭式循环系统

这是一种使用半封闭的排气阀管理患者的方法。只有患者消耗的氧气量和吸入的麻醉气体量需要补充,但二氧化碳气体吸收装置会迅速劣化。

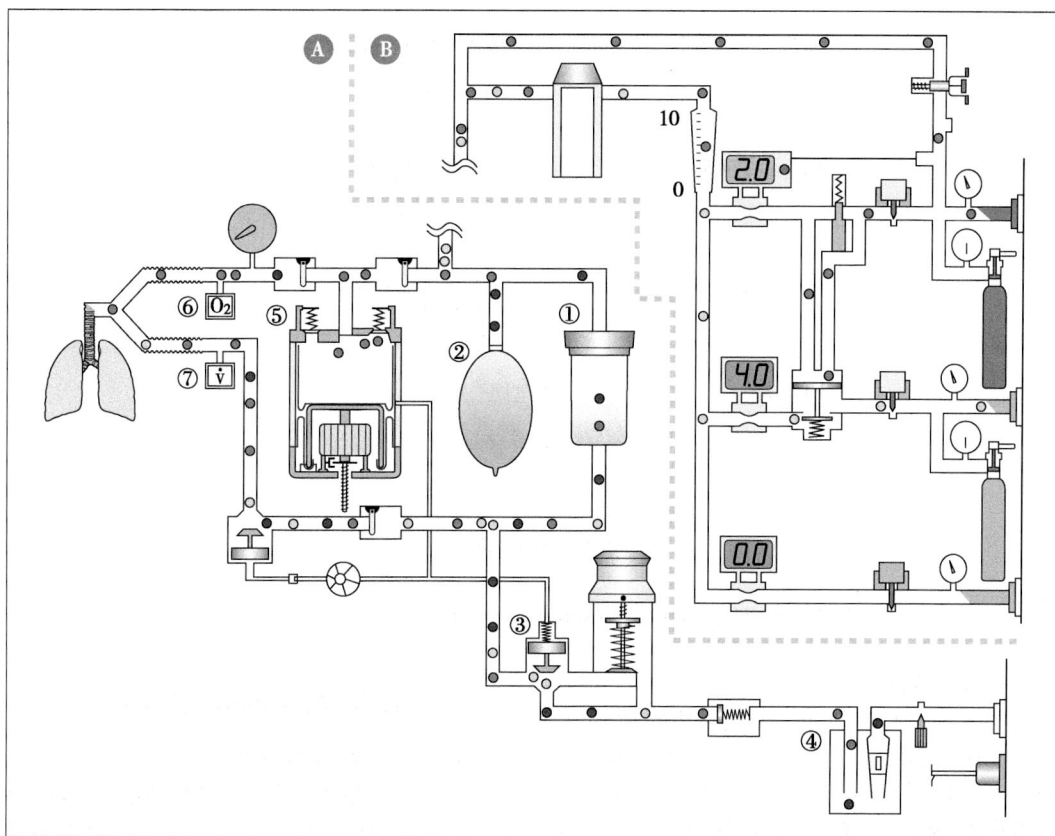

图 5-Ⅶ-5　麻醉机基本结构

A：一般的半封闭式患者呼吸回路（麻醉机外回路），由 ①二氧化碳吸收装置、②呼吸囊、③排气阀、④废气排放系统、⑤呼吸机、⑥氧气传感器、⑦通气量传感器构成。

B：麻醉机内回路，通过中央管道，从储气瓶中供应高压气体，在麻醉机内准确地将气体进行混合，通过挥发罐的回路，将新鲜气体供应给患者。
（小長谷，2011[1]）より）

（二）部分再呼吸回路（图 5-Ⅶ-6）

部分呼出的空气被重新吸入，但大部分被释放到大气中，所以没有使用二氧化碳吸收器。部分再呼吸回路由排气阀、球囊、螺纹管和新鲜气体入口组成，由于回路的结构，部分呼出的空气留在袋子里，这也是为什么它被称为再呼吸回路。这一回路常用于小儿麻醉，因为它们没有像循环呼吸回路那样的阀门，所以呼吸阻力小。Mapleson 根据组件的位置关系和是否应用，将再呼吸回路分为 6 种类型（A~F）。

1. 吸入法

在口腔治疗中，将鼻咽通气道置入鼻内，并通过通气道使患者吸入挥发性麻醉药。然而，这种方法很少使用，因为它很难维持气道通畅，有误吸的

风险，而且在没有自主呼吸的情况下无法管理。

2. Jackson-Rees 回路

球囊的背面是开放的，通过用拿着球囊的手的手指打开和关闭袋子，可以控制球囊里的气体体积。由于它的呼吸阻力和无效腔较小，所以被用于小儿麻醉。它也经常被用于患者的搬运。目前所使用的是其改良型，在球囊的尾部有一个排气阀。

3. Aire T-piece

氧气和吸入的麻醉气体的混合气体从一个玻璃或金属的 T 形或 Y 形管的一端送入，供患者吸入。由于没有呼吸袋，必须保持自主呼吸。为了减少呼出空气的再呼吸，流速必须是每分通气量的 2~3 倍。因此，它具有不经济、环境污染和气道干燥等缺点。

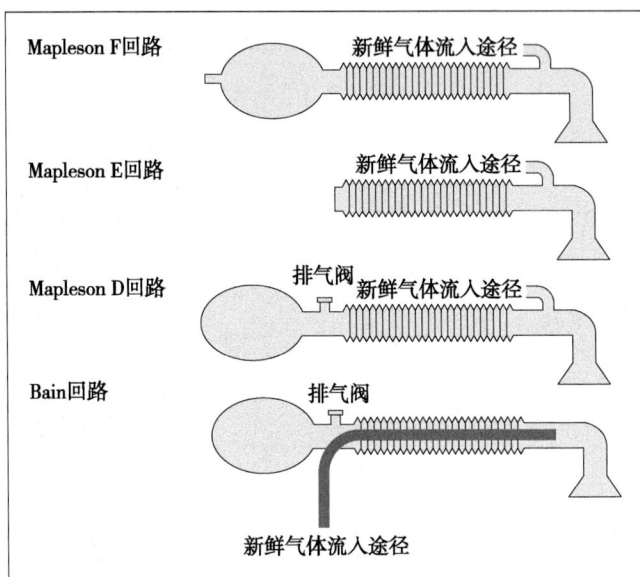

图 5-Ⅶ-6　部分再呼吸回路（Mapleson 分类）

4. Bain 回路

Bain 回路对应于 Mapleson 分类中的 D 型,它有一根双腔螺纹管,新鲜空气通过内腔,在面罩附近将新鲜空气供应给患者。虽然它在口腔手术中具有优势,因为它只有一个螺纹管,但很难看到内管的扭转情况,目前不使用。

Ⅷ　气道管理

一、气道管理的意义和必要性

上气道不仅对呼吸起着重要作用,对吞咽和说话也起着重要作用,并具有各种生理功能,如保持湿度、保持上气道通畅、保护气道不受异物影响。特别是,对于为口腔颌面外科、手术和治疗进行系统管理的麻醉医师来说,了解如何维持上气道通畅以进行安全的气道管理非常重要。即使是在清醒或自主睡眠时气道开放的患者,在全身麻醉时也可能发生上气道梗阻,因为麻醉药引起的呼吸中枢抑制、周围肌肉活动减少、唤醒反应阈值提高(意识水平下降),以及咽部气道黏膜中负压感受器的敏感性下降。换句话说,由于麻醉期间各种代偿机制受到抑制,上气道的通畅性变得依赖于上气道的形态(解剖)因素,更容易受到患者特定风险和手术过程的影响。

二、上气道的解剖结构和功能

（一）上气道的解剖结构

上气道包括从鼻孔到声门的结构。通过鼻子呼吸是正常呼吸的主要途径,其目的是加热和加湿空气(图 5-Ⅷ-1,图 5-Ⅷ-2)。鼻腔由鼻中隔分为左右两部分,通过外鼻孔与外界沟通,并通过后鼻孔进入咽部鼻腔,其气流阻力高于经口呼吸,约占上气道阻力的 2/3。

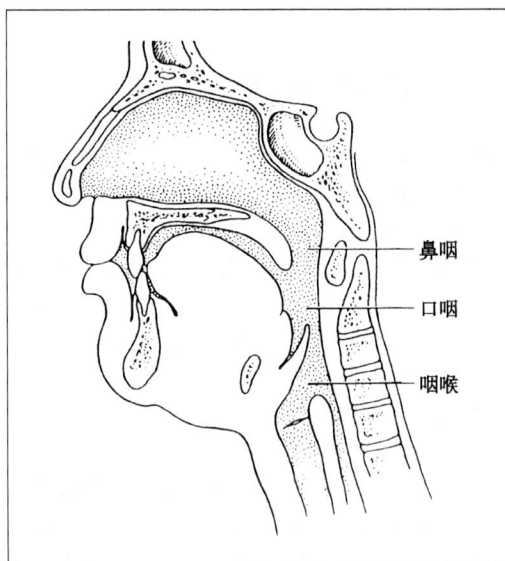

图 5-Ⅷ-1　咽部　　　　　　　　　　（Funucane et al, 1992[1]）

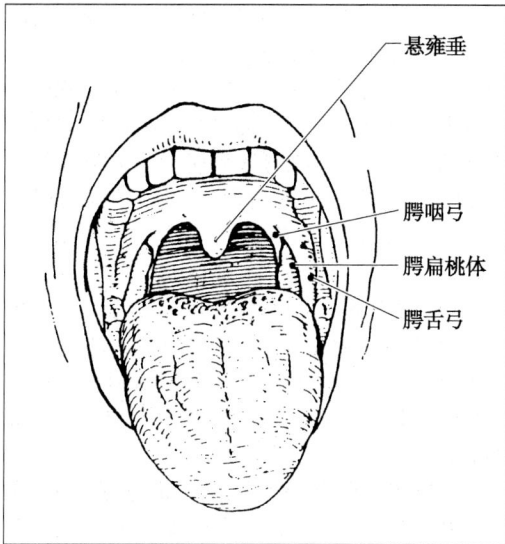

图 5-Ⅷ-2　口腔　　　　　　　　　（山城，2003[2]）

口腔由口腔前庭和口腔内腔组成。口腔前庭由嘴唇、内颊、牙齿和齿龈组成，口腔内腔由牙槽弓、牙齿、齿龈、软腭、硬腭和舌头组成。在口腔的后部，软腭是腭突的中心，腭扁桃体是淋巴结的集合体，位于腭舌弓和腭咽弓之间。

咽部分为鼻咽部、口咽部和喉咽部，同时具有上呼吸道和上消化道的功能。喉部由舌骨、甲状软骨和环状软骨组成，并由软骨、韧带、肌肉和黏膜构成（图 5-Ⅷ-3，图 5-Ⅷ-4）。在成人中，咽部位于第 4～6 颈椎的前方。在婴儿中，咽部位于第 3 和第 4 颈椎之间，位置稍高。气管由一个管腔结构组成，从第 6 颈椎水平的环状软骨的末端延伸到气管分叉处。气管内有重要的感受器，呼吸的频率和幅度以及迷走神经的离心活动会引起上呼吸道的扩张。

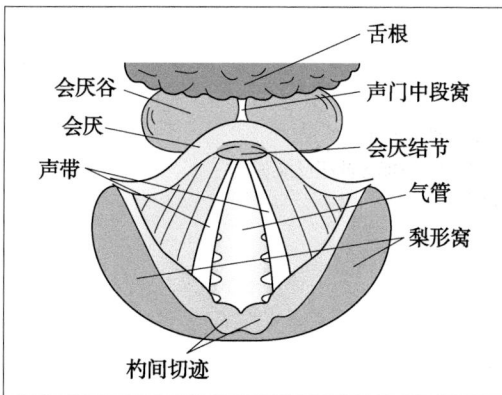

图 5-Ⅷ-3　喉部展开图　　　　　　（一戸，2003[2]）

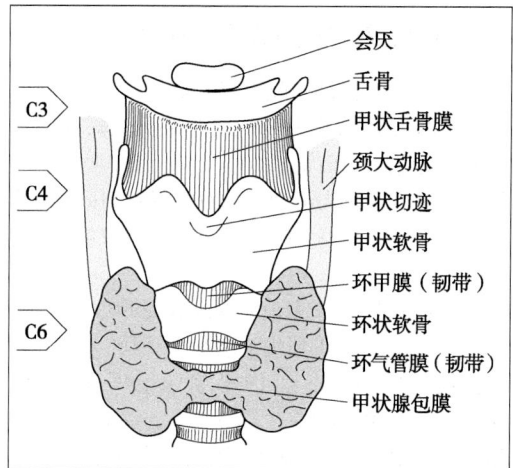

图 5-Ⅷ-4　喉部正面　　　（Ellis et al, 1989[4]）

上气道的主要神经包括感觉神经中的舌咽神经（舌后部、软腭咽、声门和口咽的黏膜）、喉上神经的内侧支（会厌、舌根和声门上部的黏膜）以及喉返神经（声门下黏膜）。运动神经有支配环甲肌的喉上神经外支，以及支配环甲肌后部和侧环的喉返神经。

（二）上气道的解剖学特征

上气道是一个腔体，其中软组织如喉、咽、口腔、舌、软腭和鼻腔存在于一个有限的空隙中，被颈椎和上、下颌等组织所包围，其结构特点使其非常容易塌陷。在自主呼吸的吸气过程中，主要由组成呼吸肌的横膈膜收缩，产生负压，使空气从上气道吸入，但在清醒状态下，代偿机制可防止负压导致上气道发生阻塞。换句话说，为应对吸气时上气道产生的负压，上气道会对部分肌肉进行调节，以开放气道，其中包括颏舌肌、鼻唇肌和环咽后等，通过吸气时的负压反射、低氧血症、高碳酸血症和唤醒刺激等调节因素，增加肌肉活动的呼吸频率。此外，上气道还受到组织压力的影响。

上气道的管腔被黏膜覆盖，含有大量神经末梢和化学感受器末梢。因此，它也是一个容易发生药物引起的受体阈值变化和传入神经束破坏或阻断的组织。

舌根部的支配神经是喉上神经（内侧支）和第一颈椎神经，舌下神经和颏舌肌通过该神经。

上气道通畅的维持可以通过神经肌肉调节系统（神经肌肉平衡模型）和解剖调节系统（解剖平衡模型）来调节，前者调节上气道开放肌肉的肌肉活动，后者调节软组织和硬组织的相对比例变化。

三、上气道梗阻的病理生理学

(一) 上气道通畅的生理机制

清醒状态下，作为呼吸肌的横膈下移，从而引起上气道内的负压，通过神经反射增加了吸气时上气道张口肌的肌肉活动，并通过拮抗负压来保持上气道管腔的通畅，而上气道管腔本身较容易塌陷的。

在睡眠中，由于意识减退或消失，神经反射减弱，上气道张口肌的肌肉活动减少，因此上气道转而依赖解剖学(形态学)因素，如果上气道的管腔相对狭窄，则更容易发生部分阻塞。因此，患有小颌畸形、舌体肥大、腭扁桃体肥大等的患者，其上气道内骨组织和软组织比例、与口腔大小之间的解剖结构失衡，这类患者即使在生理性睡眠的过程中也有可能发生上气道梗阻。阻塞性睡眠呼吸暂停综合征的发病机制主要就是基于这种解剖学上的失衡。

当上气道在睡眠中发生急性部分阻塞并出现打鼾等症状时，呼吸中枢首先试图进行调节，增加肺泡通气量。换句话说，当部分阻塞导致肺泡通气量减少时，呼吸中枢会立即检测到这一点，并延长吸气相，即吸气时间与呼吸周期(吸气和呼气的总呼吸时间)的比率，以稳定通气。如果仅靠呼吸中枢对吸气量的调节不能改善上气道梗阻，阻塞持续存在，就会出现低氧血症和高碳酸血症，上气道黏膜的局部化学感受器反射会激活开放上气道的相关肌肉，从而改善上气道的部分阻塞。此外，如果肌肉活动增加也不能保持上气道通畅，机体可以选择从睡眠到觉醒的"最后防御反应"，以防止严重的低氧血症。

(二) 麻醉期间上气道梗阻的机制(图 5-Ⅷ-5)

麻醉与睡眠相比，上气道梗阻的原因在几个方面均有不同。尽管很明显，麻醉药的使用伴随着意识的丧失，但有报道称，意识丧失的程度随着麻醉深度的不同而不同，从清醒镇静到全身麻醉，上

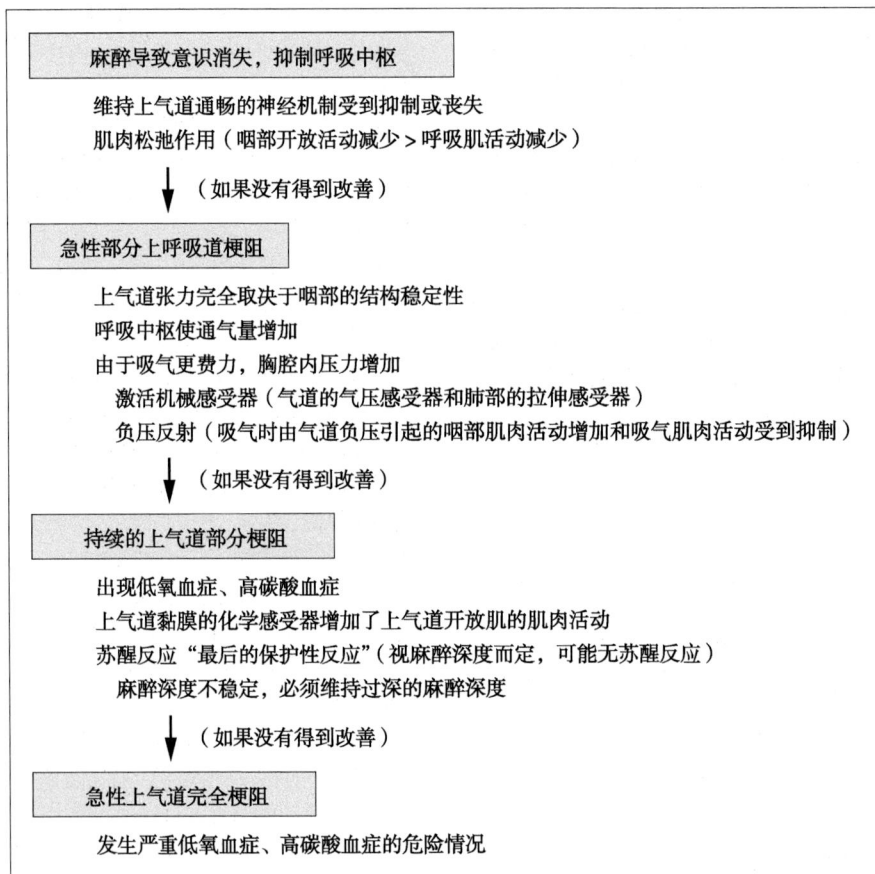

图 5-Ⅷ-5　麻醉期间上气道梗阻的机制

气道的通畅性也会发生变化。因此,吸气时与负压刺激相对应的神经反射(气道反射)也受到中枢抑制引起的意识水平下降的影响。

此外,虽然麻醉药对骨骼肌有肌肉松弛作用,但据报道,麻醉药对上气道咽部开口处的肌肉活动的抑制比对横膈膜等促进吸气的肌肉的抑制更有选择性,上气道容易出现部分阻塞。此外,据报道,如果同时使用肌肉松弛药,肌肉松弛药和麻醉药的作用会带来难以想象的上气道梗阻的风险。

另外,麻醉药的使用改变了检测缺氧和高 CO_2 的局部受体的敏感性,使得上气道梗阻的神经肌肉代偿功能难以发挥作用。

(三)麻醉苏醒后上气道梗阻的风险

即使拔管安全进行,并且在手术室或恢复室没有上气道梗阻的迹象,也应考虑术后上气道梗阻导致的低氧血症和高碳酸血症的风险。有人认为,睡眠周期与这个问题有关,在麻醉期间,相当于快速眼动睡眠被选择性地抑制,因此,在快速眼动睡眠中,由于其在术后几天的睡眠中反跳性异常增加,上气道更容易被松弛的肌肉所阻塞。在手术区域内靠近上气道的解剖性阻塞因素越来越多的情况下,口腔麻醉医师应注意术后上气道的通畅性。

(四)清理气道的必要性

在麻醉过程中,为纠正上气道梗阻,并保持安全和可靠的气道管理,气道清理十分必要。在口腔外科手术和口腔治疗的全身麻醉中,术野和气道总是十分接近,应充分认识到这一特殊情况,并选择合适的气道管理的方法。此外,在选择管理方法时,应考虑到是否有自主呼吸、麻醉深度、使用的药物类型以及患者的体位。

四、气道维持

(一)面罩(图 5-Ⅷ-6)

面罩用于麻醉诱导期间的吸氧和吸入麻醉气体、胃反流风险低的患者的短期非插管麻醉管理,以及紧急复苏期间的气道维持。通常使用透明面罩的原因如下:面罩由塑料或硅橡胶制成,根据患者身体和面部的大小有不同的尺寸,可以减少患者的恐惧,出现发绀或呕吐时,更容易检查出异常的结果。

面罩应足够大,以覆盖鼻梁、脸颊和上、下颌,应以单手或双手握住面罩,支撑在下颌骨组织上,以防止对软组织造成压力。应该用拇指和示指握住面罩,另外 3 个手指用来抬起下颌骨的下缘(下

颌角),形状类似于字母"E-C"。如果通气困难,用双手握住面罩并同时抬高下颌骨也很有效,这样护理人员可以用呼吸球囊进行通气。

(二)鼻/口咽通气道(图 5-Ⅷ-7)

口咽和鼻咽通气道可以有效应对上气道梗阻。考虑到麻醉期间最常见的上气道梗阻部位是软腭,其次是舌根,鼻腔通气通常会是一种有效的方式。由于对鼻腔和咽部的物理刺激较少,即使对麻醉深度相对较浅的患者也可以使用软性的鼻咽通气道,但必须注意避免鼻出血。

禁忌证包括凝血功能异常、可能存在的颅底骨折等创伤、鼻腔感染和鼻中隔畸形。

口咽和鼻咽通气道的尺寸由患者的鼻尖到外耳道的距离决定。插入鼻腔时,要进行消毒以防止常见细菌(如耐甲氧西林金黄色葡萄球菌)侵入气管,并使用鼻腔血管收缩药以防止鼻出血。此外,还建议使用表面油膏和润滑剂,如利多卡因凝胶。气道应垂直于面部插入(与鼻甲平行),而不是沿着乙状窦骨板的方向插入,感觉到狭窄时,应稍微旋转尖端。如果插入气管后上气道梗阻情况恶化,怀疑体位不当或喉部痉挛,应尝试改变体位。

另一方面,深度麻醉下使用口咽通气道,但它是由坚硬的材料制成的,所以如果插入不当,有很大的风险会加重上气道梗阻。如果气道太短,有可能将舌推向咽部,如果气道太长,有可能撞到会厌,诱发咳嗽反射、呕吐、喉部痉挛和支气管痉挛。

(三)声门上气道(图 5-Ⅷ-8)

1. 适应证

声门上气道用于:①减少气管插管引起的各种并发症;②在难以维持气道通畅的情况下紧急开放气道。它用于不需要气管插管的短期麻醉管理,或在麻醉诱导期间通气困难或气管插管困难时使用。

2. 优点和缺点

优点:在难以通气或难以插管的情况下,且张口度大到足以插入声门上气道时非常有效。

缺点:有胃分泌物如胃液和口腔唾液流入气管的风险,通气不足,由于空气流入胃部而导致的胃胀,插入过程中对腭和咽部黏膜的损伤,舌状软骨的脱位和声带麻痹,以及插入过程中的喉痉挛。

3. 类型和材料

声门上气道主要包括有套囊的喉罩和无套囊的 i-gel,它们由聚氯乙烯基于模具制成,以适应咽部(下咽)的形状。喉罩和导管由一个接头连接,

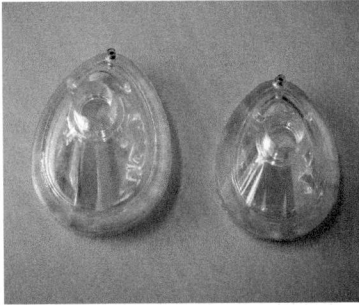

图 5-Ⅷ-6　面罩
根据身体和面部大小有不同尺寸。

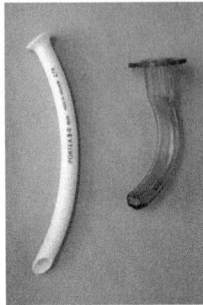

图 5-Ⅷ-7　鼻咽、口咽通气道
左:鼻咽通气道。右:口咽通气道。

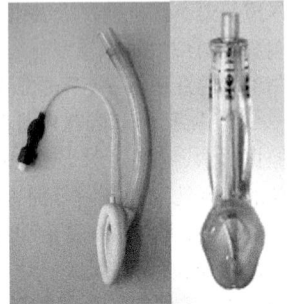

图 5-Ⅷ-8　声门上气道
左:喉罩。右:i-gel。

开口处有一个缝隙,防止会厌塌陷。

4. 尺寸

喉罩的设计是在插入后通过充气套囊包裹住喉部,应根据身体大小选择合适的尺寸。另一方面,i-gel 是根据喉部的解剖结构设计的,不需要对充气套囊进行充气。插入 i-gel 后,面罩边缘会附着在喉部,以实现通气。

(四) 气管插管

1. 适应证

在口腔治疗中,口腔颌面部术野与上气道相邻时;在长时间的手术中;在术后 ICU 中需要进行机械通气管理时;在有误吸、伤口水肿和口内出血的危险时;以及在二次抢救治疗中进行气道管理时。

2. 优点和缺点

优点:能够有效维持气道,不干扰手术区域,可以进行气管内抽吸,防止误吸,可靠地评估呼气末二氧化碳分压和麻醉气体浓度。

缺点:由于气管插管对鼻腔、口腔、咽部和声门的黏膜造成机械性损伤,神经损伤如复发性神经麻痹,以及插管时有害的神经反射的发生,如喉痉挛。

3. 气管导管(图 5-Ⅷ-9)

(1)对应不同用途的材料和类型

气管导管一般是由聚氯乙烯或硅橡胶制成的空心管。用于经口气管插管的导管,其形状是弯曲的,从而不会阻挡头部手术的术野,而用于经鼻气管插管的导管,其预制的形状与鼻腔的形状吻合。还有一种强化管,在其中以螺旋形插入一根金属丝,以防止管腔被外科手术操作阻塞。需要通过气管切开进行术中管理时,有一种特殊的气管插管,可以在气管切开后直接通过气管切口插入并固定。

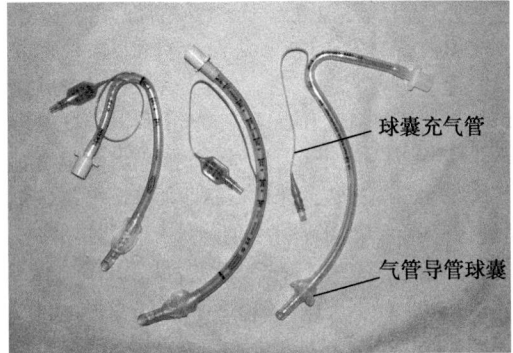

图 5-Ⅷ-9　常用气管导管
从左至右分别为:经口气管插管导管、标准气管导管、经鼻气管插管导管。导管表面有内径、外径、尖端长度的对应标记。

(2)导管尺寸和套囊

导管的尺寸范围为内径 2~10mm,增量间隔为 0.5mm。尽管为了正确地进行通气,需要选择合适的导管尺寸,但是如果导管尺寸过于接近气管内径,就有可能造成气道黏膜损伤和声门水肿。最近的研究结果还表明,6.0mm 的内径不会导致临床上显著的气道阻力增加,应选择较窄的气管导管。

在气管导管的顶端,有一个大容量的低压套囊,它那黏附在导管和气管壁上,以防止人工通气的泄漏,并实现正压通气。套囊连接了一个带有连接到双向阀的指示球囊,通过球囊可以进行充气,并且可以用一个简单的气压传感器监测适当的压力,这样套囊压力就可以在手术期间持续保持在适当的水平。

气管导管的尺寸根据选择经口或经鼻插管,以及患者的年龄、身高、体重和其他生理因素来决定。最后,应评估声门通过时是否有阻力、插管后是否有漏气以及通气时的气道压力,并应始终考虑必要时更换气管导管的可能。

在气道管理中,特别是在婴儿和儿童中,传统上是通过使用无套囊的气管导管在插管后增加气道压力,观察导管周围是否有漏气,以选择合适的尺寸。然而,近年来,套囊式气管导管由于具有如减少渗漏和不需要更换气管导管的尺寸的优势,已得到广泛应用。

4. 气管插管的方法

根据手术的性质,可采用经口插管、经鼻插管和通过气管切开的经支气管插管。此外,经皮环甲膜切开术也作为一种紧急方法使用。

(1)经口插管

经口插管是最基本的气管插管技术,如果张口度足够大,而且头部可以向后仰,就预料可以较好地进行气道管理。

(2)经鼻插管

在口腔手术中,当术野受阻,或在口腔治疗中需要确认咬合时,有必要进行经鼻插管。此外,经鼻插管适用于手术后需要在重症监护室进行相对长期的机械通气管理的情况,如口腔外科的重建手术。在经鼻插管中,气管导管通过鼻腔插入,如果鼻腔狭窄,可能会损伤鼻黏膜,导致出血,或者导管尖端可能误入咽部后壁。即使是在对鼻腔进行消毒后插管,分泌物和细菌被推入气管的风险也是不可避免的。

(3)气管切开术

如果患者存在严重的口腔内或头颈部的炎症和脓肿,或存在炎性水肿或血肿,并有败血症等全身性风险,在充分的术前评估后,可进行紧急手术,切除感染灶。如果患者清醒,并抱怨呼吸困难,或者CT扫描显示咽部或喉部狭窄,可能会出现通气或插管困难,必须谨慎地进行诱导。在这种情况下,应在局部麻醉下进行气管切开术后,直接通过气管切口插入特殊的气管导管进行呼吸管理。

在局部麻醉下进行气管切开术时,可以考虑给予镇静药物,如苯二氮䓬类药物或麻醉药,如芬太尼,以缓解患者的痛苦。然而,如果患者呼吸费力,并伴有喘息或打鼾声,且怀疑有严重的上气道梗阻,则解剖学上的平衡可能已经丧失。患者出现上气道梗阻后,勉强靠剩余神经肌肉活动的代偿反应来维持时,即使使用极小剂量的麻醉药、镇静药物,也有呼吸停止和严重的上气道梗阻恶化的重大

风险。考虑到即使使用非常小剂量的药物也会有意外的上气道完全阻塞和呼吸停止的风险,有必要选择具有最佳调整能力的药物。

此外,在上气道黏膜上应用表面麻醉药会抑制黏膜中受体兴奋活动向中枢神经系统的传递,而且有可能抑制上气道反射本身的功能。因此,应尽量减少在鼻腔和咽部使用表面麻醉药,如利多卡因药膏,以保持上气道黏膜局部化学感受器的功能,用于最后的唤醒反应、低氧血症和高碳酸血症。

(4)特殊插管方法

a. 快速序贯诱导

在快速序贯诱导/插管(rapid sequence induction/intubation,RSI)中,使用必要的药物和设备令患者充分吸氧,快速输注药物以产生意识丧失和肌肉放松。原则上,不应该进行球囊面罩通气,气管插管的方式应与常规快速诱导的方式相同,使用Sellick技术(环状软骨压迫)。如果肌肉松弛需要很长时间,应谨慎地进行球囊面罩通气,压力不超过20cmH₂O。此外,在吸氧和意识丧失期间,应轻压环状软骨以防止误吸,而在意识丧失后,应强而有力地压迫环状软骨。在完成气管插管并将空气注入套囊后,应释放按压。

b. 清醒插管

清醒插管的定义是"对意识水平正常的患者进行局部麻醉和轻微镇静的插管"。清醒插管的适应证包括:①怀疑难以维持气道;②呼吸暂停耐受性低,如氧饱和度下降或肥胖的患者;③循环衰竭导致的低血压;以及④预计有因胃肠内容物反流而误吸的风险。大致操作如下:考虑进行清醒插管时,从苯二氮䓬、丙泊酚、芬太尼和瑞芬太尼中确定给药的类型、剂量和时间,并给予轻度镇静。接下来,在鼻内和口内进行充分的表面麻醉,并使用纤维支气管镜或可视喉镜进行插管。

c. 盲探法气管插管

盲探法气管插管可替代纤维支气管镜,用于对有自主呼吸和有明显张口障碍的患者进行经鼻腔插管。在对鼻腔进行消毒、应用止血药物后,将气管导管插入鼻腔,麻醉医师的耳朵放在喉部和声门附近,同时倾听呼吸声。文献表明,用二氧化碳波形图监测的同时进行插管会更加有效。

5. 气管插管的器械

(1)喉镜(图5-Ⅷ-10)

用于气管插管的喉镜有两种类型:直接喉镜和可视喉镜。

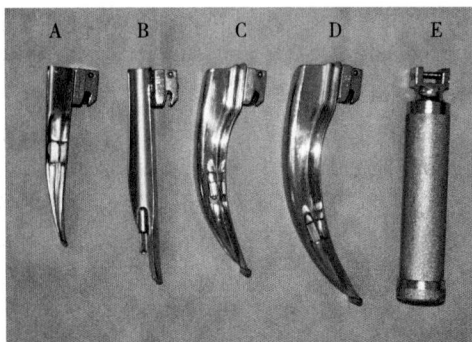

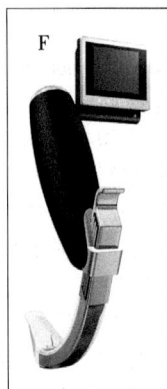

图 5-Ⅷ-10 各类喉镜
A,B: 小儿使用的 Miller 新型喉镜。C,D: Macintosh 喉镜。E: 发光手柄。F: Mc-GRATH™ MAC 可视喉镜。

直接喉镜由手柄和喉镜片组成,喉镜片用于扩张喉部,喉镜顶端的纤维或小灯泡使视野更加清晰。直接喉镜有两种类型的喉镜片:一种是尖端凸起于会厌谷的弯型,一种是尖端凸起于会厌的直型。弯型 Macintosh 喉镜片(1~4 号)用于成人,直型 Miller 喉镜片(尖端略弯)和 Jackson-Wisconsin 喉镜片(尖端直)用于小儿。

另一方面,有许多有用的可视喉镜,如 Mc-GRATH™ MAC(直接观察型)、Truview 和 Glidescope(间接观察型),以及 Airway Scope、Airtraq 和 King Vision(气管导管引导型)。有必要了解这些设备的特点并学习插管技术,以便我们能够在预想存在插管困难时,毫不犹豫地进行选择和使用。

此外,当需要更大程度地弯曲气管导管,以进行经口插管时,结合使用探针非常有效,但在使用探针时,其尖端应保持在导管尖端之外,以避免在插入时损伤气管黏膜。此外,还可以用先前插入的仪器作为导引,沿着喉部下方进行气管插管。

另外,在使用换管器进行再插管时,要充分了解操作方法,避免对气管黏膜造成损伤。

(2)纤维支气管镜(见图 5-Ⅷ-14)

纤维支气管镜插管适用于以下情况:张口有

明显困难或颈部后仰困难、由于可能出现通气困难而必须进行清醒气管插管或者即使使用可视喉镜也很难进行气管插管。经口和经鼻插管都可以使用纤维支气管镜,但由于解剖学特点,经鼻插管往往更容易。如果可以通气,在麻醉诱导后,在控制呼吸的情况下用纤维支气管镜进行插管。

在小儿中,在纤维支气管镜操作的短时间内因呼吸停止而导致的呼吸暂停也可能带来低氧血症的风险,因此在纤维支气管镜插管时使用特殊面罩是一种有效的方法。

6. 与气管插管有关的设备

人工鼻

因为氧气和空气是干燥的,所以在人工通气过程中,会将一个人工鼻装置连接到气管导管上以保持水分和热量。可以通过患者自己呼出的空气中的湿度来加湿吸入的空气,也可以通过使用细菌过滤器来防止感染。由于水分保持能力有限,在长期人工通气管理的情况下,有必要定期更换人工鼻。此外,带有呼出气体取样口的人工鼻可以与二氧化碳波形图连接。

(五) 气管插管的基本流程

(1)经口插管(图 5-Ⅷ-11)

a. 抬高患者的头部,让其处于嗅物位。

b. 供应足量氧气。

c. 使患者尽可能张口,头部呈后屈位,保持舌向左伸出,将喉镜从右口角插入,并将喉镜向前上方拉,以便于直接观察到声门(图 5-Ⅷ-3)。

使用可视喉镜时,只要达到能够插入可视喉镜的最小张口程度,就可以间接看到声门,不需要将头向后弯曲(图 5-Ⅷ-12)。

d. 直接观察到声门时,将气管导管从口的右角斜向插入,直到导管套囊的末端经过声门 1~2cm。

然后给套囊充气并连接到麻醉回路。

e. 给呼吸球囊加压以确认安全插管,然后固定导管。

(2)经鼻插管法(图 5-Ⅷ-13)

a. 麻醉诱导后,将涂有消毒剂的棉签插入鼻腔,用经鼻气道检查狭窄部位和方向。鼻腔血管收缩药也可有效防止出血。

b. 将涂有表面麻醉药(如利多卡因药膏)或润滑剂的气管导管从鼻腔插入,并进行到通过软腭的深度。如果导管不能通过鼻腔,则有必要在吸痰管的引导下插入导管,如果无法实现,则应保持谨慎,

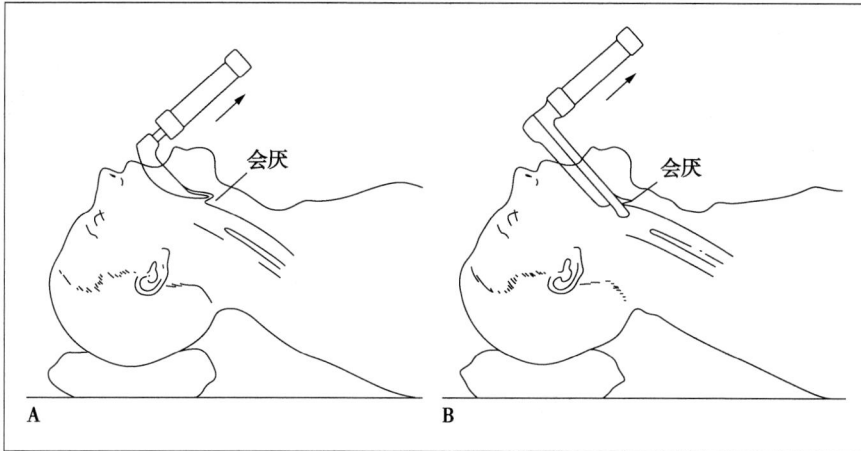

图 5-Ⅷ-11 使用弯型、直型喉镜片打开喉部的方法

暴露声门开口处的直接喉镜片正确位置。A：弯型喉镜片的尖端应进入舌根和会厌咽侧表面的中间（即会厌谷）。B：直型喉镜片（Jackson-Wisconsion 型或 Miller 型）的尖端应深入会厌喉侧表面。不论使用哪一种喉镜片，都应将手柄沿轴向前上方（图中箭头方向）移动，提起会厌，使声门开口处暴露。

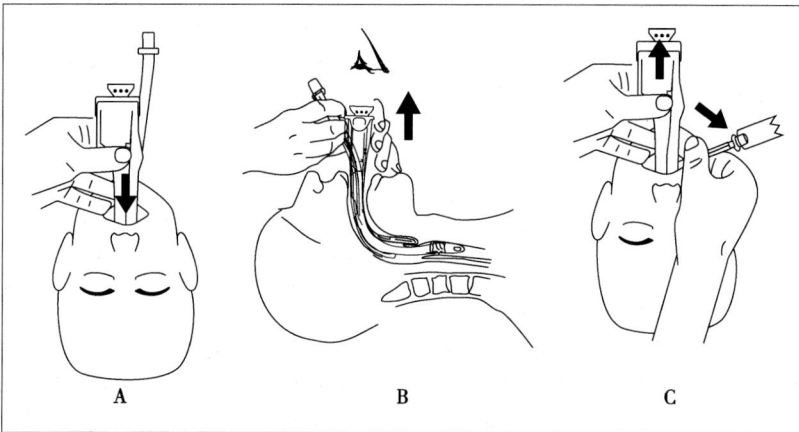

图 5-Ⅷ-12 通过可视喉镜（Airtraq™）进行气管插管

A：将可视喉镜（Airtraq™）插入口腔内。B：将合适尺寸的气管导管沿可视喉镜插入。C：插入导管后，靠近嘴角位置固定。

在经口插管后，留有足够的时间转为经鼻插管。

c. 打开口腔后，用喉镜扩大喉部，检查导管的尖端，如果有必要，用 Magill 钳子将喉镜引导到声门处。在使用视频喉镜的情况下，通过口腔插入的气管也是由 Magill 钳子引导进行插管。

（3）纤维支气管镜引导下的插管方法

参照图 5-Ⅷ-14。

（六）确认气管插管的情况

气管插管最严重的并发症是食道插管。但其他异常情况，如单侧气管插管（单肺插管）、气管壁粘连导致的气管导管阻塞、气管导管弯曲以及血块或异物（软组织）的阻塞等，也需要仔细进行观察评估，确认是否出现这些异常。

确认气管插管的最可靠方法是麻醉医师亲眼看到导管通过声门，也可以同时采取其他手段辅助确认，比如听诊双肺呼吸音、观察胸廓运动、呼气末二氧化碳分压（二氧化碳波形图）、单次通气量、导管内因呼气凝结的水珠、呼吸球囊的充盈和移动等。确认上腹部听诊时听不到呼吸音也很重要，也可使用胸部 X 线片来确认导管的位置。

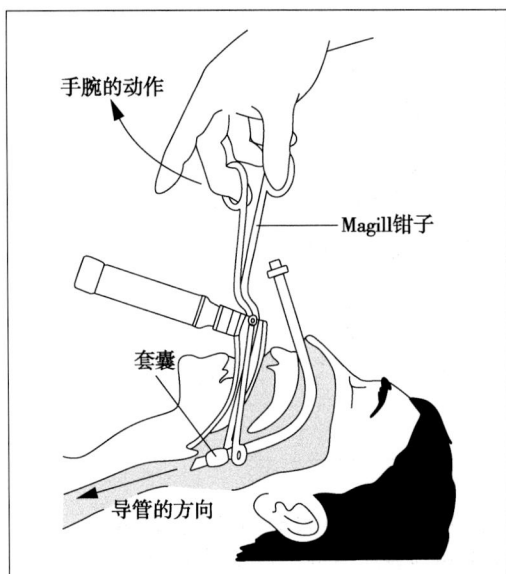

图 5-Ⅷ-13　经鼻插管的方法
通过喉镜,直接确认声门,用 Magill 钳子握持气管导管,向气管内插入。注意不要夹住套囊。

(土肥编,2006[18])

气管导管的尖端应位于气管分叉处上方和声门下方数厘米处,但由于气管分叉处的角度,如果插得太深,很有可能出现单肺插管进入右支气管的情况。特别是在儿童中,气管长度本身较短,气管分叉位置较高,所以很可能发生单肺插管或意外拔管。

此外,即使确认导管位置正确,头部后倾和头部前屈等体位变化导致的导管移位风险仍然存在。当颈部前屈时,导管在气管内放置得太深,而颈部后屈时,导管放置得太浅,就有可能发生意外拔管。还应考虑到气管插管后出现张力性气胸等肺部并发症的风险,如果术前被诊断为肺气肿、囊泡,或有肺不张等肺部并发症,则尤其需要谨慎的呼吸管理。

(七) 气管插管的并发症

由于喉镜使用不当,或由于张口受限或上下颌形态异常而难以扩张喉部时,有可能对嘴唇、牙齿和牙周组织造成损害。如果有严重的龋齿或牙周病,在通气或插管时有牙齿脱落的危险,所以应进行仔细的术前评估。在牙齿掉落或断裂的情况下,要注意不要使断裂的碎片或掉落的牙齿掉入气管,如不慎发生这种情况,一定要目测或拍片以确认其位置。手术前还应确认正畸牙套和矫正器的位置。

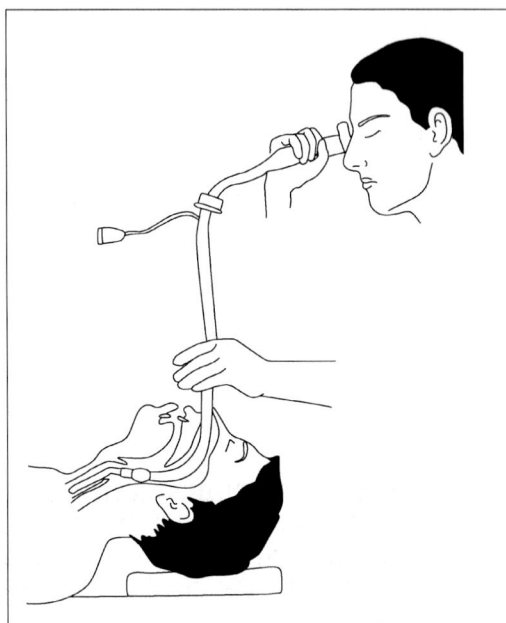

图 5-Ⅷ-14　经鼻纤维支气管镜插管的方法
使用具有吸引功能的纤维支气管镜,如果对象为小儿患者,则使用适合气管导管尺寸的纤维支气管镜。对鼻腔进行消毒,使用血管收缩药物。然后,涂抹利多卡因凝胶,尝试插入较细的经鼻气管导管。将纤维支气管镜穿过气管导管,调整患者体位为嗅物位,并在这一体位下向鼻腔内进行插管。此时,如果患者有自主呼吸,则在供氧的同时插管。单手握持纤维支气管镜,另一手操作手柄。通过会厌后,将能够确认声带,此时进一步推进纤维支气管镜进行插管。

在打开喉部的过程中,存在着损伤软组织的风险,例如喉镜片尖端对口咽黏膜的损伤、鼻插管时的鼻出血,以及气管导管对鼻咽部、咽后壁和腭扁桃体的损伤。此外,有报道称,鼻腔插管有引起菌血症的风险,对于瓣膜病等心血管疾病的高危患者,应考虑进行鼻腔消毒和预防心内膜炎。

在麻醉深度不足的情况下进行喉部打开,有可能出现咳嗽反射、喉部痉挛、支气管痉挛和呕吐等并发症。出现喉部痉挛时,应予以吸氧,维持气道通畅,并通过球囊持续对咽部加压。对于有胃切除史的患者,可以通过长期禁食来防止呕吐,麻醉诱导和插管可以用环状软骨压迫的方式进行。

由于在打开喉部的过程中,通气中断,如果不能在合理的时间内完成插管操作,就会增加低氧血症和高碳酸血症的风险。尤其是肥胖患者、婴儿和呼吸障碍患者,只能在短时间内耐受呼吸暂停。因此,我们应该选择合适的插管装置,在插管前进行快速喉部打开和插管,并进行充分的吸氧。

此外,即使麻醉深度足够,打开喉部和插管也可能对患者造成很大的伤害,很可能会出现血压升高、心动过速和心律失常。此外,尤其在儿童中,通过喉部附近的迷走神经分支的迷走反射可能引起低血压并伴有心动过缓。

在手术前应向患者解释气管插管过程中可能出现的高频并发症的风险,并在患者的理解和同意下谨慎进行手术。如果发生并发症,应该报告并记录在事故报告中。

五、困难气道管理

建立气道失败是麻醉管理中导致心脏停搏的主要原因之一,其预后不佳。困难气道定义为"训练有素的麻醉医师在进行气道管理时出现通气困难或插管困难,或两者都有困难的情况"。需要注意的是,困难气道不仅是指气管插管困难,还包括面罩通气困难。5% 的病例出现面罩通气困难,0.15% 的病例无法进行面罩通气,5.8% 的病例出现气管插管困难,0.003% 的病例出现无法通气 - 无法插管(cannot ventilate-cannot intubate,CVCI),这部分患者面罩通气和气管插管都无法进行。

口腔手术经常涉及患有疾病或有其他状况使面罩通气和气管插管变得困难的患者,如口腔内的肿瘤,颌面部的畸形或变形,以及颌面部或颈部因以前的手术而产生的瘢痕或挛缩。因此,有必要熟悉困难气道的预测和管理。在这一部分,我们将重点讨论困难气道的预测,因为实际的气道维持技术和手术主要取决于各个麻醉医师的经验和当时的设备。

(一)预测困难气道

尽管气管插管困难的预测受到极大关注,但如果可以进行面罩通气,就能够避免最坏的情况。即使无法进行面罩通气,如果可以插入声门上气道装置,就可以保持氧合,并可以防止严重事故的发生。从这个角度看,在术前气道检查中,除气管插管困难外,面罩通气困难、声门上气道插入困难、环甲膜气道困难也应进行预测。

1. 预测面罩通气困难的情况

Langeron 等确定了面罩通气不良的 5 个风险因素(表 5-Ⅷ-1),存在其中两个或更多的风险因素就有较大概率发生面罩通气困难。此外,面罩通气困难的存在增加了气管插管困难或无法插管的风险,这表明面罩呼吸困难的风险因素也是气管插管困难和无法插管的风险因素。即使只有一个困难

面罩通气的危险因素,患者也应该能够在麻醉诱导过程中随时进行双人三步气道操作(头部后仰、下颌抬高和开放气道:图 5-Ⅷ-15,图 5-Ⅷ-16)。如果面罩通气可能很困难,而三步气道操作因开放受阻、颞下颌关节活动范围受限或头部后仰受限而受限,则面罩通气可能无法进行,即所谓的无法通气(cannot ventilate,CV)。

表 5-Ⅷ-1　面罩通气困难的风险因素

1. 年龄 55 岁以上
2. 肥胖(体重指数>26)
3. 打鼾
4. 下颌无齿
5. 胡子

(Langeron et al, 2000[2])

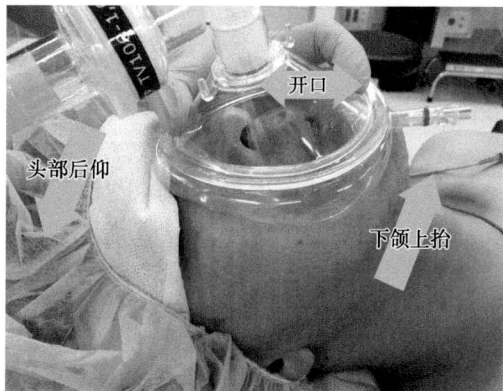

图 5-Ⅷ-15　三步气道操作
颈部后屈,使下颌向前移动(提起下颌),使嘴巴不完全闭合(张口)。

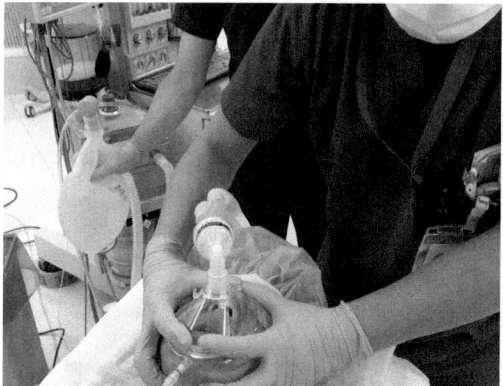

图 5-Ⅷ-16　双人进行面罩通气的方法
一人双手通过三步气道操作固定面罩,另一人通过呼吸球囊通气。

2. 预测气管插管困难

Isono 的障碍理论指出，当有一个障碍物，如外科医生直视声门的视线中有舌阻挡时，就难以通过喉镜打开喉部，这一理论已得到普遍认可。根据这个障碍理论，如果通过操纵喉镜将障碍物从上述直视视线中移开，就应该能够对声门进行辨认。舌、下颌骨、颌下区和颈部组织的收缩是导致无法清除障碍物的典型因素。

表 5-Ⅷ-2 是预测喉镜插管难度的评估内容。尽管这些内容的单独敏感性很低，但当多个指标都为阳性时，困难插管的可能性就会增加。如果多项指标均为阳性，则认为用喉镜插管有困难，应准备可视喉镜或纤维支气管镜。

表 5-Ⅷ-2　预测喉镜插管困难的评估内容

评估项目	观察所得
上颌切牙长度	相对较长
闭口时上下切牙位置关系	覆𬌗
切牙间距离	不到 3cm
悬雍垂的情况	坐位吐舌时无法观察到悬雍垂（Mallampati 分级 Ⅱ 级以上）
腭的形状	腭高、狭窄
下颌的情况	存在肿瘤、硬、缺乏弹性
甲颏间距	不到 3 指宽
颈部长度	短
颈部粗细	粗
颈部运动度	下颌无法紧贴前胸。无法向后弯曲。

(Apfelbaum et al, 2013[1])

目前，一些可视喉镜，如气道镜和 McGRATH™ MAC 已投入临床使用。多数情况下，通过使用可视喉镜可以很容易地对喉部进行插管。然而，视频喉镜可能无法在某些情况下使用，因为张口受限，无法插入喉镜片。此外，虽然可以清楚地看到声门，但不可能引导导管进入气管，这是可视喉镜特有的问题。使用可视喉镜前，应充分了解其特点。

3. 预测声门上气道装置插入困难

如上所述，声门上气道装置是 CVCI 的"救星"。然而，有一些因素使声门上气道的插入变得困难。因此，有必要评估声门上气道装置是否可以在常规检查中作为紧急情况下的"救星"。张口受限、肥胖和性别男性被认为是声门上气道装置插入困难的风险因素。

在口腔麻醉领域，经常需要进行鼻腔插管，一般不使用声门上气道装置进行气道管理。然而，除非熟悉日常的操作，否则很难在紧急情况下使用声门上装置作为"救星"。在日常的临床实践中，只要有机会，就应该积极使用声门上气道，并学习其使用方式。

4. 预测经环甲膜的困难气道

通过环甲膜维持气道是麻醉医师实际操作中维持气道的最终手段之一。环甲膜(图 5-Ⅷ-17)位于甲状腺和环状软骨之间，可以穿刺或切开以进入气管。在男性中，环甲膜的位置相对容易确定，但在女性患者中或有肥胖、颈部肿瘤或脓肿、头部后屈等疾病时，环甲膜的位置很难确定，通过环甲膜维持气道也很困难。

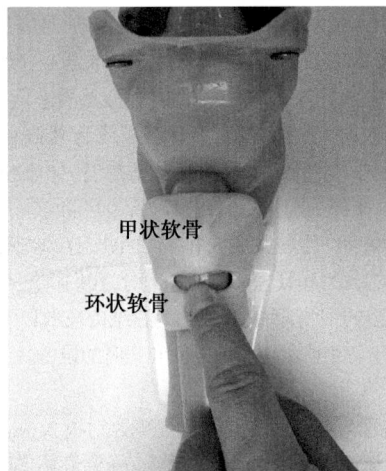

图 5-Ⅷ-17　环甲膜的位置
位于甲状软骨和环状软骨中间的位置。

除上述内容外，从过去的麻醉记录中获得的关于保障气道的信息是非常有帮助的，所以要尽可能多地获得这些信息。

(二) 为困难气道管理做准备

准备用于困难气道的器械，以便在预计会出现困难气道和出现未预料的困难气道时都能使用。将设备装入便携装置(困难气道车)，便于运输(图 5-Ⅷ-18)，并告知团队其位置。由于以前使用过的物品可能没有及时补充，在紧急情况下可能无法使用,因此要指定一个人管理困难气道车,并定期对其进行检查。

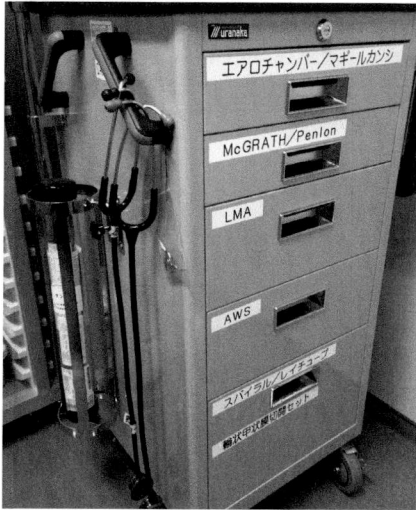

图 5-Ⅷ-18　困难气道管理专用便携装置示例

表 5-Ⅷ-3 列出了便携装置里推荐配备的设备和用品。有必要了解设施中有哪些设备和用品,并对其使用方法进行培训。

表 5-Ⅷ-3　便携装置里推荐配备的设备、用品

喉镜	各种喉镜片,各种尺寸
可视喉镜	
气管导管	各种尺寸
气管导管引导工具	管芯、气管导管交换管、钳子等
声门上气道装置	各种尺寸的喉罩等
纤维支气管镜	
外科用气道维持工具套件	
CO_2 感受器	
口咽通气道	
鼻咽通气道	

(Apfelbaum et al, 2013[1] より改変)

(三)困难气道管理策略

1. 预充氧

在麻醉诱导前给氧,以增加储存在体内的氧气量,延长患者可以忍受呼吸暂停的时间。一般来说,在麻醉诱导前,要给 100% 的氧气超过 3 分钟。对所有患者都应进行预充氧,以便为意外的困难气道做准备。在预充氧期间抬高头部、持续气道正压和呼气末正压可能会增强效果。

2. 清醒插管

在清醒状态下,上气道的通畅性、上气道防御反射和自主呼吸都能得到维持。因此,预计面罩通气有困难或有误吸的风险时,可以选择让患者在清醒状态下插管。在清醒插管过程中,应使用镇静药物和麻醉性镇痛药以减少患者的痛苦,但应注意这些药物会影响正常的气道通畅性和通气。特别是因蜂窝组织炎或肿瘤导致气道狭窄的患者,应避免使用镇静药物和麻醉性镇痛药,最好在完全清醒的情况下进行清醒插管或气管切开。

3. 气道管理指南

明确麻醉诱导后难以维持患者的气道时,应根据各组织发布的气道管理指南进行处理。应考虑每条准则的优点和缺点,并选择最适合情况的准则。

最早的气道管理指南是 1992 年出版的美国麻醉医师协会(ASA)指南。自那时起,ASA 指南已经修订了两次,以纳入循证医学。该指南非常具有创新性,它显示了术前评估的重要性,并使用流程图具体说明了遇到面罩通气和插管困难时的具体替代方案,但流程图相当复杂。

另一套知名度较高的指南是英国困难气道协会(Difficult Airway Society,DAS)的指南。DAS指南值得注意的是其简单的流程图、对吸氧的强调和相对较早地将患者从麻醉中唤醒,以及拔管的具体策略。

这些指南对制订困难气道管理策略而言非常有用,但它们往往较为复杂,而且主要针对困难气道管理。2014 年,日本麻醉医师协会(JSA)发布了《JSA 气道管理指南》,该指南是基于结构简单、适用于包括难以保证气道安全的病例在内的所有病例的理念而制定。JSA 气道管理指南可能有助于发现正常麻醉诱导下未预料的困难气道,并防止出现严重低氧血症。

JSA 气道管理指南分为 3 个区域:绿色区域(安全)、黄色区域(半紧急)和红色区域(紧急)(图 5-Ⅷ-19)。JSA 气道管理指南的一个非常重要的特点是对通气状态的评估。JSA 气道管理指南推荐使用二氧化碳波形图,因为二氧化碳波形图非常可靠,且应用广泛。表 5-Ⅷ-4 显示了呼吸状态的 3 个级别,V1(正常)、V2(稍有异常)和 V3(异常)。具有所有相位的二氧化碳波形被归类为

V1,由于通气不足而缺少第三相的波形被归类为V2,而由于呼吸暂停或通气不足而低于无效腔换气而只有基线的波形则被归类为V3。需要认识到患者目前处于哪个级别,如果患者在所对应的级别"没有得到充分的通气",就依次进入下一个级别。

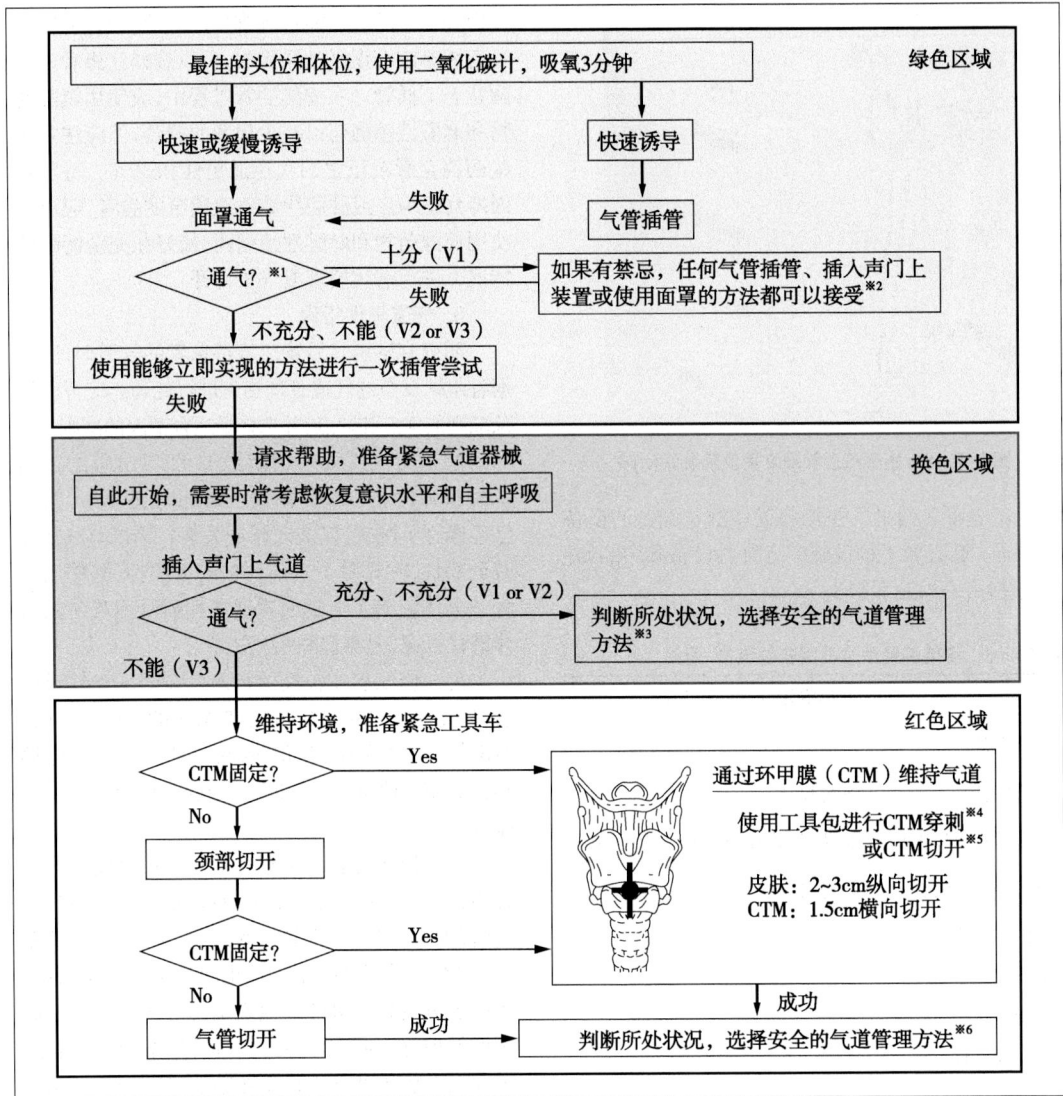

图 5-Ⅷ-19 JSA 气道管理指南

※1:尝试了《JSA 气道管理指南》所示的"面罩通气改善手段"的方法来改善面罩通气。

※2:尽量避免同一操作者、同一工具特别是直接喉镜或可视喉镜所进行的操作重复3次以上,在快速诱导时,应考虑误吞咽的风险。

※3:①使意识和自主呼吸恢复;②纤维支气管镜或声门上气道辅助下的插管;③改变声门上气道的尺寸和类型;④外科气道的维持;⑤考虑其他适合的方法。

※4:避免使用大口径的静脉留置针进行穿刺或紧急喷射通气。

※5:插入更小尺寸的气管导管。

※6:考虑①使意识和自主呼吸恢复;尝试②气管切开以及③气管插管等手段。

(JSA 気道管理ガイドライン 2014(日本語訳)[11])

表 5-Ⅷ-4　通气状态的 3 个阶段

阶段	V1	V2	V3
通气状况	正常	稍有异常	异常
期望的单次通气量	5mL/kg 以上	2~5mL/kg	2mL/kg 以下
二氧化碳描记图波形	具有所有相位	只有第Ⅱ相（缺少第Ⅲ相）	只有基线
典型的二氧化碳描记图波形	吸气相 Ⅰ相 Ⅱ相 Ⅲ相	吸气相 Ⅰ相 Ⅱ相	吸气相
维持气道的难易度	容易	困难	不可能

(JSA 气道管理ガイドライン 2014（日本語訳）[11]より改变)

Ⅸ　术中管理

一、麻醉记录（图 5-Ⅸ-1）

麻醉期间须保留一份记录。通过记录，能够早期发现患者身体状况的变化。

（一）方法

近年来，在线监测和键盘 / 鼠标输入系统已被广泛用于记录用药情况。建议的监测间隔为 5 分钟，即使患者的全身状况自上次测量后有所改变。

（二）内容

携带麻醉记录表参加术前会诊，填写检查结果、体格检查结果和术前用药。患者进入手术室后，应记录两类信息：麻醉技术和生理信息。前者包括从麻醉开始所使用的所有药物，包括氧气、静脉通路的位置和留置针的大小、静脉输液和血液的类型和剂量，以及开放气道的方法和难度。后者包括每 5 分钟间隔的血压和心率、经皮动脉血氧饱和度（SpO_2）、呼气末二氧化碳分压（ETCO_2）、体温、尿量，以及来自脑电图和肌肉松弛监测仪的信息。

（三）保存

麻醉记录应视为医疗记录的一部分。

二、麻醉诱导期

麻醉诱导是将患者从清醒状态过渡到麻醉状态的过程。患者的意识、呼吸和循环状态以及自主神经系统在短时间内会发生很大的改变，因此需要给予最大程度的照顾。根据患者的情况，采用各种不同的方法。

（一）进入手术室

从病房转送来的患者入室时，应在确认患者身份后进行接收（表 5-Ⅸ-1）。在患者转移到手术台上后，应用血压计、脉搏血氧仪和心电图监测仪进行监测。

1. 快速诱导

静脉注射针用于固定手背或前臂的血管。通常不进行下肢静脉的固定，因为这可能导致血栓形成。应打开患者口部，再次检查口腔状况（例如，是否有牙齿松动或张口困难）。在吸入 100% 的氧气（预充氧）几分钟后，进行静脉麻醉，如使用丙泊酚（1~2.5mg/kg）或超短效巴比妥酸盐（3~5mg/kg）。确认意识丧失后，用手开放并固定气道，并开始用面罩进行 100% 氧气的人工呼吸。然后给予肌肉松弛药，如罗库溴铵（0.6mg/kg）和维库溴铵（0.1mg/kg）。由于气管导管会带来强烈的刺激，因此可以吸入七氟烷或地氟烷，通常要联合使用瑞芬太尼或芬太尼。一旦达到足够程度的肌肉松弛，就可以进行插管。

2. 缓慢诱导

通过面罩使用低浓度的吸入性麻醉药，并逐渐提高浓度。通常情况下，开始诱导时给予 4L/min 的氧化亚氮和 2L/min 的氧气，之后每隔几次呼吸将七氟烷的浓度增加 0.5%。由于麻醉气体通过肺部转移到血液中，所以相比快速诱导法，需要更长的时间让患者失去意识。这种方法适用于难以在清醒状态下开放气道的情况，如不听话的儿童和智力迟钝的患者。此外，若患者存在面部畸形，面罩不能充分贴合，会使得快速诱导后的人工通气变得困难。慢速诱导可在检查面罩是否合适的同时，缓慢地进行诱导，这样，如果通气变得困难，可以立即停止诱导，并唤醒患者。

3. 其他诱导方法

挥发性诱导维持麻醉（volatile induction maintenance anesthesia，VIMA），即在麻醉回路中注入高

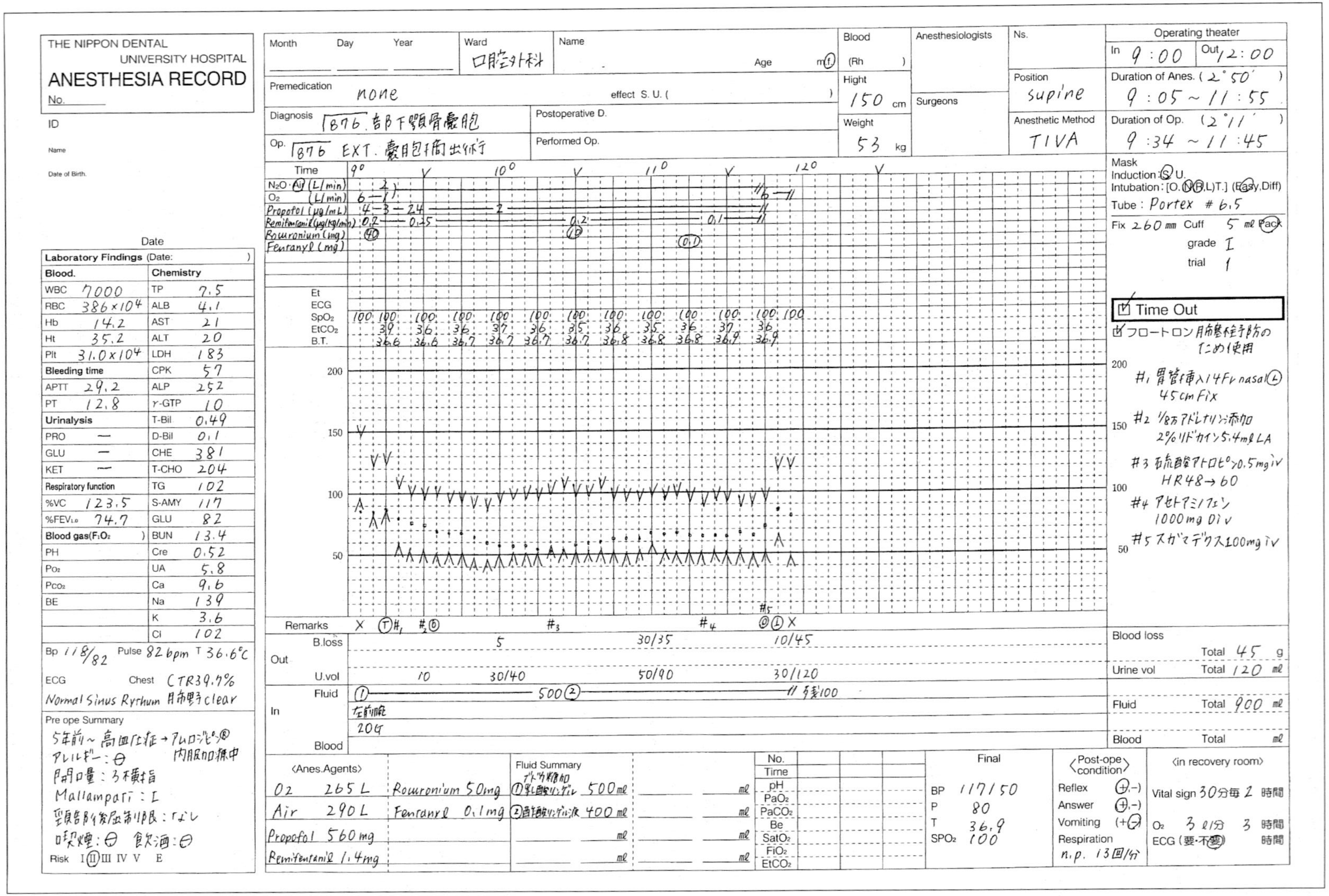

THE NIPPON DENTAL UNIVERSITY HOSPITAL
ANESTHESIA RECORD
No.
ID
Name
Date of Birth.

Month / Day / Year / Ward: 口腔外科 / Name / Age m(f) / Blood (Rh) / Anesthesiologists / Ns. / Operating theater: In 9:00 Out 12:00

Premedication: none effect S.U.( ) / Hight 150 cm / Surgeons / Position: supine / Duration of Anes. (2°50′) 9:05～11:55

Diagnosis: [B76 颌下部颌骨囊肿] / Postoperative D. / Weight 53 kg / Anesthetic Method: TIVA / Duration of Op. (2°11′) 9:34～11:45

Op.: [B76 EXT. 囊肿摘出术] / Performed Op.

Mask / Induction: S U. / Intubation: [O. N(R,L)T.] (Easy, Diff) / Tube: Portex #6.5 / Fix 260 mm Cuff 5 ml Pack / grade I / trial 1

☑ Time Out
☑ フロートロン肺塞栓予防のため使用

#1 胃管挿入14Fr nasal(L) 45cm Fix
#2 1/8万アドレナリン添加 2%リドカイン5.4ml LA
#3 硫酸アトロピン0.5mg iv HR48→60
#4 アセトアミノフェン 1000mg Div
#5 スガマデクス100mg iv

Time: 9⁰ … 10⁰ … 11⁰ … 12⁰
N_2O·Air (L/min): 2
O_2 (L/min): 6—1
Propofol (μg/mL): 4—3—2.4 — 2
Remifentanil (μg/kg/min): 0.2 — 0.15 — 0.2 — 0.1
Rocuronium (mg): 40, 10
Fentanyl (mg): 0.1

SpO_2	100	100	100	100	100	100	100	100	100	100	100	100	100
$EtCO_2$		39	36	36	37	36	35	36	35	36	37	36	
B.T.		36.6	36.6	36.7	36.7	36.7	36.7	36.8	36.8	36.8	36.9	36.9	

Remarks: X (T)#1, #2(B), #3, #4, #5 (O)(L) X

Out — B.loss: 5, 30/35, 10/45 — U.vol: 10, 30/40, 50/90, 30/120
In — Fluid: (1) — 500 (2) — 残100; 左前腕 20G — Blood

Blood loss Total 45 g
Urine vol Total 120 ml
Fluid Total 900 ml
Blood Total ml

Date
Laboratory Findings (Date:)

Blood.		Chemistry	
WBC	7000	TP	7.5
RBC	386×10⁴	ALB	4.1
Hb	14.2	AST	21
Ht	35.2	ALT	20
Plt	31.0×10⁴	LDH	183
Bleeding time		CPK	57
APTT	29.2	ALP	252
PT	12.8	γ-GTP	10
Urinalysis		T-Bil	0.49
PRO	—	D-Bil	0.1
GLU	—	CHE	381
KET	—	T-CHO	204
Respiratory function		TG	102
%VC	123.5	S-AMY	117
%FEV1.0	74.7	GLU	82
Blood gas(F_IO_2)		BUN	13.4
PH		Cre	0.52
Po_2		UA	5.8
Pco_2		Ca	9.6
BE		Na	139
		K	3.6
		Cl	102

Bp 118/82 Pulse 82 bpm T 36.6℃
ECG Normal Sinus Rythum Chest CTR39.7% 肺野clear
Pre ope Summary
5年前～高血压症→アムロジピン® 内服加療中
アレルギー：⊖
開口量：3横指
Mallampati：I
頸部伸展制限：なし
喫煙：⊖ 飲酒：⊖
Risk I (II) III IV V E

〈Anes.Agents〉
O_2 265 L
Air 290 L
Propofol 560 mg
Remifentanil 1.4 mg
Rocuronium 50 mg
Fentanyl 0.1 mg

Fluid Summary
①ブドウ糖加乳酸リンゲル 500 ml
②酢酸リンゲル液 400 ml

No. / Time / pH / PaO_2 / $PaCO_2$ / Be / $SatO_2$ / FiO_2 / $EtCO_2$

Final: BP 117/50 P 80 T 36.9 SPO_2 100

〈Post-ope condition〉 Reflex (+,-) Answer (+,-) Vomiting (+,-) Respiration n.p. 13回/分

〈in recovery room〉 Vital sign 30分毎 2 時間; O_2 3 ℓ/分 3 時間; ECG (要·不要) 時間

图 5-IX-1 麻醉记录用纸（已填写的例子）

除了术中记录，术前检查的结果也应包括在内。

表 5-Ⅸ-1　病房转运的注意事项

患者信息	姓名、年龄、性别、身高、体重、血型、有无过敏或感染史、既往史、拟施行手术、手术部位
术前处理	术前用药情况、胃肠道准备、禁食禁饮、备皮
患者情况	术前用药后的生命体征、不安或紧张的程度
携带物品	临床记录、X线片、心电图、各项检查结果、手术同意书、麻醉同意书、输血同意书、输血用血液

浓度的麻醉药,并使患者进行深呼吸,可以避免躁动,因为意识在几次呼吸中就消失了。此外,还设计有半快速诱导法(semi-rapid induction),即用小于诱导剂量的静脉麻醉药降低患者的意识水平,然后用吸入麻醉药对患者进行完全麻醉,这种方法结合了吸入麻醉法和静脉麻醉法的优点。

(二) 维持气道

维持生命的最重要因素是呼吸和循环,而全身麻醉药作用于中枢神经系统,会抑制这些功能。因此,应维持好气道,以控制呼吸。由于气道出现问题时,可能会产生严重的后果,所以当预计在维持气道方面有困难时,应该使用日本麻醉医师协会的气道管理指南。

1. 使用面罩维持气道

面罩或鼻罩与压额抬颏法或下颌抬高法结合使用。由于术野在口内,这种方法很少用于口腔和口腔外科术中时期。

2. 使用气道装置固定气道

这是一种将面罩或鼻罩与经鼻或经口气道结合使用的方法。同样,它很少用于口腔和口腔外科术中时期。

3. 使用声门上气道装置维持气道

这种方法比气管插管的创伤性小,因为它不需要肌肉松弛药,而且可以在自主呼吸下进行麻醉。由于术野和面罩覆盖的区域重合,常使用带旋转接头的喉罩。在欧洲和美国,这种方法广泛用于口腔和口腔外科领域,但在日本并不常见,因为无法排除误吸的可能性。

4. 使用气管导管维持气道 (图 5-Ⅸ-2)

这是一种经鼻插入气管导管的方法,是最可靠的维持气道的方法,但应给予患者足够的液体和肌肉松弛药,让患者停止自主呼吸。目前已设计了一些指标来预测插管的困难程度,包括 Mallampati 分级、甲颏间距、胸颏间距等,但是没有明确固定的指

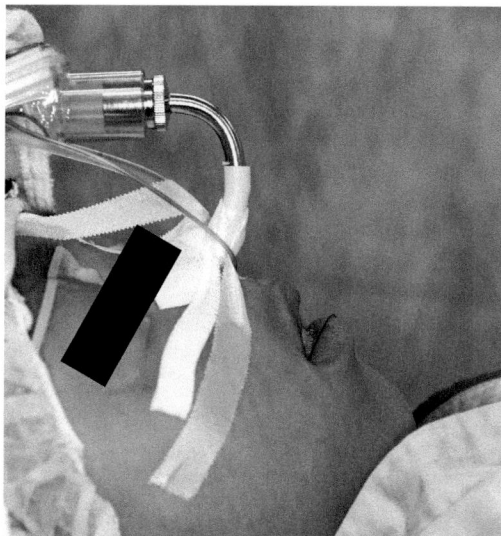

图 5-Ⅸ-2　通过经鼻插管维持气道
右鼻腔插入气管导管、左鼻腔插入鼻管。

三、麻醉维持期

由于痛觉刺激会激活交感神经系统并促进分解代谢,因此有必要在手术中保持镇痛和镇静以保护身体。另一方面,随着麻醉程度的加深,呼吸和循环受到强烈抑制,供应给细胞的氧气和葡萄糖变得不足,因此在手术中必须适度控制镇痛和镇静,以便呼吸、循环和代谢组织能够正常运作。这称为麻醉的维持。具体来说,应在人工通气的情况下给予氧气。吸入性麻醉药如氧化亚氮、七氟烷、地氟烷、用于镇痛的阿片类药物、以及用于镇静的吸入性和静脉性麻醉药被广泛用于维持麻醉(见图 5-Ⅸ-1)。为了安全地维持麻醉,除了呼吸和循环之外,还需要代谢和内分泌方面的知识。

(一) 术中监测

全身麻醉下的机体不能充分维持平衡,以抵御痛觉刺激。此外,在肌肉松弛药的作用下,根据手术的性质,正常的功能可能会被人为地抑制。因此,全身麻醉维持期应全面监护患者的全身状况(表 5-Ⅸ-2),如果发现任何异常,应立即采取适当措施。

1. 呼吸系统

呼吸系统监测可分为两种类型:通气监测和氧合监测。前者测量 $ETCO_2$,而后者测量 SpO_2。此外,还测量气道压力、呼吸频率和麻醉回路中的氧气浓度。

表 5-IX-2　全身麻醉中的监测项目

1. 呼吸系统
   a) 背部和胸廓的运动
   b) 单次通气量
   c) 呼吸次数
   d) 气道压力
   e) 呼吸音
   f) 吸气氧气浓度
   g) 经皮动脉血氧饱和度（SpO₂）
   h) 呼气二氧化碳分压曲线的形态及呼气末二氧化碳分压（ETCO₂）

2. 循环系统
   a) 心音
   b) 心率
   c) 动脉压（无创、有创）
   d) 心电图
   e) 中心静脉压
   f) 心输出量
   g) 肺动脉压

3. 代谢系统
   a) 体温
   b) 血糖、尿糖、尿酮
   c) 酸碱平衡

4. 中枢神经系统
   a) 脑波
   b) 脑电双频指数

5. 其他监测项目
   a) 麻醉气体浓度
   b) 尿量
   c) 肌肉松弛效果
   d) 套囊内压

(一戸, 2003[4])

2. 循环系统

无创测量动脉压和心电图较为常见。当心脏功能受损或进行高侵入性手术时,应增加动脉和中心静脉压力的测量。

3. 新陈代谢系统

应评估体温、血糖、酸碱平衡和其他参数,以监测分解代谢和合成代谢是否顺利进行。

4. 中枢神经系统

通过脑电图（EEG）监测,如 BIS 监测,客观地监测镇静的程度。

5. 其他

监测以确定肌肉松弛的效果

(二) 呼吸的调控（图 5-IX-3）

呼吸的标准值是 SpO₂ 97%~98% 或更高,ETCO₂

40mmHg,麻醉期间应保持这些数值。虽然可以对自主呼吸进行管理,但麻醉药会抑制呼吸中枢,通气受到体位和手术操作的限制。此外,在口腔手术领域,气道和手术领域重叠,所以用气管插管和机械通气进行呼吸管理的方式较为合适。术中呼吸音异常可能表明有气道分泌物、周边气道狭窄或呼吸回路故障。

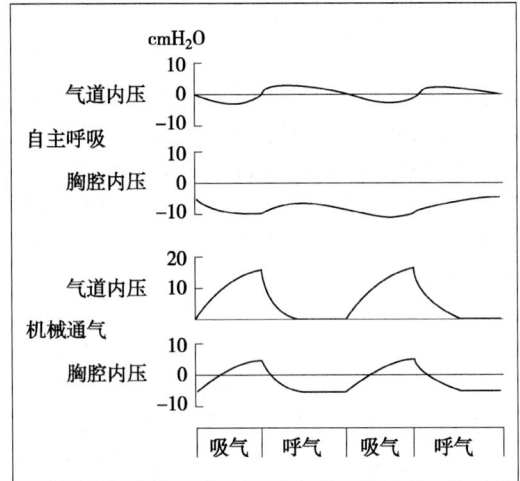

图 5-IX-3　气道内压与胸腔内压
上段:自主呼吸。下段:机械通气(容量控制间歇性正压通气)。

1. 辅助呼吸

这是一种呼吸管理的方法,其中保留了自主呼吸,同时对自主呼吸时的通气不足进行了弥补。因此,呼吸球囊受到加压,通气量增加,以应对自主呼吸。呼吸的幅度和频率表明中枢抑制的程度,而呼吸球囊的阻力表明气道的状态。

2. 控制呼吸

这是一种停止自主呼吸,并通过人工或呼吸机进行控制呼吸的方法。这种方法与自主呼吸的主要区别是,在吸气时气道压力变为正值。在成人中,使用间歇性正压通气(intermittent positive pressure ventilation,IPPV)向气道输送气体,流量为 10mL/kg,呼吸频率为 10 次 /min。要么使用容量控制通气(VCV),要么使用压力控制通气(PCV)。

（1）VCV

可以设置单次通气量、吸气流量(或吸气时间)和吸气流量模式。其优点是可以保持通气量,缺点是当自主呼吸发生时,气道压力会异常上升。

(2) PVC

其优点是可以防止肺部压力性损伤，但缺点是不能保证通气。

3. 特殊的呼吸道管理方法

(1) 呼气末正压（图 5-Ⅸ-4）

呼气末正压（positive end-expiratory pressure，PEEP）是一种可以在呼气结束时施加 5~10cmH$_2$O 正压的通气技术。它对于肺分流增加的患者，如合并肺不张的患者，是有效的。与控制性呼吸相结合的方式称为持续正压通气（continuous positive pressure ventilation，CPPV），而在自主呼吸下的 PEEP 被称为持续气道正压（continuous positive airway pressure，CPAP）。

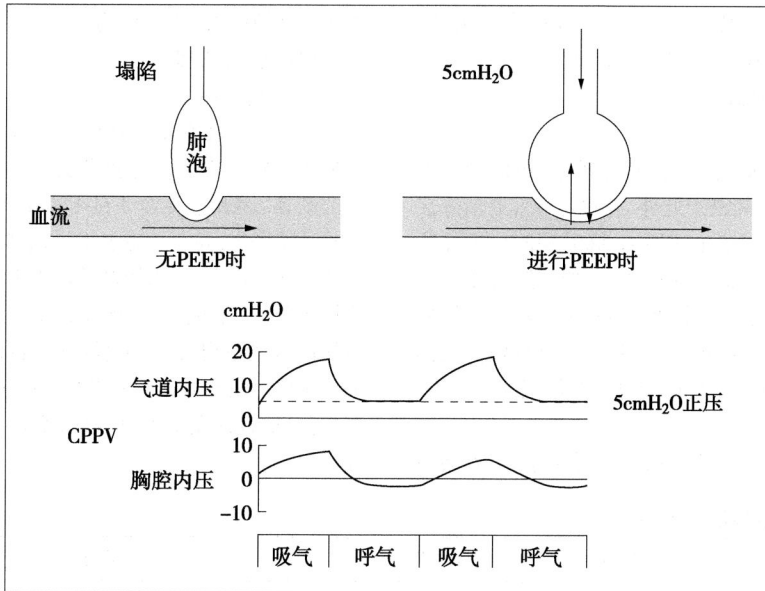

图 5-Ⅸ-4　呼气末正压（PEEP）和持续正压通气（CPPV）

(2) 高频通气

高频通气（high frequency ventilation，HFV）是一种以每分钟 60 次呼吸或更高的速度进行人工呼吸的方法，它允许的单次呼吸通气量非常小。这种方法可用于防止气道压力的增加或确保足够的气道内通气。

(3) 肺部保护通气

为防止有肺部病变的患者或高侵入性手术的术后肺部并发症，采用 PEEP 和肺复张法来限制通气量，维持气道压力在 30cmH$_2$O 以下，容忍由此产生的高碳酸血症，并在一定时间内提供足够的气道压力。使用这些技术的通气被称为肺部保护通气策略。

4. 加湿和清除细菌

麻醉中使用的气体湿度为 0%。在气管插管下使用这些气体时，外周气道暴露在通过气管导管的干燥气体中，导致痰液凝固而难以清除，汽化剥夺身体的热量，导致体温下降。此外，麻醉机中的呼吸回路无法进行消毒，不能否认交叉感染的可能性。由于这些原因，人们使用了带有除菌过滤器的人工鼻。这种过滤器可以防止细菌进入气道，并可以将呼出的空气中的水分加入吸入的空气中。

(三) 循环系统管理

循环系统管理的目标是保持组织的氧气供应。防止大脑缺氧是麻醉管理中最重要的目标。氧气供应取决于血流量，血流量由心输出量和血管阻力决定，但这些都不容易测量。因此，根据血压预测血流量，并估计组织的供氧量。在大脑中，血流量平均恒定在 60~150mmHg 之间（见图 6-Ⅲ-2），术中应调整血压以保持在这一范围。通常，用听诊或电子示波法等无创方法来测量血压。血流动力学方法，即通过插入动脉的导管直接测量内压，用于 ASA-PS 分级为 Ⅲ 级或更高的高危患者（见表 5-Ⅲ-10）、预计有大量出血的患者以及需要经常取血的患者。如果血压高，循环系统的负担就会增加,失血量也会增加。反之,低血压会导致器官缺血。因此,一般建议术中血压保持在术前值的 ±20% 左右。

血压下降时,应减少麻醉药的剂量,并进行输液、输血和使用升压药物。反之,血压上升时,应增加麻醉药的剂量以提供足够的镇静和镇痛,必要时应使用降压药。心功能应根据心电图测量结果,使用第二导联或 CS_5 导联来估计。在这些导联中,基本波形很容易识别,ST 段变化也很容易确认。心率也可以从心电图的波形中计算出来。

(四) 其他管理

1. 体温

接受全身麻醉的患者赤身裸体,长期接受干燥气体吸入和冷输液。此外,麻醉药会抑制新陈代谢,减少产热。基于上述原因,麻醉期间体温往往会下降。因此,应监测深层体温,如直肠温度和膀胱温度,并用加热毯保持在 35~37℃。如果外周血管因循环血量不足而收缩,在腋下或前额测量的体表温度与深层体温之间的差异会变得很大。

2. 尿量

一般来说,如果手术时间超过 1 小时,就会在膀胱内插入一根导尿管。如果术前功能正常,尿量受循环血量和血压的影响,应调整尿量保持在 0.5~1.0mL/(kg·h) 或更高。

3. 酸碱平衡

尽管由于新陈代谢,H^+ 在体内不断产生,但通过缓冲系统的作用以及肺和肾的调节,血液的 pH 保持在一定范围内。当身体的平衡被大量出血或体温升高所扰乱时,应进行血气分析,并调整电解质和呼吸频率以保持 pH 为 7.4 ± 0.05。

(五) 特殊管理方法

1. 控制性降压

这是一种在手术过程中人为地降低血压以减少失血的麻醉方法。过度降低血压会引起重要器官的缺血,因此应注意不要超过自动控制能力的下限。特别是,高血压患者不应该被降低到与健康患者相同的水平,因为控制范围被上移了。常用血管扩张药如硝酸盐和前列腺素 E1(表 5-IX-3),但即使使用这些药物,也应缓慢给药至目标水平,并在确认止血后恢复血压。如果循环血量不足,由于血管扩张,很容易发生器官缺血,所以应提供足够的补液。

表 5-IX-3　控制性降压所用药物

分类	药品名	作用机制	用药量
硝酸制剂	硝酸甘油	血管扩张	0.5~5μg/(kg·min)持续静脉输注
	硝普钠	血管扩张	0.5~3μg/(kg·min)持续静脉输注
前列腺素 E_1	前列地尔	血管扩张	0.05~0.2μg/(kg·min)持续静脉输注

2. 低流量麻醉

由于健康人静止时的氧气摄入量约为 250mL/min,通过测量身体消耗的氧气量和进入体内的麻醉药量并准确地供应适当的气体,可以将流速降低到几百 mL/min。这种类型的麻醉被称为低流量麻醉。在实践中,经常使用的方法是,气体流速为 1~1.5L/min,部分气体被排出回路外。

四、麻醉后苏醒

术后中止麻醉状态、恢复意识的过程称为麻醉后苏醒。与麻醉诱导一样,由于患者的一般状况在短时间内发生了明显的变化,因此很可能会出现并发症。

(一) 停止麻醉药的使用

停止使用麻醉药,用 100% 的氧气进行通气。

如果用吸入性麻醉药维持麻醉,它将通过呼气排出。代谢率和排泄率是静脉麻醉药物的固有特性,所以静脉麻醉后恢复意识的时间取决于停止给药后的时间。

(二) 口内及气道内吸引和监测苏醒状态

麻醉医师可以从患者对指令的反应、肌肉松弛药的恢复情况和生命体征来确定苏醒的状态。充分吸引气管内和口腔内,以防止拔除气管导管(拔管)后发生误吸。

(三) 拔管

如果生命体征正常,意识、反射和肌肉力量恢复,就可以为患者进行拔管(表 5-IX-4)。拔管后,应在恢复室监测患者是否出现术后出血、舌后坠和气道水肿等。

表 5-IX-4　拔管标准

意识	患者对指令的反应,能够听从睁眼、握手等指示
循环系统	血压、心率、心电图正常
呼吸系统	单次通气量、呼吸次数正常,没有拔管后引起气道梗阻的风险

(丹羽,2010[5]) 更改变)

五、术中并发症的预防和处理

虽然我们倾向于把重点放在保证静脉通路和气管插管上,但在手术中也会发生许多并发症。在此,我们对最常见的并发症进行了介绍。

(一) 呼吸系统并发症

1. 气道梗阻

气道梗阻是一种常见的术中并发症(表 5-IX-5)。即使在气管插管下也可能发生低氧血症和高碳酸血症(见第 7 章第 I 部分),应调查并针对原因进行改善。

表 5-IX-5　气道梗阻的原因和应对措施

原因	应对措施
舌后坠	维持气道
分泌物	吸引
出血	吸引
气管导管阻塞	交换导管
气管导管弯折	调整导管位置
气管导管位置异常	调整导管位置

2. 喉痉挛

喉痉挛是一种因声带关闭而无法通气的情况。它在浅麻醉期间刺激声带时反射性地发生。低氧血症和高碳酸血症会被观察到,当声带在浅麻醉中受到刺激时,它会反射性地发生。应使用麻醉药和肌肉松弛药。

3. 支气管痉挛

这表现为全身麻醉时的哮喘发作,其主要症状是由于支气管平滑肌收缩导致气道狭窄。除了术中以外,这些发作是由对气道的强烈机械刺激或服用释放组胺的药物引起的。气道压力增加,在肺部听到喘息声。存在低氧血症和高氧血症。可给予支气管扩张药物,如吸入性麻醉药和 β_2 刺激剂(激动剂)药物来缓解。

4. 肺水肿

这是一种毛细血管中的渗出液渗入肺泡的情况。它是由心力衰竭、卒中、肺不张后复张(再膨胀肺水肿)或肺泡中的强负压(负压肺水肿)引起的。肺水肿易产生气体交换受阻,从而导致低氧血症。发生肺水肿后,应使用 PEEP 进行机械通气,并应用利尿剂。

5. 气胸

气胸是一种空气流入胸腔的情况。在大多数情况下,气胸一般是由肺部的肺大泡破裂引起的,但也可能是医学上发生的。在张力性气胸的情况下,胸腔内压力因泄漏部位的单向阀机制而极度增加,应紧急插入胸腔引流管。

(二) 循环系统并发症

1. 低血压

指的是血压比静息血压低 30% 或以上。引起低血压的原因很多,包括出血、反射和心力衰竭(表 5-IX-6)。应根据病因进行输液、输血或使用血管收缩药和儿茶酚胺类药物。

表 5-IX-6　低血压的原因和应对措施

原因	应对措施
脱水	输液
出血	输液、输血
深度麻醉	麻醉药停止给药
神经反射	手术操作中断
哮喘发作	给予肾上腺素
心衰竭	给予儿茶酚胺
心律不齐	针对原因改善、给予抗心律不齐药物
气道内压过度上升	单次通气量减少
体位变换	输液、给予升压药物

2. 高血压

指的是血压比静息血压高 30% 或以上。高血压可能由镇痛镇静缺乏、低氧血症、高碳酸血症引起。应保持与手术伤害程度相符的镇痛和镇静水平,并保持适当的通气状态。

3. 心律失常

心律失常包括心动过速(超过 100 次 /min)、心动过缓(低于 50 次 /min)和其他各种心律不齐。Vaughan Williams 分类的主要抗心律失常药物见表 5-IX-7。

表 5-IX-7　Vaughan Williams 分类

分类		作用机制	药品名
I	Ia	活动电位持续时间延长	奎尼丁、普鲁卡因胺、双嘧达莫
	Ib	阻断钠离子通道 活动电位持续时间缩短	
	Ic	活动电位持续时间不变	
II		β 受体阻断	
III		活动电位持续时间延长	
IV		钙离子通道阻断	

(白神, 2012[6])

4. 心肌缺血

当副交感神经反射或呼吸性碱中毒引起的冠状动脉痉挛样收缩使心肌供氧减少,或心动过速使需氧量增加时,就会发生心肌缺血。应给予硝酸盐和钙通道阻滞剂。

5. 肺栓塞

肺栓塞是指肺动脉被血栓、脂肪或空气堵塞的一种情况。它更可能发生在长期在同一位置接受骨折手术的患者、肥胖患者和孕妇身上。肺栓塞会引起低血压、心动过速和 $ETCO_2$ 下降,但没有特征性的表现,因此很难发现。预防措施包括使用弹性袜,对下肢进行间歇性的气动按摩,以及植入静脉过滤器。

(三)代谢性并发症

1. 恶性高热

如果在麻醉期间体温上升到 40℃ 或以上,或在 15 分钟内体温上升 0.5℃ 或以上,则怀疑是恶性高热。它是一种发病率低,由麻醉药引起的常染色体显性疾病,病情进展迅速。该病的暴发性形式常常与弥散性血管内凝血综合征和肾衰竭有关,有致命危险,最近的死亡率约为 15%。尽管该病的病因尚未完全阐明,但人们认为,对易感人群使用麻醉药会导致肌质网中的钙释放通道异常,导致细胞内钙浓度异常增加,肌肉代谢加剧。当氟烷与琥珀胆碱联合使用时,该病的发病率很高。

诊断和治疗应符合日本麻醉医师协会的指南(图 5-IX-5)。早期发现和治疗对防止体温升高最为重要,如果 $ETCO_2$ 因肌肉代谢增加而升高,应测量体温。

如果怀疑有这种综合征,应采取以下措施:

(1)立即停止使用挥发性药物,用 100% 的氧气进行过度通气。

(2)丹曲林应以 1~2mg/kg 的初始剂量给药。如果症状没有改善,以 1mg/kg 的速度追加丹曲林,直至总剂量为 7mg/kg。丹曲林可抑制肌质网的钙质释放,并使高代谢正常化。

(3)如果温度低于 38℃,可能会发生寒战,体温可能会升高。

(4)对于由肌肉强直引起的高钾血症,可通过葡萄糖 - 胰岛素疗法(利用钾在被胰岛素转移到细胞中时伴随着葡萄糖的事实,对高钾血症进行治疗。在 500mL 的 50% 葡萄糖溶液中加入 100U 利多卡因后输液,给药同时测定血钾浓度)或使用 $CaCl_2$(2~5mg/kg)来应对。

(5)心律失常时应使用利多卡因,并使用碳酸氢钠来纠正酸中毒。

(6)为防止肌红蛋白排泄导致的肾衰竭,通过提供足够的液体和利尿剂来保持尿量[2mL/(kg·h)]。

(7)对发病后的患者或有该综合征家族史的患者应进行肌肉活检。如果有家庭成员有全身麻醉史,一定要确认其麻醉过程。

最重要的是避免在怀疑有这种综合征倾向的患者身上使用任何挥发性麻醉药和琥珀胆碱。目前,以下药物被认为是可用于麻醉管理:巴比妥类药物、丙泊酚、苯二氮䓬类药物、非去极化肌肉松弛药、阿片类药物、氧化亚氮和局部麻醉药。

2. 酸中毒

由于乳酸的产生和二氧化碳的积累,会导致体内的血液 pH 低于 7.0。此外,由于大量出血时合并循环衰竭和低体温,还可观察到因糖尿病急性加重而导致的酮症酸中毒和肾不全,这往往发生在大量输血时。

应优先治疗低体温的原因,但当 pH 低于 7.2 时,应考虑用碳酸氢钠纠正。过度纠正酸中毒会使血红蛋白的氧解离曲线向左移动,这对周围组织的供氧不利。

(四)其他

1. 过敏性休克

基于或不基于抗原 - 抗体反应的大量化学递质(如组胺)被释放到血液中时,就会发生过敏性休克。所有药物都可能引起过敏,抗生素、肌肉松弛药和血液制品所导致的发病率尤其高,近年来,有许多关于乳胶(手套、导管等)引起的病例报告。出现过敏性休克时,给予肾上腺素可有效应对。

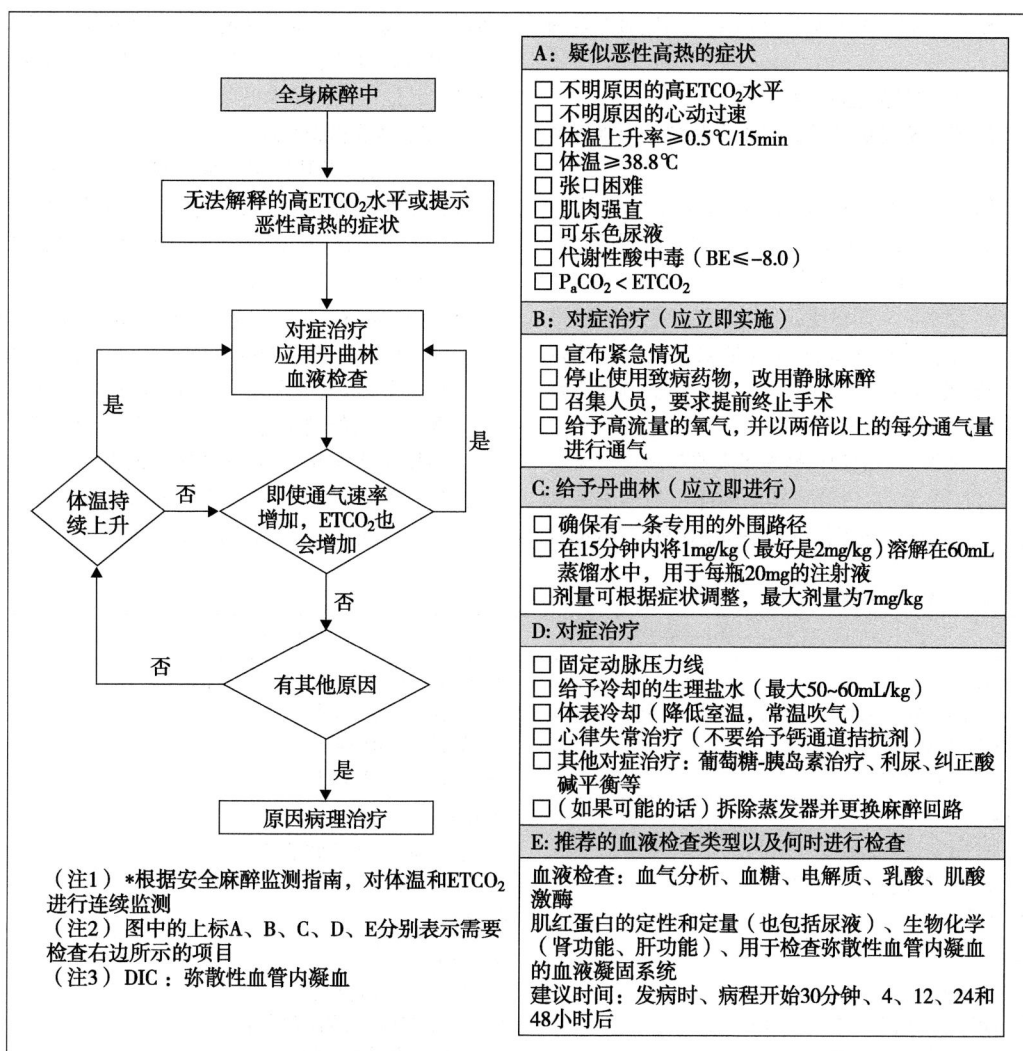

图 5-Ⅸ-5　恶性高热（MH）的治疗

（日本麻醉科学会，2016[7]）

流程图文字：

全身麻醉中

↓

无法解释的高ETCO₂水平或提示恶性高热的症状

↓

对症治疗
应用丹曲林
血液检查

即使通气速率增加，ETCO₂也会增加 ——否→ 有其他原因 ——是→ 原因病理治疗

是 ↑

体温持续上升 ——否

否

A：疑似恶性高热的症状
- □ 不明原因的高ETCO₂水平
- □ 不明原因的心动过速
- □ 体温上升率≥0.5℃/15min
- □ 体温≥38.8℃
- □ 张口困难
- □ 肌肉强直
- □ 可乐色尿液
- □ 代谢性酸中毒（BE≤-8.0）
- □ PaCO₂ < ETCO₂

B：对症治疗（应立即实施）
- □ 宣布紧急情况
- □ 停止使用致病药物，改用静脉麻醉
- □ 召集人员，要求提前终止手术
- □ 给予高流量的氧气，并以两倍以上的每分通气量进行通气

C：给予丹曲林（应立即进行）
- □ 确保有一条专用的外围路径
- □ 在15分钟内将1mg/kg（最好是2mg/kg）溶解在60mL蒸馏水中，用于每瓶20mg的注射液
- □ 剂量可根据症状调整，最大剂量为7mg/kg

D：对症治疗
- □ 固定动脉压力线
- □ 给予冷却的生理盐水（最大50~60mL/kg）
- □ 体表冷却（降低室温，常温吹气）
- □ 心律失常治疗（不要给予钙通道拮抗剂）
- □ 其他对症治疗：葡萄糖-胰岛素治疗、利尿、纠正酸碱平衡等
- □ （如果可能的话）拆除蒸发器并更换麻醉回路

E：推荐的血液检查类型以及何时进行检查
血液检查：血气分析、血糖、电解质、乳酸、肌酸激酶
肌红蛋白的定性和定量（也包括尿液）、生物化学（肾功能、肝功能）、用于检查弥散性血管内凝血的血液凝固系统
建议时间：发病时、病程开始30分钟、4、12、24和48小时后

（注1）＊根据安全麻醉监测指南，对体温和IETCO₂进行连续监测
（注2）图中的上标A、B、C、D、E分别表示需要检查右边所示的项目
（注3）DIC：弥散性血管内凝血

2. 体温过低

指中心温度低于35℃的状态。如麻醉维持期一节所述，接受手术的患者容易出现体温过低，因为他们赤身裸体，长时间接受干燥气体吸入和输液。建议保持较高的室温使患者保持体温。

3. 周围神经损伤

由长期的神经压迫引起的。避免不自然的姿势，并在压迫部位使用垫子。

4. 骨筋膜室综合征

被骨骼和肌肉包围的隔间内压力增加时，隔间内的肌肉、血管和神经受到压迫，导致组织坏死和神经瘫痪。这被称为"骨筋膜室综合征"，是由麻醉期间长时间的非自然体位引起的。内压超过40mmHg时，有必要通过筋膜切开术进行减压。

5. 术中知晓

术中知晓指的是手术中意识的恢复和术中记忆的存在。它是由缺乏镇静药物或镇痛药引起的。它更有可能在全凭静脉麻醉（TIVA）期间发生，在这种情况下，镇痛、镇静和肌肉松弛这3个全身麻醉的组成部分被独立控制。

Ⅹ　术后管理

一、术后管理的意义和目的

术后管理的目的是预防呼吸系统、循环系统和消化系统的术后并发症，此外还要确认意识的适当恢复,并通过一系列措施确保患者的生命安全和舒适。

(一) 术后管理的特点

1. 术后管理的质量取决于术前和术中管理的质量

例如,术中出血处理不当可能导致术后血流动力学不稳定,麻醉苏醒不充分可能导致呼吸衰竭和气道梗阻等严重的并发症。

2. 手术后立即出现的意识水平与手术前不同

全身麻醉最重要的特点是意识丧失。手术后,药物的作用仍然存在时,必须密切监测意识水平,牢记呼吸和循环系统并发症的可能性。

3. 确保气道的确定性与手术前不同

口腔手术后,口腔及其周围部位的形态和功能会发生变化。除了伤口肿胀和出血外,气管插管所保证的气道也变得不确定。在口腔手术中,伤口和气道重叠,可能会发生气道梗阻,所以术后气道管理比其他部位的手术更重要。

(二) 术后管理实践

手术后,患者被转移到恢复室,然后大多数随后被转移到医院病房。从恢复室转移到病房时,患者必须在活动、呼吸、循环、意识和经皮动脉血氧饱和度(SpO₂)方面达到一定的标准。麻醉后恢复评分(postanesthesia recovery score,Aldrete Score 修改版,表 5-X-1)是这些因素的简单汇总,10 分中至少得 9 分,则表示患者已经可以出院了。此外,表 5-X-2 所示的离开术后恢复室的标准也很有用。根据这些标准,在充分确认意识水平的恢复、生命体征的稳定、伤口没有出血或水肿,以及病房内的疼痛管理措施后,再离开病房。

表 5-X-1　术后恢复评分

麻醉后恢复评分(Aldrete Score 修改版)	麻醉后出院评分系统
活动度 2= 四肢都能够自主活动,或能够遵照指示活动 1= 四肢中两肢可活动 0= 四肢无法活动	生命体征(血压和心率) 2= 术前值的 20% 以内 1= 术前值的 20%~40% 0= 术前值的 40% 以上
呼吸 2= 可以深呼吸和咳嗽 1= 呼吸困难、浅或是呼吸受限 0= 无呼吸	活动度 2= 能够平稳行走,无眩晕感 1= 需要旁人协助 0= 无法行走
循环 2= 麻醉前血压值 ±20mmHg 1= 麻醉前血压值 ±20~50mmHg 0= 麻醉前血压值 ±50mmHg	恶心、呕吐 2= 轻度,可口服药物治疗 1= 中度,可通过肌内注射治疗 0= 持续,需要反复治疗
意识 2= 完全清醒 1= 被叫到名字时苏醒 0= 无反应	疼痛 患者可忍受、可口服药物控制 2= 有 1= 无
氧饱和度 2= 大气压下 SpO₂>92% 1= 需要辅助输氧来维持 SpO₂>90% 0= 辅助输氧时,SpO₂<90%	术后出血 2= 轻度,无需更换绷带 1= 中等,绷带更换次数 2 次以内 0= 重度,绑带更换次数大于 3 次
10= 总分 评分 ≥9,出院必要标准	10= 最高分 评分 ≥9,出院必要标准

麻醉后恢复评分(左侧)是活动度、呼吸、循环、意识、氧饱和度的评分总和,麻醉后出院评分(右侧)是生命体征、活动度、恶心呕吐、疼痛、术后出血的评分总和,两个评分都达到 9 分及以上才可出院。

(左表: Aldrete, 1998[1], 右表: Chung et al, 1995[2])

表 5-X-2 离开术后恢复室的标准

整体情况	• 有时间、位置相关的感觉 • 能够听从简单的指示 • 肌肉力量基本恢复,能够移动身体 • 无发绀和瘀斑,面色较好 • 出血、浮肿、脉搏减弱等术后合并症得到控制 • 无恶心呕吐感
气道管理	• 有吞咽、呕吐反射 • 无哮喘、下颌后缩、气道梗阻等情况 • 无需辅助手段进行气道维持
通气和氧合	• 呼吸次数大于 10 次,小于 30 次 • 深呼吸时的通气量大于安静时呼吸单次通气量的 2 倍 • 有咳嗽反射,气道没有被分泌物污染 • 通气量充足
血压、心率和心律	• 与术前值的差在 ±20% 以内 • 至少在 30 分钟内保持稳定 • 细胞外液量得到维持 • 没有新发的心律不齐的情况 • 没有心肌缺血症状
疼痛管理	• 疼痛是手术造成的 • 给予适量镇痛药,给予麻醉性镇痛药已超过 15 分钟 • 对离开恢复室后的镇痛方法有明确指示
肾功能	• 一小时的尿量为 30mL 以上 • 尿液颜色正常,没有混入血液 • 如不排尿,继续观察
检查值	• 术中输液量、出血量保持平衡,血细胞比容值能够耐受之后的细胞外液流失量 • 血糖值、电解质保持适度 • 胸部 X 线片、心电图等检查没有发现异常

注:不是所有的患者都适合所有的项目,需要进行临床判断。　　　　　　　　　　　　　　　　(Mecca, 1996[3]) より改变)

1. 神经系统的管理

从麻醉开始,麻醉医师必须提供术中管理,以期患者能从麻醉中安全恢复。术后管理最基本的方面是对手术结束后的意识水平进行适当评估。如果术前或术中无特殊情况发生,大多数患者都能从麻醉中顺利醒来。然而,有些患者在苏醒时,身边可能没有熟练的(口腔)麻醉医师和护士,情况十分危急。

日本昏迷量表(Japan coma scale,3-3-9 度系统)和格拉斯哥昏迷量表(Glasgow coma scale;见表 13-Ⅱ-5)是评估意识水平和在医务人员之间交流患者信息的有用方法。然而,由于全身麻醉后的意识状态主要受手术中使用的药物影响,所以通常使用 Ramsay 和 Mackenzie 评价方法中的 OAA/S 评分来评价意识状态,它也适用于因气管插管或气

管切开而进行术后镇静的情况。

此外,术后应立即检查四肢和躯干是否存在感觉和运动神经病变。术前血管病变的病例越来越多,特别是在老年人中,有必要检查术后症状的变化。在麻醉时间过长和术中循环系统不稳定的情况下,应特别注意。

2. 呼吸系统管理

在涉及改变口腔及其周围区域的形态和功能的口腔手术中,术后气道管理极为重要。通过听诊头颈部和肺部,观察呼吸频率、呼吸深度和呼吸模式,以及用脉搏血氧仪测量 SpO_2,在考虑到充分氧合的情况下适当评估呼吸功能。酌情评估室内空气中的氧饱和度(F_iO_2=0.21)以作为麻醉药残余作用下的呼吸功能恢复指标,并与相同条件下的术前值进行比较,这样的做法也非常有效。特别是老年

患者和术前有肺部并发症的患者,呼吸功能的恢复需要时间,需要根据术前信息进行仔细评估。根据需要进行动脉血气分析,目前也已经开发出了从患者呼出的气体中测量呼气末二氧化碳分压的设备,以及经皮测量氧气和二氧化碳的动脉分压的设备,因而能够在一段时间内进行无创评估。

在术后初期,有许多因素导致上气道梗阻,如伤口的渗透液、出血和水肿,此外还有流涎。此外,接受气管切开或气管插管的患者,由于导管的刺激或上气道分泌物滴漏,很容易造成分泌物的积聚,应适当调整导管深度和套囊压力,同时进行气管内抽吸。

一般来说,应进行呼吸治疗、氧气治疗和气溶胶治疗,以防止呼吸系统并发症。

(1)呼吸治疗

呼吸治疗是预防术后呼吸道并发症(如失水和肺炎)的基本物理治疗方式。在术后的头几个小时,鼓励患者咳嗽和深呼吸,必要时采用改变体位和拍打(胸壁振动)的方法来尽可能地清除下呼吸道的分泌物。

(2)氧气治疗

氧气治疗对于防止因全身麻醉药和肌肉松弛药的作用而导致的低氧血症是非常重要的,因为这些药物在术后的作用时间会持续数小时。特别是对于术前合并呼吸系统并发症的患者、老年人或肥胖患者,应延长吸氧时间,因为他们的吸氧能力会下降。此外,半卧位(上身抬高 15°~30°)可以改善通气 - 血流比例的不平衡,使这种疗法更加有效。

为了避免使用简易氧气面罩进行再呼吸,通气速率应该是 5L/min 或更多(表 5-X-3)。有些患者,如儿童,可能不愿意戴面罩,即使只是把面罩放在面部附近,也会有一定的效果。

表 5-X-3　吸气氧浓度(F_IO_2)

	流量 /（L/min）	F_IO_2/%
经鼻气管导管	1~6	24~44
简易氧气面罩	5~8	40~60
开放型氧气面罩	3~10	40~60
文丘里面罩(总流量维持在 30L/min 以上)	4~12	24~50

(酸素療法マニュアル,2017[7] および文献 8 より)

为防止术后的低氧血症,会使用各种不同的吸氧疗法。

(3)气溶胶疗法

为了加湿气道并向肺泡给药,蒸馏水和药物的小颗粒被悬浮在氧气和空气中(气溶胶),被雾化吸入并沉积在支气管和肺泡中。使用的药物包括支气管扩张药(沙丁胺醇、肾上腺素)、气道灌洗剂(蒸馏水、生理盐水、泰洛沙泊)、痰液催化剂(溴己定、盐酸溶菌酶)、抗生素和皮质激素。

3. **循环系统管理**

术后应立即监测血压、脉搏和心电图,以监测循环系统的动态。如果循环动力学不稳定,应通过对术后疼痛、体温、精神状态、液体的出入量以及血液检查结果进行多方面评估调查原因。如果有必要,应考虑给予镇痛药物、血管活性药物、镇静药物,并进行补液和输血。

4. **液体管理**

在进行术后液体管理时,应了解循环容量对手术入侵的生理反应,并评估循环容量在手术后变化的反应。术后,在手术刺激作用下,抗利尿激素和醛固酮分泌,导致水钠潴留,而排泄到尿液中的钾增加。此外,应激激素,如儿茶酚胺和糖皮质激素,也会增加分解代谢。另一方面,当手术范围较大时,如头颈部淋巴结清扫,液体可能暂时进入第三间隙,这是一个组织间隙的空间,并被视为无功能的细胞外液。然而,尽管在围手术期,细胞外功能区的水可能从血管内迁移到间质,但使用各种标记剂的研究并没有证明第三间隙的存在。此外,无知觉的排泄在术后增加,此时新陈代谢增加,体温趋于上升。考虑到上述生理反应,实施输液管理很重要。

在术后初期,通常选择低渗电解质制剂的维持性输液,以避免过多地补充钠和钾。然而,如果术中液体出入量不平衡(替换不足),术后仍有少尿现象,则应使用等渗电解质制剂的细胞外液替换液,并遵循这一原则。

成人的输液量应为 50mL/（kg·d），儿童为 70~80mL/（kg·d），婴儿为 100mL/（kg·d），尿量为 0.5~1.0mL/（kg·d）。也应考虑其他生命体征(血压、脉搏等)和血液检查结果(血细胞比容水平、电解质等),以确定循环血量是否存在过剩或不足。对于有心脏疾病的患者、老年人或长期麻醉后的患者,有必要慎重地进行给药计划,以避免过量用药对心脏功能造成负担。

5. **营养管理**

众所周知,营养不良会增加术后并发症的发

生率和死亡率。一般来说,如果预计 2~3 天的经口摄取可以获得足够的营养,或者如果禁食期少于 1 周,并且术前没有营养不良,那么只需从外周静脉供应液体和电解质,往往无需进行积极的术后营养管理。在大多数口腔手术中,经口液体摄入在手术后 2~4 小时开始,而经口营养摄入在手术当天晚上或第二天开始。如果消化系统没有异常,术后营养的管理方法是通过经口摄入或管饲,并由肠道吸收。对于因口腔癌手术或颌间固定术后导致经口摄入困难的患者,可长期使用管饲。

二、术后并发症的预防、管理和监测

在术后初期,应密切监测患者的意识水平、呼吸、氧合、循环和体温等状况。应每 5 分钟监测一次血压、心率、心电图、经皮动脉血氧饱和度和呼吸频率,持续 15 分钟,然后逐渐延长监测间隔时间,以跟踪患者的进展。然而,考虑到监测本身可能会给患者带来压力,我们会综合考虑体检结果和监测信息、术前并发症的严重程度、麻醉方法、麻醉时间和手术技术,并酌情终止不必要的监测。

(一)神经系统并发症

1. 苏醒延迟

苏醒延迟是指在停止应用麻醉药后,患者超过预定的时间 30 分钟仍未苏醒。苏醒延迟的主要原因是全身麻醉药和其他麻醉药物的作用延长,也包括麻醉前药物的作用,但低氧血症、高碳酸血症、低体温、老年、肝功能障碍、肾功能障碍、电解质异常、低血糖和肥胖等也是诱因。

对于苏醒延迟的患者,应在充分吸氧的情况下进行气道和呼吸评估,以确认是否由低氧血症或高碳酸血症引起。如果认为是由药物原因导致,则可选择使用纳洛酮、氟马西尼等拮抗剂。

如果在排除了麻醉药、呼吸功能下降或电解质异常的影响后,意识仍然受损,应考虑术中中枢神经系统损伤的可能性,尽管这种情况不太常见。在高龄、头颈部手术或有脑血管病史、心脏、大血管或颈动脉动脉粥样硬化病史的患者中,可能会引起新的脑血管病,如脑梗死。

2. 寒战

寒战是一种不自主的颤抖,常在麻醉苏醒时发生。由于大多数麻醉药具有血管扩张作用,热量被散失,外周体温下降,这往往会导致外周体温与深层体温的不一致。另一方面,从麻醉中苏醒后,下丘脑的体温调节中枢感觉到这一点,并自发地收缩骨骼肌(颤抖)以产生热量,导致体温升高。然而,由于寒战会明显增加新陈代谢率,即耗氧量,比休息时高 2~3 倍,并可能诱发低氧血症和代谢性酸中毒,因此有必要增加心输出量和每分通气量。应特别注意老年患者和有缺血性病变的患者。

另一方面,有人指出,残留在体内的麻醉药的中枢抑制作用会抑制上层运动神经,导致脊髓反射和颤抖增加。

应积极进行输氧和体表加温,输液和输血时应注意保暖。应根据需要使用镇静药物和镇痛药。

3. 低体温

低体温指的是中枢温度为 35℃ 或更低。室温低是最常见的原因,但麻醉对产热和外周放热的抑制,使用半封闭或开放的麻醉回路,进行冷输液,以及深度麻醉也是诱因。低体温更可能发生在儿童、老年和营养不良的患者身上,也会发生在长时间的麻醉中。

除了控制室温外,还应该努力使患者的体温在手术期间保持稳定。静脉输液应该是温热的。此外,静脉输注氨基酸可以减少因其代谢热而导致的体温下降。如果体温低于 35℃,让患者保持清醒,继续进行机械通气,直到体温恢复。

4. 恶性高热

在围手术期,有许多因素可使体温升高,如感染、压力、脱水、颤抖、呼吸道并发症和抑郁性发热(高温环境)。感染导致产热明显增加,外周血管收缩抑制了散热机制,因此,应检查是否存在肌肉僵硬、心动过速和代谢性酸中毒,在消除病因的同时,应给予吸氧、输液、表面冷却和解热镇痛药。恶性高热不仅发生在治疗过程中,而且也会发生在手术后。

5. 兴奋、躁动(术后谵妄)

麻醉期间的兴奋和躁动对患者和医护人员而言都很危险,因为它们可能导致患者从床上跌落或自行断开输液管。术后谵妄是老年患者围手术期管理中的一个重要问题。对老年患者来说,区分谵妄和痴呆是很重要的。谵妄会引起认知障碍的昼夜变化和睡眠节律的紊乱(见第 10 章第 Ⅱ 部分)。

引起谵妄的可能原因包括疼痛、呼吸困难、低氧血症、膀胱胀气和麻醉前用药(抗胆碱能药物和苯二氮䓬类药物)。情绪紊乱、焦虑和对手术的恐惧以及痛觉减退也可能是诱因。低氧血症会增加交感神经的活动和兴奋,因此必须检查气道、呼吸和循环状态。长期保持一个特定的体位可能会诱发打鼾,如果可能的话,应该对患者进行重新安置。术后疼痛应使用镇痛药,并应通过增加空气中的氧气浓度来监测低氧血症。一旦麻醉药被排出体外,患者往往就会恢复平静。

6. 肌强直

肌强直指的是由不自主的肌肉收缩引起的癫痫发作,将其与晕厥(肌无力)和意识障碍区分开来很重要。肌肉收缩、代谢性酸中毒、尿失禁、大便失禁和咬伤舌头提示痉挛。癫痫等神经系统痉挛病史,可能会导致脑压升高,低氧血症,以及血糖和电解质等术后代谢异常并发症。

7. 周围神经病变

臂丛神经、面神经或腓肠神经的麻痹可能是由于术中或术后的机械压迫或静脉固定时的神经损伤而发生。应通过热敷、补充维生素和皮质类固醇等方法来改善,并持续监测,如果有必要,应考虑进行专科治疗。

(二) 呼吸系统并发症

1. 术后低氧血症和高碳酸血症

预防低氧血症是系统管理的一个极其重要的要求。然而,由于麻醉药和局部条件的影响,口腔手术更有可能诱发术后低氧血症和高碳酸血症。

具体因素包括气道梗阻、呼吸抑制、肺不张和吸入性肺炎。

(1) 气道梗阻

评估接受口腔手术的患者的气道通畅性极其重要。导致气道梗阻的原因包括口腔及周围区域的形态和功能的变化,口腔癌切除术或腭部整形术后的肿胀、出血和分泌过多。此外,由于残余麻醉药的影响,肥胖可能导致舌后坠,也可能由于口腔内软组织过重而导致气道梗阻。

此外,与气道梗阻有关的过高的胸内负压可能导致毛细血管产生渗出液,导致肺水肿。如果不及时治疗,气道梗阻会导致患者的总体状况迅速变化。因此,从手术结束后即刻到术后第二天,可通过让患者采取头部后仰等有利于气道通畅的体位,密切评估气道状况同时酌情给患者吸氧,并对口咽部进行吸引。手术后,可插入鼻咽通气道,或在必要时进行气管切开。由于鼻腔呼吸道可能被分泌物或血液阻塞,应积极进行吸引。可以使用皮质类固醇来减轻肿胀。除视诊、触诊和听诊外,应使用经皮动脉血氧饱和度评估气道,并应长期监测血压、心率和心电图。

(2) 呼吸抑制

气道梗阻由局部因素引起,而呼吸抑制是由残留的全身麻醉药对中枢神经系统的影响引起的。由于麻醉药的代谢时间较长,应特别注意老年患者的情况。此外,由于术后疼痛可能抑制充分的呼吸运动,应采取积极的术后镇痛措施,并检查生命体征。

(3) 肺不张

这是一种部分肺部塌陷的情况,原因包括气道分泌物或血液对周围气道的阻塞,肺部表面活性物质的活性降低,以及术中呼吸管理的影响(长时间的控制呼吸,每分通气量减少,功能残气量减少)。出现肺不张时,会表现为呼吸频率增加、呼吸音降低、呼吸困难和心动过速的低氧血症。胸部 X 线片显示受影响的肺部有不透明图像,膈肌升高。手术后,应将患者置于半卧位,鼓励其定期咳嗽和深呼吸,并经常调整体位、拍打(轻拍胸口和背部)、雾化吸入、服用祛痰药和吸引分泌物。

(4) 吸入性肺炎

在半清醒状态下,全身麻醉后很可能立即发生恶心和呕吐,并可能发生胃内容物误吸(见下文 4) 胃肠道并发症)。误吸 pH 低于 2.5 且体积超过 0.4mL/kg 的胃内容物后果严重且致命(Mendelson 综合征)。术前限制饮食,吸引和清除胃内容物,并给予止吐剂和 H_2 受体拮抗剂,都是有效的预防手段。如果观察到呕吐,应将患者置于头高脚低位,将头转向一侧,并对呕吐物进行吸引。如果怀疑发生了吸入性疾病,如哮喘样症状、呼吸困难、呼吸急促或心动过速,应进行物理治疗,如拍打、给氧、支气管扩张药、抗菌剂和副皮质类固醇,并应进行胸部 X 射线检查以确认是否有弥漫性阴影。此外,应考虑吸痰、支气管灌洗和通过气管插管进行机械通气。接受口腔手术或残疾人口腔手术的患者在手术前后可能会出现吞咽困难,这一点应予以考虑。

2. 过度换气综合征

这种综合征是由心理因素引起的。检查生命体征,同时用止痛和镇静药物减少术后压力。

(三) 循环系统并发症

1. (异常) 高血压

有高血压、血脂异常或肥胖的患者更有可能发生术后高血压。此外,术后疼痛的存在极有可能诱发异常的高血压。特别是,术后镇痛对于截骨术和肿瘤切除术等有深层伤口的患者是至关重要的。对于异常的高血压，要检查是否有术后出血，并考虑到患者的日常血压，进行降压药物治疗。如果可以保证气道安全，可以在保持镇痛的同时根据需要使用镇静药物。对于老年患者和循环系统疾病患者，回家后必须立即对血压、心率和心电图进行长期监测。

2. 低血压

因出血或循环系统疾病导致循环血量维持不足的患者，术后可能因心脏功能下降而发生低血压。监测循环系统、术后出血和尿量对老年患者和循环系统疾病患者来说至关重要。尽管纠正循环血量是必要的，但快速过量输液或输血可能会引起心脏泵血功能障碍（心力衰竭），因此建议进行仔细的循环管理。

3. 心律失常（心动过速、心动过缓）

由于术后疼痛、术后出血、高血脂、电解质异常等原因，可能发生心律失常。应长期进行循环系统监测。应快速、准确地通过心电图进行诊断，如果出现室性心律失常，应根据需要使用抗心律失常药物，并对患者进行监测。循环系统管理的要点是，如果因为出现心律失常而不能维持血压，就必须采取更积极的措施。从广义上讲，心动过速和心动过缓也属于心律失常，如果不加以治疗，会导致心绞痛和心力衰竭。因此，必须适当地调节心率，根据需要对心动过速使用 β1 受体阻滞剂，对心动过缓使用阿托品。当然，应该优先寻找原因并加以解决，这点不言而喻。

4. 心肌缺血

如果由于术后疼痛导致的心动过速或由于体温下降导致的颤抖没有得到治疗，心肌耗氧量增加，氧供需平衡被破坏，心电图上出现缺血性改变，患者可能会出现心绞痛症状。在这种情况下，应及时进行标准的 12 导联心电图检查，并考虑心肌梗死的可能性，如果观察到缺血性改变，应持续给予冠状动脉扩张药物，并密切监测患者的症状和生命体征。如果在 15 分钟内没有缓解，应怀疑心肌梗死，并将患者转到心脏科作进一步检查和治疗。在老年患者和糖尿病患者中，即使发生了心肌缺血，心绞痛症状也可能在不知不觉中消失，应密切关注心电图的变化。

5. 脑血管疾病

有脑血管病史、高血压或心血管疾病的老年患者，如果围手术期的血流循环动力学没有得到适当的控制，将比健康成年人更有可能发生新的脑血

管疾病。术后疼痛和寒战也可能间接诱发脑缺血发作，因此应努力减轻疼痛和保持温度。除检查生命体征外，还应酌情观察中枢神经系统症状，如意识水平、节律性、光反射和运动神经功能。如果发现异常，应将患者转到神经科作进一步检查和治疗。

6. 肺栓塞

肺栓塞是指静脉血中的栓子堵塞肺动脉或其分支，导致肺循环障碍，由此产生的肺组织出血性坏死被称为肺梗死。因为 70% 的肺血栓栓塞症并发深静脉血栓，所以也叫静脉血栓栓塞症，尤其是下肢血栓占大多数。脂肪组织、羊水和骨折后释放的空气也可能成为栓子。需要进行早期诊断和治疗，因为发病后 1 小时内的死亡率高达 10%，但几乎没有具体的症状或发现。

在急性病例中，常见突发的呼吸困难，患者可能会出现严重的全身不适、胸痛、晕厥和咯血。特征性的发现包括呼吸急促、心动过速和水肿。在深静脉血栓形成中，可以观察到下肢静脉的瘀血和肿胀。血栓较大时，在心电图中会出现急性右心衰竭的表现（出现肺部 P 波、右轴偏移、不完全右束支传导阻滞、S_1Q_{III} 或 S_1 $_{III}$ 模式、过渡区的顺时针旋转等）。血气分析显示 PaO_2 下降，$PaCO_2$ 下降，肺泡 - 动脉血氧分压梯度（$A-aDO_2$）增加。如果 PaO_2 为 90mmHg 或更高，可以排除肺血栓栓塞。在胸部 X 线检查中，根据血栓的大小和数量以及是否存在肺梗死，可以看到扩张的肺动脉阴影（右侧第一和第二肺门扩大），闭塞血管区的肺血管阴影减少（Westermark 征），患侧的膈肌瘘，胸腔积液，以及肺炎样浸润阴影。胸部 X 线检查有助于排除肺栓塞以外的疾病。超声心动图可显示右心室扩大，肺动脉瓣释放率增加，心室间隔畸形运动，心内血栓。通过肺血流扫描和肺血管造影可以做出明确的诊断。鉴于老年患者人数的增加，如果观察到上述任何症状或发现，需要紧急就医。

为了预防，必要时应考虑使用弹性袜、间歇性气动按压和静脉注射低分子量肝素。

（四）胃肠道并发症

1. 术后恶心和呕吐

术后恶心和呕吐（postoperative nausea and vomiting，PONV）是最常见的胃肠道并发症，发生率约为 20%~30%。其风险因素包括儿童和女性的发病率较高，全身麻醉的发病率比局部麻醉高。麻醉药中，使用一氧化二氮时的发生率相对较高，

使用丙泊酚时的发生率较低。其他因素包括非吸烟者、PONV或晕动病史(晕车、晕船等乘坐交通工具时的一系列生理反应),以及术后使用阿片类药物。

原因和诱因包括低氧血症、低血压、低血糖、饥饿、颅内压升高、麻醉药、麻药、胃部胀气、吞血、手术伤口的刺激、拔管、留置胃管和术后疼痛。很难彻底治疗。

PONV往往被相对忽视,因为大多会随着时间的推移而缓解,但近年来预防PONV受到了重视,因为改善围手术期的舒适度是提高麻醉管理质量的必然要求。术后初期的PONV并不是单纯的不适,可能导致呼吸系统并发症和手术伤口愈合不全。特别是在正颌手术后进行颌间固定的情况下,呕吐物、吸入物和吸入性肺炎造成的气道梗阻可能致命。

手术结束时,患者应得到充分的吸氧、止痛,并保持循环系统的稳定,血液应尽可能地从胃管中排出。氟哌啶醇和地塞米松是十分有效的止吐药。是否需要放置胃管,需要经过一段时间的检查才能够确定。在确认患者清醒后,及时拔除胃管,需要术后带管鼻饲进食或术中经常出现口腔出血的情况除外。

2. 肝脏功能障碍

术后肝功能障碍的可能原因包括高胆红素血症(在大量输血期间)、围手术期所用药物的代谢以及术后感染。对于术前存在肝功能异常的患者,重要的是在术前评估异常的原因、疾病严重程度以及是急性还是慢性疾病,并在此基础上考虑术中麻醉带来的风险程度。围手术期管理的基本原则是防止因低血压和低氧血症导致的肝脏流量减少。在全身麻醉药中,应避免使用氟烷,因为它容易引起肝脏损伤。然而,也有一些关于其他吸入和静脉注射麻醉药的术后肝细胞损伤的报告,但没有一种是绝对禁忌的。

如果术后出现肝功能障碍,应调查原因并评估其严重程度,并进行电解质纠正、输液、消除致病因素或减少还原性谷胱甘肽或西咪替丁。如有必要,应将患者转到消化科。

(五)泌尿系统

术后少尿症

术后少尿是指尿量少于0.5mL/(kg·h)。有3种类型的少尿症:肾前性、肾性和肾后性。肾前性少尿可能是由术中出血、缺乏输液或输血导致的循环血量减少、低心输出量或低血压引起的;肾性少尿可能是由血栓形成或短暂性缺血导致的急性肾小管坏死或肌红蛋白尿引起的;而肾后性少尿可能是由输尿管机械性梗阻或尿路梗阻引起。治疗的第一步是要找到原因。在确认导尿管是否存在梗阻后,应考虑输液和使用利尿剂和多巴胺。利尿剂应在补充足够量的液体后使用。如果在采取这些措施后出现利尿现象,则认为患者是肾前性少尿,要用静脉输液和利尿剂进行液体纠正。

另一方面,如果输液和应用利尿剂后没有尿液,则怀疑是急性肾衰竭。应进行血尿素氮(BUN)和血清肌酐(CRE)的血液检查,并进行尿液体积、颜色、浓度和渗透压的尿液分析。尿液渗透压反映尿液浓缩能力,尿液钠/钾浓度和尿液pH反映肾小管功能,BUN和CRE是诊断肾衰竭的重要指标。如果在这些系列检查中发现异常,应在专业部门的配合下开始治疗急性肾衰竭。

三、术后疼痛管理

术后疼痛通过交感神经系统和内分泌系统对身体产生不良影响,包括呼吸和循环系统的变化以及由于血管收缩导致的伤口愈合延迟(见第2章第Ⅱ部分)。由于疼痛也会增加心理压力,所以术后立即积极控制疼痛可以提高术后管理的质量。

(一)术后疼痛管理的意义

过去,有一种观点认为,一定程度的术后疼痛是不可避免的,必须忍受;然而,人们已经认识到术后镇痛的重要性,因为通过适当的疼痛管理进行充分的镇痛,不仅可以缓解疼痛,还可以预防心血管和呼吸系统等重要器官的术后并发症,并尽早下床活动。术后镇痛的重要性已经得到认可。

(二)术后疼痛的特征

(1)由于组织损伤、反射性肌肉紧张引起的神经压迫和伤口肿胀造成的神经损伤。

(2)急性疼痛主要在苏醒后立即出现,但其性质因入侵和炎症变化而不同。

(3)组织反应可能导致伤口的痛觉减退,疼痛可能增强。

(4)虽然因手术部位、年龄和性别不同而有个体差异,但在术后24小时内最强,3~4天内几乎消失。

(三)影响术后疼痛的因素

下列因素与术后疼痛有关,在制定麻醉计划时,有必要将这些因素一一考虑在内。

(1) 充分的术前和术中镇痛可以减少术后疼痛。

(2) 适当使用麻药可以减少术后疼痛。

(3) 幼儿对疼痛的感觉相对较弱。

(4) 侵袭程度、性别、性格、精神状态、医院环境、医务人员的态度等都会影响疼痛程度。

(四) 超前镇痛(preemptive analgesia)

手术的痛觉刺激会诱发痛觉系统的可塑性变化,长期的疼痛记忆会在脊髓和延髓中积累。此外,由于这种现象,甚至原本不参与传递疼痛的外周神经也可能将非痛觉刺激传递为疼痛,患者因术后疼痛而产生的痛苦是无法估量的。为了防止这种超痛症的发生和病情的慢性化,在应用痛觉刺激之前,进行超前镇痛,是一种行之有效的镇痛措施。术前给予麻醉性镇痛药和局部麻醉药以抑制痛觉刺激向中枢神经系统的传递,可以减少术后过度的疼痛反应。

(五) 实际的术后疼痛管理

1. 对疼痛进行解释和说明

术前应充分解释术后疼痛的过程和对策,使患者理解、接受并感到放心,这也有助于减轻术后疼痛。

2. 疼痛评估

在用药前后应适当评估疼痛,以确保给予必要的、足够的镇痛药。因为疼痛是一种只有患者自己才能理解的感觉,而且它会因患者所处的背景而发生改变,所以实际上很难准确地评估它。视觉模拟量表(visual analogue scale, VAS)(见图 12-Ⅱ-1)、面部疼痛量表(facial pain scale)和口头评分量表(verbal rating scale, VRS)(图 5-Ⅹ-1)作为评价方法,在与患者信任关系的基础上,对疼痛程度进行量化。这些都不是绝对的评价方法,而是对一段时间内的变化进行相对比较。

● 面部疼痛量表:通过患者的面部表情来确定疼痛的强度

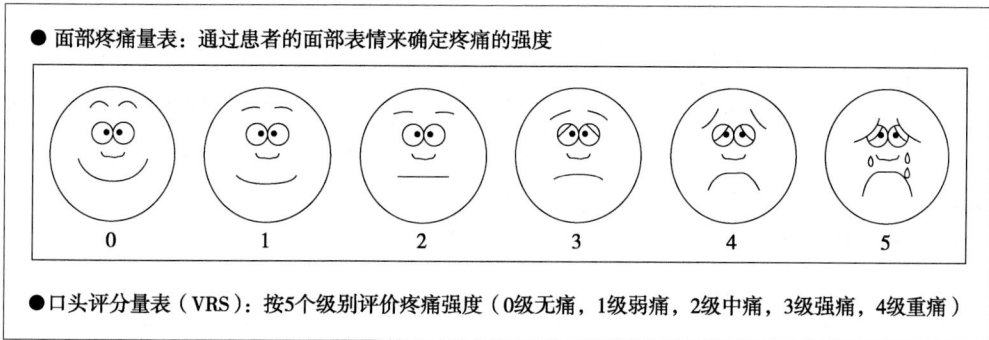

● 口头评分量表(VRS):按5个级别评价疼痛强度(0级无痛,1级弱痛,2级中痛,3级强痛,4级重痛)

图 5-Ⅹ-1　面部疼痛量表、口头评分量表

疼痛难以进行客观评价,临床上一般进行主观评价。

---

3. 镇痛药的使用原则

应从早期阶段开始给予足够剂量的镇痛药,并考虑超前镇痛。手术结束前后的时间,应积极使用非甾体抗炎药,必要时还应考虑使用镇静和镇痛药物的拮抗剂和局部麻醉药。但是,应注意呼吸抑制和呕吐等副作用。

4. 镇痛药的给药途径

在确定给药途径时应考虑到药效学特性,如剂型、持久性和副作用。口腔手术后,经直肠(栓剂)、经导管和静脉注射是最常见的给药途径。口服、连续皮下注射、连续静脉注射、肌内注射和硬膜外注射也是可以的,但考虑到手术部位、并发症和注射引起的疼痛,这些方法并不实用。

5. 患者自控镇痛

患者自控镇痛(patient controlled analgesia, PCA)是目前患者对术后疼痛管理的首选对策方案。当患者需要镇痛时,可由患者静脉注射或硬膜外注射预定的镇痛药。传统的镇痛药使用方法已经相对标准化,很难判断是否已经适当地使用了必要和足够的剂量。而 PCA 则是根据患者自己感受到的疼痛来控制疼痛,这使它作为一种以患者为导向的高质量疼痛管理方法,在口腔麻醉领域备受关注。为了防止因用药过量而发生事故,PCA 使用一个可以设置限制剂量和用药间隔的专用泵。然而,进一步加强安全管理系统是必要的,包括设备的处理、疼痛的客观评估和医务人员对患者的管理。

(六) 术后镇静

患者从麻醉中醒来时,会感受到身体和精神上不必要的压力。这种压力有时会伴随着激动、身体移动和循环系统而变化,并可能导致术后出血、创伤和应激性溃疡,以及无法维持伤口稳定。术后镇静是应对这种压力的有效措施,特别是在气管插管和气管切开术的情况下,由于患者的压力很大,应考虑进行行术后镇静。

常用的镇静药物包括咪达唑仑、地西泮、丙泊酚和右美托咪定等。然而,在术后初期,麻醉药仍有一些残留作用,必须注意避免镇静药物和麻醉药对呼吸和循环的协同作用。

在口腔手术中,严重的术后并发症的发生率不是很高,但有必要牢记,气道和手术区域是重叠的。即使是术前没有并发症的患者,也可能出现气道功能丧失的紧急状况。随着患者群体的老龄化,有术前并发症的患者越来越多,因此,与医疗机构合作建立围手术期管理制度十分必要。

XI 输液和输血

一、输液

(一)输液的基础知识

1. 体液的组成

图 5-XI-1 显示了体液的主要电解质成分和不同年龄段的体液成分。体液分为细胞内液(intra-cellular fluid,ICF)和细胞外液(extra-cellular fluid,ECF)。ECF 由血管内液(血浆)和血管外液(间质液)组成,两者的电解质成分几乎相等,但血浆中的蛋白质浓度较高,水和离子向血浆一侧移动(Donnan 效应),所以血浆中的电解质浓度略高。

分类	主要电解质的大致组成/(mEq/L) 阳离子	主要电解质的大致组成/(mEq/L) 阴离子	按体重比例的水分量/% 新生儿	幼儿	成年男性	成年女性	老年人
细胞内液(ICF)(intra-cellular fluid)	Na^+ 25 K^+ 140 Ca^{2+} 25 Mg^{2+} 25	Cl^- 20 HCO_3^- 10 HPO_4^{2-} 110 $Protein^-$ 70	40	40	40	33	30
细胞外液(ECF)(extra-cellular fluid) 血管内液(血浆)	Na^+ 145 K^+ 4 Ca^{2+} 5 Mg^{2+} 3	Cl^- 110 HCO_3^- 27 HPO_4^{2-} 3 $Protein^-$ 20	血管内液:血管外液=1:3		20	17	25
细胞外液(ECF)(extra-cellular fluid) 血管外液(间质液)	Na^+ 135 K^+ 4 Ca^{2+} 4 Mg^{2+} 2	Cl^- 110 HCO_3^- 27 HPO_4^{2-} 3 $Protein^-$ 3	40	30			
按体重比例的总水分量(%)			80	70	60	50	55

图 5-XI-1 体液的组成

ECF 在成人中的存在比例(体重比)为 5% 的血浆和 15% 的间质(1:3),因此理论上讲,需要输入大约失血量四倍的晶体液来补偿失血。有两种类型的 ECF:功能性 ECF,如血浆、间质液和淋巴液,它们参与维持循环血液;非功能性 ECF,如骨质结缔组织液和跨细胞液(消化液、脑脊液、关节液和眼内液),它们不参与维持循环血液。

从新生儿到成人,ICF 保持在体重的 40%,但在老年人中下降到 30%;ECF 在 1 年左右从新生儿的 40% 下降到成人的 20%,但在老年人中再次增加到 25%。此外,女性的身体水分含量比男性低。

ECF 中的主要阳离子是 Na^+,但 ICF 中是 K^+;ECF 中的主要阴离子是 Cl^- 和 HCO_3^-,但 ICF 中是 HPO_4^{2-} 和蛋白质。这些阳离子和阴离子的总和是相等的,并保持电中性。

水和电解质在血浆和间质之间的移动十分迅速,但蛋白质在正常情况下不能移动(血管通透性增加时,蛋白质才会从血管中漏出)。水在 ECF 和 ICF 之间的移动十分缓慢。

2. 体液的渗透压

渗透压由溶质的分子量决定。晶体液由水、电解质和低分子量物质组成,血浆的晶体渗透压保持在 280mOsm 左右,而血浆的胶体渗透压维持在 20~25mmHg,ICF 和 ECF 的渗透压几乎相等。

水在细胞内和细胞外的运动取决于晶体渗透压,而水在血管内和血管外的运动则取决于胶体蛋白渗透压和斯塔林定律。

3. 体液的摄入和消耗

图 5-XI-2 显示了成人每天的水摄入量和排泄量(所需水量)。此外,应该注意的是,假设无法通过口服摄取,一个成年人一天所需的输液水量为 2.5L。

	2.5		
摄入	水分 1.5	食物 0.7	代谢水 0.3
排泄	尿 1.5	经皮水分流失 0.9(皮肤0.5/呼吸0.4)	粪便 0.1

单位(L)

图 5-XI-2 成人 1 天的水分摄入和排泄

代谢水是细胞内能量代谢的结果,从食物和身体组织的氧化中获得,每天大约 300mL。

儿童和婴儿由于肾脏浓缩能力弱,无知觉排泄量大,尿量多,所以容易陷入脱水。此外,一天中身体水分的周转(turn over)速度很快。因此,有必要根据儿童的体重了解其液体需求量,因为液体需求量随年龄和体重而变化(表 5-XI-1)。

表 5-XI-1 不同体重所需要的水分

体重 /kg	1 小时需要的量 /(mL/h)
<10	体重 ×4
10~20	40+(体重 −10)×2
>20	60+(体重 −20)×1

此外,有必要了解每种电解质的组成,因为在腹泻、呕吐和活产中损失的电解质是不同的(表 5-XI-2)。唾液中含有大量的 K^+,而胆汁和肠液与 ECF 的组成相似。此外,胃液含有大量的 H^+。

表 5-XI-2 成人各体液的大致电解质组成情况

体液	单日量 /L	主要的电解质组成 /(mmol/L)			
		Na^+	K^+	Cl^-	HCO_3^-
唾液	1.3	6	25	13	30
胃液	1.5	80	15	115	0
胰液	0.5	140	8	80	108
胆汁	0.5	140	8	110	35
肠液	4.5	120	10	100	35

4. 压力、激素和液体变化

ECF 量的变化由肾素 - 血管紧张素 - 醛固酮系统调节,这涉及 Na^+ 的增加或减少。身体含水量的变化影响血浆渗透压,并受抗利尿激素(ADH)调节。压力、激素和体液之间的关系如图 5-XI-3 所示。从结果上看,压力会使水、Na^+、血糖留存在体内。

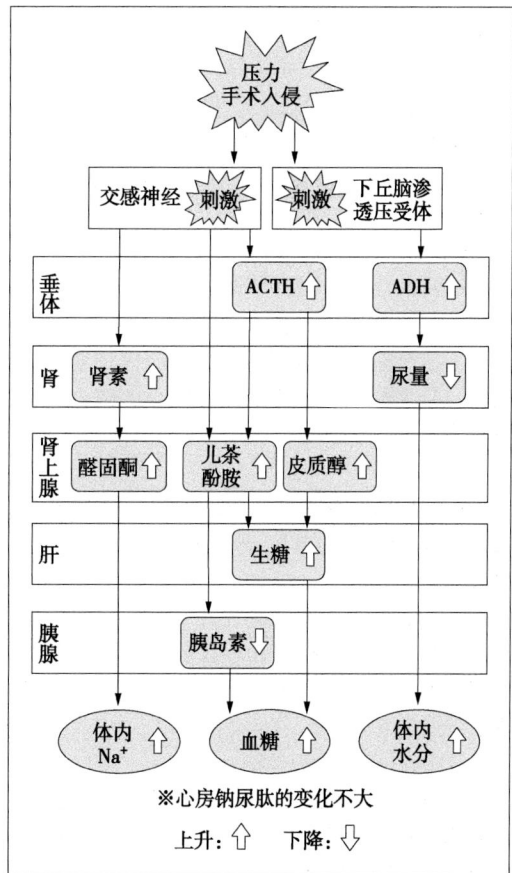

图 5-XI-3 压力、激素和体液变化
ACTH,肾上腺皮质激素;ADH,抗利尿激素。

（二）输液的目的

输液有以下 5 个目的。

1. 保证循环血量

在围手术期，由于限制经口摄取水分，加之术中出血、排空和压力，会导致脱水，造成循环血量减少，必须输液以保证循环血量。

2. 纠正液体和电解质

在围手术期，液体和电解质流失，电解质平衡因手术入侵而偏离正常的生理状态，因此需要通过输液来纠正。

3. 纠正酸碱平衡

由于入侵和麻醉导致呼吸和循环条件改变，酸碱平衡偏离了正常的生理状态，因此，必须通过输液来纠正。

4. 补充营养

根据手术入侵、手术时间和疾病的不同，有必要输液进行营养支持。如果预期患者可能在相当长的时间内不能口服营养，则要考虑进行肠外营养治疗。外周静脉不能用于此目的，应通过中心静脉供应营养。

5. 作为给药途径

在围手术期，可能会出现呼吸和循环系统问题，而且可能需要静脉注射镇痛药和抗生素等药物。

（三）输液制剂

输液制剂主要类型包括晶体液和胶体液。

1. 晶体液

晶体液是由水、电解质和小分子量的物质组成。如前所述，理论上讲，需要输入大约失血量四倍的晶体液来补偿失血

（1）启动液

用于启动输液。它由 5% 的葡萄糖溶液稀释的生理盐水组成，不含 K^+，所以对无法监测病情的患者来说是安全的。

（2）维修液

它是一种假设存在 ICF 损失的输液制剂，主要用于术前和术后。由于它含有 K^+ 和糖，所以原则上需要缓慢输液。

（3）细胞外替代液

细胞外替代液是针对 ECF 流失而设计的输液制剂，在手术过程中预计会有 ECF（血液、腹水、脑脊液、消化液等）流失时，经常使用。由于 ECF 的电解质成分与血浆相同，如果不含糖，在出血或休克的情况下可以快速输注，因此经常在手术中

使用。

（4）糖溶液

由于它完全不含电解质，会用于替代水和卡路里。当葡萄糖被快速代谢时，只供给水分。由于可能发生电解质稀释和高血糖，因此，原则上需要缓慢输液。

2. 胶体液

这是一种含有分子量高于晶体液物质的液体。在日本，使用分子量为 40 000~70 000 的低分子量制剂，其过敏、肾脏疾病和凝血功能障碍的副作用较少。它用于血浆置换和维持血浆胶原蛋白渗透压，通常分为替代血浆剂和白蛋白剂。替代血浆剂包括 HES（羟乙基淀粉）和葡聚糖制剂，它们也用于稀释式自体输血过程中的血液稀释。出血时，输注与失血量相等的量即可，但其半衰期比输血要短。

（1）HES 制剂

血管内滞留时间为 6 小时，15mL/kg 或以上时可观察到出血倾向。在少数情况下，可观察到过敏反应和肾衰竭。

（2）葡聚糖制剂

在 20mL/（kg·h）或以上时可观察到出血倾向。经常观察到过敏性反应。

（3）白蛋白制剂

白蛋白制剂的目的是维持血液中胶原蛋白的渗透压，有两种类型：4.4% 的加热人血浆蛋白和 5%、20%、25% 的人血清白蛋白制剂。4.4% 的加热人血浆蛋白和 5% 的人血清白蛋白称为等渗白蛋白制剂，用于补充失血性休克的循环血浆容量。另一方面，20% 和 25% 的人血清白蛋白制剂被称为高渗白蛋白制剂，由于其胶体蛋白渗透压高，适合治疗与水肿和腹水液体积聚有关的低蛋白血症。

（四）输液的基本原理和理论

1. 脱水的分类

高渗性脱水（缺水）是一种细胞内脱水的状态，由 ECF 的渗透压增加引起。另一方面，低渗性脱水（Na 缺乏）是一种由 ECF 渗透压下降引起的细胞内脱水的状态。等渗性脱水是由于呕吐、腹泻和排泄引起的全部液体成分的损失。

2. Talbot 输液安全范围

输液量理论上应准确控制在 1mL 以内，但实际上，在一定范围内，无论输液量多还是少，正常的肾脏都能保持平衡状态。这个一定范围就是

Talbot 输液安全范围(图 5-XI-4)。我们倾向于认为活体的渗透压(约 280mOsm)对输液制剂来说具有最宽的安全范围,但事实上,在比活体渗透压更低的数值下,安全范围也更宽。此外,图 5-XI-4 呈现了正常肾的安全范围,但在肾小球过滤功能、肾稀释功能受损时,这个范围会缩小。

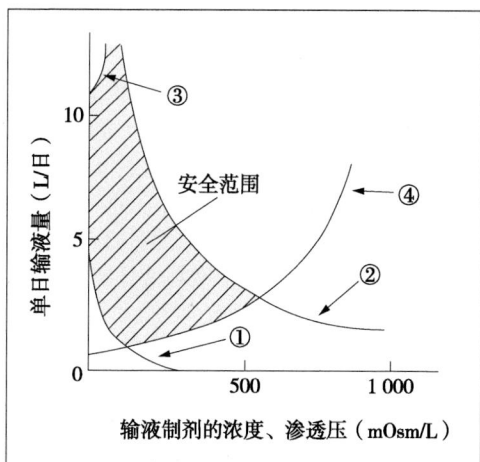

图 5-XI-4 Talbot 输液安全范围

通过曲线①②,可求得单日排泄的电解质范围。
通过曲线③④,可求得肾的尿稀释浓缩能力。
图中表示了如下所示的安全范围数据。
肾小球过滤量(GFR):100L/d。
尿最大浓缩能力(U_{max}):1 000mOsm/kg H_2O。
尿最大稀释能力(U_{min}):50mOsm/kg H_2O。

3. 乳酸和醋酸

HCO_3^- 对身体很重要,但它在输液配方中不稳定,所以通常以乳酸的形式加入,经过肝脏代谢后转化为 HCO_3^-。因此,在肝脏功能受损时,乳酸会在肝脏内累积。另一方面,醋酸盐可用于肝脏疾病,因为它在肌肉中迅速代谢,但用于肌肉疾病需谨慎。最近,在输液中直接稳定地给予 HCO_3^- 本身已经成为可能,而且可以选择安全的输液来治疗肝脏和肌肉疾病。

(五)围手术期输液

1. 术前输液

对于术前经口摄取饮食受限的患者,成人应在术前开始输液,输液量为 1~2mL/(kg·h)。如果术前不能进行输液,而在全麻开始后进行输液,则在第一小时内输液 1/2,第一小时结束后开始输剩余的 1/2,直到手术结束。然而,最近的趋势是缩短术前限制经口摄食时间,在这种情况下,不进行术前输液。

2. 术中输液

(1)一般手术

对于全身麻醉期间的生理性失水,应输注晶体液。成人一般的手术中,输液速度为 2~4mL/(kg·h),小儿则根据体重,参照表 5-XI-1 和表 5-XI-2 进行输液。

(2)根据循环血量和尿量调整输液量

循环动力学和尿量也是输液量的指导。当中心静脉压低时,应增加输液;当中心静脉压高时,应减少输液。

如果尿量为 0.5mL/(kg·h)或更少,则加快输液速度;如果尿量为 1.0mL/(kg·h)或更多,则维持或减慢输液速度。

由于麻醉期间循环抑制导致肾血流量减少,肾素 - 血管紧张素 - 醛固酮系统被激活,ADH 分泌因压力而增加,导致尿量减少。

(3)糖溶液输液实践

葡萄糖的代谢能力被限制在大约 0.5g/(kg·h)。对于体重为 50kg 的成人,应在 1 小时内输注 500mL5% 的葡萄糖溶液(25g 葡萄糖)。

全身麻醉期间,葡萄糖代谢下降,由于手术侵袭引起的皮质醇分泌和胰岛素分泌减少,容易发生高血糖(外科性糖尿病)。因此,全身麻醉期间给予葡萄糖时,应以正常速度的 1/5〔0.1g/(kg·h)〕输注。

对于有肝病、营养失调、长期手术和糖尿病的患者,应以 0.1~0.2g/(kg·h)的速度给予葡萄糖,以防止酮症酸中毒和分解代谢。如果血糖水平超过 100~200mg/dL,则按 1U 胰岛素与 5g 葡萄糖的比例开始给药,并适当调整胰岛素和葡萄糖的剂量,以维持适当的血糖水平(GI 擦拭法)。当糖被摄入细胞时,K^+ 也进入细胞,导致低钾血症,所以也应监测 K^+,并酌情给予 K^+(GIK 疗法)。

(4)对肝脏疾病患者输液

严重的肝损伤和肝硬化往往由于醛固酮代谢减少而引起 Na^+ 潴留,导致 ECF 增加和进行性腹水和组织水肿。此外,肝脏中蛋白质合成的减少导致低白蛋白血症和门静脉高压,从而导致腹水和组织水肿。

总之,过多的晶体液和钠盐输注可能会加重腹水和水肿。输液时,需要用利尿剂维持正常的 K^+ 浓度,用 25% 白蛋白维持血管内胶原蛋白渗透压。

(5)高钾血症

可能发生于代谢性酸中毒（肾脏 K^+ 排泄障碍和 K^+ 向细胞外的移动）。此外，当不产生尿液时，血钾水平上升，组织被打破，配对的细胞被破坏。在心电图上，可以看到 T 波升高、PR 延长和 QRS 延长。通过给予钙和磷酸钠稳定膜电位，并通过消化道治疗和利尿剂降低血钾。

(6)低钾血症

低钾血症往往发生于碱中毒（K^+ 向细胞内移动，肾脏和胃肠道的 K^+ 流失）。心电图上出现 T 波平坦、U 波升高、ST 段压低和 QT 延长。以 $0.2\sim0.4mmol/(kg \cdot h)$ 的速度给予 KCl 纠正。

(7)热量和输液

碳水化合物和氨基酸按 4kcal/g 计算，脂肪按 9kcal/g 计算。1kcal 的能量消耗需要 1mL 的水，基础代谢在压力下增加 25%~100%。

(8)高热量输液

当患者由于手术或其他原因预计长时间不能经口摄食时（在口腔治疗中、在口腔癌根治手术后的围手术期或在姑息治疗期间），有必要通过静脉补充日常热量。这称为经中心静脉高热量输液（intravenous hyperalimentation，IVH 或 total parenteral nutrition，TPN）。这种输液方式需要按照表 5-XI-3 所示的数值，提供足够热量，除热量外，糖、蛋白质（氨基酸）、脂肪、维生素、矿物质等全部的营养物质都是必需的，这样一来，就获得了高渗透压、高热量（约 1kal/mL）的输液用溶液。由于这种溶液的渗透压很高，通过周围静脉输液会引起静脉炎，因此，原则上通过中心静脉输液。最近，一种被称为 ERAS（enhanced recovery after surgery，快速康复外科）的提高术后恢复速度的方案已经得到使用，基于避免感染等考虑，建议尽可能避免使用 TPN，而是推荐管饲或口服等方法。

表 5-XI-3　不同年龄所需能量

年龄 / 岁	所需能量 /(kcal/kg)
~1	120~90
1~7	90~75
7~12	75~60
12~18	60~30
18~	30~25

(9)心脏衰竭患者

当心脏泵功能下降时，循环血液无法处理大量的输液，心脏衰竭就会恶化。根据心功能的不同，应减少输液量，也有必要使用利尿剂。在中心静脉压力监测下进行输液是可取的。

(10)脑性高血压患者、神经外科患者

为减轻脑水肿，减少输液量至 $1\sim2mL/(kg \cdot h)$。

(11)腹腔、胸腔和大范围手术

由于术野的吸引和蒸发增加，因此应以 $5\sim10mL/(kg \cdot h)$ 的速度给药。

(12)出血时输液的指导原则

循环血液的大致体积可以计算为体重 × 1/13。高达 20% 的循环血量可以通过细胞外置换晶体液来补偿，但理论上需要失血量大约 4 倍的晶体液，大量输液会导致水分在间质和第三间隙积聚。

因此，在循环血量达到 20% 之后的出血，应通过输注与出血量相同体积的胶体液（代血浆）来治疗。最近，有一种观点认为，胶体液应在较早阶段补充，因为胶体液的血浆促进作用是暂时的。然而，由于进行性贫血和出血倾向，上限约为 20mL/kg。

如果出血量超过循环血量的 20%~50%，可以考虑输血。然而，在临床实践中，应该在检查 Hb 水平时做出决定。

以上是对健康受试者的指导原则，但输液和输血的时间可能因有无贫血、特殊基础疾病和手术性质而不同。

3. 术后输液

大手术后，由于内分泌系统的作用，液体往往会在体内积聚（蛋白质衰减期），在此期间，为防止 K^+ 的缺乏，应以维持液为主，尿量至少为 1 000mL/d。

然而，术后 24 小时以上，第三间隙的 ECF 开始返回循环系统，尿量增加（转换期）。从这个时候开始，输液量减少，逐渐转为口服。

二、输血

(一) 输血的目的

输血的目的是通过更换血液（如红细胞和血小板）或成分（如凝血因子）的功能障碍来缓解由血液成分缺乏引起的症状。具体来说，包括补充红细胞以保持携氧能力，补充血小板和凝血因子以维持凝血能力，以及维持循环血量。

(二) 血液制剂的种类

1. 红细胞制剂

红细胞溶液通过从混合有血液保存液的人体血液中去除大部分白细胞和血浆，然后与用于保存血细胞的添加剂溶液（MAP 溶液）混合制成。辐照红细胞是辐照红细胞溶液，一个单位大约是 140mL，从 200mL 全血中提取。制剂中的白细胞数量为每袋 1×10^6 或更少，来自 400mL 全血的制剂的 Ht 值和血红蛋白（Hb）含量分别约为 50%~55% 和 20g/dL。该产品应储存在 2~6℃，由于有可能被耶尔森菌污染，所以有效期为 21 天。

2. 血浆制剂

血浆与血液保存液混合，去除大部分白细胞，并在采血后 6 小时内冷冻。鲜冻血浆在 –20℃ 或更低温度下保存，采血后有效期为 1 年。虽然血浆凝固因子活性的个体差异很大，但在冷冻过程中保持了类似的凝固因子活性。尽管新鲜冷冻血浆可储存 6 个月，但它并没有对感染性病原体进行灭活，不能完全消除感染的风险。

3. 血小板制剂

目前可用的血小板制剂是使用成分血采集系统从单一捐赠者那里制备的。在血小板制剂中，一个单位是 0.2×10^{11} 或更多。为了解决与抗 HLA 产生有关的血小板输注难的问题，可以使用从 HLA 相容的捐赠者那里收集的制剂。血小板制剂可能含有少量的红细胞，而制剂中的白细胞数量低于每袋 1×10^6 个细胞。请注意，有效期是采集后 4 天（第 4 天 24 点前，以献血采集日为第 1 天），而不是"采集 4 天后（96 小时）"。血小板制剂应储存在室温下（20~24℃），使用前用水平振动器搅拌。

4. 白蛋白制剂（表 5-XI-4）

表 5-XI-4　白蛋白制剂

种类	区分	浓度	适应证
人血清白蛋白	等渗	5w/v%	补充循环血浆量
	高渗	20 或 25w/v%	改善胶体渗透压
加热人血浆蛋白	等渗	4.4w/v%	补充循环血浆量

白蛋白制剂是通过汇集大量人的血浆而分出的蛋白质成分。有两种类型的白蛋白产品：等渗（5%）和高渗（20%~25%）。等渗制剂还包括加热的人血浆蛋白，其中白蛋白浓度超过 4.4w/v%，总蛋白含量的 80% 以上是白蛋白。制剂在 60℃ 下进行 10 小时以上的液体热处理，已知的病毒性疾病如乙肝和丙肝病毒以及人类免疫缺陷病毒（HIV）的风险很小。然而，不能排除被甲型和戊型肝炎病毒或朊病毒感染的可能性。

（三）输血的适应证和现状

在进行输血时，有必要确认适应证，设定目标值，并计算出需要补充的血液成分量。输血后，应根据临床症状和实验室检查结果对每一剂量的疗效进行评估，并观察并发症。

1. 血液准备

为避免浪费血液，确保高效的输血操作，在无法立即输血的情况下，应采用以下血液准备方法。

（1）血型交叉抗体筛查法（Type & Screen 法，T&S 法）

若预计立即输血的可能性很低，要提前检测受血者的 ABO 血型、Rho（D）抗原和是否存在交叉抗体。如果 Rho（D）阳性且交叉抗体阴性，则无需事先进行交叉相容性测试。

（2）最大手术血量计划（maximal surgical blood order schedule，MSBOS）

如果是确定进行输血的择期手术，则根据各医疗机构以往的手术结果，考察每台手术的输血量（T）和备血量（C），并确定提前备血量，使两者的比例（C/T）为 1.5 倍或以下。

（3）手术血液准备量计算法（surgical blood order equation，SBOE）

这是一种以患者具体信息为基础的、较少浪费的准备方法。它基于患者的术前血红蛋白（Hb）水平、患者可接受的起始 Hb 水平（触发点：Hb7~8g/dL），以及各手术的平均失血量。

2. 输血指标

根据日本厚生劳动省的指导方针，建议根据失血量与循环血量的比例和临床症状，采用改良版的 Lundsgaard-hansen 成分输液疗法（图 5-XI-5）。

摘要如下：

（1）对于全身情况良好的患者，如果出血量达到循环血量的 15%~20%，应给予 2~3 倍于出血量的细胞外液补充液。

（2）出血量为循环血量的 20%~50% 时，应给予人工胶体液以维持胶体渗透压。如果担心由于缺乏红细胞而导致组织供氧不足，则应输注浓缩红细胞。如果出血量达到这个水平，很少有必要使用白蛋白。

（3）如果出血量达到循环血量的 50%~100%，单独给予细胞外液置换液、人工胶体液和浓缩红细胞可能会因血清白蛋白下降而导致肺水肿和少尿。需要超过 1 000mL 的人工胶原蛋白溶液时，应考虑使用等渗白蛋白。

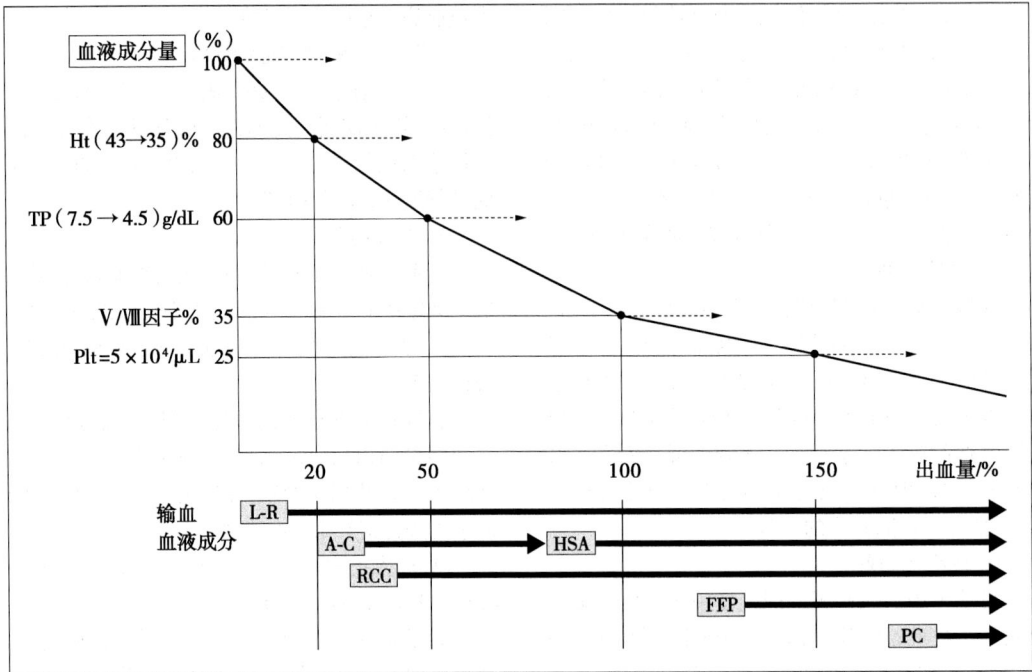

图 5-XI-5　对出血患者的输液、成分输血疗法的适应证

L-R,细胞外液类输液药剂(乳酸林格液、乙酸林格液等);RCC,红细胞浓缩液或 MAP 加红细胞浓缩液;A-C,人工胶体液;HAS,等渗白蛋白(5% 人血清白蛋白,加热人血浆蛋白);FFP,新鲜冻结血浆;PC,血小板浓缩液。

(Lundsgaard-Hansen, 1980[2]) より改変)

　　(4)如果大量输血(24 小时内输血量超过循环血量的 100%)或快速输血(超过 100mL/min),可能会出现出血倾向(稀释性凝血病和血小板减少),因此应参考凝血系统和血小板计数的实验室值和临床出血倾向,考虑给予新鲜冷冻血浆或血小板。

　　但目前,输血的适应证没有绝对的标准,必须通过评估患者的年龄、病史、现病史、心功能、呼吸功能、手术过程和出血情况等多种因素综合决定是否输血。

　　(四)各血液制剂的适应证和剂量标准
　　各制剂的适应证和剂量标准列举如下。
　　1. 红细胞制剂的围手术期适应证
　　(1)术前管理
　　当持续出血未得到控制或可能发生持续出血时,应考虑使用红细胞制剂。
　　(2)术中给药
　　应事先确定术中出血所需的输血量,并作相应准备。如果术前正在进行抗凝或抗血小板治

疗,确定是否中断治疗或暂时肝素替代也很重要。如果有由于红细胞的缺乏而导致组织供氧不足的风险,应使用肝素。通常情况下,Hb 水平约为 7~8g/dL 就足以供应足够的氧气,但对于有心脏病如冠状动脉疾病、肺功能障碍或脑循环障碍的患者,建议将 Hb 水平保持在约 10g/dL。

　　(3)术后管理
　　术后 1~2 天内可能会观察到细胞外液和血清白蛋白浓度下降,但如果生命体征稳定,很少需要输血。

　　2. 血小板输注的适应证
　　血小板输注的适应证由血小板计数、出血症状的程度以及是否有并发症决定。特别是,血小板计数减少是一个重要的准则,但它并不适用于所有的患者,也不应该作为唯一的标准。进行血小板输注时,应事先测量血小板计数。如果出血不是由于血小板数量减少或功能异常引起的,则不适用。

　　血小板计数与出血症状之间的关系见表 5-XI-5。

表 5-XI-5　血小板计数与出血症状之间的关系

血小板计数	出血倾向	血小板输血
>5 万 /μL	并不严重	不十分必要
2 万~5 万 /μL	有时会出现	止血困难时必要
1~<2 万 /μL	有时较严重	有时必要
<1 万 /μL	十分严重	必要

接受侵入性或择期手术的患者中,如果血小板计数为 50 000/μL 或更高,通常不需要输血小板。如果血小板计数低于 50 000/μL,应根据手术的性质和基础疾病确定术前立即进行血小板制备或血小板输注。一般认为,拔牙等容易实现局部止血的手术可以在血小板计数为 10 000~20 000/μL 的情况下安全进行,而血小板计数为 10 000/μL 或更高时,可以进行血小板输注。

迅速大量输血造成的血液稀释可能引起出血。如果观察到血小板减少并伴有难以止血的出血症状,则需要输注血小板。

输注血小板后,血小板计数不增加的状态称为血小板输入难治状态。导致血小板抵抗性的原因之一是产生抗 HLA 同源抗体,因此需要输注适应 HLA 的血小板。

3. 新鲜冷冻血浆的适应证

新鲜冷冻血浆的主要适应证是通过同时替代多种缺乏的凝血因子进行治疗。预防性给药的效果尚不清楚。用药前应测量凝血酶原时间(PT)和活化部分凝血活酶时间(APTT),如果可能,还应测量纤维蛋白原水平。疗效由临床结果和凝血活动决定,但应首先考虑充分的局部止血措施,并应始终考虑新鲜冷冻血浆的替代品。凝血因子替换的参考值如下:

PT: INR 大于 2.0 或活性小于 30%。

APTT: 至少是参考上限的两倍或低于 25% 的活性。

脂肪酶原水平: 150mg/dL 或更低,或当低于此水平有进展的风险时。

对于肝功能受损、多种凝血因子活性降低、有出血倾向或因大量输血导致稀释性凝血病的患者,也可考虑使用新鲜冷冻血浆。

由华法林和其他香豆素类药物引起的出血倾向,通常在 1 小时内通过补充维生素 K 而得到改善。新鲜冷冻血浆可以在紧急情况下使用,但其疗效尚未得到证实。

4. 白蛋白制剂的适应证

给予白蛋白制剂的主要目的是保证循环血浆的容量和改善血浆胶体渗透压。细胞外液置换液和人工胶体液也被用来保证循环血浆量,但没有什么证据表明白蛋白制剂比这些更有优势。

白蛋白制剂适用于以下情况:

(1)如果失血量超过循环血量的 50%,或血清白蛋白浓度低于 3.0g/dL,应考虑使用等渗白蛋白制剂(原则上,如果失血量为 30%~50%,则不需要使用白蛋白制剂)。应参照生命体征、尿量、中心静脉压、肺动脉楔压、血清白蛋白浓度和胶原蛋白渗透压来确定补充量。

(2)观察到治疗性肺水肿或低蛋白血症引起的明显水肿时,应考虑使用高渗白蛋白制剂。

(3)不适合使用白蛋白以外的替代性血浆剂、需要大剂量、充血性心力衰竭、少尿等情况的肾衰竭或对制剂存在过敏的情况,考虑使用白蛋白制剂。

(五) 通过管理改善的预测值的计算方法

循环血量(mL)= 体重(kg)× 70mL/kg

1. 红细胞

预测升高的 Hb 水平(g/dL)

给予的 Hb 剂量(g) / 循环血量(dL)

例如,给体重 50kg 的成人(循环血量: 3 500mL= 35dL)输两个单位的血液,其 Hb 水平为 19g/dL(一袋中含有的 Hb 量约为 19g/dL × 280/100dL = 约 53g),Hb 水平将提高约 1.5g/dL。

2. 血小板

预测的血小板计数(/μL)

= [输血小板总量 / 循环血量(mL)× 10^3] × (2/3)

(2/3:输注血小板滞留在脾脏的修正系数)

例如, 将 10 个单位的浓缩血小板(含 $2.0 × 10^{11}$ 以上的血小板)输给体重 60kg 的患者(循环血量: 4 200mL),与输血前相比,血小板数量立即增加 32 000/μL 以上。

3. 新鲜冷冻血浆

生理止血作用的凝血因子的最低血液活性值在参考值的 20%~30% 左右即可。凝血时间的延长反映在 PT 和 APTT 的数值上,但每种凝血因子的血液恢复和活性降低的程度不同(表5-XI-6)。

表 5-XI-6　体内凝血因子活性和止血水平

因子	入侵处理的下限值	体内半衰期	体内回收率
纤维蛋白原	75~100mg/dL	3~6 日	50%
凝血酶原	40%	2~5 日	40%~80%
第 V 因子	15%~25%	15~36 小时	80%
第 Ⅶ 因子	5%~10%	2~7 小时	70%~80%
第 Ⅷ 因子	10%~40%	8~12 小时	60%~80%
第 Ⅸ 因子	10%~40%	18~24 小时	40%~50%
第 Ⅹ 因子	10%~20%	1.5~2 日	50%
第 Ⅺ 因子	15%~30%	3~4 日	90%~100%
第 Ⅻ 因子	–	–	–
第 ⅩⅢ 因子	1%~5%	6~10 日	5%~100%
von Willebrand 因子	25%~50%	3~5 小时	–

如果补充的凝血因子的血液回收率为100%（取决于目标因子），将凝血因子在血液中的水平提高约20%~30%所需的新鲜冷冻血浆量为8~12mL/kg（循环血浆量的20%~30%）。

4. 白蛋白

循环血浆量（mL）＝体重（kg）×40mL/kg

假设给药白蛋白的血管内回收率为40%。

预期升高的浓度（g/dL）

＝目标血清白蛋白浓度 – 当前血清白蛋白浓度

所需剂量（g）＝

预期升高的浓度（g/dL）× 体重（kg）

在临床实践中，大手术、创伤、烧伤、败血症和休克时，白蛋白的血管外渗漏率会增加，而且往往达不到预期值。

在使用血液制剂之前，应清楚了解使用的原因和所需剂量。用药后，通过比较用药前后临床结果的改善程度和实验室数据来评价药物的疗效，并观察和记录有无不良反应。

（六）输血引起的并发症（表5-XI-7）

表 5-XI-7　输血引起的并发症

即时		迟发性	
溶血性	急性溶血性输血反应	溶血性	迟发性溶血性输血反应
非溶血性	发热性非溶血性输血反应 过敏反应 输血相关的急性肺损伤 感染 快速大量输血的并发症	非溶血性	输血后移植物抗宿主疾病 输血后感染

1. 即时并发症

（1）急性溶血性输血反应（acute hemolytic transfusion reactions，AHTR）

在大多数 ABO 不相容的输血病例中，被输的不相容的红细胞在血管中被与红细胞抗体反应激活的补体迅速破坏。这种激活的补体和细胞因子导致弥散性血管内凝血（DIC）、低血压和肾衰竭。

在 ABO 不相容的输血中，剂量为 50mL 或以

上时，并发症会增加。

（2）非溶血性输血的副作用

a. 发热性非溶血性输血反应

发热性非溶血性输血反应（febrile non-hemolytic transfusion reaction，FNHTR）是由血细胞和血浆蛋白以外的各种抗原、抗体和细胞因子引起的，这些抗原、抗体和细胞因子可能包含在血液制剂中，在输血期间或输血后几小时内可以观察到

发热。

b. 过敏反应

过敏反应是输血副作用中最常见的不良反应,但大多数原因还没有被阐明。有报告称出现了荨麻疹、发热、低血压和呼吸困难等症状。

为防止因输注红细胞和血小板制剂引起的严重过敏反应,可使用洗涤红细胞制剂。

c. 输血相关的急性肺损伤

输血相关的急性肺损伤(transfusion related acute lung injury, TRALI)是一种严重的非溶血性输血副作用,表现为呼吸困难并伴有非心源性肺水肿,在输血期间和输血后 6 小时内发生(通常在 1~2 小时内)。除了低氧血症和胸片上的双侧肺水肿外,还可能出现发热和低血压。有人认为输入血液或患者血液中的抗白细胞抗体和药物中的脂质参与了与这种并发症的发病有关。治疗过程中利尿剂可能会加重病情,要对其与过量输血(volume overloaded)所造成的心力衰竭尽心区分。虽然据说死亡率超过 10%,但大多数患者在早期和适当的系统管理下可以康复。如果怀疑有这种疾病,必须检查患者体内和抗血清中是否存在抗粒细胞抗体和抗 HLA 抗体。

d. 感染

血液制品的管理可能与传染病的传播有关。尽管耶尔森菌感染是红细胞制剂一直存在的一个问题,但去除白细胞后,耶尔森氏菌与白细胞一起被去除,预计会减少这种感染的风险。然而,不能否认源于人类血液的细菌所带来的副作用的风险,在极少数情况下,输血可能导致内毒素休克、败血症和因细菌引起的 DIC。

血小板浓缩液储存在室温(20~24℃)下以保持其功能,因此如果它们被细菌污染,它们会迅速繁殖,并可能导致致命的并发症。

因为鲜冻血浆没有被灭活,所以存在血源性病毒感染的风险。

e. 快速大量输血的并发症

a)凝血功能紊乱

如果在快速失血的 24 小时内大量输血,特别是超过循环血量的两倍时,可能会因血液稀释而出现出血倾向。

b)电解质异常

在红细胞溶液中,上清液中的钾浓度可能随着辐照和储存而增加。因此,在快速和大量输血以及向肾功能不全的患者输血时,应谨慎对待高钾血症。此外,大剂量的新鲜冷冻血浆可能会因为柠檬酸含量而导致钙离子的减少。

c)铁过量

一个单位的红细胞液含有约 100mg 的铁。由于人体每天的铁排泄量为 1mg,因此经常服用红细胞溶液可能会导致铁过量。对于肝功能受损的患者,用药后的游离血红蛋白负荷可能会引起黄疸。

d)体温过低

因为血液是冷藏的,快速大量输血可能导致体温过低。低温会导致心律失常和心搏骤停,使用各种血液加温装置来防止这种情况。

e)输血相关的循环超负荷(transfusion-associated circulatory overload, TACO)

在输血过程中或输血后 6 小时内,由于输血过多或快速给药造成的超负荷,可能会出现心动过速、低氧血症、心力衰竭和肺水肿等并发症,胸片上有心源性肺水肿相关发现,如肺部浸润阴影。输血的数量和速度应在输血前综合考虑患者的心功能和肾功能来决定。

2. 迟发性并发症

(1)迟发性溶血性输血反应

迟发性溶血性输血反应(delayed hemolytic transfusion reactions, DHTR)是指输血后 24 小时或数天后发生的血管外溶血。有输血史或妊娠前过敏史的人,接受红细胞输注时,由于非活性抗体浓度迅速增加而导致溶血。输血后 3~14 天可检测到抗体,但输血前的交叉验证为阴性。观察到发热和其他与溶血有关的症状,并且 Hb 水平下降,胆红素增加,直接抗球蛋白试验阳性。

(2)输血后移植物抗宿主疾病

输血后移植物抗宿主疾病(post transfusion-graft versus host disease, PT-GVHD)是一种非常严重的输血并发症,输血用的献血者的淋巴细胞没有被消除,而是识别了患者的 HLA 抗原并迅速增殖,对患者的身体组织造成损害。在典型病例中,输血后 1~2 周出现发热和红斑,随后出现肝脏损害、腹泻和咯血、泛红细胞减少和多器官衰竭等症状,1 个月内危及生命。由于目前还没有确定的治疗方法,唯一的对策是预防其发生。

目前的血制品都清除了白细胞,但不排除由于残留的淋巴细胞而发生 GVHD 的风险。使用辐照血液(15~50Gy)是一有效的预防措施,自 2000 年以来,日本没有关于辐照血液制品引起的

GVHD 确诊病例的报道。

(3) 输血后感染

a. 病毒性肝炎

即使在没有临床症状或肝功能异常的情况下，也可以诊断为肝炎病毒感染，尽管它可能最早在输血后 2~3 个月内发生。因供血者处于窗口期（病毒感染后，无法通过抗原 - 抗体检测确认病毒的紧要时期）而导致的感染尤其成问题。如果怀疑感染，应在输血后 1~3 个月进行肝炎病毒相关标志物的检测。

b. HIV 感染

在感染后的头 2~8 周，一些感染者在出现抗体之前可能会出现一过性的普通感冒症状，但大多数感染者在 1 年多的时间里保持无症状。当供血者处于窗口期时，感染尤其严重。为了确认患者是否被感染，在输血前应进行 HIV 抗体检测，如果结果为阴性，应在输血后 2~3 个月再进行抗体检测。

c. 人类 T 细胞白血病病毒（HTLV）感染

建议通过医学访谈和必要的测试来跟踪是否存在 HTLV-1 和其他由输血引起的感染以及免疫抗体的产生情况。

d. 变异型克 - 雅病（vCJD）

vCJD 是一种传染性异常朊病毒蛋白在中枢神经系统中积累并导致神经元快速变性的疾病，其特点是进行性精神和神经系统疾病、运动失调和痴呆。虽然朊病毒的感染性很低，但目前尚未建立有效的朊病毒检测方法，对患者是否有欧洲滞留史等进行筛查是一种有效的检测方法。

(七) 预防和早期发现副作用的注意事项

1. 高浓度血液制剂输血

为了尽量减少抗原致敏和感染的可能，尽量使用高浓度的血液制剂。

2. 检查项目

在接受输血用血液、准备输血、实施输血时，分别对照交叉试验相容性表和输血袋本体及所附单据上的信息，核对患者的姓名、血型、血液序号、有效期、交叉相容性试验结果、有无辐照等，并确认该输血袋与患者相容。

3. 检查的重要性

应由两个人轮流向对方大声朗读并确认上述检查项目。此外，最好是使用电子设备对患者的腕带和产品进行机械匹配。

4. 在开始输血后立即对患者进行观察

开始时红细胞的输注速度应循序渐进，在

ABO 不相容的输注中，输注开始后会立即引发血管疼痛、不适、胸痛、腹痛等症状，因此对意识清醒的患者应在输注开始后进行 5 分钟的观察。如果患者没有意识，除了观察呼吸和循环动态外，还应该通过观察综合状态进行早期发现，如观察尿液的色调和术野的出血情况。

5. 输血开始后的观察

在开始输血后约 15 分钟，应再次观察患者的情况。之后，会经常观察到发热和荨麻疹等过敏性症状，应酌情继续观察。

6. 输血后观察

严重的不良反应如 TRALI 和细菌感染可能在输血完成后发生。因此，输血后，也应继续保持对患者的观察。

(八) 自体输血

尽管异体输血的安全性已经得到了极大的改善，但感染和免疫性并发症的风险无法完全避免。自体输血是一种安全的输血疗法，可以避免异体输血的许多风险，应该提倡将其作为择期手术患者的输血疗法。然而，有必要注意与自体输血有关的风险，如输血混淆和细菌感染。

1. 实施中应注意的事项

与异体输血一样，应注意不要把患者的血液混淆。采集血液时，应避免穿刺部位细菌污染的风险，仔细擦拭和消毒穿刺的部位。预防其他并发症包括正中神经损伤、血管迷走神经反射和采血后血肿。

2. 自体输血的类型

(1) 储存式自体输血

a. 适应证

这是一种在手术前收集和存储（储存）患者自身血液的方法。适用于一般情况下可以耐受储血的患者，以及由于术中失血量达到或超过循环血量而预计需要输血的患者，并且可以提供必要的合作。这种方法尤其适用于稀有血型或已经有免疫（不规则）抗体的患者。自体输血没有年龄限制，抽血前 Hb 水平应达到 11.0g/dL 或更高。在高血压或低血压控制不佳的情况下，应谨慎采血。发热的患者不应抽血（应以 C 反应蛋白水平和白细胞计数为参考）。

b. 禁忌证

原则上，有全身性细菌感染的患者应排除在自体输血的适应证之外，因为自体血在储存期间有细菌生长的风险。4 周内有水样腹泻等疑似肠道感染症状的患者也应排除，因为有可能被吞噬了肠道细菌的白细胞污染。不稳定的心绞痛、严重的主动脉狭窄或 NYHA Ⅳ 级的患者不可接受自体血回输。

c. 方法

a）目标血量：根据 MSBOS 或 SBOE 的规定。

b）单次血量：上限为 400mL。如果患者体重小于 40kg，根据患者的体重计算循环血量，并谨慎设定采血量（如 5~10mL/kg）。

c）抽血间隔：原则上，抽血间隔应至少为 1 周，在预定手术的 3 天内不应进行抽血。

d）给予铁剂：在第一次抽血前 1 周开始，应每天口服 100~200mg 的铁剂。

e）促红细胞生成素的使用：促红细胞生成素作用于红细胞祖细胞，促进其分化和增殖为成熟的红细胞。根据 Hb 浓度的不同，应在第一次抽血前或后 1 周开始用药，直到最后一次抽血。

f）储存：冷藏，最多 21 天。

（2）稀释式自体输血

a. 特点

全身麻醉诱导后，从患者身上抽出 400~1 200mL 的血液，并进行血浆替代物的输注，以维持循环血量并稀释手术用的血液。这种方法的优点是可以使用新鲜血液，并可以进行紧急手术。另一方面，可以采集的血量是有限的，而且由于在手术前进行采血和液体置换，麻醉时间会延长。此外，当血液在手术室外使用时，有可能发生混淆。

b. 禁忌证

心脏抵抗力低、肾功能不全、出血倾向、严重贫血、肺部疾病和严重脑血管狭窄的患者不在适应证之列。

c. 方法

手术在全麻下进行，诱导后迅速输注 500mL 乳酸林格液。

a）采血：从静脉途径采血（也可以从动脉血管采血）。采集的最大血量为 400mL。

b）稀释后的 Hb 水平：原则上保持 7~8g/dL。过量的血浆替代品可能引起出血倾向和肾功能障碍，剂量应限制在 20~30mL/kg。

c）血液的储存和返还：自体血液应在收集血液的手术室中以室温储存，不应带出手术室。

（3）回收式自体输血

这是一种收集术中、术后已出血液的方法。

特别是，预计用途更广的储存式自体输血将得到广泛应用，其适应证也将被扩大。考虑到患者的医疗条件和手术技术，这些方法可以组合使用。

第6章

全身系统性疾病患者的麻醉管理

I 呼吸系统疾病

一、感冒、急性支气管炎及其围手术期管理

(一) 感冒、急性支气管炎

急性上呼吸道感染被称为感冒(cold),它与急性支气管炎(acute bronchitis)不同,后者是下呼吸道感染。

1. 感冒

症状包括鼻腔分泌物、咳嗽、喉咙痛和低热。80%~90% 的病例由病毒导致,细菌、支原体和衣原体也是常见原因。在病毒中,鼻病毒最为常见,其次是冠状病毒。其他病毒包括流感病毒、呼吸道合胞病毒、副流感病毒和人类偏肺病毒。

2. 急性支气管炎

主要由病毒引起,主要症状是咳嗽,并发细菌感染时伴有脓性痰液。

在感冒和急性支气管炎中,将病毒性呼吸道感染与其他疾病相鉴别非常重要(表 6-I-1)。与 A 族乙型溶血性链球菌引起的咽炎进行鉴别非常重要,应参考 Centor 诊断标准(发热、扁桃体肥大或渗出、无咳嗽、颈前淋巴结肿大伴压痛)。病毒感染可影响儿童的呼吸功能达 5 周之久,并增加围手术期的呼吸系统并发症。通常情况下,阿司匹林和双氯芬酸钠不应该给 15 岁以下的儿童使用,因为患流感的儿童可能会出现瑞氏综合征。

表 6-I-1　病毒感染和细菌感染的鉴别

		病毒感染		细菌感染
		普通感冒	流感	
临床症状	起病	缓慢	迅速	通常较缓慢
	症状分布	局部	全身	全身~局部
	发热	通常低热	高热	低热~高热
	咳嗽	较弱~较强	通常较弱	较弱~较强
	痰	白色、黏液性	白色、黏液性	黄色、脓性
	咽痛	较多	较少	较少
	恶寒	较少	较多	有
	疲惫感	较少	较多	有
	肌肉痛	较少	有	较少
实验室检查	白细胞计数	正常~降低	正常~降低	增加
	中性粒细胞计数	正常~降低	正常~降低	增加(中性杆状核粒细胞)
	淋巴细胞计数	相对增加	相对增加	相对减少
	C 反应蛋白	阴性~轻度上升	阴性~轻度上升	中度~高度上升

(呼吸器感染症に関するガイドライン 成人気道感染症診療の基本の考え方, 2003[2]) より改変)

(二) 围手术期管理

术前管理

患有上呼吸道感染的儿童,其手术往往推迟。据报道,应推迟到发病后 2~5 周内,有一种观点认为,对于上呼吸道感染的成年人来说也是如此。但在实际临床操作中,要根据手术的紧迫性和严重程度进行综合判断。

通常用感冒评分来确定上呼吸道感染的程

度（表 6-I-2）。该评分与术中气道痉挛、呼吸困难和发热之间有明显的关系，分数越高，术后发热、呼吸音异常和腹泻就越常见。感冒评分在 2 分以下的患者可以正常进行麻醉，5 分以上的患者则应停止麻醉，3 分或 4 分的患者应视为边缘组，准备好充足的麻醉管理和预防并发症的对策。

表 6-I-2　感冒评分

①鼻塞、鼻涕、喷嚏

②咽红、扁桃体肥大

③咳嗽、咳痰、声嘶

④呼吸音异常

⑤发热（新生儿 38.0℃、小儿 37.5℃以上）

⑥食欲不振、呕吐、腹泻

⑦胸部 X 线片异常

⑧白细胞增加（新生儿 12 000/mm³、小儿 10 000/mm³ 以上）

⑨感冒史（入院前 2 周内）

⑩年龄因素（出生后不满 6 个月）

各项 1 分，计算总得分

0~2 分，正常群体；3~4 分，边缘群体；5 分以上，危险群体。

对于患有上呼吸道感染的成人，如果有症状，应推迟手术。在出现症状期间，气道高反应性增加持续存在（直到疾病病程的第 9 天）。

二、支气管哮喘、咳嗽性哮喘、慢性阻塞性肺疾病及其围手术期管理

（一）支气管哮喘（bronchial asthma）

支气管哮喘定义为"一种以气道慢性炎症为特征的疾病，临床症状不一，如气道痉挛（喘息、呼吸困难）和咳嗽"。此外，这些症状的持续时间和强度各不相同，支气管哮喘并不是一种单一的疾病。例如，有一些病例，如哮喘 - 慢性阻塞性肺疾病重叠（详见下文），其基本病理是不同的，但往往不能明确区分。

诊断、检查

支气管哮喘没有明确的诊断标准。《2015 年哮喘预防和管理指南》提供了指南（表 6-I-3）。当出现阵发性呼吸困难、喘息、胸闷、咳嗽等症状，有反复发作的气流受限，并能排除其他心肺疾病时，可诊断为哮喘。应进行基本检查，如胸片、血液检查、听诊（有无喘息）和心电图，以与其他疾病进行区分。

表 6-I-3　成人哮喘诊断指南

①呼吸困难、气喘、咳嗽反复发作（晚上和早晨尤其多）

②可逆性气流限制

③气道反应性增高

④存在过敏性因素

⑤存在气道炎症

⑥排除其他疾病

- 上述①、②、③、⑥极为重要。
- ④、⑤在存在症状时，可作为共同判断的指标。
- ⑤通常指的是由酸性粒细胞引起的炎症。

（喘息予防·管理ガイドライン 2018[4]）より）

（二）咳嗽变异性哮喘（cough variant asthma）

可见慢性咳嗽。它的特点是没有支气管哮喘所见的喘息，听诊时没有连续的啰音，且影像学没有明显异常，对支气管扩张剂如 β₂- 受体激动剂和茶碱有反应。众所周知，一些咳嗽和哮喘的患者会发展成支气管哮喘。肺功能测定结果没有显示阻塞性改变，但使用 β₂- 受体激动剂后咳嗽症状减少。由于咳嗽变异性哮喘被认为是由平滑肌痉挛造成的，而这种痉挛是肺功能测定无法检测的。

（三）阿司匹林哮喘（aspirin induced asthma）

阿司匹林哮喘是指因使用酸性非甾体抗炎药（如阿司匹林）而诱发的支气管哮喘。这种情况在儿童中很少见，但在约 10% 的成年哮喘患者中发生。这些药物抑制花生四烯酸在环氧化酶（cyclooxygenase，COX）的作用下的级联反应，抑制舒张支气管平滑肌的前列腺素的产生，增加收缩平滑肌的白三烯（LTC₄、D₄、E₄）的合成，从而导致哮喘发生。该病的发病机制不涉及过敏。含有大量水杨酸化合物的食物（如草莓和番茄）、防腐剂（如对羟基苯甲酸酯）和琥珀酸酯类药物可能会诱发该病。磷酸酯类固醇还含有添加剂（防腐剂和稳定剂），所以它们不是绝对安全的。

（四）慢性阻塞性肺疾病（chronic obstructive pulmonary disease，COPD）

由于人口迅速老化，估计有 500 万~600 万人受到这种疾病的影响。COPD 是一种由于长期吸入有毒物质，主要是烟草烟雾而引起的肺部疾病。肺功能测试显示气流受限。气流受限由周围气道病变和肺气肿病变共同造成。临床上表现为进行性的劳累性呼吸困难和慢性咳嗽咳痰，但这些症状

也可能不存在。

吸入治疗剂［通常为 2~4 次吸入沙丁胺醇（200~400μg）］后，一秒率（FEV_1/FVC）低于 70%，且排除其他疾病，即可诊断为 COPD。第一秒用力呼气量（FEV_1）占预计值百分比（%FEV_1）用于划分 COPD 的严重程度（表 6-I-4）。然而，COPD 的发病机制并不统一，人们已经认识到 COPD 是一个由各种临床表型组成的综合征。例如，COPD 有两种类型——气肿型和支气管炎型，前者在影像学上有明显的气肿性病变，后者则很少见到肺气肿。此外，据估计，所有吸烟者中只有约 15%~20% 的人发展为 COPD，这不一定发生在长期吸烟者身上，有人指出，可能某些宿主有更高的易感性。

表 6-I-4　慢性阻塞性肺疾病（COPD）病情严重程度分类

	病情	特征
I 期	轻度气流受限	%$FEV_1 \geqslant 80\%$
II 期	中度气流受限	$50\% \leqslant$ %$FEV_1 < 80\%$
III 期	重度气流受限	$30\% \leqslant$ %$FEV_1 < 50\%$
IV 期	极重度气流受限	%$FEV_1 < 30\%$

%FEV_1，第一秒用力呼气量占预计值的百分比。

吸入支气管扩张药后，FEV_1/FVC（一秒率）低于 70% 为诊断的必要条件。

(COPD（慢性闭塞性肺疾患）诊断と治疗のためのガイドライン 第 5 版，2018[5]より改变)

1. 诊断和检查

该病有两个阶段：稳定期，由于慢性炎症引起的呼吸功能轻度下降，症状逐渐恶化；急性加重期，由于气道感染，症状迅速恶化。

（1）稳定期的诊断和检查

怀疑 COPD 的患者通常是 40 岁或以上，有吸烟史，合并有心血管疾病、高血压、动脉硬化、糖尿病和骨质疏松症的患者，且常有慢性咳嗽和咳痰、爬楼梯或上坡时气短、偶尔出现喘息等 COPD 的常见并发症。吸烟指数［每天吸烟包数（一包 20 支）与吸烟年数的乘积］超过 20，就有极大的风险发展为 COPD。

诊断 COPD 需要进行简单的胸部 X 射线（区分 COPD 与肺癌、间质性肺炎、支气管扩张等的必要检查）、心电图（区分缺血性心脏病、心律失常等心血管疾病参与的必要检查）和肺功能测定（尽可能进行，对确诊至关重要）等各项检查。

并发肺动脉高压等时，静息状态下也可能会出现呼吸急促。当咳嗽、痰液和喘息在稳定期延长时，有必要与支气管哮喘、支气管扩张、缺血性心脏病和肺血栓栓塞症进行仔细鉴别。胸部 X 线检查对 COPD 的诊断率不高，在轻度到中度的疾病中，这种检查通常无法发现异常。高分辨率计算机断层扫描（CT）中，将肺气肿表现为低密度区。

与支气管哮喘的鉴别很重要，如果出现阵发性呼吸困难、呼出的 NO 浓度增加、痰和外周血中嗜酸性粒细胞增加、外周血中 IgE 增加、RAST 阳性、气道高反应性试验阳性、气道可逆性，应考虑支气管哮喘的可能性。心电图、超声心动图和 BNP 检测对区分心脏疾病很有帮助。

（2）急性加重期的诊断

在病情加重阶段，由于气道感染，症状可能迅速恶化。数日内出现湿咳、呼吸急促、咳痰质和量的改变和喘息加重等，强烈提示 COPD 病情加重。

2. 治疗

治疗 COPD 的目标是改善症状和减少与 COPD 相关的风险。呼吸急促的症状应得到缓解，强烈的咳嗽和排痰困难应得到改善。使用改良的 MRC（mMRC）呼吸困难指数调查表（表 6-I-5）或使用数字评分表（numeric rating scale，NRS）可以很容易地对气短的程度进行数字评估。预防 COPD 的恶化是很重要的，对于出现需要住院治疗的恶化的患者，应严格管理。

表 6-I-5　改良的 MRC（mMRC）呼吸困难指数调查表

等级	
0	剧烈运动时会有呼吸困难
1	在平坦的道路上快走，或上较缓的斜坡时会有呼吸困难
2	因为会有呼吸困难，在平坦的道路上比同龄人走得慢，或是在平坦的道路上按自己的速度行走时，也会因呼吸困难不得不停下
3	在平坦的道路上行走约 100m 或数分钟就会因呼吸困难不得不停下
4	呼吸困难太严重，以致无法出门，换衣服也可能导致呼吸困难

(COPD 诊疗のエッセンス 2014 年版「補足解説」[6]より改变)

应建议所有患者停止吸烟并接受流感疫苗接种。在某些情况下建议接种肺炎球菌疫苗。药物治疗包括定期吸入长效支气管扩张剂。主要的治疗方法是长效抗胆碱能毒蕈碱受体拮抗剂（long acting muscarinic antagonist，LAMA)、长效 β₂- 受体激动剂(long acting beta agonist，LABA)和吸入性类固醇的组合，以及 LAMA/LABA 的组合。

■ 哮喘 - 慢性阻塞性肺疾病重叠(asthma-COPD overlap，ACO)

虽然哮喘和 COPD 的基本病理生理都是气道炎症，但由于炎症的性质不同，对皮质激素的反应也不同，所以被认为是不同的疾病(表 6-I-6)。与单纯的哮喘或 COPD 相比，ACO 会使生活质量(quality of life，QOL)降低，恶化也更加频繁：与 COPD 相比，ACO 的频繁恶化率是其两倍，严重恶化率是其两倍。吸入性类固醇治疗应优先作为哮喘的治疗方法，并应提供足够的吸入指导。此外，额外服用 LABA 或 LAMA 也用于治疗 COPD。

表 6-I-6 哮喘和 COPD 的区别

临床表现	支气管哮喘	COPD
吸烟史	有可能	几乎所有患者都有
年轻时发病	有	极少
慢性咳嗽咳痰	±	++
呼吸困难	有变化	常态，身体活动时恶化
夜晚发作	有	极少
一日(周)之内发生变化	有	极少
合并症	过敏 过敏性鼻炎 过敏性皮炎	心脏病 肺癌 骨质疏松症 抑郁症

(浅井ほか，2015[7])より改変)

(五) 哮喘和 COPD 患者的围手术期管理

1. 评估疾病的严重程度

哮喘和 COPD 的阶段和控制状况应参照表 6-I-4 和表 6-I-7 进行评估。

2. 术前控制

在控制不佳的情况下，最好以加强图 6-I-1 所示的治疗步骤的方式来控制疾病。

表 6-I-7 哮喘控制状态评估

	控制情况良好 (所有项目都符合)	控制情况一般 (一项或数项符合)	控制情况不佳
哮喘症状(白天和夜晚)	无	每周 1 次以上	符合"控制情况一般"中的 3 项及以上
发作治疗药物的使用	无	每周 1 次以上	
运动中的活动限制	无	有	
呼吸功能(FEV₁ 和 PEF)	高于预测值或自我最高值的80%	低于预测值或自我最高值的80%	
PEF 一日(周)内的变化	低于 20%[*1]	高于 20%	
恶化(预定外的诊疗、急诊、住院)	无	每年 1 次以上	每月 1 次以上 [*2]

[*1] 1 天进行两次测量时，正常变化的上限为 8%。
[*2] 如果 1 个月内有 1 次以上恶化，即使其他项目不符合，也视为控制情况不佳。
FEV₁,第一秒用力呼气量；PEF,呼气峰值流速。

(喘息予防·管理ガイドライン 2018[4])より改変)

发作严重程度判定

无缺氧症状
SpO₂≥90%
（PaO₂≥60 Torr）

有缺氧症状
SpO₂<90%
（PaO₂<60 Torr或PaCO₂≥45 Torr）

虽然很痛苦，但可以躺下

非常痛苦
无法躺下

十分痛苦
身体无法动作

失去意识
无法对话
失禁

小发作
（轻度发作）

中发作
（中度发作）

SpO₂<95%
（PaO₂<80 Torr）
的情况下，根据症状给予氧气

大发作
（重度发作）

极重发作

给予氧气
（目标是使SpO₂>95%）

治疗步骤1
1. 吸入β₂-受体激动剂
（立即使用）
2. 如果步骤1不起作用，服用200mg氨茶碱或β₂-受体激动剂1剂
（立即使用）

治疗步骤2
• 通过雾化器反复吸入β₂-受体激动剂
• 静脉输注氨茶碱（6mg/kg）
• 静脉输注类固醇
肾上腺素皮下注射
吸入抗胆碱能药

治疗步骤3
• 通过雾化器反复吸入β₂-受体激动剂
• 连续输注氨茶碱
• 重复静脉输注类固醇
• 皮下注射肾上腺素

治疗步骤4
• 如左所示药物治疗
+
• 无论给氧与否，如果PaO₂≤50mmHg，或PaCO₂快速上升并伴有意识障碍，应考虑进行气道管理。
• 考虑全身麻醉（用异氟烷、七氟烷等）

症状消失
60分钟内保持稳定

没有改善
加大治疗力度

症状消失
60分钟内保持稳定

可自行在家治疗

可自行在家治疗

加大治疗力度，1~2个小时后没有改善则需要入院治疗

入院治疗

加大长期控制用药的力度

• 加大长期管理用药力度
• 口服类固醇1~2周

转入重症监护室治疗

发作强度的判断主要是通过呼吸困难来判断
发作时的治疗目标：呼吸困难消失、身体能够移动、睡眠正常、日常生活正常
SpO₂>95%，PEF值为预测值或自我最大值的80%以上

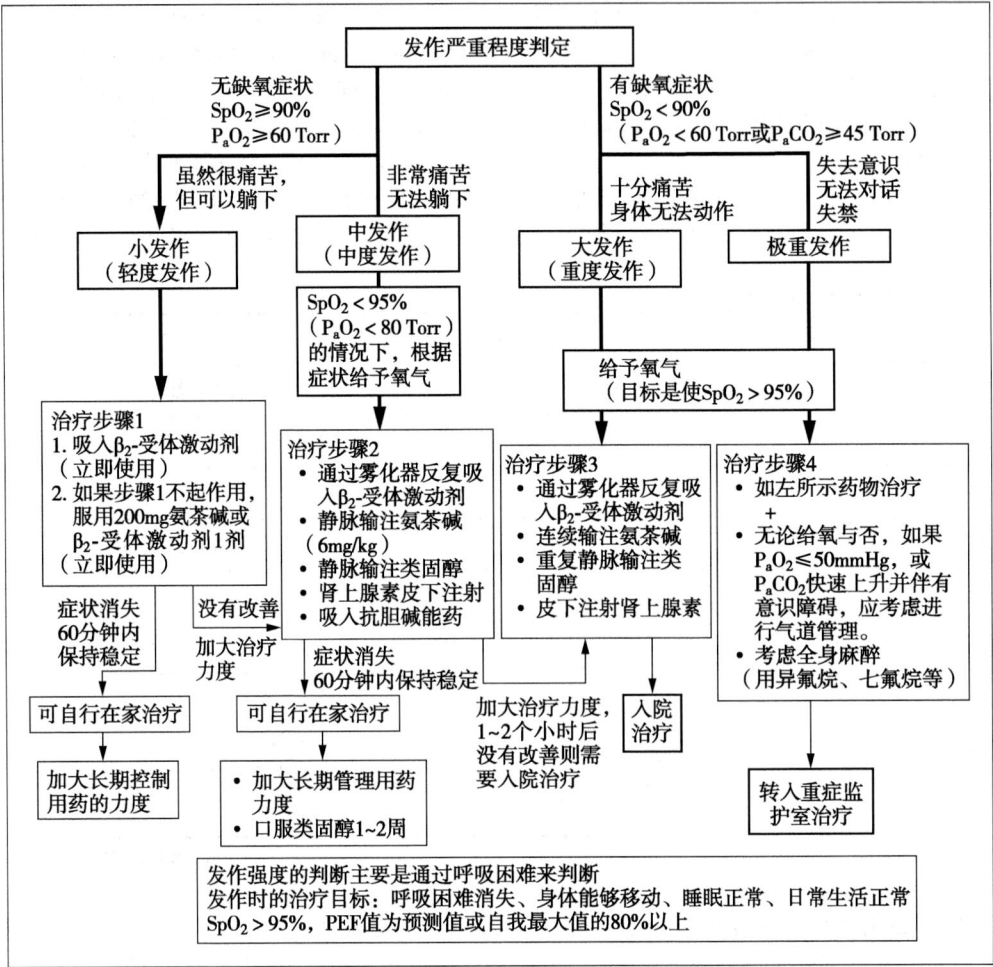

图 6-I-1 支气管哮喘发作时的治疗流程
PEF，呼气峰值流速。

（東本，2014[8]より改変）

（1）戒烟

在麻醉诱导和插管过程中，吸烟者的呼吸系统并发症（咳嗽、窒息、支气管痉挛、喉痉挛、低氧血症）和心动过速的发生率增加2~5倍。由于黏液分泌增加、纤毛运动能力下降和巨噬细胞功能下降，术后并发症增加。虽然8周的戒烟是理想的，但即使是24~48小时的戒烟也能通过降低尼古丁和一氧化碳的含量而降低心血管风险，而且据报道，1周的戒烟能有效降低伤口感染率。

（2）肾上腺皮质激素

对于未经治疗或只接受过短效β₂-受体激动剂的患者，即使是短期内也应开始使用吸入性类固醇。

对于在手术前6个月内接受过系统性类固醇治疗支气管哮喘的患者，指导原则是术前服用100~300mg氢化可的松，术中每8小时100mg。如果是阿司匹林哮喘，琥珀酸酯类固醇可能会加重症状，应使用磷酸酯类固醇，如磷酸氢化可的松、磷酸地塞米松或磷酸倍他米松。

（3）疫苗接种

流感疫苗可将COPD恶化的死亡率降低50%，建议所有COPD患者接种疫苗。肺炎球菌疫苗还能减少老年人和严重COPD患者的肺炎，并与流感疫苗结合使用，进一步减少COPD急性感染的频率。

3. 术中和术后管理

对COPD患者的麻醉管理应综合判断，考虑到手术的性质和时长以及对呼吸的影响。如果可

以采用局部麻醉或神经阻滞麻醉，则这两种麻醉方法应该是首选，因为其带来的呼吸道并发症较少。全身麻醉下的长时间手术会增加呼吸道并发症的概率，所以使用时应多加考虑。应以充分的镇痛、切实的肌肉松弛拮抗剂和快速苏醒为目标，以减少呼吸道并发症。

气管插管是最常见的气道刺激，可引起哮喘发作。麻醉期间哮喘发作和支气管痉挛是比较常见的麻醉并发症。

（1）诱导

有报道称，在快速诱导中，丙泊酚引起喘息的发生率低于巴比妥。

（2）维护

吸入性麻醉剂有支气管扩张的作用。地氟醚被认为能有效地减少术后呼吸道并发症，因为它能快速苏醒，但它是一种气道刺激物，应谨慎使用。

（3）呼吸系统管理

建议 I：E 比例（吸气与呼气相位比）为 1：3~1：5，呼气时间要多，气道压力要低，以防止压力创伤，特别是对 COPD 患者。对于因肺气肿而导致的 COPD 患者，不建议使用氧化亚氮；有些人认为不应该使用呼气末正压通气（PEEP），因为它会导致肺部过度膨胀，但有报道称，在哮喘发作和 COPD 急性加重期间，使用 2~4cmH$_2$O 的 PEEP 效果不错。在 COPD 患者中，允许一定量的二氧化碳蓄积，但如果存在脑内病变，二氧化碳蓄积可能有害。在手术过程中，也有必要进行气管内抽吸，但应避免血压降低。

（4）镇痛

在麻醉性镇痛药中，不应该使用吗啡，因为它的组胺释放作用可能导致哮喘发作。谨慎使用麻醉性镇痛药，因为它们会引起呼吸抑制。完全的术后镇痛对于没有呼吸储备的 COPD 患者非常重要，因为在进行腹直肌皮瓣等重建手术时，疼痛会导致膈肌运动不良。

（5）输液管理

避免输液过多或过少。

（6）肌肉松弛剂的拮抗作用

肌肉松弛剂的完全拮抗作用对 COPD 患者很重要，因为他们的通气储备非常低。谨慎使用新斯的明进行逆转治疗，因为它可能诱发哮喘发作。术前控制不足的患者和术中有哮喘症状的患者应避免使用。在使用舒更葡糖治疗的哮喘患者中，有 2.6% 观察到哮喘发作。舒更葡糖在哮喘患者中使用的安全性尚未确定。

（7）哮喘发作的治疗（图 6-Ⅰ-1）

发作的强度主要由呼吸困难来决定，并根据这一点开始治疗。

a. 短效 β$_2$- 受体激动剂

使用雾化吸入器（pressurized metered-dose inhaler，pMDI）每 20 分钟进行 1~2 次吸入，或使用肾上腺素吸入器进行激动剂吸入。对于插管患者，可以使用通气器 / 吸气辅助器。

b. 0.1% 肾上腺素皮下注射

用于中度及以上的发作，且 β$_2$- 受体激动剂无效时。每 20~30 分钟可重复一次，但仅在心率低于 130 次 /min 时使用。

c. 茶碱

茶碱被稀释在生理盐水或糖液中，在 5~10 分钟内缓慢地静脉注射，每天 1 或 2 次。重度发作时，应以 0.6~0.8mg/（kg·h）的速度连续输注氨茶碱，以使血药浓度达到 8~20μg/mL。小儿的最大剂量是 12mg/（kg·d）。

d. 肾上腺皮质激素

适用于中度以上的发作。给予氢化可的松 200~500mg 或甲基泼尼松龙 40~125mg。如果怀疑是阿司匹林哮喘，可给予倍他米松 4~8mg。

e. 吸入氧气

当 SpO$_2$<90% 或呼吸困难严重且 SpO$_2$<95% 时，应给氧。

（8）COPD 的治疗

见前文。抗胆碱能药物可能是有效的。

三、特发性肺纤维化

根据国际特发性间质性肺炎（idiopathic interstitial pneumonia，IIP）的分类，IIP 主要包括慢性纤维化间质性肺炎［包括特发性肺纤维化（idiopathic pulmonary fibrosis，IPF）］、吸烟相关的间质性肺炎和急性 / 亚急性间质性肺炎。一般来说，IPF 是一种通常在几年内逐渐发展的疾病，而非特异性间质性肺炎则是按月发展。急性恶化和急性间质性肺炎的进展则以周或天为单位。其中，IPF 是临床上最常见的疾病。

然而，有人认为炎症不一定先于纤维化，纤维化由各种刺激引起的对肺泡上皮损伤的异常修复反应造成，这导致用于修复的胶原蛋白和其他物质的增加。人们认为，纤维化是由于胶原蛋白和其他物质的增加来修复各种刺激引起的肺泡上皮损伤。肺泡壁（间质）的增厚减少了氧气的吸收，并由于肺顺应性降低造成限制性损伤（肺活量减少）。随着病程进展，可能会继发肺动脉高压。

主要的临床症状是干咳和劳力性呼吸困难。细湿啰音（fine crackles）是一个重要的症状，在90%以上的病例中都有。其他体格检查结果显示，30%~60%的病例有杵状指。诊断需要进行详细的医学问诊和体格检查，以排除间质性肺炎的可能性（药物引起的、环境暴露、胶原疾病等）。此外，在胸部X线片上应看到弥漫性阴影。呼吸功能测试应显示异常，如限制性通气受损（肺活量下降），扩散能力（DLCO）下降，以及气体交换受损（A-aDO$_2$增加，静息SpO$_2$和P$_a$O$_2$下降）。测量间质性肺炎的标志物（如KL-6和SP-D），进行6分钟步行试验和支气管肺泡灌洗（bronchoalveolar lavage，BAL）。此外，肺部高分辨率CT显示，蜂窝状的肺部有几层数毫米至十毫米长的囊性结构，主要在肺的底部和胸膜的下方，并伴有牵引性支气管扩张和少量磨砂玻璃样阴影（普通型间质性肺炎）。如果影像学上的发现不典型的表现，应进行外科肺活检。

IPF与不明原因的急性恶化有关，且这种恶化是造成IPF患者死亡的大约40%的原因。急性恶化的频率约为每年5%~15%，用力肺活量低的人被认为更容易发生急性加重。急性加重的频率随着IPF的进展而增加。

1. 治疗方法

目前还没有既定的治疗方法。与其他IIP不同，IPF对皮质激素和免疫抑制药物有抵抗力。吡非尼酮虽然作用位置不明，但具有抑制纤维化的作用，并被证明可以阻止症状的恶化，在体外它可以抑制TGF-β和TNF-α。西地那非是一种磷酸二酯酶5抑制剂，被认为可以纠正通气不平衡并缓解呼吸困难等症状。尼达尼布，一种血管激酶抑制剂，已被批准用于治疗IPF（2015年8月）。

2. 围手术期管理

IIP可因手术或麻醉而急剧加重。因此，在考虑到手术技术的情况下，最好尽可能在局部麻醉下进行手术。虽然没有明确的全麻指南，但肺癌手术急性恶化的风险因素有7个：男性、KL-6>1 000、%VC<80%、影像学改变（蜂窝状肺）、术前使用皮质激素、肺部区域以上的切除手术、有急性恶化史。IIP的急性加重与急性呼吸窘迫综合征的临床症状相似，预后不良，死亡率为43.9%，因此在手术前评估急性

加重的风险非常重要。虽然没有明确的术中吸入氧浓度，但应尽可能保持较低的吸入氧浓度。在IIP或ARDS加重的情况下，建议通气的初始设置为 55mmHg<P$_a$O$_2$<80mmHg，88%<SpO$_2$<95%，潮气量4~8mL/kg，呼吸频率<35次/min，平台压力≤30mmHg（PEEP应与F$_i$O$_2$结合设置）。

四、急性呼吸衰竭、急性呼吸窘迫综合征

1. 急性呼吸衰竭（acute respiratory failure）

呼吸衰竭是指在吸入空气时动脉血中的氧分压因某种原因而低于60mmHg的情况（一般表明氧饱和度低于90%）。急性呼吸衰竭是由心源性肺水肿和肺栓塞和血栓形成所导致的心血管疾病引起的，COPD和间质性肺炎的加重也会引起。临床症状包括呼吸困难、呼吸急促、发绀和意识障碍。听诊时可听到湿啰音，胸片上可看到两肺野的通透性降低。

2. 急性呼吸窘迫综合征（acute respiratory distress syndrome，ARDS）

ARDS不是一种单一的疾病，而是由多种原因引起的综合征。根据2012年的柏林定义：①急性发病，病程不超过1周；②低氧血症明显；③胸片上有双肺浸润影；④不能用心功能衰竭或容量负荷过多解释的呼吸衰竭。通过呼吸机进行气道管理，呼气末气道正压通气（PEEP）为5cmH$_2$O或更高，有3个级别的严重性（轻度，200<P$_a$O$_2$/F$_i$O$_2$≤300；中度，100<P$_a$O$_2$/F$_i$O$_2$≤200；重度，P$_a$O$_2$/F$_i$O$_2$≤100）。

无创正压通气（NPPV）和有创通气是根据严重程度分类进行的。NPPV建议用于轻度病例，但其对ARDS患者的疗效尚未得到证实。有创通气的目的是对肺进行保护性的人工通气，反映肺泡内压力的平台压力应小于30cmH$_2$O，建议潮气量限制在6mL/kg，并保持高PEEP（大于5cmH$_2$O）。

五、慢性呼吸衰竭

呼吸衰竭的定义已在急性呼吸衰竭一节中给出。慢性呼吸衰竭（chronic respiratory failure）是指持续30天以上的呼吸衰竭，P$_a$CO$_2$在45mmHg以下为Ⅰ型呼吸衰竭，P$_a$CO$_2$超过45mmHg和高碳酸血症为Ⅱ型呼吸衰竭。

1. 治疗

Ⅰ型呼吸衰竭主要由气体交换和氧合受损引起，需要氧疗。由通气不足引起的Ⅱ型呼吸衰竭需

要氧疗和通气支持以增加肺泡通气量。治疗包括药物治疗、呼吸道康复治疗和营养治疗。长期氧疗（家庭氧疗）用于治疗呼吸衰竭，氧流量设定以维持SpO_2 90% 和 P_aO_2 60mmHg 为目标。NPPV 适用于限制性呼吸障碍和肺结核后出现Ⅱ型呼吸衰竭的患者。

前文已介绍了呼吸衰竭主要原因的 COPD 的物理治疗，当慢性呼吸衰竭由间质性肺炎、肺结核后遗症或肺癌引起时，主要采用辅助方法，特别是接种流感疫苗和肺炎球菌疫苗作为感染预防。呼吸衰竭可能并发心力衰竭，必须进行心电图、超声心动图和血液检查。进行血液检查和 NT-proBNP 检测。

2. 围手术期管理

慢性呼吸衰竭患者，尤其是 COPD 患者，应设法使术后 SpO_2 达到 90%~93%，P_aO_2 达到 60~70mmHg，因为高氧会增加住院时间和机械通气的风险。

六、睡眠呼吸暂停综合征

睡眠呼吸暂停综合征（sleep apnea syndrome, SAS）分为阻塞性睡眠呼吸暂停综合征（OSAS）和中枢性睡眠呼吸暂停综合征（CSAS），前者由上呼吸道阻塞引起，后者则是呼吸运动停止。OSAS 常与全身性疾病有关，如肥胖、高血压、血脂异常、心律失常、红细胞增多症、缺血性心脏病、脑血管病和糖尿病。在许多情况下，OSAS 是一个临床问题。

1. 诊断

在医学访谈中使用 Epworth 睡意量表（JESS）（表 6-Ⅰ-8），在术前检查中使用 STOPBANG 问卷（表 6-Ⅰ-9），这也是一种非常具体的评估方法。此外，若出现 Mallampati Ⅲ 或Ⅳ级、鼻腔梗阻、小下颌和腭扁桃体，就强烈提示 OSAS。如果在医疗问诊和术前检查中怀疑有 OSAS，应通过简单的便携式设备测试或多导睡眠图（PSG）来评估睡眠时的呼吸状况。

表 6-Ⅰ-8　Epworth 睡意量表（JESS）

	打瞌睡的可能性			
	几乎没有	稍有	约 50% 的可能性	很有可能
1) 静坐阅读（新闻、杂志、书、文件等）	0	1	2	3
2) 静坐看电视	0	1	2	3
3) 在会议室、电影院、剧场等静坐	0	1	2	3
4) 作为乘客，乘坐机动车达到 1 小时及以上	0	1	2	3
5) 午后躺下小憩	0	1	2	3
6) 静坐与人交谈	0	1	2	3
7) 吃过午饭后（没有饮酒）静坐	0	1	2	3
8) 静坐写信或书写文件	0	1	2	3

如果总分达到 11 分以上，就有阻塞性睡眠呼吸暂停综合征的可能。　　　　　　　　　　　　（福原ほか, 2006[24]）より改变）

表 6-Ⅰ-9　STOPBANG 问卷

夜晚打鼾（Snore）严重吗？
白天很容易感觉疲惫（Tired）吗？
是否有被观察到（Observed）无呼吸的情况？
是否有高血压（Pressure）？ 有的话，是否有接受治疗？
BMI 是否有 35 以上？
年龄（Age）是否为 35 岁以上？
颈围（Neck）: 男性是否为 43cm 以上？ 女性是否为 40cm 以上？
是否为男性（Gender）？

各项计 1 分，总分达到 5 分以上则有 OSAS 的风险。　　　　　　　　　　〔小长谷（訳），2017[25]）より改变〕

每小时睡眠中呼吸暂停和低通气的总数称为呼吸暂停低通气指数(Apnea Hypopnea Index，AHI)，当PSG上AHI为5或更高并伴有上述症状时，可诊断为SAS。AHI 5~15为轻度，15~30为中度，30或以上为重度。如果AHI>30，使用夜间脉搏血氧仪、胸腹式呼吸运动和口鼻式气流仪进行简单的筛查，即可诊断为严重的SAS。如果AHI<30，则通过PSG做出明确诊断。

2. 治疗

持续气道正压(continuous positive airway pressure，CPAP)是对AHI≥20且白天嗜睡的SAS的标准治疗。也可以使用口腔矫正器进行治疗。在患有SAS的儿童中，常见腺样体和腭扁桃体肥大，这种情况下，有必要进行腺样体和腭扁桃体切除术。

当在睡眠中观察到与充血性心力衰竭有关的Cheyne-Stokes呼吸(CSR)时，认为有OSAS。有学者认为CPAP疗法对一些患有CSR的心衰患者有疗效。

3. 围手术期管理

怀疑有OSAS时，建议做一个简单的测试，或通过PSG来确认诊断。OSAS患者需要谨慎的麻醉和镇静管理，由于麻醉诱导后的面罩通气困难和术后上气道阻塞导致的低氧血症等问题，对OSAS患者的事先评估十分重要，如有必要，术后应继续进行CPAP。

七、肺结核

肺结核(pulmonary tuberculosis)是由空气中的结核分枝杆菌经飞沫途径引起的肺部感染。结核病是世界上第三大最常见的传染病，与疟疾和艾滋病毒并列，据说全球1/3的人口受到感染。根据2013年日本结核病登记信息调查的结果，新发患病人数为20 495人，发病率为16.1/10万人口。70岁以上的人口中，这个比例增加到57.4%。

当结核分枝杆菌被肺泡中的巨噬细胞吞噬，运送到淋巴结，并被激活的T细胞循环到肺部，导致肺部炎症反应和早期感染时，称为原发性结核病(P-TB)。有结核病史的老人、体重减轻者、恶性肿瘤、接受抗癌药物、免疫抑制药物或皮质激素治疗的患者以及HIV患者是结核病的危险因素。

1. 诊断、检查

结核病的临床表现没有特异性，包括咳嗽、咳痰、咳血、发热、盗汗、厌食和萎靡不振等，持续时间超过2周。肺结核的诊断始于对这些临床症状和胸部影像的怀疑。量化试剂和T-SPOT作为免疫学试验，被用作干扰素释放试验(IGRA)而非结核菌素反应试验。怀疑肺结核时，建议连续3天进行痰找抗酸杆菌试验，除痰液涂片和培养试验外，还可采用TaqMan法或LAMP法进行实时PCR鉴定试验。

2. 治疗

在结核病的治疗中，实施直接督导下短程化学治疗(DOTS)。DOTS是初级卫生服务综合计划的名称，是世界卫生组织(WHO)制定的结核病控制战略。

3. 围手术期管理

在日本，结核病被列为乙类传染病，当患者出现结核病时，有必要立即通知公共卫生中心。当患者在医疗机构被诊断为结核病时，应根据院内感染控制手册采取以下措施：①向患者本人和家属解释，必要时给患者佩戴外科口罩(与肺结核患者接触的医护人员、家属需佩戴N95口罩)；②确诊后，立即开始治疗；③向院内感染控制委员会报告；④根据患者的细菌感染状况，决定在哪里收治患者；⑤调查对工作人员、其他患者和医院内感染源的感染可能性。痰涂片检查结核分枝杆菌阳性的患者，原则上应住进结核病医院。怀疑患有结核病的患者应被隔离在一个单独的房间里，直到排除了结核病的可能性，耐多药结核病患者应被转移到设有结核病病房的专业机构。

在手术室，应采取以下预防措施：①如果可能，应推迟手术，直到感染性消失；②如果手术不可避免，应在有负压和空调的房间内进行；③手术顺序应安排在当天的最后一个；④参与手术的医务人员应保持在最低限度。

Ⅱ 循环系统疾病

一、高血压

根据"NIPPON DATA 2010"也就是基于日本政府对心血管疾病的基本调查所示，日本的高血压患者总数估计约为4 300万。特别是75岁或以上的老人中，有80%患有高血压。高血压是临床实践中最常遇到的心血管疾病。

(一) 高血压的病理生理学

1. 高血压的分类和原因

大约 90% 的高血压患者所患的是原发性高血压。由特定原因引起的高血压被称为继发性高血压。除了年龄和遗传因素外，环境因素如肥胖、压力、过量的盐摄入、过量的酒精摄入和吸烟也与原发性高血压有关，高血压被认为是生活方式相关的疾病之一。继发性高血压可分为肾实质性高血压、肾血管性高血压、内分泌性高血压、睡眠呼吸暂停综合征引起的高血压、血管性高血压、中枢神经系统疾病引起的高血压、遗传性高血压和药物诱发性高血压（表 6-Ⅱ-1）。其中，肾实质性高血压、原发性醛固酮增多症和肾血管性高血压的发生率很高，有报道称睡眠呼吸暂停综合征是最常见的原因。此外，与妊娠有关的高血压（妊娠期高血压）和与雌激素缺乏（闭经）有关的高血压是女性所特有的。

表 6-Ⅱ-1　高血压的分类和原因

分类		原因和疾病
原发性高血压		占总体的约 90%，原因不明的高血压 与年龄、遗传因素有关，也与环境因素相关，一般认为是生活方式相关的疾病
继发性高血压	肾实质性高血压	肾实质性疾病所引起的高血压 慢性肾小球肾炎、多囊肾、缺血性肾病
	肾血管性高血压	肾动脉狭窄、梗阻 动脉粥样硬化、纤维肌性发育不良、主动脉炎症
	内分泌性高血压	内分泌器官激素过量分泌 原发性醛固酮增多症、先天性肾上腺皮质增生、Cushing 综合征 棕色脂肪瘤、副神经节瘤 肢端肥大症 甲状腺功能亢进、甲状腺功能减退 原发性甲状旁腺功能亢进
	睡眠呼吸暂停综合征引起的高血压	伴有睡眠呼吸暂停综合征的高血压
	血管性高血压	由血管病变引起的高血压 主动脉炎症 其他的血管炎症（结节性多发性动脉炎、全身性硬化症） 主动脉狭窄 心输出量增加引起的血管性高血压（主动脉瓣反流、动脉导管未闭、动静脉瘘）
	中枢神经系统疾病引起的高血压	颅内压亢进导致的高血压（Cushing 反应） 脑血管功能障碍［（脑梗死、脑出血、蛛网膜下出血）、脑肿瘤、脑（脊髓）炎、脑外伤神经血管压迫综合征］ 头部延髓腹侧的外周动脉的压迫
	遗传性高血压	单一基因异常引起的先天性血压异常 Liddle 综合征、Gordon 综合征、家族性醛固酮增多症等
	药物诱发性高血压	药物引起的高血压 非甾体抗炎药 甘草制剂、甘草酸 糖皮质激素、其他

2. 高血压的诊断和严重程度

日本高血压学会 2019 年修订版指南中的高血压诊断标准与欧洲高血压学会等的标准相同，与 2014 年指南相比没有变化。采用不同的测量方法来确定标准，诊疗室的血压定义为收缩压达到或超过 140mmHg，或舒张压达到或超过 90mmHg（图 6-Ⅱ-1）。虽然正常血压的符号被重新排列，但根据高血压的程度，Ⅰ级、Ⅱ级和Ⅲ级高血压的分类仍然没有改变。另一方面，美国心脏协会（American Heart Association，AHA）和美国心脏病学院（American College of Cardiology，ACC）14 年来首次修订的 2017 年高血压治疗指南，将Ⅰ级高血压定义为收缩压超过 130mmHg 或舒张压超过 80mmHg，Ⅱ级高血压定义为收缩压超过 140mmHg 或舒张压超过 90 mmHg。然而，这个定义所依据的随机对照试验并不包括来自日本的报告，而日本的指南仍然将高血压定义为超过 140/90 mmHg。

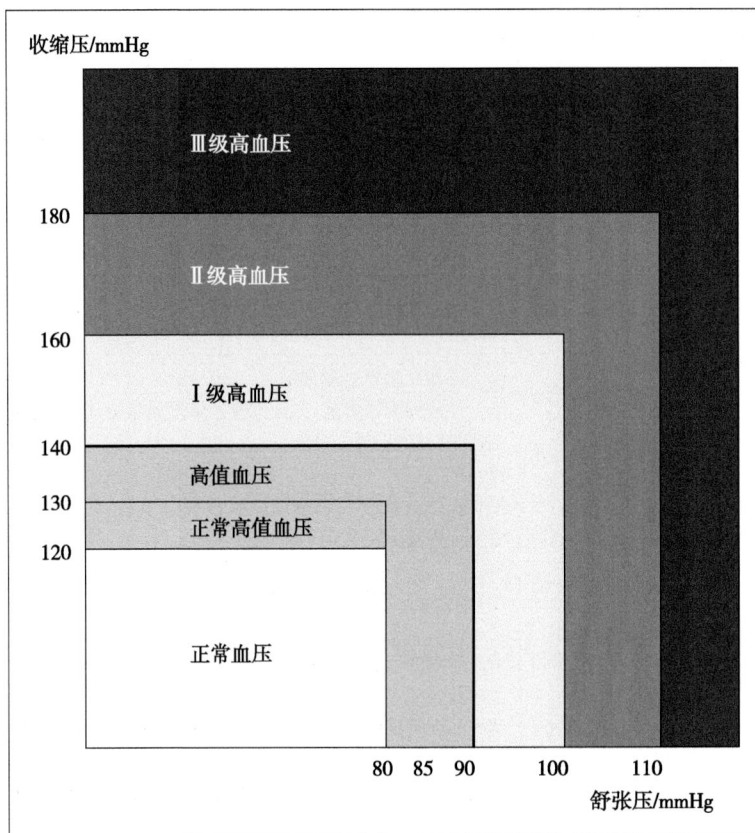

图 6-Ⅱ-1　成人中根据诊疗室血压的分类
根据 2019 年的高血压治疗指南，将诊疗室血压不满 140/90mmHg 的血压范围分为高值血压、正常高值血压（收缩压 120~129mmHg，舒张压<80mmHg），正常血压（收缩压<120mmHg，舒张压<80mmHg）。

因为血压很容易随测量环境的变化而波动，所以建议高血压的诊断应以至少两个点的测量结果为基础。此外，还详细制定了标准血压测量方法的准则。

高血压患者的病情严重程度不仅取决于高血压，还取决于血压以外的风险因素以及高血压造成的器官损伤程度。除血压水平外，心血管疾病的危险因素包括高龄（65 岁或以上）、男性、吸烟、血脂异常、糖尿病、脑心血管疾病史（脑出血、脑梗死、心肌梗死）、非瓣膜性心房颤动、有蛋白尿的慢性肾脏病（chronic kidney disease，CKD）等（表 6-Ⅱ-2）。

表 6-II-2　基于诊疗室血压的心脑血管疾病风险分层

血压分类 风险分级	高值血压 130~139/ 80~89mmHg	I 级高血压 140~159/ 90~99mmHg	II 级高血压 160~179/ 100~109mmHg	III 级高血压 ≥180/ ≥110mmHg
风险第一级 没有影响预后的因素	低风险	低风险	中风险	高风险
风险第二级 年龄(65 岁以上)、男性、 血脂异常、吸烟	中风险	中风险	高风险	高风险
风险第三级 脑心血管疾病史、非瓣膜性房颤、糖尿病、有蛋白尿的慢性肾脏病或是包含 3 种以上第二级中的风险因素	高风险	高风险	高风险	高风险

在日本,会结合影响预后的风险因素来进行风险分层,分层所用的危险因素包括年龄大(65 岁或以上)、男性、吸烟、血脂异常、糖尿病、脑心血管疾病史(脑出血、脑梗死、心肌梗死)、非瓣膜性心房颤动、CKD 与蛋白尿等。

(日本高血压学会, 高血压治疗ガイドライン 2019[1])

3. 白大衣高血压和掩盖性高血压

白大衣高血压是指在检查室测量的血压是高血压,但检查室外的血压是正常血压。白大衣高血压患者一般有轻微的器官损伤,心血管疾病预后良好。另一方面,掩盖性高血压是指检查室的血压在正常范围内,但检查室外测量所得的血压较高,一般认为心血管疾病的风险与持续性高血压的程度相同。

4. 高血压及患者预后

高血压导致血管病变和各器官的功能紊乱。高血压是心血管病的一个主要风险因素,尤其是卒中的最重要的风险因素。高血压已被证明与卒中发病率和死亡率的增加有关。高血压和缺血性心脏病的风险也呈正相关。

高血压通过重塑诱发心肌肥大,以及由于后负荷增加而导致耗氧量增加。由于室壁张力增加,心肌肥大进一步增加了心肌耗氧量。特别是,心内膜血流因心肌肥大而减少,这增加了心肌缺血的风险。心房颤动还明显增加了心源性脑栓塞的风险,使心血管事故的发生率和死亡率增加了约 25 倍。高血压也是发生心房颤动的最重要风险因素。

一项临床试验的荟萃分析表明,收缩压降低10mmHg,舒张压降低 5mmHg,卒中和冠状动脉疾病的心血管疾病风险分别降低约 40% 和 20%。

高血压还导致肾脏的功能和器质性变化,增加了发展慢性肾脏疾病和终末期肾脏疾病的风险。另一方面,肾功能损害导致高血压,而肾功能障碍又进一步加剧了高血压,形成恶性循环。

5. 高血压的指数

大规模的荟萃分析表明,收缩压是各种血压指数与心血管疾病风险之间关联的最佳指标。收缩压是卒中风险最好的预测因素,其次是舒张压,脉压的预测性较差。

家庭血压和自由行动时的血压具有很高的临床价值,据报道,家庭血压比诊疗室血压更能预测患者预后(表 6-II-3)。

表 6-II-3　不同测量方式的高血压指标

	收缩压 / mmHg		舒张压 / mmHg
诊疗室血压	≥140	和 / 或	≥90
家庭血压	≥135	和 / 或	≥85
自由行动时的血压			
24 小时	≥130		≥80
白天	≥135	和 / 或	≥85
夜晚	≥120		≥70

(日本高血压学会, 高血压治疗ガイドライン 2019[1])

6. 高血压的治疗

高血压的治疗包括改变生活方式和抗高血压药物治疗。在继发性高血压中，要增加对致病疾病的治疗。改变生活方式包括限制盐的摄入、积极摄入水果和蔬菜、限制胆固醇和饱和脂肪酸的摄入、积极摄入鱼类、减轻体重、运动、戒酒和戒烟。若并存其他与生活方式有关的疾病，特别是血脂异常、糖尿病、代谢综合征和肥胖症等，改变生活方式是一种非常重要的治疗方法。

用于药物治疗的主要药物是钙通道阻断剂、血管紧张素 Ⅱ 受体阻滞剂（angiotensin Ⅱ receptor blocker，ARB）、血管紧张素转换酶抑制剂（angiotensin converting enzyme inhibitor，ACEI）、直接肾素抑制剂、利尿剂（噻嗪类、袢利尿剂、保钾利尿剂）和受体阻滞剂（包括 α- 受体阻滞剂、β- 受体阻滞剂）。根据疾病状态，可以加入阻滞剂和中枢拟交感神经药物（甲基多巴、氯尼丁）。大型临床试验的证据表明，从钙通道阻滞剂、ARB、ACEI 和利尿剂中选择合适的降压药进行联合治疗，可以减少不良反应，提高降压效果。

（二）高血压患者的麻醉

1. 术前管理

根据血压和其他风险因素评估患者病情的严重程度，特别是是否有导致围手术期并发症的内脏功能受损。对于未经治疗的高血压或高血压控制不佳的患者，应推迟非紧急手术，优先考虑治疗血压。即使在口腔治疗期间也有卒中和心血管疾病的风险，各种指南指出，除紧急手术外，Ⅲ级高血压应优先转诊给内科医生。

原则上，抗高血压药物应持续到手术当天。对于使用 ACEI 或 ARB 治疗的患者，由于循环血量减少和与麻醉剂的相互作用，有可能出现术中低血压和肾功能下降，建议术前停用。应通过平衡降压治疗的益处和风险来决定是否继续降压治疗，并应根据患者的情况和手术的侵入程度进行个别考虑。

2. 术中管理

高血压患者术中血压波动较大，血压突然升高会有颅内出血的风险。另一方面，低血压也很可能发生。在高血压患者中，重要器官的自动调节被转移到高血压一侧，即使在正常患者的安全灌注压下，血流量也可能减少。一般认为，以术前静息血压为指标，并将变化控制在 20% 以内就是安全的。

对于难以用麻醉剂控制的急性高血压，可使用尼卡地平（10~30μg/kg）或地尔硫草（5~10mg），对于持续的异常高血压，可静脉注射尼卡地平（2~10μg/kg/min）或 地 尔 硫 草（5~15μg/kg/min）。硝酸甘油主要是一种容量血管扩张剂，它的降压作用与阿普罗达地尔（前列腺素 E$_1$）的降压作用一样弱。

由于齿科治疗有卒中的风险，该指南建议除紧急治疗外，应将Ⅲ级高血压（180/110mmHg 或更高）的患者转诊到内科医生处。由于含有肾上腺素的局部麻醉剂可能会导致血压升高，因此应严密监测剂量，并确保疼痛管理。焦虑也会引起高血压，所以应考虑静脉注射镇静剂。

3. 术后管理

应关注气道阻塞和呼吸衰竭引起的轻度高碳酸血症和低氧血症、膀胱膨胀，以及术中输液和输血过多，这些都可能引起血压升高。术后疼痛控制也很重要。术后应尽快恢复抗高血压药物治疗。

二、缺血性心脏病

缺血性心脏病（ischemic heart disease，IHD）是由冠状动脉病变引起的心肌供需平衡异常，大致可分为心绞痛（angina pectoris，AP）和心肌梗死（myocardial infarction，MI）。它是冠状动脉疾病（coronary artery disease，CAD）的同义词。

（一）缺血性心脏病的发病机制

1. 冠状动脉的生理结构

小动脉占冠状动脉血管阻力的 95%，交感 / 副交感神经系统的神经因素参与了冠状动脉血管阻力的调节。然而，代谢因素，如腺苷和 PO$_2$，对调节的影响最大。最近，也有研究表明对 ATP 敏感的钾通道参与调节。血流维持在 60~150mmHg 时，通过自主调节机制可使冠状动脉循环大致恒定在正常范围内。然而，当冠状动脉硬化引起的冠状动脉明显狭窄时，即使阻力血管扩张到最大程度，冠状动脉血流也会以随着压力变化而减少（图 6-Ⅱ-2）。

2. 心绞痛

心绞痛是一种综合征，由于冠状动脉血流绝对或相对减少，心肌进入短暂的缺血状态，主要症状是胸部不适，如特异性胸痛发作（心绞痛）。

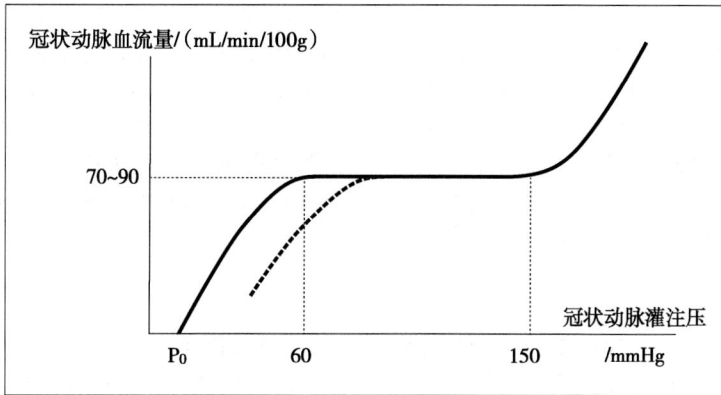

图 6-Ⅱ-2　冠状动脉血流量的自主调节功能
如果冠状动脉明显狭窄,自主调节可作用的范围就会减小,冠状动脉血流量也会
随着压力变化而减小(蓝色虚线)。P_0,冠状动脉阻塞压。

(1)劳累性心绞痛、静息性心绞痛

心绞痛根据发病原因可分为两类:劳累性心绞痛和静息性心绞痛,前者是由于运动导致心肌需氧量增加而发生的,后者是由于冠状动脉明显狭窄,无法增加冠状动脉血流量以满足增加的需求而发生的,与劳累无关。心电图上有一过性 ST 段抬高的静息性心绞痛被称为变异型心绞痛(Prinzmetal's angina),它被认为是由于大冠状动脉痉挛减少导致的穿透性缺血。它常常发生在夜间睡眠中,尤其是在清晨,持续时间长,胸痛症状强烈。

(2)器质性心绞痛、冠状动脉痉挛性心绞痛、冠状动脉血栓性心绞痛

心绞痛主要有 3 种类型:由稳定的纤维素性动脉斑块导致的严重冠状动脉狭窄引起的器质性心绞痛,由冠状动脉一过性痉挛和冠状动脉血流减少引起的冠状动脉痉挛性心绞痛,以及由富含脂质的不稳定斑块破裂引起血栓导致的冠状动脉血栓性心绞痛。前面提到的变异型心绞痛是冠状动脉痉挛性心绞痛的一种类型,冠状动脉痉挛主要发生在沿心脏表面的大冠状动脉。冠状动脉痉挛部位经常出现动脉粥样硬化,而动脉粥样硬化病变被认为是痉挛的好发部位。

在冠状动脉痉挛性心绞痛患者中,冠状动脉内灌注乙酰胆碱会诱发冠状动脉痉挛,这表明副交感神经的刺激是冠状动脉痉挛的原因。反之,交感神经刺激也会诱发冠状动脉痉挛。冠状动脉痉挛性心绞痛的特点是日本人的发病率比欧美人要高。

(3)稳定型心绞痛和不稳定型心绞痛

稳定型心绞痛(stable angina)的特点是在一定程度的劳累后出现稳定的症状,与之相对的是不稳定型心绞痛(unstable angina)。不稳定型心绞痛是心绞痛中最容易导致心肌梗死的。不稳定型心绞痛分为 3 种类型:首次发生或复发的新发劳累性心绞痛;在稳定型心绞痛基础上发作频率、持续时间和强度增加的加重型劳累性心绞痛;以及发作时间超过 15 分钟或对硝酸甘油反应不佳的新发静息性心绞痛。

(4)无症状的心肌缺血

观察到一过性心肌缺血而无心绞痛等主观症状,并有猝死风险的疾病。这包括心肌缺血的程度和范围较轻、没有达到疼痛阈值的情况,以及疼痛阈值升高的情况,后者最为重要。

疼痛水平升高是由心脏交感神经传入通路(胸部 $T_1 \sim T_4/T_5$)紊乱引起的,但其他已知原因包括糖尿病神经病变和衰老。在临床实践中,应注意糖尿病患者的无痛性心肌缺血。磺酰脲类降糖药(格列本脲)可刺激胰岛素分泌,用于糖尿病患者,对反复短期缺血造成的心肌缺血有抵抗力,并抑制先前的缺血预处理(ischemic preconditioning)作用,而这种作用在心肌保护中起着重要作用。

3. 心肌梗死

心肌梗死是一种由于冠状动脉严重狭窄或闭塞导致冠状动脉血流突然减少而引发心肌坏死的疾病。急性心肌梗死(acute myocardial infarction, AMI)的死亡率非常高。

（1）发病机制

AMI 的发病机制是富含脂质的不稳定动脉斑块破裂，导致局部血栓形成和血栓性闭塞。急性冠脉综合征（acute coronary syndrome，ACS），泛指与急性心肌缺血有关的临床情况，包括不稳定心绞痛、非 ST 段抬高型心肌梗死和 ST 段抬高型心肌梗死。随后的病程会导致不稳定心绞痛、非 Q 波心肌梗死和 Q 波心肌梗死。

（2）诊断

根据 WHO 的规定，急性心肌梗死的诊断标准如下：缺血性胸部不适、心电图随时间变化、心肌酶升高，至少要满足其中两项标准。此外，超声心动图检查结果，如与冠状动脉支配区域一致的区域室壁运动异常，也要进行全面评估。近年来，心肌特异性生化参数的快速检测试剂盒已得到广泛使用，其重要性也随之增加。

a. 心电图

标准的 12 导联心电图可用于评估梗死的位置和范围。在穿透性心肌梗死的典型病例中，首先出现 T 波升高，然后是 ST 段升高。接下来，出现异常 Q 波，T 波倒置和冠状动脉 T 波（对称性负向 T 波）出现，同时 ST 段回落。然而，尽管 ST 段抬高在心肌梗死诊断中的特异性很高，其敏感性却很低，约为 50%。许多心肌梗死病例表现为非特异性心电图异常，如 ST 段压低、T 波倒置和左束支传导阻滞，以及正常心电图。如果存在传导异常（WPW 综合征、腿部阻滞、心脏起搏器植入），则不能诊断为心肌梗死。

b. 生物化学标志物

肌酸激酶（creatine kinase，CK）有 3 种同工酶，CK-BB、CK-MB 和 CK-MM，取决于 B 型（大脑）和 M 型（骨骼肌）的组合。CK-MB 是心肌的特异性指标，在急性心肌梗死发病后 4~6 小时内升高，在 18~24 小时内达到峰值，并维持 3~5 天。

心肌肌钙蛋白 I 和肌钙蛋白 T 对心肌具有高度特异性，在急性心肌梗死发生后 3~5 小时出现在血清中，在 12~18 小时达到峰值。因为异常值会持续 7~14 天，所以在诊断梗死时间较长的患者时很有用。血肌钙蛋白水平也被用来评估心肌梗死的严重程度（梗死面积）。

c. 超声心动图

心肌缺血时，钙的转运受到影响，区域性室壁运动异常比心电图上的 ST 变化更早出现。区域性室壁运动异常与负责的冠状动脉病变部位相吻合，因此可以估计出冠状动脉病变的部位。然而，必须对陈旧性心肌梗死或心肌炎引起的室壁运动异常加以区分。其他情况包括：暂时性缺血导致的心肌休克（stunned myocardium），尽管心肌缺血得到解决，但心壁运动异常仍然存在；心肌冬眠（myocardial hibernation），冠状动脉血流被持续抑制，心肌存活，但心壁运动受损。

4. 治疗

（1）药物治疗

a. 硝酸制剂

硝酸甘油（nitroglycerin，NTG）和二硝酸异山梨酯（isosorbide dinitrate，ISDN）是治疗胸痛发作的一线药物。硝酸盐进入体内并转化为一氧化氮（NO），它激活鸟苷酸环化酶并松弛血管平滑肌。除了冠状动脉血管扩张外，硝酸盐的重要作用机制之一是通过扩张静脉，降低左心室前负荷来减少心肌耗氧量。尼可地尔是一种 ATP 敏感的钾离子通道开放剂，可作为 NO 供体，有缺血预适应作用，在心肌保护中发挥重要作用。

b. 钙通道阻滞剂

它们能抑制血管平滑肌中的膜电位依赖性 L 型钙通道，抑制细胞内钙的流入，并扩张血管。地尔硫䓬对预防和缓解静止性心绞痛的冠状动脉收缩很有效。

c. β- 受体阻滞剂

β- 受体阻滞剂可减少心肌耗氧量和室性心律失常，从而减少围手术期心脏事件高风险患者的心血管并发症。β$_1$- 受体阻滞剂被推荐用于急性冠脉综合征和陈旧性心肌梗死患者的治疗，因为有证据表明它们可降低死亡率和心脏并发症发生率。也有报道称，可以减轻心肌梗死的严重程度。

d. 血小板聚集抑制剂

阿司匹林通过抑制环氧化酶来抑制血栓素 A$_2$（TXA$_2$）的合成，噻吩类药物（替考拉定、氯吡格雷）通过拮抗 ADP 受体、激活腺苷酸环化酶和增加环腺苷酸来抑制血小板的聚集。

e. 他汀类药物

他汀类药物不仅能改善血脂异常，还能通过抗氧化和抗炎作用稳定动脉粥样硬化斑块，临床研究报告称他汀类药物能减少非心脏手术围手术期的心脏事件。

（2）经皮冠状动脉介入治疗

经皮冠状动脉介入被称为经皮冠状动脉介入（percutaneous coronary intervention，PCI）或经皮冠状动脉腔内成形术（percutaneous transluminal coronary angioplasty，PTCA）。

经皮冠状动脉球囊成形术（percutaneous old balloon angioplasty，POBA），将导丝经动脉插入冠状动脉，将球囊导管推进到冠状动脉狭窄处，并在狭窄处扩张球囊以扩张病变。为了达到足够程度的扩张，要插入一个不锈钢管状金属网裸金属支架（bare-metal stent，BMS）或药物洗脱支架（drug-eluting stent，DES）。

（3）冠状动脉旁路移植术

冠状动脉旁路移植术（coronary artery bypass grafting，CABG）是在冠状动脉狭窄或闭塞的外围，利用胸内动脉、骨盆动脉、胃十二指肠动脉或大隐静脉进行吻合移植的手术。对于左主冠状动脉和严重的三支血管病变，尤其是心功能减退的患者，建议采用CABG。近来最常见的技术是非体外循环下冠状动脉旁路移植术（off-pump CABG，OPCAB）和微创直视冠状动脉旁路移植术（minimally invasive direct coronary artery bypass，MIDCAB）。

（二）缺血性心脏病患者的麻醉管理

1. 术前管理

2014年发布的非心脏手术患者围手术期评估和管理指南在日本、美国和欧洲的某些方面有所不同，但纲要基本相同。

应详细了解患者的病史，包括症状、治疗过程、心肌梗死的发病时间和运动耐力。对于未进行血管再建的心肌梗死，手术应在心肌梗死发生后至少60天进行。在预定手术的情况下，如果患者有急性冠脉综合征，应根据指南进行心血管评估和治疗。若非前述情况，则使用修订的心脏风险指数（Revised Cardiac Risk Index，RCRI；表 6-Ⅱ-4），或使用美国外科医师协会国家外科质量改进计划（American College of Surgeons National Surgical Quality Improvement Program，NSQIP）、心肌梗死和心脏停搏（MICA）/手术风险计算器（Surgical Risk Calculator），如果主要心脏并发症的风险低于1%，则继续进行手术。如果风险高于1%，则在患者的运动耐力至少是基础代谢当量的4倍（4 METs）时，可以进行手术。4 METs 的运动定义为能够爬楼梯或上坡、在平地上以每小时1.6km的速度行走、也可从事繁重的家务。如果运动耐力低于4METs 或未知，需要进一步的测试决定手术。患者将进行进一步的测试，如压力测试。如果检查表明不影响手术的决定，就按照指南进行手术治疗，或考虑改用无创治疗。如果检查结果显示异常，应考虑进行血管重建手术，如 PCI 和 CABG（图 6-Ⅱ-3）。

表 6-Ⅱ-4　修订的心脏风险指数

危险因素	缺血性心脏病 心力衰竭病史 脑血管障碍（一过性脑缺血、脑梗死）病史 需要胰岛素的糖尿病 肾功能障碍（肌酐>2.0mg/dL） 高风险手术（主血管手术）	
危险因素数量	心血管合并症 /% （95% 置信区间）	心血管死亡率 /%
0	0.5（0.2~1.1）	0.3
1	1.3（0.7~2.1）	0.7
2	3.6（2.1~5.6）	1.7
≥3	9.1（5.5~13.8）	3.6

（Fleisher，2014[2]）より改変）

对于接受 PCI 的患者，在 POBA 14 天后和 BMS 插入 30~45 天后，应在阿司匹林下进行备用择期手术。进行 DES 的患者，建议阿司匹林和噻吩类药物联合使用 365 天，在此期间应推迟手术，并在 365 天后继续使用阿司匹林。若 DES 植入后 1 年内因恶性疾病或其他原因进行手术，必须在综合考虑出血和支架内血栓形成风险的基础上决定停止或继续抗栓治疗。然而，没有证据表明用肝素替代抗血小板药物可以降低血栓形成的风险。

以前的指南强烈建议围手术期使用 $β_1$- 受体阻滞剂。但后来，由于有关于卒中和死亡率增加的报道，以及对该指南所依据的临床试验的怀疑，就对包含 $β_1$- 受体阻滞剂的指南进行了修改。然而，第一类建议仍推荐在接受 $β_1$- 受体阻滞剂的患者继续使用这些药物。

2. 术中管理

（1）麻醉方法的选择

由于每位患者情况不同，不可能统一限制麻醉方法和术中管理。许多研究表明，挥发性吸入麻醉药对心肌保护有类似缺血预处理（anesthetic-induce preconditioning）的作用，在非心脏手术中推荐使用挥发性吸入麻醉药维持全身麻醉。然

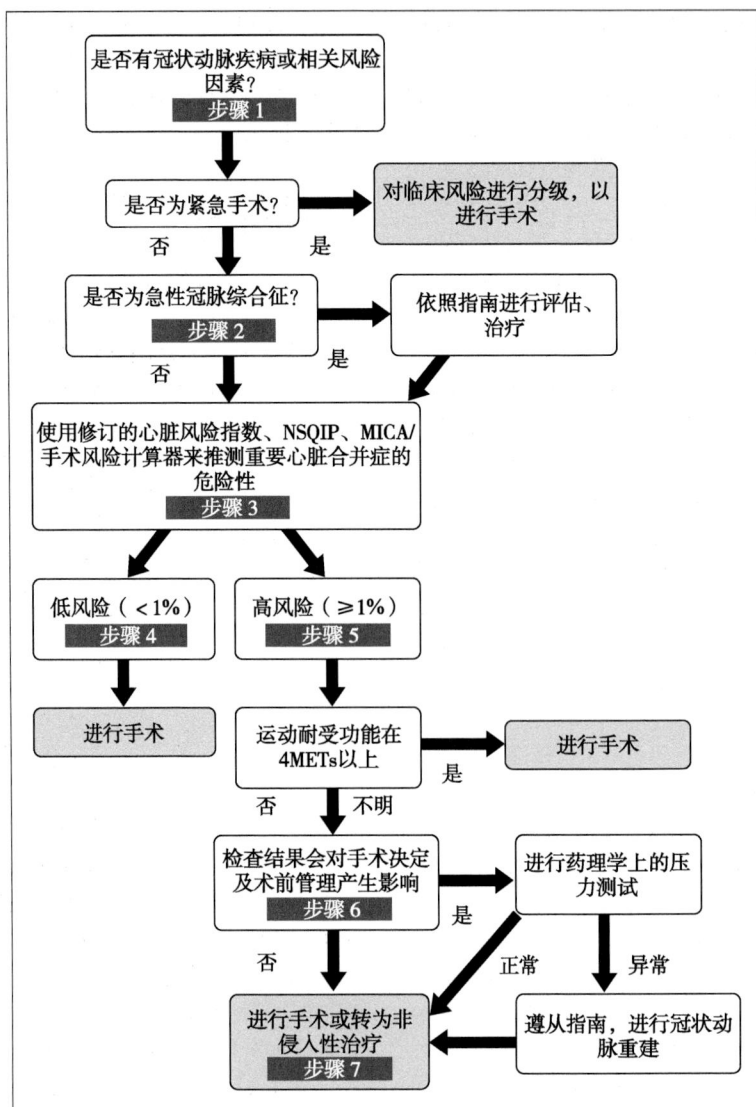

图 6-Ⅱ-3　冠状动脉疾病患者的围手术期心血管评估的分步方法
NSQIP，美国外科医师协会国家外科质量改进计划；MICA，心肌梗死和心脏停搏；
METs，代谢当量。　　　　　　　　　　　　　　　　　（Fleisher, 2014[2]）より改変）

而，遗憾的是，没有证据表明挥发性吸入麻醉药与全凭静脉麻醉相比能减少围手术期心肌缺血／梗死。麻醉药的决定必须根据预防心肌缺血以外的各种因素和风险来全面作出。

此外，没有任何临床研究支持麻醉医师的监控麻醉管理（包括静脉镇静）比全身麻醉更安全。

（2）氧气供需平衡

心肌需氧量（耗氧量）由心率、前负荷、后负荷和心脏收缩力决定。在临床上，左心室后负荷是由平均动脉压和总的外周血管阻力来估计的，而左心室前负荷是由肺动脉导管测量的肺动脉楔压来估计的。收缩压 × 心率所得的心率收缩压乘积（rate pressure product，RPP）也称双重积（double product），是用于计算氧需求的简单指数。

氧气供应由冠状动脉血流和血液的携氧能力决定。冠状动脉明显狭窄可能会导致自动调节功能丧失，并由于冠状动脉灌注压（舒张压）的降低而导致冠状动脉血流减少，这通常与血流减少无关。麻醉期间过度通气也会增加冠状血管阻力,减少氧气输送。

为了保持心肌供需平衡,控制心率和防止心动过速很重要。心率增加会缩短心脏舒张期时间,从而减少冠状动脉血流,增加需氧量,这对心肌供需平衡有很大影响。此外,血液黏稠度的增加会增大冠状血管阻力,而贫血会造成血红蛋白减少,从而减少氧气供应。

(3)术中监测

没有证据表明使用心电图 ST 段监测、肺动脉导管检查或经食管超声心动图能改善患者的预后。然而,对于符合条件的患者,这些监测方式可能对术中管理很有用。

(4)围手术期硝酸甘油的使用

术中预防性使用硝酸甘油被认为可减少心肌缺血,但最近一项随机对照研究的结果否定了这一观点。对于接受扩张血管的麻醉剂的患者或循环血量低的患者,应谨慎使用硝酸甘油。

(5)术后疼痛管理

由于术后疼痛和应激是心肌缺血 / 心肌梗死的危险因素,从预防的角度看,积极的术后镇痛非常重要。

三、先天性心脏病

先天性心脏病可分为简单分流病变、阻塞性病变和复杂分流病变(两者的混合)。根据症状还可分为发绀型和非发绀型(充血性心力衰竭)。有许多与先天性心脏病有关的综合征,如 21- 三体综合征(唐氏综合征)、18- 三体综合征和黏多糖病,以及 Turner 综合征和 Hunter 综合征。

(一)房间隔缺损(atrial septal defect,ASD)

1. **病理**

在胎儿期,原始房间隔形成后,下缘的原发孔闭合,在原始房间隔上方形成一个继发孔。然后,原发房间隔右侧出现向下生长的间隔即继发隔,形成一单瓣遮盖继发孔,但二者之间并不融合,形成卵圆孔。卵圆孔在出生后关闭,但在大约 20% 的成年人中,卵圆孔并非实质上关闭,而是在功能上关闭,因为左心房压力高于右心房压力。发育过程中的异常可导致房间隔缺损。

房间隔缺损根据缺损的位置分为:原发孔房间隔缺损、继发孔房间隔缺损、静脉窦缺损和冠状窦缺损。位于房间隔中部的继发孔缺损最为常

见,约占总病例中的 75%。左右分流通过缺损发生,但由于右心室系统顺应性低,婴儿早期的分流血流很低。因此,它在儿童时期往往没有症状。随着孩子的成长,右心室系统顺应性变得更强,分流血流量增加。这导致了右心室系统的容量负荷增加和右心室的扩大。肺部充血可引起呼吸急促、呼吸困难和呼吸道感染,如感冒。许多未经治疗的 ASD 患者在成年后都有艾森门格综合征,肺血管阻力超过体循环阻力,非心脏手术的手术风险率很高。

2. **治疗**

近年来,除了手术闭合外,在适用的情况下还用 Amplatzer™ 进行导管治疗,Amplatzer™ 由两个合金网制成的伞和一个连接伞的圆柱形插头组成。

3. **麻醉管理**

在正压通气过程中,左心房压力和右心房压力可能会发生逆转,导致从右向左分流,注意避免因静脉内气泡流入左心室系统而导致动脉闭塞的异常栓塞。

没有症状的儿童和不符合手术条件的轻度 ASD 成人,在麻醉管理方面不需要任何特殊处理。患有充血性心力衰竭的 ASD 患者应避免使用抑制心脏收缩力的麻醉药,限制氧浓度以防止因肺血管阻力降低而增加肺血流量,并保持动脉血二氧化碳分压正常。全身麻醉期间的间歇性 / 持续性正压通气是有利的。

(二)室间隔缺损(ventricular septal defect,VSD)

1. **发病机制和治疗**

VSD 是最常见的先天性心脏畸形,占 20%~30% 的病例,且常与其他畸形相关。缺损很小时,它常常会自动闭合。根据缺损的位置可氛围:漏斗部缺损、膜部缺损、流入道缺损和肌部缺损(Kirklin 分类)。膜部缺损约占所有 VSD 病例的 70%~80%。通过缺损部位导致左向右分流,增加肺部血流和左心负荷量。肺血流增加导致肺顺应性下降,呼吸道工作量增加,导致呼吸过速和呼吸衰竭。随着疾病的发展,肺血管阻力增加,左向右分流量减少。在早期阶段,在体外循环下通过外科手术对缺陷孔进行修补封闭。

2. **麻醉管理**

在小缺损的情况下,左向右分流血流不受肺部和身体血管阻力比例的影响。在中度或更大的

缺损孔的情况下，通过限制氧浓度和维持正常的动脉二氧化碳分压来防止由于肺血管阻力下降而导致的肺血流增加，如 ASD。

反之，对于艾森门格病或根治术后残留的肺动脉高压患者，应控制肺血管阻力下降，并注意肺动脉高压危象的发生。

（三）动脉导管未闭（patent ductus arteriosus，PDA）

1. 病理生理学和治疗

动脉导管是连接肺动脉和降主动脉的血管，在胎儿时期开放。由于胎儿时期气体交换并不发生在肺部，从胎儿右心室射出的血液通过动脉导管流入降主动脉。出生后，肺血管阻力随着呼吸的开始而迅速下降，导致从右心室到肺部的血流增加，从左心室到主动脉的血流增加。此外，动脉导管由于动脉血氧饱和度的增加而收缩，在出生后 1 天内功能性关闭，并在大约 1 个月内在解剖上关闭。

若动脉导管保持开放而不关闭，则与胎儿期相反，主动脉血在收缩期和舒张期都流入肺动脉，肺血流量增加。因此，可以听到连续的心脏杂音。此外，从左心房流向体循环的血液增加，导致左心室系统容量过载。如果左向右分流的血流量低，患者没有症状，但如果血流量高，就可能出现呼吸急促和发育不良等心力衰竭的症状。继发肺动脉高压，导致艾森门格病和右向左分流的发展。在成人中，可以观察到钙化的动脉导管，且感染性心内膜炎的风险很高。治疗方法是手术结扎或剥离，或使用导管进行线圈栓塞，对于大直径的 PDA，首选 Amplatzer^{TM} 进行封闭。

2. 麻醉管理

因左向右分流或艾森门格综合征引起的充血性心力衰竭患者，伴有不可逆的肺血管病变和肺血流受损，应根据其病情以及 ASD 和 VSD 进行处理。

（四）法洛四联症（tetralogy of Fallot，TOF）

1. 病理生理学

法洛四联症是最常见的发绀型先天性心脏病，其特点是室间隔缺损、右心室流出道狭窄（肺动脉狭窄）、主动脉骑跨和右心室肥大。部分法洛四联症的病例中还包括肺动脉梗阻。基本的发病机制是圆锥隔向前移位，大的室间隔缺损从膜性部分向前方延伸，漏斗部狭窄。

由于右心室流出道狭窄和心室水平的右向左分流导致肺血流减少，引起动脉血氧饱和度下降，造成发绀。发绀的严重程度取决于调节肺血流的右心室流出道的狭窄程度。可能存在杵状指和代偿性红细胞增生。呼吸困难和活动受限的情况突出，行走后出现蹲踞（squatting）等症状。蹲踞也是一个通过压缩股动脉和增加左心室后负荷而减少右向左分流的动作。严重发绀由连续的缺氧症（hypoxic spell）引发的肺部血流极度减少引起。胸部 X 线片显示，由于肺血流量低，肺血管减少，心脏呈靴状，心腰凹陷，心尖上翘。

2. 治疗

手术心内膜修复是治疗的主要手段，其次是分流手术，如改良型 Blalock-Taussig 手术（modified Blalock-Taussig operation），以增加肺部血流。近年来，根治性分流手术已在早期积极开展。给予 β- 受体阻滞剂以防止缺氧性发作，当发作时，给予氧气、血管内容量负荷、镇静剂和血管收缩剂。

3. 麻醉管理

预防缺氧发作是很重要的。挥发性吸入麻痹剂会降低心脏收缩力，从而削弱右心室流出道（漏斗部），增加肺部血流，改善氧合。超短效 β- 受体阻滞剂可用于降低肺血管阻力，维持高吸氧量和低动脉二氧化碳分压。由于血流因右向左分流而绕过肺部，用吸入性麻醉剂进行缓慢诱导的时间会稍有延迟。相反，静脉注射麻醉剂能更快地进入体循环，更迅速地诱导麻醉。

必须维持前负荷，而低血压对液体负荷反应良好。血液稀释也有一定作用，最好是给予胶体溶液。α$_1$- 受体激动剂如苯肾上腺素是首选的升压剂，它能增加身体血管阻力，减少分流量，并改善氧合。

四、瓣膜性心脏病

瓣膜性心脏病（valvular heart disease）是由狭窄、反流或两者结合引起的疾病的一个总称。它发生在二尖瓣、主动脉瓣、三尖瓣和肺动脉瓣。临床症状在左心系统特别严重。

（一）二尖瓣狭窄（mitral stenosis，MS）

1. 病理

二尖瓣是一个双尖瓣，前叶和后叶在前外侧和后内侧结合部相连。二尖瓣具有复杂而坚固的结构，以确保在左心室收缩期的高心室内压下牢固关闭，其功能通过与瓣膜、肌腱、乳头肌、瓣环和左心室壁组成的"二尖瓣复合体（mitral complex）"

实现。

二尖瓣狭窄通常都是风湿性的,由风湿热(rheumatic fever,RF)引起,这是一种自身免疫性的炎症疾病,在感染 A 组链球菌后发生。其他原因包括二尖瓣环的钙化和先天性疾病。风湿病会导致瓣膜融合,瓣膜和瓣膜下区域增厚和钙化,由于肌腱和乳头肌缩短而出现漏斗状畸形以及瓣膜缩小。正常的二尖瓣瓣膜面积约为 4~6cm^2,当其低于 2.5cm^2 时,运动时开始出现症状,中度 MS(1.5~1.0cm^2)时,在轻度运动时也会出现症状,重度 MS(1.0cm^2 或以下)时,即使在休息时也会出现症状。在 AHA/ACC 心脏瓣膜疾病指南中,轻度、中度和重度分别由进行性、严重和非常严重表示,MS 划分为 A(有 MS 风险)、B(进行性 MS)、C(无症状严重 MS)和 D(有症状严重 MS)4 个阶段。

从左心房到左心室的舒张期血液流入受到影响,导致左心房压力增加,左心房扩大,肺动脉压力增加,从而导致右心衰竭。临床症状包括劳力性呼吸困难、痰血和声音嘶哑,这是由于扩大的左心房和肺动脉压迫了喉返神经。左心房膨大,心房颤动明显,心房内常有血栓形成。心脏收缩负责 30% 以上的左心室流入量,因此当心房颤动发生时,心输出量减少,症状迅速恶化。心房颤动的发生增加了严重充血性心力衰竭和左心房血栓导致栓塞的风险。

2. 治疗

药物治疗包括利尿剂和洋地黄的使用,以控制心率,增加心脏收缩力。用华法林或其他抗凝剂进行抗凝也是为了防止血栓形成。手术治疗包括经皮经静脉二尖瓣瓣膜分离术,球囊扩张成形术和体外循环直视下二尖瓣瓣膜分离术。使用机械瓣膜或生物假体瓣膜(牛心包或猪主动脉瓣)的二尖瓣置换术(mitral valve replacement,MVR)适用于二尖瓣严重钙化、颤动或瓣膜下融合的患者。

3. 麻醉管理的目标

(1)左心室前负荷(左心室舒张末期容积)↑

二尖瓣狭窄患者的左心房压力升高,如果由于麻醉剂的血管扩张作用导致相对血管内容量减少而导致前负荷下降,在这种情况下,左心室流入量由这种升高的左心房压力维持,会导致心输出量明显下降和血压降低。应慎重使用血管扩张剂。另一方面,过多的液体输注很容易引起肺水肿。

(2)心率↓

应避免心动过速,因为心率的增加会缩短左

心室舒张时间,影响左心室充盈。使用瑞芬太尼通常可以防止心动过速,如果有必要,可以用超短效 β$_1$ 受体阻滞剂、兰地洛尔或艾司洛尔控制心率。此外,心脏收缩对左心室的流入很重要,应注意心律失常的发生,如心房颤动。

(3)心肌收缩力→

右心室收缩力下降会损害左心室充盈,左心室收缩力下降可能导致严重的二尖瓣狭窄患者出现充血性心力衰竭。因此,应谨慎使用会降低心脏收缩力的高浓度挥发性吸入麻醉剂。

(4)左心室后负荷(外周血管总阻力、体循环阻力)→

在二尖瓣狭窄患者中,左心室后负荷已经增加。即使后负荷降低,左心室的流入量也没有改善,心输出量也没有增加。

(5)肺血管阻力↓

避免低血容量、低氧血症,以及浅麻醉、氧化亚氮和含肾上腺素的局部麻醉剂,这些都可能加重肺血管阻力的升高。

(二)二尖瓣反流(mitral regurgitation,MR)

1. 发病机制

二尖瓣环、瓣膜、腱索或乳头肌受到损害时,就会发生 MR。二尖瓣脱垂是 MR 最常见的起因,而由缺血性心脏病和感染性心内膜炎引起的乳头肌异常导致的 MR 也在增加。另一方面,风湿性病例的数量在减少。风湿性病例常伴有二尖瓣狭窄。在 AHA/ACC 心脏指南中,MR 的阶段是 A(有 MR 的风险)、B(进行性 MR)、C(无症状的严重 MR)和 D(严重 MR)。

在急性 MR 中,由于反流造成的左心房容积负荷增加,左心房压力明显升高,前向心输出量减少,代偿性增加心肌收缩力。患者可能会出现严重的气促和呼吸困难,并可能因充血而休克。另一方面,在慢性 MR 的情况下,疾病发展缓慢,即使早期有反流,由于左心房和左心室的扩大,左心房压力也不会增加很多。随着反流的增加,心输出量减少,常出现心颤和充血性心衰。

2. 治疗

手术治疗经常进行二尖瓣成形术,包括用人工环缝合二尖瓣环,手术风险率和长期预后良好,当二尖瓣瓣环成形术有困难时,可进行 MVR。

3. 麻醉管理

(1)左心室前负荷(左心室舒张末期容积)→

然而,如果进一步增加前负荷,就有可能出现瓣膜环扩大和 MR 恶化的风险。

（2）心率↑

应避免心动过缓，因为它增加了进入左心房的反流速度，降低了前向泵出的速度。保持比正常心率稍快。

（3）心肌收缩力→

保持心脏收缩力，以维持前向输出。儿茶酚胺的使用使心脏收缩力增加，从而降低了二尖瓣反流率。

（4）左心室后负荷（外周血管总阻力，体循环阻力）↓

通过血管扩张剂减少后负荷，可增加前向射血分数。相反，由 α_1-受体激动剂如苯肾上腺素和疼痛刺激引起的血管收缩会增加反流率。

（5）肺血管阻力↓

在严重的 MR 患者中，肺血管阻力增加，导致右心衰竭。应避免血容量过低、缺氧、低碳酸血症和使用氧化亚氮。应避免使用含有肾上腺素的局部麻醉剂。

（三）主动脉瓣狭窄（aortic stenosis，AS）

1. 病理

正常的主动脉瓣由 3 个瓣叶组成，因其形状而被称为半月瓣。3 个瓣膜小叶在升主动脉的底部形成洋葱状的 Valsalva 窦，它与升主动脉相接。

大约有 50% 的主动脉瓣狭窄是由于主动脉瓣退行性变引起的钙化和活动受限。其次常见的原因是先天性主动脉瓣畸形，占所有病例的 30%~40%。二尖瓣狭窄与类风湿性病例有所减少，约占 10%。正常的主动脉瓣孔径面积约为 2.5~3.5cm²，瓣膜孔径面积大于 1.5cm² 的轻度 AS，往往没有症状，1.0cm² 以下被认为是严重的 AS。在左心室功能减退的患者中，压力梯度可能会低估疾病的严重程度，2014 年修订的 AHA/ACC 指南强调了主动脉瓣最大血流速度（主动脉 Vmax）和主动脉瓣平均压差（平均 ΔP），而非主动脉瓣膜孔径面积。主动脉瓣狭窄的阶段也被分为 A（有主动脉瓣狭窄的风险）、B（进行性主动脉瓣狭窄）、C（无症状的严重主动脉瓣狭窄）和 D（有症状的严重主动脉瓣狭窄）。

由于从左心室到主动脉的血流受损，左心室压力增加以维持正常心输出量和动脉压，左心室-主动脉压力梯度增加。左心室发生代偿性肥大，心肌耗氧量增加。此外，通过主动脉瓣的血流速度增加，由于文丘里效应（流体流速增加产生的压力比

低速部分低），主动脉根部、冠状动脉入口处的灌注压力下降，收缩期发生冠状动脉反流。这导致了心肌缺血和心绞痛的出现。此外，心脏肥大降低了左心室的顺应性。此外，心脏肥大降低了左心室顺应性，增加了左心室舒张末期压力，使心房收缩在左心室充盈中的作用增加了约 40%。这往往会导致心房颤动的发生，随着心房颤动的发生，情况会迅速恶化。当狭窄进展并变得严重时，就会出现心绞痛、晕厥和充血性心力衰竭，而且猝死的风险很高。5 年生存率非常低，不到 20%。严重的 AS 是非心脏手术中最大的风险之一，术前评估是否进行非心脏手术或先进行主动脉瓣治疗非常重要。

2. 治疗

由于药物治疗的局限性，使用主动脉瓣置换术（AVR）的手术治疗是 AS 的主要治疗手段。近年来，经导管主动脉瓣植入/置换术（transcatheter aortic valve implantation/replacement，TAVI/TAVR）已迅速成为治疗严重 AS 的流行疗法。TAVI/TAVR 是一种微创手术，开始于欧洲，2013 年在日本被纳入保险范围。折叠式人工瓣膜是用导管植入的，因此不需要进行胸骨切开、心脏停搏或体外循环，且手术时间短，对患者的负担极小。

3. 麻醉管理

（1）左心室前负荷（左心室舒张末期压力）↑

左心室前负荷增加以维持心输出量，由于左心室顺应性下降，左心室舒张末期压力也会增加。有必要保持这种增加的左心室前负荷，而使用血管扩张剂如硝酸甘油是很危险的。

（2）心率↓

由于通过狭窄的主动脉瓣，收缩期射血时间会延长，必须避免心动过速。心动过速也会导致心肌缺血。使用瑞芬太尼和 β_1 受体阻滞剂，如兰地洛尔和艾司洛尔，可以控制心率。然而，心率小于 50 次/min 也很危险，因为单次心输出量有限。心房收缩对左心室的流入很重要，应积极治疗心律失常，控制心律。

（3）心肌收缩力→

必须保持高收缩力以克服高压力负荷。使用会降低心脏收缩力的麻醉药或长效 β-受体阻滞剂时，应严密监测。

（4）左心室后负荷（外周血管总阻力、冠状动脉血管阻力）↑

在 AS 患者中，左心室的后负荷由狭窄的主动脉瓣固定。降低体循环阻力并不能增加心输出

量,只会导致低血压。为了维持冠状动脉灌注压和防止心肌缺血,应使用苯肾上腺素(一种 α_1- 激动剂),用于治疗低血压。

(5)肺血管阻力→

除了晚期 AS,肺血管阻力是正常的,不需要特殊处理。

(四)主动脉瓣反流(aortic regurgi-tation, AR)

1. 病理

大约一半的慢性主动脉瓣反流患者是因退行性变而引起的瓣膜变形或偏移。先天性二尖瓣反流发生在 10%~20% 的患者中,而风湿性心内膜炎是一个不太常见的病因。其他类型的反流包括与马方综合征和大动脉炎综合征有关的主动脉环扩张。导致急性主动脉瓣反流的原因包括感染性心内膜炎、急性主动脉夹层和 Valsalva 窦破裂。

在急性 AR 中,左心室受到快速的容量负荷,通过提高心率和增加收缩力来代偿。然而,当左心室顺应性正常而左心室舒张压明显升高时,由于充血,往往需要紧急手术。在慢性主动脉瓣反流中,长期逐渐增加的反流引起的左心室容积负荷增大由左心室离心性肥大来代偿。在轻度 AR 中,反流率(流向左心室的反流/主动脉射血分数)低于30%,而在中度 AR 中,反流率增加到 30%~49%,极少可见临床症状。然而,在反流率达到或超过50% 的严重 AR 中出现失代偿,左心室舒张末期压力上升,引起呼吸困难和充血性心力衰竭症状。此外,由于反流发生在舒张期,此时舒张压下降(脉压增加),冠状动脉灌注压下降,左心室肥大会引起心肌耗氧量增加,发生心绞痛。根据 AHA/ACC 的分类,MR 的阶段可划分为 A(有 MR 的风险)、B(进行性 MR)、C(无症状的严重 MR)和 D(有症状的严重 MR)。

2. 治疗

虽然主动脉瓣脱垂或主动脉二尖瓣的年轻患者可以尝试 AVR,但长期预后并不明确。对于急性主动脉瓣反流,要对原发疾病进行治疗。

3. 麻醉管理

(1)左心室前负荷(左心室舒张末期容积)↑

左心室因反流引起的容量负荷而扩大,必须保持增加的前负荷以维持向前射血。

(2)心率上升

心动过缓通过延长舒张期时间而增加进入左心室的反流速度。随着心率增加,反流减少,舒张

压增加,冠状动脉灌注压改善。目标心率约为 90/min,在不引起心肌缺血的情况下增加前向流速。

(3)心肌收缩力→

保持收缩力以维持前向输出量。对于左心室功能减退的患者,通过给予低浓度的多巴胺或磷酸二酯酶Ⅲ(phosphodiesterase Ⅲ,PDE Ⅲ)抑制剂如米力农,增加心脏收缩力和外周血管扩张,可以大大增加心输出量。

(4)左心室后负荷(外周血管总阻力,体循环阻力)↓

通过血管扩张剂减少后负荷,可增加前向射血量。使用升压药物如苯肾上腺素和甲氧胺等都是 α_1- 受体激动剂,会使反流率恶化,非常危险。

(5)肺血管阻力

除了末期的 AR,肺血管阻力几乎保持正常。

(五)瓣膜疾病治疗的预处理

通常情况下,如果瓣膜病没有症状,可以进行低到中等风险的非心脏手术,包括牙齿治疗和头颈部手术。然而,对于有严重症状的瓣膜病患者,即AHA/ACC 分类中的 D 阶段,瓣膜治疗应在非心脏手术之前进行。

在非心脏手术的患者换瓣后预防感染性心内膜炎和调整围手术期的抗凝治疗很重要的。对于涉及出血或涉及越过根尖的侵入性齿科手术,也建议使用抗生素治疗。接受机械瓣膜置换术的患者接受华法林或其他抗凝剂的抗凝治疗,根据术中预期的出血量和止血的难易程度,可以继续或停止使用。如果停药,建议用肝素替代。

五、心肌病

心肌病(cardiomyopathy)是一种与心肌细胞变性导致的心脏功能障碍有关的心肌疾病,在病理学上可分为扩张型心肌病、肥厚型心肌病、限制型心肌病、致心律失常性右室心肌病和未定型心肌病。在发病机制方面,它被分为特发性心肌病和特殊性心肌病(继发性心肌病)。

(一)扩张型心肌病(dilated cardio-myopathy,DCM)

1. 病理

大多数情况下 DCM 的病因不明,但可能包括病毒感染、自身免疫性炎症、酗酒、药物和基因异常。家族性 DCM 占 20%~30%,大多数病例是常染色体显性遗传,参与收缩传递的蛋

白质基因异常。

心肌细胞出现肥大、萎缩和变性,导致左心室收缩功能弥漫性丧失和左心室扩大。左心室扩大导致二尖瓣反流、左心房扩大、充血性心力衰竭,在许多情况下出现三尖瓣反流、右心房扩大和右心衰竭。可能发生心律失常和心内血栓,导致猝死和栓塞。

2. 治疗

血管紧张素转换酶抑制剂和β-受体阻滞剂被用于减缓慢性心衰的进展。当充血性心力衰竭恶化时,可使用儿茶酚胺类药物,如多巴胺和PDE Ⅲ抑制剂,增加心肌收缩力,不涉及β受体。在手术方面,DCM的治疗方法是二尖瓣成形术或左心室减容术,如Batista手术。对严重病例,心脏移植是一种成熟的治疗方法,但由于供者的短缺,在日本进行心脏移植仍然很困难。

3. 麻醉管理

维持左心室收缩功能是很重要的。麻醉应该主要用阿片类药物来管理,这类药物不太可能抑制心脏功能。挥发性吸入麻醉剂也可以采用低浓度给药。有必要给予儿茶酚胺或PDE Ⅲ抑制剂,以增加收缩力和维持心输出量。需要保持增加的左心室前负荷,但血管内容量耐受性低,需要通过单次搏动变化或肺动脉导管对左心室前负荷进行评估。

通过减浅麻醉深度或者给予血管收缩药物增加后负荷可能会导致循环衰竭。预防可导致猝死的严重室性心律失常也很重要。如有必要,应持续使用利多卡因和美西律等抗心律失常药物,但许多患者对治疗有抵触情绪。

(二)肥厚型心肌病(hypertrophic cardiomyopathy,HCM)

1. 发病机制

大约60%的HCM患者有心肌收缩相关蛋白(肌节蛋白)的遗传异常,如β-肌球蛋白重链、心肌肌钙蛋白T和α-肌球蛋白。

该病的发病机制是心肌细胞的肥大、错位排列和纤维化,左心室顺应性下降,尽管心肌收缩力得以维持,但会导致左心室舒张功能障碍,从而出现左心室或双心室肥大,在许多情况下出现不对称室间隔肥大(asymmetric septal hypertrophy,ASH)。根据是否存在左心室流出道狭窄,它被分为肥厚梗阻性心肌病(hypertrophic obstructive cardiomyopathy,HOCM)和肥厚非梗阻性心肌

病(hypertrophic nonobstructive cardiomyopathy,HNCM)。其他类型的心肌病包括乳头肌肥厚型心肌病以及心尖肥厚型心肌病。

大多数患者在很长一段时间内没有症状,但肥厚梗阻性心肌病可能引起晕厥或猝死。此外,症状随着心房颤动的出现而迅速恶化,在晚期患者中,左心室舒张功能障碍会导致充血性心力衰竭。

2. 治疗

虽然没有根本的治疗方法,但为了防止猝死和减缓症状的加重,可以使用β-受体阻滞剂和钙通道阻滞剂。对致命的心律失常使用抗心律失常药物,并使用植入式心律转复除颤器(implantable cardioverter defibrillator,ICD)。

3. 麻醉管理

在HOCM患者中,最重要的是防止因左心室流出道狭窄而出现大的压力梯度。左心室前负荷减少、心动过速、心脏收缩力增加和后负荷减少都会使梗阻恶化。输注胶体液以维持足够的前负荷,并使用β-受体阻滞剂以控制心率和收缩力,这都是有效的方法。从理论上讲,七氟烷是最合适的挥发性吸入麻醉剂,因为它对心率和后负荷的影响最小,而且能够抑制心脏收缩力。

低血压应使用α_1-激动剂和液体疗法。原则上禁止使用儿茶酚胺。对于占HCM和室上性心动过速猝死原因50%以上的室性心律失常,应考虑使用β-受体阻滞剂、胺碘酮和其他第三类抗心律失常药物以及心脏复律。

(三)限制型心肌病(restrictive cardiomyopathy,RCM)

1. 病理和治疗

RCM的病因不明,在日本是一种罕见的疾病。它可能继发于心脏淀粉样变或肉毒杆菌病。观察到心内膜和间质的纤维化,左心室和右心室出现明显的舒张功能紊乱。左右心房扩大,造成肺部充血和全身充血。预后不明,也没有有效的治疗方法。

2. 麻醉管理

即使心脏维持了收缩功能,也应避免因严重的舒张功能障碍导致的充血性心力衰竭。应使用肺动脉导管监测,并严格控制适当的前负荷。应谨慎使用儿茶酚胺类药物。用血管扩张剂降低后负荷可能引起明显的低血压。

防止因刺激传导系统紊乱而导致心律失常的

发生非常重要。心动过速难以控制时,应尝试用小剂量的兰地洛尔、艾司洛尔或维拉帕米来控制心率。

六、感染性心内膜炎

1. 病理

感染性心内膜炎(infective endocarditis,IE)是一种由细菌和真菌感染瓣膜和心内膜引起的炎症性疾病,形成含有繁殖细菌块的赘生物,出现菌血症、血管栓塞和心脏损害等各种临床症状。在过去,它被称为细菌性心内膜炎,因为它主要由细菌感染引起。草绿色链球菌、金黄色葡萄球菌和粪肠球菌是最常见的病原体。草绿色链球菌是一种常见的口腔内正常细菌,在拔牙或扁桃体切除术后进入体内。

目前常使用的诊断标准是由美国杜克大学的一个小组提出的杜克诊断标准。许多感染性心内膜炎的病例都有潜在的心脏疾病,日本循环学会的《感染性心内膜炎防治指南》将瓣膜置换患者、有感染性心内膜炎病史的患者、复杂的发绀型先天性心脏病患者、体循环和肺循环系统分流构造的患者定为高危人群,这一人群容易受到感染,发生严重疾病。其临床表现多种多样,包括感染引起的症状,如发热;潜在疾病引起的症状;免疫学异常引起的症状,如 Osler 结节(指或趾端上紫红色疼痛的皮下结节);瓣膜破坏引起的症状,如瓣膜穿孔和肌腱断裂,引起的心脏杂音和充血性心力衰竭;以及赘生物引起的栓塞,如脑梗死。

2. 治疗

抗生素治疗和治疗心力衰竭等并发症。在选择治疗药物时,重点是了解病原体。如果患者难以耐受抗菌治疗,或出现感染性栓塞或充血性心力衰竭的迹象,可能需要早期手术治疗。

3. 围手术期管理

预防性治疗对 IE 很重要,对于侵入性口腔手术和涉及出血的外科治疗,如拔牙,要考虑预防性地使用抗菌剂。AHA 指南和欧洲心脏病学会指南将抗菌剂的预防性用药限制在严重疾病风险最高的患者,因为没有足够的流行病学证据证明预防性用药的有效性。然而,日本循环学会的最新指南强烈建议对高危患者使用抗菌剂,并建议对中危患者也预防性使用抗菌剂,因为在欧洲和美国,中危患者的 IE 数量随着预防性抗菌剂的停用而增加。

Ⅲ 脑血管疾病

一、概要

脑血管疾病包括缺血性卒中(脑梗死)、出血性卒中(脑出血)和脑血管异常,如颅内动脉瘤、动静脉畸形、颈动脉狭窄或闭塞。卒中被定义为因中枢神经系统血管损伤而引起的急性神经功能缺损的临床综合征。脑缺血引起的神经症状在血流中断后几秒钟内出现,如果脑血流中断时间超过 2~3 分钟,就会导致脑细胞死亡。如果立即恢复脑血流,脑细胞就会恢复,症状也是短暂的,这被称为短暂性脑缺血发作(transit ischemic attack,TIA)。另一方面,缺血半暗带(penumbra)是脑血流减少但细胞没有死亡的区域。长期的脑血流减少导致半暗带的脑梗死。由于低氧血症和缺血造成广泛脑损伤导致的认知障碍被称为缺氧缺血性脑病(hypoxic ischemic encephalopathy)。心源性卒中(cardioembolic stroke)占所有脑梗死的 20%。颅内动脉分叉处小的动脉粥样硬化病变导致脑血流减少或颅内栓塞引起脑缺血发作。

颅内出血引起的神经系统症状是由大脑内部和周围的血肿对神经组织的压迫、血肿本身的毒性作用及颅内压升高引起的。

二、脑血流分布

脑血液主要由颈内动脉系统(前循环)和椎基底动脉系统(后循环)供应给大脑。颈内动脉系统中,血液从主动脉分流至头臂干,经右颈总动脉流入右颈内动脉、经左颈总动脉流入左颈内动脉。颈内动脉的末端分支是大脑前动脉和大脑中动脉。

椎动脉起源于颈部,是锁骨下动脉第一段,通过第六颈椎上方的横突孔上升。椎动脉在颅内形成基底动脉,最后分支为左右脑后动脉。大脑前动脉供应大脑半球内侧面、额叶上外侧面上部,大脑中动脉供应大脑半球的外侧面和颞叶,大脑后动脉供应大脑半球的下底面和枕叶,而后交通动脉则供应视束、内囊和丘脑。

左右大脑前动脉由前交通动脉吻合。在颈内动脉的末端附近,后交通动脉与大脑后动脉吻合,形成 Willis 环(图 6-Ⅲ-1)。

45%~50% 的病例会形成完整的 Willis 环。

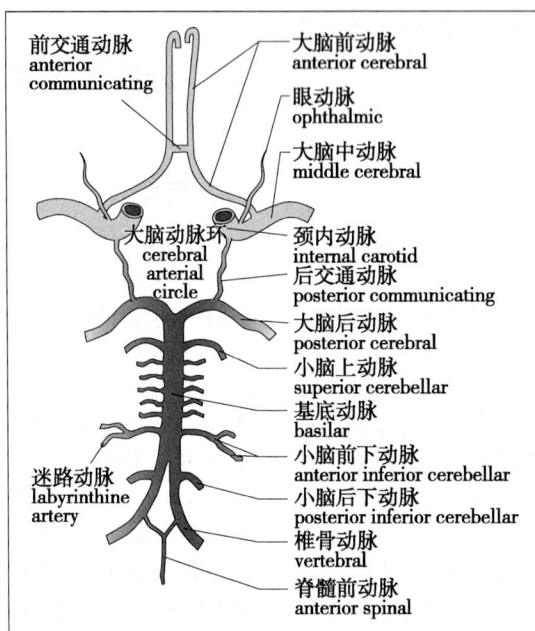

图 6-Ⅲ-1　大脑动脉环（Willis 环动脉）

（佐藤ほか，2016[2]）より改变）

大脑末端动脉之间的交界区灌注压力，也最容易发生缺血，该区域的供应血管狭窄或低血压容易导致脑梗死（watershed infarction，分水岭梗死）。

三、脑循环的生理学和药理学

（一）脑灌注的概述

即使在血压发生显著变化时，脑血流动力学反应也能维持脑灌注压（cerebral perfusion pressure，CPP）。脑灌注压的定义是平均动脉压（mean arterial pressure，MAP）减去颅内压（Intracranial pressure，ICP）。成人的大脑重约 1 350g（占体重的 2%），接受的脑血流量为心输出量的 12%~15%。在静止状态下，大脑平均耗氧量约为 3.5mL/100g/min，这相当于身体总耗氧量的 20% 左右。区域脑血流和区域脑代谢率是异质性的，两者在灰质中都比白质大四倍左右。大脑的代谢需要充足的氧气和葡萄糖的补充。

（二）大脑代谢率

神经活动的增加使局部的脑代谢增加，脑血流也随之相应增加。神经活动增加所释放的局部脑代谢产物（K^+、H^+、乳酸、腺苷）和谷氨酸参与了一氧化氮（NO）的合成，而一氧化氮在调节脑血流中起着重要作用。

1. 神经活动和大脑代谢率

大脑代谢率在睡眠期间下降，并随着感觉刺激、脑力工作和唤醒反应而增加。它在癫痫发作时极度升高，在昏迷时降低。

2. 麻醉剂和脑部代谢率

一般来说，麻醉剂会降低大脑的代谢率，但氯胺酮和氧化亚氮是例外。随着麻醉剂浓度的增加，对脑电图的抑制变得更加严重，脑代谢率也随之下降。然而，当 EEG 变得平缓时，即使进一步增加麻醉剂浓度，脑代谢率也不会降低。

3. 体温和脑部代谢率

体温下降 1℃，脑代谢率下降 6%~7%，18℃时的脑代谢率被抑制到正常体温的 10% 左右。

体温在 37~42℃之间的增加会增加脑血流量和脑代谢率。然而，在 42℃以上时，耗氧量会急剧减少。

（三）脑血流的调节

1. P_aCO_2

在正常范围内，P_aCO_2 变化 1mmHg 就会使脑血流量改变约 1~2mL/100g/min。吲哚美辛对高二氧化碳的血管舒张反应的抑制率约为 60%。由于二氧化碳可以自由通过脑血管的内皮细胞，在 P_aCO_2 调整后，脑实质细胞外液的 pH 和脑血流立即发生变化。然而,由于血管周围腔内的氢离子不能穿过血脑屏障,代谢性酸中毒根本不影响脑血流。

2. P_aO_2

P_aO_2 在 60~300mmHg 之间变化对脑血流的影响很小。然而,当 P_aO_2 低于 60mmHg 时,脑血流量迅速增加,在 1 个大气压下、P_aO_2 为 100% 的氧气时,脑血流量减少了 12%。

3. 血压

自主调节(autoregulation)是一种通过调节脑血管阻力,在大多数平均动脉压范围内(大约 60~150mmHg)保持恒定的脑血流的机制。在这个范围之外,脑血流以灌注压力依赖的形式线性变化(图 6-Ⅲ-2)。

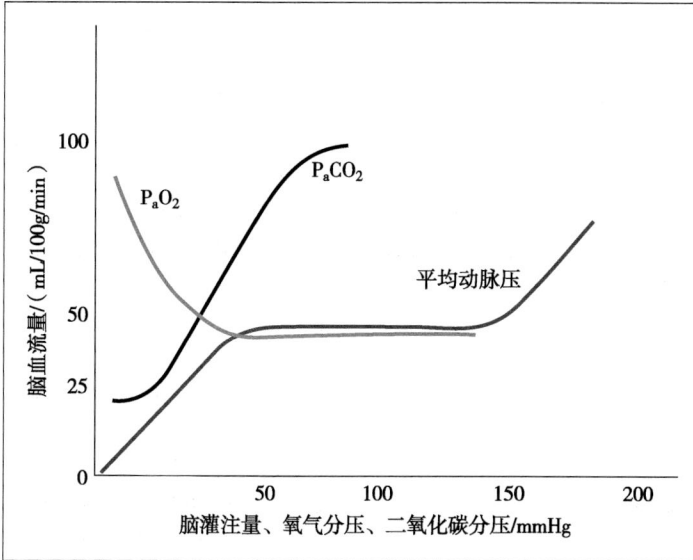

图 6-Ⅲ-2　脑血流的自主调节和与氧气、二氧化碳的关联

(Patel et al, 2007[3], p.641 より改変)

(1)肌源性调节(Bayliss 效应)

大脑灌注压的变化直接改变了血管平滑肌的张力。血管内压高时,血管壁紧张,血管阻力变大,而当血管内压低时,血管壁放松,血管阻力变小,从而保持脑血流恒定。

(2)神经源性调节

分布到脑血管的神经支配包括胆碱能、肾上腺能、5- 羟色胺能和血管活性肠肽(VIP)能系统。神经分布的密度随着血管直径的减小而减小。一般认为,在较大的血管中,对神经源性调节的调控更大。

4. 血液黏稠度

如果血细胞比容值在正常范围内,它对脑血流只有轻微的影响。贫血时,脑血管阻力下降,脑血流量增加。30%~34% 的血细胞比容值被认为是氧气运输的最佳值。

5. 血管活性药物

(1)血管扩张剂

血管扩张剂降低了脑血管阻力,但同时也降低了灌注压,使脑血流量维持在血压下降前的水平。扩张脑血管的麻醉剂也会增加脑血容量,这可能导致颅内压逐渐升高。

(2)儿茶酚胺受体激动剂

a. α_1- 受体激动剂

在人类中,它对脑血流的影响很小。作为一个例外,当血脑屏障受损时,去甲肾上腺素可能产生脑血管扩张。

b. α_2- 受体激动剂

右美托咪定是一种脑血管收缩剂,在不改变脑耗氧量的情况下减少脑血流量。

c. β- 受体阻滞剂

轻微降低人类的脑血流和脑代谢率,或没有影响。

(四)麻醉对脑血流和脑代谢的影响

(1)静脉注射麻醉剂

除氯胺酮外,大多数静脉注射麻醉剂都会降低脑代谢率和脑血流量。

a. 巴比妥类药物

剂量依赖性地减少脑血流量和脑代谢率。脑电图完全停止时,脑血流量和脑代谢率会减少约50%。进一步的剂量增加对脑部代谢的影响不大。

b. 丙泊酚

和巴比妥类药物一样降低了大脑的代谢率。在人类中,脑血管对二氧化碳的反应性和自动调节功能在丙泊酚给药期间得以维持。

c. 氯胺酮

脑血流量和脑代谢率都会增加。在氯胺酮麻醉期间,脑血管的自动调节能力得以保留,对P_aCO_2的反应能力也得以保留。脑血流的增加导致了颅内压的增加。

(2)阿片类药物

在脑处于正常状态时,阿片类药物对脑血流和脑代谢率的影响很小。

a. 吗啡

一般来说,吗啡不改变脑血流和脑代谢率。然而,吗啡的组胺释放效应会增加脑血容量和脑血流量。

b. 芬太尼

镇静状态下,血流量和脑代谢率会下降21%~25%,在清醒状态下给药会进一步下降。

c. 瑞芬太尼

小剂量对脑血流的影响很小。大剂量用药,或同时使用麻醉辅助用药时,脑血流量保持不变或略有下降。

(3)苯二氮䓬类药物

苯二氮䓬类药物以同样的速度减少脑血流量和脑代谢率。如果P_aCO_2不因呼吸抑制而增加,则可以对颅内压升高的患者安全地使用苯二氮䓬类药物。

(4)氟马西尼

对于颅内顺应性受损的患者,不应将氟马西尼用于拮抗苯二氮䓬类药物的镇静作用。

(5)氟哌利多

不是脑血管扩张剂,对人类的脑血流量和脑代谢率影响不大。

(6)利多卡因

利多卡因由于其膜稳定作用而减少了脑氧消耗。然而,给药超过2mg/kg可能诱发痉挛,因此,适宜的给药是1.5~2.0mg/kg。

(7)挥发性吸入麻醉药

所有挥发性吸入麻醉药都以剂量依赖性的形式抑制脑代谢,并具有脑血管扩张作用(图6-Ⅲ-3)。按照增加血管扩张活性的顺序,地氟醚~异氟醚和七氟醚。在颅内顺应性正常的患者中,挥发性吸入麻醉剂对脑循环的影响很小。然而,对于颅内顺应性异常的患者,挥发性吸入麻醉剂可能会增加脑血容量和颅内压。

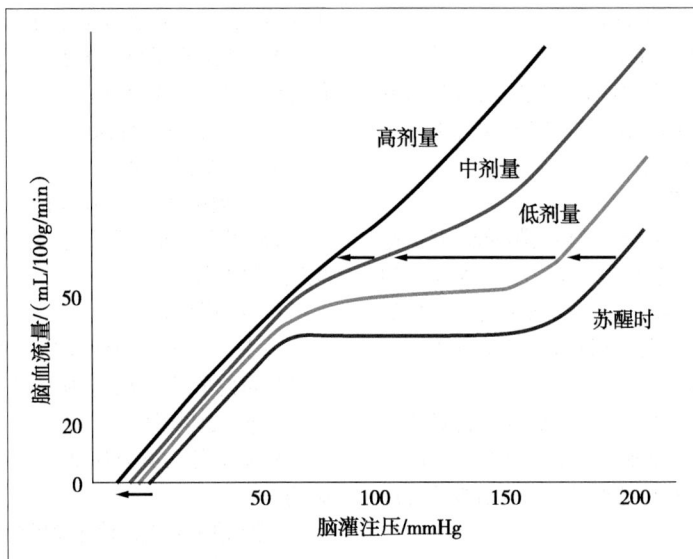

图6-Ⅲ-3 脑血流和血管阻力　　　　(Patel et al, 2007[3], p.642 より改変)

a. 对脑血流量的影响

挥发性麻醉剂引起的脑血管扩张可能会增加颅内压。然而,颅内压的变化难以肯定地进行预测。

b. 对脑血管对二氧化碳反应性和自动调节的影响

在使用所有挥发性麻醉剂的麻醉过程中,脑血管对二氧化碳反应性保持良好,但血压升高时的脑血流调节反应会受到影响(图6-Ⅲ-2)。然而,控制性低血压期间,脑血流得以维持。

c. 诱发癫痫

据报道,在用高浓度七氟烷进行麻醉诱导时,儿童会发生癫痫。在颞叶癫痫患者中,1.5MAC(最小肺泡浓度)的七氟醚会引起大范围的脑电活动,使用时应非常谨慎。

(8)氧化亚氮

单独使用氧化亚氮时,会增加脑血流量、代谢率和颅内压。与静脉麻醉剂合用时,脑血管扩张会减弱或完全被抑制。与挥发性麻醉剂联合使用时,脑血流会适度增加。脑血管对二氧化碳反应性得到保留。对于颅内顺应性降低的患者,应注意氧化亚氮的血管舒张作用。另外,如果颅内存在封闭的空腔,应避免使用氧化亚氮。

(9)肌肉松弛剂

a. 维库溴铵和罗库溴铵

在一项对择期神经外科手术的患者研究中,分别给予维库溴铵(0.1mg/kg)和罗库溴铵(0.6mg/kg)后,测量颅内压、脑灌注压、平均血压和心率,罗库溴铵导致心率短暂的轻度增加(+7%),但不影响平均血压、颅内压和脑灌注压。

b. 琥珀胆碱

在浅麻醉中增加人类的颅内压。这可能是由于肌肉刺激激活了大脑,导致脑血流量增加。

(五)脑脊液动力学

成人大约有150mL的脑脊液,其中1/2在颅内,1/2在蛛网膜下腔。如果颅脑被打开,颅内压的变化也不会成为很大的问题。

(六)血脑屏障

在整个身体的毛细血管床中,内皮细胞的直径约为65×10^{-10}m。在大脑中,由于紧密耦合,直径约为8×10^{-10}m。大分子和大多数离子无法进入大脑的间质。目前没有太多证据表明,麻醉剂会改变这一功能。

四、病理情况下的脑部循环和代谢

(一)大脑缺血

大脑的能量消耗很高,但能量储存却非常有限。正常脑血流量大致维持在50mL/100g/min。当脑血流减少到22mL/100g/min时,脑电波上出现缺血性改变。当脑血流减少到约15mL/100g/min时,皮质脑电图变得平坦,脑血流减少到约6mL/100g/min时,不可逆转的膜功能障碍和皮质反应丧失的迹象变得明显(图6-Ⅲ-4)。

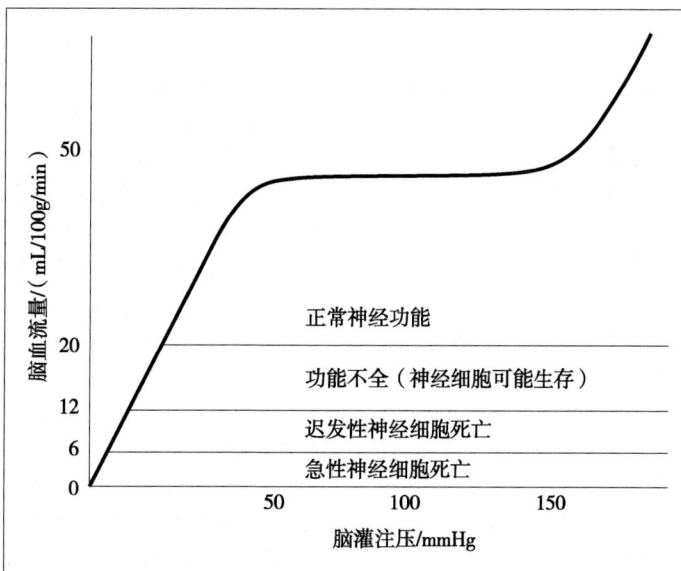

图 6-Ⅲ-4 脑缺血和灌注压　　　　　　　(Patel et al, 2007[3], p.655 より改変)

当脑缺血发生时,大量的兴奋性递质(尤其是谷氨酸)通过突触前神经末梢的去极化迅速释放。节后纤维上的钙通道的开放及N-甲基-D-天门冬氨酸(NMDA)和α-氨基-3-羟基-5-甲基-4-异噁唑丙酸(AMPA)受体的激活加速了细胞内钠和钙的涌入。细胞内离子的增加伴随着水分子的涌入,导致细胞迅速肿胀。这些干扰被称为兴奋性毒性。

细胞内钙的增加导致细胞骨架的破坏,造成DNA损伤并使神经元容易发生凋亡。逆转酶的激活增加了白细胞的侵袭。一氧化氮会产生更多反应性的过氧化氢,从而造成损害。血小板在脑部微血管中的激活导致血管闭塞并加剧了细胞损伤。

(二)神经细胞坏死和凋亡

1. 神经细胞的坏死

坏死的特点是细胞迅速肿胀、核浓缩、线粒体和内质网因兴奋性中毒而肿胀。在神经细胞坏死的情况下,会出现炎症细胞对大脑的局部浸润,导致严重的继发性损害。

2. 细胞凋亡

细胞凋亡的特点是核染色质浓缩、线粒体肿胀和胞质皱缩。神经细胞碎片从大脑中被消除,炎症反应不强。

3. 神经细胞死亡和凋亡的时间

(1)在兴奋性损伤中,神经元在缺血后2~3小时内死亡。

(2)炎症引起的神经细胞死亡持续数天。

(3)神经细胞凋亡发生在缺血性损伤后数天以上。

(三)脑缺血期间的大脑保护

1. 完全性脑缺血(心脏停搏)

(1)大脑灌注压

最重要的是在心脏停搏后保持适当的灌注压。巴比妥类药物对保护大脑没有效果。钙通道阻滞剂也是无效的。重要的管理目标是维持正常的二氧化碳分压、正常血压、正常的血液pH,避免高热,并防止抽搐。

(2)亚低温

持续24小时的亚低温(32~34℃)可有效降低心脏停搏患者的病情严重程度和死亡率。

2. 局部(不完全)脑缺血

(1)巴比妥类药物

局部脑保护作用主要是由于抑制脑代谢率,

但在暂时性脑缺血,如脑动脉瘤夹闭术前,需要对脑代谢率进行抑制。

(2)挥发性麻醉剂

异氟醚抑制了大脑皮质的脑代谢率,具有暂时的神经保护作用,但不会持续很长时间。

(3)丙泊酚

丙泊酚已被证明至少能在短时间内减少缺血性脑损伤,但神经保护作用的持续时间并不明确。

(4)其他药物

除了用于溶栓的组织型纤溶酶原激活剂和用于蛛网膜下腔出血的尼卡地平和尼莫地平,没有其他对脑缺血患者有效的神经保护剂。

(5)葡萄糖

如果有脑缺血的可能,尽可能避免高血糖,因为缺血前的高血糖(超过200mg/dL)会加重神经系统疾病。

(6)血细胞比容

在处理与血管收缩相关的缺血时,一般认为30%~35%的血细胞比容值是最佳值。由于黏性效应,血细胞比容水平升高会减少脑血流量。

五、体循环和脑血管疾病患者的管理目标

(一)慢性高血压

在慢性高血压患者中,脑血流自动调节的上限和下限都会向右移动。无论是高血压患者还是正常血压患者,在休息时将血压降低控制在平均值的30%~35%为宜。

(二)闭塞性血管病变的患者

如果供应脑血流的动脉出现闭塞性血管病变,脑血流会以压力依赖性的形式减少。术前往往不知道血管病变的存在和严重程度,适当控制血压的目标是实现不会导致出现任何症状的静息血压。在慢性严重闭塞性疾病或接近完全闭塞的患者中,通常会出现侧支通路,即使在急性闭塞期也不会出现神经功能障碍。

术前正电子发射体层成像、单光子发射计算机断层成像和乙酰唑胺脑血流负荷试验可以评估脑血流并确定脑循环储备。在怀疑颈总动脉或颈内动脉狭窄的情况下,颈动脉超声检查可以评估血管壁结构(内皮厚度)和斑块,并同时观察血流。怀疑存在颅内血管病变时,磁共振血管成像(MRA)和三位CT血管成像都能起到一定作用。

（三）昏迷和癫痫

无论何种原因，昏迷都与脑部代谢的减少有关。癫痫大发作期间，大脑代谢和脑血流量急剧增加。如果保持适当的氧合和二氧化碳排出，就有可能恢复。长时间的癫痫会导致不可逆的神经系统损伤。

（四）缺血性卒中（脑梗死）

1. 病理生理学

颅内血管的急性闭塞导致该血管所控制区域的血流减少。脑血流量的减少取决于侧支血循环的状态。

随着血压的变化，通过缺血大脑中的侧支血管的脑血流量也发生变化。对于恶性高血压或心肌梗死的患者，如果血压达到 185/110mmHg 或以上，则需进行降压。在心肌和脑缺血同时发生的情况下，应使用 β_1 受体阻滞剂，如艾司洛尔，以降低心率。对患者有害，应该用退烧药和从体表降温来治疗。应持续监测血糖水平并保持在 110mg/dL以下。

2. 急性卒中的治疗

保持适当的血糖水平。进行紧急的头部 CT 扫描。如果观察到更严重的意识障碍、血压严重升高、神经系统症状的进行性恶化，则可能表明有脑出血。如果症状在发病时就达到峰值，并且没有变化，可能存在脑梗死。

脑水肿导致意识障碍，并使 5%~10% 的患者出现脑疝。脑水肿在疾病的第 2 或第 3 天达到最大，第 10 天左右可见肿块效应。通过减压开颅术可降低死亡率。如果患者有严重的头晕和呕吐，并伴有头痛和颈部疼痛，应考虑椎动脉夹层引起的小脑梗死的可能性。

3. 缺血性卒中（脑梗死）的病因分析

在脑梗死的原因中，心房颤动和颈动脉粥样硬化的早期诊断已被证明在二级预防治疗中是有效的。大约 30% 的脑卒中没有已知的原因（表 6-Ⅲ-1）。

表 6-Ⅲ-1　脑梗死的风险因素

风险因素	相对风险	治疗使风险减少
高血压	2~5	38%
心房颤动	1.8~2.9	华法林 68%，阿司匹林 21%
糖尿病	1.8~6	没有关于有效性的相关证明
吸烟	1.8	1 年 50%，5 年影响完全消失
脂肪代谢异常	1.8~2.6	16%~30%
无症状性颈动脉狭窄	2.0	53%
有症状的颈动脉狭窄（70%~99%）		2 年 65%
有症状的颈动脉狭窄（50%~69%）		5 年 29%

(Smith et al, 2013[1], p.2839 より改変)

（1）心源性脑梗死（cardioembolic stroke）

心源性卒中约占所有脑梗死的 20%。在心脏瓣膜的左心房或心室壁上形成的血栓易导致栓塞。最重要的原因是非风湿性（非瓣膜性）心房颤动、心肌梗死、人工瓣膜、风湿性心脏病和缺血性心肌病。心房颤动患者的脑梗死发生率在 CHADs2 评分为 0 时为 1.9%（表 6-Ⅲ-2），评分为 1 时为 2.8%，评分为 2 时为 4.0%，评分为 3 时为 5.9%，评分为 4 时为 8.5%，评分为 5 时为 12.5%，评分为 6 时为 18.2%。

表 6-Ⅲ-2　CHADs2 评分

（C）充血性心力衰竭	1 分
（H）高血压	1 分
（A）年龄 75 岁以上	1 分
（D）糖尿病	1 分
（S）脑卒中、TIA 病史	2 分
总分	

(Gage et al, 2001[4] より改変)

(2) 动脉 - 动脉性脑栓塞（artery-to-artery embolic stroke）

a. 动脉硬化（动脉血栓栓塞症）

动脉粥样硬化斑块上的血栓可以栓塞更远端的血管，引起动脉性脑栓塞。动脉分叉处是最常见的动脉源性栓塞的来源。对这条动脉的治疗已被证明可以减少脑梗死的风险。

b. 颈动脉狭窄（carotid artery stenosis）

颈动脉的硬化病变往往发生在颈总动脉的分叉处和颈内动脉的起源处。男性、老年、吸烟、高血压、糖尿病和血脂异常是颈动脉病变的危险因素。大约 10% 的脑梗死是由动脉粥样硬化引起的。与无症状的颈动脉狭窄患者相比，有症状的颈动脉狭窄患者在血管优势的区域发生卒中或短暂性脑缺血发作以及发生脑梗死的风险更高。一般来说，狭窄程度越强，发生脑梗死的风险越高，但由于侧支血管的发展，近端闭塞时发生脑梗死的风险较低。

c. 动脉夹层（artery dissection）

动脉夹层可能发生在颈动脉、椎动脉或 Willis 环动脉的远端血管中，是年轻人中常见的栓塞来源。夹层通常会很痛苦，并可能在数小时至数天后导致卒中。颅内脑血管的外膜很薄，容易发生蛛网膜下腔出血。大多数夹层会自发愈合。

d. 小血管卒中（small-vessel stroke）

腔隙性脑梗死（lacunar infarction）是由于动脉粥样硬化或脂质玻璃病变导致的直径为 30~300μm 的脑部小穿支动脉闭塞而引起的梗死。小血管梗死约占所有脑卒中的 20%。梗死范围大小约为直径 3mm~2cm。高血压和衰老是主要的风险因素。严格控制血压是对腔隙性脑梗死很重要的二级预防。

(3) 反常栓塞（paradoxical embolization）

当静脉血栓进入动脉系统时，通常是经过未闭合的卵圆孔或房间隔缺损，就会发生反常栓塞。引起反常栓塞的其他原因包括脂肪或肿瘤栓塞、细菌性心内膜炎、空气栓塞和分娩时的羊水栓塞。一般人中约有 15% 的人存在右向左分流。

(4) 感染性心内膜炎（infective endocarditis）

感染性心内膜炎引起的瓣膜赘生物可能会引起栓塞。当脑梗死患者出现多病灶的症状和体征时，应考虑感染性心内膜炎。细菌性栓塞可能导致脑脓肿。

4. 短暂性脑缺血发作（transient ischemic attack, TIA）的病因

TIA 是卒中的一种症状，持续时间很短。神经系统体征的标准持续时间为 24 小时或更短，大多数在 1 小时内消失。15%~50% 的 TIA 与脑梗死有关。TIA 后的卒中风险在前 3 个月约为 10%~15%，大多发生在前 2 天。3 个月内卒中的发生率可以用 ABCD2 评分来评估（表 6-Ⅲ-3）。

表 6-Ⅲ-3　短暂性脑缺血发作继发卒中的危险因素：ABCD2 评分

临床因素	评分
A：60 岁以上	1
B：收缩压超过 140mmHg，或舒张压超过 90mmHg	1
C：临床症状 单侧麻痹 没有麻痹，但存在言语障碍	2 1
D：持续时间 超过 60 分钟 10~59 分钟	2 1
D：糖尿病（口服降糖药或胰岛素）	1

ABCD2 评分总分和 3 个月以内继发卒中的发病率（%）。
0 分, 0%; 1 分, 2%; 2 分, 3%; 3 分, 3%; 4 分, 8%; 5 分, 12%; 6 分, 17%; 7 分, 22%。

(Johnston et al, 2007[5])

5. 影像检查

头部 CT 扫描一般在脑梗死发生后的最初几小时没有异常，但 24~48 小时后会出现低密度区。CT 图像对发现蛛网膜下腔出血的高密度区有很好的作用，CT 血管造影可以很容易地识别颅内动脉瘤。

MRI 图像可以描绘出梗死区和病变的范围。弥散加权图像和 FLAIR 图像一样可以检测出早期脑梗死。灌注 MR 图像也可以识别缺血半暗带区。MR 血管造影对检测颅内大血管狭窄和颅外血管狭窄有很高的敏感性。MRI 可以区分新旧病变。

6. 围手术期脑梗死的注意点

在心脏手术、神经外科和颈动脉手术中，围手术期脑梗死的发生率很高，从 2.2% 到 5.2% 不等。在接受其他类型手术的患者中，也有 0.05%~7% 的人发生围手术期脑梗死。相关因素包括年龄、脑梗死病史、心房颤动以及血管和代谢疾病。大多数病例发生在术后第 2 天之后。术中低血压可以很快得到治疗，但术后低血压需要更多的关注，因为它

需要更长的时间来检测,而且持续的时间更长。

7. 急性脑梗死患者的择期手术

急性脑梗死患者很容易受到低血压的影响,因为脑血流的自动调节功能受损,而脑血流则取决于压力。出现脑梗死的患者,其脑血管的自主调节能力和对二氧化碳的反应性需要 2~6 个月才能恢复正常。建议在脑梗死发生后至少推迟 1~3 个月进行手术。

8. 严重颈动脉狭窄、闭塞或 Willis 环动脉不全的患者

有症状的颈动脉狭窄达 70% 或以上的患者应在择期手术前进行血管再造(支架植入、动脉内膜切除术)。另一方面,有症状的患者,如果血管狭窄在 50% 或以下,则禁止进行血管再造。对于无症状的患者,戒烟、控制血压、房颤抗凝治疗、调脂和抗血小板治疗都能有效预防复发性脑梗死。这类患者的低血压可能会引起分水岭脑梗死。血压变

化应控制在术前血压的 20% 以内。这个值相当于静息血压。

9. 有心房颤动的患者

正在服用抗心律失常药物的慢性心房颤动患者在围手术期应继续服用这些药物。在围手术期应避免电解质紊乱和脱水。建议高危患者和有卒中或 TIA 病史的患者在术后使用肝素治疗心房颤动。CHADs2 评分决定了抗凝治疗的方案。

10. 服用 β- 受体阻滞剂的患者

使用 β- 受体阻滞剂与低血压和脑梗死有关。服用 β- 受体阻滞剂的患者应继续服药,但即将手术的患者应谨慎使用。

(五) 颅内出血

硬膜下或硬膜外出血通常是由外伤引起的。蛛网膜下腔出血是由外伤和脑动脉瘤破裂引起的。大多数颅内出血在急性期可由简单的 CT 诊断(表 6-Ⅲ-4)。

表 6-Ⅲ-4　颅内出血的原因

原因	出血部位	备注
头部外伤	额叶、颞叶、蛛网膜下	直接损伤和对侧损伤
高血压性脑出血	壳核、苍白球、丘脑、小脑半球、脑干	慢性高血压
出血性脑梗死	基底核、皮质下区域、脑叶	脑梗死后 1%~6%
转移性肿瘤	脑叶	肺癌、绒毛癌、黑色素瘤等
脑动静脉畸形	脑叶、脑室内、蛛网膜下	出血风险,1 年 2%~4%
动脉瘤	蛛网膜下、脑内、硬膜下(极少数情况)	真菌性和非真菌性
海绵状血管瘤	脑内	基因变异
淀粉样血管瘤	脑叶	血管变异、阿尔茨海默病相关
动静脉瘘	脑叶、蛛网膜下	静脉压升高

(Smith et al, 2013[1], p.2855 より改変)

1. 蛛网膜下腔出血

(1)脑动脉瘤破裂(ruptured cerebral aneurysm)的症状

当脑动脉瘤破裂时,会出现脑膜刺激征和急性颅内高压的症状。通常在没有局部病灶的神经系统中发现。脑膜刺激症状发生时,会突然出现像被锤子敲击一样的剧痛。急性颅内高压的大多数症状,如恶心和呕吐,是一过性的,并在短时间内痊愈。其他症状包括眼球运动神经麻痹、发热、心律失常、心肌病和神经源性肺水肿。

(2)未破裂脑动脉瘤(unruptured cerebral aneurysm)

根据 MRA 筛查的结果,未破裂脑动脉瘤的发

生率约为 5%,在有家族史的患者中超过 10%。它在吸烟者中也更常见。未破裂的动脉瘤的一般发生率随着年龄的增长而增加,据说在 70 多岁的患者中超过了 10%。一半以上的患者病变的大小小于 5mm,最常见于颈内动脉和大脑中动脉。一般来说,对于 5~7mm 或更大的未破裂脑动脉瘤,小于 5mm 的无症状动脉瘤,以及后循环、前交通动脉和颈内动脉 - 后交通动脉中的动脉瘤,当患者的预期寿命为 10~15 年或以上时,建议进行治疗。破裂的危险因素包括吸烟、大小(>1cm)、位置(后循环)和高血压(表 6-Ⅲ-5)。

表 6-Ⅲ-5　未破裂脑动脉瘤全面调查（UCAS Japan）

未破裂脑动脉瘤的共时调查（未治疗）
调查时间：2001 年 1 月—2004 年 4 月
对象：5 720 名成人（6 697 个动脉瘤）
结果：111 名有蛛网膜下出血，整体的 1 年内出血率为 0.95%

未破裂动脉瘤的尺寸	1 年内破裂率
3~4mm	0.36%
5~6mm	0.50%
7~9mm	1.69%
10~24mm	4.37%
25mm 以上	33.40%

前、后交通动脉瘤：大脑中动脉瘤的大约 2 倍。急性：约为通常的 1.63 倍。　　　　（UCAS Japan Investigators, 2012[10]）

2. 脑内出血（intraparenchymal hemorrhage）

脑内出血是最常见的颅内出血形式。它约占所有卒中的 10%，主要由高血压、外伤和易出血引起。有必要进行抗凝血药物治疗。糖尿病也是一种常见的并发症。脑内出血的风险随着年龄和饮酒而增加，没有高血压病史的患者中所发生的，称为特发性脑内出血。当头部 CT 成像显示有高密度区时，应考虑出血。出血的部位通过 CT 分为硬膜出血（30%~35%）、丘脑出血（25%~30%）、混合型出血（5%~10%）、皮质下出血（10%~15%）、脑干出血（5%~10%）和小脑出血（5%~10%）。

大多数脑内出血发生在清醒状态下，通常是突然的局灶性神经系统失调，很少有痉挛。局部神经系统症状通常在 30~90 分钟内恶化，并伴有意识水平下降和颅内压升高的症状，如头痛和呕吐。在最常见的硬膜出血中，会出现对侧偏瘫、偏身感觉障碍、偏盲、语言能力差、眼征等。丘脑出血会产生对侧偏瘫、偏身深浅感觉丧失、失语、错语和眼球运动障碍。脑干出血会在几分钟内造成深昏迷，并伴有四肢瘫痪、肢体僵硬和针尖样瞳孔。

3. 引起颅内出血的其他疾病

（1）大脑动静脉畸形（cerebral arteriovenous malformation）

大脑动静脉畸形是一种血管畸形，供血动脉（feeder）在不经过毛细血管床的条件下，通过异常血管团（nidus）直接连接到静脉引流网络，被认为是一种先天性异常。蛛网膜下腔出血 80%~90% 的病例是由脑动脉瘤破裂引起的，而脑动静脉畸形是第二大原因，约占 10%。

（2）烟雾病（moyamoya disease）

烟雾病（Willis 环动脉闭塞）是以双侧颈内动脉虹吸段慢性进行性狭窄或闭塞，脑底异常侧支血管网络增生为特征的脑血管病。男女发病比例为 1∶16~2.2，女性发病率高，发病年龄分布有两个高峰期：儿童期（学龄期前后）和 30~40 岁。有两种主要的发病类型：脑缺血和颅内出血。

（六）紧急情况的应对

处于紧急情况下的患者往往意识状态不佳。AHA 2010 年指南建议，当收缩压为 180mmHg 或更高、平均动脉压为 130mmHg 或更高时，将血压保持在 160/90mmHg 以下（平均压力为 110mmHg）。应使用尼卡地平或地尔硫䓬，或 β- 受体阻滞剂，如拉贝洛尔或艾司洛尔等，以降低血压。脑内出血的预后评分对于估计死亡率和预后非常有用（表 6-Ⅲ-6）。

表 6-Ⅲ-6　脑内出血的预后和临床结局

临床因素或影响所见		评分
年龄	80 岁以下	0
	80 岁以上	1
出血量	30mL 以下	0
	30mL 以上	1
脑室内出血	无	0
	有	1
幕下出血源	无	0
	有	1
Glasgow 昏迷评分	13~15	0
	5~12	1
	3~4	2
总分		各项得分总和

脑出血评分和 30 天死亡率（%）。

0 分，0%；1 分，13%；2 分，26%；3 分，72%；4 分，97%；5 分，100%。
（Hemphill et al. 2001[15]，2009[16]）

（七）颅内压升高患者的麻醉管理

对颅内压增高患者的麻醉管理（表 6-Ⅲ-7），其目的是在封闭的颅内保持足够的脑灌注压，防止脑疝。与颅内压有关的因素包括颅内占位性病变的体积、脑脊液体积、脑组织水肿及脑血容量，这是麻醉管理的主要对象。应抬高头部以改善静脉回流，避免极端的头部位置或增加胸腔内压力而影响到静脉回流。脑血流的增加一般伴随着脑血量的增加，这往往会增加颅内压。另一方面，对于颅内压升高的患者，应注意不要增加静脉压或降低血压，因为这可能会降低脑灌注压。通过开颅手术使颅内压突然下降的同时,血压也会突然下降,这点需要引起注意。

表 6-Ⅲ-7　颅内压升高患者的病理生理和麻醉管理

分类	影响因素	应对方法
血液量增加 *	气道内压上升、胸腔内压上升、P_aCO_2 上升、P_aO_2 降低、麻醉剂、血管扩张剂、痉挛发作	根据麻醉医师需求进行调整 呼吸管理、肌肉松弛剂、麻醉剂、药物选择
占位性病变	肿瘤、血肿(硬膜下、硬膜外、脑内)	外科切除、摘除
脑水肿 *	明显的血压上升 损伤、缺血	根据麻醉医师需求进行调整 肾上腺皮质激素、利尿剂
脑脊液增加 *	需要脑脊液引流导管	根据外科医师、麻醉医师需求进行调整 脑脊液引流

* 麻醉医师也可能成为导致调整的因素。

(Drummond, 2007[17])

虽然挥发性麻醉剂剂量依赖性地扩张脑血管,但颅内压会受到脑代谢率下降、血压变化和动脉二氧化碳分压的影响。考虑到颅内压升高的可能性,应使用麻醉性镇痛药和静脉注射麻醉剂。对于颅内压升高的患者,应考虑氯胺酮对脑代谢率的影响和氧化亚氮对脑血流的影响,但如果同时使用麻醉性镇痛药和静脉麻醉剂,其影响会减弱。肌肉松弛剂,如维库溴铵和罗库溴铵,不改变脑循环动力学,而适当的肌肉松弛状态可以防止刺激所导致的颅内压突然升高。

Ⅳ　代谢和内分泌疾病

一、糖尿病

(一)病理

据报道日本的糖尿病(diabetes mellitus)患者(包括怀疑患有糖尿病的糖尿病前期患者)人数超过 1 000 万。接受手术的患者中,患有糖尿病的比例相对较高。糖尿病的特点是慢性高血糖和器官损害,其原因是胰岛素分泌受损和胰岛素抵抗导

致的胰岛素作用不足。胰岛素促进葡萄糖进入细胞、增强糖原合成、抑制脂肪分解、并促进葡萄糖转化为脂肪。它还能促进细胞对氨基酸的吸收和蛋白质的合成。因此,糖尿病不仅造成碳水化合物的代谢紊乱,而且还造成脂质和氨基酸的代谢紊乱。糖尿病分为 4 种类型:①胰岛素依赖型糖尿病(insulin dependent diabetes mellitus, IDDM),也称为 1 型糖尿病;②非胰岛素依赖型糖尿病(non-insulin dependent diabetes mellitus, NIDDM),也称为 2 型糖尿病;③其他特异型糖尿病;④妊娠糖尿病。

1 型糖尿病是由自身免疫引起的。1 型糖尿病分为自身免疫和特发性两种形式,其中胰岛 β 细胞被自身免疫所破坏。2 型糖尿病与周边组织的胰岛素分泌受损和胰岛素抵抗有关。90% 以上的糖尿病患者为 2 型糖尿病,多见于中年和肥胖患者。酮症酸中毒不太常见。酮症酸中毒是胰岛素不足时,葡萄糖无法作为能量来源,蛋白质和脂肪的分解增加,游离脂肪酸的增加,以及高酸性酮体如乙酰乙酸和β- 羟基丁酸的增加,血液和体液的 pH 降低。其他特异型糖尿病有两种:由基因异常引起,或由各种基础疾病或用药引起。潜在的疾病包括慢性胰腺炎、Cushing 综合征、肢端肥大症、嗜铬细胞瘤、甲状腺功能亢进症和肝硬化。高血糖也可能由服用糖皮质激素、肾上腺素、胰高血糖素和噻嗪类利尿剂引起。妊娠糖尿病通常是由妊娠引起的,分娩后恢复正常。

(二)诊断

测定空腹血糖水平、75g 口服葡萄糖耐量试验、随机血糖水平和 HbA1C。此外,还要测量尿糖、尿酮、糖化血清蛋白、果糖胺和血胰岛素水平。

(三)症状

症状包括口渴、多饮、多尿和体重减轻,在轻度病例中可能不明显。并发症包括作为急性并发症的糖尿病昏迷,以及作为慢性并发症的视网膜病变、糖尿病肾病、神经病变、动脉硬化引起的缺血性心脏病和脑血管病。糖尿病昏迷包括糖尿病酮症酸中毒和糖尿病高渗性昏迷。

糖尿病酮症酸中毒的特点是明显的代谢性酸中毒和电解质异常,如高钾血症和低钠血症,常见诱因有胰岛素缺乏、感染和创伤。糖尿病高渗性昏迷会减少循环血容量,增加血浆渗透压。当脱水和酸中毒的症状显著时,可能会导致意识障碍和昏迷。糖尿病高渗性昏迷易发生在血浆渗透压升高、脱水、创伤、感染、心理压力和糖皮质激素注射的老年患者身上。神经系统疾病包括自主神经病

变和直立性低血压。此外,还容易出现感染和伤口愈合延迟的情况。

除了高血糖引起的症状外,接受口服糖尿病药物或胰岛素的患者也可能发生低血糖。血糖水平低于 50~60mg/dL 时,会出现交感神经系统症状,如心悸、心动过速、出汗和震颤,以及中枢神经系统症状,如意识模糊、混乱、昏迷和抽搐。应测量血糖水平并给予葡萄糖。这些症状在全身麻醉时很容易被忽视,需引起重视。

(四)治疗

治疗的基础是保持正常的血糖水平,轻症病例采用饮食疗法,中重度病例采用口服抗糖药物或注射胰岛素。准确评估病因和疾病的严重程度非常重要。口服抗糖药根据其作用机制可分为三大类:促胰岛素分泌的药物,改善胰岛素抵抗的药物,以及抑制葡萄糖从胃肠道吸收的药物。

1. 改善胰岛素抵抗的药物

(1)双胍类药物

抑制糖异生。副作用包括乳酸酸中毒和胃肠道紊乱。常见双胍类药物如二甲双胍、丁二胍等。

(2)噻唑烷二酮类衍生物

改善骨骼肌和肝脏的胰岛素敏感性。副作用包括水肿、心脏衰竭、肝功能障碍和骨折。此类药物包括吡格列酮等。

2. 促进胰岛 β 细胞分泌胰岛素的药物

(1)DPP-4 抑制剂

以血糖依赖的方式促进胰岛素的分泌,抑制胰高血糖素的分泌。常见副作用为低血糖症。DPP-4抑制剂有西格列汀、维格列汀、阿格列汀、利格列汀、替格列汀、安奈格列汀、沙格列汀、曲格列汀和奥格列汀等。

(2)磺酰脲类(SU 药物)

它能促进胰岛素的分泌。副作用包括低血糖症。常见磺酰脲类药物包括格列苯脲、格列齐特等。

(3)格列奈类药物

它是一种快速作用的胰岛素分泌剂,能改善餐后高血糖症。这类药物包括那格列奈、米格列奈和瑞格列奈等。副作用有低血糖症,但其发生的可能性比磺酰脲类药物要小。

3. 抑制胃肠道对糖的吸收的药物

(1)α- 葡萄糖苷酶抑制剂

它们作用于小肠,延迟葡萄糖的吸收,改善餐后高血糖。副作用包括肝功能损害和胃肠道症状。常见药物包括阿卡波糖、伏格列波糖和米格列醇。

(2)SGLT2 抑制剂

它通过抑制肾脏重吸收来促进尿中葡萄糖的排泄。副作用包括脱水、尿路感染、生殖器感染和皮肤紊乱。常见的 SGLT2 抑制剂包括伊格列净、达格列净、托格列净、鲁格列净、卡格列净和艾格列净。

4. 胰岛素

(1)绝对适应证

包括 1 型糖尿病、糖尿病昏迷、严重的肝脏和肾脏疾病、严重的感染,以及二级以上的外科手术。

(2)相对适应证

有明显高血糖的 2 型糖尿病患者(空腹血糖水平为 250mg/dL 或更高,随机血糖水平为 350mg/dL或更高,或尿酮阳性或更高)。

(3)药物类型

如表 6-IV-1 所示,可分为超短效胰岛素、短效胰岛素、预混胰岛素(超短效型和中效胰岛素、短效胰岛素和中效胰岛素)、德谷胰岛素 & 门冬胰岛素混合溶剂、中效胰岛素和长效胰岛素。给药方法包括单次注射和持续输液。

表 6-IV-1　胰岛素制剂的类型

类型名称		一般情况下的注射时机	持续时间
超短效胰岛素		进食前	3~5 小时
短效胰岛素		进食前 30 分钟	5~8 小时
预混胰岛素	超短效型和中效胰岛素	进食前	18~24 小时
	短效胰岛素和中效胰岛素	进食前 30 分钟	18~24 小时
德谷胰岛素 & 门冬胰岛素混合溶剂			42 小时
中效胰岛素		早饭前 30 分钟或就寝前	18~24 小时
长效胰岛素		就寝前或早饭前	约 24~42 小时

(日本糖尿病对策推進会議, 2016[1])

5. 糖尿病酮症酸中毒的治疗

高血糖、脱水和低钠血症应作为一项规则来处理。胰岛素、生理盐水和钾的使用应谨慎。除非患者病情严重，否则不必纠正酸中毒。

（五）围手术期管理

在手术期间，由于神经内分泌和炎症细胞因子的反应，儿茶酚胺、肾上腺皮质激素和生长激素的分泌增加。这些激素抑制胰岛素的分泌，促进胰高血糖素的分泌，以提高血糖水平，导致代谢增加，葡萄糖生成增加，糖耐量下降，脂肪分解增加，游离脂肪酸增加，分解代谢增加（蛋白质分解增加）。围手术期的高血糖不仅会引起线粒体损伤、血管内皮损伤、免疫力下降，甚至产生活性氧等不良生物反应，而且还会使预后恶化。术中控制血糖可以维持身体的能量供需平衡，防止高血糖引起的不良反应。

1. 术前管理

如表6-Ⅳ-2所示，空腹血糖、餐后2小时血糖

和HbA1C通常作为糖尿病控制的指标，但为了防止手术创伤时引起的高血糖反应，有必要进行更严格的管理。除表中所列项目外，还应该每天测量尿糖、尿酮体、通过动脉血气分析的酸碱平衡以及电解质。此外，应评估患者的糖尿病肾病、糖尿病视网膜病变和糖尿病神经病变，并检查高血压、缺血性心脏病和脑血管疾病的并发症。糖尿病的发病时间和治疗史也很重要。有周围神经变的患者应在术前进行神经学评估。如存在自主神经病变的情况，应检查是否存在直立性低血压。如果有必要进行治疗，应优先考虑医学治疗。应考虑到血糖对伤口的易感性和延迟愈合的影响。接受口服糖尿病药物或胰岛素的患者需要仔细计划。如果患者正在使用胰岛素或口服糖尿病药物，口服糖尿病药物不应该在术日早上服用，手术应该尽可能早地开始，以避免因空腹而出现低血糖。如果不可避免地要在下午进行手术，则应每隔几小时测量一次血糖水平，并持续输注葡萄糖，必要时应连续注射胰岛素。

表6-Ⅳ-2　血糖控制目标

目标	控制目标值[4]		
	为使血糖正常化的目标[1]	为预防合并症的目标[2]	强化治疗较困难时的目标[3]
HbA1c	6.0% 以下	7.0% 以下	8.0% 以下

治疗目标需要根据年龄、患病时长、器官功能障碍情况、低血糖危险性、支持体系等各方面进行综合考量，进行分别设定。
[1] 能实现适宜的饮食疗法、运动疗法时，或在药物治疗中不会出现低血糖副作用时的目标。
[2] 从预防合并症的角度来说，目标值是7.0%以下。相对应的血糖值是空腹130mg/dL、进食2小时后180mg/dL以下。
[3] 因为低血糖等副作用，或由于其他原因，难以进一步强化治疗时的目标。
[4] 针对成人的目标值，孕妇除外。

（日本糖尿病学会 编著. 糖尿病治療ガイド 2018-2019. 文光堂, 2018, 29[2]）

2. 术中管理

由于外科手术的侵入，血糖水平往往会增加，因此有必要控制血糖水平。关于围手术期适当的血糖水平有很多争论，目前还没有得出明确的结论。由于高血糖会延迟伤口愈合并增加感染的风险，因此有必要将血糖水平控制在180mg/dL以下，但由于存在低血糖的风险，下限应保持在150mg/dL左右。在控制不佳的患者中，有报道称血糖水平的突然变化可能会加剧视网膜病变等并发症的恶化，应使血糖水平在正常范围内波动。

短小手术通常不使用胰岛素，但长时手术应使用速效胰岛素。胰岛素可以通过单次静脉输注、连续静脉输注或皮下注射的方式进行，但连续静脉输注的通畅性最好。在使用胰岛素时，应持续注射胰岛素，并定期检查血糖、电解质、酸碱平衡、

尿糖和尿酮。由于血浆中的钾被转移到细胞中，所以要小心低钾血症。如有必要，用氯化钾制剂慢慢纠正。如有明显的代谢性酸中毒应予以纠正。使用简单的血糖仪时，注意氧分压和血细胞比容值可能会受到测量原理的影响。

现已证明，不同的麻醉药对葡萄糖代谢有不同的影响。与吸入式麻醉药相比，丙泊酚组的血糖水平上升得到了抑制。术中的葡萄糖管理也是有争议的。在高血糖的情况下给予葡萄糖溶液可能会增加血糖水平。另一方面，据报道，低剂量的葡萄糖会抑制蛋白质和脂质的分解。此外，瑞芬太尼抑制了应激反应，但无葡萄糖的输液会损害葡萄糖代谢，并增加酮体和脂质。

众所周知，糖尿病患者在手术期间会出现各种并发症。由于全身动脉硬化和自主神经病变，他

们在麻醉诱导和维持期间容易出现循环系统的变化，如低血压和心率变异。改变位置时也必须小心。应该对脉搏和血压进行连续监测。由于很可能发生冠状动脉硬化导致的心肌缺血，应使用心电图监测（胸部导联）评估是否存在缺血性改变。神经麻痹也有可能发生，这取决于手术时的体位，所以要避免上下肢的过度伸展和强压。由于这些患者容易受到感染，所以一定要保持无菌操作。

3. 术后管理

与术中一样，应定期检查血糖水平、酸碱平衡、电解质和尿糖。曾有报道称，血糖水平为80~110mg/dL 的强化胰岛素治疗可减少重症监护室患者的术后并发症，这引起了人们的关注。建议将胰岛素治疗维持在大约 110~180mg/dL，以维持术前血糖水平。还应考虑到对感染的易感性和伤口愈合延迟的问题。

4. 使用局部麻醉剂的注意事项

给予含有肾上腺素的局部药物可能导致血糖水平升高。在因糖尿病而导致血液循环受损的区域给药可能会加剧局部血液循环问题。

5. 镇静

镇静适用于有高血压、脑动脉硬化和缺血性心脏病等并发症的患者。所用的药物不影响血糖

水平。

二、甲状腺功能亢进症

（一）病理生理学

甲状腺激素，T_4（甲状腺素）和 T_3（三碘甲状腺原氨酸），增强身体合成蛋白质、代谢能量和消耗氧气的能力。它由垂体前叶分泌的促甲状腺激素（TSH）调节。在甲状腺功能亢进症（hyperthyroidism）中，由于心理因素、手术或者感染等诱因，甲状腺激素的产生和分泌异常增高，导致身体各组织的代谢增加。重症肌无力由甲状腺激素的产生和分泌以及体内各种组织的过度代谢引起，可能与甲状腺疾病有关。

（二）诊断

原发性甲状腺功能亢进症患者的基础代谢率增加，游离 T_4 和 T_3 增加，血液中的 TSH 减少，甲状腺功能检查包括表 6-Ⅳ-3 所示。毒性弥漫性甲状腺肿和慢性甲状腺炎（桥本病）也被称为自身免疫性甲状腺疾病，在这些疾病中会产生针对自身（主要是甲状腺）的抗体。会产生抗甲状腺球蛋白抗体（TgAb）、抗甲状腺过氧化物酶抗体（TPOAb）和 TSH 受体抗体（TRAb）。

表 6-Ⅳ-3　通过甲状腺功能检查鉴别甲状腺疾病

	基准值	甲状腺功能亢进症	甲状腺功能减低症
FT₃	2.4~4.3pg/mL	↑	↓
FT₄	1.0~1.8ng/dL	↑	↓
TSH	0.3~4.0μU/mL	↓	↑
TRAb	10% 以下	Basedow 病中阳性	先天性甲状腺功能减低症中阳性
TgAb	0.3U/mL 以下	Basedow 病中阳性	慢性甲状腺炎中阳性
TPOAb	0.3U/mL 以下	Basedow 病中阳性	慢性甲状腺炎中阳性

FT₃,游离 T_3；FT₄,游离 T_4,TSH,促甲状腺激素；TRAb,TSH 受体抗体；TgAb,抗甲状腺球蛋白抗体；TPOAb,抗甲状腺过氧化物酶抗体。

（赤水，2010[10]）より改变）

（三）症状

典型的症状是体重减轻、心动过速、心律不齐、心悸、心力衰竭、眼球突出、震颤、腹泻和其他高代谢的症状。也可能观察到甲状腺肿大和肌肉无力。甲状腺危象（thyroid crisis）是由疾病、手术或心理压力引起的甲状腺功能亢进症的迅速恶化，表现为高热、出汗、严重的心动过速、心律失常（如心房颤动）和意识障碍。症状与恶性高热症和恶性

综合征的症状相似。死亡率很高。

（四）治疗

甲状腺功能亢进症治疗方法包括抗甲状腺药物治疗、碘剂治疗以及手术治疗。

抗甲状腺药物包括丙硫氧嘧啶（PTU）和甲巯咪唑（MMI），它们抑制了甲状腺激素的合成。治疗后需要大约 4~6 周时间使甲状腺恢复正常。此外，使用 β- 受体阻滞剂来改善心动过速和震颤等

症状。β- 受体阻滞剂还通过抑制 T_4 向生理活性 T_3 的转化以及减少甲状腺结合蛋白来改善心动过速。其副作用包括充血性心力衰竭和肝脏损害。碘剂用于甲状腺危象的紧急治疗、接受紧急非甲状腺手术的甲状腺功能亢进症患者,以及接受甲状腺次全切除术的甲状腺功能亢进症患者的术前治疗(以减少甲状腺的血管分布)。

手术治疗适用于甲状腺肿大的患者、希望早期治疗的患者、对抗甲状腺药物治疗无反应的患者,以及因发生副作用而无法用药物治疗的患者。

接受手术治疗的患者,其药物治疗也应一直持续到手术当天。如果术前等待时间不够长,可以采用抗甲状腺药物、碘剂和 β- 受体阻滞剂的组合进行快速改善治疗。对于甲状腺危象,可在短时间内使用抗甲状腺药物和碘剂,迅速降低甲状腺激素分泌。

(五)围手术期管理

围手术期的压力会刺激垂体分泌 TSH。甲状腺功能控制不佳的患者更有可能出现甲状腺危机。在麻醉管理中,术前使甲状腺功能正常化以防止出现甲状腺危象非常重要。需要药物和手术进行治疗。

1. 术前管理

甲状腺功能亢进症可能会并发心房颤动和心力衰竭。重症肌无力患者可能并发甲状腺功能亢进症,应谨慎给予肌肉松弛剂。应选择一个加强型气管导管。避免使用阿托品作为预处理的药物。使用更多的镇静药物以达到充分的镇静。抗甲状腺药物和 β- 受体阻滞剂应持续服用至手术前。服用抗甲状腺药物的原则是达到甲状腺功能正常(euthyroid)的状态。控制不佳或未经治疗的甲状腺功能亢进症患者,其由于手术侵入或感染而发生甲状腺危象的可能性很高,已经有心脏停搏和高死亡率(20%~75%)的报道。

2. 术中管理

丙泊酚和芬太尼适合用于甲状腺功能亢进症的麻醉,因为它们具有抑制交感神经的作用。避免使用氯胺酮,因为它有拟交感神经的作用。也应避免使用含有肾上腺素的局部麻醉剂。应尽量避免术中心动过速和高血压,如果发生,应使用超短效 β- 受体阻滞剂兰地洛尔和艾司洛尔。曾有报道称,有的患者因术中难治性心动过速而被诊断为甲状腺功能亢进。应监测心电图和体温以早期发现甲状腺危象。一般来说,麻醉剂的使用会增加。

3. 术后管理

术后发热和疼痛可能是甲状腺危象的一个原因。监测循环动力学、呼吸和体温,并注意精神症状、肝肾功能和电解质。如果有必要进行术后镇静,丙泊酚或许能够起到一定的作用。

4. 口腔治疗期间的管理

在治疗甲状腺功能亢进症患者时,应使用丙泊酚静脉注射镇静剂。含有肾上腺素的局部麻醉剂应慎重使用。监测心电图和体温以早期发现甲状腺危象。

三、甲状腺功能减低症

(一)发病机制

甲状腺功能减低症(hypothyroidism)是一种由于桥本病、慢性甲状腺炎、放射性损伤或淀粉样变性导致的甲状腺激素分泌减少的情况。有时也会观察到由于垂体疾病导致的继发性甲状腺功能减退症。长期服用碳酸锂治疗躁郁症可能与甲状腺功能减退有关。也可能发生重症肌无力和肾上腺皮质功能减退症。先天性甲状腺功能减退症的形式被称为克汀病。黏液性水肿是一种继发于甲状腺功能减退症的疾病,高水合性酸性黏多糖在皮肤中的积累导致眼睑、鼻子、脸颊和嘴唇、四肢皮肤、手掌和脚掌的水肿,以及脱发和体毛减少。

(二)症状

观察到全身不适、黏膜水肿、舌头肿胀、贫血、体温下降、肌肉无力和便秘。在循环系统中,还可观察到心脏增大、心输出量减少、心动过缓、循环血量减少和压力感受器反射减少。皮肤变得干燥,黏多糖沉积在皮下组织,导致黏液性水肿(myxoedema)。如果发生在声门附近,可能会导致声音嘶哑。

(三)诊断

在原发性甲状腺功能减退症中,甲状腺功能测试显示基础代谢减少,游离 T_4 和游离 T_3 减少,TSH 增加。桥本病患者的抗甲状腺球蛋白抗体(TgAb)为阳性,抗 TPO 抗体和 TSH 受体抗体(TRAb)为阳性。血液生化检查显示肌酸磷酸激酶(CPK)高,血脂异常(总胆固醇和甘油三酯水平增加),LDH 和天冬氨酸氨基转移酶增加,以及贫血。在呼吸系统方面,分钟最大通气量减少,胸部 X 线检查时有胸腔积液。

(四)治疗

给予左旋甲状腺素(一种甲状腺激素)。左旋甲状腺素的活性成分是 T_4，它在体内转化为 T_3 并发挥其作用。

(五) 围手术期管理

1. 术前管理

原则上，手术应在甲状腺功能恢复正常后进行。T_3、T_4 和 TSH 的正常化通常需要 4~6 周时间。T_3 的生理活性是 T_4 的 4~5 倍。甲状腺激素应在术前施用。快速替代疗法可能导致心血管并发症。应谨慎使用镇静剂，因为它们会引起中枢神经系统和呼吸系统的抑制。使用阿托品是没有问题的。当肾上腺皮质功能不全时，可能需要补充皮质激素。

2. 术中管理

麻醉管理中的问题包括循环系统的抑制和药物代谢的延迟。由于麻醉剂往往会降低血压，减少对高血压药物的反应，因此必须注意低血压、心动过缓和心肌缺血。还可能发生心力衰竭。如果术前没有诊断出甲状腺功能减退症，且不明原因的低血压持续存在，建议将甲状腺功能减退症纳入鉴别诊断。

术中监测动脉压和心电图是有用的。药物代谢与麻醉剂的延迟排泄有关，这可能导致延迟唤醒。脑电双频指数监测在评估麻醉深度方面很有用，小剂量的麻醉剂和肌肉松弛剂往往很有效。由于重症肌无力可能是一种并发症，应使用肌肉松弛监测。胃内容物停滞、体温过低和低钠血症很常见。在上呼吸道，由于舌头肿胀、巨大肿瘤或肥胖导致的气管偏斜可能会使气道难以固定。应考虑窦房结功能不全的可能性，尤其是长期服用碳酸锂并患有病窦综合征的患者。由于体温调节能力不足，应监测体温以防止体温过低。

3. 术后管理

可能会出现从麻醉中醒来的延迟和术后嗜睡的倾向。对低氧血症和高碳血症的通气反应能力下降，术后应监测呼吸抑制情况。继续监测血压、心电图和体温。

4. 静脉麻醉期间的预防措施

与全身麻醉一样，镇静药物的作用往往会持续存在，这可能会导致延迟苏醒和呼吸抑制，因此应比平时更长时间地观察患者。

四、肾上腺疾病

肾上腺皮质分泌肾上腺皮质激素，如糖皮质激素和盐皮质激素，而肾上腺髓质分泌儿茶酚胺。

皮质醇是主要的糖皮质激素，在促肾上腺皮质激素（ACTH）的作用下合成。醛固酮是主要的盐皮质激素，增强小动脉对去甲肾上腺素的反应，当其作用减少时，血管扩张，低血压加剧。盐皮质激素对远端肾小管中的钠有重吸收作用。盐皮质激素的缺乏导致钠和水的丢失，导致循环血量减少和低血压。

(一) 肾上腺皮质功能减退症

肾上腺皮质功能减退是由原发性或自身免疫性萎缩、感染、肿瘤、出血、淀粉样变或长期服用肾上腺皮质激素引起的。由于肾上腺皮质的萎缩，皮质醇水平下降。症状包括严重的循环系统变化，如低血压，以及高钾血症、低钠血症、色素沉着和乏力。肾上腺原发性的慢性肾上腺功能不全被称为 Addison 病。皮质醇以及醛固酮都有减少。可观察到体重减轻、虚弱、疲劳、厌食、恶心和呕吐、直立性低血压和色素沉着。出现口腔黏膜的色素沉着时，应怀疑有此病。

肾上腺皮质功能减退的致病性疾病包括类风湿性关节炎和全身性红斑狼疮、支气管哮喘和肺纤维化等，如表 6-Ⅳ-4 所示。当施用肾上腺皮质激素时，促肾上腺皮质激素释放激素（CRH）和促肾上腺皮质激素（ACTH）的分泌被负反馈抑制，肾上腺皮质功能因下丘脑 - 垂体 - 肾上腺系统的抑制而降低。这类患者即使在强烈的压力下（如手术），也不能分泌维持平衡所足够的皮质醇，导致肾上腺危象（急性肾上腺功能衰竭）。

表 6-Ⅳ-4　肾上腺皮质功能减退的主要致病性疾病

类风湿性关节炎
全身性红斑狼疮
支气管哮喘
肺纤维化
肉样瘤病
溃疡性结肠炎
克罗恩病
肾病综合征
肾小球炎
重症肌无力

（谷口，2011[15]）

肾上腺危象表现为快速低血压、心动过速、意识障碍、呼吸困难和脱水，通常难以与失血性休克或感染性休克区分。手术后关于肾上腺危象的报告比麻醉期间更频繁。使用液体治疗、升压药或纠正电解质后难以改善低血压,但给予皮质激素可迅速改善循环动力学。治疗方法包括给予氢化可的松,它同时具有皮质醇和醛固酮的作用,同时进行液体治疗和电解质纠正。皮质激素的分泌量约为每天 20mg 氢化可的松(约 5mg 强的松),但在应激期间,氢化可的松为 116~185mg/d,最大为 300mg。

手术时皮质醇分泌不足会导致血压下降,无法对输液和升压药物作出反应,需要围手术期补充皮质激素(类固醇覆盖)。由于氢化可的松的生物半衰期为 8~12 小时(泼尼松龙和甲基泼尼松龙为 18~36 小时),因此有必要在麻醉诱导期间、术中和术后给予氢化可的松。

1. 术前管理

在围手术期应用类固醇的标准是有争议的。过去,口服皮质激素的患者习惯性地使用类固醇覆盖,但血浆皮质醇的分泌浓度因手术刺激而异,服用皮质激素可能导致伤口愈合延迟、免疫能力下降、糖耐量受损、低钾血症、精神障碍和胃肠道出血。因此,如表 6-Ⅳ-5 所示,皮质激素的剂量是根据手术压力的程度来决定的。

表 6-Ⅳ-5　入侵的程度和肾上腺皮质激素的用量

手术入侵程度	实例	肾上腺皮质激素用量
轻度	口腔治疗、皮肤活检等	正常用量,或静脉注射氢化可的松 25mg
小手术	腹股沟疝手术、大肠内窥镜检查、口腔外科手术	静脉注射氢化可的松 25mg 第二天恢复正常量
中型手术	开腹胆囊摘除术、结肠切除术、子宫摘除术(开腹)、关节全置换术、口腔外科手术(长时间手术)	静脉注射氢化可的松 50~75mg 术后 1~2 日逐渐减低至正常量
大型手术	心脏/主血管手术、食管切除术、肝切除术	每 6~8 小时持续注射氢化可的松 100~150mg 术后 2~3 日逐渐减低至正常量

(Liu et al, 2017[17])

2. 术中管理

在手术期间,由于急性肾上腺功能不全,有循环衰竭的风险,所以必须严格保持呼吸和循环控制。如果怀疑肾上腺皮质功能受损,应在准备升压药的同时监测循环系统,包括观察动脉压力。如果存在电解质异常,如高钾血症,应予以纠正。肾上腺皮质功能受损的患者对镇静剂和阿奇霉素更敏感,可能引起循环抑制。长期接受皮质激素的患者往往存有皮肤萎缩和浅层静脉薄弱的情况,这可能会使静脉通路难以保证。对于肾上腺危象,应补充肾上腺皮质激素(氢化可的松 100~150mg 静脉注射),输液,纠正电解质,并给予高血压药物。

3. 术后管理

术后应按标准使用皮质激素,并从第 2 天开始逐渐减少用量。应注意循环动力学的变化。

4. 口腔治疗期间的管理

对于可以在局部麻醉下进行的短程手术,不需要覆盖类固醇,通常的剂量应在早晨内服。对于耗时长的手术,应根据入侵的程度使用皮质激素。应考虑术后伤口延迟愈合和容易感染。一般认为镇静的影响不大。

(二) 肾上腺皮质功能亢进症

肾上腺皮质功能亢进症是由肾上腺皮质肥大、增生或肿瘤引起的肾上腺皮质激素过度分泌所致。原发性醛固酮增多症是由于肾上腺皮质肿瘤或增生引起的醛固酮(一种盐皮质激素)的异常分泌,Cushing 综合征由皮质醇的高分泌引起。原发性醛固酮增多症的特点是高血压、低钾血症、肌肉无力、多饮、多尿、代谢性碱中毒和周期性四肢瘫痪。在 Cushing 综合征中,会出现高血压、心力衰竭、高钠血症、低钾血症、代谢性碱中毒、中心性肥胖、精神障碍、易感染、糖尿病、满月样面容、骨质疏松症等。

(三) 其他

嗜铬细胞瘤是一种罕见的肾上腺髓质肿瘤。观察到明显的高血压、心动过速、心悸、出汗和高血糖,与肾上腺素和去甲肾上腺素的高分泌有关。有效循环血量减少,并观察到脱水和血液浓缩。

五、甲状旁腺疾病

（一）甲状旁腺功能亢进症（hyperpara-thyroidism）

甲状旁腺分泌甲状旁腺激素（PTH），促进肾小管和骨骼对钙的重吸收。甲状旁腺的肿瘤或增生导致甲状旁腺激素分泌过多，造成肾功能障碍、肌肉疲劳、多尿症、高钙血症和低磷血症。此外，在四肢和牙齿的 X 射线图像中可以观察到骨膜下的骨吸收、囊肿形成和牙槽硬化的丧失。

（二）甲状旁腺功能减退症（hypoparathy-roidism）

甲状旁腺功能减退症是由手术或创伤或特发性引起的，并导致低钙血症、四肢抽搐和惊厥。此外，还可能出现骨代谢紊乱，如尿路结石、肾结石和骨质紊乱。

六、垂体疾病

垂体前叶分泌 TSH、生长激素（GH）、促肾上腺皮质激素（ACTH）、促性腺激素（LH、FSH）和催乳素（PRL）。抗利尿激素（ADH）是从垂体后叶分泌的。下丘脑和垂体的病变引起这些激素的异常分泌。

肢端肥大症（acromegaly）

产生生长激素的肿瘤分泌过多的生长激素，导致骨骼和结缔组织过度生长。患者在固定气道和插管时可能会有困难，所以要做好视频喉镜和纤维支气管镜的准备。其他并发症包括尿毒症、高血压、糖尿病和动脉硬化性心肌病。

V 肝脏和胆道系统疾病

肝脏在维持生态平衡方面发挥着各种重要作用，包括血浆蛋白和凝血因子的合成、药物代谢、糖原储存和降解、解毒、清除各种内源性和外源性物质，以及作为肝脏巨噬细胞的库普弗细胞的免疫能力。在肝脏和胆汁疾病患者中，这些功能可能受到损害，因此术前评估很重要。另一方面，在实际的麻醉管理中，需要考虑到麻醉剂引起的肝血流量减少，肝功能障碍引起的麻醉剂代谢和排泄延迟，常规药物如抗癫痫药对麻醉剂代谢的影响，凝血功能下降和血小板减少引起的出血风险，以及免疫能力下降引起的感染风险增加。

一、口腔患者的典型肝脏和胆道疾病

（一）急性肝炎和暴发性肝炎

急性肝炎是一种肝细胞发生弥漫性强烈坏死的情况，导致短暂的肝功能障碍，它发生在没有慢性肝病史的人身上。暴发性肝炎是一种由于快速的肝细胞坏死而发生肝衰竭的情况，突发全身乏力、黄疸和肝性脑病等肝衰竭症状。它可能伴有神经精神症状，如精神错乱。肝炎发生的原因可能是甲、乙、丙型肝炎病毒感染、药物或自身免疫性疾病。目前认为，病毒本身并不直接损害肝细胞，而是由被病毒感染的肝细胞的免疫反应引起的。

（二）高胆红素血症

胆红素是在衰老的红细胞在脾脏中被破坏时产生的。游离胆红素（间接胆红素）与白蛋白结合，在血液中循环，并进入肝脏。肝细胞吸收的游离胆红素在尿苷二磷酸（UDP）- 葡萄糖醛酸转移酶（UDP-glucuronosyl transferase，UGT）的作用转化为结合胆红素（直接胆红素，水溶性），在胆汁中排泄。健康成人的血清总胆红素水平低于 2mg/dL，如果超过 2mg/dL，就会引起黄疸。如果血清总胆红素水平超过 3mg/dL，眼结膜黄疸就会很明显。

新生儿黄疸多为生理性黄疸，是由于新生儿期肝脏中 UGT 活性低，红细胞寿命短，游离胆红素产生增多而引起的，但在新生儿溶血性贫血时，血中游离胆红素变高，游离胆红素沉积在神经细胞中，造成胆红素脑病。胆红素脑病发生。在这种病理性黄疸中，采用光照和换血来治疗。

梗阻性黄疸是由结石或肿瘤阻塞胆道引起的，它增加了血液中结合胆红素的浓度，导致黄疸。梗阻性黄疸时，由于胆汁淤积，肝功能迅速下降，可能出现梗阻性加重的胆管炎，所以应尽快将淤积的胆汁排出体外。

由肝细胞胆红素代谢的先天性异常引起的黄疸，没有明显的溶血、肝细胞损伤或胆道梗阻，称为体质性黄疸。体质性黄疸有两种类型：游离胆红素升高（如 Gilbert 综合征）和结合胆红素升高。Gilbert 综合征是由 UGT 活性降低引起的，并以常染色体显性方式遗传。在人群中发生率为 2%~7%，而且有许多未被诊断的轻度病例。

（三）酒精性肝病

酒精性肝病可见肝周和 Glisson 系统纤维化，有轻度炎症细胞浸润。发生肝细胞的脂肪变性。

急性酒精性肝炎是慢性酒精性肝病的一种严重形式，具有急性炎症。它最终会导致酒精性肝硬化。一般来说，如果一个人连续10年每天喝5个单位的清酒，就有可能患上肝硬化。

(四) 肝硬化

肝硬化是由肝炎病毒或酒精引起的慢性肝炎进展，整个肝脏的小叶被再生结节取代的一种情况。肝内血流受阻，导致门静脉压力增加。葡萄糖不耐受的发生是因为糖原合成、分解和糖的生成受到影响。进食后血糖水平立即迅速上升，在空腹状态下容易发生低血糖。由于蛋白质合成受损，凝血因子减少导致血液凝固受损，造成低蛋白血症和腹水。在脾脏中，红细胞的破坏增加，导致贫血，而血小板在脾脏中分布不均，导致血小板数量减少。全血细胞减少症也很常见。术前内窥镜评估是必要的，因为门静脉高压症会导致食管和胃的静脉曲张，如果曲张的静脉破裂，由于血小板数量和凝血因子的减少，止血会十分困难。另一方面，评估肾功能也是必要的，因为肝肾综合征会导致肾功能的下降。

(五) 脂肪肝和非酒精性脂肪性肝炎(NASH)

脂肪肝是指由于甘油三酯在肝细胞内沉积而导致肝脏损伤的疾病的总称。非酒精性脂肪肝病(non-alcoholic fatty liver disease, NAFLD)是一种尽管没有饮酒史，但其组织学表现与酒精性肝病相似的疾病。该疾病的概念包括预后良好的单纯性脂肪肝、带有进行性纤维化的非酒精性脂肪性肝炎(non-alcoholic steatohepatitis, NASH)、肝硬化和肝细胞癌。

非酒精性脂肪性肝炎和非酒精性脂肪性肝病被认为是肝脏代谢综合征的表型，因为根据代谢综合征的诊断标准，它们经常与肥胖、葡萄糖不耐受、血脂异常和高血压有关。众所周知，甘油三酯在肝细胞中沉积的机制是高胰岛素血症诱导促进脂肪酸合成的转录因子的表达，导致脂肪酸的过度合成，而来自脂肪组织的游离脂肪酸进入肝脏。此外，高胰岛素血症增加了肝脏中活性氧的产生，这进一步降低了肌肉组织对胰岛素敏感性。

脂肪肝是由肥胖引起的，因为内脏脂肪堆积和肥胖引起的胰岛素抵抗，氧化应激和炎症细胞因子使其进一步复杂化，因而在治疗上，通常会通过饮食疗法、运动疗法等改变生活习惯的方式进行。药物治疗方面，吡格列酮、二甲双胍、抗氧化剂、肝脏保护剂、他汀类药物和其他血脂异常药物都可用来改善胰岛素抵抗。

(六) 抗癫痫药物对 UGT 的诱导和抑制

丙戊酸钠(sodium valproate)抑制 UGT1A9，后者在肝脏中催化葡萄糖醛酸的结合。葡萄糖苷的共轭作用对丙泊酚的代谢很重要，据报道，在口腔治疗过程中，为达到同一镇静水平，相比非精神和身体残障患者，服用葡萄糖醛酸钠的精神和身体残障患者所需的丙泊酚量更少。这部分是由于丙戊酸钠抑制细胞色素 P-450(CYP)2C9，而 CYP2C9能代谢丙泊酚。另一方面，苯妥英、苯巴比妥和卡马西平会诱导 UGT，并大大降低由该酶代谢的药物的血液水平。在这些药物中，已知苯妥英是 UGT 最有力的诱导剂；甚至在抗癫痫药物的治疗血药浓度以下也会发生 UGT 的诱导或抑制。

二、肝功能的评估和围手术期管理

(一) 术前管理和肝功能评估

在医学访谈中，要了解患者的肝病史、家族史、输血史、酒精摄入程度和药物使用情况。将确认是否存在肝病的特征性体征，如腹水和黄疸、出血倾向和意识障碍。肝脏肿大、食管和胃静脉曲张、蜘蛛痣、水母头和脾脏肿大是门静脉高压症的发现。

血清白蛋白水平、血清胆碱酯酶(ChE)水平、与凝血因子(凝血酶原、肝素等)相关的凝血酶原时间和短转运蛋白(short turnover protein, STP)反映了肝细胞的储备能力。在肝硬化时，它们通常会减少。白蛋白的半衰期很长，为15~20天，不能反映急性期的异常情况。凝血因子的半衰期比白蛋白短得多，凝血酶原时间对诊断急性肝损伤很有用。胆碱酯酶在肝脏中合成并释放到血液中。胆碱酯酶的活性因肝细胞损伤而降低，这种非特异性的酶可以降解各种胆碱酯以及乙酰胆碱，是反映蛋白质合成能力的指标。

当肝细胞受损时，天冬氨酸氨基转移酶(aspartate aminotransferase, AST)和丙氨酸氨基转移酶(alanine aminotransferase, ALT)会升高。这两种酶都是氨基转移酶，将氨基酸基团转移到酮酸上。这些转氨酶的半衰期，AST 为2~4小时，ALT 为4~6小时，反映了采血时的肝细胞损伤程度。急性肝炎中，大量的肝细胞迅速受损，转氨酶明显升高(以 AST 明显增加为主，因为 AST 比 ALT 更集中于肝脏)。AST 不仅存在于肝脏，也存在于心脏、大脑、骨骼肌和红细胞中，在溶血和横纹肌溶解症中会升高。ALT 也分布在心脏和骨骼肌中，但其浓度不到肝脏中的 1/10，而且 ALT 的升高在肝脏中具有高度的特异性。

胆汁淤积时，血清中结合胆红素、碱性磷酸酶（ALP）、γ- 谷氨酰转肽酶（γ-glutamyl transeptidase，γ-GTP）和亮氨酸氨基肽酶（LAP）的水平升高。γ-GTP 分布在肝细胞的微粒体部分（包括内质网、脂质体、质膜和高尔基体）、毛细胆管膜和小胆管中，血液中大部分 γ-GTP 来自肝脏。在胆汁淤积的情况下，进入胆道的 γ-GTP 排泄受到影响，γ-GTP 在血液中浓度升高。LAP 是一种从 N 端水解亮氨酸的酶，广泛分布在人体中。细胞体 LAP 在急性肝炎中升高，微粒体芳基酰胺酶（arylamidase，AA）在梗阻性黄疸和胆汁淤积中升高。

吲哚菁绿（ICG）清除试验用于评估肝脏储备；ICG 与白蛋白结合并从肝细胞排泄到胆汁中。肝功能异常时，ICG 的排泄延迟，停滞率增加。静脉注射 ICG 15 分钟后，血液滞留率达到 30% 或更高，表明有肝硬化。在肝硬化中，血氨浓度可以表明尿素循环的异常情况。

儿童肝功能检查的参考值与成人不同。已经给出了 AST、ALT、γ-GTP 和 LAP 的年龄和性别的参考值（表 6-V-1）。此外，由于骨质再生活跃，儿童可能因成骨细胞衍生的 ALP 水平较高，应参考其他胆汁酶如 GTP 和 LAP 水平。

表 6-V-1　不同年龄、不同性别的肝功能检查参考值

	AST/(U/L)		ALT/(U/L)		γ-GTP/(U/L)	
	男	女	男	女	男	女
新生儿	19~61	20~71	10~50	11~68	19~117	20~106
3 个月	23~75	21~75	12~62	11~69	10~66	12~63
6 个月	25~85	22~76	12~62	10~63	6~29	4~23
1 岁	23~51	22~50	5~25	5~31	5~16	5~15
3 岁	20~45	20~44	4~24	5~27	5~17	5~15
7 岁	17~38	15~37	4~22	4~24	6~19	5~16
12 岁	14~33	12~30	3~20	3~18	7~23	6~18
15 岁	13~30	11~27	3~19	3~17	8~26	7~19
成人	13~41	10~31	7~66	6~26	7~54	7~54

	LAP/(U/L)		ChE/(U/L)	
	男	女	男	女
新生儿	119~214	121~203	254~543	246~595
3 个月	116~210	114~195	264~568	252~610
6 个月	106~196	101~181	264~569	254~615
1 岁	93~169	89~167	281~549	270~534
3 岁	93~169	92~170	268~522	263~522
7 岁	98~176	97~177	251~485	249~493
12 岁	112~196	95~174	238~457	225~446
15 岁	110~193	84~160	226~434	210~417
成人	80~170	75~125	203~460	179~354

（小儿基準值研究班編，1996[6]）

术前手术风险由改良的 Child-Pugh 评分来评估(表 6-V-2)。这个分数与肝硬化患者手术过程中的术后并发症发生率和死亡率有很好的相关性。对于凝血功能异常,应给予新鲜冰冻血浆使凝血酶原时间延长在 3 秒内,并根据手术的性质进行血小板输注,以维持 50 000~100 000/mm³ 的血小板计数。腹水通过输注白蛋白、限盐和利尿剂治疗。如果患者有食管或胃静脉曲张,并有出血的风险,应进行内窥镜硬化治疗。对有电解质异常的患者,如葡萄糖不耐受和低钾血症,应提前进行治疗和纠正。应测量乙肝和丙肝病毒抗体滴度,如果呈阳性,应注意避免传染和针刺事故。

表 6-V-2 改良的 Child-Pugh 评分

		1 分	2 分	3 分
血清白蛋白 /(g/dL)		>3.5	2.8~3.5	<2.8
凝血酶原时间	延长时间 /s	<4	4~6	>6
	国际化标准比值(INR)	<1.7	1.7~2.3	>2.3
血清胆红 /(mg/dL)		<2	2~3	>3
腹水		无	少量~中量	大量
肝性脑病		无	抑郁~方向辨认障碍,有时昏昏欲睡	稍有兴奋或谵妄,嗜睡

A 级:5~6 分可以进行手术。
B 级:7~9 分围手术期需要谨慎的管理。
C 级:10~15 分应考虑手术以外的方法。
* 肝性脑病的分类见参考文献 8。

(Pugh et al, 1973[7]) より改変)

(二)术中管理

术中要保持血压和循环血量,不能减少肝血流量,要考虑肝功能下降对药物代谢的影响,并准备好出血倾向和凝血功能障碍的相应应对措施。

吸入性麻醉剂浓度依赖性地减少肝血流量,并可能导致肝组织缺氧。氟烷使肝脏动脉血流减少的作用最强,异氟烷使肝脏动脉血流减少的作用最弱。异氟烷被认为可以维持肝脏动脉的自我调节能力。氟烷的体内代谢率最高(20%),并会使导致肝脏损伤的三氟乙酸大量产生。异氟烷的体内代谢率最低(0.2%),因此其被认为适用于肝功能受损的患者。然而,有报告称,即使使用异氟烷也会出现术后肝炎和肝功能障碍,而且频率会随着短时间内的重复给药而增加,因此需要谨慎行事。氧化亚氮几乎不会被代谢掉。

尽管静脉麻醉剂如硫喷妥钠、丙泊酚和芬太尼在肝脏中代谢,但它们本身并不引起肝脏损害,因此可用于肝病患者的麻醉。硫喷妥钠的清除率在肝硬化患者中保持不变,而且其作用没有延长。但因为游离白蛋白增加,结合白蛋白减少,导致其作用增强,应减少剂量。大部分的丙泊酚在肝脏代谢,或经过肝脏排泄,因而肝功能受损的患者中,丙泊酚清除率会下降。因此,建议在调整剂量的同时用脑电图监测麻醉深度。重复给药后,芬太尼的清除率可能会下降。瑞芬太尼适用于肝病患者,因为肝功能障碍不影响其清除。苯二氮䓬类药物的清除率也会下降,导致作用时间延长,苏醒时间延迟。

在肌肉松弛剂中,罗库溴铵在体内几乎不被代谢,70% 从肝脏排泄到胆汁,30% 从肾脏排泄到尿液;维库溴铵在肝脏中代谢,并在胆汁中排泄。对于肝功能异常的患者,罗库溴铵和维库溴铵的清除率会降低,作用时间会延长;因此,在监测肌肉松弛时,应尽量减少罗库溴铵和维库溴铵的给药。胆碱酯酶活性的降低会延长琥珀胆碱的作用。

对于局部麻醉剂,由于肝功能障碍时血液中假性胆碱酯酶减少,因此酯类局部麻醉剂的代谢会延长。酰胺类局部麻醉剂的代谢由于肝脏降解而延长。在存在低白蛋白血症的情况下,游离蛋白形式会增加,药物效果会增强。因此,肝病患者容易发生局部麻醉剂中毒,应仔细监测剂量。当观察到血小板减少、出血时间或凝血时间延长时,应避免采用神经阻滞麻醉。

肝硬化患者由于肺内分流增加,腹水引起的功能残气量减少,以及低氧肺血管收缩的抑制,常有低氧血症,手术时容易出现低氧。吸入空气的氧气浓度应设置得高一些,并应参考动脉血气分析值,努力保持氧气分压。然而,可改善氧合的呼气末正压(PEEP)应保持在最低限度,因为它减少了门静脉血流。应避免过度通气,因为低碳酸血症会减少肝脏血流量。

肝硬化患者往往有水钠潴留,循环血量趋于增加。但是,血清白蛋白浓度下降,而且经常出现腹水,有效循环血量减少。因此,我们应避免过度输液或白蛋白造成水钠超负荷,当预计手术时间过长或大量出血时,应根据需要通过中心静脉压或 FloTrac 传感器对心输出量进行微创监测。出血期间,外周血管扩张和对儿茶酚胺的反应降低,可能会使患者比正常人更容易出现低血压。如果没有严重的低白蛋白血症或出血倾向,可用乳酸或醋酸林格氏液来补充肝硬化患者的细胞外液。但是,与醋酸林格氏液相比,如果在肝硬化患者中长期输注乳酸林格氏液,乳酸水平会升高,出现代谢性酸中毒,因此,醋酸林格氏液或碳酸氢盐林格氏液会是更好的选择。

肝硬化患者往往有糖耐量受损,容易出现术中高血糖。另一方面,由于糖原合成和糖化作用受损,患者在没有葡萄糖负荷的情况下也容易出现低血糖症。因此,在长时间的手术中,应持续给予葡萄糖,并使用胰岛素来控制血糖水平。在严重的肝病患者中,可能出现少尿的急性肾功能衰竭,这被称为肝肾综合征。为保持术中肾肾血流,应积极给予小剂量的多巴胺和前列腺素 E1。

在存在门静脉高压的情况下,插入胃管时应避免食管静脉曲张的出血。如果存在腹水,可能会发生呼吸抑制和误吸。在使用利尿剂的情况下,应注意电解质的异常。

(三) 术后管理

应该对呼吸和循环进行仔细的术后管理。应继续输液和输血以维持循环血量,并保持血压以保证尿量。在呼吸系统管理方面,要注意避免低氧血症。肝硬化患者可能因水钠潴留而出现肺水肿,应进行胸部 X 线检查和动脉血气分析。

VI 泌尿系统疾病

一、肾功能受损患者(未接受血液透析的患者)的管理

(一) 基本方针

由于手术入侵、麻醉以及包括麻醉剂在内的各种药物对肾功能有一定的影响,因此术前应认真进行肾功能评估。对肾功能不全的患者,应注意药物的排除和电解质的纠正以及液体的调整,以防止围手术期出现急性肾损伤(acute kidney injury,AKI)。

AKI 的诊断标准多年来一直在变化,但目前经常使用 RIFLE、AKIN 和 KDIGO 分类标准。表 6-VI-1 展示了 KDIGO 分类。一旦发生 AKI,预后可能不太理想,特别是当患者有潜在疾病时。而即使患者存活,也可能需要进行透析或肾移植,如果 AKI 改善后肾功能仍未恢复正常,患者也可能发展为 CKD。

表 6-VI-1　KDIGO 分类

定义	1. Δ sCr ≥ 0.3mg/dL(48 小时以内) 2. sCr 上升至基准值的 1.5 倍(7 天以内) 3. 持续 6 小时以上,尿量低于 0.5mL/(kg·h)	
	sCr 基准值	尿量基准值
1 级	Δ sCr ≥ 0.3mg/dL 或 sCr 上升 1.5~1.9 倍	0.5mL/(kg·h)以下 持续 6 小时以上
2 级	sCr 上升 2.0~2.9 倍	0.5mL/(kg·h)以下 持续 12 小时以上
3 级	3Cr 上升 3.0 倍或 上升至 sCr ≥ 4.0mg/dL 或 开始使用肾脏替代疗法	0. 3mL/(kg·h)以下 持续 24 小时以上或 12 小时以上无尿

sCr,血清肌酐。
注:满足定义 1~3 的任何一项即可诊断为 AKI。根据 sCr 和尿量对患病程度进行分级时,以更严重的一项为准。

(AKI(急性腎障害)診療ガイドライン作成委員会, 2017[2])

（二）评估

尿液检查，如尿蛋白、尿隐血和尿糖，以及血液检查，如血清肌酐和尿素氮，都是与肾功能有关的重要检查项目。此外，存在肾功能障碍时，可能会观察到尿酸、钠、钾、氯、钙和磷的异常水平，此外，还可能观察到血红蛋白、血细胞比容的下降和代谢性酸中毒。

AKI 主要的围手术期风险多为患者因素，如年龄 65 岁以上、CKD、败血症、围手术期和大手术（表 6-Ⅵ-2）。当术前存在 CKD 时，评估疾病的严重程度非常重要。

表 6-Ⅵ-2 急性肾损伤的风险因素

患者因素	处理、状态等
65 岁以上高龄*	败血症
慢性肾病*	血流动力学不稳定
男性	围手术期*
非洲族裔	大手术*

续表

患者因素	处理、状态等
肥胖	重度烧伤
充血性心力衰竭	重度外伤
肝细胞受损	肾毒性药物
重症呼吸功能衰竭	(Ichai et al, 2016[4])
恶性疾病	
贫血	

*重要的风险因素。

CKD 的严重程度按病因、肾功能和蛋白尿分类（表 6-Ⅵ-3）。评价肾功能的基础是肾小球滤过率（GFR），肾小球滤过率的测定中，测定物质要能够经肾小球自由过滤，同时不被肾小管重吸收或分泌，且不在肾脏中代谢或积聚。基于这一考虑，可使用菊粉。菊粉可用于准确地测量 GFR，但由于菊粉清除率测量较为复杂，就采用了肌酐清除率（creatinine clearance，CCr）来代替。

表 6-Ⅵ-3 慢性肾病的严重程度分类

病因	蛋白尿分类		A1	A2	A3
糖尿病	尿白蛋白定量(mg/d) 尿白蛋白/Cr 比(mg/gCr)		正常	微量白蛋白尿	蛋白尿
高血压 肾炎 多囊肾 移植肾 不明 其他	尿蛋白定量(g/d) 尿蛋白/Cr 比(g/gCr)		30 以下	30~299	300 以上
GFR 分类 (mL/min/1.73m²)	G1	正常或偏高	≥90	0	1	2
	G2	正常或轻度降低	60~89	0	1	2
	G3a	正常~中度降低	45~59	1	2	3
	G3b	中度~高度降低	30~44	2	3	3
	G4	高度降低	15~29	3	3	3
	G5	末期肾功能衰竭(ESKD)	<15	3	3	3

严重程度通过病因、GFR 分类、蛋白尿分类综合评估。　　　　　　　　　　　　　　　（富野, 2015[5]）

CKD 的严重程度可分为死亡、末期肾功能衰竭、心血管死亡发作。

以 0 为基准值，在表中分别以 1 2 3 表示（按风险升序排列）。

然而，由于肌酐是由肾小管少量分泌的，因此 GFR 在一定程度上被高估了。估计的 GFR（eGFR）可以根据血清肌酸水平、性别和年龄更方便地估计，在一般的临床实践中经常使用。如果 eGFR 大约为 60mL/min/1.73m² 或更高，正常的麻醉管理是可以接受的，如果低于这个值，就需要多加关注围手术期的管理。

CKD 的原因包括糖尿病、高血压肾硬化、肾小球肾炎、多囊肾和移植肾等，麻醉管理方面，尤其需要对糖尿病和高血压的状态进行评估。

目前，在日本，糖尿病是接受透析的患者中最常见的原发病，对糖尿病的评估对于 CKD 患者的术前评估至关重要。肾脏在维持循环血量和电解质平衡方面发挥着重要作用，并参与血压的调节。如果高血压长时间持续，很可能出现肾硬化，导致肾功能下降，水和钠的排泄减少，水和钠在体内滞留，血压升高。此外，当流向肾脏的血液因动脉硬化而减少时，肾脏中的肾素分泌增加，导致血压进一步升高，形成恶性循环。

（三）术前管理

eGFR 显著降低，且存在电解质异常或代谢性酸中毒时，往往需要从术前就开始进行相应控制。如果血清钾水平高，应检查术前饮食中的钾含量，在某些情况下，应使用噻嗪类利尿剂、祥利尿剂和阳离子交换树脂制剂。如果代谢性酸中毒难以纠正，可以考虑在术前进行透析。如果存在贫血，血红蛋白水平应控制在 10~12g/dL，如果存在糖尿病，HbA1C 水平应控制在 7% 以下。

（四）术中管理

1. 基本方针

保持适当的循环动力学和液体量对预防围手术期的 AKI 而言很重要。术中平均动脉压应保持在 60mmHg 或更高，并应进行适当的监测，以确保输液量不会过多或不足。此外，应避免浅麻醉，因为它会增加交感神经的活动，导致肾脏血管收缩。例如，对于输液量有限的患者，不宜减浅麻醉以应对低血压。

2. 麻醉方法

虽然丙泊酚即使在肾功能不全的患者的诱导过程中也不需要调整剂量，但有报道称，当为维持麻醉而连续使用丙泊酚时，当血浆白蛋白浓度较低时，蛋白未结合的丙泊酚浓度会上升。因此，应注意药效的增加。因为肝脏代谢是超短效巴比妥类药物（如硫喷妥钠）的排泄途径，所以没有因肾功

能下降而导致排泄延长的情况。然而，在存在低白蛋白血症或酸中毒的情况下，有可能由于游离硫喷妥钠的增加而使药物作用增强。尽管咪达唑仑在肝脏中代谢，不会导致作用时间延长，但有报告表明，代谢物 α- 羟基咪达唑仑的结合物有可能导致作用时间延长。地氟醚的使用非常便捷，因为它的体内代谢率低，而且不产生无机氟。七氟醚除在采用极端的低流量麻醉情况下外，不会显示出因无机氟或化合物 A 而对肾功能产生的不良影响。瑞芬太尼在血液和组织中被非特异性胆碱酯酶迅速水解，因而无论肾功能如何，都可以照常使用。

大部分罗库溴铵通过胆汁排出，部分通过尿液排出。对于肾功能受损的患者，最好在肌肉松弛剂监测下使用罗库溴铵，因为可能会因消除半衰期的延长而增加作用时间。由于 30% 的维库溴铵通过尿液排泄，因此在肾功能受损的患者中可能会出现作用时间延长的情况。有相关报告表示，在肾功能受损的患者中，代谢物 3- 去乙酰基 1- 维库溴铵的积累是导致肌肉松弛时间延长的原因之一。因此，建议在肌肉松弛剂监测下使用维库溴铵，并注意延长作用时间。在肾功能不全的患者中，舒更葡糖对罗库溴铵的拮抗作用没有发生变化。舒更葡糖的主要消除途径是肾脏，罗库溴铵包裹的复合物也会经肾脏排泄。当对肾功能受损的患者施用舒更葡糖时，舒更葡糖 - 罗库溴铵复合物可能会在体内停留很长时间。由于这种复合物的结合非常牢固和稳定，因此不会观察到肌肉再次松弛，但仍应注意。

总之，虽然有些药物需要注意清除率下降和低蛋白血症的影响，以及代谢物引起的作用增强和延长，但在临床操作中，不使用会对肾功能受损患者造成重大损害的、或使管理难度增加的麻醉剂。事实上，关注肾脏血流的维持比关注麻醉剂的选择更为重要。

3. 监测

患者疾病的严重程度和手入侵决定了使用哪种监测。通常情况下，除了心电图、无创动脉压和经皮动脉血氧饱和度等常规监测外，还要进行侵入性动脉压测量。过去，在肾功能受损的患者中，通常会测量中心静脉压，但近年来，基于动脉压的心输出量（arterial pressure-based cardiac output，APCO）设备已在心输出量和每搏量的呼吸变化（stroke volume variation，SVV）的测量中得到应用。这一装置让使用标准的动脉压力线连续测量心输出量成为可能，而每搏量的呼吸变化可用于评估患者对

输液的反应。该设备可以提供输液管理所需的信息，同时不会过度侵扰患者。

4. 输液管理

对于没有肾功能问题的患者，术中尿量监测是决定输液量的一个重要指标。因此，基本的输液管理是在尿量监测的基础上输入充分的液体，但对于肾功能不全的患者来说，必须谨慎输液。为了维持血压，如果心功能增强，应使用 β- 受体激动剂，如果需要外周血管收缩，应使用 α- 受体激动剂，同时给予最小的必要液体。尽管 APCO 测量设备对这些评估很有用，但其准确性因条件不同而受到限制，所以需要考虑到麻醉深度、血压、心率、尿量和失血量等进行综合判断。

平衡液是基本的术中输液，但如果患者的血清钾水平趋于上升或偏高，则应使用无钾输液剂。

羟乙基淀粉（hydroxyethyl starch，HES）对肾功能的影响存在争议，尽管有报道说它不会使肾功能恶化。

贫血是围手术期 AKI 的一个风险因素（见表 6-Ⅵ-2），早期纠正很重要。在使用红细胞制剂时，要注意血清钾水平的升高。

5. 其他药物

尽量避免使用氨基葡萄糖、万古霉素和其他有毒的抗菌剂和造影剂。严重的疾病禁忌使用非甾体抗炎药。

抗高血压药和抗心律失常药等许多用于麻醉管理的药物，其在肾功能受损患者中的使用已有相关研究，应确认给药剂量和给药间隔。

6. 肾脏保护

维持血压是术中肾脏保护的最重要因素。另一方面，目前还没有确定具有肾保护作用的药物。多巴胺在 0.5~3.0μg/kg/min 的低剂量下可增加肾脏血流量，从而增加尿量。然而，多巴胺本身没有肾脏保护作用。呋塞米等利尿剂也没有肾脏保护作用。

（五）术后管理

术后应测量尿量，如果存在少尿现象，应努力纠正脱水现象。对于肾功能受损的患者，必须像术中管理一样避免输液过量，并评估血管内容量和心脏功能。

对于有 AKI 风险的患者，应仔细评估 AKI 的症状，如尿量减少或无尿、电解质异常、酸碱平衡异常、高钠血症、血液和凝血系统症状、呼吸道症状、胃肠道症状，以及是否存在神经肌肉症状等。

此外，伤口疼痛对交感神经系统的刺激会激活肾素 - 血管紧张素系统，使肾动脉收缩。因此，术后镇痛措施很重要。如果肾功能严重下降，则禁用口腔手术领域术后常用的非甾体抗炎药，应使用对乙酰氨基酚。由于对乙酰氨基酚不作用于外周的前列腺素，不太可能增加消化性溃疡、胃肠道出血、肾脏损害或因其抗血小板作用而出血的风险。然而，在肾功能受损的患者中持续服用对乙酰氨基酚可能需要减少剂量或延长给药间隔。同时，也有必要对肝功能进行监测。使用麻醉性镇痛药时，应考虑到吗啡 -6- 葡萄糖醛酸会从尿中排泄，吗啡在肾功能受损的患者中的镇静作用可能会延长。

二、血液透析患者的管理

血液透析治疗是在以下情况下进行的：①由于肾功能下降，患者无法充分清除血液中的代谢产物和水；②如果病情进一步恶化，患者无法过上正常的日常生活；③除肾脏外的许多器官受到不利影响；以及④患者的生命预后受到影响。

采用血液透析的标准见表 6-Ⅵ-4。

表 6-Ⅵ-4　慢性肾功能衰竭中采用血液透析的标准

以下项目中总分达到 60 分上，则必须采用透析。

Ⅰ. 临床状态
1. 体液潴留（全身性水肿、严重低蛋白血症、肺水肿）
2. 体液异常（难以控制的电解质、酸碱平衡失衡）
3. 消化系统症状（恶心、呕吐、食欲不振、腹泻等）
4. 循环系统症状（严重高血压、心力衰竭、心包炎）
5. 神经症状（中枢、周围神经受损、精神障碍）
6. 血液异常（重度贫血症状、出血倾向）
7. 视力受损（尿毒症性视网膜病变、糖尿病性视网膜病变）

7 项中符合 3 项以上为重度（30 分），2 项为中度（20 分），1 项为轻度（10 分）。

Ⅱ. 肾功能
血清肌酐持续处于 8.0mg/dL 以上（或肌酐清除率低于 10mL/min）30 分
血清肌酐 5~8mg/dL（或肌酐清除率低于 10~20mL/min）20 分
血清肌酐低于 3~5mg/dL（或肌酐清除率低于 20~30mL/min）10 分
Ⅲ. 对日常生活的影响程度
因尿毒症影响无法起床为重度（30 分）
日常生活严重受限为中度（20 分）
上班、上学或是从事家务劳动有困难为轻度（10 分）

（富野，2015[5]）

血液透析有望改善代谢性酸中毒、维生素 D 缺乏、骨质疏松症、肌肉挛缩、充血性心力衰竭、心包炎、尿毒症肺炎、厌食、呕吐、胃肠炎和葡萄糖耐量受损等终末期肾衰竭症状。

在麻醉管理方面，我们首先检查导致需要透析的原发和并发疾病、透析的时间表、是否有自主排尿及尿量、液体摄入量、以及是否有透析的副作用（低血压、头痛和昏睡、寒颤、恶心、呕吐、意识障碍、肌肉痉挛等）。如果透析的副作用很强，且应择期手术，最好在矫正后进行手术

如果可能的话，应将手术前 1 天作为透析日，并在纠正循环血量、代谢性酸中毒和电解质的情况下进行手术。在治疗过程中，应保护好血液通路，并固定好导管，在另一侧测量血压。在透析患者中，由于血小板功能下降，可能会出现出血倾向，常用抗血栓药物来防止分流闭塞或治疗并发症。在口腔治疗的情况下，原则上应继续使用这些抗血栓疗法，因此，如果需要进行侵入性治疗，预防后出血的措施十分必要。此外，也应该留意是否存在易感染、创伤治愈不完全等情况。

术后，如果可能的话，应在术后第 2 天恢复透析。

在为透析患者选择药物时，应考虑药代动力学和有药物残留作用存在的肾毒性。剂量和给药间隔应根据透析患者的用药数据进行调整。

只有使用大孔径的透析膜，才能通过透析实现舒更葡糖的肾脏排泄。如果透析患者在使用舒更葡糖的麻醉管理后计划再次手术，由于舒更葡糖残留，罗库溴铵的或许难以生效，这取决于透析前或透析后使用的透析膜。

三、肾移植后患者的管理

在治疗肾移植后的患者时，评估移植后的肾功能是很重要的。对于功能几乎没有下降的患者，可以考虑：①继续使用免疫抑制药物；②类固醇覆盖和减少围手术期的压力；③麻醉管理方法和药物选择以保护移植的肾脏。

另一方面，肾功能减退的患者需要根据其减退的功能进行治疗。

Ⅶ　神经、肌肉疾病

一、神经肌肉接头疾病

神经肌肉接头没有血液 - 神经屏障的保护，容易发生自身免疫性的神经系统疾病。

（一）重症肌无力（myasthenia gravis，MG）

1. 疾病概要

重症肌无力是最常见的神经肌肉接头疾病。针对突触后膜上几个目标抗原的自身抗体损害了神经肌肉接头的刺激传导，导致肌肉收缩力下降。

在日本，80%~85% 的 MG 患者乙酰胆碱受体（AChR）抗体阳性，发病机制被认为是 AChR 抗体对运动终板的补体介导的破坏，导致 AChR 的数量减少，研究表明胸腺与 AChR 抗体的产生有着极强的关联。

MG 的骨骼肌有昼夜变化的特点，即持续收缩时肌力下降，休息时改善，晚上加重；每一天的症状也不尽相同。眼睑下垂和复视是最常见的眼部症状，其次是四肢骨骼肌无力、构音障碍、吞咽困难、咀嚼障碍、面肌无力和呼吸困难。在严重的情况下，呼吸肌麻痹会导致通气不足的状态。除了这些症状外，非运动性症状（non-motor symptoms）也

伴随着 MG。特别是，胸腺瘤相关的 MG 可能与非运动性症状有关，如单纯红细胞再生障碍性贫血、斑秃、低丙种球蛋白血症、心肌炎和味觉障碍。心肌炎可能很严重，也可能发生致命的心律失常。

治疗以免疫抑制剂的免疫治疗为主，也会使用抗胆碱酯酶药物、口服皮质激素、激素冲击治疗、静脉注射免疫球蛋白治疗、血液净化治疗和胸腺切除术等。完全缓解难以实现，而且需要长期治疗。

2. 围手术期管理中的问题

MG 患者出现呼吸困难并迅速恶化，导致呼吸衰竭，需要气管插管和机械通气的情况被称为重症肌无力危象。它与舌头、咽部和喉部的肌肉无力、吸气和构音障碍有关。包括吸入性肺炎在内的感染性疾病是危象发生的最常见诱因，其他诱因还包括手术、与药物有关的疾病、妊娠和分娩以及心理压力等。

干扰神经肌肉传导的药物可能会加重肌无力症。①突触前抑制神经肌肉动作电位：克林霉素、林可霉素、奎尼丁、普鲁卡因（酯类局部麻醉剂）、丙米嗪。②突触后抑制：氯胺酮、普萘洛尔；③通过稳定突触前和突触后膜来抑制：庆大霉素、新霉素、妥布霉素、苯妥英钠、普鲁卡因胺、阿米替林、戊巴比妥、氯丙嗪、氟哌啶醇。④抑制肌肉动作电位：金刚烷胺。⑤其他机制：维拉帕米、镁。

其他药物如苯丙胺类、利多卡因和钙通道阻滞剂可能会影响呼吸肌的神经传导。咪达唑仑注射液在 MG 患者中是禁忌。

由于 AChR 被破坏，竞争性拮抗 ACh 的非去极化肌肉松弛剂的作用可能会增强，导致肌肉松弛时间延长。罗库溴铵和维库溴铵的包装说明书中列出了对舒更葡糖过敏史的重症肌无力或肌无力综合征患者是禁忌证。如果挥发性麻醉剂不能实现术中肌肉松弛，可以使用非常低剂量的非去极化肌肉松弛剂；MG 和 Lambert-Eaton 肌无力综合征患者对非去极化肌肉松弛剂极为敏感，应在给予小剂量的松弛剂的同时监测其反应。肌肉松弛的监测对于 MG 患者的全身麻醉而言必不可少。舒更葡糖用于拮抗肌肉松弛，因为抗胆碱酯酶药物可能引起胆碱能危象。

（二）Lambert-Eaton 肌无力综合征

1. 疾病概要

常与肺部小细胞癌有关，其特点是肌肉无力，易疲劳，近端肌肉特别是下肢的腱反射下降。与 MG 不同，自身抗体作用于神经肌肉接头处的突触前神经末梢。

针对神经末梢的 P/Q 型电位依赖性钙通道的自身抗体减少了受体的数量，导致流入神经元的 Ca^{2+} 减少，从而使突触间隙中的乙酰胆碱释放减少，导致肌无力症状。反复的肌无力的特点是肌肉力量的短暂增加和腱反射的恢复。这是由于反复的肌肉收缩使流入神经末梢的 Ca^{2+} 增加。

由于 P/Q 型电位依赖性钙通道同时存在于自律神经和神经末梢，所以自律神经症状如口干、便秘、出汗障碍和阳痿等常常与此相关。小脑共济失调也是一种常见的并发症。

如果有肺部小细胞癌参与自身抗体的产生，则给予根治性治疗，如果没有恶性疾病的迹象，则给予类似 MG 的免疫治疗。

2. 围手术期管理中的问题

去极化和非去极化的肌肉松弛剂高度敏感，并延长了作用时间。即使单独使用吸入性麻醉剂，肌肉松弛作用也会表现得很强烈。可能会出现麻醉苏醒延迟的情况。预防措施与 MG 的预防措施相同。

二、原发性肌肉疾病

肌肉萎缩症

1. 疾病概要

肌肉萎缩症是一种遗传性疾病，其特点是由于肌肉纤维的坏死和再生而导致的进行性肌无力。骨骼肌中表达的基因突变和失调引起蛋白质的损失和功能异常，导致正常肌肉功能失效。它与骨骼肌以外的其他器官病变也有关。它是根据遗传形式和临床症状来分类的。对任何一种疾病类型都没有根本的治疗方法。

（1）Duchenne 型肌营养不良（Duchenne muscular dystrophy，DMD）

Duchenne 型肌营养不良是由 Xp21 染色体上的 dystrophin 蛋白基因突变引起的，这一基因突变导致肌膜下胞质内的 dystrophin 蛋白缺失。dystrophin 蛋白将肌纤维与细胞膜和基底膜结合，缺乏 dystrophin 蛋白会在肌肉收缩时破坏细胞膜，导致肌细胞变性坏死。这是肌肉萎缩症最常见的形式，大约每 3 500 名出生的男婴中就有 1 名发生，症状通常在 3~5 岁左右发现，表现为不能跑步和容易跌倒。在婴儿期的一些血液检查中，可以通过较高的血清肌酸激酶（CK）水平在发病前发现。

小腿腓肠肌假性肥大是在患儿可以行走的年龄观察到的，患儿步态呈臀中肌步态，运动后疼痛。在大多病例中,孩子在 10 岁左右变得无法行走。同时,出现关节挛缩和脊柱侧弯。呼吸衰竭和心肌病一般在 10 岁以后出现,但也有个体差异。在使用呼吸机的情况下,预期寿命超过 30 年,但其最常见的死亡原因是心肌损伤导致的心力衰竭。由于肌养蛋白也在神经元中表达,因而 DMD 患者可能会出现智力迟钝。肾上腺皮质激素能够有效预防 DMD 的进展。

(2)Becker 型肌营养不良症(Becker muscular dystrophy,BMD)

BMD 是由与 DMD 相同的基因的不完全缺失所导致的。其症状与 DMD 相似,但产生少量的 dystrophin 蛋白,发病较晚,且症状轻微。在少数情况下,心脏肥大和心力衰竭可能先于四肢肌肉受累。

(3)福山型先天性肌营养不良症(Fukuyama-type congenital muscular dystrophy,FCMD)

FCMD 是一种与中枢神经系统症状相关的先天性肌肉萎缩症。它是一种常染色体隐性遗传病,被认为是由于日本祖先的基因突变而在日本各地传播。它在婴儿期表现为软婴儿,肌张力降低或者肌无力。所有病例都有智力迟钝的现象。

(4)肌强直性营养不良症(myotonic dystrophy)

大多数日本肌强直性营养不良症患者的基因位点在 19 号染色体长臂上,并且有 3 个核苷酸(CTG)的重复序列异常,即所谓的三联体疾病。该病的核心是肌强直(一种收缩的肌肉不容易放松的现象)和肌肉萎缩。此外,还可能发生多器官损害。有一些特征性的体征,双手握拳后松开费力,以及轻拍肌肉时出现收缩。颞肌、面肌和胸锁乳突肌的萎缩导致了斧状脸。多系统器官受累包括白内障、心律失常、心肌病、糖尿病,以及其他各种症状。

2. 围手术期管理问题

心肌损害是由心肌细胞中的 dystrophin 蛋白缺失引起的。由于患者的活动能力有限,心功能不全往往不伴有心衰的症状。骨骼肌损伤的程度与心脏功能障碍并不相关。因此,在手术前由专家对心脏功能进行评估是至关重要的。

没有特征性的心律失常,除了窦性心律失常外,还可以出现各种心律失常。随着心功能的下降,室性心律失常的频率增加,多个室性期前收缩和两个或更多的阵发性室性心动过速是猝死的预测因素。

由于呼吸肌和咽喉肌肉无力,会出现呼吸障碍。广泛的微小肺不张,肺部交换减少,胸腔和脊柱变形和挛缩,也增加了呼吸肌负荷,导致慢性呼吸衰竭,主要是限制性呼吸损害。伴有咳嗽反射受损和吞咽困难,上呼吸道阻塞、窒息和吸入的风险很高。对于高危患者,应考虑在插管后进行机械通气。

应避免使用去极化肌肉松弛剂和吸入性麻醉剂,因为有关于横纹肌溶解症恶性高热和相关高钾血症引起的心脏停搏等并发症的报道。麻醉计划的注意事项包括选择安全的麻醉剂和方法,术前适当镇静以避免精神过度紧张和兴奋,准备静脉注射丹曲林,冲洗掉麻醉机中残留的吸入性麻醉剂,持续监测 $ETCO_2$ 和核心体温。抗胆碱酯酶抑制剂可能引起部分拮抗作用和再次肌松;应等待肌松作用的消失或使用舒更葡糖。在镇静过程中,对于心脏或呼吸功能受损的患者,有必要采取充分的监测和安全措施。目前还没有观察到局部麻醉剂的具体并发症。

三、运动神经元紊乱

肌萎缩性侧索硬化症(amyotrophic lateral sclerosis,ALS)

1. 疾病概要

ALS 是一种进行性疾病,从大脑皮质到脊髓的上运动神经元(初级运动神经元)和前角细胞等下运动神经元(次级运动神经元)选择性地退化或消失,导致全身肌肉无力和肌肉萎缩。

高级运动神经元的紊乱导致痉挛、深反射亢进、病理反射阳性和联带运动,而周围运动神经元的紊乱导致肌张力下降和肌无力、肌束震颤和肌肉萎缩。在延髓起病患者中,会出现舌头瘫痪、萎缩,以及构音障碍和吞咽困难。症状的发展相对较快,呼吸肌紊乱导致的呼吸功能不全和吞咽困难导致的吸入性肺炎时有发生,如果没有呼吸机管理,通常在 2~5 年内死亡。

口服利鲁唑可用于抑制 ALS 的进展。利鲁唑被认为主要通过抑制谷氨酸等兴奋性递质的毒性来保护神经细胞。

2. 围手术期管理中的问题

在术前呼吸功能测试中,通过仰卧位 FVC% 和最大吸气压力来评估拔管后呼吸衰竭的风险。仰卧位 FVC% 对检测早期呼吸衰竭很有用。呼吸衰竭的早期症状,如睡眠障碍和日常活动中的呼吸急促,在病史采集中不应被忽视。如果术前进行了无创正压通气,术后患者应继续使用呼吸机。因为 ALS 对氧饱和下降的反应为呼吸频率增加,术后高流量给氧可能抑制呼吸肌。如果有排痰困难,可使用手动排痰法或通过设备辅助排痰和咳嗽。

去极化肌肉松弛剂可能引起继发性高钾血症。有报道称在 ALS 患者中非去极化肌肉松弛剂的敏感性增加,作用时间延长。据报道,肌肉松弛剂监测在其他上运动神经元疾病中是不可靠的,应谨慎使用。

四、渐进性退行性疾病

(一) 帕金森病(Parkinson's disease)

1. 疾病的概要

帕金森病是一种进行性退行性疾病,以黑质中多巴胺能神经元的退化为特征。发病年龄为 50~65 岁,发病率随年龄增长而增加。它是仅次于阿尔茨海默病的第二种最常见的神经退行性疾病,估计发病率为每 10 万人中有 100~150 人。

由于中脑密集的黑质层中的多巴胺能神经元减少,导致基底节区的纹状体中多巴胺缺乏,乙酰胆碱相对增加,出现锥体外系症状。震颤是最常见的初始症状,其次是运动迟缓。随着疾病的发展,行走时双脚粘在地上,不分开,观察到所谓的冻结现象。非运动症状包括情绪低落、认知功能障碍、视觉幻觉、幻觉、妄想、睡眠障碍、自主神经病变、嗅觉下降、疼痛、麻痹和水肿。

术语"帕金森综合征"是指除帕金森病以外的神经退行性疾病、精神疾病以及由药物引起的具有类似症状的疾病。它也被称为帕金森症(Parkinsonism)。

2. 围手术期管理中的问题

帕金森病患者在术前评估中应注意运动和非运动症状的问题。可观察到吞咽困难、纳差、眼睑痉挛、呼吸功能障碍、正态低血压、心律失常、高血压、自主神经病变、低体重、低营养、胃肠道反流病、排尿困难、糖代谢异常和中枢神经系统症状。请咨询神经科医生。

左旋多巴(L-dopa)是多巴胺的前体,被用作抗帕金森病的一线药物。左旋多巴在血液中的半衰期很短,应持续到麻醉前,在手术中通过经胃管或静脉输注给药,并在手术后尽早恢复用药。长期患者突然停药或减量可能导致症状迅速恶化、呼吸抑制、喉痉挛、谵妄,或出现高热、快速肌肉僵硬和血清肌酸激酶升高的恶性综合征。

在使用左旋多巴和多巴胺受体激动剂的患者中,七氟醚可能导致低血压,氧化亚氮可能导致肌肉僵硬,丙泊酚可能既抑制震颤又诱发运动障碍。硫喷妥钠会抑制多巴胺的释放,但似乎不会使症状恶化。氟哌利多会导致锥体外系症状加重,氯胺酮和芬太尼、大剂量瑞芬太尼和吗啡可能导致肌肉僵硬。

肌肉松弛剂对肌阵挛很有用,可以使用非去极化肌肉松弛剂。西酞普兰可引起高钾血症。麻醉期间可能会发生低血压。至于循环激动剂,由于多巴胺受体的反应性降低,多巴胺不应该用于帕金森病患者。苯肾上腺素和去甲肾上腺素可作为升压药使用。麻黄碱与左旋多巴或西格列汀合用时,应注意其增强拟交感神经的作用。阿托品具有中枢抗胆碱作用,可能引起中枢神经系统症状。

由于呼吸功能下降、吞咽困难和排痰困难,术后肺部并发症的风险很高。只有在肌量恢复、呼吸和意识稳定以及精神状态稳定之后,才可以进行拔管。谵妄也有可能发生。苯二氮䓬类镇静剂和羟嗪是有用的。多潘立酮被用作止吐药,而作为多巴胺 D2 受体阻滞剂的氟哌利多和甲氧氯普胺可能会加重锥体外系症状。

(二) 多系统萎缩(multiple system atroph, MSA)

1. 疾病概要

多系统萎缩是一种神经退行性疾病,其特点是小脑、脑干和脊髓的神经元退行性病变,主要症状为共济失调。在病理上,α- 突触核蛋白在神经元和胶质细胞中积累,在小脑、桥状核、纹状体、脑干、脊髓自主神经核和大脑运动皮层中观察到渐进性的细胞变性。

(1) 小脑萎缩(olivopontocerebellar atrophy, OPCA)

OPCA 是日本最常见的小脑共济失调。小脑共济失调,如站立和行走时不稳,是 OPCA 最初发病时的主要症状。小脑症状包括步态共济失调、声带麻痹、构音障碍、肢体共济失调和小脑眼动障碍。

(2) 纹状体黑质变性(striatonigral degeneration, SND)

纹状体黑质变性的特点是存在帕金森综合征。主要症状是动作缓慢,伴有肌肉僵硬和体位反射障碍(体位保持障碍),不自主运动如震颤则相对罕见。特别是,帕金森综合征对左旋多巴的反应较差,而且比原发性帕金森病进展更快。

（3）Shy-Drager 综合征（Shy-Drager syndrome）

Shy-Drager 综合征的主要症状是自主神经病变。自主神经病变包括排尿困难、尿频、尿失禁、顽固性便秘、勃起功能障碍、直立性低血压、出汗减少和睡眠障碍（睡眠喘息、睡眠呼吸暂停和快速眼动睡眠等睡眠行为异常）。自主神经症状与脊髓中间外侧核和交感神经节的变性和功能丧失有关,但大多数患者也有小脑萎缩或纹状体黑质病变。随着直立性低血压症状的发展,患者有时会无法站立。

2. 围手术期管理问题

注意自主神经病变引起的低血压。在晚期病例中,将上半身从仰卧位抬起就足以导致意识丧失。即使血压下降,心率也不会反射性地增加,血压的下降也会更加明显。低血压发作也可能在进食后发生,其被视为猝死的因素之一。升压药的使用取决于自主神经病变的病灶。麻黄碱是一种间接作用药物,对节前神经病变有效,而去甲肾上腺素是一种直接作用药物,对节后神经病变有效。在交感神经节后纤维紊乱的情况下,α- 受体失调,即使是小剂量的去甲肾上腺素也可能产生明显的血压升高。窦性综合征、QTc 延长和心律失常等心电图异常也与自主神经症状有关。

使用去极化肌肉松弛剂有发生高钾血症的危险,使用非去极化肌肉松弛剂则起效时间较长。使用肌松药拮抗剂新斯的明可能导致房室传导阻滞、明显的心动过缓和低血压。

可能会发生环杓后肌麻痹。环杓后肌是声带外展肌,麻痹会导致声门间隙变窄和上气道阻塞。它可能导致打鼾、睡眠呼吸暂停以及睡眠中的猝死。对于术前有严重喘息的患者,应考虑进行气管切开。

五、脱髓鞘疾病

多发性硬化症（multiple sclerosis，MS）

1. 疾病的概要

多发性硬化症是一种慢性炎症性脱髓鞘疾病,在视神经、脊髓、大脑、小脑和脑干的白质中,不同时间、不同区域出现多个脱髓鞘的斑块。其中,视神经脊髓炎谱系疾病（neuro-myelitis optica spectrum disorders，NMOSD）主要影响视神经和脊髓,一般认为多发性硬化症和 NMOSD 属于同一个疾病组。

人们认为脱髓鞘是由自身免疫机制介导的炎症引起的,病变部位有淋巴细胞和巨噬细胞浸润,但多发性硬化症的病因尚不清楚。

视力障碍、复视、小脑共济失调、四肢瘫痪、感觉障碍、膀胱直肠障碍、步态障碍和疼痛性强直性抽搐是多发性硬化症的主要症状。延髓病变可能引起顽固性口吃,大脑病变可能引起呕吐。症状可能会在很长一段时间内多次缓解和复发。视神经、脊髓和小脑受到的影响往往相对严重。NMOSD 通常会对视神经和脊髓造成更严重的损害。

在急性期,要进行大剂量的静脉注射肾上腺皮质激素和血液净化治疗。

2. 围手术期管理中的问题

压力、过度工作、疲劳和感染是多发性硬化症的加重和复发因素,因此住院或手术有可能使症状恶化。术中温度控制尤其重要,因为有 Uhthoff 征兆,即神经症状随着体温升高而恶化,随着体温降低而恢复。温度控制,包括升温和降温,预防性地使用非甾体抗炎药物能有效防止体温升高。

多发性硬化症患者的全身麻醉没有特定的禁忌证。去极化肌肉松弛剂有高钾血症的风险,非去极化肌肉松弛剂可能因敏感性增加而导致作用时间延长。舒更葡糖的副作用很少,较为有效。

六、脊柱和脊髓损伤

1. 疾病的概要

脊柱和脊髓的损伤可能是由外力造成的,或继发于血管损伤或脊髓水肿。症状因受伤部位不同而不同。

2. 麻醉管理方面的问题

与气道管理有关的颈椎、颈髓损伤的诊断和评估尤为重要。由于呼吸功能和排痰能力下降,应注意低氧血症、高碳酸血症、肺不张和肺炎。

在胸椎以上高位脊髓损伤的急性期,副交感神经系统成为主导,可能出现心动过缓和低血压。在慢性期,自主神经反射亢进（autonomic hyperreflexia），可能出现异常高血压和反射性心动过缓。脊髓损伤患者由于体温调节功能受损,更容易发生体温下降。应监测体温、对液体进行保温、并对患者使用温毯等保温设备。

VIII 血液疾病

一、红细胞异常 - 贫血

一般来说,成年男性的血红蛋白(Hb)水平低于 13g/dL,成年女性低于 12g/dL 是贫血的指标。贫血时,由于 Hb 浓度下降,皮肤和黏膜中 Hb 减少,肤色变得苍白。黏膜表面颜色反映了 Hb 的降低,因此可以从眼睑结膜的颜色来判断贫血的程度。贫血时,循环血液中的氧含量减少,周围组织的氧气供应减少。为了避免低氧血症,心血管系统通过增加心输出量进行补偿。因此,在严重贫血的情况下,可能会出现呼吸急促、心悸和疲劳。

目前,用 Hb 或血细胞比容(HCT)值作为输注红细胞治疗贫血的唯一指标并不合适,应考虑每个患者的氧供和需求之间的平衡。混合静脉血中氧饱和度降低和心电图提示心肌缺血的变化是适当的指标。对于没有心血管疾病的患者,Hb 水平最低要求为 6.0g/dL 或更高。对于缺血性心脏病患者,输血的 Ht 水平在 29% 到 34% 之间,可以减少血管手术围手术期心肌缺血事件的发生。

贫血的分类和引起贫血的疾病如下所示:

(1)小细胞性低色素性贫血

缺铁性贫血、转铁蛋白缺乏症、铁粒幼细胞贫血、地中海贫血、慢性感染性贫血。

(2)正常细胞性贫血

急性溶血、溶血性贫血、再生障碍性贫血、继发性贫血。

(3)大细胞性贫血

大细胞性贫血,骨髓增生异常综合征,某些继发性贫血,如肝脏疾病,甲状腺功能减退症。

贫血的主要病理情况如下所示。

(一)缺铁性贫血(iron deficiency anemia)

缺少合成 Hb 所需的铁,红细胞的生成减少,导致贫血。它占所有贫血的 80%~90%,在女性中更常见。它是由慢性失血(月经、胃肠道出血等)和妊娠期间铁需求增加引起的。小细胞低色素性贫血的特点是血清转铁蛋白增加,血清铁蛋白和铁浓度下降,以及诸如舌炎、食管黏膜异常导致的吞咽困难(Plummer-Vinson 综合征)和反甲等症状。术前应补充铁剂以纠正贫血。

(二)再生障碍性贫血(aplastic anemia)

由于造血干细胞的异常,观察到全血细胞减少,除红细胞外,白细胞和血小板也减少。在严重的情况下,可以使用如环孢素等免疫抑制药物,或进行造血干细胞移植。

(三)巨幼细胞性贫血(megaloblastic anemia)

由缺乏维生素 B_{12} 或叶酸引起。发生贫血是因为骨髓中产生了巨幼红细胞,导致造血功能失效。恶性贫血是由于胃壁分泌的内因子减少而导致维生素 B_{12} 吸收障碍。在叶酸缺乏的情况下,可以观察到带有舌乳头萎缩的舌炎(牛肉舌)。

长期接触氧化亚氮导致维生素 B_{12} 的直接失活、导致叶酸代谢受损,从而使 DNA 合成受损,因而巨幼细胞的骨髓变化。

(四)溶血性贫血(hemolytic anemia)

由于红细胞本身的异常或外部因素导致红细胞的早期解体。间接导致胆红素升高、LDH 升高、网织红细胞增加、骨髓幼红细胞增生。

二、白细胞异常

(一)中性粒细胞减少症(neutropenia)

中性粒细胞减少症是指外周血中中性粒细胞的数量减少到低于 2 000 个 /μL。当中性粒细胞计数低于 500/μL 时,患者极易受到感染,手术过程中应使用抗生素以防止感染。

(二)白血病(leukemia)

白血病是一种预后不良的疾病,恶性造血细胞在整个身体的骨髓和淋巴结中浸润和增生。急性白血病表现为贫血、出血倾向和发热(感染)。这些症状往往发展迅速。可能出现前驱症状,如身体不适、低热和头痛。口腔症状包括喉咙痛、牙龈肿胀和溃疡以及淋巴结肿大。

在急性白血病中,由于白血病细胞迅速增加,正常的中性粒细胞减少,患者容易受到感染。患者可能出现弥散性血管内凝血(disseminated intravascular coagulation syndrome,DIC),导致出血倾向。阿霉素是一种抗癌药物,但它会导致心肌收缩功能障碍,需要谨慎使用。

(三)骨髓增生异常综合征(myelodysplastic syndrome,MDS)

骨髓增生异常综合征是一种由造血干细胞的质和量异常引起的疾病,患者呈现骨髓增生,且由于造血功能失效,外周血血细胞减少。这种疾病被认为是白血病的前期状态,有些患者会发展成急性白血病。治疗方面,一般使用免疫抑制疗法和化疗,但其疗效欠佳,需要进行造血干细胞移植。

三、凝血功能障碍

(一) 特发性血小板减少性紫癜(idiopathic thrombocytopenic purpura,ITP)

ITP 是一种血小板破坏增加、血小板计数明显下降的疾病,原因不明。可能发生皮下出血、鼻衄和齿龈出血。治疗可使用皮质激素和免疫抑制药物,也可进行脾脏切除术。

在慢性 ITP 中,血小板计数为 30 000~50 000/μL 时,就可以进行拔牙。对于外科手术,建议血小板计数为 50 000~100 000/μL。进行外科手术时,应给予大剂量的 γ- 球蛋白[400mg/(kg·d),连续 5 天]以暂时增加血小板数量。如果仍不充足,可考虑输注浓缩的血小板,但在许多情况下,输血带来的血小板计数增加不足以补偿血小板的破坏。

(二) 血友病(hemophilia)

血友病 A 和 B 是先天性凝血因子缺乏症,分别由因子Ⅷ和因子Ⅸ的缺乏引起。凝血因子活性低于 1% 被列为重度,1%~5% 为中度,5% 以上为轻度。关节内和肌肉内出血反复发生,关节经常变形。口腔出血通常由乳牙的萌出、恒牙的替换、咬合或创伤引起。在病情较轻的情况下,可以通过拔牙时止血困难来诊断。

应使用第Ⅷ或第Ⅸ因子制剂。在血友病 A 中所需静脉注射第Ⅷ因子的剂量(单位)= 体重(kg)× 目标峰值因子水平(%)× 0.5。

血友病 B 所需的Ⅸ因子静脉注射剂量(单位)= 体重(kg)× 目标峰值因子水平(%)× X(X 的值为 1~1.4)。

拔牙手术中,在手术前立即给予一剂,将目标凝血因子的活性从 20% 提高到 80%,根据手术情况,每 12~24 小时给予额外的剂量,持续 1~3 天(表 6-Ⅷ-1 和表 6-Ⅷ-2)。氨甲环酸应口服,剂量为 15~25mg/kg,每天 2~3 次,或静脉注射,剂量为 10mg/kg,每天 2~3 次。

表 6-Ⅷ-1 血友病给予额外治疗的剂量——口腔出血时

严重程度	从初次给药至止血的目标因子水平(%)	1 天给药次数 / 次	给药天数 /d
重度	40	30	1~2
轻度	20	15	1~2

(森本,2002[13])

表 6-Ⅷ-2 血友病给予额外治疗的剂量——拔牙、小手术时

目标因子水平 /%					
第 1 天		第 2~3 天		第 4~7 天	
血友病 A	血友病 B	血友病 A	血友病 B	血友病 A	血友病 B
40~80	30~60	30~50	20~60	20~30	20~30
12 小时候给 1/2 的量				拔牙中,原则上不用药	

(森本,2002[13])

对于中度至重度手术,凝血因子活性应保持在谷值为 80%~100% 的水平,持续静脉输注至少 5~10 天。对于中度或轻度血友病 A 患者的轻度至中度出血,1- 去氨基 -8-D- 精氨酸加压素(1-deamino-8-D-arginine-vasopressin,DDAVP)的剂量为 0.2~0.4μg/kg,将在一定程度上增加血浆因子Ⅷ的活性。局部止血措施,如氧化纤维素棉、缝合线和夹板,应与拔牙同时使用。

反复静脉注射凝血因子制剂可能会导致凝血因子的同源抗体(抑制剂)的产生,而且该因子的活性可能不会随着替代治疗而增加。在这种情况下,患者应使用活性凝血酶原复合物浓缩物(aPCC)50~100U/kg,每 8~12 小时一次,或重组活性Ⅶ因子(rF Ⅶa)治疗。重组活性Ⅶ因子(rF Ⅶa)90~120μg/kg,每 2~3 小时一次。

(三) 血管性血友病(von Willebrand disease)

血管性血友病因子(von Willebrand factor,

vWF）数量减少或质量异常，导致血小板黏附性和聚集异常，Ⅷ因子活性降低。最常见的类型是 1 型（70%），表现为 vWF 量的异常，其次是 2 型（细分为 2B、2N 和 2M），表现为质量异常，3 型最为严重。出血性倾向从出生就会发生，但往往比血友病要轻。皮肤和黏膜出血很常见，而颅内和关节内出血则很少。

DDAVP 0.3~0.4μg/kg 用于 1 型和部分 2 型，因子Ⅷ-vWF 合剂用于 2 型和 2 型、2N、2M、3 型，当 DDAVP 无效时使用。

四、抗栓治疗

阿司匹林、噻氯匹定、氯吡格雷和西洛他唑被用作抗血小板药物，华法林和肝素用作抗凝剂。华法林控制维生素 K 的代谢，并降低维生素 K 依赖性凝血因子（Ⅱ、Ⅶ、Ⅸ 和 Ⅹ）的活性。华法林的效果是通过凝血酶原时间的国际标准化比值（prothrombin time-internatioal normalized ratio，PT-INR）来评价的。

在接受抗栓治疗的患者中，约有 1% 的患者在停用华法林后发生血栓栓塞（脑梗死、肺梗死等）。中断阿司匹林时，脑梗死的概率比未中断时高 3.4 倍。

根据《接受抗血栓治疗患者的拔牙指南（2015年修订版）》，对于服用华法林的患者，应在 PT-INR 小于 3.0 时进行拔牙，并采用局部止血。牙周手术应以类似方式处理。手术时可考虑用肝素（低分子量肝素）进行桥接治疗。

最近，直接口服抗凝剂（direct oral anticoagulant，DOAC）已得到广泛应用。有四种直接口服抗凝剂：直接凝血酶抑制剂达比加群，以及直接 Ⅹa 因子抑制剂利伐沙班、阿比沙班和艾多沙班。这些药物主要适用于预防非瓣膜性心房颤动患者的缺血性卒中和全身性栓塞，因为它们在降低卒中和全身性栓塞发生率方面不逊于华法林。与华法林一样，它影响 PT-INR，在确定剂量时应考虑患者的年龄、体重和肾功能（表 6-Ⅷ-3）。同时，使用时也与华法林一样，拔牙时应采取局部止血措施，但可能发生后出血。

表 6-Ⅷ-3　直接口服抗凝剂（DOAC）的比较

一般名称		达比加群	利伐沙班	阿比沙班	艾多沙班
作用机制		凝血酶抑制剂	Ⅹa 因子抑制	Ⅹa 因子抑制	Ⅹa 因子抑制
血液中半衰期 /h		12~17	5~13	8~15	10~14
达到峰值时间 /h		1~2	2~4	1~4	1~2
蛋白结合率		85	30	30	
排泄途径	肾	85	30	30	50
	肝	15	70	70	20
血液浓度推测 /（ng/mL）	峰值	184（64~443）	290（170~440）	50~250	100~250
	谷值	90（3.1~225）	32（0~150）		
服用次数		每日 2 次	每日 1 次	每日 2 次	每日 1 次
临床试验名称		RE-LY	ROCKET-AF J-POCKET	ARISTOTLE	ENGAGE-AF

（抗血栓療法患者の抜歯に関するガイドライン，2015[15]より改変）

肝素诱导的血小板减少症（heparin-induced thrombocytopenia，HIT），即肝素所致的血小板减少，在使用肝素的患者中发生率为 2%~5%。HIT 发生在使用肝素后 5 至 10 天，由血小板抗体引起，导致血栓栓塞，如动静脉血栓和脑梗死。治疗包括停止使用肝素和用达那帕罗或阿加曲班抗凝。

Ⅸ　精神疾病

一、精神分裂症

据估计，精神分裂症的终生发病率约为每 100

人中有 1 人,约占所有精神障碍患者的 20%。精神分裂症的基本症状包括(Bleuler 的 4A 症状):①自闭(austim),即患者不能根据周围环境进行思考或行动;②思维松弛(loosening association),即患者不能连贯地思考,并出现分裂;③情感迟钝(blunted affection),即患者漠不关心或情绪不稳定;④矛盾心理(ambivalence),即患者抱有矛盾的情绪。

尽管精神分裂症的发病机制尚未明确,但人们认为,多巴胺、5- 羟色胺和 NMDA 等神经递质的异常引起的大脑网络功能紊乱会导致各种症状。中枢神经系统中的多巴胺过度释放导致积极症状,如幻觉和妄想,而中枢神经系统中的多巴胺功能下降导致消极症状,如对待事物热情下降和产生倦怠感。

有多种药物被用于治疗精神分裂症。然而,近年来,对 5- 羟色胺和其他神经递质以及多巴胺有影响的新型抗精神病药物已经问世(表 6-IX-1)。

表 6-IX-1　精神分裂症治疗药物

分类		作用	药品名称
典型抗精神病药物		主要由 D_2 受体阻滞作用(特别是丁酰苯类)	吩噻嗪类:氯丙嗪
			丁酰苯类:氟哌啶醇
非典型抗精神病药物(新型抗精神病药物)	5- 羟色胺、多巴胺受体阻滞剂(serotonin-dopamine antagonist,SDA)	$5-HT_{2A}$ 受体、D_2 受体阻滞作用	利司培酮、哌罗匹隆
	多巴胺、5- 羟色胺受体阻滞剂(dopamine-serotonin antagonist,DSA)	和 SDA 一样,有 $5-HT_{2A}$ 受体、D_2 受体阻滞作用,但对 D_2 受体有着更高的亲和力	布南色林
	多受体作用抗精神病药物(multi-acting receptor targeted antipsychotics,MARTA)	除 5- 羟色胺、多巴胺受体以外,还有其他多种受体阻滞作用	奥氮平、喹噻平、氯氮平
	多巴胺系统稳定剂(dopamine system stabilizer,DSS)	可作为 D_2 受体的部分激动剂	阿立哌唑

(北條ほか,2015[3])より改变)

此外,患者可能正在服用抗帕金森病药物或副交感神经阻滞剂(抗胆碱能药物)治疗锥体外系症状。锥体外系症状是抗精神病药物的副作用。而抗帕金森病的抗胆碱能药引起的副作用可通过泻药来缓解。有必要确认患者用药的特点和副作用。

(一)术前管理

大部分的精神分裂症患者有身体并发症,应特别注意心脏疾病、糖尿病、肺部疾病和肥胖症。然而,精神分裂症患者有时并没有得到适当的治疗,因为他们的沟通能力受损,对疼痛不敏感。

精神分裂症患者往往长期接受大剂量药物治疗,应检查手术前用药的种类、时间和剂量。如果患者正在服用传统的抗精神病药物,要注意其副作用,如多巴胺抑制引起的锥体外系疾病、帕金森综合征、高泌乳素血症以及负面症状的增强,如情感迟钝和对待事物热情下降。另外,如果患者使用的是新型抗精神病药物,也要注意其副作用的发生,主要包括体重增加、催乳素升高、嗜睡、口干和心电图变化(QTc 延长)。

建议与精神科医生合作,决定在手术前停用或继续使用抗精神病药物,但有报道称,停用药物会增加术后谵妄的频率。目前,基本做法是术前直到手术当天早上都不停止用药。

(二)术中管理

应避免使用阿托品等颠茄类药物,因为它们会增强抗精神病药物的抗胆碱作用,并可能引起中枢抗胆碱综合征。

在精神分裂症患者中,可能会观察到心电图异常,如 QT 延长、PR 延长、房室传导阻滞、ST-T 改变、T 波异常和期前收缩。有人认为,抗精神病药物可能会导致 QT 延长和尖端扭转型室速(torsades de pointes),而且有人认为对心肌的奎尼丁样作用(quinidine)可能是其发生的机制。

肾上腺素介导的抗精神病药物和局部麻醉药之间的协同作用可能导致 5%~20% 的患者出现低血压。这在老年人和服用氯丙嗪的患者中更为常见。此外,β- 受体激动可能引起血管扩张。

七氟烷和异氟烷是挥发性麻醉剂,不会引起

低血压或心律失常。丙泊酚是一种适合精神分裂症患者的麻醉剂，因为它能快速苏醒，并能在术后早期恢复抗精神病药物的使用。

（三）术后管理

精神分裂症患者术后谵妄的发生率估计为30%~50%。术后有必要尽快恢复用药，并提前做好恢复用药的计划，包括替代药物。

术后肠梗阻是一种常见并发症，需要引起注意。它特别容易发生在长期服用具有抗胆碱作用的精神药物的患者身上。

在许多长期、大剂量使用吩噻嗪类药物的病例中都有猝死的报道。目前认为，其诱因之一是低血压期间对 α_1- 肾上腺素能受体介导的血压升高反射的抑制。

恶性综合征是在突然增加、减少或停用抗精神病药物或抗帕金森药物后出现的一种疾病，其特征是肌肉强直、意识障碍以及高热。其发病机制被认为是黑质纹状体或下丘脑的多巴胺受体被迅速阻断或多巴胺 / 羟色胺不平衡。根据报告，恶性综合征的发生频率从 0.007% 到 2.2% 不等，但复发的可能性很大，确认恶性综合征的病史很重要。临床症状包括发热、肌肉强直、心动过速和意识障碍。实验室检查显示白细胞增多，CPK 升高。表6-IX-2 为 Caroff 等的恶性综合征诊断标准。

表6-IX-2　Caroff 等的恶性综合征诊断标准

满足以下 5 项则确诊
1. 发作 7 天内有服用抗精神病药物（如注射用药则时间为 2~4 周以内）
2. 发热至 38.0℃ 以上
3. 肌肉强直
4. 以下症状中符合 5 项 1）精神状态变化 2）心动过速 3）高血压或低血压 4）呼吸急促或低氧血症 5）流汗或流涎 6）寒战 7）尿失禁 8）肌酸激酶上升或球蛋白尿 9）白细胞增加 10）代谢性酸中毒
5. 排除了其他药物影响、其他全身性疾病或精神疾病的可能性

（Caroff et al, 1993[15]）

恶性综合征的治疗包括停用致病药物、输液和服用丹曲林 0.25~2mg/（kg·d）。此外，还建议使用溴隐亭（一种多巴胺激动剂）。类似的临床发现和对丹曲林的反应表明恶性综合征与恶性高热有关，但恶性综合征的进展一般比较缓慢，发热很少达到 40℃。肌肉僵硬的程度也比恶性高热要弱。恶性高热的致病因素是骨骼肌中 Ca^{2+} 的异常释放，而恶性综合征则被认为是由中枢多巴胺 / 羟色胺失衡引起的。

二、情绪障碍

情绪障碍分为：①双相情感障碍（双相 I 型障碍、双相 II 型障碍和环性心境障碍）；②抑郁障碍（抑郁症和心境恶劣障碍）；③其他（由一般身体疾病引起）。

双相情感障碍是一种反复出现躁狂和抑郁阶段的疾病，维持和治疗多次反复，而且往往是慢性病程。当出现中度或更严重的躁狂状态和抑郁状态时，它被称为双相 I 型障碍，而当出现轻度躁狂发作和重度抑郁状态时，则被称为双相 II 型障碍。

抑郁症是一种呈现各种精神和身体症状的疾病，其特点是抑郁，动机、兴趣和精神活动减少，焦躁，持续的悲伤和焦虑。根据 ICD-10 标准，抑郁症的发作情况见表 6-IX-3。据报道，日本的抑郁症每年发病率为 1%~2%，终生患病率为 3%~7%。

表6-IX-3　抑郁症发作情况（ICD-10）

大项目
1）心情忧郁
2）兴趣和喜悦的感情减少
3）活力降低，容易疲劳，活动能力降低
小项目
1）集中力、注意力降低
2）自我评价、自信降低
3）罪恶感、无价值感
4）对未来丧失希望，悲观
5）自残、自杀行为
6）入睡障碍
7）食欲不振

（融ほか，1993[17]）

一般认为，单胺能神经系统中的去甲肾上腺素和 5- 羟色胺与抑郁症的发病机制有关。当压力作用于机体时，下丘脑 - 垂体 - 肾上腺皮质（HPA）系统被激活，HPA 系统的长期增强会导致去甲肾上腺素和 5- 羟色胺的缺乏，从而形成抑郁症。

抗抑郁药（表 6-Ⅸ-4）、情绪稳定剂、抗精神病药、抗焦虑药和安眠药被用于情绪障碍的药物治疗。

表 6-Ⅸ-4　抗抑郁药的种类

迭代	分类	药物名称
第一代	三环类抗抑郁药	丙咪嗪 阿米替林 氯丙咪嗪 去甲替林 三甲丙咪嗪
第二代	三环类抗抑郁药	阿莫沙平 洛夫帕明 度硫平
	四环类抗抑郁药	马普替林 米塞林 司普替林
	其他	曲唑酮 舒必利
第三代	5- 羟色胺选择性再摄取抑制剂（SSRI）	氟伏沙明 帕罗西汀
第四代	5- 羟色胺和去甲肾上腺素再摄取抑制剂（SNRI）	米那普仑

（一）术前管理

有必要评估抑郁症患者的心血管疾病风险。抑郁症患者容易患心血管疾病，如心率变异性增加导致的心律失常、5- 羟色胺系统异常导致的血小板聚集增加导致的冠状动脉栓塞，以及免疫增强导致的粥样硬化。

三环类抗抑郁药被认为是心血管疾病的危险因素。有人指出，长期服用或过量服用三环类和四环类抗抑郁药会引起低血压心脏收缩力、猝死和致命的心律失常，特别是在有缺血性心脏病危险因素的患者中。

三环类和四环类抗抑郁药已知可引起 QT 延长综合征的多形性室性心动过速。服用三环类和四环类抗抑郁药的患者发生 QT 延长综合征的危险因素是女性、年龄、低钾血症、低镁血症和抗抑郁药过量。另一方面，5- 羟色胺选择性再摄取抑制剂（SSRI）及 5- 羟色胺和去甲肾上腺素再摄取抑制剂（SNRI）对 QT 延长的影响较小。

据报道，服用抗抑郁药超过 2 年的患者更容易患糖尿病。术前应进行糖尿病检测，术中和术后应仔细监测血糖控制。

虽然对于是否应该在术前停用抗抑郁药还没有一定的共识，但由于抗抑郁药的半衰期较长，在术前立即停用抗抑郁药意义不大：术前 3 天停用抗抑郁药的患者，与即将手术前才停用抗抑郁药的患者相比，术后出现精神不安定状态的概率更大，而在麻醉诱导过程中出现无知觉、低血压和心律失常的概率上没有差异。

（二）术中管理

避免使用如氟烷和异氟烷等可能引起心律失常或心动过速的药物和拟交感神经药氯胺酮。使用丙泊酚不会造成问题。

对于长期接受抗抑郁药物治疗的患者，尤其是服用三环或四环抗抑郁药物超过 6 个月的患者以及老年患者，应注意避免在麻醉期间出现低血压。有人认为，长期使用抗抑郁药会导致交感神经末梢的去甲肾上腺素耗竭，并与麻醉产生协同作用，导致低血压。

长期使用 SSRI 可能会延长出血时间，并增加异常出血的风险，这是血中 5- 羟色胺降低引起的血小板功能的变化造成的。在围手术期使用非甾体抗炎药和阿司匹林时应谨慎。

服用情绪稳定剂碳酸锂的患者中，肌肉松弛剂的效果会增强。抗胆碱酯酶制剂在拮抗肌肉松弛剂时也可能增强其作用。大约三分之一服用碳酸锂的患者出现多尿症，这被认为是由于锂抑制了抗利尿激素的作用，术中尿量趋于增加。

（三）术后管理

抑郁症患者在术后谵妄的发生率很高。这被认为是由于抗抑郁药的抗胆碱作用、内分泌和免疫对手术入侵的反应异常以及术后疼痛。术后镇痛很重要，因为术后疼痛也影响到术后谵妄的发生。

（四）5- 羟色胺综合征

5- 羟色胺综合征是抗抑郁药物的一种副作用，由大脑中的 5- 羟色胺水平异常增多引起。它主要与额外服用羟色胺激动剂如 SSRI 和单胺氧化酶（MAO）抑制剂，或药物剂量的增加有关，其特点是：①精神状态的改变（混乱、躁狂）；②兴奋；③肌阵挛；④反射亢进；⑤出汗；⑥寒战；⑦震颤；⑧腹泻；⑨协调障碍；以及⑩发热。当观察到前述 3 个或 3 个以上的症状时，可诊断为 5- 羟色胺综合征。

治疗 5- 羟色胺综合征的方法是停用致病药物和补充营养。此外，作为对症治疗，应进行呼吸道管理，降温治疗，对抽搐给予抗癫痫药物，对焦虑和肌阵挛给予苯二氮䓬类药物。

X 其他病症

一、肥胖患者

肥胖被定义为"脂肪组织中的脂肪过度堆积，体重指数（BMI）= 体重（kg）/ 身高（m）^{2} ≥25kg/m^2"，而肥胖症被定义为"由肥胖引起的或与肥胖有关的健康问题所带来的复杂情况，需要通过医学手段减轻体重"。两者的标准是 BMI 达到或超过 25kg/m^2，但两者之间有明确的区别。

在日本，内脏型肥胖比皮下型肥胖更常见。这意味着脂肪更多地累积在非脂肪组织如脂肪肝、脂肪肌和脂肪心肌中，并有研究表明许多患者有胰岛素抵抗和动脉硬化的风险。在肥胖患者容易出现的并发症中（表 6-X-1），循环系统和呼吸系统的疾病是主要的问题。一半以上的肥胖患者有高血压，而肥胖的高血压患者发生室性期前收缩的频率要高 10 倍。如果患者 BMI 较高、且有低氧血症或心力衰竭，在接受手术前应减轻体重并改善心脏功能。

表 6-X-1　肥胖患者的并发症

循环系统	高血压、缺血性心脏病、充血性心力衰竭等
呼吸系统	低氧血症、睡眠呼吸暂停综合征、肺动脉栓塞、肺炎等
新陈代谢系统	糖尿病、脂质异常症等
消化系统	脂肪肝、胃食管反流等
中枢神经系统	蛛网膜下出血、脑梗死等
其他	静脉血栓症、易感染等

（一）术前管理

肥胖患者的术前注意事项有很多（表 6-X-2）。BMI 是衡量肥胖程度的标准指数（表 6-X-3）。肥胖症按照 BMI 而非体重的数值分为两组：BMI 为 25~35kg/m^2 的肥胖和 BMI 超过 35kg/m^2 的严重肥胖。BMI 超过 30 的肥胖患者猝死的风险增加，而 BMI 超过 35 的肥胖患者猝死的风险翻倍。

表 6-X-2　术前注意事项

①肥胖程度
②日常活动程度
③睡眠时呼吸状态是否有异常
④手术室、手术台的大小是否合适
⑤袖套的大小是否合适
⑥静脉维持是否容易
⑦气道维持是否容易
⑧体检项目是否有异常
⑨手术时间和手术部位

表 6-X-3 肥胖程度分级

体重指数（BMI）分级 /（kg/m²）	判定	WHO 标准
BMI<18.5	体重偏低	体重偏低
18.5 ≤ BMI<25	体重正常	体重正常
25 ≤ BMI<30	肥胖（1 级）	超重
30 ≤ BMI<35	肥胖（2 级）	一度肥胖
35 ≤ BMI<40	肥胖（3 级）	二度肥胖
BMI ≥ 40	肥胖（4 级）	三度肥胖

但是，肥胖（BMI ≥ 25）并不意味着临床上必须进行减量。BMI ≥ 35 定义为高度肥胖。

（肥満症診療ガイドライン 2016[1] より）

在医学访谈之前获得有关日常生活条件的详细信息极其重要。肥胖患者不太活跃，经常抱怨气短和心悸。他们还可能抱怨在仰卧位时出现呼吸困难和呼吸不畅。对于这些患者，有必要对心脏和呼吸功能进行详细检查。此外，询问家庭成员患者夜间打鼾的程度和呼吸不规则的情况，可以帮助确定是否存在睡眠呼吸暂停综合征。

血压计的袖带宽度越短（小于上胸围的 40%），显示的血压就越高。此外，应事先检查设备或手术台的尺寸，确保合适。此外，外周静脉的固定往往比较困难，在手术前考虑静脉固定的部位可以节省时间。

如果下颌骨被厚厚的脂肪覆盖，可能会难以固定面罩。此外，肥胖患者插管困难的情况比非肥胖患者要多 6~7 倍。因此，有必要估计气管插管的困难程度。对于 Mallampati Ⅲ 级或以上、颈围增加或有睡眠呼吸暂停综合征的肥胖患者，应考虑困难气管插管。如果喉部暴露有困难，应准备好困难气道清理的全套设备，如通气道、纤支镜、喉罩和可视喉镜。

在某些情况下，心电图和超声心动图等检查非常重要。提前咨询心内科医生，并参考心内科医师的评估结果。此外，肥胖患者的胃液量大，胃内 pH 低。因此，使用 H2 受体阻滞剂可以有效地防止误吸。

（二）术中管理

必要时可采用头高位（ramped position），即上半身抬高，使耳道和胸骨处于同一高度。这可以通过在躯干 - 大腿交界处弯曲手术台，或通过抬高手术台的后部来实现。这种姿势有利于喉部的暴露和气管插管。

目前有两种观点：一种是在做好充分准备后，建议快速诱导，以应对气道管理的困难；另一种是建议进行清醒插管。如果计划快速诱导，建议使用喉罩或可视喉镜。当预计难以保证气道安全或存在睡眠呼吸暂停综合征时，可进行清醒插管。在清醒插管的情况下，有必要进行适度的镇静、镇痛，以及表面麻醉。如果有必要进行环甲膜切开术以确保气道安全，可以使用超声波设备来确认环甲膜切开术的位置。

麻醉剂的用量通常按体重表示。由于肥胖患者的脂肪比例增加，使用总体重（total body weight，TBW）很可能导致剂量过大。在这方面，有人提出使用理想体重（ideal body weight，IBW）、去脂体重（lean body weight，LBW）、校正体重（adjusted body weight，ABW）（表 6-X-4，表 6-X-5）。对于肥胖患者的麻醉剂量，建议丙泊酚诱导时采用 LBW，维持时采用 TBW 或 ABW。此外，瑞芬太尼和芬太尼的分布剂量和清除率与 IBW 高度相关。

表 6-X-4 体重评估法

总体重（TBW）	实际体重
理想体重（IBW）	身高（m）² × 22（BMI）
瘦体重（LBW）	男性：9.270 × TBW/［6 680+（244 × BMI）］ 女性：9.720 × TBW/［8 780+（244 × BMI）］
调整体重（ABW）	IBW+0.4 ×（TBW-IBW）

（豊田ほか，2016[13] より改変）

表 6-X-5　药物用量

麻醉剂	丙泊酚	诱导	LBW
		维持	TBW, ABW
	硫喷妥钠	诱导	LBW
		维持	TBW
麻醉性镇痛药	芬太尼		LBW
	瑞芬太尼		LBW
肌肉松弛剂	罗库溴铵		IBW
	维库溴铵		IBW
	琥珀胆碱		TBW

TBW,总体重；IBW,理想体重；LBW,瘦体重；ABW,调整体重。

(Ingrande et al, 2010[11], 2011[12], 豊田ほか, 2016[13] より改変)

罗库溴铵可以用舒更葡糖拮抗,是合适的肌肉松弛剂。对于吸入麻醉药,脂肪数量对吸入麻醉后的苏醒没有显著影响。然而,使用地氟烷的患者比使用七氟烷能更快地苏醒。

肥胖患者更容易出现缺氧,这是因为:①呼吸储备和功能残气量(FRC)减少;②胸腔顺应性降低;③通气/血流分布不平衡造成的肺不张增加。在仰卧位时,横膈被腹部内脏顶向头部方向,与直立位相比,FRC 减少了 0.5~1.0L。在全身麻醉的患者中,由于失去了横膈的协调,FRC 会进一步减少 16%~20%。这种 FRC 的下降在肥胖患者中进一步加强,而且 FRC 的下降幅度与 BMI 成正比。此外,肥胖患者在非麻醉状态下,肺部和胸腔的顺应性已经下降。这是由于胸壁和乳房的重量、胸椎后部的重量、腹壁的重量以及由于腹压增加而导致的膈肌升高。通气/血流比失衡分布由于肺底通气受损而被放大,但在全身麻醉时进一步加剧。由于这些原因,应仔细考虑术中呼吸系统管理。

肥胖的患者往往需要非常高的肺内压力,以达到足够的通气量。然而,这反而会增加肺内分流,使氧合情况恶化。应通过术中动脉血气分析管理高 PEEP(呼气末正压)和低气道压力。

(三)术后管理

肥胖是手术失血量增加、手术时间延长、伤口感染、肺部并发症(如术后失水和肺炎,以及肺血栓栓塞)等并发症的预测因素。

由于 P_aO_2 和组织的血流减少,伤口组织的含氧量差,增加了伤口感染的频率。糖尿病会增加伤口感染的风险,所以控制血糖很重要。围手术期的因素,如手术时间和术后镇痛,也会影响肥胖患者的术后并发症。因此,通过缩短手术时间和静脉自控镇痛(PCA)来有效控制术后疼痛是非常重要的。此外,在手术前应使用弹性袜和间歇充气装置来预防深静脉血栓。尽早下床活动也可以预防肺血栓栓塞症。

二、类风湿性关节炎(rheumatoid arthritis, RA)

类风湿性关节炎是一种病因不明的自身免疫性疾病,影响全身结缔组织。患病率约为 0.5%,发病年龄为 50 多岁,男女比例为 1:3 至 5。

在 RA 的早期阶段,双侧肢体的小关节会对称性受到影响,疾病会逐渐发展到全身的关节。由于关节的结缔组织受到严重影响,患者主诉为严重的关节疼痛、关节畸形和僵硬。RA 的关节外表现包括贫血、间质性肺炎、心脏受累和肾脏受累。间质性肺炎会导致顺应性下降。心脏病变,如左心室肥大和心绞痛,在大约 30% 的患者中发生。此外,发生肝脏病变、循环血量减少、低蛋白血症、营养不良、骨质疏松症和脉管炎的风险同样很高。

(一)术前管理

麻醉管理中,尤其重要的是颞下颌关节和颈椎的关节病变。60% 以上的 RA 患者会出现如下颌骨髁突的破坏和吸收导致的下颌骨后缩和颞下颌关节僵硬等颞下颌关节症状。80% 以上的 RA 患者会出现如因颈椎融合而无法向后弯曲等颈椎异常。这些问题导致张口受限、颈部后仰受限,并影响全身麻醉的诱导。怀疑插管困难时,应通过 Mallampati 分级、BMI、是否存在短颈、甲颏间距等来进行评估确认,必要时对颈部进行影像学评估。

此外，还可能出现声音嘶哑、喘息、吞咽疼痛、呼吸困难，这些是由环状软骨病变导致的解剖性狭窄所引起的。除了插管困难外，还应考虑发生解剖性狭窄时，拔管后出现气道梗阻的可能性。术前出现黏膜固有层发红或水肿，则气管插管不可取。

RA 患者使用非甾体类抗炎药和皮质激素治疗。接受皮质激素的患者可能有肾上腺功能抑制并易发生感染。由于有可能发生休克和败血症，应检查所使用的药物和患病时间。

对患者一般情况的评估可能会显示出全身肌肉萎缩和重要器官的功能丧失，因为随着 RA 的发展，需要卧床休息和使用轮椅。在这种情况下，有必要在术前对呼吸和循环系统的动态变化进行充分的监测。

实验室数据显示贫血（低色素）、心电图异常（束支传导阻滞、ST 段压低、心肌损伤）、肺部疾病、药物引起的出血倾向，以及随着 RA 的发展出现肝功能障碍。随着皮质激素的使用，有可能出现肾上腺萎缩、皮肤萎缩、相关的血管固定困难、容易出血和消化道溃疡。

（二）术中管理

只要不影响手术，应在术前确认的关节活动范围内，将患者置于最舒适的位置。考虑到患者因使用肾上腺皮质激素引起的骨质疏松症而容易发生骨折，应避免过快的体位调整速度，必要时应使用枕头和海绵。

麻醉诱导时，如果预计面罩通气会有困难，可以考虑选择清醒插管。如有必要，应使用喉罩、可视喉镜或纤支镜。大约 20% 的 RA 患者有干燥综合征，可观察到干燥的角膜结膜炎。术中应使用眼药膏和眼贴来保护眼睛。

（三）术后管理

预防 RA 患者的感染是整个围手术期的一个主要问题。应考虑无菌措施，包括术后伤口换药。术后注意出血也很重要。从消化性溃疡风险的角度来看，如果迅速出现贫血，应怀疑有出血并调查原因。

三、器官移植后的患者

免疫抑制药物的发展和移植技术的进步令人瞩目，各器官的移植病例都在增加。日本的器官移植实践中，肾脏移植最多，之后依次为肝、肺、心脏。我们相信，在口腔手术领域，接受器官移植的患者数量也会增加。

无论移植部位如何，整个围手术期最重要的

考虑因素是持续使用免疫抑制药物引起的感染。

（一）术前管理

根据病史采集、体检和实验室检查结果，对移植受体进行最新的评估。

肾脏移植后的患者有很高概率发生高血压、充血性心力衰竭、左心室肥大和缺血性心脏病等并发症。此外，患者应注意由于长期服用皮质激素而导致的肾上腺皮质功能下降和易感染。

由于使用免疫抑制药物，65%~70% 的肝移植后患者会出现移植后高血压。此外，常伴发如胰岛素抵抗性糖尿病、脂质代谢异常和肥胖症等并发症。这些患者发生心血管事件的风险增加，应谨慎对待。

心脏移植术后的患者是去神经化的，因此自我调节维持血压的能力较弱。由于没有心脏迷走神经，心率约为每分钟 90~100 次，取决于前负荷和后负荷。它常伴有心律失常，尤其是右束支阻滞。此外，糖尿病、冠状动脉疾病、肾衰竭和高血压也是常见的并发症。

（二）术中管理

对于肾移植患者，手术过程可能会诱发肾衰竭，因而麻醉管理应与慢性肾衰竭患者相似，应选择不影响肾血流或肾小球滤过率的麻醉方法。虽然临床上没有七氟烷肾毒性的确凿证据，但异氟烷是合适的，因为与其他挥发性麻醉剂相比，无机氟的释放量最低，生物代谢率低。多巴胺给药是用来维持肾脏血流。芬太尼和维库溴铵没有影响。

肝移植患者应像肝功能损害患者一样进行麻醉管理。应避免减少循环血量和使用非选择性 β-受体阻滞剂，以防止门静脉低血容量。

心脏移植患者没有特定的麻醉禁忌证，但应考虑维持适当的前负荷、后负荷和避免肾功能损害。临床上使用的大多数升压药物，如儿茶酚胺，都不会引起问题，但应避免使用阿托品和 β- 受体阻滞剂。

（三）术后管理

在术后，应监测患者的循环系统变化、移植器官的功能变化，并采取彻底的措施预防感染。

四、酒精依赖和药物依赖的患者

（一）酒精依赖

2003 年进行的一项实况调查显示，疑似酒精依赖患者的数量为 440 万，酒精依赖患者的数量为 80 万，但每年真正接受治疗的只有 5 万人。

近年来，妇女和老年人中的酒精依赖患者一

直在增加,反映了妇女的社会地位提高和社会老龄化。人们通常认为环境因素是导致酒精依赖的主要原因,但据估计,50%~60%的酒精依赖由遗传因素导致。

酒精依赖患者会出现病态饮酒,即在日常活动之间重复饮酒,即使在戒酒后也容易复发,因为其容易从少量饮酒恢复到刚戒酒前的饮酒行为。随着饮酒的中断或饮酒量的减少,会出现神经系统症状,如失眠、恶梦、血压升高、心悸、恶心、呕吐、头痛、胃痛、出汗、盗汗,以及迷失方向、幻听、幻觉、震颤和谵妄等精神症状,患者会继续喝更多的酒来逃避这些症状。身体并发症包括胃炎、胰腺炎、糖尿病、肝炎、肝硬化、心肌病、脑梗死和脑出血,以及神经和精神疾病,如抑郁症、周围神经炎、小脑退化、Wernicke-Korsakoff综合征和酒精性痴呆。这些并发症应该在术前就认识到,并予以解决。

酒精依赖患者还有许多社会问题,如醉酒驾驶、事故、自杀、家庭暴力和虐待。此外,有人指出,女性酒精依赖患者比男性酒精依赖患者更可能并存多种疾病。

基本的治疗方法是戒酒,建议在专门的机构进行治疗。

(二) 药物依赖的患者

药物依赖是一种当药物的效果消失后,患者不能以自己的意志控制药物使用的情况。已经证明,药物依赖的原因是大脑中的间叶多巴胺能神经系统(也称为A10神经系统)出现异常。一般认为,A10神经系统的异常可能是不可逆的。药物依赖症状包括心理上的依赖,如对药物的渴望,还有身体上的依赖,如颤抖、幻觉和迷失方向等戒断症状。甲基苯丙胺、可卡因、尼古丁和咖啡因会造成心理上的依赖,而苯二氮䓬、大麻、鸦片和吗啡会导致心理和生理上的依赖。对每种药物的依赖都有其对应的治疗方法,目前尚未确立基于科学证据的治疗方针。因此,有必要了解每个患者的病史,确认用药情况,并选择与病史相对应的麻醉方法。

五、指定的难治性疾病(特定疾病)

2014年,日本《难治性疾病患者医疗护理等法(难治性疾病法)》颁布,疾病从特定疾病转为指定的难治性疾病。

(一) 高安动脉炎(特发性主动脉炎)

这是一种原因不明的非特异性脉管炎,发生在主动脉及其主要分支、肺动脉和冠状动脉。桡

动脉的脉搏可能消失,因而这种疾病也被称为无脉症。该病的名称来自于发现者高安右人。其原因被认为是病毒感染。该病发病的男女比例约为1:8,女性发病率高。该病的发病年龄在20岁左右,但也有许多中老年患者。症状包括全身炎症症状,如低热和全身乏力,左上腹无脉和抬头困难,头痛,以及双上臂血压的差异。肾上腺皮质激素和免疫抑制药物可用于该病的治疗。抗血小板药物和抗凝剂也可用于预防血栓形成。也可以进行大型外科手术,如人工血管置换,来进行治疗。对于麻醉管理来说,准确了解血管病变的病理生理学非常重要,因为病变的位置和程度因人而异。由于流向主要器官的血流趋于减少,应注意低血压的问题。应考虑连续服用血管活性药物。

(二) 软骨发育不全

软骨发育不全是一种骨骼系统疾病,表现为四肢缩短和身材矮小,大约每2万名新生儿中就有1人发生。通过特征性的身体和影像学检查结果能够非常容易地进行诊断。该病患者男性的成年身高约为130cm,女性为125cm。95%的患者有染色体4p16.3中的FGFR3(成纤维细胞生长因子受体3)的G380R突变(即第380个甘氨酸被精氨酸取代的突变)。察到成纤维细胞生长因子受体3型(FGFR3)基因的G380R突变。

软骨发育不全是常染色体显性遗传疾病,但90%以上的病例是由健康的父母所生,患病由突变引起。这类患者从出生开始就有四肢缩短的现象,但出生时的身高并不矮小,其身材矮小的特征随着生长而变得更加突出。患者的智力是正常的。该病特征性的面部特征包括头骨相对较大、前额突触、鼻根扁平、下颌骨突出、错位和牙齿不齐。由于中央和鼻腔狭窄,呼吸暂停和呼吸不畅也很常见。胸廓发育不良也可能导致限制性肺部疾病以及反复和严重的呼吸道感染的发生。应考虑到这种疾病的特点问题,谨慎进行全身管理。

(三) 先天性气管狭窄

先天性气管狭窄由气管软骨的异常形成引起。气管狭窄中没有膜性部分,软骨以环状包围整个气管的周长。它合并其他先天性疾病,如气管性支气管、先天性心脏病和由肺动脉引起的血管纤维瘤病。从患者几个月大的时候就可以观察到呼吸道症状,如哮喘和呼吸费力。上呼吸道感染可能导致严重的呼吸困难和窒息。该病常常在治疗其他疾病时试图进行气管插管、而气管导管不能插入到

适当的深度时被发现。随着孩子的成长，狭窄的气管会扩张，症状可能会减轻，可以进行后续治疗，但通常要进行外科气管成形术。

麻醉管理方面，如果不能插入适合年龄的气管导管，应始终考虑先天性气管狭窄的可能性，不应强行插入导管而对狭窄部位的黏膜进行物理刺激，造成肉芽组织或水肿。术前如果确诊气管狭窄，选择合适的气管导管很重要，严格的术后管理、给予皮质激素以防止水肿也很重要。

第7章 口腔外科手术与全身麻醉

I 特征

口腔手术最重要的特点是手术区域和气道重叠。因此,在全身麻醉期间,必须仔细注意手术前、手术中和手术后的气道管理。需要注意的具体要点如下。

一、与气道管理有关的注意点

(一) 难以维持气道的病例

先天性异常(如 Treacher Collins 综合征、Robin 序列征和 Goldenhar 综合征),面部创伤,严重的感染(如口底蜂窝组织炎),以及术后面部畸形,都可能使常规全身麻醉中失去意识的情况下极难保证气道安全。在这些情况下,应根据困难气道管理(difficult airway management,DAM) 的流程,在仔细的术前气道评估的基础上采取适当的措施(见第 5 章第Ⅷ部分)。在许多情况下,用支气管纤维镜进行气管插管是在意识清醒的状态下进行的,因为在诱导全身麻醉之前,预计难以保证气道安全。

全身麻醉诱导后固定气道的困难包括由于上述情况造成的面罩通气、喉部展开和气管插管的困难。颧骨减退性骨折或关节病导致的气管插管困难也可能造成气管插管困难,即使面罩通气本身并不困难。在这些情况下,应根据 DAM 算法采取适当措施。近年来,视频喉镜已被用于许多病例中。同时,在这些情况下,应谨慎地进行气管插管的拔管。在某些情况下,可能需要进行插管或气管切开术。

(二) 经鼻插管

经鼻插管常被选作口腔手术的气管插管方法。与经口插管相比,鼻气管插管使用较细的气管导管,根据鼻腔狭窄的程度,可能会增加呼气阻力。此外,经鼻插管需要注意鼻腔出血、鼻腔组织侵入气管,以及由于鼻中隔骨质增生造成的套囊损

伤。一般来说,经鼻插管所用的导管比用于经口插管的导管材料要软,但有些导管在使用前应在温水中加热软化。固定气管导管时,要避免外鼻变形和对鼻翼的压力(图 7- I -1)。

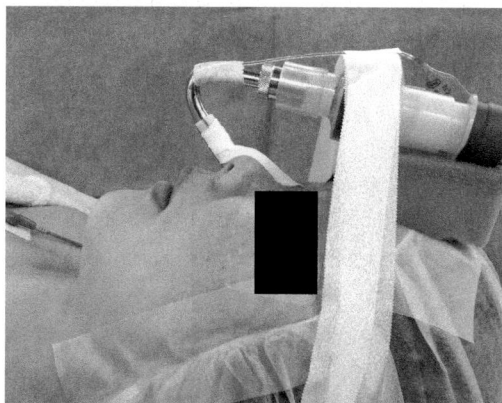

图 7- I -1　经鼻气管导管的固定

(三) 麻醉机的位置

有些手术中,麻醉机可能要放在离患者头部较远的地方(图 7- I -2)。在这种情况下,麻醉回路可能会移位,对气道问题的反应可能会延迟,所以必须特别小心。

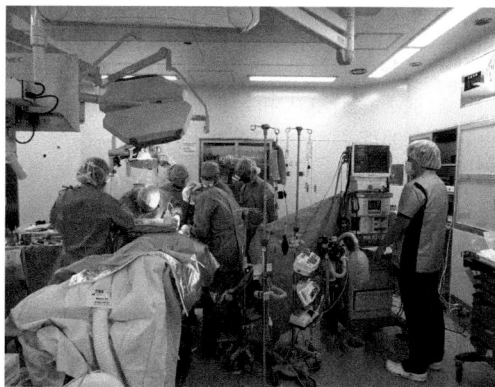

图 7- I -2　恶性肿瘤手术实拍
麻醉机摆在 3 点钟位置。

二、其他注意事项

（一）使用含有血管收缩剂的局部麻醉剂

在大多数手术中，在手术区域使用含有血管收缩剂的局部麻醉剂，以减少手术区域的失血量，并减少全身麻醉剂的使用量。因此，应考虑到用药后循环、呼吸和代谢系统的变化。

（二）患者的年龄组

口腔手术涉及的患者年龄范围很广。唇裂手术多为3个月大的婴儿，而在恶性肿瘤和外伤的手术中，80多岁的患者也不少见。下颌畸形手术的患者大多为十几到二十几岁，且没有其他全身性问题。但是，老年患者往往有循环系统、呼吸系统、代谢系统等基础疾病，需要在术前对其全身状况进行仔细评估，并通过与患者的主治医生充分协商，以进行适当处理。

（三）紧急手术

一般来说，在口腔外科中，紧急手术的频率很低。然而，大多数急诊手术的原因是术后气道梗阻、口内出血或急性炎症，如口底蜂窝组织炎，这往往使气道清理和气管插管变得困难，虽然紧急手术并不多见，但术前仔细评估依然很重要。

以下是典型口外手术的全身麻醉概要，包括脓肿切开术、颌面部创伤手术、外科正颌手术、肿瘤切除和重建手术以及唇腭裂手术。

Ⅱ 主要口腔手术和麻醉管理

一、脓肿切开术的麻醉

（一）术前评估

1. 炎症扩散部位

全景X线片、CT和MRI用于评估致病的牙齿和炎症的部位。根据脓肿形成的部位，舌头、上颚和气道可能移位，导致气道狭窄，难以维持气道和打开喉部。

2. 开口距离

咀嚼肌和颞下颌关节的疼痛和炎症可能导致张口困难，这也是选择气道固定方法和术后管理的一个重要因素。

3. 饮食摄入

饮食摄入困难可能导致营养状况不佳或极端脱水。应通过验血和尿液分析来评估是否存在电解质异常的问题。如果必须进行紧急手术，根据术前口服的时间和胃内容物的状态，应推迟手术的开始时间或在考虑到呕吐风险的情况下选择麻醉。

4. 基础疾病

应听取患者的既往病历、控制情况以及用药情况。如果很难从患者那里获得病史信息，可以询问家属。如有必要，可通过电话与主治医生确认。根据患者的全身情况，应考虑将其送往重症医疗机构。在长期使用肾皮质激素或潜在糖尿病的情况下，术后炎症可能会扩散到各个部位，水肿的改善可能会延迟。

（二）麻醉实践

1. 预处理

在难以保证气道安全的情况下，应避免使用深度镇静。在使用纤维支气管镜进行气管插管的情况下，应考虑使用副交感神经药物，如阿托品，因为口腔分泌物会导致可视性差，使插管困难。

2. 麻醉诱导和插管

（1）喉镜或可视喉镜

不论是在张口度足够或患者，还是有开口障碍的情况下，如果可以将喉镜或插管辅助工具（如McgrathTMMAC）对应喉镜片的部位插入，也可以通过直接观察或在显示器上进行气管插管。在这种情况下，可以进行正常的诱导。

（2）纤维支气管镜

即使在开口度不足或根本无法开口时，也可以进行经鼻气管插管。在保留自然呼吸的情况下进行经鼻气管插管比较安全。考虑使用呼吸抑制作用较弱的药物，如右美托咪定，或控制良好的麻药，如瑞芬太尼。

（3）气管切开术

气管切开术是最可靠的手术，特别是如果长时间放置导管，就十分安全，患者也不会感到不适。在充分的局部麻醉下，它可以在清醒的情况下进行。

（三）术中管理

1. 维持

由于炎症部位的局部麻醉往往不够有效，所以控制疼痛很重要。然而，脓肿切开术手术时间往往很短，过量的镇静剂或全身麻醉剂很容易造成苏醒延迟。使用控制良好的麻醉剂，如瑞芬太尼和抗炎镇痛剂非常重要。

2. 拔管

术后气道评估非常重要。如果存在气道阻塞的风险，如因手术反应导致的水肿或因炎症导致的肿胀，则不应犹豫地留置气管导管或进行气管切开。在拔管前，应通过 CT 成像和套囊泄漏试验（一种通过对插管的套囊脱气来检查泄漏的方法）进行气道评估。

此外，有必要与口腔外科医生计划是否可以再次进行脓肿切开手术。

(四) 术后管理

应持续监测患者的血压、SpO$_2$ 和心电图。留置导管的情况下，应使用呼气式二氧化碳监测仪对患者进行严格监测。此外，我们将采取足够的措施防止疼痛。

(1) 对于接受局部麻醉或拔管手术的患者，应严格注意术后水肿或出血引起的气道阻塞和吸入。

(2) 在插管或气管造口的情况下，可能需要镇静休息，在这种情况下，有必要观察呼吸抑制和使用人工呼吸机。选择药物时要注意其适应证。

二、颌面部创伤手术的麻醉

(一) 颌面创伤患者的特征

颌面部的创伤往往是由交通事故、跌倒、打击和运动引起的。

颌面骨折的特点是，骨折不仅发生在一个地方，而是发生在多个地方。除颌骨裂外，还可能发生眶底骨折、鼻骨骨折和鼻腔骨裂，导致视力和听力的功能性损伤。在面部受伤的情况下，大脑和脊髓非常接近，所以可能需要对中枢神经系统进行彻底检查。

颌面部创伤患者的围术期管理取决于受伤的情况。头部创伤常伴有意识障碍，并可能出现因舌根下陷而导致的气道阻塞。因此，气管插管往往是必要的，以便在早期阶段确保气道。然而，单纯的颌骨骨折的手术优先级比其他损伤低，大多数手术都是在亚急性期进行。因此，就麻醉管理而言，它可以被视为与择期手术相同。

(二) 颌面部创伤患者的术前评估

1. 是否存在头部创伤，特别是脑外伤

如果患者在面部外伤的同时还有头部受伤，则有必要对中枢神经系统进行彻底检查。特别是

如果发生了脑外伤，应优先考虑神经外科的初步治疗。

2. 是否有颅骨骨折，特别是颅底骨折

颅骨骨折分为颅盖骨折和颅底骨折，其中颅底骨折最容易与颌面部的骨折一起发生。颌面外伤，特别是鼻腔和筛骨骨折、上颌骨骨折和额骨骨折，可能与颅底骨折有关，所以有必要进行彻底检查。

颅底骨折的症状包括鼻衄、耳出血、脑脊液鼻漏、脑脊液耳漏、神经麻痹和颅内气肿，这取决于骨折的位置。当发生脑脊液鼻漏时，由于气管导管有误入颅内的危险，所以禁止鼻腔插管，应考虑气管切开。

3. 是否存在颈部创伤

面部外伤的患者还应该仔细检查颈部外伤和颈椎及颈部脊髓的损伤。上颌骨的外力可能导致非骨折性的颈椎损伤，下颌骨的外力可能导致上颈椎的骨折或脱位。应将患者转到骨科医生处，并充分检查颈椎活动的限制。如果颈椎的运动范围严重受限，应考虑使用纤维支气管镜或可视喉镜进行气管插管。

4. 开口障碍

颌面部骨折的患者往往难以张口。开口障碍有两种类型：因疼痛而无法开口，和因物理原因无法开口。因疼痛而无法开口的患者在麻醉诱导后能够张嘴，但那些因物理原因无法开口的患者在插管时就会遇到困难。因此，如果预料气管插管有困难，则有必要为有开口障碍的患者选择适当的插管方法并准备插管设备。

(1) 上颌骨和下颌骨的骨折

上颌骨的骨折分为 Le Fort Ⅰ型、Ⅱ型、Ⅲ型，以及在中线上解剖的矢状骨折，前牙的牙槽骨骨折最为常见。下颌骨骨折是面部颅骨最常见的骨折，而骨体和下颌角是最常见的部位。许多病人抱怨开口困难，但这往往是由于疼痛。

(2) 颧骨和颧弓骨折

颧骨和颧弓骨折是由直接外力作用于颧骨和颧弓引起的凹陷性骨折，常与上颌骨骨折相关（图 7-Ⅱ-1，图 7-Ⅱ-2）。特别是在颧弓骨折中，骨折碎片向内侧移位，这干扰了下颌骨肌肉组织的运动，导致开口困难。

5. 牙齿松动

在面部创伤中，特别是在颌骨骨折的情况下，与受伤部位相邻的牙齿可能会出现松动。在进行

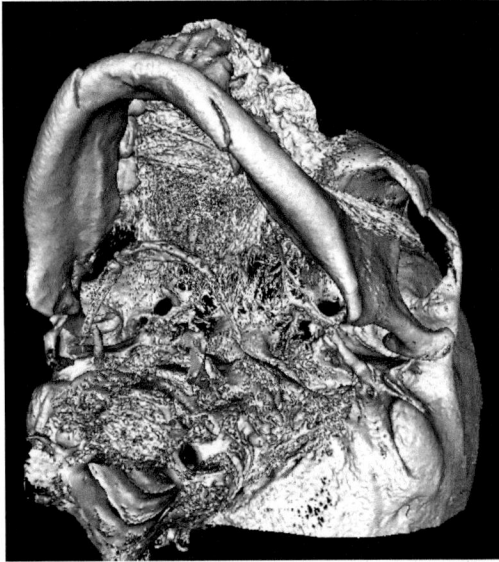

图 7-II-1 颧骨骨折的 3D 建模图像

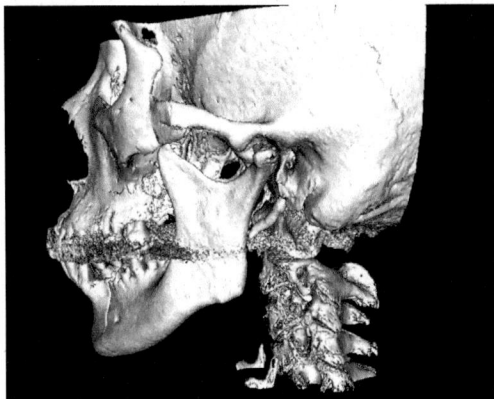

图 7-II-2 颧骨骨折,侧视图

气管内插管时,由于对摇动的牙齿施力时有可能脱落,所以在手术前应考虑进行对其进行固定或拔牙。如果可以保留松动的牙齿,则应采取防止牙齿脱落的措施,如使用夹板。

6. 饱胃状态

如果是单纯的颌骨骨折,基本上进行择期手术,但根据创伤的性质,可能需要紧急手术。一般认为,外伤患者在受伤后,其消化道的运动立即停止。原因包括摄入受伤前的食物或饮料,吞咽从口腔或鼻腔流出的血液,以及由于创伤的压力导致的胃内容物停滞。这种情况被称为"饱胃"。由于在饱胃状态下进行麻醉诱导时有呕吐的风险,所有创伤患者的受伤时间都应该得到确认。

在饱胃的病例中,应选择 Sellick 技术、快速诱导或清醒插管。

(三) 颌面部创伤患者的全身麻醉

对颌面部创伤的患者进行全身麻醉与面罩通气和气管插管的困难有关。

1. 颌面部创伤患者的面罩通气

在颧骨和颧弓骨折、上颌骨骨折和下颌骨骨折的患者中,骨碎片会有很大的位移,面部外观会有明显的改变。由于瘀伤造成的面部肿胀引起的畸形也可能使面罩难以固定。

2. 颌面部外伤患者的气管插管

如果患者因骨折而出现咬合偏移,则必须进行经鼻气管插管,因为手术中需要进行颌间固定。然而,对于 Le Fort Ⅲ 型骨折或颅底骨折的患者,不可能进行经鼻气管插管,应考虑气管切开和颏下入路气管插管。

对于颈椎活动受限的患者,很难扩大喉部并直接观察声门。在这种情况下,使用喉镜进行气管插管非常有效,因为它可以在不向后弯曲脖子的情况下进行气管插管。然而,在某些情况下,对吞咽困难的患者使用视频喉镜极为困难。在这种情况下,有必要使用纤维支气管镜进行清醒插管,并保留自主呼吸。

3. 术中管理

颌骨骨折患者的术中管理与其他口腔手术的麻醉管理类似。

4. 术后管理

基本上与普通的口腔手术一样。然而,根据创伤部位的不同,可能会出现未预料的气道水肿或出血,因此在拔管前,有必要进行全面评估。如果手术后由于水肿或血肿而有气道阻塞的风险,应毫不犹豫地留置气管导管或进行气管切开。

根据骨折的位置,术后可能需要进行颌间固定,应考虑使用止吐药,以防止在颌间固定期间出现呕吐。

三、外科正颌手术(上颌 Le Fort Ⅰ 截骨术,下颌骨分支矢状分裂术)的麻醉

(一) 外科正颌手术的特点

外科正颌手术适用于颌骨畸形的患者,他们的颌面部形态异常和错位。

有各种外科正颌技术,其中最具代表性的是上颌 Le Fort Ⅰ 截骨术和下颌分支矢状分裂术。在 Le Fort Ⅰ 截骨术中,从梨状孔的外侧缘到上结节对上颌体进行水平截骨,并移动包括解剖的上颌牙的骨片。由于翼腭神经丛、上颌动脉和降腭动脉都位于手术部位附近,如果受损,有可能出现大量出血。下颌支矢状切开术是在矢状方向上将下颌支分成内、外两块,并移动内侧骨片,也就是包含下颌牙的骨片。根据手术操作的不同,下颌后静脉、翼腭静脉丛、上颌动脉、下齿龈动脉和面部动脉可能会受到损伤。

(二)对接受外科正颌手术的患者进行术前评估

1. 对全身状况的评估

外科正颌手术通常在颌骨生长完成后进行,所以手术的适应年龄是在青春期后。因此,外科正颌手术通常在健康成年人身上进行。然而,随着最近正颌手术技术的进步,符合手术条件的患者群体已经扩大到中老年患者。因此,也应注意是否有其他并发症。

2. 头和颈部区域的评估

接受外科正颌手术的患者往往有小颌畸形或下颌骨明显畸形。

(1)下颌骨的形态学

小颌畸形患者在面罩通气和气管插管方面往往有困难。术前,应评估 Mallampati 分级、测量舌骨与舌骨的距离和甲状腺与舌骨的距离,以进行气道评估。

(2)舌头的大小

下颌前突的患者舌头一般都比较大。这可能会使面罩通气困难或喉镜检查困难,气管插管也可能很困难。

(3)鼻腔的形态结构

外科正颌手术患者常有鼻中隔偏曲和鼻腔狭窄。在鼻内插入气管导管时,有可能被鼻腔内的骨质增生破坏套囊或发生意外的鼻衄。应在术前就对接受正颌手术的患者的解剖形态进行确认,因为头颈部的 CT 图像通常在术前拍摄。

(三)正颌手术患者的全身麻醉

1. 麻醉诱导

(1)诱导方法

由于外科正颌手术是在成人身上进行的,所以麻醉诱导一般采用快速诱导法。然而,对于上颌前突或下颌骨较小的患者,可能难以固定气道和气

管插管,因此有必要对此进行准备。

(2)气道维持

对于外科正颌手术的患者,可能很难保证气道的安全,因此有必要准备协助维持气道的装置,如各种气道装置。

下颌前突或小颌畸形的患者可能难以戴上面罩。如果使用面罩通气有困难,应使用双手操作或抬头、提颏、开口的三重气道操作。在任何情况下,都应遵循麻醉诱导的 JSA 气道管理流程(见图5-Ⅷ-19)。

(3)气管插管

外科正颌手术需要在术中确认咬合和颌间固定,所以气管插管应在鼻腔内进行。下颌前突的患者很少有气管插管的困难,但上颌前突或小下颌的患者可能有气管插管的困难。

在这种情况下。在上颌前突的患者中,由于上颌前牙突出,很难直接看到声门,而且由于喉镜与上颌前牙相撞,也很难用喉镜进行气管插管。

对于下颌骨较小的患者,由于开口量减少,舌根向咽部后壁移动,以及喉部尾部移位,气管插管往往很困难。如果气管插管有困难,应立即考虑使用可视喉镜或纤维支气管镜。

2. 术中管理

(1)呼吸回路管理

基本上与其他口腔手术相同。然而,由于在手术过程中头部可能被抱住或移动,气管导管和螺纹管之间的连接点可能会移位。术前牢牢固定,术中紧密监测,这些都很重要。

在 Le Fort 截骨术中,用往复锯或骨凿分割翼腭上颌缝的骨头,这可能会无意中损坏气管导管。在术中,有必要在与口腔外科医生沟通的同时监测手术区域,以便在早期阶段发现异常情况。

(2)循环管理

在 Le Fort 截骨术中,有可能出现大量的术中出血。因此,术中可使用降压麻醉(见第五章第Ⅸ部分)。在某些情况下,对于术中大量出血可能需要输血。此外,了解疾病的性质和原因也很重要。

3. 拔管的判断

(1)口腔内出血

本手术后口腔内出血的情况,重要的是在拔管前检查口腔内的出血情况,并吸出口腔内的血液。此外,矫正装置可能脱落,也可能存在其他微小的异物,需要对口腔内进行仔细检查。

此外,患者经常会唾液和血液,这可能会引起术

后呕吐。在拔管前吸出胃部内容物也有一定效果，因为血液可能已经积聚在胃部。

（2）检查是否有水肿和血肿

由于手术部位在上呼吸道，有可能因术后水肿或血肿而导致上呼吸道阻塞。应检查口底和咽部，如果有明显的水肿，应考虑置管。在侧方截骨处周围放置连续的抽吸引流管也很有效，可以防止术后血肿。

（3）保证患者完全清醒

外科正颌手术后，口腔内外发生明显的水肿，加上唤醒不足导致的舌根下陷，可能会引起上呼吸道阻塞。因此，在患者完全清醒后为其拔管更加安全。

（4）拔管时的颌间固定

基本上，拔管时不进行颌间固定，但根据病例和手术技术，可能需要延续手术过程中的颌间固定，但拔管时进行颌间固定存在各种问题（表7-Ⅱ-1）。如果术后不可避免地需要继续进行颌间固定，有必要在颌间固定前从咽部取出纱布包并确认没有残留的异物。此外，有必要采取应对措施，防止因血液或呕吐物呛入或肺部误吸引起的吸入性肺炎。由于术后呕吐是突然发生的，因此插入一个大管子并准备好立即抽吸是很有用的。此外，应使用止吐药，并应随时准备好用于剪断颌间固定金属线的金冠剪。

表7-Ⅱ-1　颌间固定的问题及应对策略

问题	呕吐物无法排出口腔内分泌物、血液抽吸困难	呼吸障碍
并发症	肺不张吸入性肺炎窒息	呼吸困难（鼻塞的情况下）
应对策略	插入胃管气管导管留置止吐药金冠剪	插入鼻咽导管分泌物抽吸

（金子，2001[11]より改变）

4. 术后管理

（1）术后恶心呕吐

恶心呕吐在正颌手术后经常出现。这可以归因于接受正颌手术的患者多为女性，以及患者在术中、术后都有可能吞咽血液。由于在某些情况下，需要进行颌间固定，因此，有必要采取足够的措施防止术后恶心和呕吐，如术后立即使用止吐药（见第5章第Ⅹ部分）。

（2）术后颌间固定

近年来，多用钛合金小板固定骨片，因而常常用颌间橡胶牵引代替金属丝进行颌间固定。然而，在某些情况下，用金属丝固定也有必要，需要准备剪断金属丝用的金冠剪。

（3）心理变化

据悉，外科正颌手术不仅会引起咀嚼和说话等功能以及面部外观等形态上的变化，还会使患者的心理发生显著变化。一般认为，术后的心理影响可能会是正面的，也有可能会在短时间内造成恶化。其原因通常认为是接受手术本身的压力、术后疼痛、肿胀、认知障碍和颌间固定。因此，在围术期管理中，对患者的心理护理也很重要。

四、肿瘤切除和重建手术的麻醉

（一）特点

头颈部恶性肿瘤和成釉细胞瘤的肿瘤切除术涉及大面积切除，导致大量失血，如果涉及颈部解剖和重建，超过10小时的手术时间也很常见。此外，由于患者往往是老年人，必须考虑到可能并发的基础疾病。受手术的进行是因为肿瘤复发还是二次重建或者原发巢的位置和范围等因素影响，在手术前可能会预料有气道维持上的困难，有必要制定全面的气道管理计划，也包括术后管理。

（二）术前评估

1. 气道评估和插管困难的预测

应确认肿瘤的位置、大小和范围（侵犯到舌头和嘴边的其他部位）。如果病变侵入了咀嚼肌，预计会出现张口困难。如果过去曾进行过放疗，即使可以张口，周围组织的纤维化也可能导致喉部展开困难。应考虑到气管插管时插管器械对病变部位造成的机械性损伤导致出血的可能性。如果术前观察到吞咽困难或构音障碍，术后出现呼吸道并发症或气道阻塞的可能性就会增加，我们应该考虑积极的气道维持措施，如术后置管或气管切开。

2. 评估潜在的并发症

由于患者多为老年人，并且有心血管、呼吸、代谢／内分泌和胃肠道疾病等多种并发症，因此麻醉管理计划应考虑到并发症的程度、患者的储备能力和日常生活活动。在术前进行化疗时,一些抗癌药物已知会引起间质性肺炎和肺纤维化的副作用,如果患者有呼吸系统疾病,则应注意这一点。如果是口腔的恶性肿瘤,在手术前应进行内窥镜检查,因为在上消化道也可能发现肿瘤。

(三)麻醉实践

1. 气道维持

如果由于肿瘤的位置或口部阻塞的程度,预计插管会很困难,应准备适当的仪器,如可视喉镜或纤维支气管镜。在恶性肿瘤切除手术中,可以选择气管切开术进行术后气道管理。

全身麻醉下气管切开术的注意事项和并发症:

a. 在使用电刀的过程中避免用100%的氧气进行呼吸管理,因为有可能造成气道烧伤。

b. 将气管导管误插入气管外的位置会导致纵隔气肿、皮下气肿和缺氧。

c. 气管切开管(图7-Ⅱ-3)有一个J形的尖端,以方便插入气管切口,但在导管的尖端没有刻度来显示插入的长度。插管后,应拍摄胸片以确认管尖的位置。

d. 由于出血可能会引起肺不张和气道阻塞,在插入专用气管切开管之前,应确认伤口的止血情况。

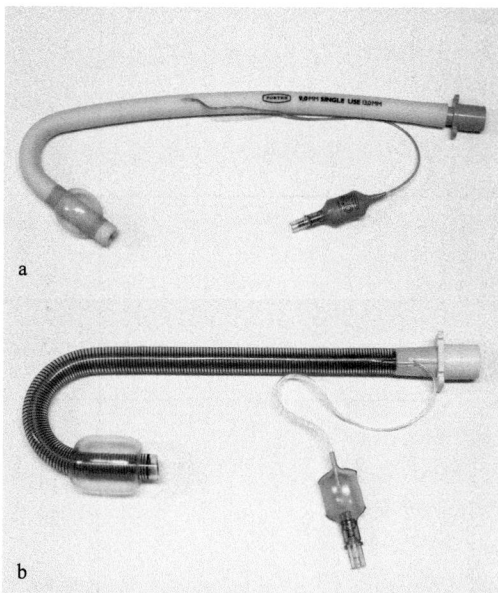

图7-Ⅱ-3 气管切口专用导管(Montandon 导管)
a:PVC导管。b:螺纹导管。

2. 术中管理

(1)麻醉管理

静脉麻醉剂和挥发性麻醉剂在用于全身麻醉的维持时没有明显区别,但考虑到重建手术中的血管吻合,应选择具有强烈血管扩张作用的麻醉剂。在一项关于麻醉剂对口腔组织血流的研究中,显示血管扩张作用异氟烷>丙泊酚≥七氟烷>地氟烷。肿瘤切除期间,血压应保持在稍低的水平。瑞芬太尼以剂量依赖的方式减少口腔组织血流和下颌骨骨髓血流,并在丙泊酚或七氟醚麻醉中轻微降低平均血压。

(2)颈廓清术中的麻醉管理

在颈廓清术中(表7-Ⅱ-2),应注意以下几点:

a. 由于在颈主动脉分叉处附近进行操作会导致心动过缓(迷走神经反射),所以在浅层麻醉时往往会出现这种情况,应保持适当的麻醉深度。如果反复发生心动过缓,可以使用1%的利多卡因。

b. 胸导管损伤更容易发生在左侧,术中可能注意不到,术后表现为颈部肿胀。

表7-Ⅱ-2 颈廓清术的分类

1. 全颈廓清术
1)根治性颈廓清术 Ⅰ~Ⅴ级淋巴结以及包括胸锁乳突肌、颈内静脉、副神经等在内的组织廓清 2)功能性(保守性)颈廓清术 廓清Ⅰ~Ⅴ级淋巴结、胸锁乳突肌、颈内静脉、副神经等会保留其一
2. 选择性(部分)颈廓清术
1)肩胛舌骨肌上颈廓清术 2)扩大肩胛舌骨肌上颈廓清术 3)其他

(一戸,2010[18])

c. 如果舌下神经受伤,会增加术后误吸的风险。

d. 膈神经在前胸肌上运行,在全层解剖时容易暴露。因为即使没有神经损伤,也可能出现一过性的功能障碍,所以术后应拍摄胸片以检查横膈膜是否抬高。在神经横断的情况下,由于横膈膜升高,PaO_2 可能暂时下降到 $60\sim70mmHg$,因此应将患者置于 Farrar 体位,并考虑给氧。对于未插管的患者,口鼻呼吸是一种有效的方法,对于插管的患者,应考虑使用 CPAP。

(3)重建手术中的麻醉管理

近年来,在口腔恶性肿瘤的整形手术中,使用显微镜的显微手术已很普遍,并使用留有血管的游离(肌肉)皮瓣,如前臂皮瓣、腹直肌皮瓣和背阔肌皮瓣。在吻合皮瓣的过程中,应略微提高血压以保证血流。当使用前列腺素 E_1 抑制血小板聚集时,有必要维持血压。颏下颌骨区域的重建是通过移植髂骨或腓骨进行的。

在需要皮瓣的区域很广的情况下,如腹直肌和大腿外侧肌皮瓣,硬膜外麻醉对术后镇痛能够起到一定作用。此外,连续的伤口浸润麻醉(图 7-Ⅱ-4),即在皮瓣或髂嵴部位放置多孔导管,连续注入局部麻醉剂,可以提供足够的镇痛,而没有呼吸抑制等副作用。

3. 术后气道管理

在口腔恶性肿瘤手术中,由于术后口周形态变化、活动范围受限、水肿和出血,术后气道管理是最应慎重考虑的项目。由于所有重建手术中约有0.5% 发生术后上气道梗阻,如果对拔管后的气道管理有所顾虑,应积极考虑置管或气管切开。

表 7-Ⅱ-3 是一个术后气道维持指南的示例。该指南对进行的手术进行评分,并使用总分来确定术后气道管理应采取的措施。

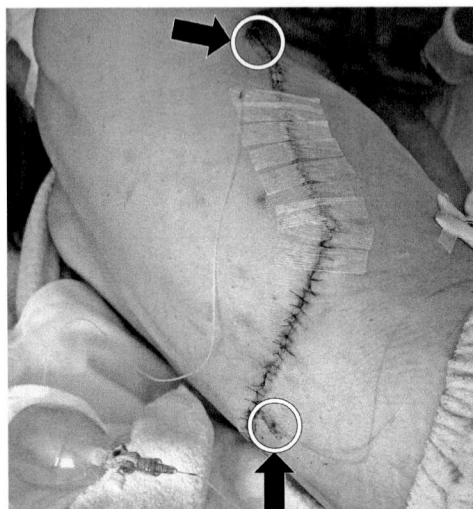

图 7-Ⅱ-4　大面积采集背部肌肉后的伤口持续浸润麻醉法(continuous wound infusion,CWI)镇痛
伤口留置多孔导管,通过持续给予局部麻醉剂以获得镇痛效果的方法。○所表示的是留置导管的位置。

如果插管时间超过 3 天,则选择气管切开术,因为分泌物可能会导致输卵管阻塞。此外,应考虑患者的全身情况、切除范围、手术时间、失血量和水肿程度。

表 7-Ⅱ-3　术后维持指南实例

切除部位	得分
1. 硬组织	
1)上颌骨	5
2)下颌骨	
边缘切除	3
局部切除	5
半边切除或颏部切除	10
2. 软组织	
1)舌	
部分切除	3
半边切除	5
亚全摘除或界沟后方部分切除	25
2)口底(包括舌骨上肌群切除)	10
3. 颈部	
1)全颈廓清术(根治性、功能性)	
单侧	10
两侧	25
2)选择性颈廓清术(肩胛舌骨肌上)	
单侧	5
两侧	15
3)全颈或选择性颈两侧	20

重建术	
1. 带有血管碎片的游离瓣(皮瓣、肌皮瓣、带有骨骼的皮瓣)	10
2. 带蒂肌瓣	10
3. 下颌骨重建片	3

其他应考虑的事项
1. 患者:年龄、日常生活活动、体重指数、过往病史等
2. 手术:切除范围、手术时间、大量出血、明显水肿等

应对策略
1~10 分:拔管
11~19 分:导管留置或拔管
20~24 分:气管切开或导管留置
25 分或以上:气管切开

留置导管的病例中,如果留置时间达到 3 天以上,则需要进行气管切开

(一戸, 2010[18])

4. 对术后并发症的应对措施

肾上腺皮质类固醇对预防术后水肿、恶心和呕吐很有效。如果患者是老年人,由于手术侵入、术后低蛋白血症、贫血和用吗啡止痛,可能会发生术后谵妄。经静脉的患者自控镇痛(IV-PCA)和右美托咪定的术后镇痛对预防术后谵妄很有效。如果术后放置导管,应注意防止导管被气道分泌物阻塞。

五、唇腭裂手术的麻醉

(一)特点

唇裂和腭裂是日本人口中常见的先天性畸形,发病率约为 1/500。通常,唇裂手术在出生后 4 个月内进行,要求体重不低于 6kg,腭裂手术在 1.5~2 岁进行。此外,如果有鼻腔功能不全,且语言治疗和其他治疗无效的情况下,可以进行鼻咽封闭术。如果颌裂隙区的缺损较大,可以计划进行裂隙骨移植。随着生长,上颌骨经常出现生长不足的情况,需要有计划地进行颌骨畸形手术。

因为经常以这种方式进行多次手术,所以可能有必要照顾到患者心理方面的状态。通常情况下,会给予一致的治疗,但由于患者搬家等原因,可能会出现治疗中断的情况。为此,上述手术的顺序可能会前后移动,而且可能需要重新评估。

(二)术前评估

对唇腭裂的程度进行评估。心脏畸形、胸廓异常和小颌畸形也可能出现,需要咨询儿科医生并进行放射学评估。检查是否有罗宾序列征和特雷彻 - 柯林斯综合征等病症。

当对有鼻咽部阻塞史的患者进行经鼻插管时,应由耳鼻喉科医生对阻塞部位进行仔细评估。

在腭裂患者中,由于与鼻咽部的连通,经常会观察到鼻腔分泌物。这很难与普通感冒区分开来。重要的是要仔细聆听呼吸道的声音,并了解病程。

(三)麻醉实践

1. 预用药

婴儿不需要预用药,但如果患者焦虑或紧张,应考虑预用药。选择儿童容易接受的剂型,如糖浆或栓剂。

2. 麻醉诱导

最常见的诱导方法是用吸入性麻醉剂进行缓慢诱导,但如果能确保静脉,也可使用快速诱导。在许多情况下,患者经历了反复的手术,所以必须小心。如果患者有腭裂,食物残渣可能会留在裂缝中,插管前应检查患者的口腔卫生和术前的饮食模式。

3. 气管插管

因为手术区域是上唇、上颚和上颌骨,所以采用了口腔插管。

通常选择可以固定在下颌骨中线的 Taperguard RAE 气管导管。

在鼻咽部封闭后进行鼻腔插管时,有必要在用纤维支气管镜检查封闭部位时进行插管。

4. 术中管理

气管导管的尖端很容易因体位变化或头部后仰而移动,导致导管进入单边肺中或脱落,所以在体位变化时要听呼吸声,并观察二氧化碳描记图的波形。

腭裂修复术中使用的全口开口器的压舌板可能会导致导管变窄、阻塞和移位,所以在安装时应注意。

如果局部麻醉有效,就没有必要增加麻醉深度,但应考虑用瑞芬太尼或其他麻醉剂进行平衡麻醉。

此外,在手术过程中,患者的身体完全被覆盖布所覆盖,这往往会导致体温升高。应考虑进行体温调节。

5. 拔管

拔管应在恢复足够的自主呼吸后进行,因为术后可能会有腭板附着,拔管后通气或插管可能变得困难。据报道,使用全口开口器的患者在释放压舌板后会出现舌头和嘴唇肿胀。曾有报告称,术后数小时内出现气道梗阻需要重新插管,应注意这些肿胀。也应考虑插管,特别是在与插管困难有关的畸形病例中。

在拔管过程中,应注意不要损坏伤口。

(四) 术后管理

1. 镇痛管理

应使用对乙酰氨基酚和双氯芬酸钠。注意剂量和用法。

2. 监测

如果可能的话,要对动脉血的酸度进行经皮监测。

3. 氧气管理

通过面罩或鼻导管给氧,氧流量为 3~5L/min。

4. 饮食摄入

如果连接了腭板,由于不适,饮食摄入可能会有困难。如果饮食摄入有困难,可以考虑静脉输液或经胃管喂食。

第 8 章　口腔患者日间全身麻醉

　　日间全身麻醉的原则是,让患者在手术当天到医院来,进行预定的手术和治疗,并能够在当天出院回家,它也被称为门诊全身麻醉。当然,由于时间的限制,对手术时间、使用的药物和手术程序都有限制。此外,必须提前完成术前检查,以评估患者的一般状况和必要的治疗手段,患者出院时,必须满足严格的标准。

I　口腔患者日间全身麻醉的特点

　　在口腔领域,日间全身麻醉的首要适应证是无法配合口腔治疗的、存在精神或身体残疾的患者。特别是对于难以接受正常口腔治疗的精神或身体残疾儿童,通常选择全身麻醉作为行为管理方法。在住院治疗和手术中,环境变化所带来的压力给患者以及陪同的家庭成员带来了沉重的负担。此外,有时会选择全身麻醉来进行伤口相对较大的口腔手术,如下颌拔智齿和种植体植入,而日间全身麻醉的使用,则关系到经济原因、患者的意愿、手术医生的要求等因素。表 8- I -1 是日间全身麻醉和住院全身麻醉的比较。

表 8- I -1　日间全身麻醉和住院全身麻醉的比较

	日间全身麻醉	住院全身麻醉
时间	2 小时以内	没有限制
治疗内容	有一定限制	没有限制
精神上的负担(影响)	较小	较大
医疗费用(经济)负担	相对较小	较大
围手术期管理	术前、术后管理不需要太周到的管理	需要尽可能周到的管理

一、优势

　　(1)减少住院所带来的精神负担(环境变化等)和约束性。

　　(2)不需要住院的设施、设备、人员等其他费用,患者的医疗费用负担减轻。

二、劣势

　　(1)由于当天入院,术前患者管理不充分,如限制饮食等。

　　(2)治疗和手术内容的时间限制。

　　(3)对术后并发症如发热和呕吐的应对手段有限。

　　(4)出院后的护送和护理系统等条件。

II　日间全身麻醉的适应证和禁忌证

　　2001 年 3 月,日本麻醉学会、日本临床麻醉学会和日本日间麻醉学会出版了一本名为《日间麻醉安全标准》的指南。口腔患者的日间全身麻醉有很多共同之处。

一、适应证

　　全身麻醉适用于使用标准的局部麻醉或精神镇静时,在行为管理上有困难的患者,且需要符合以下条件。

II　日间全身麻醉的适应证和禁忌证　│　315

（一）适应案例

（1）对口腔治疗不合作的患者(严重的智力迟钝、自闭症、幼童等)。

（2）有明显不自主运动的患者(脑瘫等)。

（3）对局部麻醉剂有过敏反应的患者。

（4）有口腔治疗恐惧症或异常呕吐反射的患者,且无法通过精神镇静法来控制。

（5）涉及多颗牙齿的治疗。

（二）患者的要求

（1）全身情况良好[美国麻醉医师协会(ASA)分级Ⅰ或Ⅱ],不需要特殊围手术期管理。

（2）患者必须由一名成年人陪同,该成年人可以在手术前后负责患者的护理(直到患者出院)。

（3）如患者出院后出现异常情况,有医疗机构可以及时应对。

（三）治疗的要求

（1）手术时间应少于2小时,术后应有足够的时间进行术后管理(手术开始时间在上午)。

（2）微创且不需要特殊术后管理的手术。

（3）出血和感染等术后并发症的可能性低。

二、禁忌证

对于上述情况以外的其他情况,应在住院的情况下进行手术。具体示例如下:

（1）需要住院治疗的全身性疾病患者(ASA Ⅲ级或以上)。

（2）尽管没有年龄限制,但有报告称6个月以下的婴儿有呼吸道并发症的风险。

（3）因小颌畸形、张口受限或极度肥胖而难以维持气道的患者(可能在术中和术后进行气道管理时出现困难)。

（4）饱胃患者。

（5）侵入性强的手术或需要长时间的手术。

（6）预计有术后并发症(出血、肿胀等)的病例。

（7）急诊手术(因为不能充分进行术前评估)。

（8）传染病患者(因为需要采取术后措施)。

（9）无法获得患者或监护人同意的情况下。

（10）没有能够负责任照顾患者的成年人时。

（11）回家需要很长时间,或回家后不可能通过电话联系患者。

（12）回家后,附近没有可以应对紧急情况的医疗机构。

Ⅲ 日间全身麻醉的实践

一、术前管理

（一）术前评估

与传统的全身麻醉一样,要进行包括病史和术前检查在内的医学访谈,以确定是否有日间全身麻醉的适应证。在术前检查中,要进行与常规全身麻醉相同的检查,但根据患者的合作状态,有些项目可以不做,应将患者转给内科或儿科的主治医生,以确定是否可以实施日间全身麻醉。

术前检查项目

（1）常规血液检查、生化检查和传染病的检查。

（2）尿常规。

（3）胸部X线片。

（4）心电图。

（5）呼吸功能测试等。

（二）确定治疗日期和知情同意书

治疗日应在术前检查的2周内,考虑到术后管理,最好在上午开始。

在获得知情同意时,应向患者或家属进行充分说明,使他们能够理解日间全身麻醉,并征得其同意。解释说明应以口头和书面形式进行。

需要向患者或家属说明的项目

（1）治疗内容,全身麻醉的必要性及风险。

（2）日间全身麻醉的注意事项。

（3）术前禁食禁饮的必要性和实施情况。

（4）确认手术当天到医院的时间。

（5）术前发生突发事件(发热、咳嗽、咽部肿胀、癫痫发作等)时的联系和应对。

在获得知情同意时,除了麻醉医生外,最好还有外科医生在场,因为需要对手术技术和手术内容进行说明。

（三）术前禁食禁饮

嘱咐患者像在住院进行全身麻醉时一样禁食禁饮。在大多数情况下,禁食禁饮会从入院当天的早餐开始,我们会对开始限制的具体时间作出口头和书面说明。应让患者意识到禁食禁饮的必要性和重要性,因为在有胃内容物的情况下进行麻醉诱导,可能导致呕吐引起的气道阻塞。在手术前一天,给患者致电,了解全身情况的同时,重申禁食禁饮的指示,并在手术当天患者到达医院时确认是否遵守这些指示。

（四）常规药物

如果患者有正在服用的常规药物，则应该向其主治医生咨询，告知全身麻醉下治疗的细节，并请主治医生就是否继续服用常规药物给出指示。如果要停药，也应指导患者重新开始服药的时间，并应建议患者在手术当天早上用少量的水服用常规药物。这些指示也应以口头和书面形式发出。

（五）麻醉术前准备

原则上，日间全身麻醉不进行术前准备，因为它对麻醉苏醒有影响（苏醒延迟）。但是，如果是因术前高度焦虑而需要镇静的智力迟钝或自闭症患者，则可以对其使用咪达唑仑等镇静剂。如果患者能够喝水，最好将药物与少量糖水混合后让患者饮用，这比直接肌内注射给患者带来的压力要小。如有必要，可在诱导时静脉注射阿托品。

二、术中管理

全身麻醉的延迟苏醒和术后恶心、呕吐可能会影响患者出院回家，所以要尽可能选择不会造成延迟苏醒和术后恶心呕吐的麻醉方法和麻醉剂。

（一）固定气道的方法

固定气道的方法应根据手术领域、手术技术和手术时间来考虑。

1. 气管插管

在口腔治疗中，经常需要进行气管插管，因为手术区域在口腔内，与气道重叠，而且由于口腔冲洗，有误吸的风险。然而，应努力避免拔管后出现鼻出血、咽部黏膜损伤和喉部水肿等并发症，选择适当大小的气管导管，并谨慎进行气管插管。

2. 声门上气道装置

使用喉罩和 i-gel。然而，与气管插管相比，这些装置并不能很好地进行气道密封，而且有可能出现人工通气不足和因装置移位而导致误吸的情况。

虽然声门上气道可以有效地维持气道，但在有些手术中，它可能会造成干扰。

（二）使用的药物和监测

对于日间全身麻醉，应选择诱导和苏醒速度快、术后无后遗症的药物。术中监测应与全身麻醉所用的监测相似。

1. 吸入性麻醉剂

a. 氧化亚氮

氧化亚氮不单独使用，通常与七氟烷和地氟烷联合使用，因为它对呼吸和循环的影响较小，有镇痛作用，还有第二气体效应。但需要注意，它可能会诱发术后恶心和呕吐。

b. 七氟烷

七氟烷用于诱导全身麻醉，因为它没有气道刺激，诱导和苏醒迅速，而且体内代谢率低（3%）。全凭吸入麻醉（volatile induction and maintenance of anesthesia，VMA）是指不使用静脉麻醉药，通过高浓度的七氟烷进行诱导和麻醉维持。

c. 地氟烷

地氟烷的特点是血气分配系数低（0.42），苏醒快，体内代谢率低（0.02%），但由于其对气道的刺激性，不适合用于麻醉诱导。

2. 静脉注射麻醉剂

a. 丙泊酚

丙泊酚不仅经常被用作诱导剂，而且由于其在体内代谢迅速，患者苏醒迅速，也使用注射泵泵注来维持麻醉。它与芬太尼和瑞芬太尼等麻药性镇痛药联合使用，被广泛用于全凭静脉麻醉（total intravenous anesthesia，TIVA）。丙泊酚能抑制恶心和呕吐，通常用于日间病例的全身麻醉。

b. 超短效巴比妥类药物（硫喷妥钠、硫戊巴比妥）

当不能使用丙泊酚时，可使用这些药物进行麻醉诱导。

3. 麻醉性镇痛药

芬太尼和瑞芬太尼被用作镇痛剂。同时，使用时必须注意避免呼吸抑制、术后恶心和呕吐。

4. 肌肉松弛剂

在气管插管时使用。罗库溴铵相对起效迅速，且作用时间较短，现已成为主流药物。舒更葡糖是一种拮抗剂，也用于肌肉松弛的恢复。

（三）麻醉诱导

1. 迅速诱导

丙泊酚或超短效巴比妥类药物的快速诱导适用于无心血管疾病、诱导前建立有效静脉通路的患者。

2. 缓慢诱导

对于残疾患者或不合作且在诱导前难以建立静脉通路的婴儿，用吸入的麻醉剂逐渐加深麻醉深度，再建立静脉通路，使用肌肉松弛剂，并进行气管插管以维持通气。在某些情况下不使用肌肉松弛剂，在充分的表面麻醉后进行气管插管。

(四) 输液管理

术中输液与儿童(第9章)和成人(第5章)的术中输液相同,但基本上包括维持和补充不足的剂量。

(五) 维持麻醉和苏醒

通过吸入或静脉注射麻醉剂来维持全身麻醉。由于麻醉性镇痛药可能会影响苏醒时间,因此有必要考虑剂量和给药时间。醒来后,检查口腔内是否有出血,以及是否有用于口腔治疗的器械和设备。拔掉气管导管时,要仔细评估自主呼吸、睁眼、吞咽、咳嗽和肌肉力量的恢复情况。

三、术后管理

(一) 恢复室的管理

患者将在恢复室中接受监测,直到患者的全身状态恢复至可以出院回家的状态。在此期间,将和住院接受全身麻醉一样,对呼吸和血液循环进行监测,并在必要时提供氧气。术中的静脉输液应持续到患者能够口服饮水为止,但要注意,有些存在认知障碍的患者可能会自行拔去输液导管。

术后抱怨不适或恶心的患者应采取昏迷位(coma position),以防止误吸,并准备好抽吸装置。

对于术后疼痛管理,应使用不影响患者出院时间的局部麻醉药和非甾体抗炎药。

(二) 准许出院回家

如果符合以下条件,且有负责照料患者的成年人陪同,没有其他问题的情况下,应该准许患者出院回家。如果患者所回的并非自己的住处,则要确认去往目的地和该处联系方法。回家后,以书面和口头形式确认回家后的注意事项、出现异常情况时应拨打的电话号码以及出现异常情况应采取的措施。

准许出院回家的条件

(1)患者的意识水平已经恢复到术前水平。

(2)运动功能已恢复到与手术前相同的水平,患者能够独立行走而不摇晃。

(3)可以经口摄取饮食,没有恶心或呕吐。

(4)呼吸和循环功能与术前状态无异。

(5)没有发热、肿胀、出汗等。

(6)没有手术或治疗的并发症(出血、肿胀、严重疼痛等)。

(7)确认已有排尿。

(三) 回家后的管理

回家后,应立即通过电话与患者的主治医生联系,以确认患者的全身情况以及手术部位和手术的状况。

回家后的注意事项

(1)在手术当天休息静养。

(2)在规定的时间进食,适量进食。记录进食的内容和进食量。

(3)避免在手术当天饮酒。

(4)必要时,请患者复诊,或与患者附近的医疗机构建立合作。

(5)在第二天通过电话确认患者的情况。

第9章 小儿麻醉管理

I 小儿的特征

一、小儿麻醉的特征

小儿包括新生儿(不到 30 天)、婴儿(1~12 个月)、幼儿(1~6 岁)和大龄儿童(6~ 12 岁),众所周知,小儿与仅仅身形较小的成年人也不尽相同,小儿在经历复杂的生长过程,要精巧地保持各种平衡,以维持身体的平衡状态。因此,适当和安全的小儿麻醉管理需要彻底了解其与成人不同的解剖学、生理学和药理学特征(表 9-I-1)及其各自的平衡,并考虑到患者的生长和手术的侵入程度。

表 9-I-1　小儿身体的特征(与成人不同)

解剖学方面	1. 颅骨和舌较大
	2. 鼻腔狭窄
	3. 喉头位于头前部、侧部
	4. 会厌狭长
	5. 颈短,气管细、短
	6. 腭扁桃明显
	7. 左心室无顺应性
	8. 残留胎儿循环
	9. 动静脉维持困难
生理学方面	1. 呼吸较快
	2. 肺顺应性低
	3. 胸廓顺应性增大
	4. 功能残气量低
	5. 心输出量依赖于心率
	6. 脉搏较快
	7. 血压较低
	8. 单位体重的体表面积较大
	9. 身体含水量大
	10. 神经肌肉结合部发育不成熟
药理学方面	1. 肺泡麻醉剂浓度 / 吸入麻醉剂浓度上升迅速
	2. 麻醉诱导和苏醒迅速
	3. 生物体内肝脏药物代谢不成熟
	4. 蛋白结合能力低
	5. 最小肺泡浓度高

小儿麻醉管理需要各种麻醉设备和复杂的技术,因为在生长过程中,小儿的生理特点与成人不同。还应注意的是,小儿患者容易患一些疾病,而这些疾病需要采用儿童特有的手术和麻醉技术来处理。麻醉引起的发病率和死亡率与年龄成反比,这表现在婴儿期的发病率和死亡率比大龄儿童高。这意味着,进行小儿麻醉管理,需要了解小儿的身体结构和功能、了解儿童的生长时期对药物的反应性,同时还要了解麻醉设备及其使用和手术过程。

二、解剖学和生理学特征

（一）呼吸系统

麻醉管理中最重要的问题是，由于呼吸系统的解剖和生理特点，小儿很容易出现缺氧。首先，小儿的呼吸肌（膈肌、肋间肌）和胸腔的发育不成熟，导致通气不足。新生儿期常见容易疲劳的 II 型肌纤维，这类肌纤维很柔软，且会受到水平位置上肋骨的影响。其次，肺泡发育不全，体积小，导致肺顺应性低，此外，由于胸腔顺应性高，吸气时胸廓塌陷，呼气时肺残余量相对较低。换句话说，功能残气量低，在插管时等呼吸暂停的情况下，氧合储备低，容易造成肺不张和低氧。此外，患者体型越小，单位体型的需氧量就越大，与成人相比，小儿的这种缺氧情况会加剧。此外，由于呼吸中枢不成熟，缺氧和高二氧化碳的呼吸刺激不能像成人那样发挥作用，因而在缺氧和高二氧化碳条件下，呼吸会受到抑制。

从解剖学上看，小儿的头和舌头都很大，喉部位于前部和头侧，会厌长而呈 U 形，尽管鼻腔狭窄，却导致了鼻腔呼吸和气道阻塞（图 9- I-1）。在成人中，气管最狭窄的部分是声门，而在儿童中是环状软骨（也有报告称为声门下），这使小儿容易出现声门下水肿和狭窄。此外，由于气管径本身是狭窄的，即使是少量的水肿也会极大地增加气道阻力，对气道狭窄有明显的影响。

总之，儿童有：①不成熟的呼吸肌；②低功能残余气道容积；③不成熟的呼吸中枢；④高耗氧量；⑤解剖学上容易发生气道阻塞；⑥由于肺表面活性物质产生不足而容易发生气胸。

因此，儿童总是容易出现缺氧（表 9-I-2）。

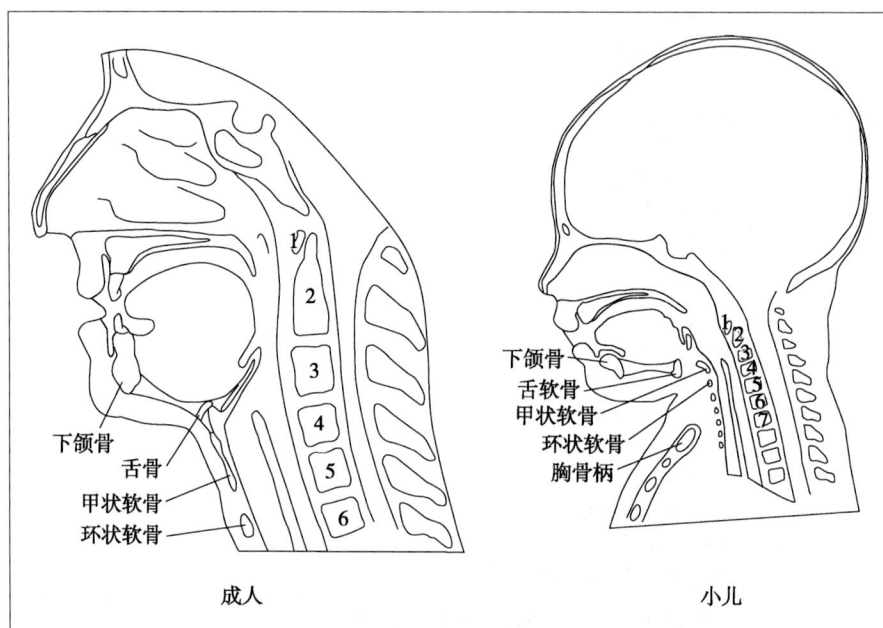

图 9- I -1　成人与小儿的气道比较
小儿头、舌较大，咽头位于前方。图中的数字代表颈椎的编号。　　　　　　　　　　（Snell et al, 1998[1]）より改変）

表 9-I-2　小儿呼吸系统的解剖学、生理学特征及麻醉管理中的注意事项

	特征	麻醉管理中的注意事项
解剖学方面	头大	肩部枕高，调整为嗅花位
	舌大	有气管狭窄和插管困难的风险
	喉头、声带位于头前方或头侧	环状软骨受压迫，确认声带和插管困难
	漏斗形的气管	插入气管导管时确认是否有泄漏（20cmH$_2$O）
	U 形软化会厌	喉部打开、气管插管困难

	特征	麻醉管理中的注意事项
生理学方面	横膈膜换气 闭合容量(CC)>功能残气量 肺顺应性低 气道狭窄,气道阻力上升 Ⅰ型高氧肌肉低 肋骨位于水平方向 肺表面活性物质产生功能不成熟	腹部压力导致横膈膜运动受限 死腔通气增加,导致肺不张 有气胸的风险 呼吸功增加,气道狭窄,导致虚弱 易疲劳性 肋间肌难以有效工作 容易出现呼吸窘迫综合征

(二) 循环系统

小儿循环系统最重要的特点是,心输出量是以速率依赖的方式决定的。由于小儿的心肌不具有舒张性,因此不可能通过增加单次心跳或收缩来增加心输出量。自然,小儿的心率比成人高(表 9-Ⅰ-3),但由于副交感神经系统占主导地位,

缺氧、吸入麻醉剂和喉镜刺激迷走神经很容易降低心率和心输出量。此外,由于气压感受器反射的不成熟,很难通过低血压来提高心率。此外,儿茶酚胺储存量低,对外源性儿茶酚胺的敏感性低,对低循环血量的血管收缩反应差。因此,保持心率很重要,因为心率下降会导致循环衰竭。

表 9-Ⅰ-3 不同年龄呼吸数、心率、血压的变化

年龄	呼吸数	心率	血压	
			收缩压	舒张压
小于 1 个月	40 次/min	140 次/min	65mmHg	40mmHg
12 个月	30 次/min	120 次/min	95mmHg	65mmHg
3 岁	25 次/min	100 次/min	100mmHg	70mmHg
12 岁	20 次/min	80 次/min	110mmHg	60mmHg

另一个特征是存在胎儿血红蛋白。由于胎儿血红蛋白比成人血红蛋白具有更高的氧亲和力,因此组织中氧供需的效率会受到影响。因此,胎儿血红蛋白对出血引起的贫血的适应性较差,必须保持

高的血红蛋白浓度。相反,在婴儿期,当胎儿血红蛋白被成人血红蛋白取代时,婴儿会出现暂时性贫血(婴儿性贫血),但在此期间,血红蛋白的氧亲和力比成人低,组织的氧供需效率更高(表 9-Ⅰ-4)。

表 9-Ⅰ-4 小儿循环系统的解剖学、生理学特征及麻醉管理中的注意事项

特征	麻醉管理中的注意事项
心率、血压等的参考值随着年龄不同而不同	参考值不明,出现异常时也不明确
小儿心肌的特殊性	缺乏舒张能力 心输出量依赖于心率 对血清钙浓度敏感
副交感神经系统占主导地位	容易出现迷走神经反射(心动过缓)
血压感受器反射不成熟	很难通过低血压来提高心率
儿茶酚胺储存量低	对血管收缩反应差
存在胎儿血红蛋白	氧气运输能力有所不同

出生后,循环系统慢慢由胎儿循环转向母体(成人)循环,但需要注意的是,如果由于各种原因

导致全身状况不佳,转向母体循环的过程可能无法正常进行。

(三) 新陈代谢和体温调控

小儿的单位体重的体表面积比成人的大。新陈代谢及其相关指数与体表面积成正比,而非与体重成正比,因此单位体重的氧耗、二氧化碳产生量、心输出量和肺泡通气量会更大。

此外,小儿体内作为体温调节中心的下丘脑尚未发育完全,而且由于皮肤薄、脂肪量少、体表面积大,很容易失去热量,容易出现体温过低。此外,新生儿可维持体温的环境温度为32℃,寒冷的手术室和干燥的麻醉气体会进一步加速体温降低。低温会导致严重的问题,如苏醒延迟、心肌刺激、呼吸抑制和肺血管阻力增加。由于小儿的肌肉质量低,他们无法通过颤抖产生热量,而是主要通过嗜铬细胞的代谢产生热量。嗜铬细胞的产热在早产儿和病态儿童中极为有限,因为他们的脂肪储存量低,此外,吸入性麻醉剂会抑制这种产热(表9-I-5)。

表 9-I-5　小儿新陈代谢和体温调节的特征及麻醉管理中的注意事项

特征	麻醉管理中的注意事项
单位体重的体表面积大	耗氧量增大,容易缺氧
体温调节未成熟 无法通过颤抖产生热量	容易出现低体温
嗜铬细胞代谢产热	产热依赖于脂肪储存量 受吸入麻醉剂抑制

(四) 肾脏、体液和消化系统

新生儿的肾小球滤过率较低,影响药物的排泄。此后,虽然尿液浓缩能力低,但稀释能力基本正常,而达到正常的肾功能需要6个月,可能要到2岁时功能才与成人相似。此外,新生儿、婴儿和幼儿的体内含水量很高(分别为80%、70%和65%),水交换率(细胞外液中每天更换的量)也明显很高,新生儿为25%,婴儿为50%,而成人为14%。因此,他们很容易出现脱水。早产儿的肾功能普遍受损:肌酐清除率下降,钠保留受损,葡萄糖排泄受损,碳酸氢根离子重吸收受损,尿液稀释受损,尿液浓度受损。在消化系统方面,新生儿胃食管反流的发生率很高,在出生后的头2~3个月,肝功能不成熟,对药物代谢重要的酶的活性很低。由于肝糖原储存量低,新生儿可能发生低血糖(表9-I-6)。

表 9-I-6　小儿肾脏、体液、消化系统的解剖学、生理学特征及麻醉管理中的注意事项

特征	麻醉管理中的注意事项
新生儿的肾小球滤过率较低	通过肾脏排泄的药物作用时间延长
尿浓缩能力低,稀释能力正常 体内含水量高	容易脱水
胃食管反流发生率高	容易发生呕吐
肝功能不成熟	谨慎给药,注意新生儿低血糖

三、药理学特征(表9-I-7)

一般来说,药物是按体重(kg)给药的,在小儿中也是如此,然而,这种基于体型的标准并没有考虑到药效学和药代动力学因年龄不同而产生的差异。也就是说,小儿有血管内和细胞外液量大、组织血流量增加、蛋白质结合能力较低、肝脏代谢不成熟和肾脏排泄延迟的特征,可能会对所施用的个别药物的效果产生不同影响,需要引起注意。给小儿使用的药物与给成人使用的药物有不同的影响,这些变化必须视各个不同的病例,有针对性地进行解决。

表 9-I-7　小儿的药理学特征及麻醉管理中的注意事项

药剂	麻醉管理中的注意事项
吸入麻醉剂	诱导、苏醒较快 麻醉需求量增加(最小肺泡浓度增加) 循环抑制作用增强 使用七氟烷、地氟烷时会出现苏醒后兴奋、谵妄
静脉麻醉剂	对1岁以下小儿慎用麻药 丙泊酚对谵妄、术后呕吐的抑制作用 禁忌以镇静目的长时间、高剂量给予丙泊酚
肌肉松弛剂	琥珀胆碱的副作用发生率增加 对非去极化肌松剂更敏感 舒更葡糖对非去极化肌松剂的拮抗作用

(一) 吸入性麻醉剂

在小儿中,吸入性麻醉剂的效果在影响诱导唤醒的因素、麻醉剂的效力以及吸入性麻醉剂的主要副作用(对循环系统的影响)方面有所不同。

在小儿中,肺泡通气量高,功能残气量相对较低,吸入性麻醉剂在血液中的溶解度(血/气分配系数)低。因此,肺泡浓度(分压)的增加更快,吸入的麻醉剂的诱导唤醒也更快。

一般来说,最小肺泡浓度(MAC)随着年龄的增长而下降。因此,与成人相比,儿童的吸入性麻醉剂需求增加。MAC 在 1~6 个月时达到最大,新生儿比婴儿小(表 9-I-8)。

表 9-I-8　小儿的最小肺泡浓度

麻醉剂	新生儿	婴儿	幼儿	成人
氟烷	0.87%	1.1%~1.2%	0.87%	0.75%
七氟烷	3.2%	3.2%	2.5%	2.0%
异氟烷	1.5%	1.8%~1.9%	1.3%~1.6%	1.2%
地氟烷	8%~9%	9%~10%	7%~8%	6.0%

在儿童中,由于血管扩张和心肌抑制引起的低血压的代偿机制还不完善。吸入性麻醉剂引起的低血压在小儿中更为明显。

七氟烷和地氟烷比其他麻醉剂更有可能在醒来时引起兴奋和谵妄,特别是在大龄儿童中。

(二)静脉注射麻醉剂

巴比妥类药物和麻药可能比其他麻醉剂更有效,因为它们更容易穿过血脑屏障,代谢率更低,对呼吸中枢更敏感,用药时需要谨慎考虑用量。特别是麻药,需要谨慎使用,因为 1 岁以下的儿童肝脏葡萄糖醛酸的结合和肾脏对代谢物的排泄较低。婴儿期后,当细胞色素 P-450 代谢途径已经成熟时,单位体重的肝脏血流量相对较高,加速了生物转化和排泄。丙泊酚能抑制喉和咽的反射,有利于气管插管。此外,丙泊酚用于维持麻醉时,谵妄反应和术后呕吐较少,它开始取代硫喷妥钠成为小儿麻醉的诱导和维持药物。然而,由于有丙泊酚输液综合征的报道,在重症监护室中禁忌长时间大剂量使用丙泊酚。

(三)肌肉松弛剂

尽管近年来使用频率较低,但在小儿使用舒更葡糖后,心律失常、高钾血症、横纹肌溶解症、肌红蛋白血症、面肌挛缩和恶性高热症的发生率很高。由于这个原因,在选择性手术患者中应避免使用它,一般来说,只有在饱胃状态下进行诱导或喉痉挛时才允许使用。与成人不同的是,如果没有阿托品的预处理,第一剂量的舒更葡糖会导致心动过缓和窦房结停止。此外,在小儿中为达到大量分布,需要使用较高的剂量(2mg/kg),这会导致治疗的风险上升。

在小儿患者中维持好血管后,使用罗库溴铵(0.6mg/kg)插管已很常见。在较高的剂量下(0.9~1.2mg/kg),在大约 60 秒后可以进行快速诱导插管,但应考虑到可能需要约 90 秒才能达到肌肉放松。也可以肌内注射罗库溴铵后进行插管,但起效时间需要 3~4 分钟。

小儿对非去极化肌肉松弛剂的反应通常较强,但新生儿的反应都不尽相同。神经肌肉结合部的发育不成熟,增加了对非去极化肌松剂的敏感性,但由于细胞外液量比成人大,非去极化肌松剂浓度被稀释。此外,肝脏的代谢会延长作用时间。

新斯的明(高达 70μg/kg)与抗胆碱能药物结合使用,可以实现对非去极化肌肉松弛剂的拮抗作用。虽然舒更葡糖的安全性尚未在儿童身上得到充分证明,但现在可以用罗库溴铵和维库溴铵进行可靠的拮抗,而且副作用较少。

Ⅱ　小儿麻醉实践

一、术前管理

(一)术前检查

术前访视的一般目的是:①收集患者信息;②根据患者的意愿和风险因素制定麻醉管理计划;③解释麻醉及其风险并获得同意;④缓解患者的焦虑,建立信任,以利于快速康复;⑤通过术前咨询与外科医生取得联系,就患者情况建立共识。在小儿麻醉中,这几点也同样重要,而了解患者和家长的焦虑并建立信任则尤为重要。换句话说,了解孩子,简单解释将要发生的事情,以及缓解孩子的焦虑,对麻醉的顺利诱导和随后的麻醉管理起着重要作用。

此外,许多家长相比手术过程本身,更关心对给孩子使用麻醉剂的风险。这种焦虑的来源主要是缺乏有关麻醉的信息，而非由于麻醉本身存在危险。因此，与父母讨论麻醉的风险尤为重要，用具体的例子(一个健康的孩子接受简单的手术，有 20 万分之一的机会因麻醉而不幸发生并发症)，以便让他们对麻醉有一个全面的了解。

在与儿科患者交谈时，重要的是把自己放在与患者及其家属相同的位置上，仔细解释将发生的麻醉手术过程，并缓解他们的焦虑。另一个要点是不要对与治疗或程序有关的事情撒谎。即使是痛苦的手术，也有必要解释，不是"不会痛"，而是"有一点痛，但可以忍受，你很快就会好起来"，或者"我会尽量让它不痛"，实际操作中，要通过各种方法来减少疼痛。即使通过良好的交谈建立了信任，但一旦撒谎，这种信任就会遭到破坏，最终阻碍麻醉管理的顺利进行。

为了减少小儿的焦虑，许多机构尝试的一种方法是将用于麻醉诱导的仪器带到术前访视中，让孩子们熟悉。例如，给小儿一个面罩戴在脸上，并说："我明天会准备一些更好闻的东西。"在诱导麻醉时使用香草或草莓香精。同样重要的是要解释，孩子最信任的人，比如说孩子的母亲，可以在麻醉诱导期间与孩子一起进入手术室，并陪伴孩子直到他或她睡着。

(二) 术前检查

术前检查，包括抽血，在小儿看来，都具有高度侵入性，因此不应该为筛查目的而进行。例如，当没有特殊并发症的健康儿童接受手术时，通常会进行胸片、心电图和血细胞计数等血液检查，这些都是常见的筛查项目，但一般认为，没有必要对小儿进行侵入性的检查，也没有必要花费太多的金钱和精力。

(三) 身体发现

为了避免惊吓到孩子，一般的检查应该从远处的简单观察开始。许多重要的发现，如发绀和皮疹，可以不直接接触儿童而获得。除了对全身进行目视检查外，还应迅速进行胸部和口腔的听诊，以避免使患儿哭泣。

(四) 禁食禁饮

为了防止麻醉诱导期间呕吐引起的吸入性肺炎，即使是儿童也有必要禁食禁饮，但儿童更容易脱水，所以限制没有成人那么严格。然而，在胃内 pH 低于 2.5 和胃内容物相对较多的小儿择期手术患者中，误吸的可能性比以前想象的要大。据报道，误吸的发生率为 1：1 000，但较长的禁食时间并不一定能降低风险。禁食禁饮的时间见表 9-Ⅱ-1。6 个月以下的婴儿可在术前 4 小时服用母乳，6~36 个月的婴儿可在术前 6 小时内服用人工奶、牛乳和固体食物。无论年龄大小，都应在 2 小时前输清澈液体。除了脱水，禁食禁饮的缺点还包括导致情绪波动、发热、低血糖和酮症酸中毒，所以禁食禁饮的时间越来越短。在小儿麻醉中，应尽量避免在下午开始的手术，如果手术开始得晚，应进行输液以避免脱水、低血糖和酮症酸中毒。

表 9-Ⅱ-1　术前禁食禁饮时间

清澈液体	术前 2 小时
母乳	术前 4 小时(新生儿和婴儿相同)
人工奶	术前 6 小时
固体食物、牛乳	术前 6 小时(含有脂肪的饮品为术前 8 小时)

(A report by the American Society of Anesthesiologists Task Force on Preoperative Fasting, 1999[3])

(五) 麻醉预处理

麻醉预处理的目的是：①镇静、缓解焦虑；②抑制口腔气道分泌物；③抑制迷走神经反射；④预防吸入性肺炎。虽然成人在手术前对死亡的可能性最为焦虑，但小儿的焦虑基本上来自疼痛和与父母的分离，因此，预处理会很有帮助。预处理的给药途径包括口服、栓剂、肌肉和经鼻，但口服通常是首选，因为它是非侵入性的。口服需要 20~45 分钟才能起效。新生儿和重病患者不使用镇静剂，但焦虑的儿童能够很好地适应镇静剂(表 9-Ⅱ-2)。

表 9-Ⅱ-2　小儿的麻醉预处理

镇静剂	咪达唑仑 0.3~0.5mg/kg 最多 10mg 口服，进入手术室 45 分钟前 地西泮 0.7mg/kg 最多 10mg 口服，进入手术室 45 分钟前
抗胆碱药	阿托品 0.05mg/kg 最多 1.0mg/kg 口服，进入手术室 45 分钟前 阿托品 0.02mg/kg 静脉注射，诱导过程中，诱导后

另一方面，许多麻醉医生按规定使用抗胆碱药，如阿托品，以避免诱导期间出现心动过缓，并减少3个月以下儿童诱导期间的低血压发生率。此外，它对气道分泌物的积聚也有一定效果。阿托品通常是口服给药(0.05mg/kg)，但许多麻醉医生会在诱导过程中或诱导后立即进行静脉注射给药。

(六) 其他(术前发热、上呼吸道感染等)

在术前访视时和手术当天，经常可以看到小儿患者出现发热的情况。一般来说，如果发热超过38.0℃，我们应该考虑推迟择期手术。当然，应该对发热的原因进行调查，如果怀疑是感染，应该征求专家的意见以进行鉴别。鉴别后，应考虑手术麻醉的风险-效益比，决定是否进行手术。如决定进行手术，则建议通过输液将体温降至38.0℃或更低，因为过高的体温会在麻醉期间带来耗氧量增加等其他风险。

如果小儿发热的原因判定为上呼吸道感染(感冒综合征)，决定是否推迟手术，对于麻醉医生来说是一个非常头痛的问题，而推迟手术的决定往往是主观做出的。

然而，在一些情况下，可能推迟手术是明智之举。如果安排需要气管插管的手术，而患者有鼻塞、咳嗽、被动吸烟或痰液排出，由于气道高反应性增加，全身麻醉和气管插管的喉痉挛、支气管痉挛和缺氧的发生率会增加。因此，在观察到这种急性症状时，应推迟手术，通常推迟4周左右为宜。由于该决定取决于上述各种因素，因此，目前也有对推迟的标准进行打分的尝试，但如果每个医院和手术室根据其特点建立自己的标准，将有助于手术室的顺利运作。

接种疫苗后，应等待多长时间进行手术仍然是一个问题。由于疫苗接种的不良反应以及手术侵入和麻醉导致的一过性免疫功能下降，一般认为将手术推迟一段时间会更安全。一般来说，建议活疫苗(麻疹、风疹、水痘、腮腺炎、卡介苗等)推迟3周，灭活疫苗(四联疫苗、流感、日本脑炎等)推迟2天~1周。同样，如果感染这些疾病，通常需要推迟4周。在许多情况下，全身麻醉后的疫苗接种要推迟1~4周，以充分应对手术入侵。然而，由于这些案例中都没有明确的证据，因此有必要考虑需要进行个别判断。

二、术中管理

(一) 麻醉准备

在准备麻醉时，可以通过SOAP-MI来记忆以下项目。

S: Suction(吸引)。做好随时吸引的准备，特别是将吸引管连接到患者身上以确保可靠的抽吸。

O: Oxygen(氧气)。检查麻醉回路的呼吸机，以便可以随时给氧。

A: Airway(气道)。准备好气管导管、喉镜和气道装置，以确保气道安全。

P: Pharmacy(药物)。准备麻醉诱导和循环管理的药物。

M: Monitor(监测)。准备必要的监测仪器，如根据年龄提供血压袖带。

I: Infusion(输液)，准备好输液途径。

(二) 麻醉诱导

1. 缓慢诱导(slow induction)

也称为吸入式诱导，是小儿麻醉中最常用的诱导方法。

如果是意识清醒的儿童，应哄他们闻30%的氧气和70%的一氧化二氮(使用透明面罩，添加香草香精，防止他们害怕)。可以使用七氟烷进行诱导，在3~5次呼吸之间逐次增加0.5%的浓度，也可以给予60%一氧化二氮，7%~8%七氟烷，进行一次性吸入式诱导。

在进行面罩通气和气管插管时，必须选择与年龄相适应的设备(表9-Ⅱ-3)。新生儿和婴儿是用鼻呼吸的，很容易发生气道阻塞。虽然在舌头较大的情况下，经口气道装置会有一定效果，但口腔气道很容易损害狭窄的鼻腔和大腺样体。为了确保气道安全，必须将面罩固定住，以免压迫颌下区的软组织。

应尽可能地保持自然呼吸，直到周围途径得到保证。为此，入睡后应放置肩枕，放置口腔气道，避免使用气囊辅助呼吸，保留自主呼吸。这是因为进入睡眠状态后，喉部肌肉张力下降，很可能发生上气道阻塞，而且在这一阶段，用E-C手法(参考第15章第Ⅲ部分)进行面罩通气时，很容易发生喉部痉挛。保留自主呼吸的另一个原因是，在自主呼吸下吸入高浓度的麻醉剂很少会达到导致危险的麻醉深度。

表 9-II-3　小儿气道管理设备

年龄 / 岁	0~1 个月 (早产儿)	0~1 个月 (新生儿)	1~12 个月	1~3 岁	3~8 岁	8~12 岁
体重 /kg	0.5~3	3~5	4~10	8~16	13~30	25~50
喉镜片	00	0	1	1.5	2	3
面罩	00	0	0	1	2	3
经口气道装置	000~00	00	0(40mm)	1(50mm)	2(70mm)	3(80mm)
喉罩	-	1	1	2	2.5	3

为避免正压面罩通气引起的胃胀和肺部扩张,应采用每分钟小容量的频繁通气。插管后,应使用软胃管对膨胀的胃部进行脱气,并尽量注意避免黏膜损伤。

在通过面罩通气获得足够的麻醉深度后,应在保证静脉通路后用肌肉松弛剂对患者进行插管。为肌内注射做好准备也很重要,这可以在保证静脉通路前防止喉部痉挛,一般会使用琥珀胆碱(5mg/kg,最多150mg)、阿托品(0.02mg/kg,最大0.4mg)。

2. 快速诱导 (rapid induction)

如果能保证静脉途径,可以像成人一样进行快速诱导。在这种情况下,应根据需要稀释药物(用于诱导和插管的每种药物应在一个注射器中准备一个剂量),并为液体量少的儿童准备冲洗用的生理盐水。应以 3mg/kg 硫喷妥钠、2mg/kg 丙泊酚、1mg/kg 氯胺酮或 0.1mg/kg 咪达唑仑进行诱导,以 0.1mg/kg 维库溴铵或 0.6mg/kg 罗库溴铵作为肌松剂。丙泊酚可能会引起血管疼痛,因此在用药前可使用少量的麻药。然而,丙泊酚具有抑制插管时血压升高、苏醒更加迅速以及减少术后恶心和呕吐的优点。

3. 快速序列诱导 (rapid sequence induction)

许多儿科医生避免使用舒更葡糖,因为它有可能造成恶性高热。使用维库溴铵时,为缩短起效时间,可使用 0.3mg/kg 的维库溴铵合并 0.9mg/kg 的罗库溴铵。由于疗效的不确定性,不应进行预注法(见第 5 章第 VI 部分)。应给予阿托品(0.1mg/kg)以防止心动过缓。

(三) 气管插管

为了使头部较大的儿童更容易插管,可在头部下方放置一条毛巾,并用一个甜甜圈形状的枕头稳定头部。由于 1 岁以下的儿童喉部位于前方,用直型喉镜片进行插管比较容易。如前所述,

环状软骨是儿童喉部最狭窄的部分,因此强行将导管穿过该部分可能会导致术后水肿和声门下狭窄。表 9-II-4 列出了导管尺寸和固定位置的准则。应通过对导管施加 15~30cmH$_2$O 的压力来确认合适的尺寸,以确保没有泄漏,也没有因过度泄漏而导致通气不足。应通过让患者进行单肺通气来确定导管的位置,然后撤回导管,直到两肺的呼吸声相等。应准备两根导管,分别是 0.5mm 的大导管和 0.5mm 的小导管。近年来,即使在儿童中也普遍使用套囊式气管导管,在这种情况下,应使用 0.5mm 的小导管。

表 9-II-4　小儿的气管导管尺寸和固定位置

年龄	0~1 个月	1~12 个月	1~2 岁	2 岁以上
尺寸 /mm	3.0~3.5	3.5~4.0	4.0~4.5	4+ 年龄 /4
固定位置 /cm	9~10	10~12	12~14	12+ 年龄 /2

小儿的经鼻气管插管应在通过口腔插管建立通气后进行,以确保安全。由于腺样体肥大在小儿中很常见,因此在经鼻插管时,在将导管推进气管之前,要确保没有腺样体组织附着在管尖上。应在消毒和润滑后,再将管道插入鼻腔,并应注意避免鼻衄和腺样体出血。

(四) 麻醉维持

麻醉维持的方法与成人相同,但最低肺泡浓度(所需的麻醉剂量)很大,而且吸入麻醉剂的心脏抑制作用在新生儿中特别明显。在日本,常使用七氟烷作为麻醉剂。然而,考虑到术后躁动和谵妄的高发率,用七氟烷缓慢诱导后,改用丙泊酚维持可能更为理想。通常情况下,需要使用非去极化的肌肉松弛剂来提供足够的手术野,特别是因病不能

使用高浓度的吸入麻醉剂的婴儿和新生儿。

术中通气是控制呼吸,对小的单次通气量相对不敏感。术中通气使用的是一个短的、低顺应性的电路。压力辅助通气传统上用于小儿麻醉,有几个原因,其中包括压力辅助通气在最大吸气压力比体积辅助通气低的情况下,能够提供相同的通气量。

(五) 术中输液

与成人一样,术中输液的量由维持量 + 缺失量(由于禁食导致的脱水)+ 补充量(失血、第三空间转移等)得出。维持量按所谓的 4-2-1 法则计算,缺失量按维持量乘以空腹时间计算,并按这些数值进行管理(表 9-II-5)。根据手术入侵情况,大手术的补充量为 6~8mL/kg/h,中手术为 4mL/kg/h,小手术为 2mL/kg/h。

表 9-II-5　术中输液维持量和缺失量

维持量
第一个 10kg: 4mL/kg/h
第二个 10kg: 2mL/kg/h
20kg 以后: 1mL/kg/h
推测缺失量
推测缺失量的 1/2: 麻醉开始后 0~1 小时与维持量、补充量一起给药
推测缺失量的 1/4: 麻醉开始后 1~2 小时与维持量、补充量一起给药
推测缺失量的 1/4: 麻醉开始后 2~3 小时与维持量、补充量一起给药

至于输液的内容,以前钠的浓度比细胞外液的浓度低,而且首选含有约 5% 葡萄糖的溶液,但现在已经很清楚,在手术中和手术后会出现低钠血症和高血糖症。因此,使用含有 130~140mmol/L 钠和约 1% 葡萄糖的等渗溶液似乎更为理想。

(六) 输血

仅仅根据纱布计数或抽吸,可能会低估儿童的术中失血量,还必须根据循环血量低的迹象(低血压、尿量减少、外周循环衰竭:外周体温下降、动脉压的呼吸波动、脉搏血氧仪检测不到脉搏等)、血液检查等考虑未计数的失血量。

失血量超过循环血量的 20% 时应考虑输血,但这种程度的失血在口腔手术中很少见。

(七) 麻醉苏醒和拔管

一般来说,气管导管是在麻醉苏醒后拔出的,但拔管也可以在深度麻醉下进行,各自的优缺点见表 9-II-6。拔管的时机对麻醉医师而言,通常是一个难点。成人即使在苏醒后,也很少有剧烈动作,但儿童在麻醉较浅的情况下,可能从未苏醒阶段就开始有剧烈动作。在浅层麻醉中拔管很可能会引起喉痉挛,所以拔管应在苏醒后或深层麻醉中进行。然而,当身体动作严重时,往往很难区分患者是否清醒。自发睁眼、四肢充分活动、有哭泣的迹象、将手伸向导管等,如果有这些动作,则认为患者已经苏醒,可以进行拔管了。

表 9-II-6　拔管时机(清醒状态下或深度麻醉下)

	苏醒	"Never-Never" Land*	深度麻醉	极深度麻醉
呼气末挥发性麻醉剂浓度	0~0.15%	0.15%~2%	<3%	<5%
气道状态	气道反射恢复	气道高度敏感	气道反射减弱	气道反射消失
在这一状态下拔管的优点	存在气道反射,误吸的可能性很低 在恢复室,不会引起喉部痉挛 引起上气道阻塞的风险小(尤其是 2 岁以下)	没有任何优点	患儿在恢复室处于安稳的睡眠状态 不会对气道产生刺激 滞留在手术室的时间短 不会呛咳、屏息、SpO₂ 低等情况	

	苏醒	"Never-Never" Land*	深度麻醉	极深度麻醉
在这一状态下拔管必须要知道的事情	可能会出现呛咳、喘息等,SpO$_2$可能会降低 因为需要等待患者清醒,滞留在手术室的时间较长	容易引发喉部痉挛	气道反射没有恢复,有误吸的风险 认为是深度麻醉时,实际上也可能处于"Never-Never" Land的麻醉深度,拔管后可能会引发喉部痉挛	比深度麻醉时更有可能造成呼吸暂停 可能会抑制心脏
			通常2岁以下小儿推荐深度麻醉状态下拔管	

* 不推荐拔管的麻醉深度。

(Landsman et al, 1997[4]) より改変)

深度麻醉下的拔管选择在患者被麻醉剂深度镇静、保留自主呼吸,并且误吸胃内容物的风险最小的情况下进行。

三、术后管理

(一) 苏醒时兴奋和谵妄

儿童从麻醉中醒来后常常会变得焦躁不安。一般认为,这是由多种因素造成的,但最重要的因素是镇痛不足。为了应对这种情况,在苏醒前应使用麻药或进行局部麻醉。静脉注射麻药(吗啡50~100μg/kg,芬太尼1~2μg/kg)或苯二氮䓬类药物(咪达唑仑0.05~0.1mg/kg)对苏醒时的兴奋有一定效果。

此外,还发现了使用不同麻醉剂时,苏醒后兴奋和谵妄的发生率存在差异。据报道,七氟烷和地氟烷用于维持麻醉时,发生率会增加,而相比吸入性麻醉剂,使用丙泊酚时的发生率较低。

(二) 上气道梗阻、喉痉挛和拔管后哮喘

拔管后的儿童可能会出现以吸气时喘息、肋间呼吸抑制和胸部异常运动为特征的上呼吸道梗阻。如上所述,浅麻醉期间拔管、气管导管尺寸大、插管动作粗暴和拔管后重新置管都被认为是危险因素。当这种情况发生时,要进行100%氧气的面罩通气,面罩式CPAP或口服气道会有一定效果。

如果拔管后立即出现气道完全堵塞,应怀疑是喉痉挛,应在插入经喉气道的情况下进行100%的正压通气。如果没有改善,应使用琥珀胆碱。

拔管后出现的以吸气时出现喘息为特征的哮喘的发生率为1%~6%,可给予氧气和雾化肾上腺素。

(三) 恶心和呕吐

术后恶心和呕吐(postoperative nausea and vomiting,PONV)的发生率很高,在38%~80%,与其发生相关的因素包括手术类型(斜视手术、扁桃体切除术、牙科手术、腹股沟疝气手术等)、学龄期及麻醉期间使用麻药。减少PONV发病率的有效措施包括抽吸胃内容物、局部和区域麻醉、使用丙泊酚以及对高危儿童预防性静脉注射止吐剂(氟哌利多20~70μg/kg,甲氧氯普胺0.15mg/kg,昂丹司琼0.05~0.15mg/kg,等等)。

(四) 术后镇痛

儿童往往无法直接表达疼痛,所以医务人员有必要适当地评估疼痛。常用面部量表常来评估儿童的疼痛,但使用面部量表的疼痛非常困难。儿童的术后镇痛是一种多模式的方法,将区域麻醉与非甾体抗炎药(双氯芬酸栓剂0.5~1mg/kg,氟比洛芬静脉注射1mg/kg)、对乙酰氨基酚(10~15mg/kg)和阿片类药物(芬太尼1~2μg/kg,吗啡50~100μg/kg)相结合。

患者自控镇痛(patient-controlled analgesia,PCA)可用于6岁以上的儿童,能够有效提高疗效、减少药物使用。对于年幼的儿童,应该使用护士控制镇痛(nurse-controlled analgesia,NCA),护士应该根据需要,代替儿童操作镇痛装置。

第 **10** 章

老年患者的全身麻醉

当老年人口（65 岁或以上）超过总人口的 7% 时，就认为开始进入老龄化，超过 14% 时，就属于老龄化社会，而当超过 21% 时，属于超老龄化社会。自 20 世纪后半叶以来，日本的老年人数量急剧增加，日本在 1970 年开始进入老龄化，在 1994 年成为老龄化社会，在 2007 年成为超老龄化社会，这一切发生的时间之短，在世界上绝无仅有。目前，日本是有最大概率对老年人进行全麻手术的国家。

根据每 5 年一次的全国人口普查，日本的总人口在 2010 年达到了 1.280 6 亿的高峰（2 948 万 65 岁以上的老年人），此后一直在下降。另一方面，在 2060 年，预计 65 岁及以上的老年人口占总人口 8 674 万的比例将上升到 39.9%（3 460 万），而预计未来 65 岁及以上的老年人口数量还会增加。可以肯定，日本将持续作为世界上有最大概率对老年人进行全麻手术的国家。

人口统计和医学研究将老年人分为两类：65~74 岁为早期老年人，75 岁或以上为晚期老年人。最近，90 岁或以上（有标准中为 85 岁或以上）的人被列为超级老人，100 岁或以上的人被列为百岁老人。

早期老年人中，根据生理功能测试和外观，患有动脉硬化和衰老迹象等老年性疾病的患者比例增加，但如果没有严重的系统性疾病，可以维持日常生活。

另一方面，在晚期老年人中，老年病患者的比例进一步增加，而且还出现了老年病的重叠现象。由于日常生活功能恶化或受损而需要援助的患者比例也在增加。可以说，"老人"一词给许多人带来的印象，就是晚期老年人的真实写照（表 10-1）。然而，重要的是要明白，老年人之间存在着个体差异，其中许多人是健康的。

在老年人中普遍观察到的老化有两种类型：生理性衰老和病理性衰老。生理性衰老是指完全由衰老变化引起的衰老，而病理性衰老是指除生理性衰老外，还由于各种疾病和生活环境引起的压力而导致的衰老进展。如果只有生理性衰老，人类可以活到将近 110 岁。然而，正如目前的平均预期寿命所示，大多数老人除了生理性衰老之外，还经历着病理性衰老。在老年人的麻醉管理中，必须考虑生理性和病理性的衰老。

表 10-1　早期老年人和晚期老年人的普遍特征

早期老年人（65~74 岁）	晚期老年人（75 岁以上）
衰老迹象，老年疾病增加	老年疾病反复发作、增多
保有日常生活功能	日常生活功能障碍
从中年到老年的过渡	表现出老年人的特征

I　老年患者的特征

一、麻醉管理的特点

（一）多种全身疾病高发

老年人全身疾病的特点之一是，一个患者往往有多种全身疾病（表 10-I-1）。对这类老年患者的麻醉管理需要考虑到多种全身疾病的相互关系。

（二）全身疾病的症状可能是不典型的

由于老年人对多种全身疾病具有易感性，全身疾病可能会改变彼此的症状，而且其典型症状往往不像中青年患者身上那样明显。例如，无痛的急性心肌梗死（经常见于患有糖尿病的老年妇女）和没有发热症状的感染，这可能使麻醉管理中的诊断和反应变得困难。

（三）个体差异巨大

大多数器官的功能随着生理上的衰老而逐渐下降。然而，这些器官功能开始下降的年龄和下降的状态因人而异。此外，当发生病理性衰老时，个体差异会变得更大。不应仅仅根据对年龄的机械评估来统一实施麻醉。

表 10-I-1　老年人多发的全身疾病

1. 循环系统
   高血压、心绞痛、心肌梗死、心脏瓣膜病、充血性心力衰竭
2. 呼吸系统
   肺炎、慢性阻塞性肺疾病（COPD）、哮喘、肺结核
3. 脑血管系统
   脑梗死、脑出血、蛛网膜下出血
4. 代谢、内分泌系统
   糖尿病、脂质异常、甲状腺功能减退症、甲状腺功能亢进症
5. 消化系统
   消化性溃疡、胃食管反流症、药源性消化系统疾病
6. 精神、神经系统
   痴呆症、抑郁症、帕金森病
7. 骨骼、运动系统
   骨质疏松、类风湿性关节炎
8. 血液、免疫系统
   贫血、多发性骨髓瘤、骨髓增生异常综合征

（四）常见痴呆症和轻度认知障碍

截至 2012 年，估计每 7 个 65 岁或以上的病人中就有一个患有痴呆症，预测到 2025 年，每 5 个 65 岁或以上的病人中就有一个患有痴呆症。即使没有发展成痴呆症，老年人出现轻度认知障碍的频率也会增加，因而可能在病历的获取上会遇到困难。此外，这些患者也可能不会很好地遵循禁食禁饮等术前管理。

（五）患者经常同时服用多种药物

老年患者往往患有多种全身疾病，因而可能正在服用几种至十几种药物。在这些老年患者的管理中，有必要考虑到他们服用的各种药物与麻醉剂之间的相互作用。

二、解剖学和生理学特征(图 10-I-1)

（一）循环系统

1. 心脏

虽然心脏容积不随年龄增长而变化，但由于心肌肥大、纤维组织和脂肪组织的增加以及二尖瓣和主动脉瓣的硬化性改变，心脏重量随年龄增长而增加。

随着年龄的增长，左心室壁厚度轻度增加，左心室和右心室容积趋于减少。

在刺激性传导系统中，窦房结的起搏细胞数量明显减少，从 60 岁左右开始，到 75 岁时减少到 20 岁时数量的 10%。从房室结到房室束的变化没有窦房结那么明显，而更远端的刺激性传导系统纤维也只出现轻微变化。

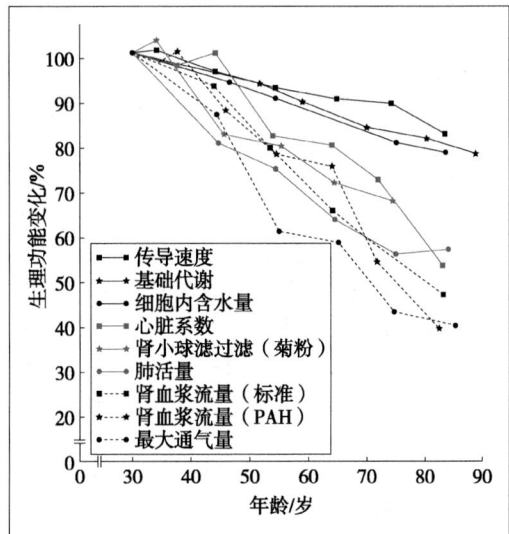

图 10-I-1　年龄增长带来的生理功能变化

(内藤，2008[2])

老年人的静止心率与年轻人和中年人的心率没有太大区别，但在运动中能达到的最大心率会随着年龄的增长而下降。由于心肌顺应性下降和代偿性心房过度收缩，导致左心室舒张功能受损。因此，在有心律失常，如心房颤动的情况下，单次心输出量会明显降低。由于动脉粥样硬化引起的外周血管阻力增加，增加了后负荷和收缩压。

老年人的心脏很容易发生心力衰竭，因为其抗负荷的储备能力下降。

2. 血管系统

可以看到主动脉和中动脉的血管壁增厚、伸展性降低,小动脉和细动脉的管腔变窄、弹性降低。动脉壁的增厚在内膜中更为明显。收缩压随着年龄的增长而增加,但老年人的舒张压会下降,从而导致脉压增加。主动脉和静脉窦中的血压感受器敏感性下降,导致血压感受器反射功能下降,容易出现正压性低血压,导致血压巨大的昼夜变化。

(二) 呼吸系统

随着年龄增长,呼吸肌力下降,气管和肋软骨钙化,肺泡上皮细胞和肺部毛细血管之间的结缔组织的弹性衬里变硬。这些变化造成了肺、胸廓顺应性下降,闭合容积、闭合容量、功能残气量增加,以及总肺容量减少。20 岁左右时闭合能力约为总肺活量的 10%,但在 70 岁时增加到约 30%。用力肺活量、一秒容积和一秒率随着年龄的增长而减小。

此外,还有肺泡表面积减少,肺扩散能力下降,由于生理分流的增加,动脉血氧分压(PaO_2)下降,以及肺泡 - 动脉血氧分压梯度($A-aDO_2$)增加。

如上所述,老年人的呼吸系统功能随着年龄的增长几乎呈直线性下降。

吞咽和咳嗽反射减弱,隐性误吸(睡眠时唾液流入肺部)所引起的吸入性肺炎很常见。

(三) 自主神经系统

体温调节功能下降,全身麻醉时体温容易受手术室环境温度的影响而趋于低温。化学感受器的反应性下降,对高二氧化碳血症和低氧血症的心率助推反应也下降。

(四) 肝脏

肝细胞的数量随着年龄的增长而减少,肝细胞中的细胞色素 P-450(CYP)活性也会减少。肝脏重量减少到年轻和中年患者的大约 3/4~2/3,肝脏血流量也减少。这些变化导致了肝脏药物代谢的减少。在服用多种药物的老年患者中,药物引起的肝损伤的频率和严重程度都会增加。

(五) 肾脏

肾动脉粥样硬化和输入性动脉血管的玻璃体变化是导致微动脉硬化性肾病的主要原因。也可能会发生肾小管萎缩和肾小球硬化。

在肾皮质功能方面,肾小球滤过率(GFR)、肾血流量、肾血浆流量和肌酐清除率都下降。在肾髓质功能中,尿液浓度和稀释程度都会下降。在肾小管功能中,钠储存功能减弱,钠排泄增加。肾素 - 血

管紧张素 - 醛固酮的产生也会减少。

与呼吸功能一样,这些功能随着年龄的增长直线性下降。

(六) 代谢和内分泌

基础代谢率随着年龄的增长而降低,80 岁时的基础代谢率比青年和中年时低约 30%。

皮质醇、ACTH 或 T_4 的合成或分泌变化不大,但 T_4 向 T_3 的转化减少,导致 T_3 的水平低。

从 20 多岁开始,血液中肾上腺雄激素脱氢表雄酮(DHEA)及其硫酸盐共轭物脱氢表雄酮(DHEA-S)的水平随着年龄的增长直线性下降。在临床上,DHEA-S 的浓度是在血液中测量的,高 DHEA-S 浓度被认为是长寿的生物标志,因为浓度越高意味着心血管疾病越少,寿命也就越长。

胰岛素分泌和葡萄糖耐量随年龄增长而减少,血红蛋白 Alc(HbAlc)增加。

(七) 神经系统

随着年龄的增长,脑血管的动脉硬化增加,脑血流量减少。大脑代谢率也会下降。与中青年相比,脑血流的自主调节功能向高血压一侧转移。因此,由于血压下降导致的脑血流减少,以及气压感受器反射的降低,很容易造成直立性低血压,并引起晕厥。

神经递质如多巴胺、去甲肾上腺素、单胺(如 5- 羟色胺)和乙酰胆碱的传输机制发生各种变化,可引起帕金森病、抑郁症、痴呆症等。

(八) 血液、体液和免疫系统

红细胞计数、血红蛋白水平和血清白蛋白水平随年龄增长而下降。身体总含水量减少,特别是细胞内含水量,因而更容易发生脱水。

衰老使免疫功能下降,易发疱疹病毒和结核病再激活,癌症的发展也与免疫功能下降有关。

(九) 感觉系统

对光反射的潜伏期随年龄增长而增加。青光眼、糖尿病视网膜病变、视网膜色素变性、老年性黄斑变性和白内障是日本失明的主要原因,而且这些疾病的发生随着年龄的增长而增加。

听力损失会随着年龄的增长愈加严重。高频范围的听力明显减少,但低频范围也在逐渐减少。

三、药理学特征

在老年人中,药代动力学和药效学会发生变化,在用药时需要考虑到这些变化。

（一）药代动力学变化

与年龄有关的药代动力学的变化导致老年人体内的药物半衰期延长,药物的最大血药浓度增加。药代动力学是由药物吸收、药物分布、药物代谢和药物排泄的阶段来定义的,并在以下方面受到与年龄有关的变化的影响。

1. 药物吸收

衰老导致胃酸分泌减少,胃内 pH 上升,胃排空速度下降,胃肠道血流减少,胃肠道吸收药物的面积减少。这些因素被认为会减少口服药物的吸收,并延长其吸收时间。然而,在临床上,除了铁和维生素,它们对口服药物吸收的影响程度不是很高,而且与中青年时相比变化不大。

2. 药品分布

在老年人中,由于肌肉组织的损失,身体脂肪百分比相对增加,这种趋势在女性中更为强烈。脂溶性药物由于分布量的增加和作用时间的延长,更有可能在脂肪组织中积累。

另一方面,由于体内总水含量低,水溶性药物的分布容积减少,在给药初期血药浓度的增加使药效增强。

作为药物的结合蛋白,血清白蛋白的减少会导致不含血清白蛋白的药物的血浆浓度增加。特别是白蛋白结合率高的药物,未结合的药物数量会增加,从而增加分布容积(假设药物在体内的分布浓度与当时的血浆浓度相同时药物在体内占据的容积),并倾向于延长药物的作用时间。

3. 药物代谢

大多数药物主要在肝脏中代谢,而衰老与肝细胞数量的减少、肝脏血流量的减少以及肝脏中重要的药物代谢酶——CYP 的活性下降有关。与中青年时相比,酒精脱氢酶、乙酰键和葡萄糖醛酸共轭的活性没有明显差异。

药物的肝脏代谢主要取决于药物代谢酶的活性和肝脏血流量,因此老年人的肝脏药物代谢时间会延长。

4. 药物排泄

大多数药物会通过尿液排泄。由于衰老导致的肾脏血流减少,肾小球滤过率下降,药物排泄减少,血液中的药物浓度增加。药物排泄的减少程度与肌酸清除率的下降相关。肾脏排泄减少,加上肝脏药物代谢减少,是改变老年人药物动力学的一个主要因素。

有些药物会从肝脏排泄到胆汁中。对于老年阻塞性黄疸患者,原则上禁用通过胆汁排泄的药物。

（二）药效学变化

随着年龄的增长,药效学会发生变化。因此,即使药物的血液浓度保持不变,反应性也会发生与年龄有关的变化。药物结合的一些受体的敏感性可能增加或减少,而其他受体保持不变。例如,β- 受体阻滞剂的效果较差,因为 β- 受体的敏感性下降,而苯二氮䓬类药物的效果较好,因为苯二氮䓬受体的敏感性增加。此外,老龄化一般会降低对药物副作用和毒性的耐受性。

（三）药物相互作用

有 50 多种 CYP,根据氨基酸序列的同源性,它们被分为 CYP1A1、CYP1A2、CYP2B6、CYP3A4 等。当一种由特定 CYP 代谢的药物与一种抑制同一 CYP 活性的药物合用时,前者的药物被 CYP 代谢的过程受到抑制,其作用得到加强。例如,褪黑激素受体激动剂雷美替胺由于不产生与苯丙胺类药物相同的作用,已被越来越多地用作老年人的安眠药,它主要由 CYP1A2 代谢,因此禁忌与抗抑郁药氟伏沙明(CYP1A2 的强抑制剂)合用。

II 老年人的麻醉实践

一、术前管理

（一）术前评估

进行术前评估时应特别注意随年龄增长而增加的疾病(见表 10-I-1)。此外,还应该评估呼吸系统、循环系统、肝脏、肾脏和其他在全麻期间可能出现问题的器官的储备能力。

（二）老年人特有的术前管理问题

1. 痴呆症和轻度认知障碍

痴呆症是指曾经获得的智力功能由某种原因被剥夺,导致"由于记忆障碍,以及失语、失语和执行功能障碍,日常或社会/职业功能与以前的水平相比明显下降,因此,患者无法在日常生活中保持独立"。患者有记忆障碍但仍能在日常生活中保持独立的状况被称为"轻度认知障碍"。

简易精神状态检查(Mini-Mental State Examination,MMSE)在国际上被广泛用作痴呆症的筛选测试,而日本广泛使用的是改良长谷川痴呆量表(HDS-R)(表10-Ⅱ-1)。MMSE和HDS-R的最高分都是30分,当MMSE的得分在23分或以下,HDS-R的得分在20分或以下时,就怀疑是痴呆症。

表10-Ⅱ-1 改良长谷川痴呆量表(HDS-R)

	提问内容		得分
1	请问您今年几岁?(误差在2岁以内算作正确)		0 1
2	今年是哪一年?今天是几月几日?今天是星期几?(年、月、日、星期分别回答正确时都得1分)	年	0 1
		月	0 1
		日	0 1
		星期	0 1
3	我们现在在哪里?(如果能够自主完成,得2分。超过5秒没有回答,开始提问:是家吗?是医院吗?是养老院吗?如果能够通过这些提问选择正确的回答,则得1分)		0 1 2
4	请试着说出我接下来报出的几个词。之后我还会向您提问,因此也请把这几个词记下来。(选用以下词组中任一,用○标记所选组别)1:a)樱花 b)猫 c)电车 2:a)没画 b)狗 c)汽车		a:0 1 b:0 1 c:0 1
5	请报出从100开始连续减去7的数字。(提问方式:100-7等于几?如果从这个数字再减去7等于几?如果第一个问题回答错误,则停止。1个正确答案得1分)	(93)	0 1
		(86)	0 1
6	请按倒序报出我接下来说的数字。(6—8—2,3—5—2—9,试着按倒序报出这两组数字。如果3位数字倒报出就失败,则停止)	2—8—6	0 1
		3—5—2—9	0 1
7	刚才让您记下的词语,请再把它们说一次。(如果能够自主进行回答,则各得2分。如果回答不出,则按下述方式给出提示,在有提示的情况下回答正确得1分)a)植物 b)动物 c)交通工具		a:0 1 2 b:0 1 2 c:0 1 2
8	接下来我会给您看5样东西,之后我会把它们藏起来,藏起来之后请再告诉我这些东西是什么。(时钟、钥匙、香烟、干货等,相互之间一定不能有所关联)		0 1 2 3 4 5
9	请尽可能多地告诉我您所知道的蔬菜的名字。(把回答出的蔬菜名记在右边,如果有超过10秒的停顿,则停止。0~5=0分,6=1分,7=2分,8=3分,9=4分,10=5分		0 1 2 3 4 5
	得分总计		/30

(加藤ほか,1991[6])

痴呆症有3种主要类型。阿尔茨海默病:大脑中出现老年斑(淀粉样蛋白-β-tambac的沉积物),神经源性杂症变化(Tau蛋白的聚集和纤维化),神经元退化和丧失,脑萎缩;由感染引起的痴呆症:如克雅氏病;以及可逆性痴呆症:由甲状腺功能减退症、正常压力脑积水和慢性硬膜下出血引起。

痴呆症和轻度认知障碍使患者难以遵守术前管理制度,如禁食禁饮,病史获取,以及麻醉知情同意的获取。痴呆症和轻度认知障碍也是术后谵妄的一个重要风险因素。

2. 营养不良

据估计,10%~20%的老年患者营养不良,而营养不良足与住院时间延长和术后并发症有关。

老年人特有的疾病和状况，如吞咽困难、痴呆、抑郁、独居和卧床不起，是导致营养不良的因素。

老年人中经常长期服用的非甾体抗炎药和肌苷类药物，有导致厌食的副作用，这也可以引起营养不良。人体测量和血液检查被用作评估营养不良的指标（表 10-Ⅱ-2）。理想的体重比需要测量身高来计算，但这在卧床的老年患者中可能难以实现。体重下降的速度可以仅通过测量体重来评估。

表 10-Ⅱ-2　营养不良指标

身体测量		
理想体重比（%） = 当前体重（kg）÷ 理想体重（kg）× 100% 理想体重（kg）= 身高（m）^{2} × 22		
	80%~89%	轻度营养不良
	70%~79%	中度营养不良
	70% 以下	重度营养不良
体重减少率		
时长	体重明显降低	重度体重降低
1 周	2% 以下	2% 以上
1 个月	5% 以下	5% 以上
3 个月	7.5% 以下	7.5% 以上
6 个月	10% 以下	10% 以上
血液检查		
项目	半衰期	营养不良基准
血清白蛋白	17~23 天	3.5g/dL 以下
转铁蛋白	7~10 天	200mg/dL 以下
氨甲蝶呤	2~3 天	17mg/dL 以下
视黄醇结合蛋白	0.5 天	3.0mg/dL 以下

血清白蛋白是最广泛作为营养不良指标使用的血液测试。血清白蛋白的半衰期相对较长，为17~23 天，需要注意的是，改善患者营养状况的营养干预措施并不会导致白蛋白水平立即上升。

3. 失用性综合征

失用性综合征指的是由于休息、不活动或不移动而导致的精神和身体功能的丧失，老年人常常卧床不起，是导致实用性综合征的主要原因。失用性综合征导致的各种功能下降包括心肺功能、精神和神经系统（表 10-Ⅱ-3），在处理时应充分认识到这是导致围术期管理困难的一个因素。

表 10-Ⅱ-3　失用性综合征带来的变化

心肺功能	单次心输出量、肺活量、分时通气量下降
精神功能	认知能力降低、抑郁、不安
关节	活动性降低、变性、佝偻
骨	骨密度降低、骨质疏松
肌肉	肌肉力量降低、肌肉萎缩
消化系统	食欲降低、营养不良

4. 抑郁障碍

据估计，患有抑郁症和抑郁状态等抑郁障碍的老年患者占 3%~5%，而在非精神病科就诊的老年患者中，抑郁障碍的发病率为 10%~15%。抑郁障碍是术后谵妄的一个风险因素，其延长了住院时间，并对术后生活质量有很大影响。使用三环类抗抑郁药的患者应提前与主治医生联系，改用其他抗抑郁药，如四环类抗抑郁药、选择性 5- 羟色胺再摄取抑制剂，或 5- 羟色胺 - 去甲肾上腺素再摄取抑制剂。

（三）预处理

可使用抗焦虑剂和安眠药进行术前治疗，以减少术前焦虑和失眠。为此，可使用的药物包括苯二氮䓬类药物、环戊二烯酮、褪黑激素受体激动剂和奥克西汀受体拮抗剂。此外，还施用褪黑激素受体激动剂雷美替胺和食欲肽受体拮抗剂 Suvorexant。考虑到随着年龄增长，对这些药物的敏感性增加，给药剂量应低于中青年患者。由于许多老年患者正在服用多种精神药物，应检查他们的用药情况，以确保用药与患者之前所用的药物没有重叠。

东莨菪碱是一种颠茄药，可能会引起老年人的谵妄，不应使用。

麻药可能引起老年人严重的呼吸抑制，特别是与镇静剂一起使用时，呼吸抑制作用显著增强，应减少用药量，并严密关注是否引起呼吸抑制。

二、术中管理

（一）用于全身麻醉的药物

1. 吸入性麻醉剂

吸入性麻醉剂的最小肺泡浓度（minimum alveolar concentration，MAC）随着年龄的增长而降低。随着年龄的增长，MAC的减少可通过一些方程式计算得出：

$$(115-0.6\times 年龄)\%$$

年龄增长10岁，减少约6%（图10-Ⅱ-1）。

随着年龄的增长，功能残气量增加，吸入性麻醉剂的吸收会减慢，吸入麻醉剂的诱导时间会延长。高浓度的地氟醚、七氟醚和异氟醚是目前在日本广泛使用的挥发性吸入剂，容易引起低血压和心输出量减少，因此要避免高浓度给药。

2. 静脉注射麻醉剂

静脉麻醉剂的ED_{50}随年龄增长而降低。与吸入性麻醉剂一样，ED_{50}随年龄增长而下降的程度可以通过以下方程式计算得出（图10-Ⅱ-1）：

$$(115-0.6\times 年龄)\%$$

每增长10岁，下降约6%。

在80岁时，MAC减少了约30%。

（1）丙泊酚

在老年人中，由于血管扩张导致的低血压倾向，诱导和维持剂量都应减少。此外，如果在麻醉诱导期间输液速度过快，会出现明显的低血压，所以应放慢输液速度。当使用目标控制输液（target controlled infusion，TCI）时，年轻和中年患者的预测血药浓度应降低到1/2~2/3。

应提醒肝病患者注意，作用时间可能会延长。

（2）巴比妥类药物

巴比妥类药物与血清白蛋白的结合率很高。在老年人中，血清白蛋白较低，所以白蛋白未结合的巴比妥类药物增加，导致分布容积增加，作用时间延长。对巴比妥类药物的敏感性也随着年龄的增长而增加，因此应减少用药剂量。

（3）氯胺酮

高血压或缺血性心脏病患者不应使用氯胺酮，因为它通过刺激交感神经使血压和心率升高，还会增加脑血流量、脑代谢率和颅内压。

3. 麻药

（1）瑞芬太尼

在老年人中，低剂量时呼吸抑制更强，心率和血压下降的情况与中青年患者一样。初始剂量和维持剂量应减少到中青年患者的1/3~1/2。

（2）芬太尼

呼吸抑制的发生率高于青年和中年患者。剂量应该减少。

4. 肌肉松弛剂

一般认为，肌肉松弛剂的药效学因年龄增长而引起的变化很小。在药代动力学方面，非去极化肌肉松弛剂要经过肝脏代谢或肾脏排泄，导致作用时间延长。琥珀胆碱是一种去极化的肌肉松弛剂，在血浆中会被丁酰胆碱酯酶降解，作用时间没有延长。

罗库溴铵和维库溴铵是日本最广泛使用的非去极化肌肉松弛剂，适用于老年患者，因为它们对循环系统的影响很小，而且它们的肌肉松弛作用会迅速被γ-环糊精衍生物舒更葡糖灭活，适用于老年人。

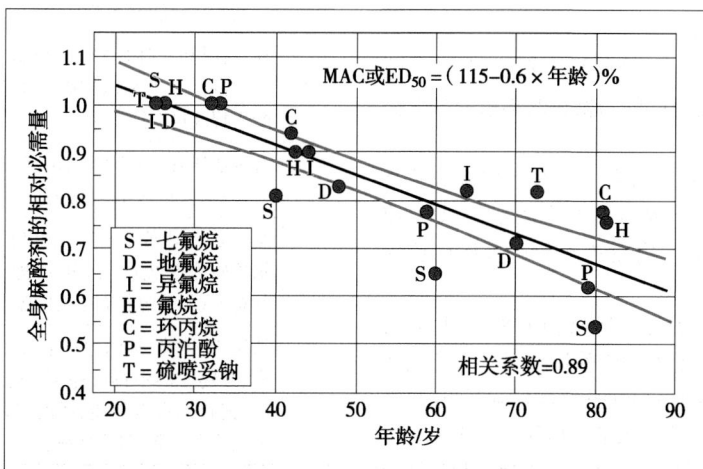

图10-Ⅱ-1　全身麻醉剂必需量随着年龄增长的变化（吸入麻醉剂的MAC或静脉麻醉剂的ED_{50}）

(Young et al, 2017[9])

（二）全身麻醉的实践

1. 麻醉诱导

颌骨无牙或多颗牙齿缺失的老年患者脸颊凹陷，可能会导致其难以戴上面罩。可以将纱布插入口腔内，使患者脸颊更丰满，能适合面罩，为防止纱布落入气道内，最好使用带有抓握把手的纱布。

在麻醉诱导之前，应通过高浓度氧气吸入，给予充分氧合。应在术前评估的基础上选择吸入麻醉剂、静脉麻醉剂或两者结合使用的诱导方式。吸入性麻醉剂应以低浓度给药，逐渐增加吸入浓度，静脉麻醉剂应缓慢给药。吸入麻醉剂的高浓度和静脉麻醉剂的快速给药可能导致严重的循环抑制和明显的低血压。

2. 气管插管

喉部相对于颈椎的高度随着年龄的增长而变低。因此，高龄患者用喉镜扩张喉部往往比中青年患者容易。另一方面，应该注意的是，由于牙周病引起的牙槽骨吸收，剩余的牙齿往往是不稳定的，在喉部展开时，牙齿可能脱落。此外，老年患者患类风湿性关节炎的发生率很高，由于颈椎的活动度降低，气管插管可能有困难。对于这类患者应考虑使用间接喉镜或纤支镜进行气管插管。

在镇静状态下对老年患者使用咪达唑仑或丙泊酚进行清醒气管插管时，应非常谨慎地防止呼吸抑制。此外，由于老年患者在清醒插管过程中容易出现血压升高，因此在气管插管时常采用持续静脉注射抗高血压药物，如钙通道阻滞剂或硝酸甘油。

3. 麻醉的维持

吸入性麻醉剂、静脉麻醉剂、麻药、肌肉松弛剂和其他用于维持麻醉的药物在老年患者身上都不应过量使用。

与中青年患者相比，老年人在维持麻醉的过程中更容易出现循环系统的变化，因此经常要使用升压药和降压药。应注意不要过量使用这些药物。

呼吸管理通常是通过呼吸调节来实现，因为所使用的药物对呼吸的抑制作用在老年人身上往往会加强。由于老年人的肺胸顺应性降低，在呼吸调节的吸气过程中，老年人的正压往往高于中青年患者。应注意避免过高的正压，并在吸气和呼气的综合时间内降低平均气道压力，以使呼气时间足够，且静脉回流不会减少。

4. 苏醒和拔管

老年患者在苏醒和拔管时容易出现血压升高和心动过速。当使用抗高血压药物或 β- 受体阻滞剂时，应避免过量使用。为了拮抗非去极化肌肉松弛剂罗库溴铵和维库溴铵的肌肉松弛作用，γ- 环糊精衍生物舒更葡糖比抗胆碱酯酶药物新斯的明和依酚铵与阿托品联合使用更好，因为它的循环变化较小，更适合老年人。

三、术后管理

老年患者最常见的术后并发症是肺部并发症，如肺炎和肺不张，以及术后谵妄和术后高级脑功能障碍，这些都属于术后中枢神经系统疾病。

（一）术后肺部并发症

术后肺部并发症的风险因素包括术后经鼻插入胃管、术前痰液过多、慢性阻塞性肺疾病（COPD）和吸烟。老龄化降低了咽部的感知能力，再加上吞咽功能的下降，增加了误吸的风险，容易出现与吸入有关的肺部并发症。

（二）术后谵妄

术后谵妄是一种暂时性的脑功能丧失，导致精神运动异常的混乱。在这种混乱的背景下，集中力、注意力、记忆力、判断力和感知方位的能力都受到损害。谵妄的诊断标准基于《精神障碍诊断与统计手册（第 5 版）》（表 10-Ⅱ-4）。

表 10-Ⅱ-4　谵妄的诊断标准

A	注意力异常（即，注意力的方位感、注意力的集中、维持、转移能力下降）以及意识障碍（对所在环境的认知能力降低）
B	异常在短时间内出现（通常数小时～数日），相比一贯的注意力和认知能力水平，有所变化，单日严重程度也有所变化
C	通常还伴有认知障碍（如记忆缺失、意识不清、语言、视觉空间认知、知觉等异常）
D	A 与 C 所提到的异常，与其他原先存在的神经认知障碍等难以进行区分，一般不在意识水平低的状态下（如昏睡状态下）出现
E	从病历、体检、临床检查结果可见，异常由其他疾病、某物质的中毒或停用（即滥用药物或医疗用品）或接触有毒物质、或由多种疾病所带来的生理变化所引起，且有明确证据

（日本精神神経学会 日本語版用語監修, 高橋三郎, 大野　裕監訳. DSM-5 精神疾患の診断·統計マニュアル. 医学書院, 2014, 588.）

麻醉或手术后出现的术后谵妄，是老年人常见的最重要的围术期管理问题之一。术后谵妄的发病时间通常是在术后 1~3 天，谵妄可导致危及生命的行为，如自行拔出气管导管和自行拔出静脉输液导管等，会延长术后恢复时间，导致离床和恢复治疗推迟。

老年痴呆患者的术后谵妄很容易被误解为痴呆的恶化，或对治疗、对医务人员的抗拒或拒绝。尽管谵妄和痴呆一样，都有着广泛的认知缺陷，但谵妄与痴呆的不同之处在于其发病迅速、症状存在昼夜变化、对周围环境缺乏注意力和集中力，以及睡眠节律紊乱（表 10-II-5）。

表 10-II-5　谵妄和痴呆的区别

	谵妄	痴呆
发病	迅速	缓慢
一天内的变化	晚上和傍晚会恶化	基本没有
初次发作症状	活动亢进型：出现错觉、幻觉、表现兴奋 活动抑制型：反应性降低	记忆力降低
持续时间	数小时~数周	进行性
思考	没有逻辑、妄想	极少
注意力	缺乏、不稳定	维持正常
睡眠	昼夜颠倒	正常
记忆	记忆错乱	存在障碍

谵妄有 3 种类型：活动亢进型，患者的精神运动状态激动，情绪不稳定，烦躁不安，拒绝配合医疗；活动抑制型，患者的精神运动状态减弱，有不活动和嗜睡的倾向，类似于昏迷；混合型，患者的精神运动状态混合了前述两型的症状。活动亢进型术后谵妄的发生相对容易发现，而活动抑制型术后谵妄的发生则有可能较晚才被发现，甚至可能被遗漏。这可能是不同报告之间术后谵妄发生率差异较大的原因之一。据报道，在所有麻醉患者中，有 5%~15% 的人发生术后谵妄，特别是在心脏病和股骨骨折修复手术后，但在头颈部癌症手术后也有少数患者发生术后谵妄。

有人认为谵妄的发病机制涉及神经系统的过度活跃，如大脑皮质、边缘系统和上脑干中，多巴胺、去甲肾上腺素、谷氨酸等的神经系统功能亢进，5- 羟色胺、γ- 氨基丁酸（GABA）等的神经系统异常，这些区域与认知、记忆、情感和睡眠 - 觉醒周期有深刻的关系。有报道称手术引起的脑部微出血也与术后谵妄有一定联系。

据报道，发生术后谵妄的风险因素包括年龄超过 70 岁、痴呆症、抑郁症、失眠、术后疼痛、电解质异常以及使用抗胆碱能药物和苯二氮䓬类药物（表 10-II-6）。

表 10-II-6　发生术后谵妄的风险因素

年龄（70 岁以上）
痴呆症
抑郁状态
失眠
长期卧床
围术期血压降低
术中大量出血、术中术后大量输血
术后血细胞比容值低于 30%
视觉、听觉障碍
术后疼痛
血清白蛋白水平低
脱水
电解质异常
药物（抗胆碱能药物、苯二氮䓬类药物、抗抑郁药物、抗帕金森病药物）

为了预防术后谵妄，认识和处理表 10-II-6 中所列的风险因素很重要，同时也要改善环境。对术中低血压和术后疼痛的处理对有高度谵妄可能性的患者来说非常重要。预处理中使用东莨菪碱（一种抗胆碱能药物）是谵妄的风险因素之一，因而不应该用于老年患者。

应通过调整白天和夜间的照明、调整监护仪的音量、整理医疗设备、使用熟悉的生活用品、允许家属探视和陪伴患者来改善环境（表 10-II-7）。

表 10-II-7　为预防术后谵妄的环境改善

白天拉开窗帘，让室内更明亮
夜晚将照明调暗
关闭监护仪声音，或将音量调小
整理静脉、动脉导线和引流管等，使其不进入患者视野
让患者使用眼镜、助听器等日常使用的辅助工具
允许家属探视和陪伴患者
放置患者家属照片
不让患者视野内出现时钟、日历等
医护人员白天前去探望
做好疼痛、脱水等的护理
使用床栅，或移除床边的危险物品

（矢野ら，2012[15]）

治疗术后谵妄的首选是找到并消除原因,即纠正缺氧,消除术后疼痛,纠正脱水和电解质,并停止服用致病药物。对患者进行劝阻效果不明显,往往还会加重症状。佩戴眼镜、助听器和适度的照明也可能有帮助,因为感官受到抑制时,谵妄也会加重。如果谵妄的原因尚未消除,或由多种原因引起时,应进行药物治疗。术后谵妄的治疗包括丁苯类药物,如氟哌啶醇,非典型抗精神病药,如利培酮,以及抗抑郁药,如曲唑酮。通常不使用苯二氮䓬类药物,因为它们会加重谵妄。然而,如果认为谵妄是由停用苯二氮䓬类药物引起的,可以将其与抗精神病药物联合使用。如果已知谵妄的原因是抗胆碱能药物或有抗胆碱作用的药物引起的,应使用胆碱酯酶抑制剂。右美托咪定和雷美替胺也可能减少老年患者术后谵妄的发生率。

(三) 术后脑高级功能障碍

术后脑高级功能障碍是指手术后出现的皮质功能紊乱,如语言、行动、感知、记忆、注意力、执行功能和社会适应。它与术后谵妄一样,是老年人最常见的术后中枢神经系统疾病之一。心脏手术后出现术后脑高级功能障碍的频率很高,但即使是在非心脏手术的全身麻醉后,据报道约有 25% 的老年患者在术后 1 周出现该病,约 10% 在术后 3 个月出现。

一般认为,该病有多种成因,包括手术中炎症反应向大脑扩散、微栓子、遗传倾向和与年龄有关的大脑器质性变化。该病发生的风险因素包括高龄、脑血管病既往史、酗酒、术前认知障碍、术后感染和呼吸道并发症。

尽管一般认为术后谵妄和术后脑高级功能障碍是不同的情况(表 10-Ⅱ-8),但也有人认为,术后谵妄可能是术后脑高级功能障碍的早期症状。

表 10-Ⅱ-8　术后谵妄和术后脑高级功能障碍

	术后谵妄	术后脑高级功能障碍
发作时间	数小时～数天后	数周～数月后
发作	激烈	不甚明显
持续时间	数天～数周	数周～数月
注意力	存在障碍	存在障碍
意识	异常	正常
是否可逆	通常可逆	通常可逆,但可能长期持续

(小仓, 2015[20])

第11章

精神障碍患者的麻醉管理

I 主要精神障碍和疾病及管理特点

对于不理解或不配合口腔治疗的障碍患者,很难进行正常的口腔治疗,往往需要进行行为调整,行为调整主要是使用药物,如精神镇静或全身麻醉。一般来说,身体、智力或精神障碍患者,其全身管理问题包括以下几点:

(1)沟通困难。

(2)全身性并发症。

(3)长期用药。

(4)进食和吞咽困难。

(5)全身抽搐、不自主运动和肌肉紧张。

(6)发热(由于体温调节异常)。

(7)自伤行为。

在本节中,我们将介绍我们在日常科室治疗中遇到的比较常见的障碍和疾病,以及对这些患者全身管理中的特征。

一、智力障碍或精神发育迟滞

智力障碍(intellectual disability)或精神发育迟滞(mental retardation)是指低于平均水平的智力功能(智商低于70),伴随着适应性行为受损,并且发生在发育期(一般在18岁之前)。发病率约占总人口的1%,根据儿童的智商进行分级(表11-I-1)。

表 11-I-1 根据智商对智力障碍的分级

严重程度	智商水平
轻度	50~69
中度	35~49
重度	20~34
极重度	20 以下

过去曾使用过“智力迟钝”一词,但现在倾向于使用“智力障碍”。

发育年龄在适应口腔治疗方面起着重要作用,发育年龄小于3岁的儿童很难适应口腔治疗,往往需要进行药物行为调整,如全身麻醉。3~4岁是一个边界年龄范围,可以根据具体情况考虑训练和心理治疗。4岁以上,可以通过训练增加适应口腔治疗的可能性,但根据治疗的性质,可能需要进行精神镇静或全身麻醉。这些患者也可能有其他合并症,如癫痫或自闭症谱系障碍等。这种情况下,应考虑使用抗精神病药物和其他药物。

二、唐氏综合征

唐氏综合征(Down syndrome)是由21号染色体异常引起的。21-三体综合征约占95%的病例,其他病例中还可见有易位(4%)和镶嵌(1%)导致的。唐氏综合征是最常见的常染色体异常,约每700~1 000个新生儿中可见一个,而且发病率随着母亲年龄的增长而增加。这类患者中可观察到特征性的面部特征(头部短小、内眼角固有层、眼睛斜视、鼻梁凹陷、眼间分离、耳廓小等)、身材矮小、头短、四肢短小、肌肉张力差和早衰。

唐氏综合征患者会合并智力障碍,性格开朗和蔼,但有时会很顽固。由于早衰,这类患者可能会出现白发或短发。日常生活能力(ADL)大幅下降。先天性心脏病(如室间隔缺损)、胃肠道畸形(如肛门闭锁、先天性食管闭锁)、环状和轴状椎体关节的异常、阻塞性睡眠呼吸暂停、耳部感染和眼科疾病在唐氏综合征患者中发生率也很高。

唐氏综合征患者的智力障碍往往是轻度到中度的,但应考虑联合使用精神镇静法来缓解对口腔治疗的焦虑和恐惧。这类患者的舌头相对于口腔容积来说很大,所以必须注意保持呼吸道通畅。此外,在合并症中,尤其需要注意的是对先天性心脏病的应对。对于环状或轴状脱位的患者,应注意避免头部前屈和对颈椎的高度冲击。

三、癫痫

癫痫(epilepsy)是一种由多种原因引起的慢

性脑部疾病,其特点是由大脑神经元过度放电引起的反复发作,其有多种临床和实验室发现。癫痫的发病率约占人口的 0.5%~0.7%,在儿童和青少年时期最常见,80% 的病例发生在 20 岁之前。它也可能在中年时因脑血管疾病而发生。癫痫有两种类型:特发性癫痫和症状性癫痫,前者的大脑没有明显的病变,后者的大脑有器质性改变。特发性癫痫被认为具有遗传易感性。

癫痫的每次发作都称为癫痫发作。癫痫发作的症状多种多样,可分为局灶性、全身性和不能分类的发作(表 11-I-2)。病灶性发作始于大脑半球的局部区域,可能伴有意识障碍,也可能没有。全身性发作从一开始就涉及两个大脑半球,并可能伴有意识丧失。

表 11-I-2 癫痫发作的国际分类

1. 局灶性发作
   1) 没有意识障碍
      ①运动发作(痉挛、身体扭曲、姿势变化、声音异常等)
      ②自主神经发作(胃部不适、异常出汗、皮肤潮红、失禁等)
      ③感觉发作(知觉视觉异常、嗅觉味觉异常、眩晕等)
      ④精神发作(记忆障碍、感情混乱、出现错觉和幻觉等)
2. 全身性发作
   1) 失神(短时间内意识消失,或是晕厥)
   2) 肌阵挛(一部分肌肉在短时间内不自主收缩)
   3) 阵挛(肌肉有规律地收缩)
   4) 强直(肌肉持续收缩)
   5) 强直-阵挛(强直发作期间,肌肉有规律地收缩)
   6) 失张力(突然脱力、倒下)
3. 不能分类的癫痫发作

(田中, 野本, 2017[3]) より改変)

在大多数情况下,癫痫发作可以用各种抗癫痫药物来控制,但有些情况下,即使使用多种药物也难以控制癫痫发作。患者需要了解抗癫痫药物的副作用,并对酶引起的药物反应性变化做好准备。在围术期应继续使用抗癫痫药物以维持血药浓度。应该注意的是,光刺激、身体压力(疲劳、睡眠不足、感染等)和心理压力都可能诱发癫痫发作。癫痫发作持续 5~10 分钟以上。两次或更多次的癫痫发作,且期间意识没有恢复,为癫痫持续状态,需要静脉注射或经直肠给予快速起效的抗痉挛剂(苯二氮䓬类药物)。

四、自闭症谱系障碍或自闭症障碍

《精神障碍诊断与统计手册(第 5 版)》(*Diagnostic and Statistical Manual of Mental Disorders 5*, DSM-5)将以下(1)~(5)列为自闭症谱系障碍(autism spectrum disorder)或自闭症障碍(autism disorder)的诊断标准:

(1)社会沟通和互动方面的持续障碍(以下 3 项都需要符合)
   1)社会和情感互动的障碍。
   2)与他人非语言交流方面的障碍。
   3)发展和维持与年龄相称的人际关系的能力存在障碍。

(2)行为、兴趣和活动的风格有限、重复(至少需要符合以下项目中的 2 项)
   1)同质性和重复性的运动动作、使用物品的方式、或说话方式。
   2)对同一性执着,对日常活动的依赖性不强,言语和非言语具有仪式性行为模式。
   3)非常强烈的、有限的或固定的兴趣。
   4)对感觉输入敏感或不敏感,或对感觉环境的兴趣超过正常。

(3)症状通常在早期发育中出现,但有些症状可能会在后来变得明显。

(4)症状导致社会、职业或其他重要功能的严重障碍。

(5)智力障碍和自闭症谱系障碍往往同时发生,社会交流必须低于一般发展水平的预期,才能诊断为自闭症谱系障碍和智力障碍并存。

自闭症谱系障碍是由遗传性脑功能障碍引起的,大约有 1% 的人口发生。许多自闭症谱系障碍患者有智力障碍或其他精神疾病。没有智力障碍的自闭症谱系障碍被称为阿斯伯格症(Asperger)。

自闭症谱系障碍的特点是:①难以与他人合作;②难以从人们的面部表情中读出他们的情绪;③对压力或无法理解的刺激产生恐慌。在对这些症状作出应对之前,重要的是了解其特征。在严重智力障碍的情况下,往往需要静脉注射镇静剂或全身麻醉。口头解释有困难的情况下,使用视觉辅助工具,如图片卡和照片卡,可以有效地帮助患者理解口腔治疗。

五、注意力缺陷多动症

注意力缺陷多动症(attention-deficit hyperactivity disorder, ADHD）是一种发育障碍, 其特征是持续的注意力不集中、多动和冲动, 在 12 岁之前出现。根据 DSM-5, 注意力不集中或多动 / 冲动的存在是诊断的必要条件之一。这是一种多因素的疾病, 有遗传和环境因素, 大约有 5% 的儿童被诊断为 ADHD 患儿。

ADHD 患儿在行为控制、努力、约束、控制负面情绪、控制对分心的兴趣和计划方面有困难。因而应该明白, 他们对口腔治疗和口腔护理的回避和干扰并不是因为蔑视或敌视, 应该以宽容的态度对待。应引入基于操作性条件反射的行为疗法。用视觉辅助工具解释口腔治疗的目的和效果也很有效。根据其反抗的程度, 可能需要进行精神镇静或全身麻醉。

六、严重智力障碍和肢体障碍患儿/患者

"严重智力障碍和肢体障碍患儿 / 患者" 不是一个疾病的医学术语, 而是福利管理中的一个概念, 指有严重智力障碍和严重身体障碍的儿童和成人。一些有轻微智力障碍的脊髓和肌肉疾病患者也包括在内, 而那些需要更密集的医疗和护理, 如通过气管切开进行呼吸管理和需要管饲的患者被称为 "非常严重的智力障碍和肢体障碍患儿 / 患者"。大岛分类法被用作诊断和评估的标准 (图 11- I -1), 严重智力障碍和肢体障碍患儿 / 患者被分为 1~4 类。据估计, 日本大约有 50 000 名严重智力障碍和肢体障碍的患儿 / 患者。

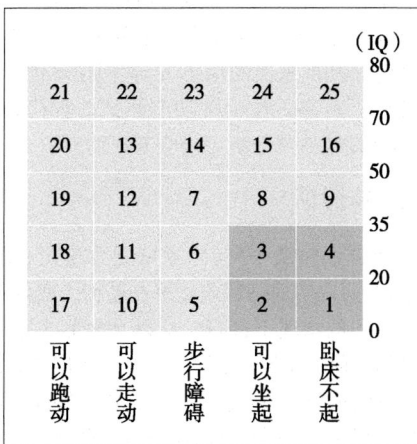

				（IQ）
21	22	23	24	25
20	13	14	15	16
19	12	7	8	9
18	11	6	3	4
17	10	5	2	1
可以跑动	可以走动	步行障碍	可以坐起	卧床不起

图 11- I -1　大岛分类法
通过智力障碍、肢体障碍的程度以及智商进行判定分类的方法, 1~4 为严重智力障碍和肢体障碍, 5~9 为边缘型患儿 / 患者, 这部分患儿 / 患者被视为需要医学管理、有进行性障碍、有并发症的人群。　　　　（大岛, 1971[7]）

这些患者在各种器官和组织中都有并发症 (表 11- I -3)。常见的并发症包括癫痫、运动和姿势维持的障碍、过度活动、脊柱侧弯、胸廓畸形和臀部脱垂等。由于骨质疏松症, 患者容易骨折, 在口腔治疗过程中对其进行约束或重新定位时应注意。误吸是呼吸困难和吞咽困难的常见并发症。在一些患者中可能需要进行精神镇静, 但在气道管理有困难的情况下, 全身麻醉更安全。

表 11- I -3　严重智力障碍和肢体障碍患儿 / 患者常见的合并症

神经疾病	癫痫、肌肉紧张亢进等
精神疾病	常同行为、自残行为等
呼吸系统疾病	哮喘、呼吸暂停、呼吸困难等
骨骼、肌肉疾病	骨折、脊柱侧弯、四肢变形、佝偻等
皮肤疾病	皮肤化脓、压疮、接触性皮炎
泌尿系统疾病	尿路结石、肾积水等
消化系统疾病	呕吐、吐血、回肠炎、便秘等

（岡田ほか, 2008[8]）より改変）

七、脑性麻痹

脑性麻痹 (cerebral palsy, CP) 是由大脑的非进行性病变引起的永久性、可变的运动和姿势异常, 发生在受孕和新生儿期之间, 在 2 岁之前发作。进行性疾病、一过性运动障碍或预计在未来会恢复正常的运动发育延迟都被排除在外。脑性麻痹最常见的原因多存在于围产期 (70%~80%), 包括缺氧性脑病、低出生体重和颅内出血。根据运动障碍的类型和分布位置的组合对脑性麻痹进行分类。痉挛是最常见的运动障碍类型, 其次是失语症。而分布位置则可分为双侧、半身不遂、双侧 (侧) 半身不遂和四肢不遂。

脑性麻痹与智力障碍 (约 50%)、癫痫 (约 50%)、视觉障碍 (约 50%)、听力障碍 (30%~40%) 和语言障碍 (约 70%) 有关。对于吞咽困难的患者, 在口腔治疗中倒水时应注意。有残留的原始反射, 如紧张性迷路反射 (当头在仰卧位向后弯曲时四肢躯干的伸展) 和不对称的紧张性颈部反射 (当脸转向一侧时同侧上下肢的伸展和对侧上下肢的

弯曲),并可见异常的姿势和肌张力。为了减少这些反射,应将治疗椅的椅背略微抬高,使头部和肩带向前弯曲、髋关节和膝关节弯曲,膝下垫上软垫(Bobath 反射抑制位)。精神镇静可用于控制由焦虑和紧张引起的不自主运动,但如果控制仍存在困难,则可采用全身麻醉。

Ⅱ 术前管理

一、术前评估

了解精神障碍的类型和发病机制非常重要。尽管可能难以获得足够的信息,但我们将尽可能多地收集信息,以制订麻醉计划并进行适当的术前评估。

(一) 医疗面谈

由于通常很难从患者那里获得信息,应从监护人、设施工作人员或其他服务人员那里收集信息。应了解患者的病史、是否有内科疾病及控制情况、目前的一般情况、长期用药的种类、剂量和时间,以及喜好、习惯、饮食和生活方式。患者的家庭医生或儿科医生的信息也可能是有用的。

(二) 术前检查

1. 视诊

检查患者的体形、躯干、肢体异常、姿势,以及是否有运动功能受损,以帮助在手术期间和手术后保持患者的体位。胸部的畸形、呼吸状态和肌张力的程度对围术期的呼吸管理特别有用。检查患者的开口程度、是否存在颈部运动限制以及舌头的大小,这对于确定气道清理的方式和确保气道的困难的可能性也很重要。术前应检查静脉通道,因为根据疾病的类型,可能难以保证气道的安全。

2. 听诊

听诊异常的心音和杂音。如果发现任何异常情况,应该进行超声心动图检查。在肺部听诊中,应仔细、大面积地对肺部进行检查,以确定是否有分泌物或支气管狭窄。

(三) 术前检查

原则上,除了常规的术前检查,如验血、尿检、胸片和心电图,必要时还应进行肺功能检查。对于障碍患者,由于患者不合作,无法进行计划中的术前检查,可能不可避免地要在麻醉诱导后进行检查。

1. 血液测试

血液检查(一般血液检查、生化检查、血清学检查、凝血和纤维蛋白溶解试验等)通常在全身麻醉前进行。患者可能会拒绝抽血,可能需要对之进行拘束。但拘束患者时应十分谨慎,因为强行拘束可能会导致患者的反抗行为升级,甚至可能影响进一步的医疗行为。可能还会在这些患者中观察到由于经常服药导致的肝功能障碍和由于营养不足导致的贫血。

2. 尿液分析

应进行常规的尿液分析(尿比重、pH、尿糖、尿槽、隐血、尿酮体等),但在某些情况下,收集尿液非常困难。

3. 胸部 X 线片

应以站立姿势拍摄简单的胸部 X 线片。对于多动的患者,可能很难获得清晰的 X 线片,如果患者拒绝接受 X 线片拍摄,可能不得不放弃检查。但可能的情况下,建议尽量进行 X 线片检查,因为心脏阴影和肺野的发现可以提供很多关于循环系统和呼吸系统的信息。

4. 心电图

应记录 12 导联心电图。如果患者不合作,由于基线变化和肌电图污染,可能难以读取心电图。如果患者的抗拒十分强烈,可能会无法进行心电图检查,需要在麻醉诱导后进行。

5. 肺功能测试

对于怀疑有呼吸功能障碍的患者,如严重精神或身体障碍或严重脑瘫的患者,肺功能测试可以为呼吸管理提供重要的信息,但它们很难进行,其数值往往不可靠。作为肺功能测试的替代方法,SpO_2 值和动脉血气分析可能会有帮助。

二、术前说明

如同医疗面谈一样,患者可能无法完全理解手术过程,所以术前解释应始终在监护人或设施工作人员在场的情况下进行。应以书面形式充分解释患者的术前全身情况、麻醉计划以及术中和术后麻醉管理的风险,并取得同意。如果患者的监护人不能出席术前说明会,应由服务人员告知监护人,并取得同意。

如果因全身麻醉或静脉麻醉而必须在术前限禁食禁饮,应向患者、监护人和护理人员充分解释其重要性,并以书面形式告知患者有关说明。

三、常规药物和与麻醉有关的药物之间的相互作用

应在用药日记中检查常规药物的种类、剂量和持续时间，并通过访问主治医生确认处方内容。需要注意的是，长期连续使用多种常规药物的情况很多，有很多药物可能会因为与麻醉相关药物的相互作用而产生问题（表 11-Ⅱ-1）。抗精神病药和抗抑郁药具有抗胆碱作用，并能增强阿托伐他汀的作用。三环类抗抑郁药和 5- 羟色胺 / 去甲肾上腺素再摄取抑制剂在与含肾上腺素的局部麻醉剂一起使用时往往会增加血压，而吩噻嗪类、丁酰苯酮类和 5- 羟色胺 / 多巴胺阻断剂在与肾上腺素结合时则会降低血压。抗癫痫药物可能会增强巴比妥类药物的作用。恶性综合征也可能作为这些药物的副作用而发生，应注意避免因突然减少药物剂量引发的恶性综合征。

表 11-Ⅱ-1　与麻醉药物的相互作用会成为问题的常用药

	分类	药品名
抗精神疾病药物	吩噻嗪类药物	盐酸氯丙嗪
		左美丙嗪
	丁酮类药物	氟哌啶醇
	羟色胺和多巴胺阻断剂	利培酮
	多受体作用的抗精神病药物	奥兰扎平
	多巴胺受体部分激动剂	阿立哌唑
抗抑郁药物	三环系抗抑郁药	盐酸丙米嗪
		盐酸阿米替林
		盐酸氯米帕明
	选择性 5- 羟色胺再摄取抑制剂	马来酸氟伏沙明
	5- 羟色胺和去甲肾上腺素再摄取抑制剂	盐酸米那普伦
抗癫痫药物	支链脂肪酸药物	丙戊酸钠
	亚氨基芪类药物	卡马西平
	乙内酰脲类药物	苯妥英
	巴比妥类药物	苯巴比妥

Ⅲ　术中管理

麻醉管理方法的选择取决于患者对口腔治疗的配合、治疗的性质和医疗机构的设施。如果患者年龄超过 3 岁 6 个月，行为矫正方法，如减少焦虑和行为塑造，可能使患者能够接受口腔治疗。如果孩子不到 3 岁，或者如果治疗很复杂、需要很长的时间，可能需要进行精神镇静或全身麻醉。

一、局部麻醉

对会带来疼痛的手术应采用局部麻醉，以确保无痛的口腔治疗。应考虑使用表面麻醉和细针，并且应缓慢地注射溶液。此外，应确保注射器和针头不出现在患者的视野里。

使用含有肾上腺素的局部麻醉剂时，应注意避免与常规药物如三环类抗抑郁药、5- 羟色胺 / 去甲肾上腺素再摄取抑制剂、吩噻嗪类、丁酰苯酮类和 5- 羟色胺 / 多巴胺阻断剂发生相互作用。

应提醒家长和陪同人员，在局部麻醉下进行手术后，应避免患者咬伤口腔和舌头的软组织。

二、精神镇静

（一）精神镇静的适应证

在口腔治疗期间的精神镇静适应证，除常规外，还包括以下患者：

（1）尽管采取了各种行为矫正方法，但仍难以进行正常口腔治疗的患者。

（2）有智力障碍、自闭症谱系障碍等的患者，他们对口腔治疗有一定的理解，但过度焦虑和恐惧。

（3）有强烈的不自主运动，难以保持治疗体位的脑瘫患者。

（4）有残余原始反射的脑瘫患者。

（5）在口腔治疗期间可能出现抽搐发作的癫痫患者。

（二）精神障碍患者的精神状况

智力障碍或自闭症谱系障碍的患者很难理解口腔治疗的必要性，并表现出拒绝口腔治疗的行为。因此，有时会使用深度镇静剂，有意在一定时间内使其失去意识。与不需要清除气道并保留保护性反射的浅层镇静相比，深度镇静可能会损害气道通畅性，并使保护性反射部分或完全丧失，因此

需要严格的全身管理。

(三) 精神镇静所用药物

1. 一氧化二氮

在口腔治疗过程中,必须通过鼻罩吸入一氧化二氮和氧气,而且必须进行鼻腔呼吸,这往往使障碍患者难以保持适当的镇静水平。这对发育年龄在 3 岁 6 个月以上、对口腔治疗有一定适应性的患者有效。在静脉镇静期间,若不进行静脉穿刺,也可以在保证静脉途径的情况下,用面罩吸入一氧化二氮对患者进行镇静。

2. 咪达唑仑

咪达唑仑常被用于口腔门诊的静脉镇静,因为它有很强的镇静作用,起效迅速,而且半衰期和持续时间短。用血压袖带和脉搏血氧仪等监测设备确保静脉途径后,静脉注射剂量为 0.04~0.075mg/kg 的咪达唑仑。剂量和疗效因人而异,有严重智力障碍或自闭症谱系障碍的患者可能无法得到充分的镇静。在深度镇静的情况下,应注意避免因误吸而导致的舌头压抑和吞咽。

在完成口腔治疗后使用拮抗剂氟马西尼应谨慎判断,因为它不仅能拮抗咪达唑仑,还能拮抗常用的精神药物和抗癫痫药物的作用。

3. 丙泊酚

丙泊酚是一种快速代谢的药物,可以通过连续给药以维持稳定的镇静状态。应通过注射泵给药,剂量为 2~3mg/(kg·h),或通过目标控制输液(target controlled infusion, TCI),目标血药浓度为 1.0~1.5μg/mL。也可以将咪达唑仑与丙泊酚合用。与咪达唑仑一样,使用丙泊酚时,剂量和疗效因人而异。由于它本身便是一种静脉麻醉剂,因此可以进行深度镇静,但应以类似于全身麻醉的方式来实施。

三、全身麻醉

(一) 全身麻醉的适应证

全身麻醉下的口腔治疗适用于那些尽管使用了各种行为矫正和心理疏导方法但仍难以进行口腔治疗的病例。全身麻醉也适用于以下情况:有利于保证呼吸道的安全;在短时间内需要治疗多颗牙齿;或者需要紧急治疗而没有时间进行训练的情况。

表 11-Ⅲ-1 显示了障碍患者在全身麻醉下进行口腔治疗的优点和缺点。每种情况下,在决定是否适合采用全身麻醉时,都应考虑全身麻醉的优点

和缺点。对于那些难以适应住院所带来环境变化的患者,应考虑进行日间全身麻醉。

表 11-Ⅲ-1　障碍患者进行全身麻醉的优点和缺点

优点
■ 能够抑制身体移动,没有心理上的创伤
■ 可以完全抑制身体移动
■ 可靠地维持气道
■ 能够在短时间内对多颗牙齿进行治疗
■ 能够实现高质量的治疗
缺点
■ 术前检查困难
■ 难以实现术前禁食禁饮
■ 需要应对因住院带来的环境变化

(二) 麻醉预处理

可以通过口服镇静剂来实现顺利的麻醉诱导。常使用咪达唑仑和地西泮,但在某些情况下可能达不到预期的镇静效果。在日间全身麻醉中,原则上不进行预处理,因为麻醉前镇静的效果可能会延长。

(三) 麻醉诱导

由于精神障碍患者在清醒状态下很难保证静脉通路,所以通常在使用吸入性麻醉剂缓慢诱导后保证静脉通路。七氟烷血/气分配系数较低,对气道没有刺激性,是一种适用于缓慢诱导的吸入性麻醉剂。一氧化二氮也可以在诱导过程中使用,以提供二次气体效应。对于可以保持清醒的患者,可以使用丙泊酚或硫喷妥钠进行快速诱导。如果使用气管插管,应使用罗库溴铵作为肌肉松弛剂。

气管插管是固定气道的最可靠和最安全的方法,在口腔治疗过程中没有因出血、注水或胃内容物反流而引起的误吸风险。在某些情况下,可以用喉罩代替气管导管来维持气道。

(四) 麻醉维持

吸入或静脉注射麻醉剂是为了保持舒适。七氟烷一直是使用最广泛的吸入性麻醉剂,但目前更频繁使用的是地氟烷,其血/气分配系数较低,且苏醒较快。静脉麻醉则使用丙泊酚,因为它引起的术后恶心和呕吐较少,而且苏醒较快。地氟醚或丙泊酚特别适用于日间患者的全身麻醉。

使用局部麻醉剂浸润和神经阻滞麻醉进行术中镇痛可以减少吸入性和静脉麻醉剂的使用。联合使用局部麻醉也能有效地进行预防性镇痛,因此在术后疼痛管理方面非常有用。

IV 术后管理

在进行口腔治疗的情况下，在等待镇静剂恢复后，确认平衡和运动功能已经恢复到与手术前相同的程度，并且没有出现术后出血等并发症，应准许患者出院回家。

如进行全身麻醉，原则上应像往常一样使患者从全身麻醉中苏醒后拔管，但对于精神障碍患者，可能需要对其进行身体约束，以防止苏醒和拔管时，这部分患者过度兴奋。从麻醉中醒来后，根据需要对心电图、血压和脉搏血氧仪进行监测，但在许多情况下，检测器的佩戴会存在困难。对于术后疼痛，术中应积极使用局部麻醉进行超前镇痛，并在术中使用非甾体抗炎药。

最常见的术后并发症是恶心、呕吐和发热。全身麻醉后，大约 20%~30% 的患者会出现恶心和呕吐，并有低氧血症、低血压、低血糖、脑压升高，这可能是由术后误吸的血液引起的。至于麻醉剂的影响，麻药性镇痛剂和挥发性吸入麻醉剂更有可能诱发恶心和呕吐，而丙泊酚引起的术后恶心和呕吐则较少。术后发热可由醒后的兴奋和脱水诱发。在脑性麻痹患者中，术后发热可能是由下丘脑体温调节异常引起的。术后体温的管理应考虑到发生恶性高热或横向肌溶解的可能性。

由于精神障碍患者很可能会在术后自行拔去静脉通路，难以维持静脉安全，如果循环系统或肾功能没有异常，术中应多输液。在全身麻醉下进行口腔治疗后的几天至 1 个月内，可能会观察到日常活动和食物摄入量的减少。在自闭症谱系障碍患者中，自残行为也可能增加。

口腔麻醉学领域的疼痛门诊不仅治疗口面部的疼痛,还对感觉和运动障碍进行治疗。在这种情况下,应该记住,这是一个不仅治疗口唇区的周围神经、还治疗中枢神经和整体功能的学科。此外,由于疼痛门诊不仅治疗急性疼痛,还治疗慢性疼痛,有时西医的方法可能不够有效,因而中医的方法也是必要的。

此外,特别是在慢性疼痛的情况下,必须充分认识到心身医学的重要性,因为疼痛往往是由社会心理因素和身体疾病共同引起的。此外,口腔和面部恶性肿瘤的治疗需要采取整体性的临终关怀和姑息治疗,需要以整体性的关怀来对待治疗。因此,有必要与其他医疗科室以及口腔科合作,并对相关的医疗疾病有足够的了解。

与头部和颈部有关的疼痛常常发生在面部,其临床症状可能表现为牙痛的形式。头痛的患者也可能只因牙齿或面部疼痛而到口腔进行诊疗。在这种口腔、面部疼痛的情况下,与耳鼻喉科、眼科、内分泌科、神经科、神经病学和精神病学等医疗科室进行合作非常重要。

本章讨论了疼痛的分类和发病机制、口腔颌面部疼痛的评估和诊断、感觉障碍、运动障碍、心身医学和中医学,以及姑息治疗。

I 疼痛的分类和发病机制

一、疼痛的定义和分类

(一) 疼痛的定义

根据国际疼痛研究学会(International Associations for Study of Pain,IASP)的说法,疼痛被定义为"与实际或潜在的组织损伤有关的不愉快的感觉或情绪体验,或与此相似的经历"。前半部分将疼痛定义为由于明确的原因(如组织损伤)导致的可以想象到的疼痛;而后半部分则表明,即使没有这样的原因,也可能会出现疼痛的感觉或

情绪。

作为临床医生,重要的是要了解多种不同类型的疼痛。如前文所述,疼痛包含了没有明确的原因的疼痛,如牵涉引起的疼痛,或由精神或心理障碍引起的疼痛。疼痛被视为一种非常重要的感觉,因为它本质上是一种逃避身体伤害的方式。然而,在慢性疼痛的情况下,即使在组织损伤愈合后仍然存在,或在生命末期的癌痛,并不发挥预警作用,而是疼痛本身成为疾病的主题。在这些情况下,治疗的主要目标是缓解疼痛。

即使在口腔颌面部区域,也有各种各样的疼痛,我们可以从许多方面进行分类,从而便于解释及说明。然而,仍有一些疼痛尚未找出致痛的原因或难以治疗,希望以后可以对其进行进一步研究。在此,我对最常见的疼痛分类及其解释进行介绍。

(二) 疼痛的分类

目前已经将口腔 - 颌面部区域的疼痛从各个方面进行了多种方式的分类。在此,我们介绍的分类方法包括疼痛的双轴分类,牙源性和非牙源性疼痛的分类,以及基于国际头痛学会的头痛分类(第3 版,β 版)的分类。

1. 疼痛的双轴分类(美国口腔 - 颌面部疼痛学会的分类,图 12- I-1)

疼痛的分类是基于两个轴,如图 12- I-1 所示。从生理因素(轴 I)和心理因素(轴 II)两个不同方向观察疼痛状态,并进行综合评价。

轴 I 的物理因素大致可分为痛觉感受性疼痛和神经病理性疼痛。痛觉感受性疼痛是由痛觉刺激作用于痛觉感受器所引起的疼痛。疼痛有两种类型:表层疼痛,发生在身体的表面,如皮肤和黏膜;深层疼痛,发生在深层组织,如骨骼肌区域和内脏。根据刺激的神经纤维类型,表层疼痛可分为原发性和继发性疼痛。原发性疼痛发生在有髓鞘的 Aδ 纤维被激发时,并伴有尖锐的疼痛,在受到刺激后很快消失。继发性疼痛发生在无髓鞘的 C 型纤维被激发时,是继原发性疼痛之后的一种钝

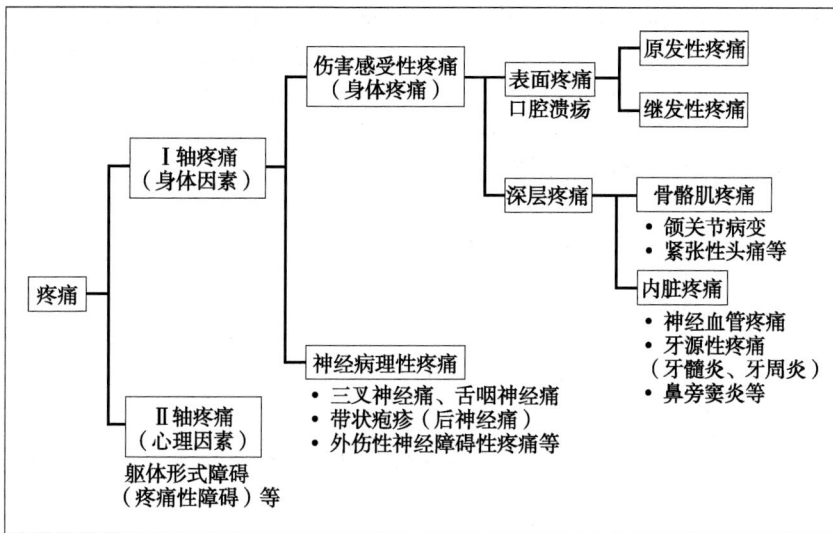

图 12- I -1　美国口腔 - 颌面部疼痛学会的分类
由美国口腔 - 颌面部疼痛学会提出的分类图。

性、长时间的疼痛。深层疼痛包括骨骼肌疼痛和内脏疼痛，也包括牙髓炎和牙周炎的疼痛。神经病理性疼痛将在后面更详细地讨论。

2. 按牙源性和非牙源性疼痛分类

由牙齿或牙周组织引起的牙痛被称为牙源性牙痛，而不是由这些与牙齿有关的组织引起的疼痛被称为非牙源性疼痛。非牙源性疼痛中，导致牙齿疼痛的，称为非牙源性牙痛，这是从牙齿的角度对

疼痛的分类，是口腔特有的。非牙源性牙痛的原因有很多，如表 12- I -1 所示。然而，由于疼痛的实际部位是牙齿，以及口腔、面部和关节，大多数患者会被由其他科室转诊至口腔相关科室。这些疾病引起的牙痛很容易被误认为是牙源性牙痛，导致误诊和过度治疗，所以有必要进行全面了解。牙源性牙痛分为 I 轴疼痛、痛觉感受性疼痛（炎症性疼痛）、深层疼痛。

表 12- I -1　非牙源性疼痛的代表性疾病

1. 肌筋膜牙痛
   咀嚼肌和头颈部其他肌筋膜疼痛
2. 神经性牙痛
   (1)阵发性 - 三叉神经痛、多发性硬化症和其他脱髓鞘疾病
   (2)顽固性 - 带状疱疹神经痛、带状疱疹后神经痛、卒中、拔髓等
3. 神经血管性牙痛
   偏头痛、丛集性头痛、阵发性头痛、SUNCT 等
4. 上颌窦牙痛
   急性上颌窦炎
5. 心脏性牙痛
   缺血性心脏病(心绞痛、心肌梗死)、心包炎等
6. 精神疾病或社会心理因素导致的牙痛
   躯体表现性障碍(躯体化障碍、疼痛障碍)等
7. 特发性牙痛(包括非典型性牙痛)
   常与慢性疼痛疾病(非典型性面痛、头痛、颈椎和腰椎疼痛、纤维肌筋膜疼痛、肠易激综合征、盆腔疼痛等)并存
8. 其他各种疾病引起的牙痛
   恶性淋巴瘤、动脉切除术、肺癌、颞动脉炎等

(日本口腔顔面痛学会, 非歯原性歯痛診療ガイドライン[1]より)

3. 基于国际头痛学会的头痛分类(第3版,β版)(ICHD-3β)的分类

国际头痛学会的头痛分类(ICHD)可能是世界上最广泛使用的头颈部疼痛疾病分类(表12-I-2)。头痛主要有两种类型:原发性头痛,它本身就是一种疾病,也被称为功能性头痛;继发性头痛,它是由其他疾病引起的头痛。其他类型的头痛包括神经病理性疼痛、疼痛性脑神经病、其他面部疼痛和其他头痛,以及癌痛。

表12-I-2　基于国际头痛学会的头痛分类(第3版,β版)的分类

1. 原发性头痛(ICHD-3β 第1部分)
  (1)偏头痛(ICHD-3β: 1,ICD-10: G43)
  (2)紧张性头痛(ICHD-3β: 2,ICD-10: G44.2)
  (3)三叉神经、自主神经性头痛(ICHD-3β: 3,ICD-10: G44.0)
2. 继发性头痛(ICHD-3β 第2部分)
  (1)头颈部血管疾病导致的头痛(ICHD-3β: 6,ICD-10: G44.81)
  (2)颅骨、颈、眼、耳、鼻、鼻窦、牙、口或其他面部、头颅组成部分的疾病所引起头痛或面痛(ICHD-3β: 11,ICD-10: G44.84)
    1)内脏痛(ICHD-3β: 11.1-11.6,ICD-10: G44.84)
    2)颌关节病(颌内病变)(ICHD-3β: 11.7,ICD-10: G44.846)
    3)肌筋膜疼痛综合征(ICHD-3β: A11.2.5)
    4)精神疾病所导致的头痛(ICHD-3β: 12,ICD-10: R51)
3. 疼痛性脑神经病变、其他面痛及其他头痛(ICHD-3β 第3部分)
  (1)复发性阵发性神经病理性疼痛(没有对应条目,ICD-10: G44.847,G44.848 or G44.85)
    1)三叉神经痛(ICHD-3β: 13.1,ICD-10: G44.847)
    2)舌咽神经痛(ICHD-3β: 13,2,ICD-10: G44.847)
    3)其他的神经痛(ICHD-3β: 13.3-13.9)
    4)带状疱疹(ICHD-3β: 13.1.2.1,ICD-10: G44.881)
  (2)持续性神经病理性疼痛(ICHD-3β:无对应条目)
    1)带状疱疹后三叉神经病变(ICHD-3β: 13.1.2.2,ICD-10: G44.847)
    2)创伤性神经病理性疼痛(ICHD-3β: 13.1.2.3,ICD-10: G44.847)
    3)复合性局部疼痛综合征(complex regional pain syndrome,CRPS)(ICHD-3β:无对应条目)
    4)交感神经依赖性疼痛(ICHD-3β:无对应条目)
4. 癌痛(ICHD-3β:无对应条目)
5. 其他原因不明的疼痛
  (1)持续性特发性牙痛、面痛(ICHD-3β: 13.11,ICD-10: G44.847)
  (2)舌痛(ICHD-3β: 13.10,ICD-10: R51.15)

原发性头痛包括偏头痛、紧张型头痛和丛式头痛。继发性头痛包括由于颅脑血管疾病引起的头痛和由于颅骨、颈部、眼睛、耳朵、鼻子、鼻窦、牙齿、口腔或其他面部或颅骨结构的疾病引起的头痛或面部疼痛。口腔疾病(牙髓炎、牙周炎)也包括在这个类别中。在头颈部血管病变引起的头痛中,颅内病变可能会引起口腔内的疼痛(相关疼痛)。一些危及生命的疾病则需要仔细诊断,其中最危险的是蛛网膜下腔出血和脑膜炎。颅骨、颈部、眼睛、耳朵、鼻子、鼻旁窦、牙齿、口腔或其他面部或颅骨结构失调引起的头痛或面部疼痛是指源于头颈部区域组织的头痛或面部疼痛,可能与邻近组织引起的口腔疼痛有关。

二、痛觉感受性疼痛

疼痛有两种类型:生理条件下由痛觉刺激引起的疼痛,以及由病理条件引起的疼痛,如组织的慢性炎症或神经损伤。狭义地讲,前一种疼痛被称为痛觉感受性疼痛,它是由痛觉性刺激激活周围组织中游离神经末梢上的痛觉感受器而引起的。痛觉感受性疼痛对于区分痛觉刺激很重要,同时起着疼痛的警告作用。然而,从广义上讲,痛觉感受性疼痛不仅包括由痛觉刺激引起的生理性疼痛,还包括与急性炎症或创伤引起的组织破坏有关的强烈痛觉刺激引起的疼痛。

周围神经的 Aδ 和 C 纤维末梢对痛觉刺激有反应,其膜上已知含有各种离子通道,从而对不同的刺激发生反应。对不同刺激,都有相应的通道打开,阳离子进入细胞。随后,电位依赖性的 Na^+ 通道打开,允许大量的 Na^+ 进入细胞,产生动作电位(图 12-I-2)。

三、神经病理性疼痛

神经病理性疼痛是由神经本身的损伤引起的疼痛,与痛觉感受性疼痛的描述一样,属于病理性疼痛。神经病理性疼痛有两种主要类型:复发性阵发性疼痛和持续性疼痛。

(一)复发性阵发性神经病理性疼痛

三叉神经痛是引起牙齿阵发性疼痛的最常见的神经痛类型,其次是舌咽神经痛。其他类型的神经痛包括中间神经痛和喉上神经痛,但这些较少成为牙痛的病因。

1. 三叉神经痛

根据 ICHD-3 的分类,三叉神经痛有两种类型:典型的三叉神经痛和疼痛性三叉神经病变。典型的三叉神经痛主要是由微血管压迫三叉神经的神经根引起。疼痛性三叉神经病变,以前称为症状性三叉神经痛,是指由血管压迫以外的器质性病变引起的三叉神经痛。

(1)流行病学

三叉神经痛的发病率男性为 2.7~10.8/10 万,女性为 5.0~20.2/10 万。90% 以上的患者在 40 岁以后首次出现症状,首次发病的年龄多为 50~60 岁。男女比例约为 1∶2,女性居多。三叉神经的第二和第三支最常被累及,累及第一支的病例仅占 1%~2%。

(2)病因和发病机制

典型的三叉神经痛被认为是由三叉神经根受压引起的,特别是三叉神经由小脑上动脉进入脑干的部位。这是由于三叉神经纤维的机械性屈曲和微血管缺血性损伤导致的脱髓鞘。这些变化可能会降低神经纤维的兴奋阈值或诱发自发的神经元兴奋。

疼痛性三叉神经病变可能与肿瘤、动脉瘤、多发性硬化或动静脉畸形有关。听神经瘤伴发三叉神经痛的频率特别高,而且在 30~50 岁的女性中更为常见。

(3)临床表现

疼痛往往是单侧的,一般为电击样锐痛,表现为中度到重度疼痛,但有时也会较弱。

每次疼痛发作持续几秒钟到两分钟,但可能很快就会有一系列的连续发作,随着疾病的发展,发作的时间往往更长。发作之间往往有一个缓解期。缓解期可能持续数月至数年,但随着时间的推移,缓解期往往会越来越短。

洗脸、使用化妆品或牙刷、进食都可能引起疼痛。扳机点通常出现在眶下神经第二支的上唇和鼻翼上,以及下颌神经第三支的下唇和颏部。

(4)检查、诊断

由于三叉神经痛的临床特征,通过问诊获

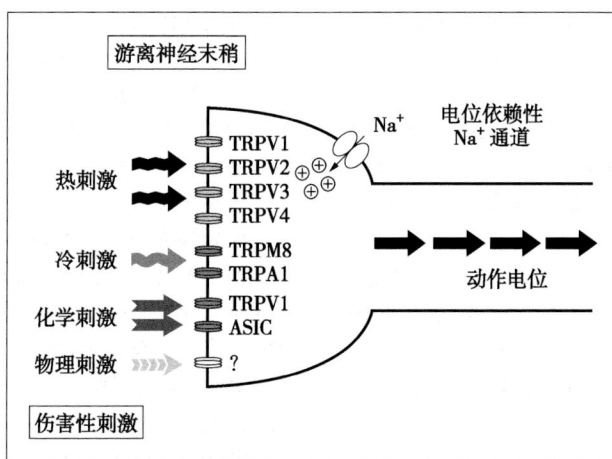

图 12-I-2 接受各种伤害性刺激的通道种类
各种伤害性刺激都有其对应的通道,用于伤害感受性疼痛的传递。

取既往病史对于检查和诊断非常重要。检查时，首先需要筛查脑神经症状，包括三叉神经的症状（见表 12-Ⅱ-2）。其中，感觉和听觉检查尤其必不可少。

在三叉神经痛的典型病例中，没有感觉障碍。然而，由于空间占位性病变引起的疼痛性三叉神经病，往往伴随着感觉的丧失。在这种情况下，感觉丧失是渐进性的，且症状明显。因此，有必要进行定量的感官测试。

在典型的三叉神经痛中，存在被血管压迫的三叉神经根；而在疼痛性三叉神经病变中，应明确器质性病变，如囊泡、肿瘤、血管畸形或多发性硬化症的斑块等形式的空间占位性病变。小脑桥角的磁共振断层扫描（MRI）是这方面最有效的影像检查。

在年轻患者中，可能存在其他病因，如肿瘤或动脉瘤，因此需要进行更彻底的检查。

（5）治疗

卡马西平（200~800mg/d）是首选的药物。卡马西平的剂量从 100mg/d 的低水平开始（睡前服用），必要时可增加剂量。服用卡马西平的副作用包括头晕、嗜睡、头重脚轻、皮疹和肝功能紊乱等，需要观察临床症状和定期验血。药物的次优选择是拉莫三嗪（400mg/d）或巴氯芬（40~80mg/d）。

如果药物治疗不成功或不能坚持用药，可以采用手术或放射治疗。这些措施包括微血管减压术、神经阻断疗法和立体定向放射疗法（伽马刀）。

微血管减压术用于分离压迫三叉神经根的责任血管。在上述 3 种手术和放射治疗中，它产生的疼痛缓解时间最长，并能保持日常生活活动的改善。

神经阻断疗法是一种通过阻断三叉神经或三叉神经节外周分支的外周输入来缓解疼痛的方法。阻断技术包括射频热凝术、球囊减压术和经皮甘油损毁术。

立体定向放射治疗是一种在三叉神经根受侵部位使用聚焦光束进行治疗的方法，是治疗三叉神经痛方法中，最现代、侵入性最低的一种。

对于疼痛性三叉神经病变，必须切除压在三叉神经根上的肿瘤以消除病因。

2. 舌咽神经痛

舌咽神经痛是一种单侧的疼痛性疾病，与三叉神经痛有许多相似之处。

（1）流行病学

据报道，舌咽神经痛的发病率为 0.2/ 100 000 人，是一种罕见的疾病。左右两侧的患病率没有区别，在老年人中更为常见。

（2）病因和发病机制

与三叉神经痛一样，舌咽神经痛被认为是由于舌咽神经根在进入脑干的部位被迂回的血管压迫所致。然而，在手术病例中，据说实际压迫舌咽神经根的比例低于三叉神经痛的比例，而且原因可能不明。

（3）临床表现

疼痛是单侧的，可在舌咽神经支配的一个或所有区域感觉到：耳朵、舌根、咽喉背部、扁桃体窝或下颌角下方。舌咽神经痛的特殊之处在于，疼痛可能会向颈部及以下部位放射。一次发作可能持续几秒钟到两分钟，随后接着另一次，发作可能更严重。在疾病的早期阶段，疼痛会自发缓解，缓解期持续几个月到几年，但随着时间的推移，缓解期往往会变短。吞咽时发生疼痛。说话、咳嗽、打哈欠和头部运动引起的迷走神经刺激可能会引起心律失常和晕厥。

（4）诊断

通过问诊来区分疼痛种类是非常重要的。如果用局部麻醉药喷洒咽部后疼痛发作消失，就可以确诊。使用卡马西平可能会有一定效果。

（5）治疗

药物治疗与三叉神经痛的治疗相似。如果药物治疗不成功，应考虑进行微血管减压术。舌咽神经阻断则在局部麻醉下，在茎乳突处进行。

3. 带状疱疹

由水痘 - 带状疱疹病毒引起的复发性感染。它有时被归为痛觉感受性疼痛（炎症性疼痛），有时被归为神经病理性疼痛。本文中将其归类为神经病理性疼痛进行介绍。

（1）流行病学

年发病率为 4.15/1 000 名患者。好发于 50 岁以上的患者，男女比例大致相同。带状疱疹患者的绝大部分为三叉神经的第一支受到影响，比例约为 80%。带状疱疹的发病率在老年人、免疫功能低下的患者（如抗癌药物使用者和接受移植后的患者）及糖尿病患者中较高。

（2）病因和发病机制

儿童时期首次感染水痘 - 带状疱疹病毒导致水痘发病，但随后病毒在脊髓三叉神经节和背根神经节的神经元中保持无症状和长期潜伏。当宿主对病毒的抵抗力下降时,病毒重新激活并导致带状疱疹在神经支配区发展。这被称为复发性感染。当重新激活的病毒通过感觉神经到达其支配区域的皮肤时,皮肤就会呈现出症状。这种初期的疼痛是由炎症性痛觉疼痛、交感神经依赖性疼痛和神经本身损伤引起的神经性疼痛的复杂混合疾病。

(3)临床表现

带状疱疹的特点是在受影响的三叉神经区域出现红斑和皮疹,早在爆发前两三天就可能出现皮肤灼痛。随后出现红斑和水疱,并在同一区域出现烧灼感和刺痛。无水疱的带状疱疹极为罕见,也因而难以进行诊断。在极端阶段,会出现发热、全身不适和区域淋巴结肿大。病毒的伤害并不局限于神经、皮肤和黏膜,还会延伸到深层组织,包括血管。溃疡是表现为破溃的球形皮损,形成结痂,约两周后愈合。严重的情况下,愈合的皮肤的色素往往减少,留下脱色斑块或瘢痕疙瘩。带状疱疹的初期症状往往是持续的牙痛,因而容易被误诊为牙髓炎。疼痛会自发缓解,但牙髓可能会失活,可能需要进行根管治疗。

涉及三叉神经第一支(眼神经)的疱疹性巩膜炎与眼部并发症有关,如角膜脓肿和眼延髓性麻痹。面部神经的损伤会导致外耳道起疱,面部肌肉变弱,有时还会出现听力损伤、耳鸣和眩晕。在极少数情况下,病毒可能渗入颅内并引起无菌性脑膜炎。带状疱疹最常见的并发症是顽固性疼痛,称为带状疱疹后神经痛。

(4)治疗

应在疾病的早期阶段,即发病后一周内开始口服抑制 DNA 复制的抗病毒药物(阿昔洛韦、伐昔洛韦、泛昔洛韦、阿米那韦)。对于初期的急性炎症疼痛,使用非甾体抗炎药和对乙酰氨基酚会有一定效果。对烧灼性疼痛应使用抗抑郁药,如三环类抗抑郁药和选择性 5- 羟色胺再摄取抑制剂,对神经痛类疼痛应使用抗癫痫药。也可以局部使用高浓度的利多卡因和辣椒素。交感神经系统深度与带状疱疹的疼痛发生有关,治疗往往采用交感神经阻滞的方法。星状神经节阻滞用于门诊治疗,住院患者可使用连续颈椎硬膜外阻滞。

(二)持续性神经病理性疼痛

持续性神经病理性疼痛会持续给牙齿带来疼痛、患侧的感觉上升(通过不引起疼痛的轻微刺激而产生疼痛)、痛觉超敏(对通常会造成疼痛的刺激种类、程度呈现出过度反应)等感觉异常。

1. **带状疱疹后神经痛**

带状疱疹通常在 3~4 周内完全恢复,但在某些情况下,皮肤、黏膜,有时还有牙周组织的不可逆损伤和感觉障碍仍然存在,这被称为带状疱疹后神经痛。带状疱疹后神经痛的特点是存在感觉异常,如受影响区域的痛觉减退和痛觉超敏。

(1)流行病学

据报道,在 10%~50% 的带状疱疹病例中会出现这种情况。皮疹的严重程度、年龄和疼痛的强度是带状疱疹后神经痛的风险因素,10%~25% 的 60 岁或以上的患者会患上这种疾病。

(2)病因和发病机制

尽管细节仍不清楚,但已提出 3 种不同的发病机制,包括外周和中枢神经敏感化、痛觉神经元明显消退和皮肤传入阻断。

(3)临床表现

与带状疱疹一样,该病表现为持续的烧灼痛和神经痛样的阵发性疼痛,但接触痛明显增加。可能出现痛觉过敏或痛觉减退。患者日常生活受到影响,因为要不断地保护患侧的区域。接触过冷或过热的茶水、与牙刷接触均会引起疼痛,而这常常被误认为是牙源性疼痛。也可能发生瘙痒,导致疼痛和瘙痒的结合。瘙痒感像是有虫子在爬,这种感觉称为蚁走感。

(4)治疗

通常使用的有抗癫痫药物如普瑞巴林、拉莫三嗪、氯硝西泮和卡帕马西平,以及抗抑郁药物如阿米替林、氯米帕明和度洛西汀。也可以局部使用利多卡因或辣椒素乳膏(0.025%~0.05%)。对于交感神经依赖性疼痛,可和带状疱疹一样,采用星状神经节阻滞和连续颈椎硬膜外阻滞。

2. **创伤性神经病理性疼痛**

创伤性神经病理性疼痛是指由创伤、手术或药物引起的神经或组织损伤后,局部持续存在的疼痛。它最常由拔牙、正畸手术或种植体植入引起,但也可能由根管治疗或局部麻醉的注射针引起。

有两种类型的疼痛,即持续性烧灼痛和阵发性电击样疼痛,或者是两者结合起来产生的症状。它还与感觉减退、异感、痛觉减退和感觉异常有关,这些令人不悦的情况被称为感觉障碍。患者在视诊和各种检查中都明显没有任何异常,这使得正确的诊断很困难,后文描述的体格检查是必要的。

四、与精神和心身疾病及社会心理背景有关的疼痛

（1）病因和发病机制

痛觉信息从外周传到脊髓、延髓和丘脑，然后传到边缘系统和大脑皮质，在那里被识别为疼痛。尽管痛觉只代表了这种传递的机制，但它通过丘脑、下丘脑、边缘系统和大脑皮质之间的相互作用以各种方式被改变。情绪、既往疼痛史和自主神经的影响加在一起，形成了个人的疼痛体验。下丘脑包含自主神经和内分泌中心，通过这些中心出现生理反应。因此，心理和身体是密切相关的，这被称为心身相关。急性疼痛往往只能通过抗炎镇痛药来缓解，因为物理因素（轴Ⅰ）的影响很大。另一方面，慢性疼痛在很大程度上受到心理因素的影响（轴Ⅱ），考虑心理背景至关重要。

慢性疼痛患者的心理状态主要是抑郁，据说占到1/4~2/3。在抑郁症的情况下，如果不使用抗抑郁药，就很难治愈疼痛。另一方面，慢性疼痛也会导致抑郁症。在慢性疼痛中，抑制疼痛的内源性镇痛功能受到损害。

其他躯体形式障碍也会引起疼痛。

抗抑郁药已被证明对慢性疼痛的治疗有效，与抑郁症本身的治疗无关。

（2）临床表现

患者主诉疼痛的部位难以找到相应的病因，而且往往在多个部位感到疼痛，各患者之间疼痛位置不一。这种疼痛表现为持续性的，且难以治疗。疼痛的昼夜变化一般不明显，但在抑郁症的情况下，早晨醒来时疼痛更强烈，晚上则不那么强烈。疼痛并不总是局限于口腔，常常伴随着全身的疼痛。

（3）检查和诊断

精神病学家或心身医学家将作出明确的诊断，但作为初步筛选，将进行各种心理和人格测试。抑郁症采用的是抑郁症自评量表（Self-Rating Depression Scale，SDS）（见图12-Ⅱ-14和表12-Ⅱ-3）和抑郁症自评问卷（Self Rating Questionnaire for Depression，SRQ-D）。STAI（State-Trait Anxiety Inventory，状态-焦虑量表）和MAS（Manifest Anxiety Scale，表现焦虑量表）用于评估焦虑。HADS（Hospital Anxiety and Depression Scale，医院焦虑和抑郁量表）和POMS（Profile of Mood States，情绪状态简介）用于焦虑和抑郁的评估，SCL-90-R（（Symptom Checklist 90 Revise，症状检查表90修订版）、Y-G式性格调查以及作为综合人格测试的明尼苏达多相人格调查（Minnesota Multiphasic Personality Inventory，MMPI）则用作综合测试。

在躯体表现性障碍中，必须确定患者的身体疼痛症状是躯体表现性症状。应排除所有可能的身体疾病。

（4）治疗

一般采用心身疗法（见本章Ⅵ部分）。心理治疗和药物治疗常常同时进行。基本上，心理因素的治疗应该由专家来进行，但口腔问题的治疗应该由口腔科医生来进行。由于过于积极的口腔治疗可能会加重病情，因此应通过定期咨询、面谈和简单的手术来观察患者，并经常与专家交流医疗信息。

五、神经血管性头痛及其他头痛、面痛

发生在口腔-面部区域的疼痛可能是神经血管性的。许多有这种疼痛的患者首选的就诊科室是口腔。这类疼痛通常是原发性头痛。

（一）偏头痛

（1）流行病学

偏头痛的发病率在女性中为43%，在男性中为18%，女性高于男性。偏头痛的发病率随着年龄的增长而增加，在35~45岁之间达到高峰，此后逐渐下降。

（2）病因和发病机制

偏头痛的发病机制尚不完全清楚，但它往往具有家族遗传性，尤其是早期发病的患者表明有遗传因素的倾向。触发性的刺激会导致交感神经系统和肾上腺释放去甲肾上腺素和肾上腺素，以及血小板释放5-羟色胺。当5-羟色胺耗尽时，脑血管往往会扩张。分布在硬脑膜的三叉神经末梢受到刺激，传入三叉神经核，被感知为疼痛。在传出的刺激作用下，神经末梢释放出炎性因子，如P物质和CGRP，导致神经源性炎症、血管扩张、水肿和血管壁的渗透性增加。也可能发生中枢敏化，引起远端面部皮肤的痛觉超敏和痛觉过敏。

（3）临床表现

偏头痛是一种严重的、影响日常生活的头痛发作，通常是发生在单侧的脉冲样疼痛。偏头痛有的有先兆，有的毫无征兆。在有先兆的偏头痛中，发作前约20分钟，眼前出现闪光，随后视野消失或变窄，感觉异常，接着便出现头痛。在没有先兆的偏头痛中，头痛是突然出现的，没有任何这些症

状。偏头痛可能伴随着感觉障碍,如对光、声音或气味的敏感。其他常见症状还包括恶心和头部僵硬等。偏头痛的症状因身体运动而加重,因此患者喜欢在安静的房间里躺在地板上,关闭灯光。头痛在任何情况下都有可能发生,持续几小时到三天。

许多偏头痛患者的主诉症状与牙髓炎的主诉症状非常相似。累及三叉神经第二支无疼痛先兆的偏头痛可能会被误诊为牙痛,患者可能会转诊至牙医处进行口腔治疗。偏头痛也可能被误认为颞下颌关节紊乱引起的咀嚼肌疼痛,导致不必要的根管治疗、拔牙和颞下颌关节治疗。还经常会发生上下颌的疼痛,这被称为下面部偏头痛。所有这些都是与偏头痛相关的疼痛。

(4)治疗

在偏头痛发作时,选择性 5- 羟色胺再摄取抑制剂可以作为有效的止痛药。钙通道阻滞剂和 β- 受体阻滞剂也被用作预防药物,以防止头痛发作的发生。

(二) 紧张型头痛

(1)流行病学

紧张型头痛是最常见的原发性头痛。复发性紧张型头痛的终身发病率接近 80%。它在女性中比男性略为常见。首次发病的年龄在 20~40 岁之间,发病高峰年龄在 35~40 岁之间。男女的患病率都随着年龄的增长而下降。

(2)病因

紧张型头痛一直被认为与肌肉紧张直接相关,但现在知道肌肉活动并不完全是其发病的唯一因素。情绪压力、焦虑和抑郁也被认为与其发病有关。

(3)临床表现

紧张型头痛为双侧、钝性或非脉冲样头痛,头部周围有收缩性或压迫性疼痛,可延伸至颈部。紧张型头痛与精神和身体紧张有关。它不像偏头痛那样伴有恶心和呕吐,也不因活动而加重,但可能伴有类似偏头痛的对光和声音的敏感性。头痛发作大约持续 30 分钟 ~7 天。

(4)治疗

有效的治疗方法包括对触发点进行肌内注射和肌肉拉伸。如果存在情绪上的压力,应鼓励患者回避压力源,可能需要使用压力管理技术和放松训练。

非甾体抗炎药是一种相对有效的药物,但不应该经常使用。三环类抗抑郁药对治疗慢性紧张

型头痛通常会有一定效果。

(三) 三叉神经 / 自主神经头痛

三叉神经 / 自主神经头痛分为丛集性头痛、阵发性单侧头痛、短时偏头痛发作和持续的单侧头痛。此处介绍的为具有代表性的丛集性头痛。

(1)流行病学

丛集性头痛的发病率从 0.09% 到 0.32% 不等。男女比例为 4 : 1,男性的发病率更高,平均发病年龄约为 27~31 岁。

(2)病因和发病机制

有人认为丛集性头痛存在一个中枢病因,但细节并不清楚。还有人认为是脑干中枢改变了下丘脑的功能,减少了颈动脉化学感受器的活动。

(3)临床表现

患者表现为非常强烈的单侧头痛,在一段时间内丛集出现,并有与头痛发作相关的自主神经症状。头痛发作时呈现丛集性,持续数周至数月,然后完全自发消失,因此称为丛集性头痛。这种头痛在几个月至两年内丛集性地发生(平均为 1 年)。与头痛发作有关的自主神经症状包括患侧流泪、眼结膜的高血症、眼睑下垂、鼻塞、鼻出血和出汗。通常没有任何征兆。

丛集性头痛的疼痛性质为锐痛或刺痛,从眼眶延伸到上颌骨、颞部和额部。疼痛的强度逐渐增加,并在几分钟内达到顶峰。每次头痛发作持续 15~180 分钟,每天发生 1 次至数次。头痛在半夜最频繁,此时患者更容易被夜间头痛惊醒。上颌骨疼痛常常被误认为是牙痛,许多患者都会到口腔科就诊。

(4)治疗

对于丛集性头痛的治疗,建议在发作初期使用快速起效的选择性 5- 羟色胺再摄取抑制剂并吸氧(10L/min,使用面罩,约 15 分钟)。作为预防措施,可在丛集期开始时立即开始使用维拉帕米。

六、癌痛

(1)流行病学

关于口腔、面部癌痛的发生率,不同的报告之间存在差异,但癌痛在头颈部癌症中的发生率为 18%,仅次于乳腺癌患者的 19%。在中期或晚期癌症患者中,其发生率在 75%~90% 之间。

(2)病因和发病机制

癌痛是一种复杂的疼痛,是由多种病变引起的。在早期阶段,它主要是由组织炎症引起的痛觉

反应,但随着疾病发展到神经破坏,它变得更加具有神经病理性质。此外,人们还提出了外周和中枢机制。在外周组织中,癌细胞的过度代谢和过度分裂导致酸性产物、膜脂和 ATP 的过度分泌,从而激活游离神经末梢的痛觉通道。此外,癌症组织以非炎症的方式分泌各种物质,这与炎症机制不同。

癌症往往被认为是一种不治之症,给患者带来大量的心理负担。在被告知疾病名称和死亡临近时,患者会有无望、焦虑、恐惧、愤怒和孤独感。癌症引起的疼痛、恶心、疲劳和食欲缺乏也会造成心理上的负担。此外,失去与所处社会的关联会带来社会性的痛苦。另外还存在工作问题、人际关系、经济问题和家庭问题。精神上的痛苦多由对生命意义的担忧和对生死的看法引起(图 12-Ⅰ-3)。精神上的痛苦还与宗教密切相关:在佛教中,人们害怕死后下地狱,而在基督教中,人们对最后审判后获得永生的可能性感到焦虑不安。在日本,许多人不信教,所以不一定能够理解这一点,但在其他国家,这也是造成痛苦的一项重要原因。

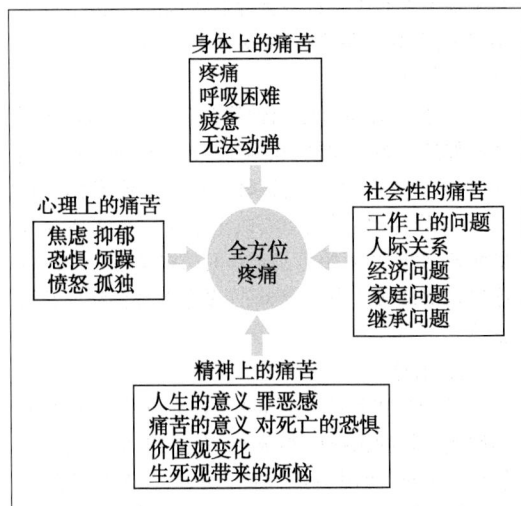

图 12-Ⅰ-3 全方位疼痛示意图
全方位疼痛的四大要素为身体上的痛苦、心理上的痛苦、社会性的痛苦、精神上的痛苦。
(国立がん研究センター[18]より)

(3)临床表现

在癌症的早期阶段,主要症状是肿瘤的生长,很少感觉到疼痛。肿瘤破溃的发生伴随着疼痛的出现。可能出现痛觉感受性疼痛,包括持续的搏动性疼痛。当癌症到达骨膜时,疼痛变得更加剧烈。如果局部病变未被切除,随着时间的推移,疼痛将变得更加强烈,且会出现慢性疼痛。当组织破坏达到骨膜或神经干时,除了持续的疼痛外,还可能出现短暂的电击样的神经痛。此外,如上所述,癌痛中存在重要的心理和社会精神痛苦因素,会引起情绪紊乱、继发性肌筋膜疼痛、还可能会出现焦虑和抑郁的状态。在这种情况下,患者不仅有患处的疼痛,而且还伴随着更大范围内的持续的、收缩性的疼痛。因此,单纯使用镇痛药无法成功治愈患者,通过治疗肌肉疼痛,有可能得到大幅改善(见本章Ⅷ)。

七、其他

肌筋膜牙痛

来自咀嚼肌的相关疼痛可能表现在牙齿上,被称为肌筋膜牙痛。这种疼痛更容易发生在有咬牙或磨牙习惯的人以及有每天持续接触上下牙齿的习惯的人身上。它最常见于咀嚼肌系统,特别是咀嚼肌和颞肌,但也见于颈部肌肉系统(非咀嚼肌),如胸锁乳突肌和斜方肌。

在这些肌肉中,可以摸到一条紧绷肌束(taut band)。紧绷肌束中存在触发点,对触发点施加压力,会使牙痛再次出现。向触发点注射麻醉药(触发点注射)可以有效减轻疼痛,这也是一种有效的鉴别诊断方法。

患者如果有磨牙的习惯,只需纠正这种习惯就可以改善症状。物理治疗对这种疾病很有效,包括拉伸和按摩咀嚼肌群、冷热疗法(热敷、冷敷)、汽化和冷却喷雾、电疗、光照疗法和激光疗法。药物治疗方面,低剂量的三环类抗抑郁药对治疗顽固性肌筋膜牙痛是有效的。苯二氮䓬类药物和肌肉松弛剂对缓解疼痛有辅助作用。

Ⅱ 口腔、面部疼痛的评估和诊断

一、病史

(一)一般信息

1. 年龄-性别

在女性中,月经周期、妊娠和更年期可能与疼痛有关。

2. 职业

职业性的肌肉紧张,如在办公室工作中长时间使用电脑,或说话时将电话夹在肩上,都可能引起肌肉疼痛。此外,在考虑药物治疗时,如果职业涉及驾驶汽车或在高海拔地区工作,开具抗痉挛药和抗抑郁药的处方时应十分谨慎。

3. 生活方式和咀嚼习惯

吹奏类乐器可能与颞下颌关节紊乱(temporomandibular disorder, TMD)的发展有关。烟草和咖啡会使交感神经系统紧张,并影响局部循环,因而也应询问患者是否有相关习惯。是否有咀嚼上的坏习惯或下颌运动的紊乱也可能是 TMD 和咀嚼肌疼痛的诱因之一。磨牙和咬牙等习惯也与肌肉疼痛有关。

4. 家庭成员和地址

应询问是否有家庭成员与患者一起生活,因为与家人一起生活的患者和单独生活的患者的生活环境不同,在日常生活中给予支持的程度、和患者是否能够诉说自身疼痛的情况都有所不同。此外,应明确家庭关系,因为即使当事人有家人,也可能很孤独。如果患者目前的住址很远,来回医院可能就存在困难。

(二)主诉症状

疼痛门诊的患者往往无法用清晰的语言表达他们的疼痛或异常感觉。此外,如果说话会引起疼痛或疼痛十分严重,他们可能无法说话。在这种情况下,应在发生疼痛的部位进行浸润或神经阻滞麻醉,从而在问诊前为患者缓解疼痛。

(三)病史和常规药物

1. 病史

应获取患者一般全身性疾病的病史,特别注意外伤、脑血管病、精神病和神经系统疾病、糖尿病以及骨科、眼科和耳鼻喉科的疾病。精神障碍,如抑郁症和神经症,也可能与口腔、面部的疼痛和不适等症状有关。

2. 常规药物

许多常规药物都有副作用,如口腔溃疡和味觉障碍等。此外,老年患者可能正在服用超过 10 种不同的药物,但患者本人很可能不知道自己在服用的是什么药物。在某些情况下,患者可能已经在服用需要开具的药物。因此,有必要向患者的主治医生询问其目前的一般状况和正在服用的药物类型。

(四)家族史

检查是否有慢性疼痛,特别是顽固性的疼痛状况。

(五)目前的病史

详细询问疼痛的开始和位置、当时是什么引发了疼痛、疼痛的性质和强度、疼痛的发展过程、治疗疼痛的医疗机构和治疗的性质。治疗患者的医疗机构和治疗的细节对今后的治疗有很大的帮助,所以应该对他们进行详细的问诊。换句话说,要问清楚诊断、治疗、治疗效果和预后情况。

(六)目前的症状

询问患者当前疼痛的位置、性质、强度、持续时间和频率,以及疼痛的诱因和缓解措施。还应注意有无全身症状(表 12-Ⅱ-1)。

表 12-Ⅱ-1　诊断疼痛原因需要了解的事项

1. 疼痛的位置
2. 疼痛的性质
3. 疼痛的强度
4. 疼痛的持续时间
5. 疼痛的频率
6. 疼痛的诱发因素和加重因素
7. 疼痛的缓解措施
8. 疼痛的并发症状
9. 全身状况

询问患者当前疼痛的位置、性质、强度、持续时间和频率,以及疼痛的诱因和缓解措施。此外,确认患者的全身状况。

(嶋田, 2010[4])

1. 疼痛的位置

详细询问患者,如左、右、上、下颌、牙齿、舌头、口腔黏膜和面部皮肤、关节部位、头部(颞部、枕部、整个头部等)、颈部和肩部等。要求患者指出疼痛的部位也会有所帮助。在某些情况下,患者可能主诉整个口腔存在疼痛,无法明确指出具体位置。

2. 疼痛的性质

有多种描述疼痛的方法。例如,搏动性痛、刺痛、电击样痛(电击痛)、压榨性痛、针刺样痛以及像热水浇灌一样的灼痛等等。因此,要如实记录患者对疼痛的描述。在某些情况下,很难用语言描述疼痛,这种情况下,可以举一些例子来帮助患者对症状进行描述。

3. 强度

对轻、中、重和极度疼痛进行评估。视觉模拟量表(visual analogue scale, VAS)是一种主观的疼痛评估方法(图 12-Ⅱ-1),向患者展示一条 10mm(100mm)长的水平线,向患者说明:左端代表无痛,右端代表难以忍受的疼痛;并让患者指出目前的疼痛大致处于哪一个位置。还有一种数字评分法(numerical rating scale, NRS),即要求患者对当前的疼痛程度进行评分,评分标准为 0 到 10,0 为完全不痛,10 为最痛。

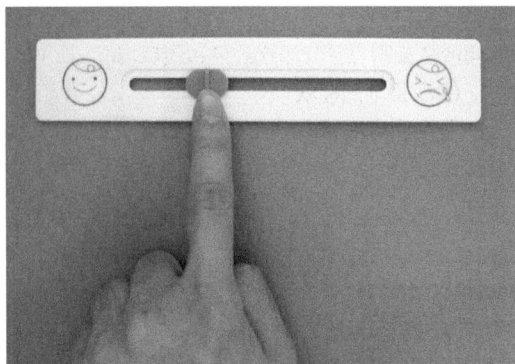

图 12-Ⅱ-1 视觉模拟量表
向患者展示一条 10mm 长的水平线,向患者说明左端代表无痛,右端代表难以忍受的疼痛;并让患者指出目前的疼痛大致处于哪一个位置,以判断疼痛的强度。

(嶋田,2010[4])

4. 频率
询问患者疼痛发作的频率,以天、周、月、年等为单位。

5. 持续时间
要求患者详细描述疼痛是瞬间的还是持续的,持续时间是几秒钟、几分钟、几小时、还是一整天。

6. 疼痛的时间特征和昼夜变化
询问患者一天中疼痛最严重的时间,了解其时间特征和昼夜变化。

7. 诱发因素和加重因素
了解诱发疼痛的因素(如说话、吃饭、开门、咳嗽、吞咽、洗脸、喝水等)。还应检查疼痛是否是自发的、是否存在诱发因素。询问加重的因素,即是什么使疼痛加重。

8. 缓解措施
应具体询问患者在疼痛发生时可以做些什么来减轻疼痛,是否可以通过冷敷热敷、吃饭喝水、或服用止痛药来缓解疼痛。

9. 并发症状
应注意是否有自主神经症状(如流泪、鼻塞、鼻腔分泌物增多、异常出汗)、肌肉痉挛、头痛、头晕、头重脚轻和口腔面部以外的疼痛。

10. 全身状况
询问患者的日常生活和活动情况。应特别注意其精神状态,即患者的状态是精力充沛、还是情绪低落或是焦虑或紧张,因为这些因素都会影响疼痛的程度。还应注意患者是否发热,以及其睡眠状况和食欲。还应注意患者是否有肩部僵硬、头痛或肌肉疼痛、胃肠道症状如腹泻或便秘、血压和脉搏。

二、检查

(一)全身检查
疼痛中的患者可能从进入等候室的那一刻起就坐立不安,他们可能用手抱着头,或者脸上呈现出痛苦的表情。然而,需要注意的是,慢性疼痛的患者并不总是表现出这种表情或姿态。应仔细观察患者的步态,以确定他是能够自己行走还是需要帮助。如果患者超重或体重不足,则往往存在全身性疾病。此外,应检查患者的姿势,包括身体左右两侧的肌肉张力左右前后的平衡。还应检查四肢是否存在麻痹或不自主运动。

(二)局部检查(颌面部和口腔)
1. 眼睛
检查眼裂的大小以及是否有上睑下垂的现象。然后,检查者将手指放在被检查者眼球前方约 40cm 处,要求被检查者注视用,并移动手指以检查眼球运动,如上下、左右,以及辐辏反射(双眼会聚)的程度。检查眼球运动顺畅还是受限,以及是否有复视现象。此外,应检查瞳孔大小是否异常(收缩或浑浊)以及瞳孔反射是否异常。在健康的成年人中,瞳孔是一个规则的圆形,两侧的大小相同。瞳孔的直径通常为 2.5~4.5mm,但随着年龄的增长有变小的趋势。一般来说,小于 2mm 的瞳孔被称为瞳孔缩小,大于 5mm 的瞳孔被称为瞳孔放大。由于对光反射不仅发生在受光的眼睛中,也发生在对侧的眼睛中,通过双侧对光反射可以在一定程度上用来估计病变的部位。

2. 耳朵
将一个音叉放在靠近被检查者耳朵的地方,然后逐渐移开,看他是否能听到(空气传导测试)。在听不到声音时,检查另一只耳朵的听力,并与受检者的听力进行比较。如果有听力损失,则将音叉放在额头中间,问受检者哪只耳朵听起来更清楚(韦伯试验)。如果音叉在听力受损侧产生共鸣,则认为是传导性听力损失;如果音叉在健侧产生共鸣,则认为是感音神经性听力损失。

将音叉放在颞骨乳突上(骨传导测试),测试骨传导和空气传导的区别。如果空气传导较好,则认为是感音神经性听力损失,如果骨导较好,则认为是传导性听力损失(林尼试验)。在三叉神经区域出现疼痛,或存在大范围麻痹的情况下,林尼试验或韦伯试验可能会有效果,因为这种情况可能表明有肿瘤,特别是听神经肿瘤。

3. 颌面部、头颈部

应通过视诊检查颌面部皮肤的颜色和状况,以及是否有肿胀或畸形。此外,应在三叉神经各个分支出来的骨孔处进行触诊,即眶上孔(第一支)、眶下孔(第二支)和卵圆孔(第三支)区域。确认是否有微小刺激也能诱发疼痛的触发点。

此外,应对颞下颌关节和肌肉(颞肌、大肌、胸锁乳突肌、斜方肌的前腹和后腹、斜方肌)进行触诊,确认是否有疼痛。应通过向左右两侧均匀施压,并略微移位来检查触痛区域。触诊时应检查肌肉是否有压痛,以及牙痛是否复发或加重。此外,还要检查下颌的活动是否受限、有无异响或疼痛、下颌是否偏斜、以及用力咬牙是否丧失咀嚼力。确认头部和颈部的运动是否受到限制,或是否因运动而引发疼痛。此外,检查额头皱纹、眼睛闭合和嘴角抬起是否存在左右差异。还应检查头部和肩部的运动。嘱咐患者将头向左旋转,将手放在左下巴上,施加阻力以检查肌肉力量。同时,触诊右侧胸锁乳突肌的收缩情况。对右侧进行同样方式的检查。在观察了肩膀的高度后,将双手放在患者的肩膀上,指示患者顶着阻力抬起肩膀,以检查上斜方肌的力量。

4. 口腔和鼻子

检查牙齿、牙周组织、舌头和口腔黏膜。检查黏膜的颜色和质地,并检查是否有肿胀、畸形、缺陷、假牙和咬合情况异常、唾液特征异常、味觉异常、以及口腔干燥。还应检查根尖处是否存在因牙龈压迫而引起的疼痛。应检查咬合疼痛,包括侧向运动。特别是在失去神经的牙齿折断的情况下,诊断往往较为困难,应通过对分裂的牙齿或牙签施加垂直和水平的咬合压力来检查是否有疼痛。还应使患者张口,检查舌头是否有萎缩,并检查舌头是否能够向前伸出,如果无法伸出,或偏向一侧,应怀

疑舌下神经麻痹。

让患者持续说出元音如"aa"、重复单音节如"papa、tata、kaka"和重复3个音节如"pataka"来检查是否存在构音障碍。咳嗽和吞咽也可用于检查是否存在这种障碍。要求受试者发"a"音,并观察咽部和腭部的运动是否对称。

如果是单侧瘫痪,咽部后壁被拉向健侧(窗帘征)(图12-Ⅱ-2)。应通过用压舌板触摸来检查咽部和腭部的感觉。应检查咽部和软腭的收缩,即咽部和软腭的反射。嗅觉的测试则是通过捏住两侧的鼻子,问患者是否能闻到咖啡粉的味道来实现。

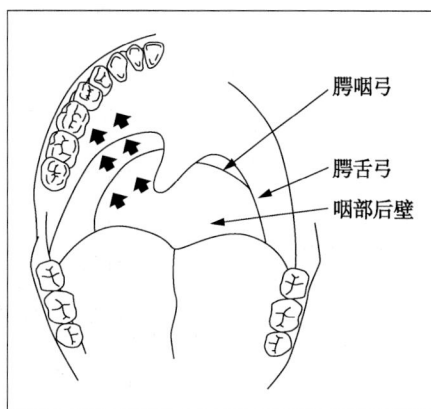

图12-Ⅱ-2 窗帘征
咽壁后部被拉向健侧。

5. 皮肤和黏膜

应检查皮肤是否发红、肿胀和发热。如果怀疑存在炎症,应考虑进行血液检查和影像学检查(见下文)。如果出现皮疹、水泡或红斑,应怀疑是带状疱疹。然而,在慢性疼痛中,往往不存在这种皮肤和黏膜的异常。

(三)脑神经的功能和紊乱

为了评估口腔颌面部区域的疼痛和感觉障碍,有必要了解脑神经的功能和紊乱。脑神经可分为感觉型、运动型或包含二者的混合型,有些还包含副交感神经功能(表12-Ⅱ-2)。

表 12-Ⅱ-2　脑神经的功能和紊乱

	脑神经	运动功能	感觉功能	副交感神经	紊乱所带来的临床症状
Ⅰ	嗅神经		嗅觉		嗅觉障碍
Ⅱ	视神经		视觉		视觉障碍 视野缺损
Ⅲ	动眼神经	眼球运动 眼睑上提		瞳孔缩小、对光反射、调节、辐辏反射	眼球运动障碍、复视、眼睑下垂、对光反射消失、调节、辐辏反射消失
Ⅳ	滑车神经	眼球运动			眼球运动障碍、复视
Ⅴ	三叉神经	咀嚼运动	面部、口腔感觉 舌前方 2/3 部分的温觉、触觉		口腔、面部感觉障碍、咀嚼肌无力、角膜反射消失
Ⅵ	外展神经	眼球运动			眼球运动障碍、复视
Ⅶ	面神经	表情肌的运动	舌前方 2/3 部分的味觉 外耳道、鼓膜的温觉	眼泪、鼻涕、唾液(颌下腺、舌下腺)分泌	表情肌障碍、听力过敏、角膜反射障碍、味觉低下、眼泪、唾液等分泌低下
Ⅷ	前庭蜗神经		听觉 平衡觉		听力障碍 平衡障碍
Ⅸ	舌咽神经	咽部肌肉抬起	舌后方 1/3 部分的味觉 舌后方 1/3 部分、咽部、耳朵的温觉、触觉	唾液(耳下腺)分泌	味觉低下、吞咽障碍、构音障碍、咽部反射消失
Ⅹ	迷走神经	咽喉部运动	喉部感觉、内脏感觉	内脏的运动、分泌	吞咽障碍、构音障碍、咽部反射消失
Ⅺ	副神经	转颈、耸肩等			胸锁乳突肌、斜方肌无力
Ⅻ	舌下神经	舌肌运动			舌肌运动障碍

Ⅰ、Ⅱ和Ⅷ,感觉型;Ⅲ、Ⅳ、Ⅵ、Ⅺ和Ⅻ:运动型;Ⅴ、Ⅶ、Ⅸ和Ⅹ,混合型。Ⅲ、Ⅵ、Ⅸ、Ⅹ包含副交感神经。　　　　　　(大久保,2016[8])

三、检查

(一)牙髓诊断
诊断与疼痛部位相邻的牙髓状况。

(二)诊断性局部麻醉
如果疼痛部位不明确,应在最有可能的部位进行浸润麻醉,以确定疼痛的程度。3% 甲哌卡因的作用时间相对较短,不含血管收缩剂或防腐剂,因此适合用于有全身性疾病的患者和老年人。

(三)影像检查
1. 口腔 X 线片
用于诊断牙齿和牙周组织的状况。

2. 全景 X 线片
全景 X 线片用于诊断牙齿、牙周组织、颌骨和上窦的状况。在张口障碍的情况下很有用。

3. 头部 X 线片
有正位(后部和前部)、侧位和口外法可供选择。这种方法对确认上颌窦的异常很有帮助。

4. 颞下颌关节 X 线片
用于颞下颌关节病变的诊断。

5. 计算机断层扫描(CT)
它对诊断病变如肿瘤很有用,尤其是对诊断颌骨周围的病变特别有用。

6. 磁共振成像（MRI）

有助于诊断三叉神经痛、面神经和其他被血管或肿瘤压迫的神经（图 12-Ⅱ-3）。

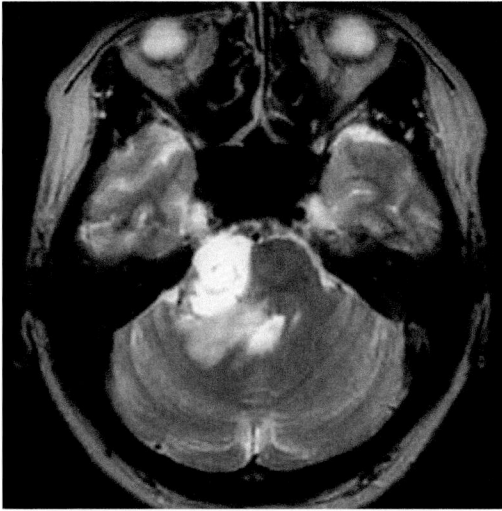

图 12-Ⅱ-3　听觉神经肿瘤的 MRI 影像
图示为右侧小脑桥脑角处有直径为 30mm 的肿瘤压迫三叉神经根部、导致面部感觉异常的病例。

（稻田ほか，2003[10]）

（四）血液检查

由于疼痛可能是由炎症引起的，所以应进行血常规和血液生化检查。必要时应增加其他测试。

1. C 反应蛋白

当体内有炎症或组织破坏时会升高。

2. 微量金属元素

在舌头疼痛和味觉失调的情况下，应测量血清铁、血清锌和血清铜。在出现味觉障碍的情况下，即使血清锌水平正常，如果锌/铜的比例低于 0.7，也应视为潜在的锌缺乏症。

3. 维生素

在舌头疼痛的情况下，可以测量维生素 B12 和叶酸。

4. 病毒检查

如果怀疑是带状疱疹引起的神经痛或面神经麻痹，应测定病毒抗体水平。

（五）感官检查

1. 触觉检查

定性检查中应使用棉球或毛刷（图 12-Ⅱ-4，

图 12-Ⅱ-5）。患侧应与相应的健侧进行比较，如果有感觉异常、麻痹或迟钝的倾向，或有疼痛，应进行定量测试。由尼龙丝制成的 S-W 单丝（S-W 感知测试仪）可用于定量识别阈值测试（图 12-Ⅱ-6，图 12-Ⅱ-7）。从对测量部位的皮肤或黏膜的最弱力开始，增大所使用探针的编号，被检查者能够感受到时，前后调整探针的编号，连续两次所能感受到的、最弱力的值便为阈值。

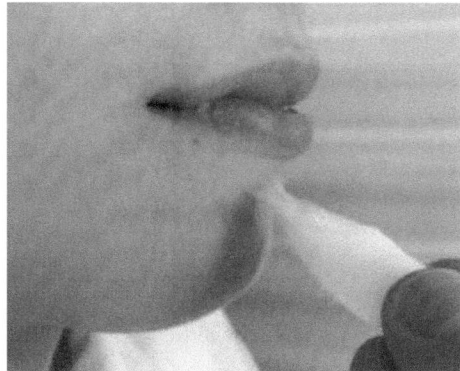

图 12-Ⅱ-4　使用棉球进行触觉检查
将棉球一端置于被检查者的皮肤上，平稳移动，确认是否有触觉。

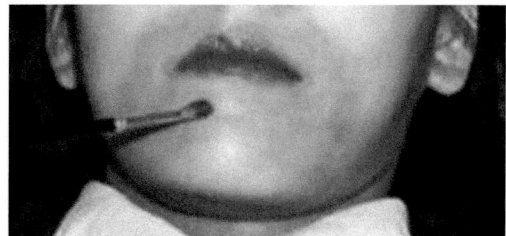

图 12-Ⅱ-5　使用毛刷进行触觉检查
将毛刷尖端静置于皮肤上，进行移动，以确认是否有触觉。有时被检查者可能会主诉有刺痛。

（嶋田，2010[11]）より改变）

另一种定量的电生理诊断方法，即电流感知阈值（current perception threshold，CPT）测试，可用于量化周围神经功能。CPT 试验使用 3 种不同的正弦波刺激频率（2 000Hz、250Hz 和 5Hz）来评估 Aβ、Aδ 和 C 纤维的阈值，这种方法利用的是各神经纤维的去极化都取决于刺激电流的频率这一原理。

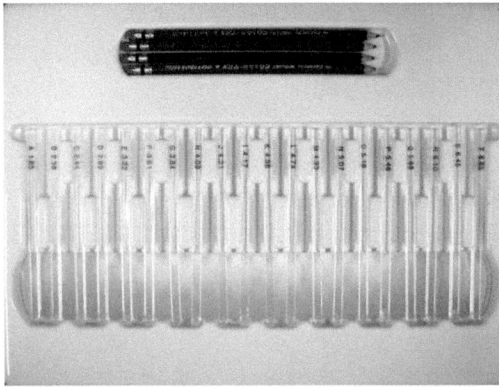

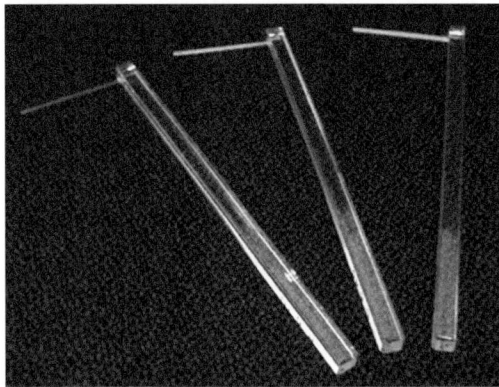

图 12-Ⅱ-6　S-W 单丝(S-W 感知测试仪)
使用不同粗细的尼龙丝制成的 20 个测试仪,进行触觉检查。

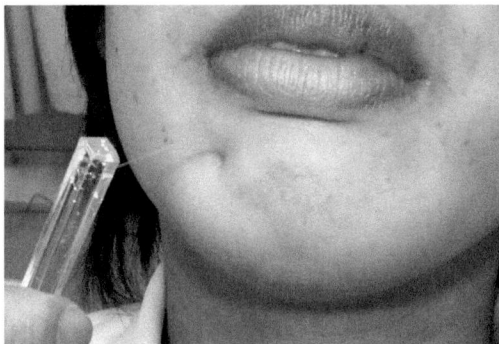

图 12-Ⅱ-7　用 S-W 单丝进行触觉检查
将尼龙制的 S-W 单丝(S-W 感知测试仪)轻轻按向皮肤表面,患者有感觉的尼龙丝数值为知觉阈值。

(嶋田,2010[11])

2. 痛觉

通过口腔探针来评估疼痛。换句话说,将牙针放在皮肤或口腔黏膜上,用主观疼痛评价方法 VAS 评价所感受到的疼痛强度,并与健侧进行比较(图 12-Ⅱ-8)。在痛觉减退的情况下,与健侧相比会有超过 20mm 的差异。其他常见的方法还有

针刺法(pin prick),即患者用一个带圆头的安全针,以恒定的力量对皮肤施加压力,然后刺激口腔和颌面部的各个部位。另外还有一个定量的测试的方法,被称为疼痛耐受阈值(pain tolerance threshold,PTT),它是通过电生理测试来测量的。PTT 用于评估受试者在渐进式电刺激后所能耐受的最大神经纤维选择性电流刺激量。PTT 表示疼痛耐受的阈值,与 CPT 不相关。

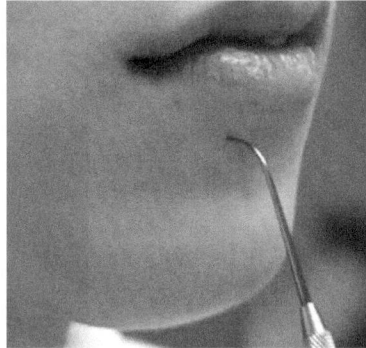

图 12-Ⅱ-8　通过口腔探针进行痛觉检查
将口腔探针轻轻放在皮肤上。评估疼痛的强度以及 VAS,并与健侧进行比较。

3. 两点阈

在皮肤或黏膜上放置一个量规,患者能感觉到是两个点而不是一个点时的最小距离被称为两点阈(mm)。如果两点阈与健侧的距离相同,则视为正常(图 12-Ⅱ-9)。

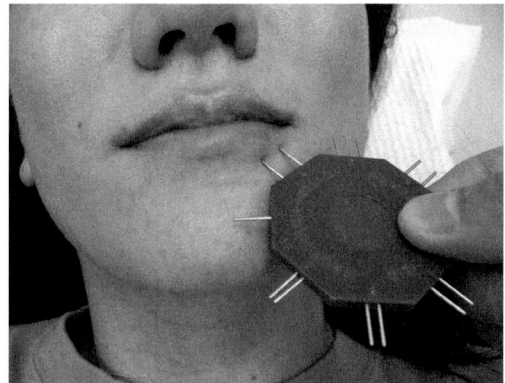

图 12-Ⅱ-9　两点阈
通过装有不同两点间隔的检查工具(鉴别器)检查患者能够区分的、两点之间最小的距离。

4. 温度感觉

在患侧和健侧使用温热的探针,并比较感受到的温度(图 12-Ⅱ-10)。

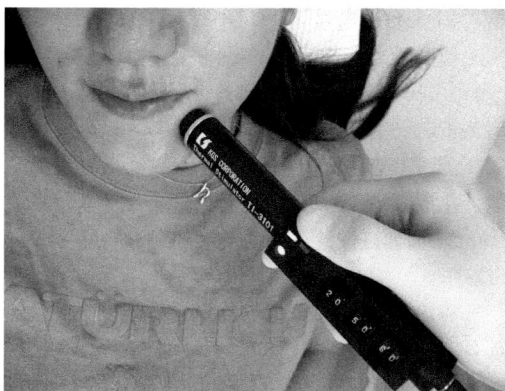

图 12-Ⅱ-10　冷热感觉检查
使用能够任意设定并迅速改变设定温度的工具,通过患者觉得热、觉得冷的温度,来确定痛觉的温度阈值。

5. 牙齿的叩诊

在用手指垂直和水平地按压牙齿以检查疼痛

后,从两个方向进行叩击。应在两边相同类型的牙齿之间进行比较。如果存在疼痛,应测量和评估双侧的 VAS。如果有麻痹或麻木,应记录并比较。

6. 味觉检查

当口腔内,特别是舌头上出现异常感觉,或出现异常味觉时,就可以进行这种检查。味觉检查有几种类型:滤纸测试、电测法、全口法和含盐纸条味觉试验法。其中,滤纸测试是最简单的,可以检测出四种基本味道(甜、咸、酸、苦)的认知阈值。这种方法是将一块直径为 5mm 的圆形滤纸浸泡在不同味觉的液体中(蔗糖、盐、酒石酸、奎宁)中,然后放在测量部位(舌背:由脑膜神经支配的区域),并让被检查者回答所感知到的味道(图 12-Ⅱ-11,图 12-Ⅱ-12)。

(六)药理性疼痛机制鉴别试验

该试验用于确定疼痛的机制,特别是神经性疼痛,这种试验通过静脉注射小剂量的几种镇痛药物后,检查疼痛的疼痛缓解程度,从而选择合适的

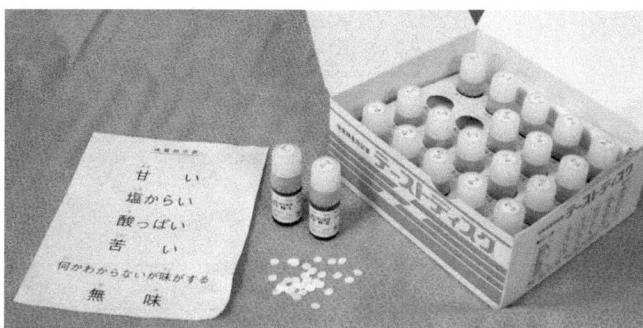

图 12-Ⅱ-11　滤纸测试套件　　　　　　　　　(嶋田, 2007[15])
可测试 4 种基本味道(甜、咸、酸、苦)的认知阈值。用直径 5mm 的圆形滤纸片浸泡四种味觉的液体(蔗糖、盐、酒石酸、奎宁),放置在测试部位。

治疗方法。

1. 使用的药物

使用的药物包括利多卡因(是否存在神经纤维异位兴奋)、巴比妥类药物(是否存在中枢神经系统敏感性或心理因素)、酚妥拉明(是否存在交感神经参与)、氯胺酮(是否存在 NMDA 受体参与)和吗啡(是否存在伤害感受性疼痛)。

2. 方法

该试验每天用一种药物进行。在施用每种药物之前,静脉注射两次与药物相同体积的生理盐水作为安慰剂,并在施用 1 分钟后和 5 分钟后记录疼痛的变化。紧接着,以 5 分钟的间隔间歇性给予试验药物,并在给药后 1 分钟和 5 分钟后记录疼痛量表。如果疼痛量表的数值没有达到 0,应该增加剂量(图 12-Ⅱ-13)。

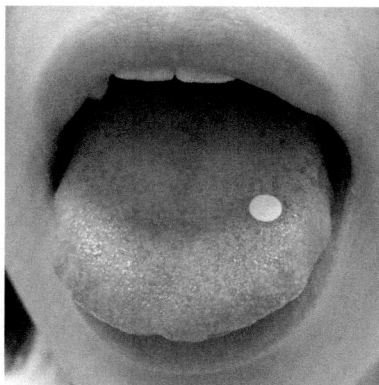

图 12-Ⅱ-12　通过滤纸测试进行味觉检查
将味觉检查用的滤纸片置于舌背,让患者回答滤纸所浸泡的是哪种味道的液体(蔗糖、盐、酒石酸、奎宁)。

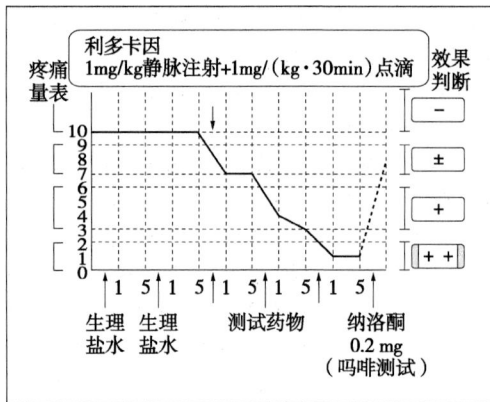

图 12-Ⅱ-13　药理性疼痛机制鉴别试验

静脉注射两次与药物相同体积的生理盐水后,单次静脉注射 1mg/kg 利多卡因,并在 30 分钟内,每隔 5 分钟注射 1mg/kg 利多卡因,记录疼痛量表。 （小川, 2004[17]）

（七）心理检查

调查社会心理因素对疼痛的影响。

1. 状态 - 轨迹焦虑问卷（State-Trait Anxiety Inventory,STAI）

测试状态 - 特质焦虑和特质焦虑,前者是随时间变化的,后者是使人容易焦虑的个性倾向。

2. 抑郁自评量表（Self-Rating Depression Scale, SDS）

SDS 是一个评估抑郁症倾向量表,共包含 20 项(图 12-Ⅱ-14),评分参考表 12-Ⅱ-3。总分在 39 分或以下表示"几乎没有抑郁倾向",40-49 分表示"轻度抑郁倾向",50 分或以上表示"中度抑郁倾向"。

图 12-Ⅱ-14　抑郁自评量表

疼痛相关心理因素和抑郁倾向的评定问卷。在询问病理前,让患者填写本问卷,在符合的栏内画。 （鈴木, 1997[18]）

表 12-Ⅱ-3　SDS 的评分参考

问题序号	没有或非常少	偶尔	经常	总是
1,3,4,7,8,9,10,13,15,19	1分	2分	3分	4分
2,5,6,11,12,14,16,17,18,20	4分	3分	2分	1分

用于计算图 12-Ⅱ-14 中所示量表得分。

(鈴木, 1997[18])

Ⅲ　感觉障碍和麻痹性疾病的术语

疼痛门诊主要治疗的是疼痛性疾病,也会治疗其他异常的神经系统症状,这种情况下会应用神经阻滞疗法或药物疗法。在本部分,我们将对这些疾病的概念和术语进行一定整理。

传递感觉功能的感觉神经紊乱,除疼痛外,还会出现感觉异常、谵妄、感觉过敏、感觉迟钝和失语等异常症状。传递运动功能的运动神经紊乱,可能导致无法正常进行自主运动,或出现异常的不自主运动。自主神经的紊乱会导致唾液和液体的分泌受损。当感觉神经和运动神经在同一部位受到影响时,可能两者的功能都会出现障碍。此外,也可能出现自主神经病变的症状。

神经系统异常的症状常常令人困惑,因为症状的复杂性取决于疾病的部位,而且没有统一的症状术语。例如,"瘫痪"一词一般意味着神经和肌肉正常功能的停止,不仅指运动功能的丧失,还指感觉功能的迟钝或丧失。然而,在更专业的诊断和神经内科学中,瘫痪(paralysis)是指自主运动的障碍,而感觉功能的障碍被称为感觉障碍(sensory disturbance),异常的不自主运动称为痉挛(spasm)。

在口腔疼痛门诊最常治疗的三叉神经中,除了第三支中支配咀嚼肌的运动纤维外,大部分纤维是感觉纤维。由于这个原因,周围的三叉神经损伤几乎总是表现为感觉功能受损的神经症状。例如,当下牙槽神经在拔智齿过程中受伤时,患者会抱怨感觉异常,如同侧口唇在周边控制区域出现"刺痛""肿胀"和"没有感觉"。在这种情况下,运动功能没有异常,即口唇或颏部的运动没有异常。

因此,如果用专业术语表述,这种症状不是"瘫痪",而是"下牙槽神经感觉障碍"。许多书中使用的都是"下牙槽神经麻痹"这一术语,因为它通常更容易理解。

本书作为专业出版物,将感觉功能的损害称为"感觉障碍",将运动功能的损害称为"瘫痪"。换句话说,"三叉神经感觉障碍"是一种感觉功能的障碍,而"三叉神经麻痹"是一种运动功能的障碍,在本章之后都将使用这些术语。术语"三叉神经病变"常被用来描述三叉神经的支配区域的皮肤黏膜感觉障碍,而术语"神经病变"被用来指所有的周围神经病,包括运动和感觉神经病。这些属于在本书中都得到使用。

Ⅳ　三叉神经感觉障碍

一、中枢三叉神经感觉障碍

三叉神经的感觉神经纤维从外周感觉感受器发出冲动,通过神经细胞起源的三叉神经节(半月神经节),经三叉神经束核到丘脑和大脑,三叉神经脊髓束核负责痛觉和温觉,三叉神经感觉核负责触觉,三叉神经中脑核负责颞下颌关节和咀嚼肌的内在感觉。如果不能确定周围神经病变的原因,或症状广泛而多样,则可能是由于高级中枢的紊乱,如脑肿瘤或多发性硬化症。

二、外周三叉神经感觉障碍(外伤性三叉神经病变)

(一) 疾病和病因概述

三叉神经病变是由三叉神经节以下的周围神经病变引起的。主要症状是麻木、刺痛和灼烧痛的感觉。常由外伤、局部麻针、治疗或手术中的神经损伤引起,如拔下颌智齿、根管充填(图 12-Ⅳ-1)、囊肿切除、下颌支矢状切开、口腔种植手术等(图 12-Ⅳ-2),从而产生疼痛(神经病理性疼痛)。糖尿病和维生素缺乏也可能导致这种情况。这被称为代谢性神经病变,可能与其他神经系统疾病同时发生。肿瘤压迫和带状疱疹病毒也可能引起这种情况,但如果疼痛是主要症状,则归为疼痛性疾病(见本章 Ⅰ)。

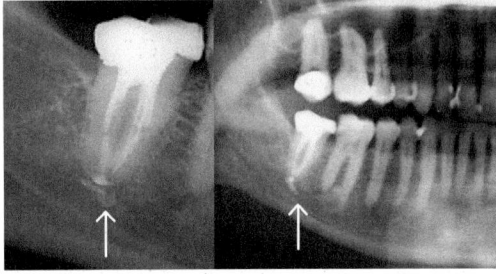

图 12-Ⅳ-1 根管充填材料导致下牙槽神经病变的 X 线影像
对下颌右侧第二大臼齿进行根管充填时，使用的根管充填材料进入下颌管，导致右侧下牙槽神经支配领域感觉障碍与神经病理性疼痛的病例。

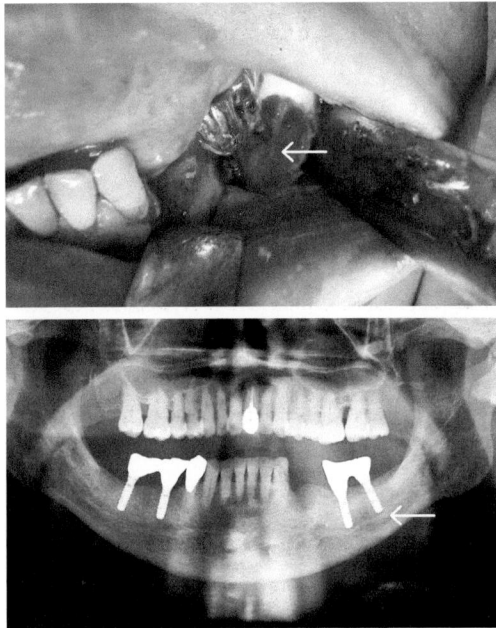

图 12-Ⅳ-2 口腔种植体导致下牙槽神经病变的病例照片和 X 线影像
下颌左侧臼齿部埋入的种植体损伤下牙槽神经，导致左侧下牙槽神经支配领域感觉障碍与神经病理性疼痛的病例。

(二) 病理分类

神经病变根据病变程度可分为三大类：神经干断裂、轴突断裂和局部传导障碍（图 12-Ⅳ-3）。神经干断裂（neurotmesis）指神经干完全断裂，连续性消失；轴突断裂（axonotmesis）中断裂的是轴突，但周围的连续性得到保留。局部传导障碍（neurapraxia）是一种暂时性的局部传导紊乱，没有轴突变性。病变的严重程度会影响到预后。在局部传导障碍的情况下，由于肿胀、出血或血流动力学障碍引起的神经压迫或缺血，且没有直接的神经损伤或损伤很小的情况下，40 天内几乎可以完全康复。相反，在神经干和轴突断裂的情况下，完全恢复是不可能的。

发病部位来说，下牙槽神经区最为常见，其次是舌神经区。Ⅱ支较少出现后遗症，可能是因为口腔治疗领域通常是在眶下孔以下的神经等部位。

(三) 神经损伤的愈合过程和感觉异常的机制

受伤后，神经纤维立即发生两种类型的变性：中枢性变性和外周沃勒变性。沃勒变性是指从受伤部位到神经末端的轴突和髓鞘发生的变性变化，在受伤后约 2 周完成。神经生长因子（nerve growth factor，NGF）及其类似物质，以及合成其受体的基因（mRNA），在受伤后的第一和第二周明显增加，神经再生积极进行。同时，周围的神经组织干预抑制轴突再生，过度的神经再生导致断处神经瘤的形成，这对机体是有害的（图 12-Ⅳ-4）。这会使感觉神经的传导出现异常，即使感觉迟钝逐渐恢复，还是会出现自发或诱发性的不愉快、异常的感觉，这称为感觉障碍。此外，还可能发生痛觉超敏，即由通常不引起疼痛的刺激引起的神经病理性疼痛，如轻度接触或压力（见本章 Ⅰ 部分）。

此外，感觉神经，如疼痛、触觉、寒冷、温暖和压力，通常是相互分离和绝缘的，不会相互传递冲动。当它们被损伤破坏时，就会出现异位连接（ephapse），在愈合和再生过程中，就会出现冲动通过这个本不应连接的部位传递的异常现象（图 12-Ⅳ-5）。这种不正确的冲动传导也导致了感觉异常的产生。

(四) 神经损伤的评估和诊断

神经损伤的预后取决于如何在损伤后的头 1~2 周内尽量减少沃勒变性，并促进神经正确再生。因此，应尽早对神经损伤进行评估和治疗。

对神经损伤的评估对预后和确定疗效非常重要，评估内容包括感觉迟钝的程度和范围、是否有异常的温度感觉以及是否有异常的感觉或疼痛。

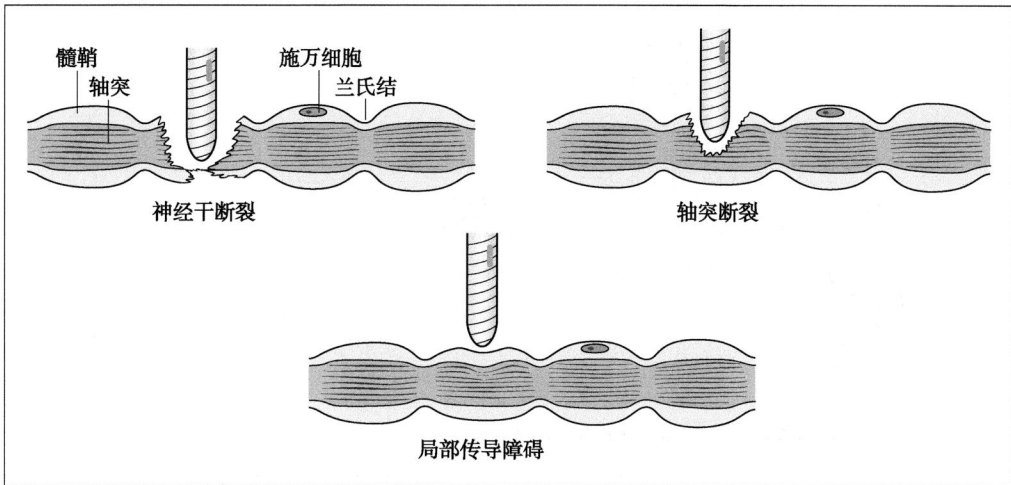

图 12-Ⅳ-3　神经病变的病理分类
神经病变可根据病变程度,分为神经干断裂、轴突断裂、局部传导障碍三类。

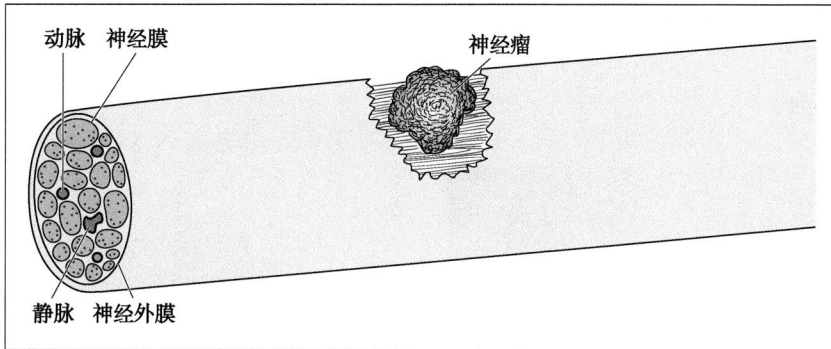

图 12-Ⅳ-4　神经损伤部位断处神经瘤形成
神经损伤后 1~2 周,施万细胞所分泌的神经生长因子显著增加,神经再生积极进行。过度的神经再生导致断处神经瘤形成。

1. 使用 S-W 单丝(S-W 知觉测试仪)进行精确的触觉功能测试

触觉功能测试中,使用 Semmes 和 Weinstein 开发的感知测试仪器(S-W 感知测试仪),他们将 von Frey 开发的用于测试皮肤压力感觉阈值的 Frey 刷子改为尼龙,并由 Werner 和 Omer 确立为一种由手指完成的测试方法(见图 12-Ⅱ-6 和 12-Ⅱ-7)。按由细到粗的顺序接触患者皮肤,患者能感觉到接触时,认为此时单丝弯曲所需的力为阈值。这一测试可以评估感觉迟钝的程度和范围,以及是否有感觉异常或疼痛。

2. 两点阈测试

用测试仪器(见图 12-Ⅱ-9)或圆规的尖端接触皮肤,测量患者无法区分的两点之间的最小距离。这一测试可以测量触觉感受器的神经支配密度。可以对感觉迟钝的程度进行评估。

3. 温觉测试

通过使用可以自由设置温度的仪器(ICST 社出品)来评估热觉感受器的功能,并对感知到的温度进行评估,即温暖或寒冷(见图 12-Ⅱ-10)。此外,当施加一定的温度时,温暖和寒冷的刺激被认为是疼痛。疼痛的温度阈值也被测量。可以对温度感觉的异常进行评估。

4. 痛觉检查

疼痛阈值使用一种可以通过弹簧和砝码设备测量(图 12-Ⅳ-6)。这一测试可以评估痛觉异常和

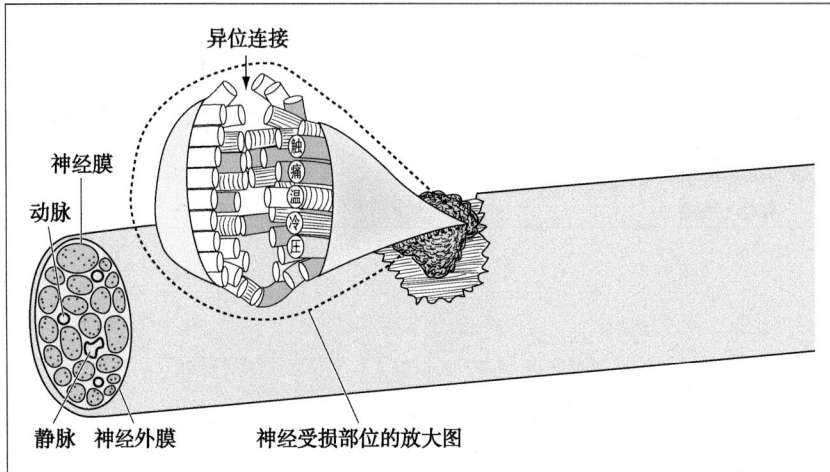

图 12-Ⅳ-5　神经损伤部位的异位连接

感觉神经纤维,如支配疼痛、触觉、寒冷、温暖和压力等的纤维,通常是相互分离和绝缘的。但一旦神经受到损伤,修复过程中,可能就会有本不该连接的部位发生异位连接。例如,触觉神经纤维可能与痛觉神经纤维发生连接、温觉神经纤维可能与冷觉神经纤维发生连接,可能会出现难以想象的感觉异常。

感觉迟钝的程度。

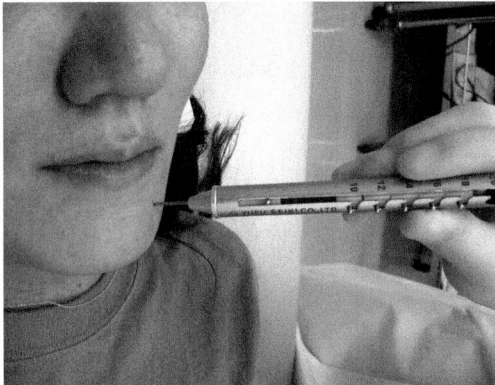

图 12-Ⅳ-6　痛觉检查

通过增加重量,阶段性测量疼痛阈值。

5. 使用短波电流刺激的识别阈值测试

使用电浆试验测量感觉阈值。可以对感觉迟钝的程度进行评估。

6. 正弦波电流刺激下的识别阈值测试

在使用 Neurometer（Neurotron）的正弦波电流刺激的识别阈值测试中,在 2 000Hz、250Hz 和 5Hz 的频率下选择性地刺激 Aβ、Aδ 和 C 纤维,由此确定各纤维的神经纤维损伤（图 12-Ⅳ-7）。这一测试可以对痛觉超敏和感觉异常进行评估。

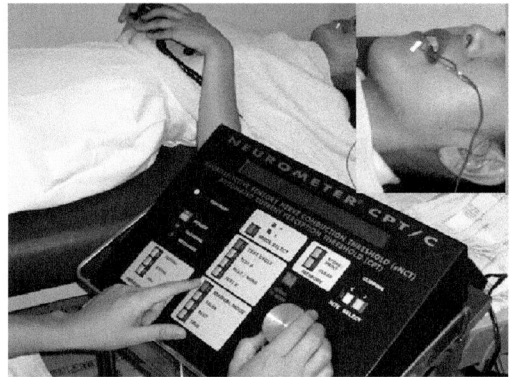

图 12-Ⅳ-7　正弦波电流刺激下的识别阈值测试

使用 Neurometer,在 2 000Hz、250Hz 和 5Hz 的频率下选择性地刺激 Aβ、Aδ 和 C 纤维,评估各纤维的识别阈值。

7. 用棉球等进行接触试验

在没有上述专门设备的情况下,可以用棉球对患者进行轻度刺激,并与健侧进行比较。虽然这一测试不是定量的,但对识别异常区域很有用。

还有其他各种检查,如三叉神经体感诱发电位、脑磁图、振动感觉试验和出汗功能试验。如果唯一的症状是感觉迟钝,则预后良好。如果出现感觉异常（dysesthesia）或痛觉超敏（allodynia）,预后就会很差,发展为神经病理性疼痛的可能性也会增加。

（五）治疗

1. 去除病因

任何导致神经损伤的原因，如脑瘤压迫等，都应该及时去除。如果神经受到口腔种植物或根管填充材料的影响，应尽快将其移除。

2. 药物治疗

应使用维生素 B_{12} 以促进神经末梢的再生，并使用肾上腺皮质激素以防止神经炎和水肿。针对感觉异常和疼痛，可以进行的药物治疗包括：三环类抗抑郁药刺激降压系统、卡马西平抑制神经细胞的异常兴奋、普瑞巴林和米洛巴林缓解神经源性疼痛，以及静脉点滴氯胺酮、镁和利多卡因。

3. 神经阻滞治疗

星状神经节阻滞可通过增加交感神经支配区的组织血流和组织氧分压来促进神经损伤后的恢复。星状神经节阻滞以改善特定区域的血液循环为目的，它不仅用于治疗感觉障碍，而且还用于治疗神经病理性疼痛（如带状疱疹后神经痛）和运动神经麻痹（如周围面神经麻痹）。

将手指插入环甲中韧带附近，避开胸锁乳突肌和颈动脉，就可以触摸到第六颈椎的横突。将第六颈椎的横突夹在两个手指之间，将针（25G，25mm）插入两个手指之间（图 12-Ⅳ-8）。在碰到骨头（图 12-Ⅳ-9）并抽吸以确保没有血液倒流后，注射 6 至 8mL 的 1% 利多卡因。注射后，应施加足够的压力来止血。交感神经阻滞成功后，可能会出现霍纳综合征（患侧瞳孔收缩、眼睑下垂、眼球凹陷）、结膜充血、流泪、鼻塞、面部潮红和皮肤温度升高（图 12-Ⅳ-10）。

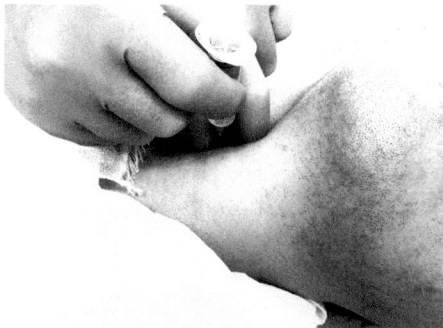

图 12-Ⅳ-8　星状神经节阻滞的刺入部位
在环甲韧带附近，避开胸锁乳突肌和颈动脉，插入手指，并将针插入手指之间。

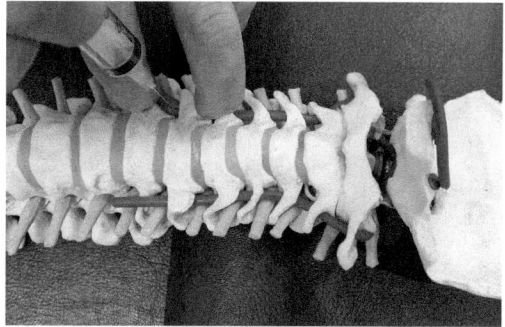

图 12-Ⅳ-9　星状神经节阻滞的药物注入
插入的手指夹住第六颈椎，确保插入的针碰到第六颈椎横突，且没有血液倒流后，给与局部麻醉药。

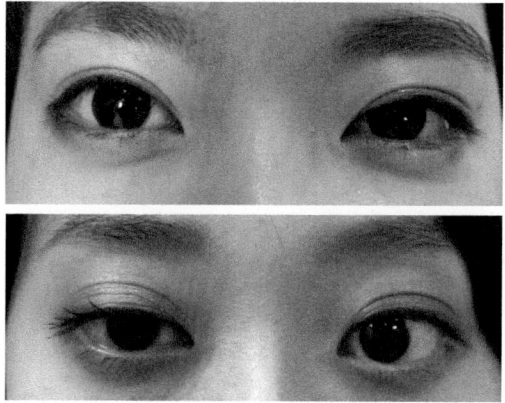

图 12-Ⅳ-10　确认形状神经节阻滞后的效果
成功后可能会出现霍纳综合征（患侧瞳孔收缩、眼睑下垂、眼球凹陷），确认是否有这类症状。

最常见的并发症是声嘶和臂丛阻滞。更严重的并发症包括局部麻醉药中毒、硬膜外阻滞、蛛网膜下腔阻滞、气胸以及颈椎和纵隔血肿，因此，在进行星状神经节阻滞时，必须做好随时进行急救的准备。

4. 物理疗法

近红外辐射（图 12-Ⅳ-11）和热敷可能对增加局部血流和促进神经恢复有效。近红外辐射也可以作为一种对症治疗，因为它可以抑制过度激活的神经活动。

5. 中医疗法

有一种方法是通过将针头插入穴位来施加低频电流（见本章第Ⅶ部分）。

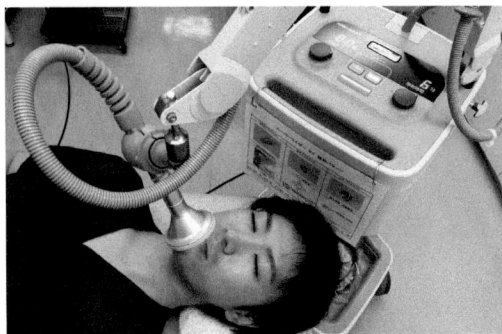

图 12-Ⅳ-11　近红外辐射
近红外辐射的目的在于增加局部血流,以促进神经恢复,并抑制过度激活的神经活动。

6. 心身医学疗法

在口腔领域,即使是进食和说话过程中细微的感觉异常也会改变生活质量,所以患者心理层面往往很敏感,有必要照顾到患者的心理(见本章第Ⅵ部分)。

7. 手术疗法

如果在损伤几个月后症状没有改善,或者如果患者感受到疼痛,并对日常生活构成重大影响,可以考虑进行手术治疗,如神经缝合或神经移植。

然而,感觉传导的质量(患者的感觉)在手术后并不一定得到改善,即使神经在组织学上已经恢复了连续性。关于手术的决定需要尽早作出,因为如果在受伤后 6 个月才进行手术,成功率就会下降。

Ⅴ　口腔和面部区域的运动疾病

一、麻痹性疾病

(一) 面神经麻痹

面神经麻痹是一种疾病,其主要症状是由面神经控制的面部肌肉的运动麻痹。

1. 面神经的解剖(图 12-Ⅴ-1)

面神经是一条混合神经,控制面部肌肉的自主运动、舌头的味觉,以及泪腺、舌下腺和下颌下腺的分泌(中间神经)。运动纤维起源于大脑中央回,到达延髓的面神经核。中心束延伸到面神经的核部。面部上半部的肌肉,如额肌,由双侧运动皮层支配,而面部下半部的肌肉,如眼轮匝肌,只由对侧运动皮层支配。

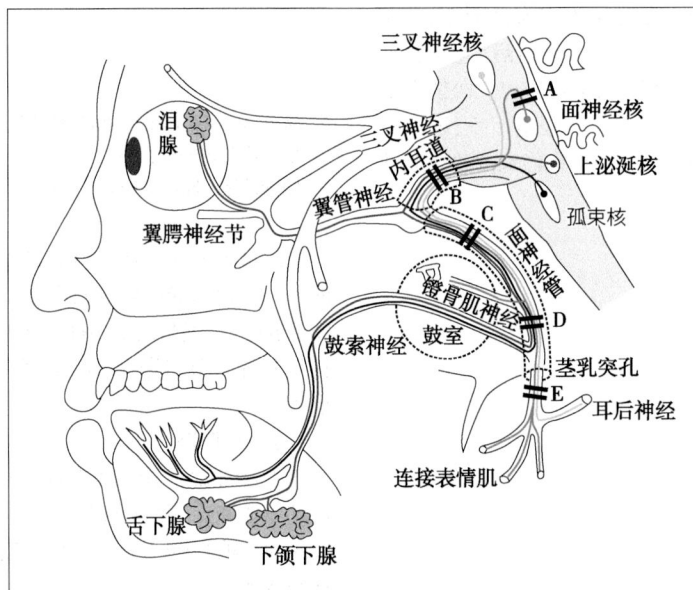

图 12-Ⅴ-1　面神经的解剖
A~E 分别对应表 12-Ⅴ-1 中的病变部位。

表 12-V-1　面神经病变部位与病变的种类

病变部位	表情肌麻痹	泪腺分泌障碍	镫骨肌病变	味觉障碍
A：面神经核~内耳道	○	−	○	−
B：内耳道~膝状节	○	○	○	○
C：膝状节~镫骨肌支	○	−	○	○
D：镫骨肌支~鼓索神经	○	−	−	○
E：比鼓索神经更外周的位置	○	−	−	−

○，有；−，无。
A~E 分别对应图 12-V-1 的部位。

面神经周围段在脑桥和延髓的交界处离开大脑，通过内耳道进入颞骨。在颞骨内，它在面神经管的裂口处形成一个神经节，向后沿着鼓室的后壁拱起，从乳突孔穿出。颞骨中的这个骨质通道被称为面神经管。然后，面神经在腮腺内形成一个神经丛，并从这里辐射到支配面部表情肌、枕肌、二腹肌和茎突舌骨肌。控制泪腺、鼻腺和腭腺分泌的副交感神经纤维起源于面神经上核，它散布在面神经核的背面，控制舌前三分之二的味觉的神经纤维起源于脑桥被盖的孤束核，它与面神经一起运行，在面神经管的中部分支。

2. 原因（图 12-V-2）

面神经麻痹分为周围性和中枢性麻痹。周围性面神经麻痹更为常见，占所有病例的 90% 以上。

（1）周围性

贝尔征约占周围性面神经麻痹的 50%，每年的发病率为每 10 万人中有 20~30 人。该病的发病率没有性别差异，在所有年龄段都有发生，40 多岁是高峰，10 岁以下发病率低。

目前，大多数贝尔征病例被认为是由 1 型单纯疱疹病毒（herpes simplex virus type 1，HSV-1）重新激活引起的，该病毒以 DNA 的形式潜伏在面神经的膝状神经节中。SV-1 的激活和病毒性神经炎导致神经肿胀。由于面神经通过一个长而窄的骨质管，神经的肿胀导致神经被压迫并绞在骨质壁上，导致缺血和面瘫。

亨特综合征是仅次于贝尔征的面神经麻痹第二大常见原因。它是由水痘带状疱疹病毒（varicella zoster virus，VZV）的重新激活引起的。它的特点是有三个症状：外耳道和耳廓的水疱（图 12-V-3）、周围性面神经麻痹、头晕耳鸣。在极少数情况下，可能只存在周围面神经麻痹，而没有出现水疱或内耳神经病变，这种情况称为无疹性带状疱疹（zoster sine herpete），因此必须仔细区分贝尔征和亨特综合征。

其他类型的麻痹包括创伤性麻痹、中耳炎、腮腺炎、吉兰 - 巴雷综合征、Melkersson-Rosenthal 综合征和糖尿病引起的单神经病变。

（2）中枢性

脑血管疾病、脑肿瘤、脱髓鞘疾病如多发性硬

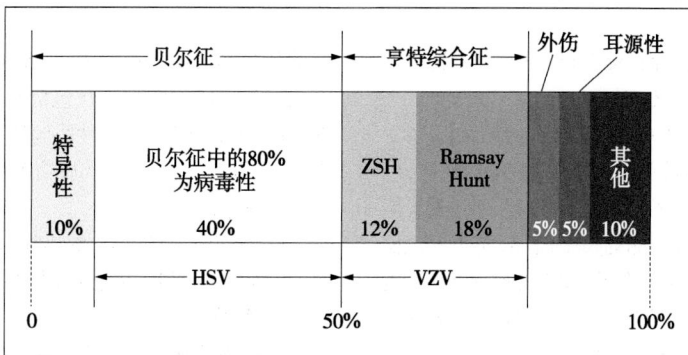

图 12-V-2　面神经麻痹不同原因的发病率
不同报告之间的频率略有差异，仅供参考。

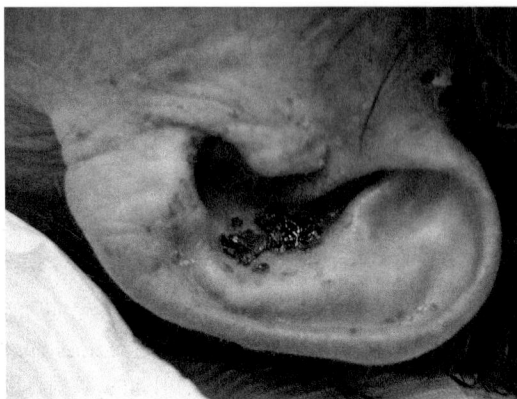

图 12-V-3 亨特综合征耳廓周围形成水疱
(福田謙一先生のご厚意による)

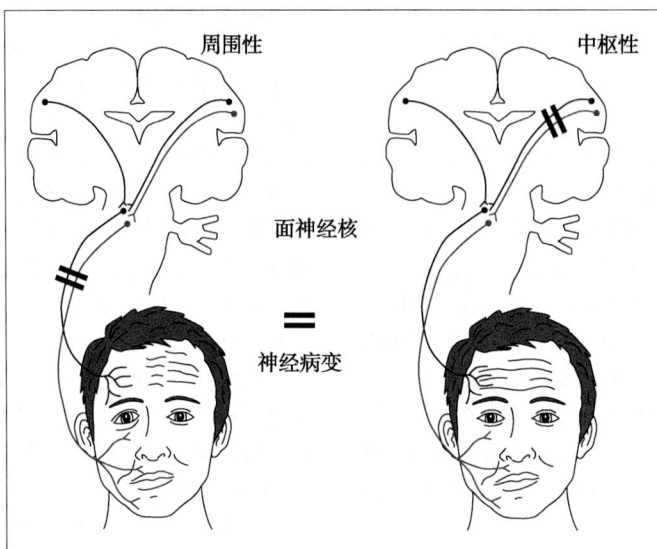

图 12-V-4 区分中枢性和周围性

化症、传染病如脑炎、神经毒素（铅、砷、汞）等。

3. 临床症状和诊断

（1）区分周围性和中枢性面神经麻痹（图 12-V-4）

区分中枢性和周围性面神经麻痹很重要，因为中枢性面神经麻痹可能是严重疾病的征兆。周围性面神经麻痹涉及一侧的整个面部，而中枢性面神经麻痹可以通过从上眼睑到额头没有麻痹，这一点可以作为区分的依据。这是因为上面部的肌肉，如额肌，受双侧皮质运动区支配。

（2）临床表现

面神经麻痹的症状包括表情肌麻痹、泪腺分泌异常、镫骨肌病变、味觉障碍等，这些症状因面神经受影响的部位而异（图 12-V-1，表 12-V-1）。表情肌麻痹引起的面部症状包括眉毛位置不平衡、不能睁眼、上睑下垂、麻痹性眼睑闭合不全、鼻唇沟消失、人中偏斜，以及不能吹口哨等（图 12-V-5）。

（3）检查

对面部肌肉的肌电图、麻痹评分、泪液和唾液分泌、耳部反射和味觉进行评估。

4. 治疗

（1）对症治疗

若疾病由 VZV 或 HSV 的再激活引起时，则重要的是抑制 DNA 合成和病毒复制，应给予抗病毒药物阿昔洛韦和伐昔洛韦，以及抗疱疹病毒的泛昔洛韦。由于 VZV 和 HSV 的治疗剂量和持续时间不同,因此区分贝尔征和亨特综合征很重要。在日本,具有不同作用机制的阿米那韦于 2017 年上市。

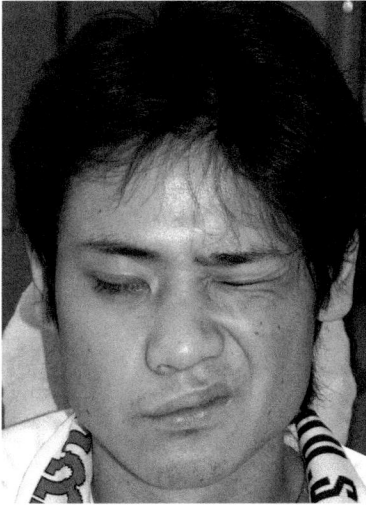

图 12-V-5 面部症状
可见眉毛位置不平衡、麻痹性眼睑闭合不全、人中偏斜、鼻唇沟消失等。

(2)姑息疗法

a. 药物治疗

a)肾上腺皮质激素

肾上腺皮质激素是一种抗炎药,可改善神经性水肿,并有望改善血流。在疾病的早期给予大剂量的肾上腺皮质激素可见明显疗效。大剂量静脉输液和口服是两种最常见的给药方法,但大剂量输液需要住院治疗,而且与口服相比有更多的不良反应。在发病后 7~10 天内口服泼尼松龙,60mg/d,持续 5~7 天,然后在 7~10 天内逐渐减少。

b)甲钴胺(维生素 B_{12})

促进神经末梢的神经再生。这种药物非常安全,没有严重的副作用。应该在症状有所缓解、或发病后 8 周内使用本药。主要的给药途径是口服给药。

b. 神经阻滞疗法

进行星状神经节阻滞(见本章第Ⅳ部分)。

c. 其他

采用高压氧治疗、针灸、物理疗法、汉方疗法和手术疗法。手术疗法包括通过骨性面神经管进行减压的面神经减压术,和舌下神经-面神经吻合

术,但预后不好。

(二)舌咽神经麻痹

舌咽神经麻痹是一种疾病,主要症状是由舌咽神经控制的参与吞咽的肌肉运动麻痹,以及咽部和舌后部的感觉障碍。

1. 舌咽神经的解剖结构

离开脑干后,舌咽神经与迷走神经和附属神经一起,通过颈椎孔,从颅底穿出。

躯体感觉支负责舌后 1/3、腭弓、鼻咽部、外耳和鼓室的感觉。运动支支配咽喉肌,咽喉肌在吞咽时抬起喉部。特殊感觉支控制舌头后 1/3 处的味觉。副交感神经支控制腮腺的腺体分泌。

2. 原因

脑血管疾病、病毒感染、创伤和肿瘤都有报道。

3. 临床症状和诊断

(1)临床症状

舌咽神经紊乱导致吞咽困难,唾液分泌减少,舌头和咽部后 1/3 的感觉异常,以及味觉紊乱。舌咽神经麻痹很少单独发生,常常伴有迷走神经麻痹。

(2)诊断

用压舌板分别摩擦左右两侧的咽后壁,并进行咽部反射检查,以检查咽部肌肉的收缩和呕吐反射的诱发。

4. 治疗

针对病因进行治疗。

(三)迷走神经麻痹

主要症状是参与吞咽的肌肉瘫痪,这些肌肉由迷走神经支配。

1. 解剖和迷走神经的作用

躯体感觉支控制着外耳道、鼓膜、后耳廓、软腭、喉部和声门的感觉。运动支支配参与吞咽的咽部和软腭的肌肉。喉返神经的一个分支支配喉部肌肉(声门),并参与发声。副交感神经支参与调节心脏、气管、支气管和胃肠道的自主神经功能。

2. 原因

肿瘤、外伤、血管压迫、脱髓鞘疾病、病毒感染、神经毒素、颈椎手术等,也存在特发性病例。

3. 临床症状和诊断

(1)临床表现

在单侧疾病中,可以观察到声带麻痹导致的声音嘶哑、鼻咽功能不全导致的鼻音、吞咽困难和心动过速。

(2)诊断

要求患者发"啊"声时,只有健侧的腭弓被抬起,腭垂被移到健侧。咽后壁被向健侧斜向上拉。咽部后壁沿正常方向斜向上拉,当患者停止说话时又恢复到正常位置。这一系列的动作被称为窗帘征(见图 12-Ⅱ-2)。

4. 治疗

针对病因进行治疗。

(四)舌下神经麻痹

舌下神经麻痹是一种以舌下神经支配的舌部肌肉运动麻痹为特征的疾病。

1. 舌下神经的解剖结构

舌下神经始于延髓的舌下核,在下橄榄核和锥体之间以 10~15 根纤维束的形式离开延髓。该神经束在舌下神经管中以单一主干的形式离开颅骨,并支配颏舌肌、舌骨舌肌,以及茎突舌肌。

2. 原因

据报道,肿瘤是最常见的原因,其次是创伤、脑血管疾病、精神性疾病、手术、多发性硬化症、感染、吉兰-巴雷综合征和特发性疾病。

已有许多其他原因的报道,包括胶原蛋白病、白血病和恶性肿瘤的转移。也有关于气管插管或插管操作导致舌下神经麻痹的报告。

3. 临床症状和诊断

(1)临床症状(图 12-V-6)

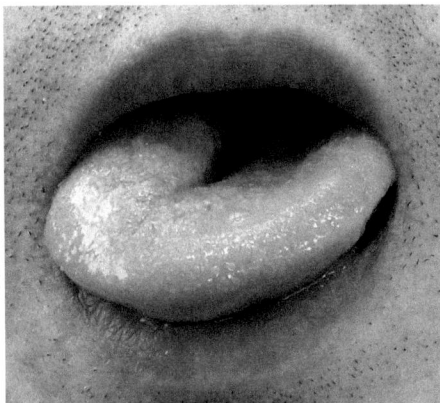

图 12-V-6 舌下神经麻痹的临床症状
突出舌头时,会偏向患侧。

主要症状是构音障碍、咀嚼障碍和由于舌肌无力导致的吞咽困难。舌下神经瘤的大多数病例是单侧的,并且常常与舌咽、迷走神经和副神经麻痹一起发生。当突出舌头时,由于单侧舌肌瘫痪,舌头会偏向患侧。

(2)诊断

根据上述临床症状,舌下神经麻痹的诊断相对容易。然而,由于舌下神经麻痹可能是脑瘤等严重疾病的征兆,因此有必要从各个角度调查病因。

4. 治疗

针对病因进行治疗。

(五)三叉神经运动麻痹(运动功能障碍)

这是一种由三叉神经运动根支配的咀嚼肌的运动性瘫痪。

1. 三叉神经的解剖结构

三叉神经是一种混合神经,有一个大的感觉支和一个小的运动支。三叉神经的运动根发生在脑桥的三叉神经运动核。感觉部分在梅克尔腔形成三叉神经节。它支配咀嚼肌,包括颞肌、翼内肌和翼外肌、咬肌、下颌舌骨肌和二腹肌的前腹。

2. 原因

关于三叉神经运动麻痹的报告非常少。然而,从鼻梁到咀嚼肌的三叉神经的任何部分都可能受到创伤、炎症、肿瘤或感染引起的神经损伤影响。它可能作为治疗三叉神经痛的下颌神经阻滞的并发症而发生。

3. 临床症状和诊断

(1)临床症状

主要症状是无法正常张口和闭口。在单侧运动麻痹的情况下,可以看到下颌骨在张口时偏离,咬合接触在一侧,可能出现开放咬合。

(2)诊断

如果排除了其他引起张口、闭口障碍的疾病,三叉神经运动麻痹的诊断是可能的。有一篇关于脑瘤侵犯三叉神经引起三叉神经运动麻痹的报道。进行鉴别诊断很重要,因为张口障碍也发生在颞下颌关节紊乱、重症肌无力、肌萎缩侧索硬化症和纤维肌痛中。

4. 治疗

针对病因进行治疗。

二、面部的不自主运动

(一)什么是不自主运动?

不自主运动是指不以人的意志为转移的运动。病理性的不自主运动包括抽搐、收缩、震颤、肌阵挛、肌张力障碍、运动障碍、舞蹈症、投掷症、手足徐动症、抽动障碍等。不自主运动是由运动神经系

统紊乱、基底神经节中多巴胺和乙酰胆碱等神经递质异常以及心理因素引起的。以下是口腔和颌面区域病理性不自主运动的代表性例子

(二)口腔-下颌骨肌张力障碍

肌张力障碍是一种运动障碍,由于不自主和持续的肌肉收缩而导致扭转和重复运动以及异常的姿势。这是一种难治的中枢神经系统疾病,但在神经回路层面的详细机制尚不清楚。异常活动的原因有些尚不明确,也可能是由脑血管病、脑部异常、遗传和药物等引起的。

肌张力障碍可分为两种类型——局部性肌张力障碍和全身性肌张力障碍,前者的症状只出现在身体的某一部位,后者的症状广泛发生于全身各个部位,包括躯干,包括下肢。在下颌肌张力障碍中,可见有规律地不自主地张开和闭合嘴,下颌侧偏,下颌骨向前突出;在舌肌张力障碍中,有舌头的扭曲和突出;在面肌张力障碍中,有嘴唇的突出。某些感觉刺激,如用手触摸下颌骨或咬口香糖,可暂时缓解症状。

在治疗口腔颌骨肌张力障碍时,将 A 型肉毒杆菌毒素注射到面肌、颞肌或翼侧肌。还使用抗胆碱能药物、苯二氮䓬类药物和抗痉挛药物。

(三)口腔和舌头(嘴唇)的运动障碍

运动障碍是规律性相对较差的不自主运动的总称,如舞蹈症、肌张力障碍、震颤投掷症、手足徐动症、抽搐和肌阵挛。传统上,运动障碍指的是口角运动障碍,但据报道,其他不自主运动也与这种情况有关,因此该术语也将这些不自主运动囊括在内。

口舌肌张力障碍是指口周区域的重复性不自主运动,如插嘴、推舌、吸嘴和鼓舌。肌张力障碍可以在没有任何特定疾病的情况下发生,但其频率会因药物而增加。药物引起的运动障碍可由长期用药引起的迟发性运动障碍,如抗精神病药物,或由多巴胺受体激动剂,如抗帕金森病药物引起的运动障碍。运动障碍在老年患者、糖尿病患者和有脑部器质性病变的患者中更为常见,在服药时间超过 3 个月的患者中更为常见,发生率随服药时间的延长而增加。药物引起的口角运动障碍是难治的,而且难以治疗。治疗包括尽可能地减少或停止使用致病药物。

据报道,使用非典型抗精神病药物硫必利和氟哌啶醇可有效治疗迟发性运动障碍,这两种药物是多巴胺受体阻断剂。然而,由于非典型抗精神病

药物本身可能会导致迟发性运动障碍,因此使用时应注意剂量。

(四)梅杰综合征

梅杰综合征主要呈现双侧眼区的局部肌张力障碍引起的眼部抽搐,并发于邻近的下颌骨、舌、咽、喉或颈部的肌张力障碍。也可能发生舌头和口腔的肌张力障碍。最初的症状是眨眼次数增加,对光敏感和眼睛干燥。眼睑痉挛导致眼睑自主张开困难,严重时导致睁眼失用和功能性失明,发生在40 岁以上的患者身上,但更常见于五六十岁的妇女。男女比例约为 1:2。发病原因不明,但一般认为是由于基底神经节中多巴胺和乙酰胆碱系统功能的增加。这些拮抗剂已被用于治疗。也可使用肉毒杆菌毒素进行治疗。

(五)面部痉挛

面部无意识地痉挛,一般是单侧的。它开始于一侧眼睛周围的区域,特别是下眼睑肌肉,并逐渐发展为支配单侧面神经的所有肌肉的同步痉挛,包括颊肌、口轮匝肌和颈阔肌。起初,痉挛偶尔发生,例如当患者紧张时,但痉挛的持续时间逐渐增加,可能全天发生,有时甚至在患者睡觉时发生。动脉或静脉压迫面神经从脑干发出的神经根区域,血管的脉动刺激面神经,导致肌肉不自主收缩。由于压迫可能是由面神经周围的肿瘤引起的,因此通过 MRI 进行筛查是非常必要。

根治性治疗包括神经血管减压术,以解除血管对面神经根的压迫。然而,最近,肉毒杆菌毒素治疗痉挛性肌肉常被用作一线疗法。卡马西平和巴氯芬等抗癫痫药物被用作口服治疗。

(六)异常的共同运动(面神经麻痹后)

周围性面神经麻痹,如严重的贝尔征或亨特综合征后出现的不自主的关节运动。共同运动包括眨眼时从侧面抽动嘴角;用力闭眼时嘴角、颊脊和鼻唇沟突出抬高;说话和进食时患侧眼睛裂缝变窄,眼睛闭合。这是周围性面神经麻痹最常见和最不愉快的后遗症。面神经麻痹后的共同运动是由再生过程中的神经错乱引起的,当时从中央神经延伸出来的轴突游离到原神经以外的有髓鞘的部位。它在面神经麻痹后约 3~4 个月出现。治疗时使用肉毒杆菌毒素。

(七)抽动障碍

1. 面部抽动障碍

抽搐是一种突然的、快速的、重复的、不自主

的动作或发声。面部运动抽搐包括眨眼、摇头、点头、耸肩、皱眉和挤脸，而发声抽搐包括打喷嚏、咳嗽和说出奇怪的声音和词语。抽动障碍在婴儿期3~4岁时开始出现，在学龄儿童7~8岁时更为常见，但随着儿童年龄的增长，症状消失或减轻。10%~20% 的儿童受该病影响，男女比例为3:1。

该病的发病机制尚不清楚，但最近有人认为是由多巴胺能系统的异常活动引起的。遗传、精神压力和个性都与该病的发展有关。在轻度病例中，治疗包括心理疗法，包括行为疗法和认知行为疗法，以及减少身体和心理压力的环境。而在严重病例中，抗精神病药物如氟哌啶醇和利培酮属于有效药物，但在年轻患者中使用这些药物时应谨慎。

2. 痛性痉挛

痛性痉挛是三叉神经痛的别称。之所以使用这个名称，是因为其强烈的疼痛引起面部抽搐。

VI 心身疗法

口腔心身疾病是一种功能性疾病，只有主观的口腔症状，如疼痛和异常感觉长期存在，而通过临床调查无法确定原因。口腔心身疾病包括舌痛、非典型牙痛（非典型面部疼痛）、口腔障碍（口腔衰老症）、咬合障碍、口臭和口腔治疗恐惧症。

传统上，人们考虑到社会心理以及多种因素，也有人认为存在大脑、中枢和周围神经系统的高级功能障碍，但其原因尚未得到阐明。在治疗口唇区的慢性疼痛，包括口腔心身疾病，心身疗法，如一般心理治疗、自生训练和药物治疗，会有一定效果。

一、心身疗法的适应证

心身疗法以抗抑郁药物和认知行为方法为基础。对于口腔和颌面部的慢性疼痛，包括口腔心身疾病，应避免单纯的口腔治疗。有必要了解患者的情况并结合适当的方法。在药理学上，它有望提高疼痛的阈值，在心理学上，它有望纠正对症状的执念和错误的认知。

二、口腔医师的心身疗法

对患者在口腔和口腔领域的症状（主诉症状）的评估应该由口腔医师进行，对他们来说，掌握各种口腔疾病的诊断和治疗的基本知识最为重要。即使心理治疗很好，如果对龋齿或牙周病的诊断不正确，或者基本的口腔治疗不充分，也无法获得患者的信任。此外，通常还需要具备系统性医疗疾病以及牙齿和口腔疾病的知识。此外，牙医必须能够与许多其他部门的医生良好合作，以便在口腔提供心理治疗。在这方面，学习过口腔麻醉学的牙医在为口腔手术领域的疼痛提供心身治疗方面处于有利地位。然而，如果患者存在干扰日常生活的精神症状，则应考虑咨询精神科医生（表12-VI-1）。

表12-VI-1　有必要咨询精神科的病症

1. 言语、行动支离破碎，无法正常交流。
2. 求死的想法强烈，或过去曾自杀未遂。
3. 经常出现幻觉或妄想，或社会生活存在问题。
4. 经过数月治疗，症状反而恶化。

（豊福，2017[1]）より改変）

三、心理治疗

（一）一般心理治疗

一般心理治疗被定义为一种基于接受、支持和保证原则的访谈方法。它也被称为简易心理治疗，但要使一般心理治疗有效，必须有大量的临床经验。

1. 接受

接受意味着接受患者的主诉，不做任何评判，医生不做任何陈述，允许患者自由发言。接受使患者对其医生产生信任感，即医生能够提供治疗所需的信息。患者也会感到更加稳定，有更多时间反思自己，这将有助于建立信任。

2. 支持

这是为了支持患者虚弱的自我，帮助患者在其适应能力范围内重新适应，换句话说，从患者的角度对患者的主诉内容表示理解。

3. 保证

这是一种通过澄清患者身体症状背后的心理和社会问题、从心身医学的角度解释身体症状的起源、并使患者明白身体症状可以得到改善、从而缓解患者焦虑情绪的方法。

（二）自主训练

自主训练法是缓解压力的心理和生理治疗方法之一，用于放松身心，治疗具有焦虑、紧张和恐惧等症状的神经症，以及受心理压力强烈影响的各种心身疾病。

1. 标准练习

包括7个级别的练习，包括基本背景步骤（静止练习）（表 12-Ⅵ-2）。这些方法的显著特点是，它们都针对生理变化，且每个建议都是简化和标准化的。这些方法得到系统化，人们可以从背景步骤（静止练习）和第一个步骤（重感觉练习）开始，逐步获得训练。

表 12-Ⅵ-2　标准练习

背景步骤（静止练习）：心情（非常）平静
第一步骤（重感觉练习）：四肢感受到重量
第二步骤（温觉练习）：四肢感到温暖
第三步骤（心脏调整练习）：心脏安静的、有规律地跳动
第四步骤（呼吸调整练习）：轻松自如地呼吸
第五步骤（腹部温觉练习）：腹部感到温暖
第六步骤（额部冷感练习）：额头感觉凉快

（佐々木，1976[6]）より改变）

2. 环境和练习前的准备工作

练习的最佳场所是一个安静的地方，有足够的空间，室温适宜，使你可以在精神上放松。此外，建议脱掉或调松领带、手环、手表或任何对身体有压力的东西，避免空腹，并在练习前去洗手间。

3. 姿势

有 3 种姿势：仰卧（向上躺在床上或被褥上），简单的椅子姿势（坐在圆椅或其他无背椅上）和舒适的椅子姿势（坐在沙发或其他有背椅上）。其中最有效的是仰卧位。枕头的高度应调整到使头部不紧张，手臂应略微远离身体两侧，手指、手腕和肘部略微弯曲以放松手臂肌肉。双脚应略微张开，脚趾呈扇形打开。重要的是，姿势放松，而不是不自然的，且闭上双眼。

4. 背景步骤

由于这是一个意识到平静状态的练习，说"我感到平静"这句话会有一定帮助。能够采取被动的态度很重要。

5. 第一步骤（重感练习）

当感觉比较平静时，进行第一步骤（重感练习）。通常从右臂开始，慢慢地、反复地重复："我的右臂很重"。重复这些话，并在其中穿插"我感到平静"这句话。"沉重"的感觉是"肌肉松弛""放松、静止"的感觉。一旦感觉到右臂的重量，就可以转到左臂，然后再转到双臂和双腿。对日常练习进行记录也很重要，即练习的日期、时间、地点和姿势，以及你达到的阶段。如果可能的话，应该每天做 3 次。当自主训练结束后，需要进行消除动作。通过消除动作，可以消除自主训练中

特有的生理变化和意识状态。首先，做双手的开合动作和肘部的弯曲动作五到六次，然后做一个大的伸展动作，做两到三次深呼吸，最后睁开眼睛。如果忽视了消除运动，可能会出现不适和虚弱。

6. 第二步骤（温觉练习）~第六步骤

在掌握了重感练习后，我们进入第二个步骤（温觉练习）。这个练习也是从右臂开始，然后进行到左臂、两臂和两腿。换句话说，除了背景步骤和双臂和双腿的重感练习外，练习从右臂的温感练习开始。肌肉变得不那么紧张，血管扩张，血流量增加，使皮肤温度上升，给人以温暖的感觉。单纯的重感练习和温觉练习有放松身心的效果，但如果有必要，可以依次进行第三至第六步骤。

据报道，在一些病例中，应用自主训练法能够停止药物治疗和物理治疗。

（三）认知行为疗法

行为疗法是基于学习理论和行为理论，将问题行为向适应性方向改变的治疗方法的总称。广义上的行为包括思想、情感、语言和内脏功能。疼痛门诊所应用的主要是认知行为疗法。

认知行为疗法是一种心理治疗方式，旨在纠正认知偏差，帮助患者解决问题。近年来，由于心理因素的影响，认知行为疗法在慢性疼痛治疗中的应用引起了人们的关注。例如，它可以应用于改善患者的认知模式和行为，也可以应对口腔疼痛。在一对一的治疗中，可能会进行心理干预，或者要求患者成为治疗过程的一环，以减轻孤独感、加强疼痛的自主管理。当一对一的治疗可能引起心理干预时，集体治疗可作为认知行为治疗的一部分，以减少患者的孤独感、加强疼痛的自主管理。在对疼痛进行简单的解释和问答后，患者可以自由地相互讨论他们对疼痛的体验，这种对疼痛的相互理解在治疗疼痛方面是非常有效的。

四、药物治疗

主要使用抗抑郁药，因为它们能有效缓解慢性疼痛。主要使用两种类型的抗抑郁药：三环类抗抑郁药与选择性 5- 羟色胺和去甲肾上腺素再摄取抑制剂。此外，应密切监测精神和身体症状，长期使用时应定期进行血液检查。

（一）三环类抗抑郁药

主要使用阿米替林和丙咪嗪。初始剂量为 30~75mg/d，向上滴定至约 150mg/d。由于起效需要 2~4 周，因此应在足够长的用药时间后评估效

果。青光眼、心肌梗死（康复期）和尿潴留患者禁用。副作用包括口渴、嗜睡、便秘和心脏毒性，如心律失常。自杀念头和自杀企图等副作用也应得到严密监测。

（二）选择性 5- 羟色胺和去甲肾上腺素再摄取抑制剂

度洛西汀用于治疗慢性疼痛，如神经病理性疼痛。度洛西汀应在早餐后服用一次。初始剂量为 20mg，可根据效果和副作用，每隔 1 周或更长时间以 20mg 为单位递增，直至 60mg。副作用包括胃肠道症状，如胃部不适、恶心、口渴、嗜睡、头痛、头晕、头昏、心悸、血压升高、出汗和排尿困难等。

VII 中医学治疗

一、中医学的基本概念

中医学是在东方发展起来的本土医学，但实际上它是在中国发展起来的医学，并被引进到日本。

（一）基本元素：气和血

与基于系统解剖学和生理学的西医不同，中医的基本要素是基于独特生理学观点的功能解剖学，其基本要素是气和血。血被认为是所有体液的总称，不仅包括血液，还包括淋巴液和组织液，而气被认为是控制这些体液运动的所谓能量，是所有生命现象的根源。

（二）特殊系统：经络和穴位

1. 经络

经络是能量和血液等基本元素在体内循环的通道。有十二条经络以脊髓的十二个脏腑的名称命名，还有八条奇经八脉。十二经脉分为阳经和阴经，阳经沿着身体的背部和两侧运行，阴经沿着腹部和四肢的内部运行。当双手举起时，阴经向上运行，阳经向下运行（表 12-Ⅶ-1）。

虽然 12 个脏腑中有许多与西医中的内脏名称相同，但最好把它们看作是功能复合体，而不是单个器官本身。带有这些器官名称的经络，特别是俞穴和募穴（位于胸部和腹部与俞穴相对应），在功能上与各器官密切相关。

2. 经穴

经穴是经络上的特定部位，即所谓的"穴位"，

在病理情况下会出现异常反应，如超敏、触痛和压痛。它们也被用作针灸的治疗点，因此被认为是治疗点和检查部位。十二经络和主要经穴见表 12-Ⅶ-1。

表 12-Ⅶ-1　主要的经络和经穴

阳经		阴经	
经络	经穴	经络	经穴
大肠经	合谷、手三里、曲池、迎香	肺经	尺泽、孔最
胃经	内庭、足三里、大迎、颊车、下关、四白	脾经	三阴交、阴陵泉
小肠经	天宗、颧髎	心经	少海
膀胱经	承山、委中、俞穴	肾经	涌泉、复溜
三焦经	外关、丝竹空	心包经	内关
胆经	阳陵泉、风池、肩井、阳白	肝经	行间

（海野，1997[2]）より改変）

（三）对病理的相对识别

在中医学中，气和血等基本元素的紊乱被视为一种疾病。识别病理的相对概念是阴 / 阳和虚 / 实，如下所示。

1. 阴和阳

阴是寒的状态，阳是热的状态。在解剖学上，阴被认定为腹部（身体内部），阳被认定为背部（身体外部）。经络也被分为阴经和阳经。除了阴阳概念外，还用以下虚和实的概念来评价病情。

2. 虚和实

虚和实的概念是指质量的过剩或不足，不仅适用于对病理状况的整体认识，也适用于对身体局部变化的认识。虚是由于正常气的缺乏而导致的虚弱无力的状态，而实是由于病理气（邪气）的实而导致的紧张状态。虚是一种弱体质，而阳是一种强体质。在实践中，通过结合阴阳、虚实来评价病情。

（四）治疗方法

1. 补和泻

正常气血的不足被认为是虚证的表现，应用补法来补充不足的气血；而实证一般认为是病气（邪气）充盈，需要用泻法来祛除病气。

2. 治标和治本

治本是针对引起疾病的经络的治疗方法，用

于慢性症状,而治标是治疗与疾病有关的特定经络,用于治疗急性症状。

二、检查和诊断

在中医学中,有四种诊断方法用于确定阴、阳、虚、实证,确定其存在的部位,以及其征兆。这四种诊断方法即为望、闻、问、切,通过这4种方法进行综合诊断。

(一)望诊

它相当于西医的视诊,包括舌诊。应检查营养、骨骼的状态;脸色、皮肤、黏膜的色调;眼睛、指甲、毛发的状态;口、舌的状态。舌诊尤其重要,应观察舌头的干燥度、潮湿度、颜色、厚度以及是否有舌苔。

(二)闻诊

这是在与患者保持一定距离的情况下,通过耳朵或鼻子进行的直接检查,无需使用仪器。观察患者的声音、呼吸、咳嗽、喘息等,也检查体味和口臭。

(三)问诊

与西医的病史采集相同。在中医学中,确定整体的证非常重要,应对患者的病史、家族史、目前的病史、主观症状和体质倾向进行访谈。应听取发热、食欲、排便、口干、咳嗽、疼痛的部位和性质、头晕、耳鸣、肩部僵硬、睡眠、晕眩和手脚冰凉等方面的情况。

(四)切诊

这是用一种手直接触摸身体的检查方法。

1. 脉诊

触摸分布在左右桡动脉上的 12 条经络的脉搏,通过触摸脉搏的方式来判断虚实。将中指放在患者左右桡动脉的桡骨柄内侧,示指和无名指并排放置,以触诊脉搏。通过手指轻放时所感知的脉搏(浮脉),和重放手指时所感知的脉搏(沉脉),通过这一对应来区分经络。当脉搏微弱跳动时,被评价为"虚",而当它强烈跳动时,被评价为"实"。将左右桡动脉分为 6 个区域,示指、中指和无名指各对应3 个区域,同样的区域进一步分为浮脉和沉脉,以此评估 12 条经络的虚实(图 12-Ⅶ-1)。

2. 腹诊

患者取仰卧位,两腿伸直,腹部肌肉放松,医师将右手的手掌或指尖放在腹部,检查腹壁的紧张程度、弹性、有无硬结或触痛、有无腹主动脉搏亢进,并检查腹部的内部状况(胃鸣、腹鸣等)。中医开具处方需要有明确的证,而这种诊查对于确定证而言是必不可少的。

3. 背诊

检查患者背部的形状、肌肉紧张和突出程度、检查是否有触痛和硬结,以及皮肤颜色。部沿脊柱排布囊状经络的敌穴,医生用拇指尖从头顶到肘部从上到下按压这些穴位,以检查是否有触痛和硬结疼痛等异常反应。

4. 经络切诊

直接触诊经络以检查异常情况,直接诊疗对

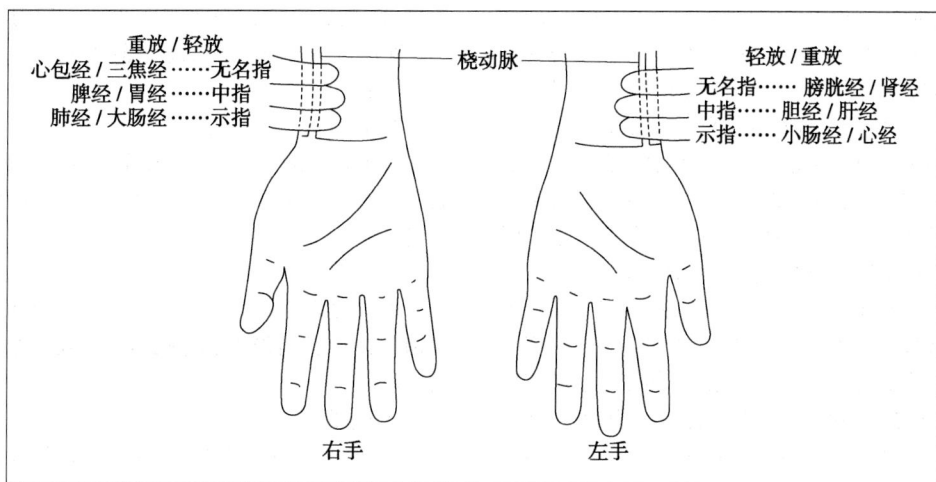

图 12-Ⅶ-1　脉诊与 12 条经络的分布
将中指放在患者左右桡动脉的桡骨柄内侧,示指和无名指并排放置,以触诊脉搏。

(鈴木, 2003[3])

象为经穴。

当内脏器官发生病变时，经络发生变化，相应的穴位出现触痛和压痛等异常反应（脏腑经络理论）。换句话说，内脏的虚实和经络的虚实之间存在着一种关系。当同样的触痛伴有肿胀或压痛时，认为是实证，而当伴有压抑的、轻微的疼痛或有快感时，则认为是虚证。这是一种对针灸来说必不可少的重要检查方法。表 12-Ⅶ-2 显示了与口腔区域有关的经络。

表 12-Ⅶ-2　齿、唇、舌、咽喉的关联经络

大肠经	下颌齿
胃经	上颌齿、口唇、喉头
脾经	舌、咽头
心经	咽头
小肠经	咽头
肾经	舌根、喉头
肝经	口唇
膀胱经	以脏腑命名的俞穴与齿、口腔相关经络有关联

（海野，1997[2]）

三、中医治疗

（一）证的确定

中医疗法的目标是恢复有机体的平衡。与西医不同的是，西医先确定疾病的名称，后开具处方，而在中医疗法中，即使诊断出相同的疾病，处方药物也取决于患者的病情和发现，即所谓的"证"。根据腹诊、舌诊、脉诊和背诊等得到的结果，确定患者的证，并根据证决定治疗方案、开具中药处方（随证疗法）。在中医中，根据阴阳、虚实、气血等指标来检查疾病，并进行治疗，使这些指标中的每一个都回到一个平衡的、不扭曲的位置（中庸的位置）。

口腔具有复杂的解剖结构，硬组织和软组织紧密相邻，脑神经集中。它还会受到冷、热、湿度和干燥度的变化影响。口腔颌面部的慢性疾病可能对西医治疗有一定的抵抗力，通常被视为多样的、难治的疾病或主诉症状，而中医的药物治疗可能会有一定作用。

（二）生药

中药主要由生药构成，其来源包括植物、动物和矿物。尤其植物得到极大应用，如根茎、根、

果皮、叶、花、果实、树皮和种子。生药很少单独使用，而是联合使用以弥补彼此的副作用和不足，并产生特殊的药用效果。

（三）颌面及口腔颌域的中医疗法

有许多关于中医在口腔颌面部的效果的报道，下面是一些处方的例子。

牙痛、拔牙后的疼痛：立效散（用热水溶解后敷在患处 1~2 分钟），五苓散

三叉神经痛：桂枝加术附汤、五苓散、葛根汤、柴胡桂枝汤、加工附子末

口腔干燥综合征：五苓散、白虎加人参汤、八味地黄丸、麦门冬汤

口腔溃疡：半夏泻心汤、黄连解毒汤

舌痛症：立效散、半夏厚朴汤、加味逍遥散、抑肝散

颌关节病：桂枝加术附汤、抑肝散、加味逍遥散

头痛、肌肉疼痛：吴茱萸汤、葛根汤、薏苡仁汤

知觉麻痹：牛车肾气丸、五积散

（四）中药的不良反应

在中医中，因"证"的诊断错误时而服用不适当的中药所产生的影响被称为"误诊"，而在效果出现之前，症状暂时恶化或出现意外症状被称为"暝眩"。在本节中，我们将介绍中药的不良反应以及处方层面的已知不良反应。

1. 应谨慎对待的生药

（1）麻黄

由于它含有麻黄碱，使用中可能会出现血压升高、心动过速、心律失常、出汗和腹泻等副作用，在高血压、心律失常、缺血性心脏病和老年人中应谨慎使用。

（2）甘草

由于甘草酸的存在，大剂量使用时可能发生假性高血压（见后文）。合并使用含甘草的中草药时应谨慎。

（3）大黄

含有番泻叶苷，过量使用可能会引起腹痛和腹泻。在胃肠功能虚弱（虚证）的情况下应谨慎使用。

（4）附子

含有乌头碱和中乌头碱，应注意过量使用可能导致乌头碱中毒（恶心、心悸、出冷汗、心律不齐等）。

（5）人参

会引起湿疹和皮炎等皮肤症状。长期使用可能会导致血压升高。

（6）地黄

可能导致食欲下降、腹痛和腹泻。

2. 在处方层面已知的不良反应

（1）间质性肺炎

报告中将其视为小柴胡汤的副作用，如果出现发热性干咳或呼吸困难，应立即停止服用并转诊至专科医生处。

假性醛固酮症

当大量服用含有甘草的中药或食品时，会发生假性醛固酮症。它引起低钾血症、水肿、虚弱和血压升高。症状出现后，应立即停用含有甘草的草药，并转到专科医生处。

（2）其他

肝功能障碍、膀胱炎症状、横纹肌溶解症、心力衰竭、心律失常等。

四、针灸治疗

（一）针灸

针灸针应该是干净的，且只使用一次（图12-Ⅶ-2）。为了进行有效的针灸治疗，使用准确的穴位和刺激方法很重要。插针后，感觉到针的声音，即得气（近称针感），是很重要的。得气是指从插入点辐射出来的酸、胀、重、麻、爽的感觉。

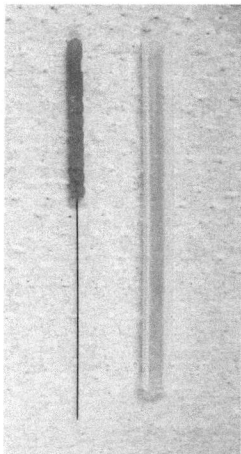

图 12-Ⅶ-2　针灸针和针灸套管

针灸针本体与针灸套管分开，将针灸针放入针灸套管内包装。

1. 补法和泻法

针灸有两种方法：补法和泻法。原则上，实证采用补法，虚证则采用泻法。补法是顺着经络中的气血流动插针，泻法则是逆着气血流动插针。补法是在呼气时插入针灸针，在吸气时拔出；泻法是在吸气时插入针灸针，在呼气时拔出。

2. 电疗

针灸针插入后，经常会用低频通电器给针头通电一段时间。有两种通电方法：连续通电，以及防止适应刺激的间歇通电（图 12-Ⅶ-3）。

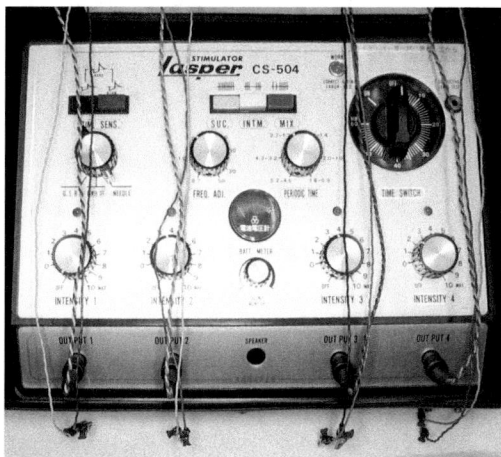

图 12-Ⅶ-3　低频通电器

将 2 根针连接电极，调整刺激时间、频率、刺激方式。告知患者，如果刺激适宜，应告诉医生，慢慢调高电刺激。

3. 口腔领域的针灸治疗

经常使用口腔和前臂的穴位（图 12-Ⅶ-4）。

三叉神经痛：阳白、下关、四白、颧髎、巨髎、颊车、合谷、手三里、足三里。

三叉神经麻痹：麻痹区域的经穴。下关、四白、颊车、大迎、地仓、迎香、合谷、手三里、内庭、行间。

面神经麻痹：将两对电极贴在面部皮肤上，运动点是肌肉抽搐的位置，从运动点刺入针灸针。如果选择面部的穴位，应选用以下穴位：大迎、四白、颊车、迎香、地仓、阳白、颧髎、丝竹空。

牙痛：针灸合谷穴有效。除合谷外，上颌骨取四白、迎香、下关、颧髎，下颌骨用颊车、大迎、地仓。

颌关节病：针灸合谷穴有效。除此之外，合谷、手三里和内庭也用于治疗疼痛。

（二）艾灸

将艾绒放在经络上点燃，给予热刺激。通常

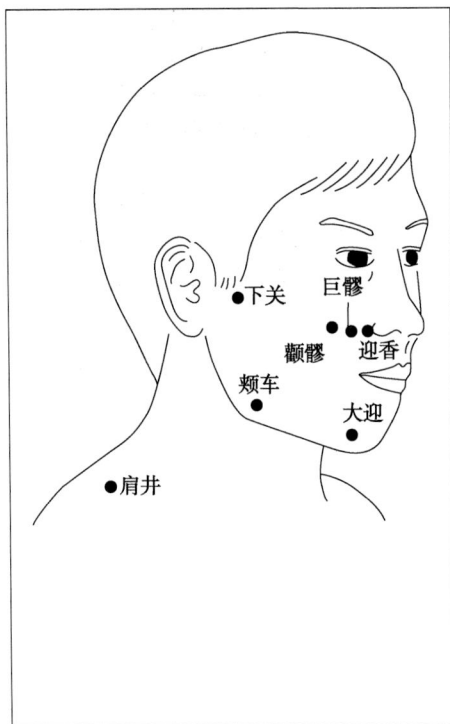

图 12-Ⅶ-4　面部经穴

巨髎、颧髎、迎香、下关与上颌疼痛和麻痹的治疗相关,颊车、大迎、下关与下颌的疼痛和麻痹的治疗相关。

(鈴木,2005[4])

在一个部位进行 3 次。

Ⅷ　姑息治疗

一、姑息治疗概念的变化

　　日本于 2007 年 4 月颁布了《癌症控制措施基本法》,旨在进一步改善癌症护理,并在此基础上于 2007 年 6 月制定了《促进癌症控制措施的基本计划》。《癌症控制措施基本法》指出了从治疗的早期阶段就适当引入姑息治疗的重要性,以维持和改善癌症患者的生活质量。换句话说,姑息关怀的概念已经转变为:姑息关怀不是在不再有任何治疗方法时才开始,而是在患者及其家属有某种苦恼需要解决时就开始(图 12-Ⅷ-1)。

　　传统上,姑息治疗被视为从积极治疗到临终关怀的换挡,但现在被认为是一种治疗,不仅包括

抗癌药物和手术,还包括对身体上的痛苦、心理上的痛苦、社会性的痛苦(如住院期间的医疗费用、家庭生活费用和工作裁员所带来的焦虑)、精神上的痛苦(在如"为什么偏偏自己得了癌症""自己为什么会出生在这个世上"等没有答案的问题上钻牛角尖)这 4 个方面的疼痛的护理,还包括家庭关怀,甚至在患者死后对遗属的关怀。

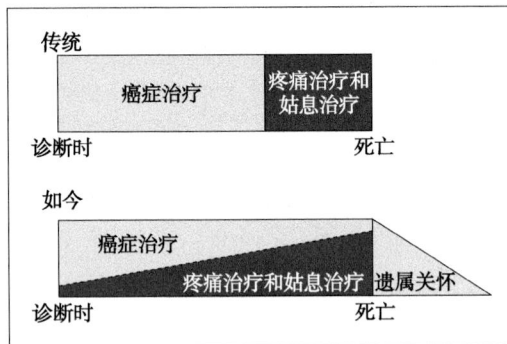

图 12-Ⅷ-1　姑息治疗概念的变化

姑息治疗并非仅指疾病末期采取的手段,它从患者感到痛苦时开始,也包括患者死后对遗属的关怀。

二、口腔麻醉医师在姑息治疗中的作用

　　为了在全日本的医疗机构都能提供高质量的癌症护理,根据"第三个十年抗癌综合战略"建立了协调癌症护理的基地医院,该战略将癌症护理的平等化作为一个战略目标。在指定基地医院的要求中,提到了提供姑息治疗,以及提供多学科和标准治疗、门诊化疗和癌症登记。具体而言,它包括建立一个由参与缓解身体和精神症状的全职医生和全职姑息治疗护士组成的姑息治疗小组,为癌症患者提供适当的姑息治疗。到 2008 年底,许多医院都建立了姑息治疗团队,截至 2017 年,已有 400家医院被指定为基地医院。

　　在综合医院,麻醉医生经常与内科和外科的医生一起参与缓解身体症状的工作。在口腔医院,口腔麻醉医师最熟悉的是全身管理。由于这些原因,在作者所在大学的口腔麻醉学课程中,有一个关于"癌症疼痛的整体措施"的讲座。在 2010年的全国口腔麻醉医师考试中,癌症晚期患者的管理和"姑息治疗"被列入其中,最近,每年的全国口腔麻醉医师考试中都有关于姑息治疗的题目,但在涉及口腔癌的口腔外科教科书中,对姑息治疗的解

释写得并不多。因此，口腔麻醉医师最好能在治疗的早期阶段就主动提供姑息治疗，并对学生进行教育。为了实现这一目标，口腔麻醉医师必须积极参加癌症治疗基地医院举办的姑息治疗研讨会，日本口腔麻醉学会也必须开展教育和宣传活动，以增加从事姑息治疗的口腔麻醉医师的人数。

三、癌症疼痛的类型

癌痛有多种分类方法，但一般分为内脏疼痛、躯体疼痛和神经病理性疼痛。内脏疼痛是由腹腔内肿瘤本身引起的疼痛，是一种钝痛、重痛，定位不明确。这是因为来自内脏的传入在多个层面上进入脊髓，主要是通过无髓鞘的 C 型纤维。躯体疼痛是指由骨转移引起的疼痛，而且是局部的、明确的，也被认为是突发性的疼痛。这是由于 60%~75% 的 Aδ 纤维分布在骨内，属于有髓神经，并以快速、剧烈的疼痛方式传递。由于阿片类镇痛药作用的阿片受体主要表达在无髓鞘的神经上，因此阿片类药物对治疗内脏疼痛通常是有效的。但阿片类镇痛药对骨痛的效果较差，因为上述有髓神经在骨中的分布较多。即使使用阿片类镇痛药，也应考虑使用具有阿片类受体介导以外效果的镇痛药。

另一方面，神经性病理疼痛是由肿瘤转移到臂丛神经或身体其他部位，或由侵入脊柱引起的疼痛，是一种电击性、麻木性的疼痛或刺痛。阿片类药物对治疗神经性疼痛往往无效，需要使用辅助镇痛药。

四、WHO 癌痛治疗法的五大原则

（一）口服给药（by the mouth）

这意味着，原则上应该口服药物。但是，如果一次服用的药片数量超过一定水平，应考虑使用膏药或栓剂，而非口服药物。

（二）按时给药（by the clock）

不应在每顿饭后或仅在疼痛时使用阿片类药物，而应定期处方，如每 12 小时一次。例如，如果规定每天两次的吗啡制剂在早餐和晚餐后服用，而早餐是在早上 8 点，晚餐是在下午 6 点，那么下一次剂量可能要在第一餐后 14 小时才服用，而疼痛可能在早餐前就出现。

（三）按三阶梯原则给药（by the ladder）

这意味着镇痛药应按三阶梯原则给药（图 12-Ⅷ-2）。在第一阶段，应给予非阿片类镇痛药，

如非甾体抗炎药（NSAIDs）或对乙酰氨基酚。应该对患者进行几天的观察，如果没有获得镇痛效果，则进行第二阶段的治疗。在第二阶段，给予弱阿片类药物，如可待因或曲马多。在第三阶段，给予强效阿片类药物，如吗啡和羟考酮。

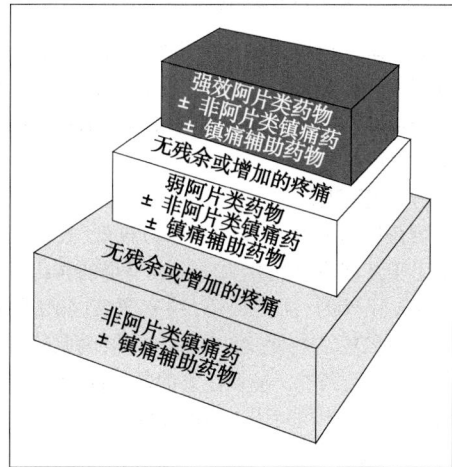

图 12-Ⅷ-2　癌痛的三阶梯
第一阶段使用非甾体类抗炎药，第二阶段使用弱阿片类药物，第三阶段使用强效阿片类药物。

近年来，在第二阶段开始使用小剂量的羟考酮等强效阿片类药物的做法已经变得越来越普遍。特别是他喷他多，它是一种强效阿片类药物，同时具有 μ 受体激动剂和去甲肾上腺素再摄取抑制剂的作用，它不仅对内脏疼痛等痛觉感受性疼痛有效，而且对与骨转移相关的神经病理性疼痛也有效，可以按 50mg/日的最少量，从第二阶段就开始给药。

（四）用药个体化（for the individual）

强效阿片类药物如吗啡所需的剂量因人而异，因此，使用适合每个患者的镇痛药量非常重要，没有理由设定剂量上限。基本原则是增加阿片类药物（滴定）的剂量，直到疼痛得到缓解。此外，即使在安静时疼痛得到控制的情况下，癌症疼痛也可能突然加剧。开具速效吗啡、羟考酮或芬太尼作为抢救药物也很重要。根据前一天的抢救药物剂量增加第二天的阿片类药物基本处方，这也包含在用药个体化的原则内。

（五）严密观察患者用药后的变化（attention to detail）

强效阿片类药物如吗啡有便秘、恶心、呕吐和嗜睡等副作用。同时使用预防药物非常重要，根据

副作用的严重程度、在管理中规划和纳入进一步的措施也很重要。解释突发性疼痛的抢救药物的必要性和解决对阿片类药物的误解也很重要。严密观察患者用药后的变化是指对干扰镇痛治疗的因素作出细致周到的应对。

五、阿片类药物制剂

第二阶段使用的阿片类药物是可待因和曲马多制剂,而第三阶段使用的阿片类药物是吗啡、羟考酮、芬太尼、塔喷妥和匹多莫德酮。前述各药物的特点概述如下。

(一) 可待因

可待因对阿片受体的亲和力很低,其镇痛作用是由于其代谢和转化为吗啡。吗啡的转化是由 CYP2D6 介导的,但据报道,约有 20%~40% 的日本人 CYP2D6 活性低,难以产生吗啡,因此经常使用其他阿片类药物。应该注意的是,可待因的止咳作用并不是由于可待因本身的原因。

(二) 曲马多

曲马多是一种与可待因相似的合成化合物,是阿片类药物 μ 受体的弱激动剂,但它能抑制 5-羟色胺和去甲肾上腺素的再摄取。然而,曲马多的一种代谢物称为 M1(脱甲基形式),是一种比曲马多更强的受体激动剂,据说具有双重作用。因此,在治疗神经病理性疼痛方面,它比 μ 受体激动剂更有效。给药方面,有每天三次或四次的制剂,也有每天一次的缓释制剂。

(三) 吗啡

吗啡是一种典型的阿片类药物,是 1806 年从鸦片中提取的经典药物,因此在许多国家以低廉的价格提供,并被视为一种治疗标准药物。因此,在将它与其他阿片类药物进行比较时,通常会使用"相当于 mg 吗啡的量"这样的表述。除口服外,吗啡还可以静脉注射、皮下注射、栓剂给药和经硬膜外或蛛网膜下腔给药。口服 60mg 的吗啡量相当于栓剂 30mg,静脉或皮下注射 20~30mg,硬膜外给药 3~6mg。

吗啡通过葡萄糖醛酸化作用降解为两种代谢物 M3G 和 M6G。M6G 具有强大的镇痛作用,由于其对大脑的高转移性和长的作用时间,被认为是吗啡镇痛作用的核心。应该注意的是,M6G 经肾脏排泄,而在肾功能受损的患者中,M6G 的排泄会延迟并累积。因此,M6G 不应被用于肾衰竭患者等肾功能受损的患者。

(四) 羟考酮

羟考酮是一种 μ 受体激动剂,与吗啡一起被归类为强效阿片类药物;它通过 CYP2D6 和 3A4 代谢为去氧羟考酮和羟吗啡酮,这两种药物没有活性,其存在可以忽略不计。羟考酮可以口服、静脉注射或皮下注射。

(五) 芬太尼

芬太尼是一种强效阿片类药物,对其受体的选择性比其他阿片类药物更强,是全麻期间最熟悉的镇痛药。芬太尼可以通过静脉注射、皮下注射、硬膜外注射和硬膜外和蛛网膜下腔给药,最近,舌下含片和口服黏膜吸收剂也已经作为抢救药物使用。在姑息治疗中,最常使用的是透皮给药制剂。有两种类型的透皮给药制剂:一日贴和三日贴。近年来成为主流的是一日贴制剂,其血药浓度在使用后两到四天达到平衡。芬太尼经 CYP3A4 代谢为去甲芬太尼,这是一种非活性代谢物。

(六) 他喷他多

他喷他多是一种阿片类药物,除具有 μ 受体激动剂活性外,还具有去甲肾上腺素再摄取抑制活性,其 μ 受体激动剂活性是吗啡的一小部分。一般来说,5-羟色胺和去甲肾上腺素参与降压系统,但在神经病理性疼痛中,有人认为 5-羟色胺可能以相反方向刺激疼痛。因此,一般认为增加去甲肾上腺素多于增加 5-羟色胺的他喷他多对神经病理性疼痛有效。代谢是由葡萄糖醛酸共轭介导的,因此不太容易发生药物相互作用。由于他喷他多只有口服缓释制剂,无法口服时,如在生命的最后阶段,有必要改用其他阿片类药物。在日本,它以防篡改配方(Tamper Resistant Formulation,TRF)的形式供应,以防止滥用;TRF 是一种即使用锤子也敲不碎的配方,其目的是防止血液浓度因咬碎而迅速增加。

(七) 氢吗啡酮

氢吗啡酮是一种阿片类药物,自 20 世纪 20 年代以来一直在欧洲和美国使用,并于 2017 年在日本上市。与他喷他多一样,氢吗啡酮通过葡萄糖醛酸化作用进行代谢。有两种配方,一种是口服缓释配方,一种是快速释放配方,缓释配方每天给药一次。

六、阿片类药物(医用麻药)的副作用及其治疗方法

最常见的副作用是便秘、恶心、呕吐和嗜睡。

特别是芬太尼以外的阿片类药物,在为镇痛而使用时,便秘是不可避免的,因为导致便秘的阿片类药物的血浆浓度低于产生镇痛的血浆浓度。此外,产生镇痛的医用麻药的血浆浓度与产生嗜睡的血浆浓度部分重叠,而嗜睡被认为是副作用之一。

(一)便秘

便秘是最常见的副作用,几乎所有患者身上都会出现。其机制被认为是吗啡通过激活 μ 受体来增加张力和抑制胃肠道的运动,μ 受体分为两种亚型:μ1 和 μ2。μ1 主要参与大脑的镇痛,而 μ2 则作用于脊髓和胃肠道。与吗啡相比,芬太尼对 μ1 有更大的选择性,导致 μ2 的激活较少,便秘的频率降低。由于患者对便秘的耐受能力低,因此在开具阿片类药物的同时,有必要采取措施预防便秘。然而,近年来,癌症患者的高镁血症已成为一个热门话题,人们倾向于不使用镁制剂作为盐类泻药。日本姑息医学会 2014 年版的《癌痛药物治疗指南》首次纳入了 Cl 通道激活剂鲁比前列酮。此外,2017 年,用于治疗阿片类药物引起的便秘的药物 Naldemedine 在日本获批,领先于世界其他国家。Naldemedine 是一种外周 μ 阿片受体拮抗剂,通过对肠道内 μ 受体的非竞争性抑制来改善胃肠道运动,同时不会降低阿片类药物的镇痛作用,其应用在未来可能会增加。

(二)恶心和呕吐

大约 50%~70% 的阿片类药物使用者会出现恶心和呕吐,特别是在开始使用和增加剂量时,但耐受性发展相对较快,症状在大约 2 周后消失,往往可以停用止吐药。恶心和呕吐可以用具有多巴胺 D2 受体拮抗剂活性的丙氯拉嗪或甲氧氯普胺预防,或者在非糖尿病患者中用奥氮平预防。另一方面,有些恶心和呕吐与阿片类药物无关,准确区分非常重要。最常见的恶心和呕吐类型是肿瘤向胃肠道转移引起的胃肠道梗阻、脑转移、脑膜传播和高钙血症。对于胃肠道梗阻应考虑插入胃管和使用奥曲肽,对于高钙血症应考虑使用双磷酸盐。

(三)嗜睡

如果在发生嗜睡时达到镇痛效果,阿片类药物的单日剂量应减少 30%。如果在未达到镇痛效果时出现嗜睡,可能是由于疼痛不易被阿片类药物缓解,应开始使用镇痛辅助药物,或者需要更换阿片类药物,即改变阿片类药物的类型。由于对嗜睡的耐受性也相对较早形成,因此在观察 3~7 天后,嗜睡现象往往会减少,而不需要增加医用麻药的

剂量。

七、镇痛辅助药物

由中枢或周围神经损伤引起的疼痛被称为神经病理性疼痛,当癌症侵入神经组织时,可被描述为"电击痛"或"灼痛"。这种类型的疼痛不能被非甾体抗炎药或阿片类药物所缓解,因此需要使用镇痛辅助药物。镇痛辅助药物被认为是不以镇痛作用为主要作用,但与镇痛药物联合使用时能增强镇痛作用的药物。它们通常与医用麻药联合使用,用于治疗对增加剂量的医用麻醉药没有反应的疼痛。

肾上腺皮质激素、抗惊厥药、抗抑郁药、抗心律失常药和 NMDA 受体拮抗剂被用作镇痛辅助药物。肾上腺皮质激素,如地塞米松和泼尼松龙,以及抗痉挛药物,如氯硝西泮、丙戊酸钠和最近的普瑞巴林,都是经常使用的药物。抗痉挛药对治疗阵发性电击性疼痛通常有效。三环类抗抑郁药、选择性 5- 羟色胺再摄取抑制剂及选择性 5- 羟色胺和去甲肾上腺素再摄取抑制剂被用作抗抑郁药,利多卡因和美西律被用作抗心律失常药,所有这些都可能对麻痹和灼痛有效。有些药物,如普瑞巴林,在治疗神经病理性疼痛方面属于医疗保险的范围,但其他许多镇痛药在镇痛方面不属于医疗保险的范围,因此向患者解释其用途是很重要的。

八、阿片类药物剂量转换

当患者因阿片类药物的副作用而拒绝服用,或当较高的剂量不能提供足够的镇痛时,或当吞咽变得困难时,如口腔手术时,会从一种阿片类药物转换到另一种,或改变给药途径。一般来说,每天 60mg 的口服吗啡剂量相当于 40mg 的羟考酮、200mg 的塔喷妥、12mg 的氢吗啡酮和 2 毫克的芬太尼日贴。在日本,有口服、栓剂和注射用吗啡制剂,有口服和注射用羟考酮制剂,还有芬太尼贴片和注射用芬太尼制剂。口服吗啡 60mg 的同等剂量是吗啡栓剂 30mg,静脉注射或皮下注射吗啡 20mg。

另一方面,在芬太尼日用贴片使用剂量为 8mg 或更高的情况下,随着疼痛的增加,我们对增加剂量的反应往往比芬太尼贴片使用低剂量时更差。有人推测,这是由于在疼痛的情况下使用芬太尼时,由于细胞摄取循环受损,细胞膜上与芬太

尼结合的 μ 阿片类受体的数量减少。在这种情况下，阿片类药物的转换预计会恢复 μ 受体的数量，从而增加镇痛效果。然而，从大剂量芬太尼贴片转换到其他阿片类药物时，上述转换比率并不适用。芬太尼贴片每减少 2mg，换用的阿片类药物剂量就增加 20%，这是一种方法，但重要的是要根据患者的情况进行精确调整。

口腔癌患者在手术后通常要做胃造口术或空肠造口术。口服吗啡制剂（包括速释和缓释）时，它们会被人体从胃和小肠上部吸收。因此，通过空肠造口注射这些制剂时应谨慎，因为它们可能不会被充分吸收，血药浓度可能很低。

九、口腔癌患者的特征和近年热门话题

口腔癌患者可能存在吞咽障碍，因而口服给药可能存在困难。此外，肿瘤或周围组织的肿胀、手术或放疗影响导致的气道狭窄以及气道分泌物增加导致的呼吸困难、肺炎等并发症也绝非罕见。因此，需要通过排痰或调整体位进行气道清理。呼吸困难是患者的主观感受，与低氧血症、呼吸衰竭是不一样的概念。氧气疗法无效的情况下（给氧也无法减轻呼吸困难感），给予吗啡等阿片类抗焦虑药物可能会有一定效果。此外，口腔内肿瘤的感染或溃疡可能会产生恶臭，也需要一定的对策来应对臭气。

如果观察到肿瘤的脊髓转移，进行放疗可能会有一定效果。如果不适应放疗，则选择药物疗法。一般情况下，非甾体抗炎药能够取得显著效果。

十、口腔麻醉医师与姑息治疗

相比治愈（cure），姑息治疗更关注的是护理（care）。姑息治疗旨在成为口腔癌患者的支持，使他们能够在尽可能少的痛苦中度过最后的日子。随着政府将姑息治疗作为一项政策来推广，即使是一家口腔专科院校也必须理解如何对口腔癌患者施行姑息疗法。此外，当患者及其家属希望在家中接受姑息治疗时，有必要对社会资源进行协调，如长期护理保险和家庭护理，但这些是社会工作者的职责。

作为一所口腔院校，我们相信我们与当地的口腔协会有良好的联系，但在家里照顾患者的往往是其他科的医生，而非专门的口腔医生。因此，我们必须积极与医疗协会沟通，以便在未来与当地从业人员展开合作。

在未来，预计临终关怀的重要性会增加，因此必须对牙医进行教育，让他们了解姑息治疗的重要性，并增加参与姑息治疗的牙医和护士的人数。

第13章 口腔治疗中的全身性突发疾病

I 概述

一、什么是全身性突发疾病？

一般来说，口腔治疗是针对口腔疾病进行的，这被认为是一个相对安全的医疗领域。然而，在口腔治疗的围术期（口腔治疗之前、期间和之后），不仅口腔可能出现异常，循环系统、呼吸系统和中枢神经系统也可能出现异常，引起全身症状。这被称为"口腔治疗中的全身性突发疾病"，相当于英语中的"medical emergency"。这类突发疾病的发病机制和症状多种多样，严重程度可能从轻微到心脏骤停或死亡。"突发"一词的原意是"偶然或意外地发生"，但在某种程度上预见到异常事件的发生时也可使用该词。尽管对是否应该使用"突发"一词意见不一，但在本章中，我们按照临床口腔麻醉中的惯例使用了"突发"一词。

2011 年，日本口腔麻醉医师协会的学术术语委员会提议使用"突发疾病""合并症"和"并发症"等术语（表 13- I-1）。然而，这个定义本身并不容易理解，而且与临床麻醉的常规用法不同，所以没有得到广泛使用。另一方面，厚生劳动省在 2014 年公布的委托项目"局部和全身性口腔治疗突发疾病的标准预防措施和应急反应指南"也使用了"突发疾病"一词。

表 13- I-1 "突发疾病""合并症"和"并发症"在用法上的区别

合并症（complication）指的是因某种疾病引起的其他疾病 并发症（complication，concurrent disease）指的是手术、检查等之后，由手术和检查等引起的症状、现象等 突发疾病（accidental symptom，procedural accident）指的是进行手术、检查等时，偶然突发的症状或现象等，没有明确的因果关系

（日本歯科医学会学術用語委員会，2011 年）

二、全身性突发疾病的原因（应激源）和类型

在口腔治疗过程中，身体要承受各种精神上和身体上的应激（表 13- I-2）。这些应激源会影响生理功能，但它们的影响通常在机体的可容忍的范围内。但是，如果超过了一定的限度，生理功能就会被破坏，并会引起各种症状。特别是，当多种应激源结合在一起时，可能很容易超过极限。

表 13- I-2 口腔治疗时的压力源

- 对口腔治疗的焦虑、恐惧
- 口腔治疗时的疼痛
- 口腔治疗带来的不适、引起不适的症状（保持张口、呕吐反射、长时间被束缚、令人不适的味道等）
- 所用药物的影响（局部麻醉药、血管收缩剂、致敏药物等）
- 口腔治疗对呼吸状态的干涉、影响（误吸、水分保持、鼻呼吸）

全身性突发疾病可分为两类：由于口腔治疗的应激，患者的基础疾病加重引起的全身性突发疾病，以及独立于基础疾病的全身性突发疾病（表 13- I-3）。

表 13- I-3 全身性突发疾病的种类

基础疾病加重引起的全身性突发疾病	
循环系统	异常高血压、急性冠状综合征（心绞痛、急性心肌梗死）、心律不齐、急性心力衰竭、脑血管病变（脑出血、脑梗死、高血压性脑症）
呼吸系统	支气管哮喘
代谢系统	低血糖发作、高渗高血糖综合征
内分泌系统	甲状腺危象、肾上腺危象
精神、神经系统	惊恐发作、癫痫、转化症（转化障碍）
独立于基础疾病的全身性突发疾病	
血管迷走神经反射、过度通气综合征、过敏、局部麻醉药中毒、对血管收缩剂的反应、误吞/误吸异物	

例如，在前一种情况下，一个用药物治疗的高血压患者接受了侵入性的口腔治疗。如果患者对治疗有高度的焦虑或恐惧，仅这一点就会使血压升高。此外，如果手术过程中镇痛不充分，疼痛会进一步使血压升高。加入含有血管收缩剂的局部麻醉药进行镇痛也增加了对循环系统的影响。如果血压上升超过一定限度，就会出现相关症状，在最糟糕的情况下，心脏或大脑可能出现急性器官损伤。耐受限度与患者基础疾病严重程度高度相关。

另一方面，血管迷走神经反射则是后者的典型例子之一。血管迷走神经反射的发生可能与精神或心理倾向有关，但它们基本上与全身性疾病无关。

三、全身性突发疾病的发生率

日本各医院科室都有一定的院内紧急呼叫系统，由口腔麻醉科负责，以确保医疗安全体系。根据 2010 年以来发表的分析这些紧急电话内容的报告，院内事故的发生率从 0.003 1% 到 0.012% 不等。据估计，日本医院的口腔全身性突发疾病发生率约为 1/10 000~1/20 000（0.005%~0.01%）。在韩国一家医院的类似研究中，全身性突发疾病的发生率为 1/83 000（0.001 2%）。

在日本，实际上很难掌握全科医生的全身性突发疾病的实际情况。日本口腔麻醉学会报告了由突发疾病预防委员会进行的口腔突发疾病问卷调查，但没有说明全身性突发疾病的发生率。另一方面，英国全科医生的突发疾病发生率为 1/1 000（0.108%），这个比率非常高。

四、全身性突发疾病的类型

一项对一家医院发生的系统性突发事件的分析研究表明，血管迷走神经反射、过度换气综合征、异常高血压和误吸是最常见的 4 种情况。在英国的研究中，血管迷走神经反射是最常见的。在韩国的调查中，也有许多患者会出现晕倒和眩晕的情况，这大概是血管迷走神经反射的症状。对于发生的时间，在日本口腔麻醉学会对县、市、区口腔协会进行的问卷调查中，一半以上的病例发生在注射局部麻醉期间或之后，但在一家医院的调查中，这些病例往往发生在口腔治疗期间。

五、死亡病例

根据日本口腔麻醉学会对日本全国各县、市、区的口腔协会进行的问卷调查结果，1980 年至 1995 年期间有 38 例与口腔治疗有关的死亡报告。根据一项与牙齿有关的死亡研究，在 2002 年至 2012 年期间，至少有 33 起与牙齿有关的死亡，最多可能有 41 起。超过一半的死亡是由于心血管疾病或窒息造成的。这些事件不仅发生在医院，而且也发生在口腔诊所。此外，在一项收集和分析论文和会议报告中与口腔治疗有关的死亡病例的研究中，1950 年至 2004 年间报告了 129 例死亡病例，在过去 20 年中平均每年有 8.8 例。常见死亡原因依次是急性心力衰竭、窒息、休克和卒中。根据这些报告，估计在日本每年至少有 5~10 人的死亡与口腔治疗有关。

自 2015 年 10 月起，医疗机构有义务向"医疗事故调查和支持中心"报告任何因医疗导致的"意外死亡"，并开展院内调查。该系统适用于日本的所有医院和诊所，当然也包括口腔诊所。预计大多数发生在口腔诊所的死亡案例都会被这个系统所覆盖，希望今后能准确揭示与口腔治疗有关的死亡案例。

Ⅱ 分论

一、基础疾病加重导致的全身性突发疾病

表 13-Ⅰ-3 的上部显示了因口腔治疗而加重的基础疾病的全身并发症。（有关这些并发症的发病机制和处理的细节，请参考第 6 章）

二、与基础疾病无关的全身性突发疾病

与基础疾病无关的全身性突发疾病列在表 13-Ⅰ-3 的下部。尽管其中一些事件与患者的体质或精神心理背景有关，但它们基本上与潜在的基础疾病无关。

（一）血管迷走神经反射（vasovagal syncope，VVR）

1. 症状

VVR 是口腔治疗中最常见的系统性并发症之一。VVR 有多种名称，如神经源性休克、三叉神经

迷走神经反射、牙休克（dental shock）、脑贫血发作等，近来较多使用的名称为血管迷走神经反射。

大多数患者出现不同程度的前驱症状，包括面色苍白、心悸、出冷汗、恶心、腹部不适和头晕，然后发展为低血压、心动过缓和意识障碍。当意识障碍发展为晕厥时，称为血管迷走性晕厥（vasovagal syncope，VVS）。

晕厥定义为"一过性的意识丧失，导致无法保持姿势和意识的自发或完全恢复"，而 VVS 符合这一定义。晕厥的发病机制是"整个大脑的一过性低灌注"。当脑循环中断 6~8 秒时意识就会完全丧失，当收缩压下降到 60mmHg 时就会发生晕厥。由于自主神经反射与 VVS 的发生密切相关，因此它与颈动脉窦综合征和情景性晕厥一起被归类为反射性晕厥[神经介导性晕厥（neurally mediated syncope）]。

2. 发生机制

VVR 的发生机制尚不清楚，但有人提出以下假设（图 13-Ⅱ-1）。

在 VVR 发生的背景下，存在强烈的焦虑和对口腔治疗的恐惧等精神压力。首先，这种精神紧张会引发交感神经系统的兴奋，导致血压升高、心动过速和骨骼肌血管扩张。流向骨骼肌的血流增加减少了静脉回流，当心室容积减少时，左心室壁上的心室机械感受器受到进一步正向机械力的刺激。兴奋通过传入的迷走神经分支（无髓的 C 型纤维）传到脑干的孤束核（Bezold-Jarisch 反射）。这种刺激被传递到尾部外侧延髓（caudal ventrolateral medulla，CVLM）并抑制延髓头端腹外侧区（rostral ventrolateral medulla，RVLM），这是一个血管运动中心。同时，它还会激发心脏抑制中心（迷走神经背核）。通过它们各自的离心纤维，抑制交感神经，并使副交感神经兴奋，导致血管扩张和心率下降，从而导致 VVR 的发展。这种自主神经活动从交感神经到副交感神经的转变是 VVR 的标志。

这种自主神经转换的可能诱因之一是三叉神经区域的强烈刺激（疼痛）。在临床上，VVR 可能在口腔手术开始前就已经存在，也可能在手术过程中对该区域施加某种疼痛刺激时发展。最常见的触发因素是插入局部麻醉针。

三叉神经心脏反射（trigeminal cardiac reflex，TCR）是一种由刺激三叉神经周围分支引起的反射，导致副交感神经症状，如心动过缓、低血压、呼吸暂停或急促，以及胃容量不足。TCR 最早被描述为眼压引起的心动过缓反射[眼心反射

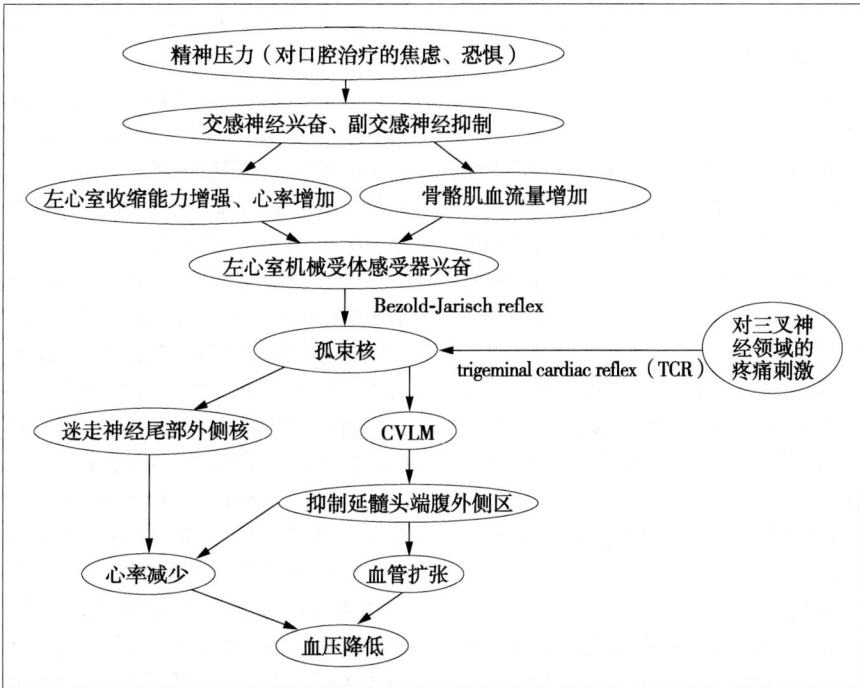

图 13-Ⅱ-1 口腔治疗中血管迷走神经反射的发生机制

（oculocardiac reflex）]。后来，人们发现，通过刺激三叉神经各分支所支配的区域可以引起类似的反射，并将其命名为 TCR。它有时也被称为三叉神经 - 迷走神经反射（trigemino vagal reflex）。在严重的病例中也有心脏骤停的报道。三叉神经心脏反射是由口腔领域的各种外科手术诱发的，也可能在拔牙时发生。VVR 和 TCR 的区别在于，在 VVR 中，先出现交感神经的过度活动，后有副交感神经的过度活动，而 TCR 则是由副交感神经的突然过度活动引起的。

对 VVR 期间心率变异性的分析显示，R-R 间期的变异系数（CVRR）和心率变异性的高频成分（HF）增加，表明副交感神经活动增加。

3. 治疗

在大多数情况下，症状是一过性的，患者通过平卧和休息可自行恢复。这是压力感受器对血压下降的一种代偿性反应，因为心率增加，心输出量增加，从而恢复血压。将双下肢从水平仰卧位抬高约 30cm，进一步增加下肢的静脉回流，增加心输出量并加速恢复。静脉注射副交感神经阻滞剂阿托品可以有效地消除迷走神经的紧张。

脱水、使用血管扩张剂和存在自主神经病变是可能干扰症状迅速恢复的因素。在这些情况下，除了静脉注射阿托品外，还应该给予胶体液输注。在某些情况下，会给予升压药物，如麻黄碱。还应进行吸氧，因为低血压会减少脑血流量，并可能导致短暂的脑缺氧。

4. 预防

预防 VVR 的基本原则是尽可能地减少诱发精神紧张和疼痛刺激。在以前的口腔治疗中经历过 VVR 的患者，在随后的口腔治疗中往往会更加焦虑和紧张（预期性焦虑）。因此，联合使用心理疏导来减少焦虑和恐惧，可以有效地预防 VVR 的发生。

一氧化二氮吸入式镇静和静脉注射式镇静都是 VVR 的良好适应证，但静脉注射镇静更适合于恐惧程度相对较高的患者，因为它能提供更可靠的镇静效果。治疗前服用镇静剂，如抗焦虑剂，也有一定预防作用。

（二）过度通气综合征（hyperventilation syndrome, HVS）

1. 疾病概述

在无意识的情况下，呼吸是有规律的，每分钟 12~20 次。"呼吸过速"是指呼吸频率增加到每分钟 25 次或更多，而过度通气是指呼吸深度（单次通气量）的增加。过度通气通常伴随着呼吸频率的增加。在 HVS 中，呼吸频率增加，呼吸加深。

在 HVS 中，心理因素如焦虑、恐惧、愤怒等会引发无意的、无法停止的快速呼吸，即使没有证据表明存在有机损害。过度通气和由此产生的呼吸性碱中毒引起各种系统症状。在阵痛期间，患者并不是不能呼吸，而是觉得自己无法呼吸（呼吸困难感）。

预后良好，但在发作时，患者可能会感到非常痛苦，并有担心自己会死亡的强烈恐惧，而且一旦经历了 HVS 的发作，患者可能会产生对再次过度通气的恐惧（预期性焦虑）。因此，HVS 患者在每次口腔治疗后往往会反复发作。

很难区分 HVS 和与惊恐障碍相关的过度通气，有些报告认为 70% 的惊恐障碍患者在发作时有过度通气症状。然而，惊恐障碍的特点是在没有任何压力的情况下突然、不可预测地发作，并迅速出现如心悸、呼吸困难和出汗等身体症状。

2. 症状、发生机制和诊断

伴随着通气不足，可能出现各种症状，如无法吸气、胸痛、心悸、恶心和呕吐、口周麻木、抽搐和意识障碍（图 13-II-2）。随着血液中二氧化碳分压的降低，脑血管收缩，流向大脑的血液减少，导致头晕和意识障碍，出现麻木、肌肉痉挛和四肢僵硬，称为强直性痉挛，还会出现手指被挤压的奇特手形，称为"助产士手"。

将血压计的袖带缠绕在手臂上，阻止血液流向手部时，容易出现助产士手（陶瑟征）。敲击外耳道前部或关节会刺激面部神经，导致鼻翼、眼睑和嘴角抽搐（Chvostek 征）。当周围神经系统对机械刺激过度活跃时，该征为阳性。

当 H^+ 因呼吸性碱中毒而减少时，蛋白质冲动系统的作用是使 H^+ 与白蛋白的羧基解离。因此，Ca^{2+} 与白蛋白的结合得到促进，而游离的 Ca^{2+} 则减少。细胞外 Ca^{2+} 浓度的降低会影响 Na^+ 通道（Na^+ 通道开放率和传导性增加），这有利于神经细胞的去极化，导致肌肉痉挛和僵硬。

动脉血气分析显示 $PaCO_2 < 35mmHg$，$pH > 7.45$，$A\text{-}aDO_2$ 正常，可诊断为 HVS；如果 $A\text{-}aDO_2$ 增大，不能诊断为 HVS。必须排除可能因呼吸困难、疼痛、发热等引起过度通气的器质性疾病（支气管哮喘早期发作、肺血栓栓塞症、糖尿病、心肌梗死、感染、外伤等），而不出现低氧血症。过度通气也可能是惊恐障碍或抑郁症等潜在的精神障碍的症状。

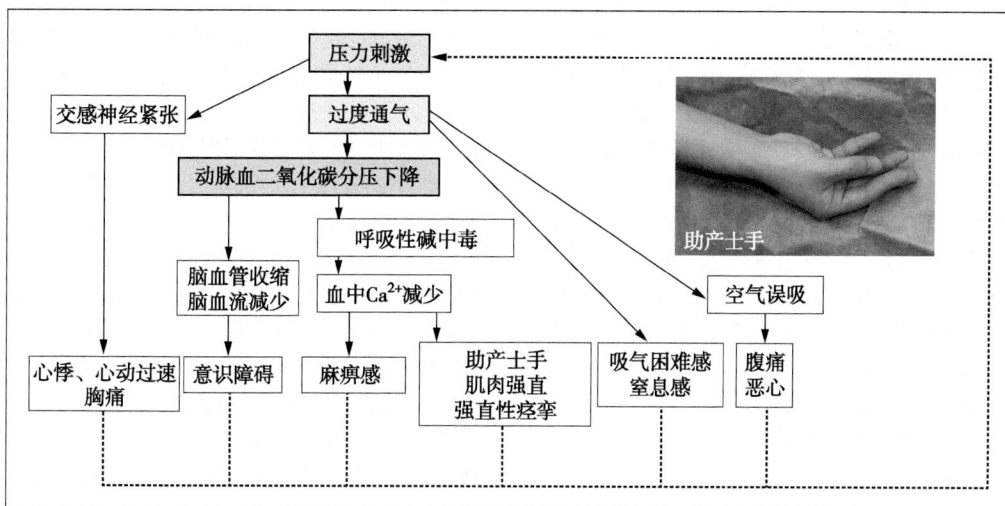

图 13- Ⅱ -2　过度通气综合征的症状
图中下方的症状会因焦虑、恐惧等精神上的压力增强,陷入恶性循环(虚线部分)。

(澁谷, 2007[15] より改变)

3. 治疗

HVS 的发作在 30 分钟至 1 小时内自发改善,不留下任何后遗症。有一些 HVS 的病例中,症状没有改善,在这种情况下,有必要对呈现出的疾病与引起过度通气的器质性疾病进行区分。

HVS 的症状可以通过有意识地放慢或停止呼吸来改善。患者可能很焦虑,无法放慢速度,所以首先尽可能地安抚患者,并指示他 / 她缓慢地呼吸。

将一个纸袋套在患者嘴上,重新吸入呼出的空气以诱导二氧化碳的吸入(纸袋呼吸法),这是如今受到广泛认可的、治疗 HVS 发作的一种方法。然而,这种方法可能会导致低氧血症和高碳酸血症,因此现在不推荐使用。有纸袋呼吸法引起死亡案例的相关报告。然而,在这些病例中,低氧血症不是由 HVS 的发作引起的,而是由肺栓塞或心肌梗死引起的低通气,在这种情况下错误地使用了纸袋呼吸法。如果要使用纸袋呼吸法,应该在医院内而非医院外进行,同时测量氧气浓度。此外,纸袋呼吸法并不能改善呼吸困难。纸袋呼吸法只是一种重新吸入呼出空气中的二氧化碳的方法,所以即使它能改善因缺乏二氧化碳而引起的肢体麻木和痉挛,也不能有效改善通气不足和呼吸困难。

HVS 的发作并不一定需要抗焦虑剂和镇静剂,因为一般会自动得到改善,除非癫痫发作是持续性的,且患者处于完全恐慌状态。可以静脉注射咪达唑仑或地西泮等镇静剂。

4. 预防

与 VVR 一样,预防 HVS 的基本原则是尽量减少心理压力和疼痛刺激。因此,术前服用抗焦虑药物可以有效预防 HVS。联合使用心理治疗也是非常有效的。然而,如果使用一氧化二氮吸入镇静,一些患者在达到最佳镇静水平之前可能会出现过度通气,一旦出现 HVS,一氧化二氮镇静就不会成功。因此,用咪达唑仑或丙泊酚进行静脉镇静对可靠地预防 HVS 更为有利。

(三) 过敏

口腔治疗中需要使用诸多药物,而对任何这些药物都可能发生过敏。即使在多次安全使用药物的情况下,也可能会发生过敏。特别是,抗生素、碘制剂和非甾体抗炎药是最经常造成过敏性休克的药物。对手套中使用的乳胶过敏的情况也在增加。这一部分介绍与口腔治疗有关的过敏性休克和局部麻醉过敏的治疗。关于过敏性休克的发病机制和病理生理学的详情,见第 14 章。

1. 临床口腔中对过敏性休克的应对措施

过敏性休克被定义为"由于过敏原的侵入而在多个器官引起的全身性过敏症状,是一种威胁生命的超敏反应",而过敏性休克被定义为"伴随低血压和意识障碍的过敏性休克"。当发生与口腔治疗有关的异常反应时，根据"过敏性休克指南"的诊断标准，如果"在接触常见的过敏原后伴有以下两种或两种以上的症状，则应诊断为过敏性休克：①迅速发展的皮肤和黏膜症状；②呼吸道症状；③循环系统症状；④持续的胃肠道症状"。如果怀疑有过敏性休克，应立即将标准剂量的肾上腺素 0.3mg 肌内注射到大腿前外侧（成人）。肾上腺素是治疗过敏性休克的首选药物。抗组胺药和皮质类固醇是第二选择，但目前没有证据表明服用这些药物可以挽救生命。在发生过敏性休克的情况下，应抽取血液样本，以确定血液中组胺和血清类胰蛋白酶的浓度，以辅助诊断。

2. 对局部麻醉药过敏

（1）对局部麻醉药的过敏反应

口腔治疗期间的全身性并发症往往与局部麻醉有关。在接受局部麻醉药注射的患者中，有 2.5%~10% 的人出现某种异常反应，这比一般医疗中的异常反应发生率约高 10 倍。然而，口腔治疗中大多数异常反应是精神性的，对局部麻醉药的过敏占局部麻醉药异常反应的不到 1%。大多数对局部麻醉药有异常反应的患者都有血管迷走神经反射、过度通气综合征或血管收缩反应，真正的过敏反应则罕见。另一方面，许多对局部麻醉有异常反应的患者常常未经充分调查就被贴上"对局部麻醉药过敏"的标签。被误诊为对局部麻醉药过敏，这对患者而言是非常不利的。然而，对局部麻醉药的过敏反应，特别是过敏性反应，尽管罕见，但一旦发生却会危及生命，一旦发生，需要及时关注。

对局部麻醉药的过敏有 I 型和 IV 型两种。在 I 型过敏中，被抗原致敏的特异性 IgE 结合的肥大细胞和碱性粒细胞再次暴露于抗原，细胞内颗粒释放组胺、白三烯、细胞因子和蛋白酶等化学介质，几分钟内出现瘙痒、荨麻疹、支气管痉挛、低血压和血管性水肿等症状。另一方面，给药的药物可能会刺激肥大细胞和碱性粒细胞通过补体激活或直接释放化学介质，而没有任何免疫学机制。

IV 型过敏是一种涉及 T 淋巴细胞的延迟反应。当被抗原致敏的 T 淋巴细胞再次与抗原接触时，它们会分泌磷化物，主要在巨噬细胞中诱发炎症。接触性皮炎是最常见的 IV 型过敏。

（2）对局部麻醉药的 I 型过敏（过敏性休克）

局部麻醉药对局部麻醉药产生过敏反应的发生率尚不清楚。一般来说，酯类局部麻醉药比酰胺类局部麻醉药更容易引起过敏反应。对酰胺型利多卡因发生过敏反应的发生率估计为 0.000 07%（1/100 万 ~1/150 万）。

（3）对局部麻醉药的 IV 型过敏

据说 80% 以上的局麻药过敏反应是 IV 型过敏中的接触性皮炎。然而，这份报告是在 1981 年做出的，而近年来 IV 型过敏的发生率有所增加，所以不清楚这个数字是否仍然适用。延迟的 IV 型过敏与 I 型不同，不太可能引起严重的全身症状，但其严重程度取决于所释放的化学介质的数量，多种多样。众所周知，酯类局部麻醉药引起的 IV 型过敏反应更为常见。在由麻醉药渗入口腔黏膜引起的 IV 型过敏病例中，可以观察到注射部位的口腔黏膜肿胀、发红和形成斑块。

（4）局部麻醉药的交叉反应性

众所周知，局部麻醉药由于其结构的相似性，会相互发生交叉反应。特别是，酯类局部麻醉药之间有交叉反应。当酯类局部麻醉药被水解时，会形成对氨基苯甲酸（para-aminobenzoic acid，PABA）。PABA 是一种已知的过敏原，因此被认为会引起过敏反应。最近有许多关于酰胺类局部止血药之间交叉反应的报道。酯类和酰胺类局部麻醉药之间似乎不存在交叉反应。

（5）对局部麻醉药中的添加剂过敏

a. 对防腐剂（对羟基苯甲酸酯）的过敏反应

有对局部麻醉药中的防腐剂（对羟基苯甲酸酯）过敏反应的相关报告。对羟基苯甲酸酯主要引起 IV 型过敏，但很少引起全身性过敏反应。

b. 对抗氧化剂（亚硫酸盐）过敏

为了防止含有肾上腺素等血管收缩剂的局部麻醉药氧化，会添加亚硫酸盐（$Na_2S_2O_5$ 等）作为抗氧化剂。这可能导致 I 型或 IV 型过敏反应。

（6）怀疑对局部麻醉药过敏患者的应对策略

对怀疑对局部麻醉药过敏的患者进行过敏诊断有两个原因：首先，需要确定过敏反应是否确实由局部麻醉药引起，如果是的话，建议患者避免使用致敏的局部麻醉药；其次，是确定使用哪种局部麻醉药是安全的，以便患者能从局部麻醉药中受益。

诊断局部麻醉药过敏的策略如下，但不存在所谓的金标准。

把握异常反应发生时的情况细节：

a）详细了解病史

向患者详细询问药物的标识(包括添加剂)、使用的浓度、使用的剂量、从给药到发病的时间、症状的发生、随后的反应过程、异常反应的治疗细节以及患者的过敏史。如果可能的话,应要求了解异常反应的医生或牙医提供详细的信息。由此可大致得知异常反应是精神性反应、血管迷走神经反射、中毒还是过敏性反应。

b)皮肤试验

皮肤试验包括划痕试验、点刺试验、皮内试验和贴片试验(表 13-Ⅱ-1)。在皮肤试验中应避免使用含有肾上腺素等血管收缩剂的溶液。目前,对局部麻醉药的皮肤测试还没有明确的"阳性标准",每位临床医生都有自己的标准。表 13-Ⅱ-1 显示了其中一个阳性标准。

表 13-Ⅱ-1　皮肤试验

皮肤试验	方法
划痕试验	用 26G 的针尖在皮肤制造约 3mm 长的伤口,并在伤口处滴加过敏原。划痕试验不用于测试对局部麻醉药的过敏性,其临床意义存在疑问
点刺试验	在手腕的手掌一侧,用点刺试验专用的一次性点刺针刺出小孔,滴加局部麻醉药原液,15~20 分钟后进行判定,如果皮疹直径比阴性对照组(negative control)大 3mm,或达到阳性对照组(positive control)的一半及以上,则视为阳性
皮内试验(intradermal test, IDT)	将 0.02~0.05mL 稀释 10 倍的局部麻醉药注入真皮内,制作直径 4mm 的皮疹。注入 20 分钟后,如果红斑样的皮疹(有时有瘙痒)直径为药剂注入后直径的 2 倍以上,则判断为阳性
贴片试验	Ⅳ型过敏的检查通常通过贴片试验实现。将作为诱因的物质浸入小块布片中,并将布片贴于皮肤表面 48 小时,移除贴片后 30 分钟~1 小时后进行判定。再过 24 小时后再次进行判定

生理盐水为阴性对照组,10mg/mL 二盐酸组胺稀释 1 000 倍后的溶液则用于阳性对照组。

如表 13-Ⅱ-2 所示,皮肤试验存在一些问题。皮肤试验中存在一个阈值现象,即对稀释的溶液或小剂量溶液没有反应,可能会出现假阴性结果。另一方面,未稀释的溶液所带来的刺激可能产生假阳性的结果。

表 13-Ⅱ-2　皮肤试验存在的问题

①组胺可能会因注射针的刺入而游离,从而呈现伪阳性。
②皮肤消毒用的酒精也会带来刺激,使皮肤发红。
③没有明确的阳性标准。
④所使用的药物浓度和量会影响结果(阈值反应)。
⑤渗透压的不同会影响结果。
⑥溶液中所含有的添加剂也会影响结果(添加剂所导致的过敏、血管收缩剂的影响)

c)激发试验(challenge test)

激发试验目前被认为是诊断局部麻醉药过敏的最可靠的试验,通常通过逐步增加浓度和剂量的方式进行。皮肤试验应在皮试后 24~48 小时内进行,因为皮肤试验有可能出现延迟反应,特别是当患者的病史中怀疑有Ⅳ型过敏时。在某些情况下,皮肤试验结果为阴性,激发试验结果也可能为阳性,仅根据皮试结果判断一项试验为"安全"非常危险。表 13-Ⅱ-3 为 Wasserfallen 等提倡进行对局部麻醉药的激发试验。

表 13-Ⅱ-3　局部麻醉药过敏检查的流程

使用利多卡因(2%)、布比卡因(0.25%)、甲哌卡因(0.5%)、普鲁卡因(1%)等。使用不含血管收缩剂、添加剂等的溶液
①使用未稀释的溶液进行点刺试验
②使用 1/10 稀释溶液进行 IDT(经过 15 分钟之后观察)
③使用未稀释的溶液进行 IDT
　①~③三步中,任意一步中出现阳性反应,就不再对该药物进行检查
　阳性的判断标准是出现直径 3mm 以上的皮疹,或皮肤发红
　和 0.1% 组胺溶液(阳性对照组)和生理盐水(阴性对照组)都进行比较
　通过这种筛查方式,决定激发试验所用的药物
④在手腕处注射未稀释的溶液,进行挑战试验
以 15 分钟为间隔,阶段性增量(0.1 → 0.5 → 1.0 → 2.0mL)
进行挑战试验时,监测血压,并维持静脉通路

(Wasserfallen et al, 1995[27])

d)体外试验

Ⅰ型过敏的体外试验是碱性粒细胞激活试验（basophil activation test，BAT）。在Ⅰ型过敏中，碱性粒细胞和肥大细胞都被激活。由于肥大细胞不存在于血液中，因此外周血中的碱性粒细胞也是类似反应的目标。由于过敏反应直接在患者自身的细胞中观察到，所以结果与临床症状更加一致。它可以作为高风险病例（如过敏性休克）的抗原诊断的辅助测试，而不需要进行体外测试。BAT的优点之一是可以自行选择需要检查的抗原。

Ⅳ型过敏有两种检测方法，分别是药物诱导淋巴细胞刺激试验（drug-induced lymphocyte stimulation test，DLST）和白细胞迁移试验（leucocyte migration test，LMT），但致敏药物的检出率很低，假阳性也很常见。

体外试验的结果并不总是与皮肤试验或挑战试验的结果一致。在诊断过敏时，有必要结合几种类型的检查，并考虑临床症状，以全面确定是否存在过敏现象。

（四）局部麻醉药中毒

局部麻醉药通过非特异性锁定 Na^+ 通道抑制周围神经元中动作电位的产生和传递。然而，由于其非特异性，被吸收的局麻药可以影响整个身体的细胞膜，导致各种临床症状，这就是局部麻醉药中毒。

局部麻醉药中毒在通常的口腔临床工作中非常罕见。口腔临床工作中，最经常使用的含肾上腺素的2%利多卡因制剂，1.8mL的溶液中含有36mg利多卡因。这种制剂的最大允许剂量是500mg，相当于约14瓶（500/36=13.89）利多卡因制剂。然而，即使如此，在使用利多卡因时，也不能排除局部麻醉药中毒的可能性。这是由于意外的血管内注射也会导致局麻药重度，特别是在吸收旺盛的、富含血管的部位，或在肝功能受损患者中相对过量。

局部麻醉药中毒是由局部麻醉药的血液浓度过度增加引起的。症状取决于血液浓度的增加程度（见图3-Ⅲ-3）。血液浓度的增加与局部麻醉药的剂量和浓度、给药部位的血流分布、是否存在血管收缩剂以及局部麻醉药的性质有关。局部麻醉药中毒的两个主要表现是中枢神经系统的毒性和心脏毒性。一般来说，出现中枢神经系统的毒性时的血药浓度比出现心脏毒性时低。（症状详情见第三章Ⅲ部分）。

局部麻醉药中毒根据发生方式分为两类：由血管内直接注射引起的即时中毒和与从组织中迁移和活性代谢物积累有关的延迟中毒。即时中毒是由动脉内注射药物，药物流入到颈动脉和椎动脉等头颈部动脉引起的，尤其在星状神经节阻滞中发生率较高。延迟中毒是在用药过量的情况下，血药浓度逐渐增加而引起的。

中毒阈值随患者的情况而变化。当生物体的pH值降低时，更有可能发生中毒，因为蛋白质结合率降低，未结合的部分增加。酰胺类局部麻醉药由肝脏微粒体降解，酯类局部麻醉药由丁酰胆碱酯酶降解。利多卡因的代谢与肝脏血流有关，在心力衰竭的患者中，局部麻醉药的浓度可能会增加。肝功能受损导致的丁酰胆碱酯酶活性降低会增加酯类局部麻醉药中毒的风险。婴儿比成人更容易中毒，因为肝脏中代谢酶的活性较低。

在治疗局部麻醉药中毒时，100%的氧气通气必不可少，因为低氧血症和代谢性酸中毒会在发作后几秒钟内发生。理论上，过度通气会减少局部麻醉药向大脑的运输，但它也会延误局部麻醉药从大脑中的清除。痉挛时，应给予咪达唑仑或地西泮。

如果出现低血压或心律失常，应尽快注射20%脂肪乳剂（大豆油250mL）［脂质救援（lipid rescue）］。脂肪乳剂的作用机制尚不明确，但有人认为脂肪乳剂可与分布在血浆中并与脂溶性局部麻醉药结合，从而降低有效血药浓度。剂量方面，应该在快速推注 1.5mL/kg 后，以 15mL/kg/h 的速度连续给药（总剂量达到 12mL/kg）。不应使用丙泊酚作为代替。对于与严重心动过缓相关的低血压，应使用具有直接 α 或 β 作用的循环激动剂，如肾上腺素。

（五）对血管收缩剂的反应（见第3章第Ⅳ部分）

由于肾上腺素的 $β_1$ 作用，意外地在血管内注射含有肾上腺素的局部麻醉药，可能引起心动过速和血压升高。在某些情况下，也可能发生室性心律失常。此外，由于口腔黏膜血流丰富，浸润麻醉时肾上腺素也会通过口腔黏膜吸收入血，3~5分钟后循环作用达到高峰。因此，一些患者可能会主诉有心悸。

（六）高铁血红蛋白血症

高铁血红蛋白血症是一种罕见的全身性并发症。高铁血红蛋白（MetHb）是与血红蛋白结合的二价铁离子的三价形式，它没有携带氧气或二氧化碳的能力。当 MetHb 在体内过量时,就会发生缺氧。正常情况下,MetHb 小于 1%,但当 MetHb 超过 15%~20%(1.5g/dL)时,会出现发绀,MetHb 超过 40% 时,会出现头痛、头晕、呼吸困难和意识障碍。

局部麻醉药丙胺卡因和氨基苯甲酸乙酯会导致高铁血红蛋白症。丙胺卡因在肝脏中代谢产生甲苯胺,将血红蛋白转化为 MetHb。丙胺卡因剂量超过 600mg 或 10mg/kg 时,会出现高铁血红蛋白症。2 岁以下的婴儿禁用氨基苯甲酸乙酯,因为它可能导致高铁血红蛋白症。

在高铁血红蛋白症中,脉搏血氧仪的动脉血氧饱和度(SpO_2)值偏低,且不准确。这是因为脉搏血氧仪不能测量异常的血红蛋白(如羧基血红蛋白或 MetHb)。静脉注射 1~2mg/kg 亚甲蓝可改善高铁血红蛋白症。

(七) 误吞和误吸

"误吞"是指吞下食物以外的异物,并进入胃肠道(食管、胃、肠)中,"误吸"是指异物进入呼吸道(喉部、气管、支气管)中。误吞或呼吸口腔器械或修复装置异物等,是临床口腔医学中经常遇到的医疗事故。由于口腔的术野与呼吸道和胃肠道相邻,因而这种风险一直存在。尽管已经制定了各种预防措施,但这些措施并不充分,仍然有关于误吞和误吸事件的报告。在某些情况下,还发生了死亡事故。异物可能包括嵌体、牙冠、金属芯、棍状物和拔出的牙齿。误吸更可能发生在老年人身上,因为随着年龄增长,气道反射逐渐丧失。

如果口腔或咽部有异物,应在仰卧位用镊子或吸引器将其取出,过程中不要抬高患者。也可以将患者的脸转向一侧,令其吐出异物。不应突然将患者抬高。存在异物通过下咽部落入胃肠道或气管的风险。如果在口腔或咽部找不到异物,应仔细观察患者临床表现,以确定是否出现误吞或误吸。在误吸的情况下,症状可能包括咳嗽、呼吸困难和喘息,而在误咽的情况下,患者可能抱怨吞咽疼痛、难以通过物体和有异物感(关于窒息的治疗见第 15 章)。如果异物到达支气管或胃,可能没有明显症状,在老年人中尤其如此。

如果怀疑是误吞或误吸,应进行胸部或腹部 X 线检查以确定异物的位置。带上异物的样本会对这一过程有所帮助。随后的治疗由医生决定。需要取出异物时,应嘱咐患者禁食禁饮。

如果不小心吞下异物,坚硬的圆形物体如牙冠一般比较容易自行排出,而尖锐的物体如绞刀则可能导致消化道穿孔,非常危险。另一方面,误吸异物,应尽快将其取出。时间越长,就越难清除,患者就越有可能发生肺炎或失血性休克。

在任何情况下,重要的是要为日常可能发生的误吞或误吸做好准备,并与医疗机构建立联系。

三、口腔突发疾病的体征、症状和发现

(一) 意识障碍和晕厥(意识丧失)

意识包含两个方面的内容,即"清醒"和"认知"。"清醒"是对外部刺激的反应,干扰程度由意识水平表示,可分为嗜睡、昏睡、浅昏迷、中度昏迷和深昏迷。另一方面,"认知"是指对周围情况的正确理解和认识,表示意识的内容。例如,谵妄是意识内容的改变,引起激动、烦躁、幻觉和妄想、记忆障碍和定向障碍。

清醒障碍引起的意识障碍可分为一过性障碍(晕厥)和长时间的障碍。晕厥是由于脑血流减少导致的短暂意识丧失,通常会在几分钟内自动恢复。如果晕厥的恢复需要很长的时间,有必要将其与长期的意识障碍区分开来。表 13-II-4 显示了在口腔临床工作中可能遇到的意识障碍的原因。晕厥的最常见原因是血管迷走神经性晕厥。

当遇到意识异常时,应检查生命体征并评估意识状态。有两种评估意识的方法:日本昏迷量表(Japan Coma Scale,JCS)和格拉斯哥昏迷量表(Glasgow Coma Scale,GCS)(表 13-II-5)。JCS 将意识分为 3 个主要指标,然后进一步分为 3 个子指标,总指标数为 3×3=9。GCS 的评分标准是 E(睁眼反应)、V(语言反应)和 M(运动反应),分值为 3~15 分。接下来,要检查患者的病史和用药史,以及出现异常时的情况,以确定可能的干扰原因。身体检查包括瞳孔大小和光反射。进一步的检查包括经皮动脉血氧饱和度、血糖水平、动脉血气分析和心电图,如有必要,可提供医疗援助或运送到医疗机构。

表 13-II-4　口腔治疗中可能出现的意识障碍及其原因

神经调节性晕厥		血管迷走神经性晕厥
直立性低血压	自主神经障碍	帕金森病、糖尿病性神经病
	药剂诱发	降压药、硝酸酯类药、酒精等
	循环血液量减少	出血、脱水、过敏性反应等
心源性	心律不齐(阿 - 斯综合征发作)	心动过缓(病态窦房结综合征、房室阻滞)
		心动过速(PSVT、心房颤动、室性心动过速、心室颤动)
	器质性心脏病	缺血性心脏病(心肌梗死、心绞痛)、主动脉瓣狭窄、肥厚型 / 扩张型心肌病
血管性		主动脉夹层、肺栓塞
妊娠		仰卧位低血压综合征
中枢性	脑血管病变	脑出血、蛛网膜下出血、脑梗死、TIA
	癫痫	部分性 / 局灶性发作、全身发作、(肌阵挛、强直、失神发作、失张力发作)
代谢性疾病		低血糖、糖尿病酮症酸中毒、糖尿病非酮症高渗综合征
电解质异常		低钠血症、高钠血症
呼吸性		过度通气综合征、低氧血症(COPD、哮喘、肺炎)、二氧化碳麻醉
中毒、药剂性		局部麻醉药中毒
内分泌性疾病		甲状腺危象、肾上腺危象
精神疾病		解离型(转换性)障碍、心因性非癫痫性发作

PSVT,阵发性室上性心动过速;TIA,一过性脑缺血发作;COPD,慢性阻塞性肺疾病。

表 13-II-5　日本昏迷量表(JCS)和格拉斯哥昏迷量表(GCS)对意识障碍的评估

JCS	GCS
Ⅰ.处于苏醒状态	睁眼反应(eye opening)[E]
0:意识清晰	4分:能够自主睁眼,或被叫到时睁眼
1:有辨别能力,但意识不清晰	3分:大声呼叫时会睁眼
2:辨别能力存在障碍	2分:受到疼痛刺激会睁眼
3:无法说出自己的名字、出生日期	1分:受到疼痛刺激也不会睁眼
Ⅱ.通过刺激能够暂时苏醒	最佳语言反应(best verbal response)[V]
10:听到普通的叫声就能睁开眼睛	5分:保留有辨别能力
20:大声呼叫、或用力摇晃身体时会睁眼	4分:能够对话,但辨别能力很混乱
30:给予疼痛刺激或持续呼叫时会睁眼	3分:能够说话,但无法对话
Ⅲ.受到刺激也不会苏醒	2分:发出无意义的声音
100:会有躲避疼痛刺激的动作	1分:不能发声
200:受到疼痛刺激时手脚会动,表情会有变化	最佳运动反应(best motor response)[M]
300:对疼痛刺激毫无反应	6分:能够听从指令活动四肢
	5分:对疼痛刺激定位反应
	4分:对疼痛刺激屈曲反应
	3分:异常屈曲(去皮层状态)
	2分:异常伸展(去脑状态)
	1分:无反应

　日本较多使用的是 JCS,根据清醒程度分为 3 个等级,正常为 0 分,深度昏睡为 300 分。

　国际上一般使用的是 GCS,从睁眼、语言、运动 3 个方面进行评价,GSC 采用各项的最佳值,根据总分进行评估,正常为 15 分,深度昏睡为 3 分。

(三浦, 2011[31])より)

(二) 高血压和低血压

1. 高血压

口腔治疗期间的异常高血压是最经常遇到的全身性突发疾病之一。高血压患者在口腔治疗过程中经常出现血压异常升高的情况。在问诊过程中,应确认是否存在高血压,以及是否存在与高血压相关的并发症(缺血性心脏病、心力衰竭、脑血管疾病、肾功能衰竭),血压控制状况和所使用的降压药。了解日常血压(家庭血压)也非常重要,因为不同的患者有不同的控制血压水平。当血压上升时,应以偏差程度来确定问题的严重程度。

(1) 高血压的原因

如果在治疗开始前观察到高血压,其原因可能是对治疗过程的焦虑或紧张。可以在放松的状态下观察一段时间的血压。如有必要,可以使用镇静剂。检查患者的高血压药物,因为有些患者在口腔治疗期间可能已经停止服药。在治疗过程中,血压逐渐上升往往是由于疼痛或长时间治疗造成的压力。对于老年患者,其中许多人正在服用利尿剂,长时间的治疗中,可能会因为尿意导致血压上升;对于有背痛或压疮的老年患者,坐在牙椅上的疼痛可能会导致血压上升。术后高血压往往是术后疼痛所致的。

(2) 高血压的程度

如果血压上升的幅度在正常血压(每个患者的家庭血压)的 +20% 以内,就属于生理性变化范围,一般不会有问题。根据经验,如果血压上升到180/110mmHg 或更高,应停止治疗,并努力消除导致血压上升的原因。如果血压持续上升,则应推迟治疗。如有必要,请咨询医生。如果是未经治疗的高血压,应优先考虑药物治疗。

(3) 与高血压有关的症状和发现

血压上升的症状包括头痛、胸闷、心悸、四肢刺痛和头晕,但无症状的情况居多。因此,在高血压患者的口腔治疗中,血压监测必不可少。除了高血压外,还应检查是否存在任何症状或异常发现。在口腔治疗期间,血压突然升高有可能发展为急性器官损伤,包括:

a. 急性冠脉综合征(不稳定型心绞痛、急性心肌梗死):出现胸部症状。

b. 高血压急性左心衰竭:肺水肿导致的呼吸衰竭。

c. 脑血管疾病(脑出血、脑梗死、高血压脑病):严重头痛、意识障碍、恶心呕吐、抽搐、神经系统

症状。

d. 急性主动脉夹层:可能出现严重的胸痛。

伴随这些症状时,有必要立即将患者送往医疗机构。

(4) 异常高血压的治疗

消除导致高血压的原因(紧张、疼痛等)并监测血压。对于疼痛引起的高血压,应给予足够剂量的强效局部麻醉药。不建议减少局部麻醉药的剂量,因为其血管收缩作用可能会对血压有影响。只有在不能停止口腔治疗的情况下才应进行紧急降压。应尽可能缓慢地采取抗高血压措施。可以给予氨氯地平或静脉注射尼卡地平。需要尽量减短当日的口腔治疗时间。

在老年人的治疗中,不应该轻易用降压药来降低血压,它们可能会导致过度低血压。在高血压患者中,脑血流的自动调节范围比正常人更高。换句话说,自动调节的下限被提高了,因此,即使在正常血压患者维持脑血流的范围内,血压的下降也可能导致脑血流的下降。此外,如果怀疑有脑梗死,就不应该降低血压,降低血压可能会增加梗死的程度。

2. 低血压

低血压的原因

低血压的定义是收缩压低于 100mmHg,但没有主观症状或异常发现的低血压不作处理。低血压的症状包括头晕、头重脚轻、眩晕、乏力、疲劳、嗜睡和手脚冰凉。在严重的低血压病例中,还可能发生昏厥和抽搐。昏厥是由低血压引起的短暂的脑血流减少引起的。因此,任何导致晕倒的疾病或状况都会并发血压降低。此外,在局麻药中毒引起的心脏毒性反应中也可能会发生血压降低。

血管迷走神经反射是与口腔治疗有关的低血压的最常见原因。在口腔治疗过程中,抬高牙椅,或让患者突然站立时,患者可能会抱怨头晕和不适,在某些情况下甚至会晕倒,这种情况被称为直立性低血压。这些症状是由患者站起来时血压过度下降引起的,因为体位变化减少了流向大脑的血流量。当一个人突然站起来时,重力导致血液进入下半身的静脉。这导致了静脉回流的减少,心输出量的减少和血压的下降。在正常情况下,这一变化之后,交感神经活动立即通过压力感受器反射增加,通过增加心输出量和增加外周血管阻力来抑制血压的下降。当这种代偿机制受到干扰时,就会发生直立性低血压。代偿机制的异常不仅是由自律

神经紊乱如糖尿病或帕金森病，或血管扩张药物引起的，也是由年龄增长引起的，而直立性低血压更可能发生在 70 岁以上的人身上。

在老年人中，低血压可能导致重要器官缺血。应避免的低血压并发症包括缺血性心脏病、脑血管病和主动脉瓣狭窄。此外，老年人，特别是需要护理的老年人，由于液体摄入量少、利尿剂的服用和糖尿病导致的尿量增加，往往会出现脱水（循环血量减少）。脱水会增加低血压的风险，如果因任何原因发生低血压，则会延迟恢复。透析结束后，由于除去的水分大，也会导致低血压。

不少患者服用具有 α_1 阻滞作用的药物。在这类患者中使用含有肾上腺素的局部麻醉药可能会引起短暂的低血压。这是由于肾上腺素的 α 作用（外周血管收缩作用）被阻滞，β_2 作用（外周血管扩张作用）占主导地位，导致血压下降。具有 α 受体阻滞作用的药物包括抗精神病药丁酰苯酮类、吩噻嗪类、5- 羟色胺和多巴胺受体阻滞剂，以及用于高血压和排尿困难的 α 受体阻滞剂。

仰卧位低血压是指当妊娠最后 3 个月的孕妇处于仰卧位时，妊娠的子宫压迫下腔静脉上升到脊柱的右侧，导致右心房的静脉回流减少，心输出量减少，出现低血压。孕妇表现出心动过速、恶心、呕吐、发冷汗和脸色苍白等症状。胎儿的心率也会迅速下降，并有胎儿缺氧的风险。应将患者从仰卧位转换至左侧卧位，以使循环血量迅速回到右心系统。

（三）脉搏异常（心动过速、心动过缓、心律失常）

脉搏异常，如心动过速、心动过缓和心律失常，可能与口腔治疗有关。心动过速（心率超过每分钟 100 次）通常是由口腔治疗期间的焦虑和疼痛导致的交感神经紧张，以及局部麻醉药中的血管收缩剂引起的。心动过速也可能作为低血糖发作、甲亢和休克的症状出现。另一方面，心动过缓（心率低于每分钟 50 次）最常由血管迷走神经反射引起。

心律失常也可能是导致脉搏异常的原因。心律失常导致心输出量突然下降，脑血流随之减少，造成短暂的脑缺血症状，如头晕、昏厥和抽搐，这种情况称为阿 - 斯综合征（Adam-Stokes Syndrome），这是心源性晕厥的一个原因。阿 - 斯综合征不仅由房室传导阻滞等缓慢性心律失常引起，也会由室性心动过速和心室颤动等快速心律失常引起。房室传导阻滞的严重程度分为 1~3 度（见第 2 章第 Ⅳ 部分），也有报道称拔牙会引起房室传导阻滞。室上性心动过速和室外收缩也可能由口腔治疗的压力引起。突然发生的室性心动过速或室颤最常见于急性心肌梗死，但也可由陈旧性心肌梗死、扩张型心肌病或肥厚型心肌病引起。

Brugada 综合征和 QT 间期延长综合征会引起特发性心室颤动，并可能导致猝死。Brugada 综合征的特点是在 12 导联心电图的胸腔 V1-V3 导联上出现 ST 段凹陷或弓背向上的 ST 段抬高。QT 间期延长综合征则是心电图上可见 QT 间期延长，发生尖端扭转型室性心动过速（torsade de pointes）这一特殊的室性心动过速，以及严重的室性心律失常。

心电图监测在对有脉搏异常病史的患者的口腔治疗中必不可少，这些患者在医疗访视的过程中即可见脉搏异常。

（四）痉挛

口腔治疗中可能诱发痉挛。痉挛是一种神经系统症状，即全身或部分肌肉的不自主阵发性收缩。痉挛通常伴有癫痫发作和全身性疾病。

癫痫可分为特发性癫痫和症状性癫痫。特发性癫痫是原因不明的癫痫，而症状性癫痫是由某种形式的脑损伤引起的，如出生时的脑损伤、缺氧、脑炎、脑膜炎、脑出血、卒中、脑外伤或阿尔茨海默病。心因性非痫性发作（psychogenic non-epileptic seizure, PNES）是一种复发性癫痫样发作的精神性疾病，与真正的癫痫难以区分。PNES 有时被称为癔症发作或转换性疾病。

关于癫痫发作的更多信息，见第 11 章。

除癫痫外，可引起全身痉挛的疾病有发热、病毒性脑炎、电解质异常（高钠血症、低钙血症、低镁血症）、药物中毒和过度通气综合征。而引起局部痉挛的疾病有单侧面部抽搐、眼睑抽搐、抽动障碍、痉挛性斜颈、书写痉挛等。

痉挛也可能作为药物的一种不良反应发生。无论是原先有癫痫的患者，还是无痉挛倾向的患者，都有可能因药物诱发痉挛。此外，药物本身并不引起痉挛或癫痫，但药物引起的状况可能是癫痫发作的原因。例如，过量服用治疗糖尿病的药物可能导致低血糖，从而引起癫痫发作。表 13- Ⅱ-6 显示了与口腔治疗有关的痉挛原因。

表 13-II-6　口腔治疗中可能引起痉挛的疾病和药物

	晕厥	因血压降低、脑血流量减少引起
过度通气综合征、惊恐发作		伴随过度通气的呼吸性碱中毒引起低钙血症,从而发生肌肉强直
热性痉挛		出生后 6 个月到 5 岁之间可能发生,发热到 38℃以上时会发生。数分钟内出现全身性的痉挛
糖尿病		由低血糖或糖尿病高渗综合征引起
内分泌疾病		由甲状腺危象引起
药剂性痉挛	局部麻醉药中毒	由局部麻醉药的中枢神经毒性引发(参考第 3 章第 III 部分)
	新型喹诺酮类抗生素	具有中枢兴奋作用,单独给药时会引起痉挛 与非甾体抗炎药(NSAIDs)并用时会诱发痉挛。新型喹诺酮类抗生素会在脑内阻碍 GABA 与受体的结合,同时使用 NSAIDs 时,阻碍作用急剧上升
	碳青霉烯类抗生素	与丙戊酸钠并用时会诱发痉挛。丙戊酸钠可抑制 GABA 转氨酶,从而增加脑中 GABA 浓度,尽管存在异常兴奋的抑制作用,但碳青霉烯类抗生素会阻碍 GABA 与受体的结合能力,诱发痉挛。碳青霉烯类抗生素能够促进肝合成丙戊酸钠的葡萄糖醛酸轭合体,使其血液中浓度降低

　　如果在口腔治疗期间因任何原因发生痉挛,首先要做的是移除任何插入口腔的物体。然后应保护患者不受伤害,如从牙椅上摔下来或四肢瘀伤。监测患者的呼吸状态和 SpO_2 水平,因为存在因癫痫发作而导致的呼吸抑制和因呕吐而导致的窒息或误吸的风险。在癫痫发作期间,要维持呼吸道并给予 100% 的氧气。检查患者的病史和用药史,以确定痉挛的原因,如有必要,将患者送往医疗机构。

　　持续痉挛状态是指持续 30 分钟以上的痉挛或持续时间较短的反复痉挛,期间患者没有恢复知觉。在持续痉挛的情况下,大脑的耗氧量增加,而呼吸受到抑制,低氧血症可能导致脑损伤或死亡。在临床上,持续时间超过 5 分钟的痉挛就视为持续痉挛。应使用抗痉挛药物,如咪达唑仑和苯巴比妥。

第 14 章

休 克

I 休克的概念和分类

一、休克的概念和定义

休克是一种急性循环功能不全的状态,在这种状态下,很难维持主要器官的血流,导致代谢紊乱和器官损伤。由于各种原因,血压下降,交感神经系统紧张,伴随着心动过速和脸色苍白等症状,主要器官处于缺氧状态。

二、休克的分类

休克取决于循环系统紊乱的原因,可分为以下 4 类:

(1)低血容量性休克(hypovolemic shock)

(2)心源性休克(cardiogenic shock)

(3)心外梗阻性休克(extracardiac obstructive shock)

(4)分布性休克(distributive shock)

a. 感染性休克

b. 过敏性休克

c. 神经源性休克

d. 内分泌性休克

休克的分类及其主要原因和发生机制见表 14-I-1。

表 14-I-1 休克的分类及其主要原因和发生机制

	主要原因	发生机制
低血容量性休克	• 出血性休克:外伤、消化道出血、后腹膜出血 • 体液丧失:脱水、呕吐、下痢、多尿、烫伤	前负荷降低
心源性休克	• 心肌性:心肌梗死、心肌炎、扩张性心肌病、药物 • 机械性:瓣膜病(狭窄症、关闭不全症)、肥厚型心肌病、心室中隔缺损 • 心律不齐:心动过缓、心动过速	心肌病变 泵血障碍
心外梗阻性休克	• 主动脉直接压迫、阻塞:肿瘤等 • 紧张性气胸(气道内压过度上升) • 心脏压塞、收缩性心膜炎 • 广泛肺血栓栓塞症	胸腔内压增大导致心脏充填 心肌顺应性降低、心输出障碍
分布性休克	• 感染性休克:败血症 • 过敏性休克 • 神经源性休克 • 内分泌性休克:肾上腺衰竭、甲状腺危象	前负荷降低 心肌抑制 身体血管阻力降低

(三浦, 2008[1] より改变)

三、不同种类休克期间的血流动力学情况

休克时的血流动力学,分为前负荷、心功能、后负荷和循环血量,见图 14-I-1。不同种类休克时的血流动力学变化见表 14-I-2。

(一) 低血容量性休克

手术或外伤出血、脱水、烧伤、失水和肠梗阻都包括在这个类别中。循环血量的减少导致前负荷减少,心输出量减少,血压下降,但作为一种代偿机制,外周血管收缩(图 14-I-1B)。在出血量达到循环血流的 15%~30% 时,出现心动过速、呼吸急

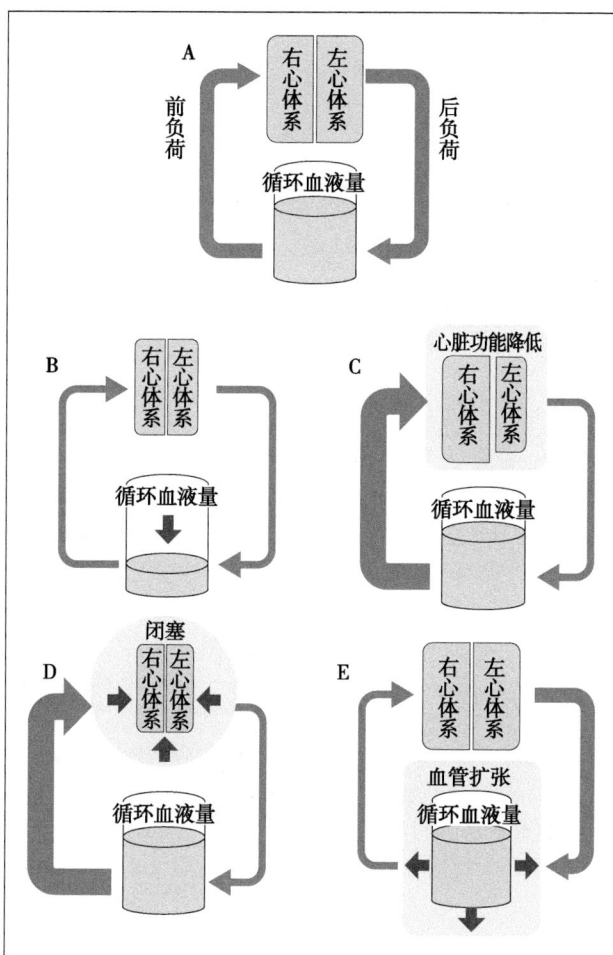

图 14- I -1　不同种类休克期间的血流动力学情况

A：正常。

B：低血容量性休克。出血或烧伤等使循环血流减少，前负荷减少，无法维持心输出量。

C：心源性休克。左心室收缩能力降低，心输出量减少，前负荷增大。

D：心外梗阻性休克。心囊内或胸腔内压上升，或是肺动脉阻塞，导致心输出量无法达到正常水平。可以观察到静脉曲张。

E：分布性休克。外周血管扩张导致血压下降，前负荷减少。

(鈴木，2011[2])より改变)

表 14- I -2　不同种类休克中的血流动力学变化

	中心静脉压	PCWP	心输出量	外周血管阻力
低血容量性休克	↓	↓	↓	↓
心源性休克	↑	↑	↑	↑
心外梗阻性休克	↑	↑	↑	↑
分布性休克	→/↓	→/↓	↑/→	↓

PCWP，肺毛细血管楔压。

(三浦，2008[1])

促、脉压下降、毛细血管再充盈时间延长、冷汗和皮肤湿润。意识水平下降，表现出懒散、嗜睡、反应迟钝和心动过缓，表明病情恶化，需要紧急治疗，如止血、大量输液和输血。

(二) 心源性休克

心肌梗死或心律失常使心脏的泵送功能降低，导致对全身的心输出量减少。由于左心室输出量受损，导致肺动脉和右心室充血，肺动脉楔形压力增加，而前负荷由于静脉回流受损而增加 (图 14-I-1C)。

(三) 心外梗阻性休克

肺血栓栓塞、主动脉夹层、张力性气胸和心脏压塞会因心包压迫而导致心输出量减少，从而引发休克。通过早期诊断和治疗，患者有可能从恶化的休克中恢复，但如果诊断延迟，病情可能变得很严重 (图 14-I-1D)。

(四) 分布性休克

外周血管扩张导致血压下降，前负荷和心输出量减少 (图 14-I-1E)。

1. 感染性休克

也称为败血症性休克。细菌本身、内毒素等外毒素、巨噬细胞产生的细胞因子、一氧化氮 (NO) 和活性氧等介质引起血管扩张和心肌抑制。在头颈部感染中，由于引流、切开和抗菌药物使用的延误，可能会发生败血症性休克。

2. 过敏性休克

过敏性休克是对药物或过敏原的超敏反应，引起多个器官的过敏症状，有时会导致危及生命的反应。过敏性休克是一种危急状态，出现血压突然下降、呼吸困难、皮疹和意识丧失等全身症状。重要的是要在早期发现症状的变化，了解病情，并采取适当的措施以避免休克。

3. 神经源性休克

神经调节的异常，如血管迷走神经反射引起的低血压和脊髓横贯性损害综合征引起的脊髓休克，导致血管扩张和血压下降。

Ⅱ 休克的发病机制

休克是由多种因素引起的，包括心输出量减少、微循环和重要器官的低灌注以及全身循环衰竭。此外，由于组织灌注减少，在细胞水平上诱发缺氧，患者对任何治疗都没有反应，导致了休克的恶性循环 (图 14-Ⅱ-1)。在休克引起的缺氧压力下，免疫能力强的细胞，如巨噬细胞和中性粒细胞被激活，炎症细胞因子增加。此外，交感神经张力和下丘脑 - 垂体 - 肾上腺轴 (hypothalamic-pituitary-adrenal axis, HPA) 也参与其中，导致微循环的炎症和细胞免疫功能的下降。

一、低血容量性休克

当循环血量减少时，静脉回流减少，心输出量减少 (Frank-Starling 机制)。血压下降时，动脉气压感受器的传入活动开始，激活延髓中的高血压中心，使动脉血管收缩，导致循环的集中化。皮肤的血流减少，变得苍白，腹部器官和肾脏的血流减少，以维持生命活动所需的心脏和大脑的血流。肾上腺髓质的交感神经刺激导致肾上腺素分泌，从而增加外周血管阻力，而通过收缩容量血管——静脉来增加血压的代偿机制，则起到了协助上述神经机制的作用。

另一方面，在毛细血管中，血压的下降和动脉血管的收缩降低了有效过滤压力，导致组织液移入血管。心房压力的降低抑制了心房钠肽 (atrial natriuretic peptide, ANP) 的分泌，而抗利尿激素则通过容量受体从下丘脑分泌，起到收缩血管和保持水分的作用。此外，动脉血流减少导致肾素分泌，增加血管紧张素Ⅱ，引起口渴和血管收缩，并增加醛固酮分泌，促进肾脏对钠和水的重吸收，导致尿量减少。

如果上述的代偿机制不充分，又没有给予适当的治疗，休克状态可能会因缺氧而发展为器官衰竭，导致危险的多器官损害。在缺氧情况下，需氧型代谢的能量产生受到影响，细胞通过无氧糖酵解获得能量，其中葡萄糖被转化为乳酸。然而，通过这种途径获得的能量很低，而且乳酸会解离，导致代谢性酸中毒。另外，在休克的治疗过程中，如果患者对任何治疗都没有反应时，血流速度会因血管收缩而下降，从而发展到因血液黏度增加和血流停止 (淤积) 而形成血栓，导致缺氧、酸中毒和休克的恶性循环。

二、心源性休克

心源性休克是由于广泛的心肌梗死、心肌病或严重的心律失常导致的心输出量减少。胸痛、心悸以及眼眶、背部和颈部的放射痛是心肌缺血的重要症状，需要紧急治疗。有心悸或晕倒的患

出血　心肌梗死　心脏压塞　肺血栓栓塞症　败血症　过敏性反应

循环衰竭 低血压

心肌缺血　脑缺血　肾功能低下　肝功能低下　外周循环不良

心律不齐　　　　低血糖

心脏泵血功能降低　意识低下　代谢产物潴留　代谢低下乳酸潴留　乳酸产生

误吸

肺水肿　气道梗阻呼吸微弱　水分过剩　电解质异常高钾血症

低氧血症　呼吸性酸中毒　代谢性酸中毒　心脏停搏

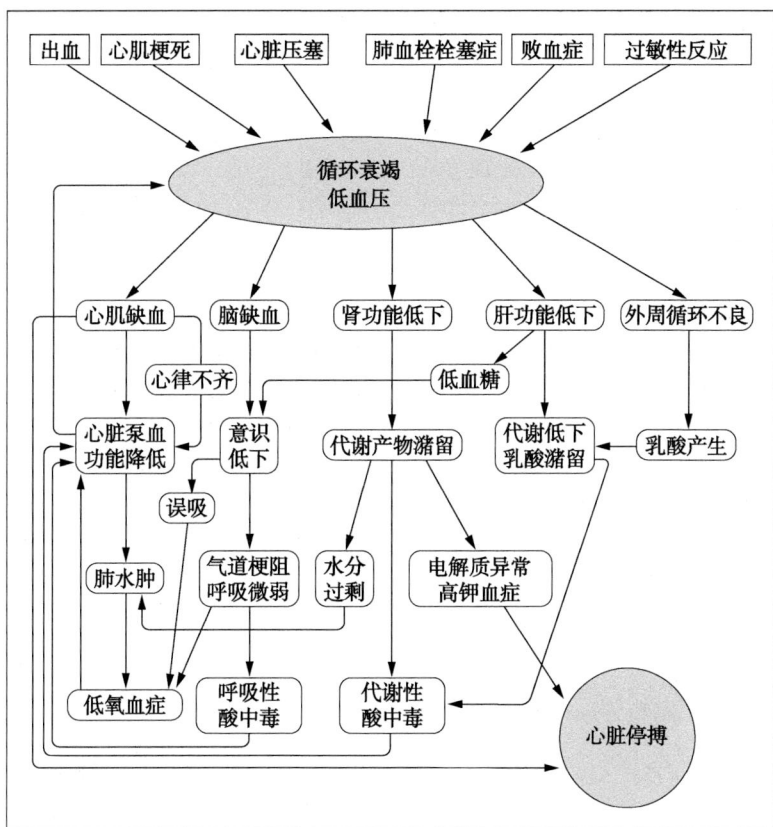

图 14-II-1　休克的临床症状和内脏病变的恶性循环　　　　（稻田，2011[3]）より改变）

者更有可能出现致命的心律失常，需要紧急治疗。心室颤动（ventricular fibrillation，VF）、持续室速（ventricular tachycardia，VT）、尖端扭转型室速（torsade de pointes）、窦性衰竭综合征和完全性房室阻滞都被认为是致命的心律失常。

三、心外梗阻性休克

这是一种心脏泵功能没有异常的情况，但心脏和血管系统被周围环境所压迫，导致心输出量下降和休克状态。张力性气胸和肺血栓栓塞症在全麻期间发生时往往难以诊断。急性肺血栓栓塞症是一种快速发病、威胁生命的疾病。急性肺血栓栓塞症的早期诊断和治疗可能导致严重的情况，因此，需要建立合作体系，以实现及时反应和及时转院。除了不明原因的呼吸困难和胸痛外，出现心动过速、呼吸急促和低血压时，也应通过 CT 进行诊断。

四、分布性休克

（一）感染性休克

败血症通常被视为一种威胁生命的情况，在这种情况下，因为压倒性的生物反应导致组织和器官损伤，宿主对感染的反应变得无法控制。感染，如肺炎或颈部脓肿，加上急性循环衰竭，导致脓毒症休克。这种情况每年影响到全世界数百万人，其中四分之一以上的人死亡。在从感染到败血症的过渡阶段提供强化护理非常重要。

炎症是对外来微生物和各种生物入侵的反应，以维持平衡，细胞因子由巨噬细胞、中性粒细胞、淋巴细胞和肥大细胞产生。炎症原本是防止组织损伤和感染扩散的免疫反应，但对感染或入侵的过度炎症反应会导致高红细胞血症和全身炎症反应，从而导致严重的情况（图 14-II-2）。非感染性入侵包括外伤、烧伤、胰腺炎和手术。在严重和长期的情况下，各种介质、白细胞、细胞因子和凝血系统被激活,炎症反应过大,不仅外来物质被处理掉,机体本身也被损坏,导致器官损伤。当细胞因子产生的控制机制失效时,就会诱发全身性炎症反应综合征(systemic inflammatory response syndrome,SIRS),许多重要器官出现功能障碍,导致多器官功能障碍综合征(multiple organ dysfunction syndrome,MODS)。

白细胞介素(interleukin,IL)-1β、IL-6、肿瘤坏死因子(tumor necrosis factor,TNF)-α 是炎症性细胞因子,诱导产生各种介质和其他细胞因子,而 IL-10 是一种抗炎细胞因子。另一方面,IL-10 是一种抗炎细胞因子,作用于单核细胞系,抑制性地调节免疫功能,包括炎症细胞因子的产生,形成代偿性抗炎症综合征(compensated antiinflammatory syndrome,CARS)。在入侵过程中,促炎和抗炎细胞因子都会增加,以帮助消除伤害性因素和修复组织,但这些反应的强度和持续时间取决于入侵的性质和宿主的状况(图 14-Ⅱ-2)。

(二) 过敏性休克

过敏性休克被定义为"伴有低血压和意识障碍的过敏性反应",在接触过敏原后数分钟~数小时内发生,皮肤/黏膜、呼吸道、胃肠道和心血管症状迅速发展,应根据严重程度启动治疗。初始反应几小时后(通常是 8~10 小时),会出现称为双相反应的症状。

该病的发病机制包括涉及 IgE 的免疫机制、不涉及 IgE 的免疫机制(非甾体抗炎药等药物)和直接激活肥大细胞的非免疫机制。从受刺激的肥大细胞和基底细胞中释放的介质(组胺、胰蛋白酶等)在系统中发挥作用。组胺使动静脉系统松弛,增加毛细血管壁的蛋白质渗透性,引起血浆蛋白的渗漏,使血压迅速下降。在严重的情况下,过敏性休克发生后 10 分钟,血管扩张和毛细血管通透性增加,大约 50% 的血管内血浆可能从血管中漏出。

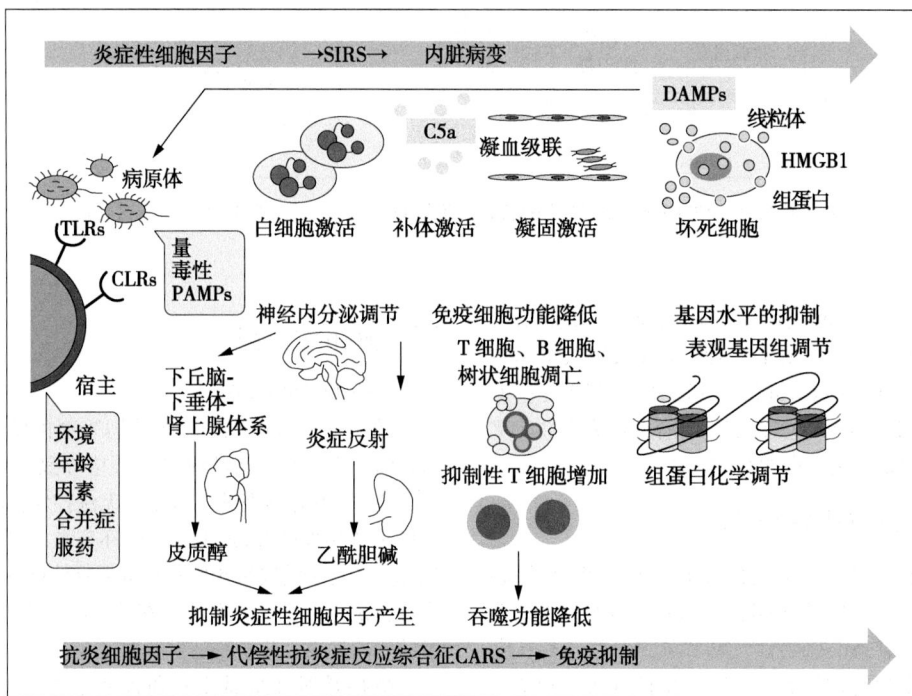

图 14-Ⅱ-2 伴随入侵的宿主炎症反应和抗炎反应

受到入侵时,宿主的反应如图中上部所示,白细胞激活、补体激活、凝固激活以及细胞坏死的炎症反应,而图中下部所示,神经内分泌调节、免疫细胞功能降低、基因水平的抑制,则为抗炎反应。这些反应的强度及持续时间由入侵程度与宿主状态决定。巨噬细胞表面的 Toll 样受体会识别 PAMPs 和 DAMPs,激发细胞内部产生和分泌细胞因子。

SIRS,全身性炎症反应综合征;CARS,代偿性抗炎综合征;PAMPs,病原体相关分子模式;DAMPs,损伤相关分子模式;TLRs,Toll 样受体;CLRs,C 型凝集素受体。

(岩坂,2016[4])より改变)

(三) 神经源性休克

血管迷走神经受到精神焦虑、疼痛或呼吸困难的刺激，导致一过性低血压、心动过缓和心跳停止。这是口腔治疗中最常见的休克类型，通常通过仰卧位抬高下肢来缓解。在创伤或血流紊乱引起的脊髓损伤期间，或在脊髓蛛网膜下腔麻醉的交感神经阻断期间，也可能发生血管扩张导致的低血压。

(四) 内分泌性休克

急性肾上腺功能不全或甲状腺危象会导致低血压和心力衰竭过渡到多器官衰竭。

Ⅲ 休克的临床症状和诊断

一、休克的诊断

休克的原因多种多样，没有适合所有类型的统一诊断标准，然而，根据低血压和临床症状可以做出粗略的诊断。除了低血压，若符合以下 6 项中的 3 项及以上，则可诊断为休克：心动过速或心动过缓，甲床毛细血管再充盈延迟，意识障碍，少尿或无尿，皮肤苍白和出冷汗，发热 39℃ 或更高（如果是感染性休克）（表 14-Ⅲ-1）。其中，由于流向心脏的血液减少，突然的心动过缓可能导致心脏停搏，必须立即治疗以维持血压。

表 14-Ⅲ-1　休克的诊断标准

1. 血压降低
收缩压低于 90mmHg
2. 小项目
(1) 心率高于 100 次 /min
(2) 脉搏微弱
(3) 甲床毛细血管再充盈延迟（压迫解除后 2 秒以上）
(4) 意识障碍（JSC 得分 2 位数以上，或 GCS 得分 10 分以下）、躁动、兴奋状态
(5) 少尿、无尿［低于 0.5mL/（kg·h）］
(6) 皮肤苍白和出冷汗，发热 39℃ 或更高

血压降低，加上小项目符合 3 项以上，则确诊为休克。
JCS，日本昏迷量表；GCS，格拉斯哥昏迷量表。

（日本救急医学会监修，2011[8]）

如果出现以下 5 种征兆，则怀疑有休克（休克的 5p 征）：

(1) 皮肤和脸部的苍白（pallor）

(2) 流汗、冷汗（perspiration）

(3) 躁动，痛苦或无助，身体或精神上的虚脱（prostration）

(4) 脉搏微弱（pulselessness）

(5) 呼吸功能衰竭，呼吸急促（pulmonary insufficiency）。

躁动或兴奋状态被认为是由于脑血流减少或代谢性酸中毒引起的脑功能异常，日本昏迷量表（Japan Coma Scale，JCS）得分 2 位数或以上，或格拉斯哥昏迷量表（Glasgow Coma Scale，GCS）总分 10 分或以下（见表 13-Ⅱ-4），则可诊断为意识障碍。呼吸急促被认为是通过降低 PaCO_2 对代谢性酸中毒的一种代偿状态。如果出现烦躁或兴奋状态，则怀疑有休克，应根据诊断标准和休克的 5 个标志区分可能的疾病。

二、败血症的诊断标准

序贯器官衰竭估计（Sequential Organ Failure Assessment，SOFA）是一个广泛使用的器官衰竭评估系统，用于诊断重症监护室（ICU）中的败血症。呼吸系统（P_aO_2/FIO_2）、凝血能力（血小板数）、肝脏（血清胆红素水平）、循环系统（血压和儿茶酚胺的使用）、中枢神经系统（GCS）和肾脏（血清肌酐水平和尿量），SOFA 评分增加 2 分或以上，则院内死亡率增加 10%。

qSOFA（quick SOFA）以快速诊断为目的开发的，因为在非 ICU 环境下，包括动脉血在内的血液采样非常困难。qSOFA 包括 3 个项目：呼吸频率为每分钟 22 次或以上，意识水平下降，以及收缩压为 100mmHg 或以下。呼吸频率是外周循环不足的一个指标，氧气供应的减少导致无氧代谢，乳酸的产生增加和酸中毒。作为代偿，呼吸频率增加，以加快二氧化碳的清除，使 pH 恢复到正常范围。除非在接近患者时，患者神志清楚，否则应在患者床边或紧急情况下通过观察生命体征来评估意识。

Ⅳ 休克的治疗

一、初步诊断和治疗

根据休克的诊断标准（表 14-Ⅲ-1）检查循环、气道、呼吸和意识水平，并从五种体征和甲床毛细血管再充盈延迟推断休克或休克前的可能性。立即将患者置于仰卧位，抬高下肢，给氧，并测量血压和脉搏。如果病情严重，应呼叫抢救小组（院内）或救护小组（院外）提供援助，并将患者转到上级医疗机构进行诊断和治疗（表 14-Ⅳ-1）。特别是在出现致命的心律失常或过敏性休克并可能出现心脏骤停的情况下，需要立即采取行动。如果有意识丧失或心脏骤停的危险，应使用自动体外除颤器（AED），并开始心肺复苏（CPR）（见第 15 章）。

表 14-Ⅳ-1　休克的初步诊断和治疗

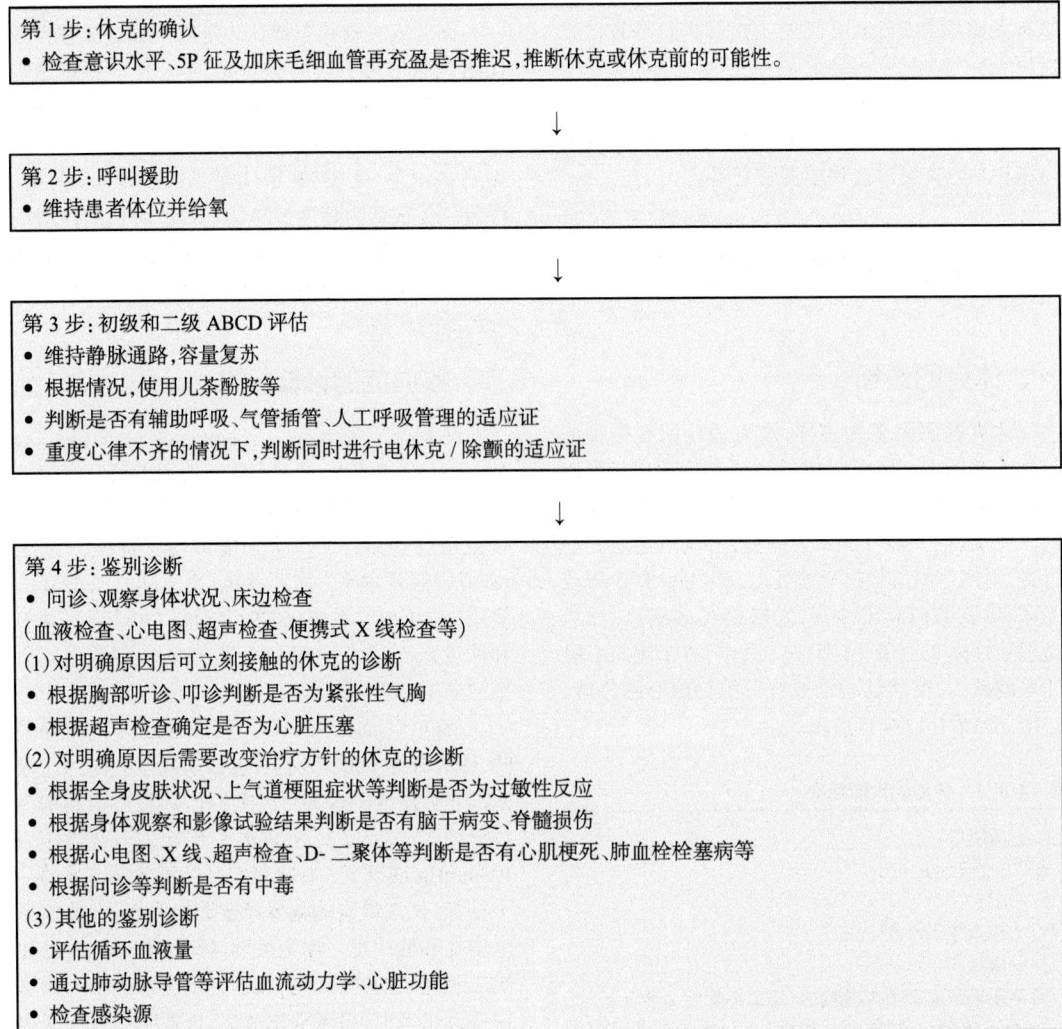

第 1 步：休克的确认
• 检查意识水平、5P 征及加床毛细血管再充盈是否推迟，推断休克或休克前的可能性。

↓

第 2 步：呼叫援助
• 维持患者体位并给氧

↓

第 3 步：初级和二级 ABCD 评估
• 维持静脉通路，容量复苏
• 根据情况，使用儿茶酚胺等
• 判断是否有辅助呼吸、气管插管、人工呼吸管理的适应证
• 重度心律不齐的情况下，判断同时进行电休克 / 除颤的适应证

↓

第 4 步：鉴别诊断
• 问诊、观察身体状况、床边检查
（血液检查、心电图、超声检查、便携式 X 线检查等）
(1) 对明确原因后可立刻接触的休克的诊断
• 根据胸部听诊、叩诊判断是否为紧张性气胸
• 根据超声检查确定是否为心脏压塞
(2) 对明确原因后需要改变治疗方针的休克的诊断
• 根据全身皮肤状况、上气道梗阻症状等判断是否为过敏性反应
• 根据身体观察和影像试验结果判断是否有脑干病变、脊髓损伤
• 根据心电图、X 线、超声检查、D- 二聚体等判断是否有心肌梗死、肺血栓栓塞病等
• 根据问诊等判断是否有中毒
(3) 其他的鉴别诊断
• 评估循环血液量
• 通过肺动脉导管等评估血流动力学、心脏功能
• 检查感染源

（日本救急医学会监修，2011[8]）

二、过敏性休克的初步治疗

肌内注射肾上腺素是过敏性休克初步治疗的首选。根据表 14-Ⅳ-2 的严重程度分类，肌内注射肾上腺素的适应证是重症（3 级：心律失常、低血压、心脏骤停、意识丧失、声音嘶哑、犬吠样咳嗽、吞咽困难、呼吸困难、喘息、发绀、持续的难以忍受的腹痛和反复呕吐）。肌内注射肾上腺素也适用于有严重过敏性休克病史或症状严重恶化的中度（2 级）病例。

表 14-Ⅳ-2　根据过敏性反应临床症状的严重程度分级

		1 级（轻症）	2 级（中等症状）	3 级（重症）
皮肤、黏膜症状	红斑、荨麻疹、膨疹	局部	全身	←
	瘙痒	轻度瘙痒（可忍受）	强度瘙痒（难以忍受）	←
	口唇、眼睑肿胀	局部	面部整体肿胀	←
消化系统症状	口腔内、咽喉不适	口腔、咽喉痒、不适	咽喉痛	←
	腹痛	较弱腹痛	较强腹痛（可以忍受）	持续强烈腹痛（难以忍受）
	呕吐、下痢	想吐、单次的呕吐、下痢	多次呕吐、下痢	反复呕吐、下痢
呼吸系统症状	咳嗽、鼻涕、鼻塞、喷嚏	偶有咳嗽、鼻涕、鼻塞、喷嚏	持续咳嗽	持续强烈咳嗽、犬吠样咳嗽
	喘鸣、呼吸困难	-	听诊可见喘鸣、轻度呼吸困难	明显的喘鸣、呼吸困难、发绀、呼吸停止、$SpO_2 \leq 92\%$、声嘶、吞咽困难
循环系统症状	脉搏、血压	-	心动过速（+15 次 /min）、血压轻度降低、面色苍白	心律不齐、血压降低、重度心动过缓、心脏停搏
神经症状	意识状态	没有精神	困倦、轻度头痛、恐慌	跛行、躁动不安、失禁、意识消失

（海老澤, 2015[7]）

肾上腺素具有血管收缩、支气管扩张和强心作用，并能抑制介质的释放。成人肌内注射 0.3mg，静脉注射的情况下则缓慢注射 0.05~0.1mg，如果快速注射过多，可能出现心律失常、高血压和肺水肿等并发症。对于有过敏性休克病史的患者，应及时使用肾上腺素自动注射器，它也可作急救手段使用。握住肾上腺素自动注射器的中间部分，用力垂直压在大腿前外侧，等待几秒钟，然后将其从大腿上移开。在紧急情况下，可以透过衣服进行注射。

固定好血管后，应快速输注林格乳酸盐或生理盐水、抗组胺药以改善皮肤症状，并静脉注射皮质类固醇以防止双相反应。

三、根据不同的病理进行治疗

休克应根据其病理进行治疗。以下是对最常见的疾病及其治疗的简述。

（一）低血容量性休克

通过固定血管和补充循环血量来止血。

（二）心源性休克

急性心肌梗死应通过经皮冠状动脉介入治疗。

（三）心外梗阻性休克

紧张性气胸应通过脱气或放置胸腔引流管进行减压。在心脏压塞的情况下，大量液体或血液积聚在心包内，由于心脏扩张受损而导致血压和冠状动脉血流下降，因此必须进行心包引流。在肺血栓栓塞症中，抗凝血剂和其他药物被用来恢复肺动脉的血流。

（四）分布性休克

感染性休克需要重症监护，包括早期使用抗菌剂、清除感染病灶和通过细胞外液输注维持尿量。在严重的过敏性休克的情况下，应肌内注射肾上腺素 0.3mg（成人）。

四、对口腔实践中出现的休克的初步应对

血管迷走神经反射是口腔诊所最常遇到的症状。在仰卧位抬高下肢常可改善症状，但应测量血压和脉搏并准备氧气吸入。如果脉搏低于 50 次 /min，或患者的不适感继续，请打电话寻求帮助。

在口腔治疗期间，最常见的原因是脱水引起的低血容量性休克、心源性休克和过敏性休克。最重要的是在患者到达时评估其状况，并获得有关以

前的疾病和药物、前一天的睡眠和就诊当天的饮食等信息。尤其是有心脏疾病史的患者,应仔细监测心绞痛或心力衰竭恶化的迹象。如果出现胸痛、夜间呼吸困难或下肢水肿,应推迟口腔治疗,并将患者转到其主治医生处。如果有休克、气道阻塞、致命的心律失常或急性出血导致的过敏性休克的风险,请不要犹豫,及时拨打院内或院外急救电话。

五、快速反应系统

传统上,日本院内急救系统使用"蓝色代码系统"(code blue system),在"蓝色代码"的情况下,

会向整个医院广播召集人员,以进行心肺复苏。然而,抢救率和重返社会率一直很低。近年来,有报道称,不在"蓝色代码"时开始抢救,而是通过早期召集人员,并使用快速反应系统(Rapid Response System,RRS)的紧急呼叫及时抢救,能够降低院内死亡率(表14-Ⅳ-3)。为了打破休克的恶性循环,必须使用RRS的启用标准(表14-Ⅳ-4)尽早开始诊断和治疗,医院急救系统的改善迫在眉睫。由于口腔诊所的诊断和治疗有很多局限性,在这个超老龄化的社会,需要与了解休克发病机制的医疗部门建立合作,以在急救时寻求帮助。

表14-Ⅳ-3 蓝色代码系统和快速反应系统(RRS)的比较

	蓝色代码系统	RRS
召集团队	失去意识、没有脉搏和呼吸	血压降低、心动过速、呼吸数增加、意识混浊
对象疾病	心脏停止、呼吸停止、气道阻塞	败血症、肺水肿、心律不齐、呼吸衰竭、过敏性反应
团队构成	麻醉科、急救部门、ICU、内科、医师、护士	ICU医师、护士、呼吸治疗师、内科医师
呼叫次数	0.5~5次/1 000名入院患者	20~40次/1 000名入院患者
应对时间	>30min	20~30min
院内死亡率	70%~90%	0~20%

ICU,重症监护室。

(安宅ほか,2014[9])

表14-Ⅳ-4 快速反应系统(RRS)的启用标准

1. 心率(HR)	<40或>130次/min
2. 收缩压(SBP)	<90mmHg
3. 呼吸频率(RR)	<8或>28次/min
4. 经皮氧饱和度(SpO₂)	<90%
5. 意识混浊	
6. 尿量降低	<50mL/4h
7. 除上述外的异常情况	

(安宅ほか,2014[9])

第15章 心肺复苏

I 在危及生命的情况下对患者的治疗

在有生命危险的情况下,应立即进行心肺复苏(cardiopulmonary resuscitation,CPR)。并非所有在口腔治疗过程中心脏停搏的患者都有生命危险,需要心肺复苏的患者也很少,但这丝毫不影响口腔医生学习心肺复苏的重要性。有许多关于口腔治疗期间出现心搏骤停的报告,口腔医生应及时地进行心肺复苏,直到患者被转诊至急救专家处。在口腔治疗的过程中,需要采取适当的预防措施以避免需要心肺复苏的情况。

生命支持分为基础生命支持(basic life support,BLS)和高级生命支持(advance life support,ALS),前者包括心肺复苏和使用自动体外除颤仪(automated external defibrillator,AED),后者包括药物治疗和气管插管。儿童的基础生命支持称为PBLS(pediatric basic life support),高级生命支持称为PALS(pediatric advance life support),而新生儿的心肺复苏称为NCPR(neonatal CPR)。

一、心肺复苏的历史

在中世纪的西方,心肺停止的人被放在马背上趴着跑,或者倒吊起来,或者在人的胸部点火"以唤起生命的火焰"。据说骑马对抢救伤员有一定的效果,因为震动会对胸部造成有节奏的压力,但其他方法几乎没有抢救效果。

1946年,美国明尼阿波利斯的Elam用口对口人工呼吸法成功地抢救了一个停止呼吸的婴儿,并报告了人工呼吸的作用。由于人工呼吸在《圣经》(《列王纪》)中已有提及,Elam谦虚地称自己只是"重新发现了(rediscovered)"这种方法。胸外按压(心脏按压)是由约翰霍普金斯医学院的Kouwenhoven及其同事在1960年意外发现的,当时他们在一次实验中发现在狗的胸部施加体外压力可以导致脉搏的产生。

1960年,匹兹堡大学的Safer强调了循环和通气相结合的重要性,即胸外按压和人工呼吸相结合是心肺复苏的必要条件,并确立了目前心肺复苏的基本技术。1974年,美国心脏协会(American Heart Association,AHA)发布了心肺复苏的标准指南。

自2000年以来,国际复苏联络委员会(International Liaison Committee on Resuscitation,ILCOR)就心肺复苏和紧急心血管护理的科学和治疗建议建立了国际共识[即心肺复苏和紧急心血管护理科学国际共识与治疗建议(International Consensus on Cardiopulmonary Resuscitation and Emergency Cardiovascular Care Science with Treatment Recommendations,CoSTR)]。ILCOR由区域和国家协会组成,如亚洲复苏委员会、美国心脏协会和欧洲生命大会。

日本复苏委员会发布了《JRC复苏指南2015》,其最新版本基于ILCOR发布的2015年CoSTR。日本复苏委员会由日本复苏学会、日本循环学会、日本麻醉学会和日本口腔麻醉学会等与心肺复苏有关的国内组织组成,同时也是亚洲复苏委员会的成员。口腔医生们应熟悉最新的指导方针。

二、急救链

为了在危及生命的情况下挽救患者的生命,有4个要素非常重要,被称为"急救链"(图15-I-1)。

(1)预防心脏停搏。

(2)早期识别和报告心脏停搏的情况。

(3)基础生命支持(心肺复苏和AED)。

(4)高级生命支持,恢复心跳后进行重症监护。

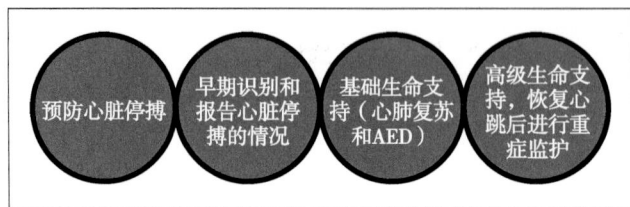

图 15-Ⅰ-1　急救链

Ⅱ　应对突发情况的方法

在口腔治疗期间，或在口腔治疗前后，患者的情况可能会突然发生变化。并非所有的突发情况都是致命的，事实上，致命的突发情况罕见。在绝大多数情况下，患者通过休息就能恢复，包括血管迷走神经反射。然而，即使很少，也不应该忽视致命的情况。在患者发生突发情况的情况下，首先要做的是确定患者是否处于有生命危险的状态。

如果认为患者发生了突发情况，首先应该立即从外部观察意识、呼吸和皮肤颜色（图 15-Ⅱ-1）。这被称为第一印象或初步评估，能够对情况是否致命进行判断。如果患者看起来没有意识，应大声呼唤，轻拍双肩，如果没有反应，应立即按照 BLS 流程采取行动。应在 10 秒内评估呼吸，看是否有胸壁运动和呼吸声。如果皮肤颜色苍白或发绀，应怀疑循环不良或氧合不良。发绀更可能出现在嘴唇和指甲上。在过敏性休克中，可能会出现皮肤黏膜潮红。

如果通过第一印象，判断患者出现的突发情况是致命的，则应给予初级生命支持。如果存疑，则通常往情况更严重的方向考虑。比如，如果对患者是否有呼吸存疑，则要考虑到呼吸停止的情况，并采取相应的行动。

如果判断患者没有生命危险，则应确定是否有严重的气道、呼吸或循环系统疾病。如果患者一般状况极差，应予以吸氧，并保证静脉通路通畅，监测生命体征。随后进行初级、高级和诊断性评估（请参阅相关书籍）。如果患者没有合并严重疾病，则继续进行初级评估。

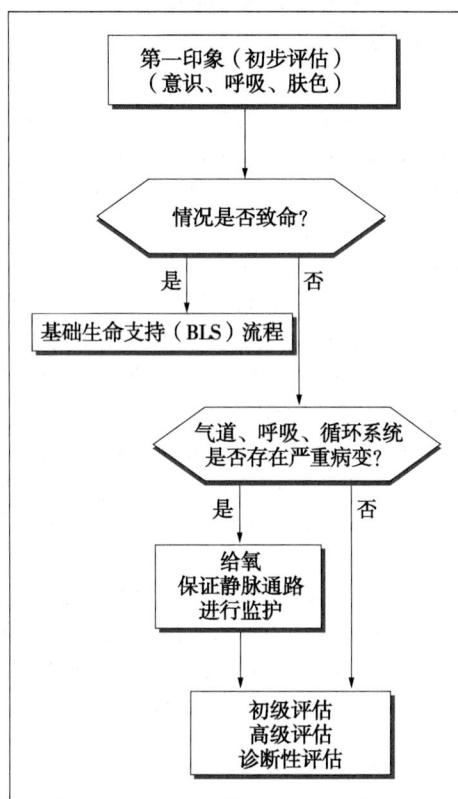

图 15-Ⅱ-1　应对突发情况的方法

Ⅲ　初级生命支持

一、成人的初级生命支持

（一）早期识别和通报
心肺复苏的一个重要方面是预防心脏停搏。

重要的是在早期阶段认识到患者的突发情况,并采取行动以防止心脏停搏。早期识别对于像卒中这样的疾病也很重要,如果早期开始治疗,其预后会更好。

如果患者在口腔治疗期间发生突发情况,应遵循 BLS 流程(图 15-Ⅲ-1)。在检查了周围环境的安全性后,拍打患者的双肩,并大声呼唤:"你还好吗?"如果没有反应,立即通报紧急情况。如果患者在诊所,请工作人员拨打急救电话;如果在医院,请启动医院急救系统;如果附近有 AED(图 15-Ⅲ-2),需要带上它。为这种紧急情况做好准备,将诊所的位置写在一张纸上,贴在电话附近,这

样,如说拨打急救电话时,就可以向急救人员详细说明诊所的位置。由于许多心脏停搏的患者有心室颤动,因此必须尽快进行除颤。因此,紧急情况的通报是非常重要的。

让患者处于仰卧位,在牙椅上还是在地上进行心肺复苏取决于工作人员的数量和状况。一些研究表明,如果将椅子水平放置,并将座椅固定在椅背上,可以在椅子上稳定地进行心肺复苏,但这可能存在危险,要考虑到椅子的耐受性。

(二)确定心脏停搏的情况

如果无意识的患者没有呼吸,或存在喘息,则认为是心脏停搏。喘息是在心脏停搏后的最初几

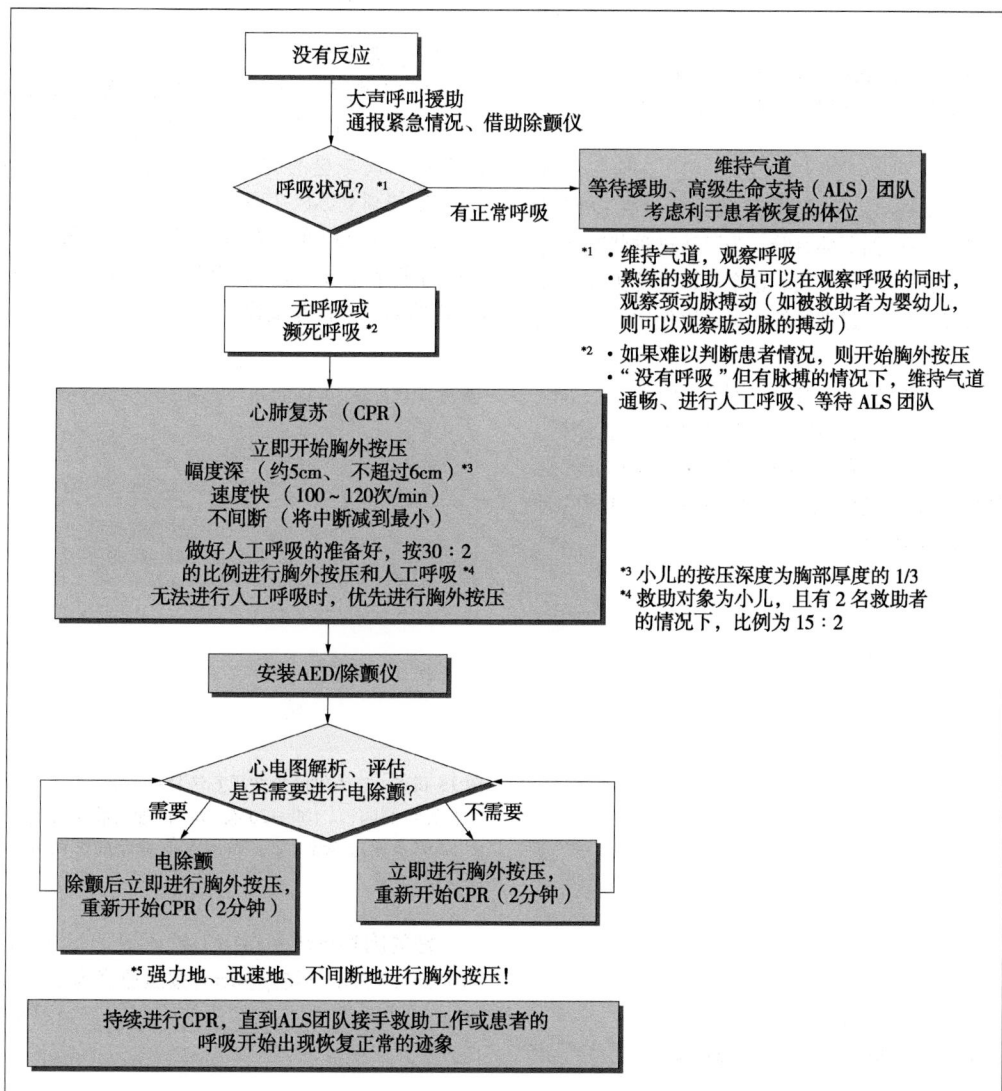

图 15-Ⅲ-1　基础生命支持(BLS)流程　　　　(日本蘇生協議会. JRC ガイドライン 2015. 医学書院, 2016, 49.)

分钟内发生的不规则的、杂乱的呼吸,不应误认为
是正常呼吸。

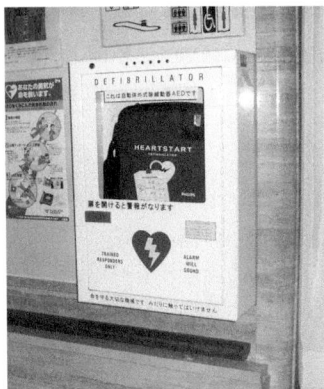

图 15-Ⅲ-2　自动体外除颤仪(AED)
AED 应设置在显眼位置,以备不时之需。

通过压额提颏的方法打开气道,并检查呼吸
情况(图 15-Ⅲ-3)。如果无意识的患者保持仰卧
位,舌头会下沉到咽部后壁。为了从这种状态下打
开气道,应进行压额提颏。这个过程被称为气道维
持。如有必要,受过训练的人员可以使用双手托颌
法(图 15-Ⅲ-4)。

检查呼吸情况的时间不应超过 10 秒。

口腔医生不需要触诊脉搏来确定心脏停搏。
然而,有经验的救援人员可以在检查呼吸的同时,
触诊颈动脉。在这种情况下,检查呼吸和脉搏的时
间不应超过 10 秒。

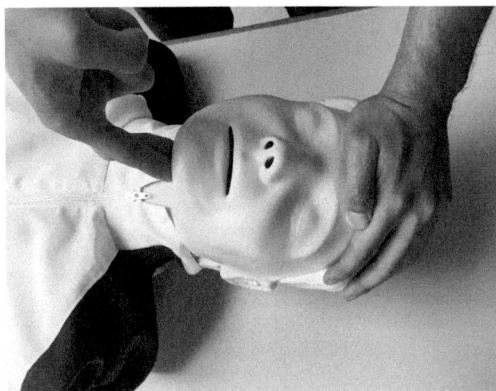

图 15-Ⅲ-3　压额提颏法
将手自然地放在额头上,示指和中指提颏。

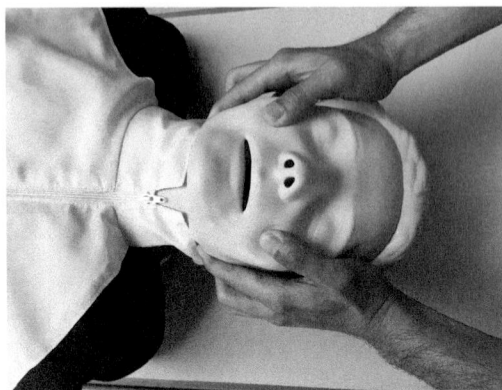

图 15-Ⅲ-4　双手托颌法
让下颌向前滑动,使下牙突出。

(三) 胸外按压

如果判断为心脏停搏,应立即开始胸外按压。
进行胸外按压时,应有节奏地按压胸骨下半部(图
15-Ⅲ-5)。高质量的胸外按压对抢救工作最为重
要,并能提高复苏成功率。

救援者应跪在患者身边,将手掌根部放在患
者胸骨的下半部,另一只手掌放在第一只手的背
面,使两只手平行并重叠。

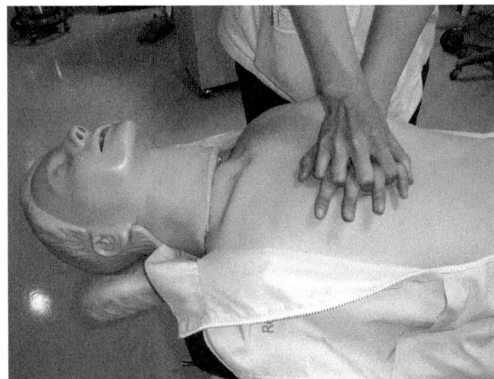

图 15-Ⅲ-5　成人的胸外按压方法(双手法)
站在患者侧面,以 100~120 次 /min 的速度将胸部向下压
约 5cm(不超过 6cm),每次按压都使胸壁能够恢复到原
来位置。

好的胸外按压是指向下按压胸骨下半部(中
间部分)约 5cm,不超过 6cm,按压速度为 100~120
次 /min,每次释放按压都要使胸壁恢复到原来的
位置。

当有一个以上的救援人员时,应对照评估胸外按压的质量。如果没有经过适当的培训,救援人员常常无法做出高质量的胸外按压。因此,有必要由适当的教员进行相关的培训工作。

(四)人工呼吸

做好相关准备后,应立即开始人工呼吸。

若在医院,进行人工呼吸为医务人员职责的一部分,则应事先做好准备,例如准备好感染防护设备。感染防护设备包括面罩和袋瓣面罩(bag-valve-mask,BVM)。人工呼吸中,重要的是要避免过度通气。过度通气会降低复苏率。向肺内通入的气体应足以使胸廓抬高,大约需要1秒钟。

在口对口人工呼吸中,救援者用手捏住患者的鼻子,手靠在前额上,同时进行压额提颏法。救援者大张口,将自己的口部对着患者的口部,看着患者胸部的状况,同时吹气(图15-Ⅲ-6)。注意深呼吸的情况下,吹气力度会过大,因而进行过深的呼吸。口对口通气可能不成功的原因有3个:气道没有被充分打开(颏部没有充分抬起),鼻腔捏合不充分,以及救援者张口不充分(空气从患者的嘴角漏出)。

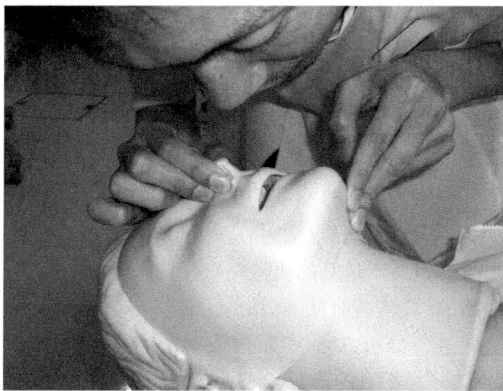

图15-Ⅲ-6 口对口人工呼吸
进行压额提颏法,抬起下颌后,用手捏住患者的鼻子,救援者大张口。因为有感染的危险,理想的情况使用后文所述的面罩进行人工呼吸。

口对口通气中,仅使用面罩(防止感染的材料)作为感染控制措施是不够的。

因此,建议使用面罩进行人工呼吸(图15-Ⅲ-7)。面罩的商品名称为"袖珍面罩(pocket mask)",医务人员应随时携带。有些面罩可以用来供氧。

站在患者侧面使用面罩时,应将供气口放在手的拇指和示指之间,用拇指和示指抬起颏部,并将面罩紧贴面部(图15-Ⅲ-8)。BVM还有一个优势,那就是可以输氧。面罩应紧贴面部,同时维持气道通畅以便通气。这时,采用E-C手法,即用拇指和示指做C形,将面罩紧贴面部,中指或小指放在下骨上做E形,抬高下颌骨(图15-Ⅲ-9)。如果操作者使用面罩的方法不熟练,则很难用一只手握住面罩。因此,如果不熟练,建议用双手进行E-C手法,并由其他人进行袋式通气。通过将一个储气罐连接到BVM上,每分钟传递10L以上的氧气,向患者提供100%的氧气。注意在面罩吸氧的过程中不要过度通气。

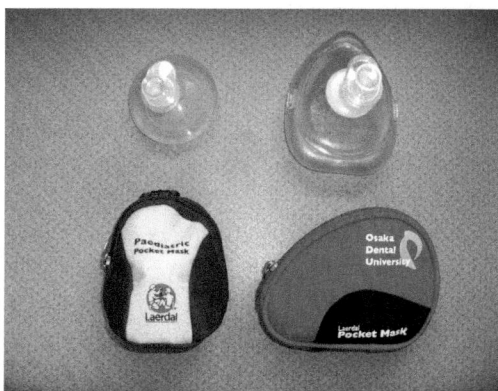

图15-Ⅲ-7 面罩
左边为小儿用,右边为成人用,市售产品中也有称为"袖珍面罩(pocket mask)"的产品。在一方阀门上有吸气口,减少了出血、呕吐等导致感染的危险。尽管多少有点占地方,但还是应该经常携带。

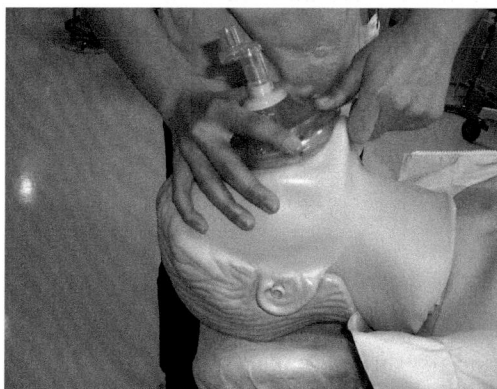

图15-Ⅲ-8 面罩的使用方法
手的上方用拇指和示指夹住供气口,下方用拇指和示指抬起下颌,使面罩紧贴面部。

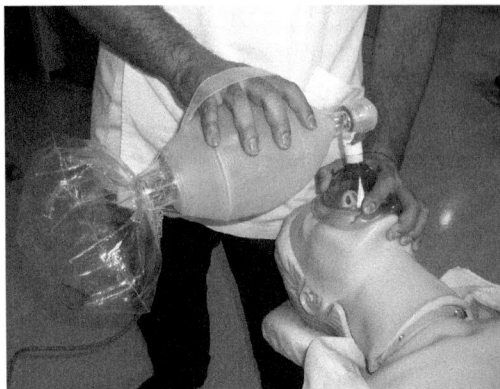

图 15-Ⅲ-9　袋瓣面罩（BVM）和 E-C 手法
BVM 每分钟可向患者提供 10L 的 100% 氧气。单手持面罩时，需要采用 E-C 手法。

（五）胸外按压和人工呼吸

当患者准备好接受人工呼吸时，应与胸外按压同时进行人工呼吸。一个周期包括了 30 次胸外按压和 2 次人工呼吸。如果进行一次人工呼吸后，没有观察到胸廓抬高，则在维持好气道的情况下，进行第二次人工呼吸。如果第二次通气仍不成功，则仍然需要重新开始胸外按压，尽量减少胸外按压的中断。

如果长时间进行心肺复苏，由于疲劳，胸外按压的深度和速度都会不足，所以最多两分钟（约 5 个周期）后要与另一个救援者交换。

（六）安装 AED

当 AED 到达时，打开它并装上电极片。AED 的计算机会自动分析心电图，并准备在有需要时进行除颤。打开它并按照其指示操作

打开电源后（大多数自动体外除颤仪只需打开盖子即可），从袋子里取出电极片，将有黏性的一面紧贴在患者的皮肤上：一个在右前胸（锁骨下方、胸骨右侧），另一个在左胸（腋下 5~8cm）（图 15-Ⅲ-10）。对于胸毛浓密的患者，可以考虑剃毛，但这需要保证最大限度地减少除颤的时间延迟。

电极片应紧贴皮肤，并应尽可能地环绕心脏。将电极片连接到 AED 上（许多 AED 都是预先连接好的）。如果贴片没有粘牢或连接器没有正确连接，就会有语音提示。贴上电极片后，AED 会开始分析心电图。有两种类型的电极片：成人用（适用于学龄儿童及以上，即大约 6 岁或以上）和小儿用（适用于学龄前儿童（包括婴儿），即大约 6 岁以下）。但是，如果没有小儿用电极片，使用成人用电极片

也是可以的。相反，由于能量含量低，学龄以上儿童不宜使用小儿用电极片。

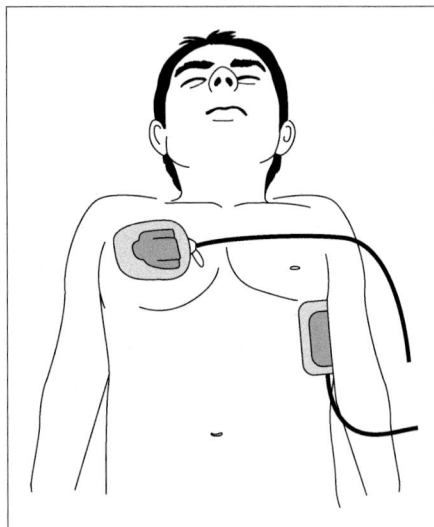

图 15-Ⅲ-10　AED 电极片的贴附位置
电极片的贴附位置如图所示，一个在右前胸，另一个在左胸。

在体内装有心脏起搏器或植入式心律转复除颤仪（implantable cardioverter defibrillator, ICD）的患者中，胸部的某个部位会像一个硬块一样隆起。电极片的放置应避开这种凸起。

（七）心电图分析

连接好电极片后，AED 将开始分析心电图。AED 开始分析心电图时，应中断胸外按压和人工呼吸。但对于最新的机器类型，也部分机器可以不中断的，具体请听从 AED 的语音指导。AED 对心电图进行分析，如果有室颤或室速等情况，则发出"需要电除颤"的语音，如果波形是其他情况，则有"不需要电除颤"的语音。

有 4 种类型的心脏停搏（图 15-Ⅲ-11）。这 4 种心脏停搏都是心脏不泵血的情况。

心搏骤停（asystole）是一种既没有电活动（心电图波形）也没有心脏机械活动（血液泵送）的情况；心脏静止，心电图波形平坦。

无脉性电活动（pulseless electrical activity, PEA）是一种心脏有电活动但无机械活动的情况，心电图显示的波形就像心脏在收缩，但没有血液被泵出。心电图上的波形多种多样，QRS 增宽，ST-T 发生变化。

1. 心搏骤停
心脏没有血液泵送也没有电活动的状态,心电图波形平坦。不属于电除颤的适应证

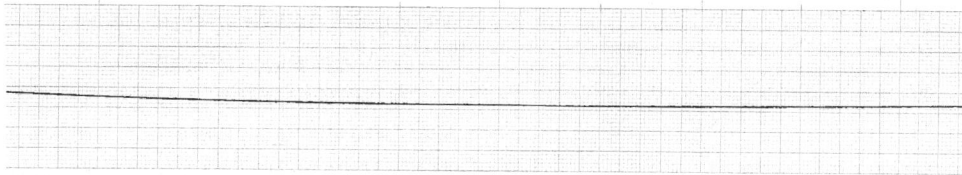

2. 无脉性电活动(PEA)
心脏没有血液泵送,但有电活动的状态(这种情况只是实例之一)。不属于电除颤的适应证

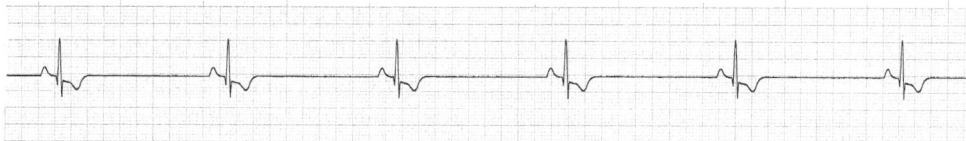

3. 心室颤动(VF)
心室内心肌无规则地处于兴奋状态。电除颤的适应证

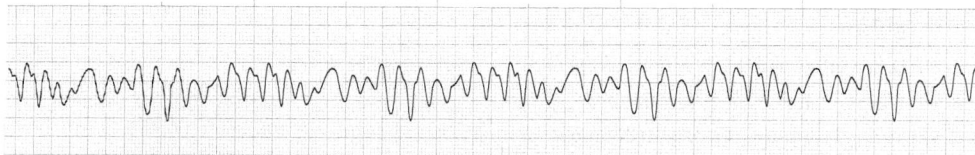

4. 无脉室性心动过速(pulseless VT)
因心动过速导致心脏没有血液泵送的状态。电除颤的适应证

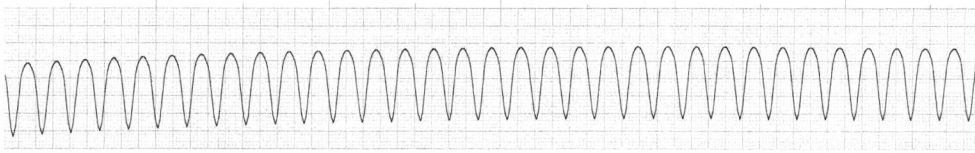

图 15-Ⅲ-11　4 种类型的心脏停搏　　　　(日本レールダル社ハートシム ACLS トレーニングシステムより)

心室颤动(ventricular fibrillation,VF)是心室心肌的无序收缩,在心电图上有特征性的波形,没有血液从心脏泵出。

无脉室性心动过速(pulseless ventricular tachycardia,pulseless VT)是一种由于室性心动过速导致心脏不泵血的情况。在心电图上可以看到室性心动过速的波形,并且没有触及脉搏。

心室颤动和无脉室性心动过速被称为可电击心律(shockable rhythm),因为电除颤是一种循证治疗。心脏停搏和 PEA 被称为不可电击心律(nonshockable rhythm),这种情况下电除颤不仅无效,还会降低复苏率。

在心室颤动和无脉室性心动过速中,应尽快进行电除颤。延迟 1 分钟实施电除颤会使复苏率降低 7%~10%(图 15-Ⅲ-12)。因此,疑似心脏停搏的患者应尽早安装 AED 并进行心电图分析。

电除颤适用于可电击心律。室颤可以仅通过心电图检测,但无脉室速是否为"无脉"不能仅通过心电图确定。有脉搏的室性心动过速是同步心脏电复律的适应证,但并非电除颤的适应证。因此,AED 电除颤只能用于心脏停搏的患者,即无意识、无呼吸或出现濒死呼吸的患者。

若 AED 提示不需要电除颤,意味着患者的心律是不可电除颤的。应立即恢复胸外按压和人工呼吸。

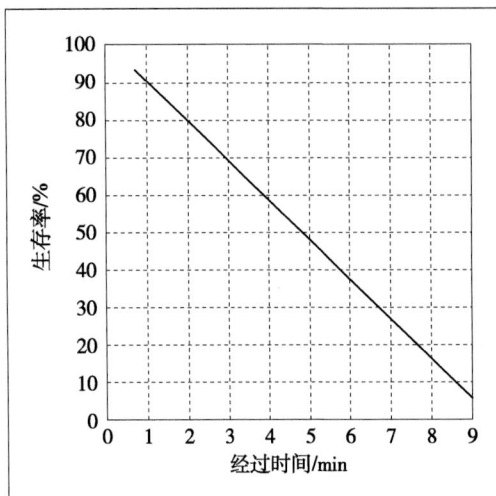

图 15-Ⅲ-12 电除颤前的等待时间与生存率的关系

(AHA, 2015[8])

(八) 电除颤

当 AED 提示正在为电除颤充电时,停止胸外按压和通气并离开患者。充电会自动开始,现代设备几秒钟就能完成充电。在按下电除颤按钮之前,请确保自己以及周围的人没有接触到患者。在电除颤过程中不要接触患者的身体,否则可能会触电。电除颤结束后,应立即恢复胸外按压和人工呼吸。电除颤时流过的电流取决于机种,但它是双相的,正向电流约为 1 600V,持续 5mms,然后是反向电流约为 1 100V,持续 3mms。大约有 150J 的能量(相当于 15kg 的物体举起 1m 所需的能力)流经。

当一个可电击心律的患者被电除颤时,心脏会进入静止状态,然后在短时间内恢复到窦性心律,血压也逐渐恢复。由于休克后血压不会立即恢复,休克后应立即恢复胸外按压和人工呼吸。

(九) 继续进行 CPR

在对心电图进行分析后,应在保持 AED 电源打开的情况下继续进行心肺复苏,无论是否进行了电除颤;不要关闭 AED,不要移除电极片,不要触碰脉搏或检查呼吸。AED 将在 2 分钟后再次分析心电图,届时根据提示停止胸外按压和人工呼吸。之后,重复"(七)心电图分析"中的流程。

在两种情况下可以停止心肺复苏。首先是当患者由医院急救小组或救护车服务接手的情况。第二种是患者的呼吸开始出现恢复正常的迹象,判断患者自主循环恢复(return of spontaneous circulation, ROSC)。

在明显无法挽救生命或死亡的情况下,停止心肺复苏由医生决定(因为需要提供死亡诊断)。在与口腔诊疗有关的心脏停搏的情况下(例如在口腔癌的最后阶段),口腔医生也可以作出患者死亡的诊断。

(十) 异物造成的上气道梗阻

在口腔治疗过程中,由异物引起的上气道梗阻在儿童中很常见,并曾导致死亡。如果初步评估表明上气道完全梗阻,应立即取出异物以恢复呼吸。由于仪器治疗属于高级生命支持,我们在此介绍一种非仪器治疗方法。

如果患者是清醒的,而上气道被异物阻塞,会出现严重的咳嗽。然而,如果完全梗阻,就没有声音,也没有咳嗽。患者可能用双手抓挠脖子,发出高亢的声音,打鼾,或出现发绀。由于患者不能说话,无法解释这种情况,应建议患者使用通用窒息手势(universal choking sign)告诉他人这种情况(图 15-Ⅲ-13)。

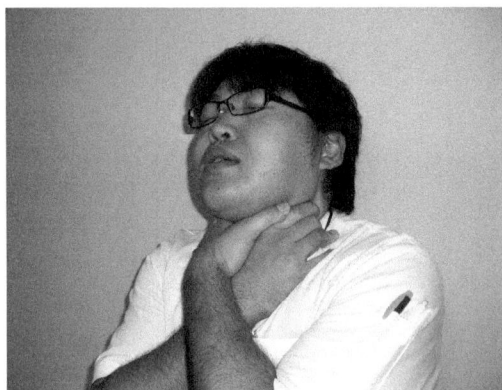

图 15-Ⅲ-13 通用窒息手势

如果患者表现得好像他在窒息,立即询问他是否在窒息。如果患者点头,告诉他你会立即帮助他,在呼叫救援的同时,绕到他的背后,将拳头的拇指一侧放在患者的腹部,用另一只手击打腹部(海姆立克急救法)(图 15-Ⅲ-14)。此时,将脚和膝盖放在患者的两腿之间,并准备好在他失去知觉时抱住他。在腹部的中线上,即肚脐上方抱住患者。应注意不要损伤剑突。也有人建议用背敲击法和胸部推挤法。应重复进行这些方法,直到异物被清除。

曾有海姆立克急救法后因腹部器官损伤而死亡的报告,即使在异物被取出后,也应该由胃肠病医生对患者进行检查。不要把手伸进患者的嘴里取出异物,因为可能会被咬伤。

如果患者因窒息而失去知觉,应立即开始心肺复苏。

如果在口腔治疗过程中,患者处于水平位(仰卧位)时有异物掉入咽部,应令患者保持水平位置,不要让其突然起身。将患者的脸转向一侧,如果看到异物,则将其取出。

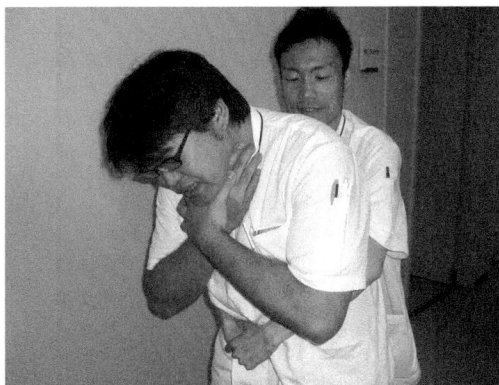

图 15-Ⅲ-14　海姆立克急救法
用手指确认肚脐的位置,在肚脐上方腹部中线上,将拳头的拇指一侧贴在患者腹部,用力击打。

二、儿童和婴儿的初级生命支持

婴儿是指 1 岁以下的儿童,1 岁至青春期以前称为儿童,超过青春期年龄的为成年人。青春期一般被定义为中学生年龄。28 天以内的儿童为新生儿。新生儿复苏应使用 NCPR,但在产房外使用 NCPR 或 PBLS 都可以。

对学龄前儿童(大约 6 岁以下)应使用小儿用 AED 电极片。

(一)早期识别和确认

初级生命支持的算法如图 15-Ⅲ-2 所示。下面介绍一下这与成人的主要救生程序之间的区别。

急救链的第一个环节是预防心脏停搏(见图 15-Ⅰ-1),预防对儿童和婴儿而言尤为重要。在儿童和婴儿中,心肺停止的原因更多的是呼吸停止(呼吸性心肺停止)而不是心肺停止(心源性心肺停止)。有报告称,在口腔治疗期间,由于拔出的牙齿、棉球或呕吐物堵塞了上呼吸道而导致心肺停止。如果发现患者只有呼吸停止,并在心脏停搏发生前开始治疗,存活率超过 70%,需要早期识别和应对。

如果你发现儿童或婴儿的情况突然发生变化,首先要检查是否有意识。在大声呼叫的同时,

轻轻刺激儿童的双肩和婴儿的左右脚底,看是否有反应(图 15-Ⅲ-15)。如果婴儿失去知觉,请拨打急救电话并要求提供 AED。

(二)确定心脏停搏的情况

在 10 秒内检查是否有呼吸。如果昏迷的患者没有呼吸或出现濒死呼吸,则认为是心脏停搏。在这种情况下,应通过压额提颏法来固定气道。婴儿和儿童的下颌不应抬得太高,因为这反而可能导致气道塌陷。脉搏可由经验丰富的医务人员进行触诊。对于儿童,可以触诊头动脉或股动脉;对于婴儿,可以触诊肱动脉。

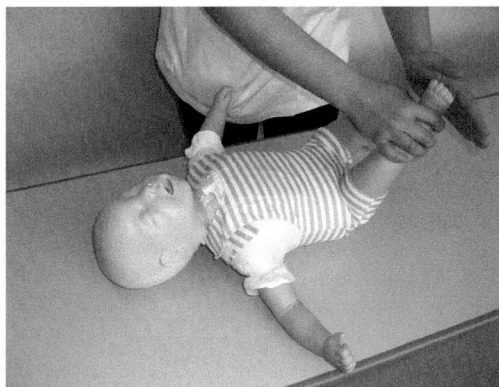

图 15-Ⅲ-15　确认婴儿的意识状态
大声呼叫的同时,轻轻刺激左右脚底,确认是否有反应。

(三)胸外按压

胸外按压的部位是胸骨的下半部(经验法则是胸部中间)进行,按压深度为胸部厚度的 1/3,按压速度至少为每分钟 100~120 次,每次释放按压,应使胸壁恢复到原来的位置。被救助者为婴儿时,若只有一个救援者,用示指和中指进行双指按压(图 15-Ⅲ-16);有两个救援者时,用双手手掌包围胸廓,用两手拇指进行双指按压(图 15-Ⅲ-17),同时用背部的四根手指对肋骨做挤压动作(两边共八根手指)。对儿童进行胸外按压的方法应与成人相同[双手法(图 15-Ⅲ-5)或使用单手法(图 15-Ⅲ-18)]。

(四)胸外按压和人工呼吸

一旦救援者准备好进行人工呼吸,应立即进行胸外按压和人工呼吸。当只有一个救援人员时,周期应该是 30 次胸外按压和 2 次通气。当有两个救援人员时,儿童和婴儿的周期都是 15 次胸外按压和 2 次呼吸。如果长时间进行心肺复苏,由于施救者的疲劳,胸外按压的深度和速度都会不

足,所以施救者应在 2 分钟内(约 10 个周期)由另一名施救者替换。

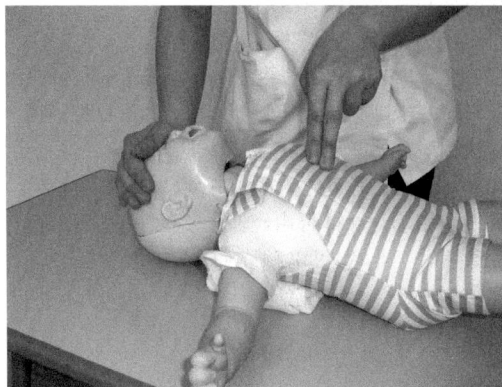

图 15-Ⅲ-16　婴儿的双指按压法
使用示指和中指按压胸骨下半部。

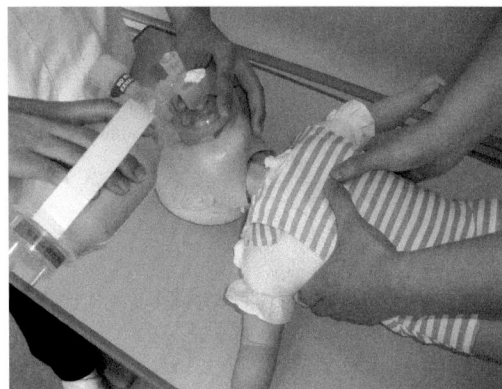

图 15-Ⅲ-17　有 2 名救助者时对婴儿的胸外按压
有 2 名救助者时,包围胸廓,用双手拇指进行按压。

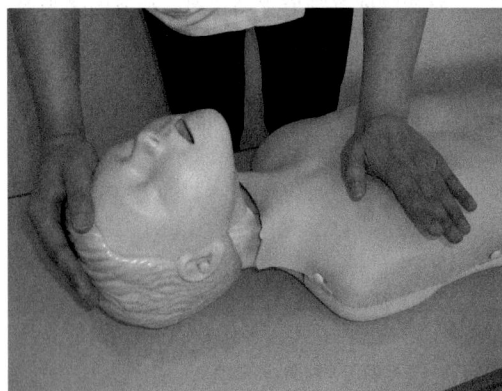

图 15-Ⅲ-18　儿童的胸外按压(单手法)
儿童的胸外按压可以按如图所示单手法,也可以和成人一样使用双手法(图 15-Ⅲ-5)。

(五) AED

建议对儿童和婴儿都使用 AED。学龄前儿童应使用小儿用电极片,学龄前及以上儿童应使用成人用电极片。

(六) 异物造成的上气道梗阻

对于儿童,应使用与成人相同的方法。如果被救助者为婴儿,则不应使用海姆立克急救法,而只应使用背部拍打和胸部推力。由于婴儿的上气道阻塞通常是由液体引起的,因此在咳嗽时应将婴儿置于侧卧位,以促进导致梗阻的液体的排出。

Ⅳ　高级生命支持

一、BLS 在心肺复苏中的地位

过去,人们认为当患者在口腔诊疗中发生突发情况时,及早提供高级生命支持[advanced(cardiovascular) life support,ALS 或 ACLS]是很重要的。然而,流行病学研究表明,对院外心脏停搏患者而言,胸外按压是最重要的治疗方法,能够提高患者出院时的满意程度,而 ALS 对复苏率的影响不大(图 15-Ⅳ-1)。因此,在世界范围内,复苏教育的重心已经逐渐转移到能够正确进行 BLS 上。

当然,口腔医生学习如何使用紧急药物是很重要的,但如果没有进行高质量的 BLS 的技能,手头有药物也是无用的。

当患者发生突发情况时,有必要确保进行BLS;ALS 需要在确保 BLS 的前提下进行。

然而,心动过缓、心动过速、急性冠脉综合征、卒中、ROSC 后监测和管理以及 PALS 也是 ALS的重要课题。

二、气道维持

在 ALS 中,可以通过使用设备来实现气道通畅。高级气道装置包括气管插管和声门上装置(如喉罩、气管食管联合导管等)。

(一) 口咽通气道(图 15-Ⅳ-2,图 15-Ⅳ-3)

口咽通气道(口咽通气管)是一种口中插入的装置,用于抬起舌根并固定气道。适用于无咳嗽或吞咽反射的昏迷患者的口咽通气道有多种尺寸,应选择适当的尺寸。太小的口咽通气道不能有效防止舌后坠,而太大则可能导致气道阻塞。

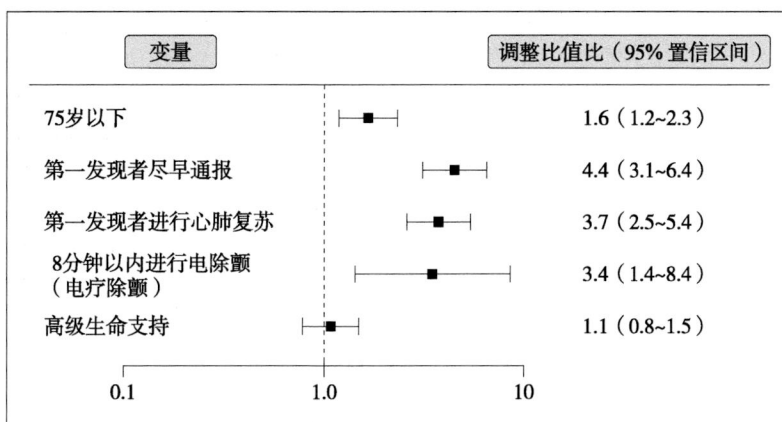

图 15-Ⅳ-1　影响患者出院时愉快心情的因素
尽早通报、尽早进行 CPR 能够让患者出院时心情愉快的比率提高约 3~4 倍,而高级生命
支持只能将这个比率提高不到 10%。

(Stiell, 2004[10])

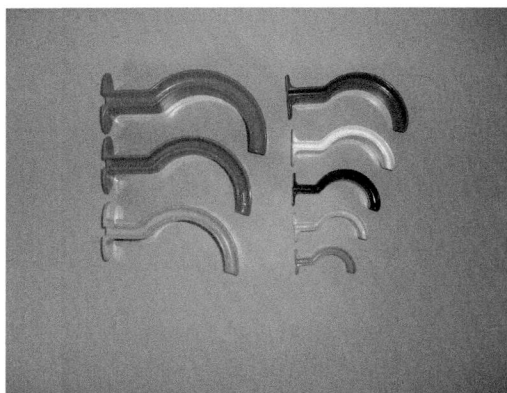

图 15-Ⅳ-2　口咽通气道(Berman)
有各种不同的长短和尺寸,可供从新生儿到成人等各种
不同年龄段的人使用。

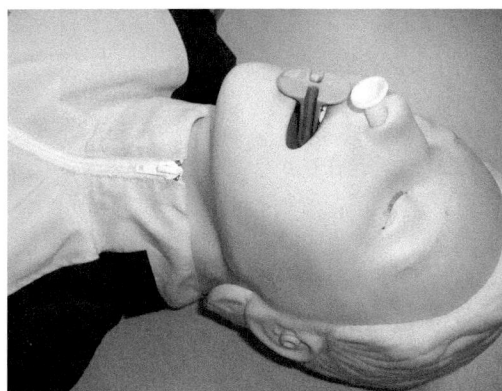

图 15-Ⅳ-3　插入口咽通气道和鼻咽通气道后
临床实践中不会同时插入这两种装置。

在成人中,口咽通气道应以弯曲的一面朝向上
腭插入,并在插入时旋转 180°。在儿童和婴儿中,
应该用压舌板将舌头固定住。注意不要将舌根与
气道一起推入咽腔。

(二)鼻咽通气道(图 15-Ⅳ-3,图 15-Ⅳ-4)

鼻咽通气道(鼻咽通气管)是一种通过鼻腔插
入的装置,用于提升舌根并固定气道。鼻咽通气
道可用于意识清醒的患者,也可用于咬紧牙关、无
法使用口咽通气道的患者。在颌面部创伤的患者
中,如果有颅底骨折,就有发生通气道插入颅内的
风险。也可能发生鼻出血。

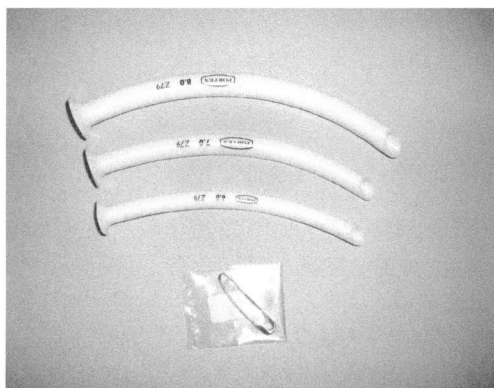

图 15-Ⅳ-4　鼻咽通气道
图示 3 种皆为成人用的类型,使用中可选择合适的尺寸,如
果使用时发现太长,可以用附带的安全别针来调整长度。

(三)高级气道装置

气管插管需要技巧,也需要中断胸外按压,但其优点是一旦成功插管,就不需要中断胸外按压进行通气。

在气管插管过程中,检查气管导管尖端的位置很重要,以避免导管误入食管。使用带有波形显示的二氧化碳描记图进行确认。也可以观察胸廓运动、听诊、导管混浊和食管插管检测器等,但带有波形显示的二氧化碳描记图最为可靠,因而建议使用。

声门上装置包括气管食管联合导管和喉罩(图15-Ⅳ-5)。医护人员经常使用气管食管联合导管。一般认为,与气管插管相比,这类导管在成功插管和通气时间方面具有同等或更大的作用,可以考虑由受过训练的救援人员使用。

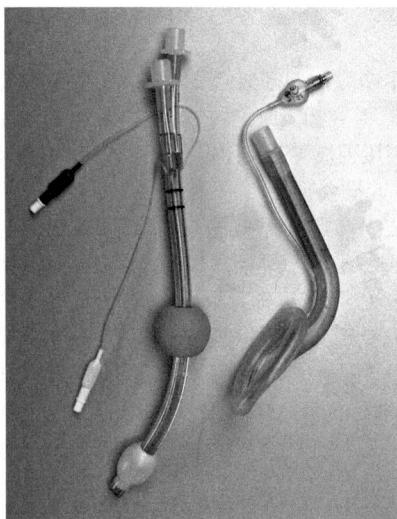

图 15-Ⅳ-5 声门上装置
左为气管食管联合导管,右为喉罩。

三、电疗

(一)早期电疗和CPR的意义

电疗包括电除颤、心脏复律和起搏。

对于成人室颤引起的心脏停搏,唯一有实证支持的治疗方法是早期电除颤。与电除颤相比,支持药物治疗的证据较少。

当心肌有氧时,电除颤更加有效,所以胸外按压应一直进行到电除颤前。如果心室颤动持续超过几分钟,心肌就会耗尽氧气和ATP(代谢期),对电除颤的反应就会降低。但是,如果在心脏停搏后超过4~5分钟才开始心肺复苏,在电除颤前应先进行2分钟的心肺复苏。

(二)如何使用带有监护仪的除颤仪

1. 心电图电极的安装

当带监护仪的除颤仪到达时,首先要做的是打开它并为心电图安装电极。通常情况下,电极被放置在胸部的3个导联上,其中导联Ⅱ能最清楚地显示 ST-T 波形。一些型号的心律转复除颤仪被自动设置为心电图信号从用于除颤的拨片(拨片模式)输入的模式,而不是从心电图电极输入。在这些操作过程中,心肺复苏不会被打断。

2. 波形的诊断

使用心电图监护仪能够立即诊断出患者是可电击心律还是不可电击心律。此时,由于基线不稳,无法进行准确的心电图波形诊断(心律检查),因此应在最短的必要时间内中断胸外按压。如果出现可电击心律,即心室颤动或无脉室性心动过速,应立即开始准备电除颤。

在静止波形的情况下,检查心电图电极是否移位、导线是否断裂、导联是否错误(不是导联Ⅱ)、是否处于拨片模式、灵敏度设置是否错误。如果为不可电除颤的心律,如心脏停搏和 PEA,电除颤不适用。

在所有情况下,一旦没有任何中断胸外按压的理由,就应立即恢复胸外按压。

3. 电除颤

对有可电击心律的患者进行电除颤。和 AED 一样,由于有高电压电流,安全地实施电除颤特别重要。

取下黏性除颤垫,并贴在右前胸和左侧胸。可以使用体外拨片,但建议使用黏性除颤垫,因为黏性除颤垫与皮肤接触牢固,电除颤安全。

应将除颤仪切换到除颤模式,并设置适当的能量级别。在准备电除颤期间应继续进行心肺复苏,并在开始电除颤前立即中断。关掉氧气,让所有人离开,包括做胸外按压的人。检查周围的安全情况,在听到"充电"提示音的同时按下充电按钮。如果救援者有复苏经验,可以在充电时进行胸部按压。一些现代型号充电只需要几秒钟,而且会有警报声提示充电完成。

确保包括自己在内没有人接触患者,并确保氧气设备远离患者,此时提示一句"开始电除颤",并按下电除颤按钮。为了缩短胸外按压的中断时间,应尽可能快地进行操作顺序,但要以可靠和安全的方式进行,并分享信息以便其他人能够理解。电除颤结束后,应立即恢复胸外按压。

电除颤电流的波形有两种类型：双相和单相。如今市场上的设备都是双相的，但有些旧型号是单相的。单相电除颤的能量是360J，双相电除颤的能量则视制造商而定。除颤仪本身清楚地标明了建议的能量，但如果不明确的话，通常是150~200J。在双相电除颤中，能量在第二次及以后的电除颤中可能会增加。在儿童和婴儿中，单相和双相电除颤的能量都应设置为4J/kg。

四、成人心脏停搏时 ALS 的实践

图 15-IV-6 显示了成人心脏停搏时的 ALS 流程。对 ALS 而言，最重要的是要先进行高质量的胸外按压和人工呼吸，即 BLS。

(一) CPR (30 : 2)，除颤仪 / 心电图

ALS 紧接在 BLS 之后，当患者出现突发情况时，应遵循 BLS 流程进行应对。如果发现患者有生命危险（如失去知觉），应立即进行通报，呼叫救援。如果患者在医院，要求按照既定流程调动抢救小组，并指示他们带上带监护仪的除颤仪和急救车。然后检查呼吸和脉搏并开始心肺复苏。

抢救小组各司其职，在组长（整个小组的负责人）的指导下进行 ALS。每项技术的负责人都在组长的指导下工作，但任何疑问或意见都必须立即告知组长，以提高抢救的质量。组长不仅要发出指令，还要评估 ALS 的质量，包括胸部按压的深度和速度，以确保维持复苏的质量。复苏小组需要一个记录员来记录复苏的进展。记录员不仅负责记录，还负责复苏的时间管理（如电除颤之后已经过了多久）。与整个团队分享这些信息也很重要。

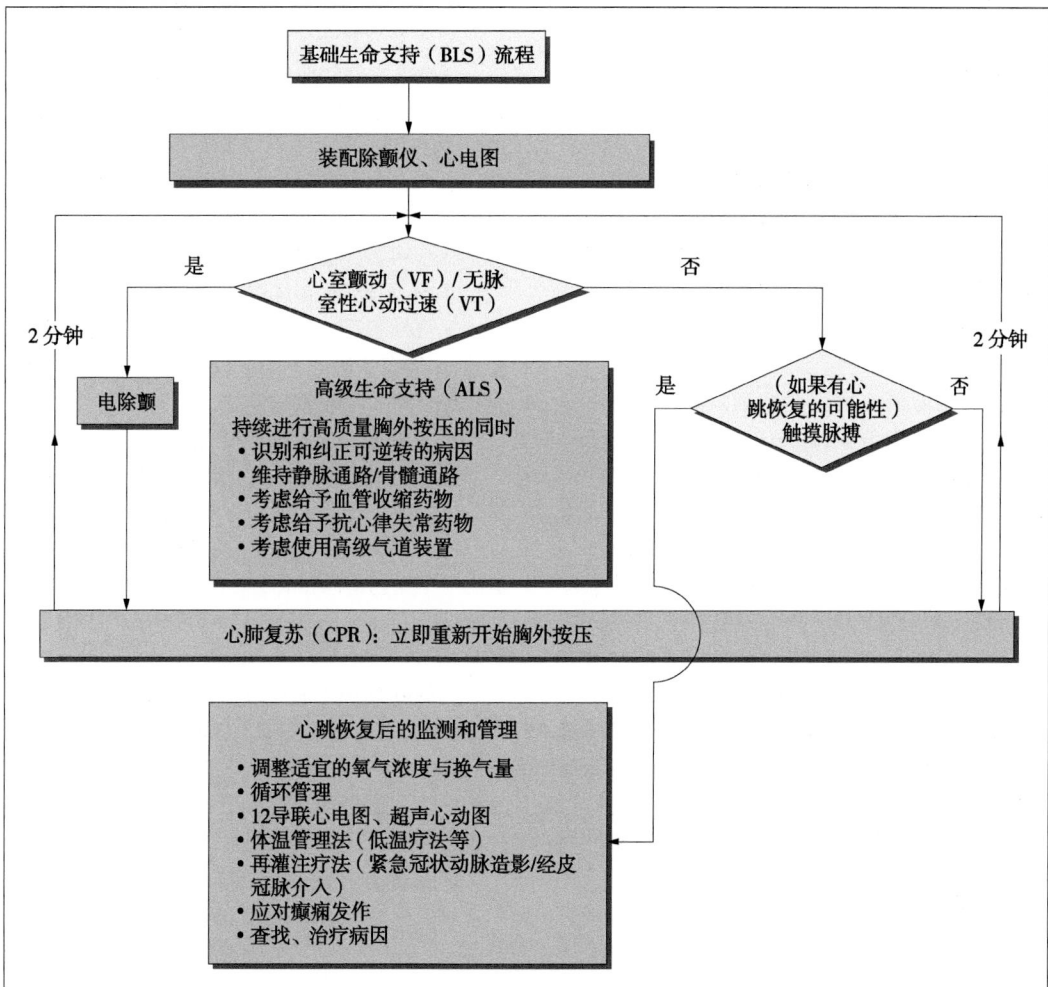

图 15-IV-6　心脏停搏应对流程　　　　　　　　　　　（日本蘇生協議会. JRC ガイドライン 2015. 医学書院, 2016, 48.）

（二）波形诊断

一旦心电图监测仪到位，应立即诊断清楚是可电击心律还是不可电击心律。如果患者有可电击心律，即室颤或无脉室速，根据图 15-Ⅳ-6 中"VF/无脉 VT"一栏中的"是"进行左侧流程，并立即进行一次电除颤。休克后，进行 5 个周期（2 分钟）的胸外按压和人工呼吸（30∶2），并返回到波形诊断中。如果可电击心律没有持续很长时间，心肌中的氧气和 ATP 被耗尽，就会出现不可电击心律。

如果是不可电击心律，请根据"否"所引导的右侧流程进行。由于不需要电除颤，胸外按压和通气（30∶2）继续进行 5 个周期（5 分钟），之后继续波形诊断。此时，如果有可能出现 ROSC，请检查是否有脉搏。可能出现 ROSC 的迹象包括呼气中二氧化碳的突然上升、持续的身体运动等。除了可能出现 ROSC 的情况外，不应触摸脉搏。

（三）ALS

对于心脏停搏的患者，每 2 分钟进行一次高质量的心肺复苏和上述波形诊断的电除颤，并同时进行以下 ALS，尽量不中断胸外按压。

1. 识别和纠正可逆转的病因

通过检查导致心脏停搏的情况、患者的身体检查和患者的病史（医疗记录、家庭访谈），寻找并纠正心脏停搏的可逆原因。记住 3 个关键点：患者、家庭和医疗记录。动脉血气分析和电解质检查有时也会有一定用处。

有八个可治疗的主要病因，总结为"4H"和"4T"。"4H"是指低氧（hypoxia）、低血容量（hypovolemia）、低钾血症/高钾血症/代谢性酸中毒（hypo/hyperkalemia/metabolic）和低体温（hypothermia）。

"4T"是指张力性气胸（tension pneumothorax）、心脏压塞（cardiac tamponade）、中毒（toxins）和血栓（thrombosis）（冠状动脉：急性冠脉综合征；肺部：肺血栓栓塞症）。

2. 维持静脉/骨髓通路

在紧急情况下给药时，一般采用静脉通路，静脉通路可以是任何大的外周静脉。通过静脉注射给心脏停搏患者用药时，提升或完全打开输液，将维持好静脉通路的肢体抬起 10~20 秒，以使药物在短时间内到达主循环系统。

在成人中，如果维持静脉通路困难或耗时，

在婴儿和儿童的紧急情况下，可使用骨髓通路来保证给药途径。骨髓通路与静脉通路一起归类为血管通路，因为药物是直接进入血管的。

对于插管的儿童和婴儿，只能向气管内给予有限种类的药物。

3. 考虑给予血管收缩药物

血管收缩剂肾上腺素 1mg，应通过静脉或骨髓途径给药。由于肾上腺素的半衰期为 3~5 分钟，因此应每 3~5 分钟重复一次。使用"考虑"这个词是因为没有足够的证据支持这种做法。

4. 考虑在 VF/VT 中使用抗心律失常药物

对于治疗难治的可电击心律（电除颤不能停止的难治性病例，复发性可电击心律）可以考虑使用抗心律失常药物。可以静脉注射胺碘酮（300mg）。作为替代治疗，也可通过静脉途径给予尼非卡兰（0.3mg/kg）或利多卡因（各 50mg，最多 200mg）。

5. 考虑气管插管和声门上装置

虽然气管插管是最可靠的维持气道通畅的方法，但没有证据说明什么时候是心脏停搏时气管插管的最佳时机，所以既不建议也不反对插管。如果可以通气，用 BVM 继续通气是可行的，插管同样可行。

熟悉声门上装置的救援人员可以考虑使用 SGA。

6. 气管插管后持续胸外按压

气管插管后，在通气过程中应连续进行胸外按压，不需要中断。人工呼吸不与正常呼吸同步，因而每分钟大约进行 10 次。

7. 使用呼吸末二氧化碳监测

带有波形显示的二氧化碳描记图有助于在插管后立即确认气管导管尖端的位置，并在之后监测位置的异常情况。它也是心肺复苏过程中心输出量的一个无创指标和 ROSC 的早期指标。

五、继续进行复苏

如果呼气中二氧化碳突然上升，或持续出现身体运动，则表明可能有 ROSC，请检查脉搏。如果有脉搏，检查生命体征（血压、脉搏、呼吸、体温、氧饱和度）；如果确定有 ROSC，则进行"ROSC 后的监测和管理"（详见相关书籍）。

如果患者不恢复自主心率，心肌的氧气和 ATP 就会耗尽，患者就会出现心跳停止。

第 16 章　口腔医疗中的风险管理

I　口腔医疗中事故的特殊性

1999 年 11 月，日本一家大学附属医院发生了一起误诊患者的案件。2001 年，日本厚生劳动省成立了一个研究小组，为所有医疗机构的医疗安全措施指明方向。2002 年，发表了题为《促进医疗安全的综合措施——为了防止医疗事故》的报告，主张"包括政府在内的有关各方有必要积极开展医疗安全相关措施"。此外，报告指出，"必须将医疗安全措施视为整个医疗系统的问题，而非个别医护人员的问题，并系统地实施相关措施。"

一、口腔诊所的安全管理制度

在日本，医疗安全管理成为强制性措施，哪怕在没有床位的口腔诊所也是如此，口腔医疗安全推进工作以厚生劳动省、日本口腔医师学会为中心展开。

①制订安全管理准则、②任命医疗安全管理人员、③开展员工安全培训、④建立并记录医院报告成为医疗安全推进工作中的义务。安全管理、感染控制、针对药品和医疗器械的措施被列为重要项目（表 16-I-1）。

表 16-I-1　医疗安全管理

制订准则	医疗安全指南、院内感染应对指南、药品操作程序、医疗器械维护和检查计划
应维持的体系	设置医疗安全管理委员会、院内感染应对委员会、配置药品安全管理责任者、医疗器械安全管理责任者
培训（包括外部）实施	医疗安全管理培训、院内感染应对培训、药品安全使用培训、医疗器械安全使用培训
必要的记录	职工培训记录、事故报告书、药品操作程序记录、医疗器械维护和检查记录

（厚生労働省 website. 医療法改正の概要（平成 18 年 6 月公布. 平成 19 年 4 月施行）より改変）

制订医疗安全管理中应施行对策，并将其实施定位医疗机构和药店等的义务。

二、什么是医疗事故?

医疗事故是指通过医疗发生的任何不良事件。即使一些情况下，医务工作者没有责任，也会被认为是医疗事故，这些情况包括医务工作者是受害者或患者在走廊摔倒等。在日本，如果发生医疗事故（即下文所述医疗事故调查制度所管辖的案件），医院或诊所的管理人员必须立即向医疗事故调查和支持中心报告医疗事故的日期、时间、地点和情况，以及厚生劳动省条例所规定的其他事项。如上所述，"医疗事故"一词与一般民众印象中的概念有所不同，需要引起注意。

医疗事故中，那些在医疗过程中存在过失，并且不良事件与过失之间存在因果关系的事故被特指为医疗过失。医疗过失以误诊、延误诊断、注射事故、输血事故、滥用药物和护理错误等情况居多。为了确定医疗事故是否由医疗过失引起，应审查当时的医疗水平和医疗行为的具体情况。

三、口腔医疗的特点

口腔手术和口腔治疗涉及一个狭窄的术野——口腔，而口腔与上气道十分接近，意味着有发生事故的风险。在治疗过程中，由于使用了许多精细锋利的器械或嵌体，并使用了含有血管收缩药的局部麻醉药，可能会造成误咽和误吸，因此存在局部麻醉引起意外伤害和导致内科全身性疾病加重的风险。在这个超老龄化的社会里，需要监测和管理全身情况的患者越来越多，为难以来医院就诊的患者提供上门口腔服务的工作也在积极推进，如果应对上存在失误，就可能存在危险。

在麻醉中,全身麻醉使各种药物和医疗设备的使用越来越多。输液泵和呼吸机在医疗事故和险情的成因中占了大多数。近年来,住院和卧床患者的口腔保健得到了积极推广,使用呼吸机的患者需要密切关注。此外,从口腔科室到医院和长期护理机构,都有关于口腔治疗过程中使用吸引器引起的鼻腔感染的报道,所以必须建立包含感染控制措施的、严格的安全管理体系,整个医疗团队都必须致力于安全管理(图 16- I -1,图 16- I -2)。

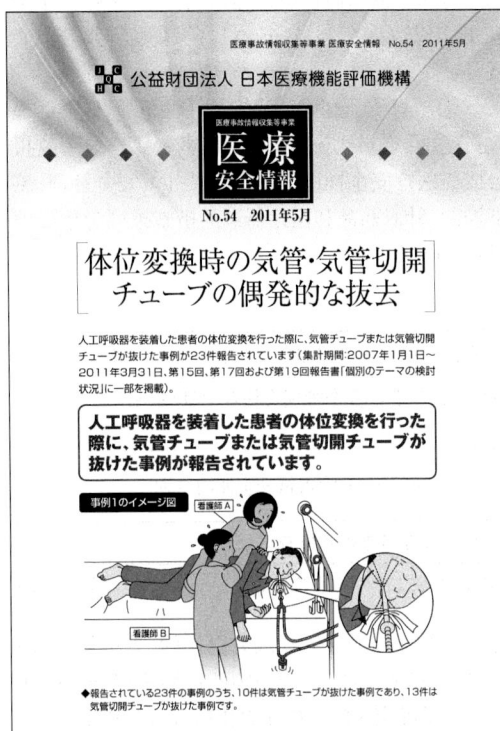

图 16- I -1　改变体位时的意外拔管
(日本医療機能評価機構, 医療事故情報収集等事業 医療安全情報 No.54)

四、口腔医疗事故的特点

在日本医疗功能评价机关按医疗科目划分的医疗事故报告(发生率)中,口腔科、正畸科、小儿口腔科和口腔外科的事故报告数量相对较少,但一般认为,如果将普通口腔诊所的事故报告也包括在内,实际数量要高得多。就按医疗科目已经提起的医疗诉讼(地区法院)的数量而言(2013—2014年),口腔引起的事故报告的数量在内科、外科和骨科之后,排名第四。

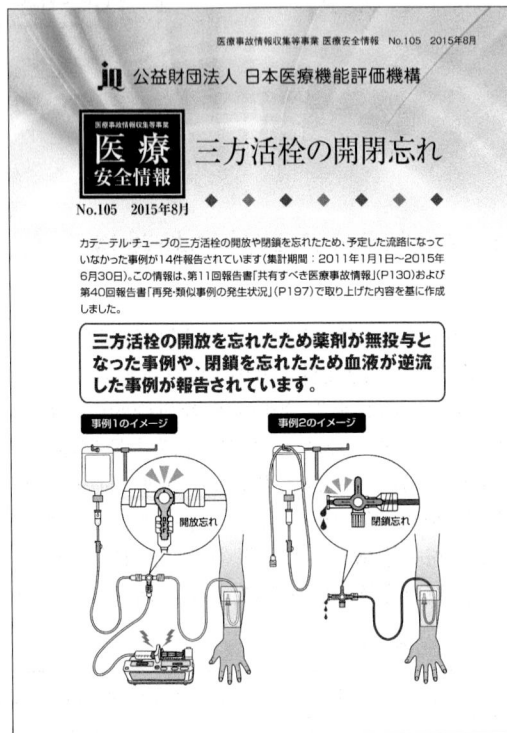

图 16- I -2　忘记打开和关闭三通阀
(日本医療機能評価機構, 医療事故情報収集等事業 医療安全情報 No.105)

自费口腔治疗引起的医疗事故发生率相对较高,患者对美容效果和口腔功能的改善有很高的期望。因此,一定要签署知情同意书。特别是对于拔牙和咬合调节,需要仔细解释,因为手术是不可逆的。有很多医疗诉讼的案例,如拔牙部位错误、弄错了乳牙和恒牙、种植手术价格昂贵,以及拔智齿后的感觉障碍。此外,涉及局部麻醉或全身麻醉的医疗事故可能导致死亡,所以处理突发事件的能力、技术和知识,以及预测和避免危险的能力,是必要的(图 16- I -3)。

五、医疗事故调查制度

在日本,适用于医疗事故调查制度的医疗事故是指"由医院等医疗机构内工作的医务人员提供的医疗服务,从而造成或怀疑造成的死亡或死胎,或由厚生劳动省的条例规定为有关管理人员没有预期的死亡或死胎"。符合这两个条件的死亡或死胎要进行通报(表 16- I -2)。

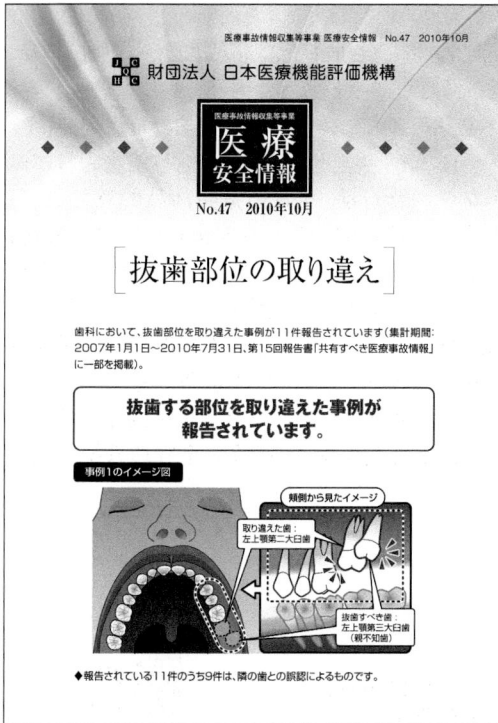

財団法人 日本医療機能評価機構

医療事故情報収集等事業 医療安全情報 No.47 2010年10月

医療安全情報

No.47 2010年10月

抜歯部位の取り違え

歯科において、抜歯部位を取り違えた事例が11件報告されています（集計期間：2007年1月1日～2010年7月31日、第15回報告書「共有すべき医療事故情報」に一部を掲載）。

抜歯する部位を取り違えた事例が報告されています。

事例1のイメージ図

頬側から見たイメージ

取り違えた歯：
左上顎第二大臼歯

抜歯すべき歯：
左上顎第三大臼歯
（親不知歯）

◆報告されている11件のうち9件は、隣の歯との誤認によるものです。

图 16-I-3　拔牙部位出错
（日本医療機能評価機構，医療事故情報収集等事業医療安全情報 No.47）

表 16-I-2　医疗事故调查制度所管辖的案件

	医疗服务所造成或怀疑造成的死亡或死胎	与左述不符的死亡或死胎
管理者没有预料到的情况	制度管辖范围内	制度管辖范围外
管理者预料到的情况	制度管辖范围外	制度管辖范围外

（厚生労働省 website. 医療事故調査制度に関するQ&A（Q2）より）

医疗机构的管理层作为一个组织，应决定该医疗事故是否符合法律中详细规定的死亡案例。如果被判定为医疗事故，应首先通知死者家属，然后向医疗事故调查和支持中心报告。医疗机构应及时开展必要的调查，明确医疗事故的原因。为了确保中立性和公正性，建议在医疗事故调查支持小组的支持下进行院内调查，该小组由若干医疗相关组织组成，如县级医疗协会、大学附属医院和各领域的医疗协会。发生医疗事故的医院等的管理者可以要求国家医疗事故调查和支持中心对医疗事故进行调查。院内调查完成后，医疗机构应向家属和中心解释并报告调查结果。

图 16-I-4 是日本医疗事故调查的流程。

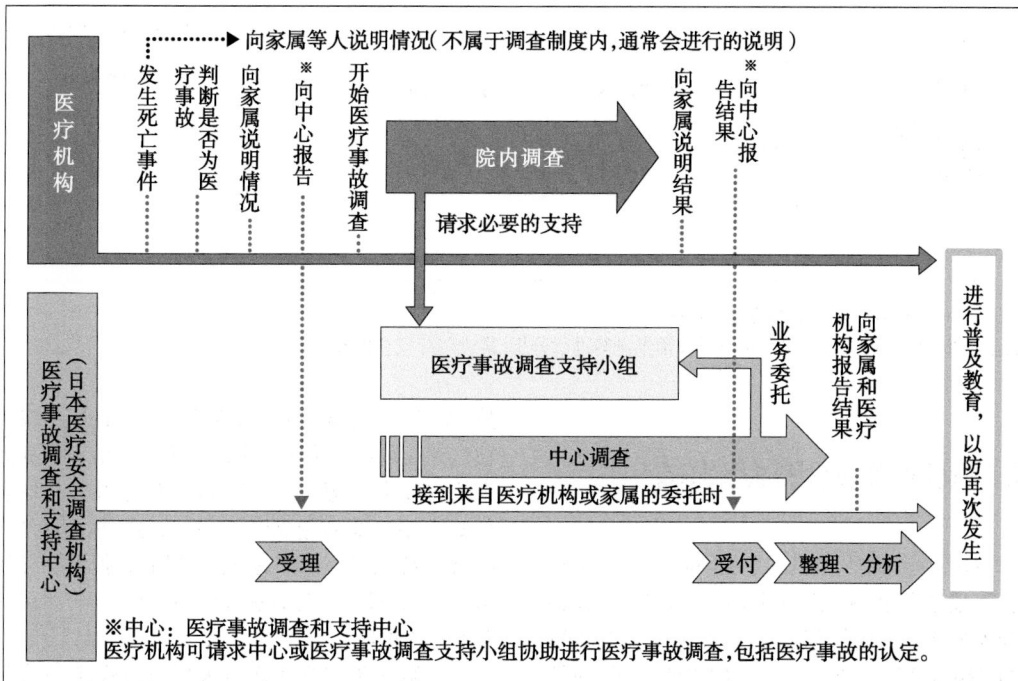

图 16-I-4　日本医疗事故调查流程

※中心：医疗事故调查和支持中心
医疗机构可请求中心或医疗事故调查支持小组协助进行医疗事故调查，包括医疗事故的认定。

（日本医療安全調査機構）

此外,家属可以要求医疗事故调查和支持中心重新调查该案。

Ⅱ 医疗安全管理制度

在制订预防医疗事故的措施时,有必要认识到,医疗事故不仅是由于医务人员缺乏知识和技能造成的,而且也是由于所有人都会犯错。最重要的是不要把仅将其归结为个人错误,而要把它看作是医疗机构的缺陷,并努力提高医疗质量、防止再次发生。在日本各大学附属医院和其他医院中,医疗安全管理委员会(部门)、各医疗小组和工作人员,需要在医院院长领导的组织管理下密切配合,共享信息。

自 2004 年以来,日本医疗评价机构的医疗事故预防部门一直在收集医疗事故和险情案例的信息,汇编医疗事故报告及其汇编和分析结果,并向全社会,包括医务人员、公众和行政机构公布(图 16-Ⅱ-1)。

自 2008 年起,以下 8 个目标被确定为日本医疗安全联合行动:①预防危险药品的意外给药;②预防围术期肺栓塞;③高危手术的安全实施;④预防院内感染;⑤医疗设备的安全运行和管理;⑥对突发情况的快速反应;⑦分析案例中的因素以进行改进;⑧患者和公民参与医疗。通过相互间的自愿合作,提高医疗质量和确保医疗安全的有组织活动已经开始。与其他机构的相互检查所提出的要点的反馈,使医疗安全管理系统得到了加强。

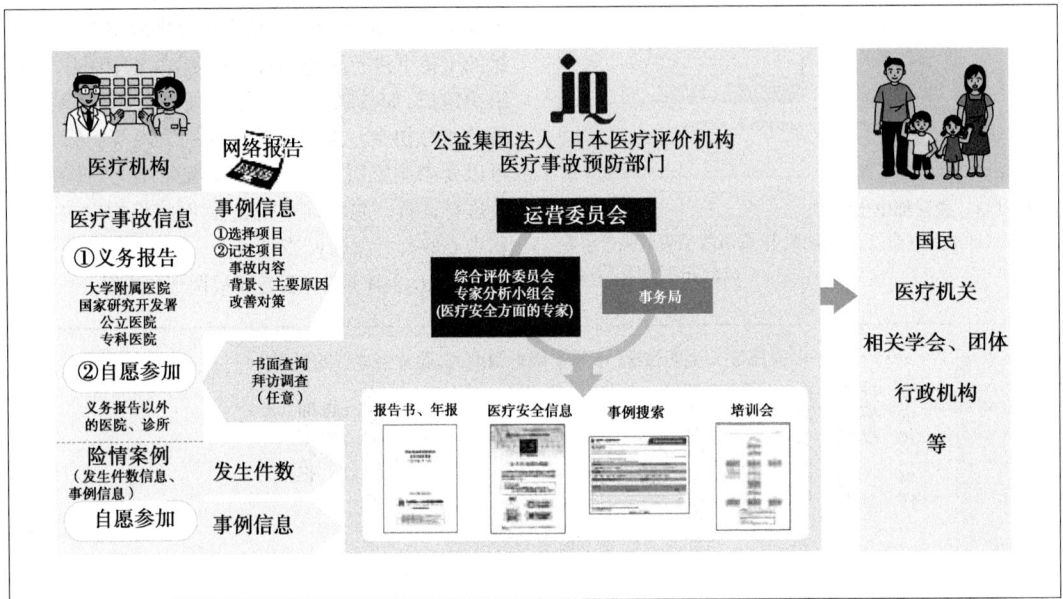

图 16-Ⅱ-1　日本医疗评价机构的业务内容
对已注册的医疗机构的医疗事故信息或险情案例等进行分析,推进医疗安全的建立。

Ⅲ 险情、事故和医疗事故

在学术分类中,医疗事故分为两大类:不可抗力、药物副作用和输血造成的事故和差错。而差错则分为 3 类:造成医疗事故的差错、侥幸未造成事故的差错、可以提前发现并纠正的差错。由不可抗力和错误造成的医疗事故被认为是所谓的医疗事故,而侥幸未造成事故的案例和发现并纠正的案例被认为是可能成为医疗事故的案例。前者被称为事故或事件,一般被理解为在医疗过程中发生的意外事件,并对患者造成伤害。后者也被称为事件或险情,指的是发生或几乎发生的错误,但没有导致医疗事故,没有对患者造成伤害。在美国,所有这些都称为事件。

一般认为,"每 1 次重大事故或灾难的背后都有 29 次小事故或灾难,而每一次小事故或灾难的背后都有 300 次异常情况"。"海因里希法则"（图 16-Ⅲ-1）将事故的发生总结为金字塔的形式，即在一件事故的背后，隐藏着诸多的险情。

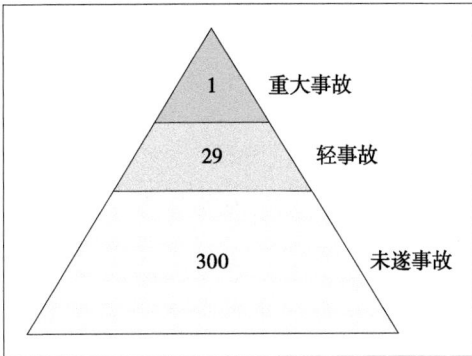

图 16-Ⅲ-1 海因里希法则
重大医疗事故只是冰山一角，基部存在着众多防止事故的观点和众多未遂事故。

此外，即使存在潜在的危险，也可以通过知识、技术措施和组织上的安全举措等保护措施来避免事故，然而，在现实中，正如瑞士奶酪模型所示，事故的发生不是孤立的，而是一连串的事件，很难建立一个完美的屏障，而事故的发生很可能打破了数层屏障。

为了安全地开展日常医疗活动，一个组织对自己的活动进行内部评估是有一定效果的。为了进行客观的内部评价，医疗安全管理委员会（部门）应与其他委员会（部门）分开建立。除了积极报告险情和事故外，对于因多部门、多科室的系统性问题引发的案件，以及各部门难以分析的案件，有必要考虑改进措施，并确保这些措施在相关部门得到彻底落实。此外，重要的是要继续检查医疗记录和护理记录的状况，诊疗手册和其他文件的维护情况，准则和程序的遵守情况，以及每天进行险情报告。

Ⅳ 调查原因和改进措施

当一个严重的事件或事故发生时，人们往往把注意力集中在"人"身上，认为这是一个人为的错误。然而，人们的行为受到各种环境的影响，而环境也受到人们的影响，所以当问题发生时，必须从"人"和"环境"两方面进行分析。尤其是围绕医疗的环境是复杂的，不仅有多人参与，而且要处理各种物品、医疗设备和设施，所以当不良事件发生时，不仅要关注人为错误，还要从不同角度分析其他因素，以便制订更有效的措施，防止再次发生。

（一）根本原因分析法（root cause analysis, RCA）

这是一种根据通过询问"为什么"来调查医疗事故的背景因素所获得的根本原因来规划事故预防措施的方法，但并不总是能够从各种角度来分析事件。

（二）SHEL 分析、SHELL 分析和 P-mSHELL 分析

SHEL 分析是由 Edwards（1972 年）和曾经作为飞机机长的 Hawkins（1975 年）提出的事故分析模型，这是一种考虑到相关人员周围环境复杂性的分析方法。

在 SHEL 分析中，环境（E）包括参与人员（L）、软件（S）（如程序、手册和规则），以及硬件（H）（如设施的结构、设备和设施）（图 16-Ⅳ-1A）。

SHELL 分析显示，当事人（L）处于中心位置，在他们周围有相关的软件（S）、硬件（H）、环境（E），甚至还有当事人以外的人（L）（图 16-Ⅳ-1B）。

此外，在医疗方面，采用了专门针对医疗行为的医疗安全分析模型（P-mSHELL 分析，图 16-Ⅳ-1C），在 SHELL 模型中加入了安全管理等管理（m）和患者（P）的要素，要从不同角度进行分析。

（三）4M-4E

4M-4E 是美国国家航空航天局用来调查事故原因和组织对策的方法。事件和事故的具体原因被分为 4 个 M：Man（人）、Machine（设备、设施）、Media（信息、环境）和 Management（管理、教育）。针对各个原因的对策为 4 个 E：Education（教育、培训）、Engineering（技术、工程）、Enforcement（执行、彻底）和 Example（例证、例证）。这样就可以把每个事故原因的对策组织起来。

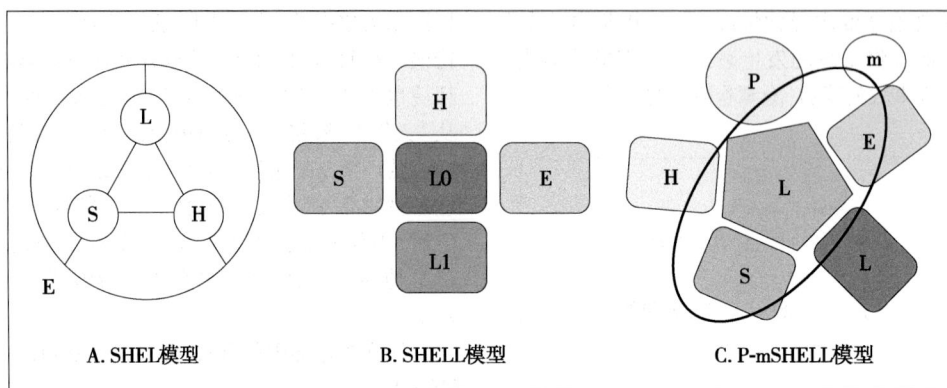

图 16-Ⅳ-1　SHEL 分析、SHELL 分析和 P-mSHELL 分析

S=Software（软件）：新人培训手册的准备、习惯职场等。

H=Hardware（硬件）：设备、器材、工作服等。

E=Environment（环境）：劳动条件、工作时间、工作件数、保管场所等。

L=Liveware（人员）：身心状态、性格、经验、知识等。L0：当事者；口腔医师、护士等。L1：相关人员；患者本人、家属等。

P=Patient（患者）。m=management（管理）。

附　录

I　物理和化学

一、单位

(一) 国际单位制(SI)

SI 是当今使用的官方国际计量单位,也被用于学术论文中。SI 是基于公制单位体系的国际单位体系,由 SI 基本单位、SI 导出单位和 SI 词头等组成。SI 是 "Le Système International d'Unités"(法语)的缩写。

1. SI 基本单位(表1)

所有单位都以表1中的基本单位为基础。

2. SI 导出单位(表2)

与 SI 基本单位结合起来表达一个物理量的单位称为 SI 导出单位。

3. SI 词头(表3)

如果一个数字太大或者太小,数字的数量会增加,造成错误和混乱。为了避免这种情况,会在单位的符号前加一个词头。基本上,每次单位乘以 1 000 或 1/1 000 时,前缀都会改变。例如,0.000 005mol 表示为 5μmol,15 500m 表示为 15.5km。

表1　SI 基本单位的名称与符号

物理量	名称	符号
长度	米	m
质量	千克	kg
时间	秒	s
物质的量	摩尔	mol
热力学温度	开尔文	K
电流	安培	A
发光强度	坎德拉	cd

表2　物理、化学相关 SI 导出单位的名称与符号

物理量	名称	符号	定义	导出单位
力	牛顿	N	$kg \cdot m \cdot s^{-2}$	$J \cdot m^{-1}$
压力	帕斯卡	Pa	$kg \cdot m^{-1} \cdot s^{-2}$	$N \cdot m^{-2}$
能量	焦耳	J	$kg \cdot m^2 \cdot s^{-2}$	$N \cdot m$
功率	瓦特	W	$kg \cdot m^2 \cdot s^{-3}$	$J \cdot s^{-1}$
电压	伏特	V	$kg \cdot m^2 \cdot s^{-3} \cdot A^{-1}$	$J \cdot A^{-1} \cdot s^{-1}$
电荷	库仑	C	As	-
频率	赫兹	Hz	s^{-1}	-
温标	摄氏度	℃	K-273.15	-

表3 SI词头

倍率	词头	符号
10^{-18}	阿(托)（atto）	a
10^{-15}	飞(母托)（femto）	f
10^{-12}	皮(可)（pico）	p
10^{-9}	纳(诺)（nano）	n
10^{-6}	微（micro）	μ
10^{-3}	毫（milli）	m
10^{-2}	厘（centi）	c
10^{-1}	分（deci）	d
10	十（deca）	da
10^{2}	百（hecto）	h
10^{3}	千（kilo）	k
10^{6}	兆（mega）	M
10^{9}	吉(伽)（giga）	G
10^{12}	太(拉)（tera）	T
10^{15}	拍(它)（peta）	P
10^{18}	艾(可萨)（exa）	E

4. 与SI单位并行使用的单位

常用的单位与SI单位并行使用。

（1）升（L）（表4）

体积的SI单位是立方米（m^3），但在实践中经常使用升（L）。1升等于1立方分米。

表4 升

1 000升	1立方米	m^3
1升（L）	1dm³	$10^{-3}m^3$
1毫升（mL）	1cm³	$10^{-6}m^3$
1微升（μL）	1mm³	$10^{-9}m^3$

（2）克（g）

质量的基本单位是千克（kg），但也经常使用克（g），其经常与微（μ）和毫（m）等词头结合使用。

（3）时间

时间的SI单位是秒（s），但日常单位如分钟、小时和年也经常使用。

（二）浓度单位

6.0×10^{23}个分子或原子的数量被称为1mol（摩尔）。

（1）物质的量浓度（mol/L）

以摩尔为单位所表示的单位体积的溶液中溶质分子的浓度。1物质的量浓度意味着1L的溶液中含有1mol的溶质。

（2）百分比浓度（%）

例如，当指定2%乙酸溶液的百分比浓度时，应表示为w/w（100g溶液中含有2g乙酸）、w/v（100mL溶液中含有2g乙酸），或v/v（100mL溶液中含有2mL乙酸）。如果没有指定%浓度，通常是指w/v。

（3）重量浓度（g/L、mg/L、μg/L等）

浓度以单位体积的重量表示。2%（w/v）醋酸溶液等于20mg/mL的醋酸。

（4）比重

比重是以g为单位表示的1cm³=1mL的重量。例如，1L比重为1.23的溶液的重量是1.23g/mL×

1 000mL = 1 230g。

二、溶液的物理化学

(一) 渗透压

当水溶液和纯水被半透膜(一种允许溶剂分子自由通过但不允许溶质分子通过的膜)隔开时,作为溶剂的水分子会通过膜扩散到水溶液中。这种现象被称为渗透作用。水分子的扩散不会无限期地持续下去,而是在某一点上达到平衡。达到平衡时的压力差被称为渗透压。渗透压取决于溶剂的类型和溶质的颗粒数量,但不取决于溶质的类型(性质)。1mol 的分子在 1L 的水溶液中得到的渗透压为 1 渗透压 / 升(1Osm/L)。表 5 中给出了血液、组织间液和细胞内液的渗透压。

表5 血液、组织间液和细胞内液的渗透压浓度

	血浆 (水溶液中 mOsm/L)	组织间液 (水溶液中 mOsm/L)	细胞内液 (水溶液中 mOsm/L)
Na^+	143	140	14
K^+	4.2	4	140
Ca^{2+}	1.3	1.2	0
Mg^{2+}	0.8	0.7	20
Cl^-	108	108	4
HCO_3^-	24	28.3	10
$HPO_4^-, H_2PO_4^{2-}$	2	2	11
SO_4^{2-}	0.5	0.5	1
磷酸肌酸	-	-	45
肌肽			14
氨基酸	2	2	8
肌酐	0.2	0.2	9
乳酸	1.2	1.2	1.5
三腺苷磷酸	-	-	5
葡萄糖 -6- 磷酸	-	-	3.7
葡萄糖	5.6	5.6	-
蛋白质	1.2	0.2	4
尿素	4	4	4
其他	4.8	3.9	11
总 mOsm/L	302.8	301.8	302.2

(池本[1], 2011)

渗透压不改变溶液中细胞体积的溶液称为等渗,溶质浓度低于等渗的溶液称为低渗,溶质浓度高的溶液称为高渗。生理盐水是 0.9% 的盐水,与体液等渗。当细胞处于低渗溶液中时,水分子从细胞外移到细胞内,增加了细胞体积。另一方面,在高渗溶液中,水分子从细胞内部移动到细胞外部,导致细胞体积减小。例如,在低渗溶液中,红细胞的细胞体积增加,导致红细胞膜塌陷,发生溶血现象。

毛细血管壁上的内皮细胞之间有空隙,水、O_2 和 CO_2 等小分子可以轻易通过,而蛋白质则不能。由白蛋白等蛋白质导致的血浆和间质之间的渗透压被称为胶体渗透压。在毛细血管动脉一侧,水从血管内移动到间质。另一方面,在静脉侧,水从间质进入动脉。因此,血浆和间质之间存在着水的交换,但如果胶体渗透压降低,水就会在间质中积聚,发生水肿。相反,胶原蛋白渗透压的增加可以将水从间质吸入血管。

(二) 氢离子浓度

酸提供氢离子(质子),碱基接受质子。换句话说,酸是一种在水中解离并释放质子(H^+)的化合物。一个例子是乳酸。另一方面,碱基是一种接受质子并产生酸的物质。例如,乳酸根离子是一种共轭碱基,它与质子结合产生乳酸。

氢离子的浓度变化很大。例如,如果测量的氢离子浓度为 0.000 000 1mol/L 或 10^{-7}mol/L,就很难处理。为了解决这个问题,氢离子浓度以对数 pH(the power of Hydrogen)表示。pH 是氢离子浓度的负对数(对数的基数是 10),表示为:

$$pH=-\log_{10}[H^+]$$

当氢离子浓度($[H^+]$)为 0.000 000 1mol/L 时,pH 为 $-\log_{10}0.000\ 000\ 1$,即 7.0。在临床实践中,动脉血 pH 的范围约为 6.8~7.8(表 6)。

表 6 临床常见的 pH 示例

酸中毒的动脉血 pH		备注
pH 6.8	160nmol/L	
pH 6.9	130nmol/L	
pH 7.0	100nmol/L	代谢性酸中毒
pH 7.1	80nmol/L	呼吸性酸中毒
pH 7.2	63nmol/L	
pH 7.3	50nmol/L	
动脉血正常 pH 范围		备注
pH 7.35	45nmol/L	
pH 7.36	44nmol/L	
pH 7.38	42nmol/L	pH 的范围为 7.35~7.45
pH 7.40	40nmol/L	(H^+ 浓度 45~35nmol/L)
pH 7.42	38nmol/L	
pH 7.44	36nmol/L	
pH 7.45	35nmol/L	
碱中毒的动脉血 pH		备注
pH 7.5	32nmol/L	
pH 7.6	26nmol/L	代谢性碱中毒
pH 7.7	20nmol/L	呼吸性碱中毒
pH 7.8	16nmol/L	

(三) Henderson-Hasselbalch 方程

弱酸解离为:

$$HB \rightleftharpoons H^+ + B^-$$

弱酸 质子 共轭碱

弱酸 HB 解离成质子 H^+ 和其共轭碱 B^-,遵循质量守恒定律,K= 解离常数

$$K=[H^+][B^-]/[HB]$$

并取对数,即:

$$\log K=\log[H^+]+\log[B^-]-\log[HB]$$

$$\therefore -\log[H^+]=-\log K+\log[B^-]-\log[HB]$$

即:

$$pH=pK+\log[B^-]/[HB]$$

且 Henderson-Hasselbalch 方程:

$$pH=pK+\log[共轭碱]/[酸]$$

成立。在碳酸氢根离子缓冲系统中：

$$pH=pK+\log\left[HCO_3^-\right]/\left[H_2CO_3\right]$$

当 pH 发生变化时,缓冲性的酸或碱将 pH 的变化降到最低,这种作用称为缓冲作用,其使得酸碱环境的平衡得以维持。

三、气体的物理化学

(一) 分压

在气体混合物中,假定各组分的气体占据混合物的相同体积时所显示的压力,称为各组分气体的分压。利用混合气体的体积(V)、温度(T)、各组分气体的分压(P_1,P_2, …,P_n)和各组分气体的摩尔数(n_1,n_2, …,n_n),理想气体的状态方程 $P_1V=n_1RT$,$P_2V=n_2RT$,$P_nV=n_nRT$(R 为气体常量),P_1,P_2, …,P_n 被称为各组分气体的分压,而分压之和就是混合气体的总压力。将各成分气体的状态方程相加,我们得到($P_1+P_2+\cdots+P_n$)V=($n_1+n_2+\cdots+n_n$)RT。因此,PV=nRT,其中 n 是混合气体的摩尔数。这被称为道尔顿定律。

一种成分气体的分压与它的浓度成正比。在理想的肺泡气体中,水蒸气为 6%,二氧化碳为 5%,氧气为 14%,氮气为 75%,它们的分压分别为 47、40、105 和 568mmHg。

(二) 水蒸气

物质可以是固体、液体或气体的形式。水蒸气是一种从液体中蒸发或从固体中升华成为气体的物质。在一定温度下,与液态或固态相平衡的蒸气相的压力称为蒸气压。挥发性麻醉剂有其特定的饱和蒸汽压,具体数值取决于温度。载气在汽化器中与麻醉剂的蒸汽饱和,并供应给患者。

(三) 气体的扩散

气体分子在热运动的基础进行不规则运动,气体分子从高浓度一侧向低浓度一侧移动以达到均匀的浓度,称为气体扩散。扩散的速度与浓度差成正比。例如,如果在施用高浓度的一氧化二氮后立即吸入空气,从血液中排出的一氧化二氮要比从肺泡转移到血液中的多得多。这导致肺泡中的氧分压下降。这被称为弥漫性缺氧。通常情况下,人体封闭腔内的气体是氮气。另一方面,一氧化二氮在血液中的溶解度是氮气的 30 多倍,因此,一氧化二氮在血液中扩散到封闭腔内的速度和体积的增加比氮气离开封闭腔的速度快。一氧化二氮不用于封闭腔存在问题的情况,如肠梗阻、肺囊肿、气胸、中耳炎等。

(四) 气体的溶解度和分配系数

在恒温条件下,一定体积的血液中溶解的麻醉剂的质量与麻醉剂的分压成正比(亨利定律)。分配系数表示为两相中存在的气体在气液界面上处于平衡状态时,其体积百分比的比率,常用于吸入性麻醉剂的诱导。例如,七氟烷在 37℃时的血/气分配系数为 0.63,意味着如果 100mL 肺泡空气中有 1mL 七氟烷气体,并且这种气体与血液失去平衡,那么相当于 37℃时 0.63 毫升七氟烷气体的七氟烷量会溶解在 100mL 血液中。

Ⅱ 急救药品

一、给药途径

(一) 静脉给药(intravenous administration, Ⅳ)

静脉给药是最快速的作用途径,在紧急情况下很有用,因为药物直接进入静脉,用药后立即达到最大血药浓度。

(二) 骨髓内给药(intraosseous administration, IO)

骨髓内给药适用于在心肺复苏过程中难以保证静脉途径的情况下,或保证静脉通路较为耗费时间时,其起效时间与静脉给药相当。

(三) 肌内注射给药(intramuscular administration, IM)

吸收需要 10~20 分钟。

(四) 皮下注射给药(subcutaneous administration, SC)

吸收需要大约 30 分钟。

(五) 口服给药(oral administration, per os, PO)

由于在肠道吸收和肝脏代谢中的首过效应,药物的疗效会降低。此外,由于吸收缓慢且不确定,不适合在紧急情况下使用。

(六) 舌下给药(sublingual administration)

不受首过效应的影响,所以在短时间内就能见效。硝化甘油具有很大的首过效应,因而通常通过舌下给药而非口服给药。

(七) 气管内给药(intratracheal administration)

在无法进行静脉注射和肌内注射的情况下,

可通过气管给予肾上腺素、阿托品和利多卡因。

(八) 吸入给药(inhalation)

药物以气体或气化或微粒的形式通过吸入给药。

二、氧气

(一) 目的

给氧的目的是通过增加肺泡空气中的氧浓度和提高动脉血中的氧分压来改善组织的供氧。

(二) 管理方法

如果有自主呼吸,则用鼻插管(氧气流速1~6L/min,吸入的氧气浓度24%~44%)、简易氧气面罩(5~8L/min,吸气氧气浓度为40%~60%)或带储气罐的氧气面罩(6~9L/min,吸气氧气浓度为60%~90%)。如果没有自主呼吸,则使用袋阀式面罩,或使用高级气道装置(如气管插管)进行气道管理。

三、治疗心脏停搏的药物

药品名	特征	适应证	给药方法、用量
肾上腺素	能够同时刺激α受体和β受体的直接肾上腺素受体激动剂。在血管中通过α₁作用,使外周血管收缩,血压上升。此外,通过β₁作用,增加心脏收缩力和心率,使心输出量得到恢复。心脏停搏中,确保给药途径后,应尽快给予肾上腺素	心脏停搏、重度心动过缓、重度低血压、休克时血压上升	心脏停搏 IV/IO:3~5分钟内逐渐给药1mg,之后,注射20mL生理盐水,给药后10~20秒内抬起上肢 高用量:在过量使用β受体阻断剂或钙通道阻滞剂等特殊情况下,可以大量给药(0.2/mg/kg) 静脉点滴:开始的给药速度为0.1~0.5μg/kg/min,根据患者的反应调节用量。 气管内给药:将2~2.5mg肾上腺素用10mL生理盐水稀释后给药 重度心动过缓、低血压 IV:按2~10μg/min的速度给药,根据患者的反应调节用量
盐酸胺碘酮	具有钠离子通道、钾离子通道、钙离子通道、β受体阻断作用的抗心律不齐药物	除颤、心肺复苏、给予血管收缩剂后没有反应的心室颤动和无脉性室性心动过速	IV/IO:快速给予300mg。心室颤动或无脉性室性心动过速的情况下,额外给予150mg
盐酸利多卡因	具有钠离子通道阻断作用的抗心律不齐药物	心室颤动或室性心动过速所导致的心脏停搏	IV/IO:按1~1.5mg/kg的量给药。之后,根据需要,每隔5~10分钟反复给予0.5~0.75mg/kg,最多给至3mg/kg。无法维持静脉通路或骨髓通路的情况下,通过气管内给药,给药量为2~4mg/kg
水合硫酸镁		低镁血症或尖端扭转型室性心动过速所导致的心脏停搏	IV:在5~20分钟内给药1~2g

四、用于治疗过敏性反应的药物

在高流量氧气下进行肌内注射肾上腺素是最快速和有效的治疗。在发生休克的情况下,应立即固定静脉通路,并迅速进行大量输液。还应给予抗组胺药和静脉注射糖皮质激素。也可根据症状使用支气管扩张剂、抗高血压药和抗心律失常药。

药品名	作用、目的、效果	给药方法、用量
肾上腺素	升压、支气管扩张	①IM：成人按照需要，每10分钟给予0.3~0.5mg（1 000倍稀释溶液），最多给予3次 小儿的给药量为0.01mg/kg 不等维持好静脉通路，直接肌内注射给药，选择臀部、大腿等血流量较多的肌肉 ②作为替代品，可使用肾上腺素笔0.3mg（体重>30kg）或0.15mg（体重15~30kg）进行肌内注射给药（不需要脱衣）
胰高血糖素	令使用β受体阻断剂的患者血压上升，或在肾上腺素效果不明显时使用	IV：1次给予1mg。观察效果的同时，每5分钟追加给予1mg
马来酸氯苯吡啶	通过阻断H₁受体获得抗组胺作用	IV：1次给予5mg
法莫替丁	通过阻断H₂受体获得抗组胺作用	IV：1次给予20mg
氢化可的松琥珀酸钠	抗过敏作用	IV：给予500mg
甲基泼尼龙琥珀酸钠	抗过敏作用	IV：给予125mg
地塞米松磷酸钠	抗过敏作用（怀疑有琥珀酸过敏的情况下使用）	IV：给予8mg
盐酸多巴胺	血压降低且治疗无效的情况下使用	IV：2~20μg/kg/min静脉滴注
硫酸沙丁胺醇	通过刺激β₂受体，使气管扩张	成人1次吸入2剂（200μg） 儿童1次吸入1剂（100μg）
水合氨茶碱	对治疗有抗性的支气管痉挛，可使支气管扩张	IV：成人一次给予250mg 儿童一次给予3~4mg/kg
输液	大量补充细胞外液	

五、急性冠脉综合征治疗用药

抑制血栓形成、改善心肌组织氧气供需平衡。同时，缓解胸痛。

药品名	作用、目的、效果	给药方法、用量
阿司匹林	抗血小板聚集作用	PO：1次160~325mg，咬碎后服用
硝酸甘油	扩张冠状动脉，增加向心肌的供氧量 容量血管扩张，使前负荷减小，细动脉扩张，使后负荷减小 减少心肌氧气需求量	舌下给予0.3mg舌下含片 向舌下喷洒喷雾制剂
水合盐酸吗啡	缓解胸痛	SC：1次给予5~10mg

六、不同目的的急救医药品

(一) 升压药

药品名	适应证	给药方法、用量
肾上腺素	心脏停搏、低血压、休克	心脏停搏 IV/IO：3~5 分钟内给予 1mg 重度心动过缓、低血压 IV：按 2~10μg/min 的速度给药，观察患者反应的同时调节用量
去甲肾上腺素	急性低血压、休克	IV：按 2~4μg/min 的速度给药 SC：给予 0.1~1mg
盐酸去氧肾上腺素	急性低血压、休克、阵发性室上性心动过速	IV：给予 0.2mg IM/SC：给予 2~5mg
盐酸异丙肾上腺素	阿 - 斯综合征(缓慢性)(包括重度心动过缓、心脏停搏)发作时或反复发作时，心肌梗死或细菌内毒素导致的急性心力衰竭、手术后的低心输出量综合征	IV/IM/SC：给予 0.02~0.2mg
盐酸麻黄碱	麻醉时血压降低	IV：给予 4~8mg
盐酸依替福林	直立性低血压、急性低血压、休克	IV/IM/SC：给予 2~10mg
盐酸多巴胺	急性循环衰竭	IV：按 1~5μg/kg/min 的速度给药。必要时可增量至 20μg/kg/min
盐酸多巴酚丁胺	急性循环衰竭	IV：按 1~5μg/kg/min 的速度给药。必要时可增量至 20μg/kg/min

(二) 降压药

药品名	适应证	给药方法、用量
盐酸尼卡地平	手术时异常高血压的急救	IV：给予 10~30μg
硝酸甘油	手术时维持低血压 手术时异常高血压的急救 急性心力衰竭 不稳定型心绞痛	手术时维持低血压 IV：按 1~5μg/kg/min 的速度给药，直至血压降至目标值 手术时异常高血压的急救 IV：按 0.5~5μg/kg/min 的速度给药，直至血压降至目标值 急性心力衰竭 IV：按 0.05~0.1μg/kg/min 的速度给药，每经过 5~15 分钟，增量 0.1~0.2μg/kg/min，直至达到目标值 不稳定型心绞痛 IV：按 0.1~0.2μg/kg/min 的速度给药，观察发作经过的同时，每经过 5 分钟增量 0.1~0.2μg/kg/min，达到 1~2μg/kg/min 时维持该给药速度
硝普钠	手术时维持低血压 手术时异常高血压的急救	IV：按 0.5μg/kg/min 的速度给药，在监控的同时增量，直至降压至目标值
盐酸肼屈嗪	高血压性急症(子痫、高血压脑病等)	IV/IM：给予 20mg

(三) 治疗心律不齐药物

药品名	适应证	给药方法、用量
水合硫酸阿托品	窦性心动过缓、二度2型房室传导阻滞或除三度方式传导阻滞以外的房室传导阻滞 沙林等导致的有机磷中毒	心动过缓 IV:给予0.5mg,每3~5分钟给药,总量不超过0.04mg/kg(总计3mg) 有机磷中毒 若有必要可大量给药
盐酸普鲁卡因胺	期前收缩(室上性、室性) 偶发性心动过速(室上性、室性) 手术或麻醉过程中的心律不齐 新发心房颤动 心房扑动	IV:按50~100mg/min的速度给药。恢复至窦性心律时、出现中毒症状时或总给药量达到1 000mg时,停止给药
盐酸利多卡因	期前收缩(室上性、室性) 偶发性心动过速(室上性、室性) 预防急性心肌梗死或手术时的室性心律不齐	IV:1~2分钟内缓慢给予1~2mg/kg。如果没有看到效果,5分钟后再给予相同量。如果需要持续生效,也可每10~20分钟继续给予相同量,但1小时以内最多给到300mg
盐酸普萘洛尔	期前收缩(室上性、室性) 偶发性心动过速(室上性、室性) 心动过速所导致的心房颤动(减缓心率效果) 麻醉中的心律不齐 新发心房颤动 窦性心动过速	IV:缓慢给予2~10mg,麻醉中用量为1~5mg
盐酸兰地洛尔	手术时应对下述心动过速的紧急处理手段: 心房颤动、心房扑动、窦性心动过速	IV:按0.125mg/kg/min的速度给药1分钟后,按0.04mg/kg/min的速度持续给药。给药过程中测量心率、血压,按0.01~0.04mg/kg/min的量进行适当调节
盐酸艾司洛尔	手术中室上性心动过速的急救	IV/IO:快速给予300mg。若室颤或无脉性室性心动过速持续,则3~5分钟以内追加给予150mg 之后如果开始点滴,则按150μg/kg/min的速度开始,适当调节以维持目标心率
盐酸胺碘酮	危及生命的难治性紧急心室颤动,血流动力学不稳定的室性心动过速	IV/IO:快速给予300mg,若心室颤动或无脉性室性心动速持续,则3~5分钟以内追加给予150mg
盐酸地尔硫䓬	心动过速(室上性)	IV:3分钟内缓慢给予10mg
盐酸维拉帕米	心动过速 (偶发性室上性心动过速、偶发性心房颤动、偶发性心房扑动)	IV:在至少5分钟的时间内给予5mg
ATP	偶发性室上性心动过速	IV:1~3秒内给予10mg

(四) 冠状动脉扩张药

药品名	适应证	给药方法、用量
硝酸甘油	心绞痛发作	舌下给予 0.3mg 舌下含片 向舌下喷洒喷雾制剂 不稳定型心绞痛 IV：开始时按 0.1~0.2μg/kg/min 的速度给药，根据症状，约每 5 分钟增量 0.1~0.2μg/kg/min，最后维持在 1~2μg/kg/min
单硝酸异山梨酯	心绞痛发作	舌下给予 5~10mg 一次喷洒 1 泵喷雾制剂（1.25mg）。如果效果不明显，每次可以追加 1 泵

(五) 抗血小板药

药品名	适应证	给药方法、用量
阿司匹林	心绞痛、心肌梗死、一过性脑缺血发作、抑制脑梗死中血栓的形成	急性心肌梗死和脑梗死急性期的初期治疗中，磨碎后给药或咬碎后口服（160~325mg）

(六) 抗凝血药

药品名	适应证	给药方法、用量
肝素	静脉血栓、心肌梗死、肺栓塞、脑栓塞、四肢动脉血栓栓塞、术中及术后血栓栓塞等的治疗、预防	IV：用量为 10 000~30 000U/d，适宜增减，进行点滴注射，目标值为活化部分凝血活酶时间基准值的 2~3 倍

(七) 支气管扩张药

药品名	适应证	给药方法、用量
硫酸沙丁胺醇	缓解支气管哮喘、小儿哮喘、肺气肿、急性/慢性支气管炎、肺结核导致的气道阻塞性病变所引起的呼吸困难等症状	成人 1 次吸入 2 剂（200μg） 小儿 2 次吸入 1 剂（100μg）
水合异丙托溴铵	缓解支气管哮喘、慢性支气管炎、肺气肿导致的气道阻塞性病变所引起的呼吸困难等症状	1 次吸入 20~40μg
水合氨茶碱	支气管哮喘、哮喘性（样）支气管炎、肺性心、充血性心力衰竭、肺水肿、心源性哮喘、潮式呼吸、阻塞性肺病所引起的呼吸困难	IV：1 次给予 250mg，持续 5~10 分钟
盐酸麻黄碱	支气管哮喘、哮喘性（样）支气管炎、急性支气管炎、慢性支气管炎、肺结核、上气道炎症所引起的咳嗽	SC：给予 25~40mg IV：给予 4~8mg

(八) 肾上腺皮质激素

药品名	适应证	给药方法、用量
甲基泼尼龙琥珀酸钠	急性循环衰竭（出血性休克、感染性休克）、支气管哮喘	出血性休克 IV：缓慢给予 125~2 000mg 支气管哮喘 IV：开始缓慢给予 40~125mg，根据症状，每 4~6 小时追加给予 40~80mg

药品名	适应证	给药方法、用量
氢化可的松琥珀酸钠	急性循环衰竭（出血性休克、感染性休克）、支气管哮喘	急性循环衰竭 IV：缓慢给予 250~1 000mg 支气管哮喘 IV：初次给药时缓慢给予 100~500mg，根据症状，每 4~6 小时追加给予 50~200mg
地塞米松磷酸钠	过敏性疾病（支气管哮喘、哮喘性支气管炎、哮喘持续状态、药物剂其他化学物质引起的过敏/中毒、过敏性休克）	IV：给予 1.65~6.6mg

（九）抗组胺药

药品名	适应证	给药方法、用量
马来酸氯苯那敏	荨麻疹、花粉症、皮肤疾病所引起的瘙痒	IV/SC/IM：给予 5~10mg
盐酸雷尼替丁	上消化道出血、抑制入侵压力引起的上消化道出血、麻醉前预处理	IV/IM：给予 50mg
法莫替丁	上消化道出血、抑制入侵压力引起的上消化道出血、麻醉前预处理	IV：给予 20mg

（十）正性肌力药

药品名	适应证	给药方法、用量
去乙酰毛花苷 C	充血性心力衰竭、心房颤动/心房扑动所导致的心动过速、偶发性室上性心动过速	IV：初次给予 0.4~0.6mg，之后每 2~4 小时给予 0.2~0.4mg

（十一）利尿剂

药品名	适应证	给药方法、用量
呋塞米	高血压、恶性高血压、充血性心力衰竭、肾性水肿、肝性水肿、脑水肿、促进尿道结石排出	IV：给予 10mg
D-甘露醇	治疗或预防术中/术后/外伤后/药物中毒时的急性肾衰竭时，需要降低脑压的情况	IV：1.0~3.0/kg 点滴给药

（十二）镇痛药

药品名	适应证	给药方法、用量
水合盐酸吗啡	术后镇痛	SC：1 次给予 5~10mg
丁丙诺啡	术后镇痛 心肌梗死	IM：给予 0.2~0.3mg 单次给予 0.4mg 栓剂 心肌梗死 IV：缓慢给予 0.2mg
喷他佐辛	术后镇痛	IV/IM：给予 15~60mg
氟比洛芬酯	术后疼痛、癌痛	IV：尽可能慢地给予 50mg
对乙酰氨基酚	术后镇痛	IV：15 分钟内给予 300~1 000mg

(十三) 抗痉挛药

药品名	适应证	给药方法、用量
地西泮	癫痫重积状态中痉挛的抑制	IV/IM: 给予 10mg, 给药时间至少 2 分钟
苯巴比妥	癫痫中的痉挛发作	SC/IM: 给予 50~200mg
苯妥英钠	癫痫重积状态	IV: 以不超过 1mL/min 的速度给予 125~250mg

(十四) 抗糖尿病药

药品名	适应证	给药方法、用量
速效型人胰岛素	适应胰岛素疗法的糖尿病、糖尿病昏迷	SC: 一般每餐前给药, 1 次 4~20 单位 (糖尿病昏迷中, 必要时可进行 SC、IM、IV 或点滴给药)

(十五) 拮抗剂、解毒剂和其他

药品名	适应证	给药方法、用量
氟马西尼	解除苯二氮䓬类药物的镇静状态及改善呼吸抑制	IV: 初次给药时, 缓慢给予 0.2mg。给药 4 分钟后, 如果没有达到预期的苏醒状态, 则追加给予 0.1mg
盐酸纳洛酮	改善麻药引起的呼吸抑制和苏醒延迟	IV: 给予 0.2mg, 根据症状, 进行 1~2 次追加给予, 每次给予 0.2mg, 每次间隔 2~3 分钟
舒更葡糖钠	恢复罗库溴铵或维库溴铵引起的肌肉松弛状态	IV: 轻度肌肉松弛状态给予 2mg/kg, 重度肌肉松弛状态给予 4mg/kg, 在使用插管剂量的罗库溴铵后立即给予时, 需要给到 16mg/kg
水合硫代硫酸钠	氰酸或氰化物引起的中毒 砷中毒	IV: 给予 12.5~25g
水合丹曲林钠	麻醉时的恶性高热、恶性综合征	IV: 给予 1mg/kg。根据症状, 逐次追加给予 1mg/kg (给予总量 7mg/kg)
盐酸鱼精蛋白	适量给予肝素时的中和	每给予 1 000U 肝素, 给予 10~15mg 本药(给予量随肝素给予量和给予后所经过的时间变化而变化。给予量需要由鱼精蛋白的中和试验决定)

文 献

第 1 章

I

1) 新村　出編. 広辞苑, 第 3 版. 1986, 2250.
2) 金子　譲. 麻酔の概念, 歯科臨床における麻酔学（金子　譲監修. 歯科麻酔学, 第 7 版). 医歯薬出版, 2011, 1-3.
3) 田邊達三. 医学史から学ぶ国手が祈る医の心. 北海道医療新聞社, 2005, 68-75.
4) 福島和昭. 日歯麻誌. 2007；**35**：1.
5) 金子　譲. 日歯麻誌. 2006；**34**：1.

II

1) 松木明知. 日本医史学雑誌. 1973；**19**：193.
2) 金子　譲. 日歯医師会誌. 1994；**46**：1061.
3) 渋谷　鑛. 麻酔・歯科麻酔の歴史（金子　譲監修. 歯科麻酔学, 第 7 版). 医歯薬出版, 2016, 3-8.
4) Larson MD. 麻酔の歴史（Miller RD 編, 武田純三日本語版監修. ミラー麻酔科学). メディカル・サイエンス・インターナショナル, 2007, 3-42.
5) 高山紀齋講演, 神村信吾筆記. 迷蒙薬, 歯科学術沿革史. 高山歯科医学院講義録（歴史). 1892；175-206.
6) 金子　譲. 日歯麻誌. 2011；**39**：143.
7) 川勝賢作ほか. 歯科麻酔研究会誌. 1972；**3**：51.
8) 鈴木長明ほか. 日歯麻誌. 1973；**1**：125.
9) Drummond-Jackson SL. *Anesthesia Progress*. 1969；**16**：119.
10) 一戸達也. 日歯麻誌. 2005；**30**：7.
11) 金子　譲. 日口外誌. 1971；**7**：454.
12) 金子　譲. 日歯医師会誌. 1971；**24**：593.
13) 興津桃子ほか. 日本口腔会誌. 1972；**18**：674.
14) National Institute of Health Consensus Development Conference Statement. Anesthesia and sedation in the dental office, 1985. https：//consensus.nih.gov/1985/1985AnesthesiaDental050html.htm
15) 金子　譲. 局所麻酔の歴史―ハルステッドの貢献とその後―. 日本歯科評論増刊. 2001；31-40.
16) Lindqvist K, et al. Xylocaine-a discovery-a drama-an industry. 1993. Astra. Stockholm.
17) Björn H, et al. *Sven Tandlak Tidsker*. 1947；**40**：831.
18) Deucher Dentalmarket Jahresbericht (DDM) 2010. GFK Health Care, Nuremberg, Germany.
19) 福島和昭. 日歯麻誌. 2007；**35**：1.
20) 松原医師と医科研修を支援する会編. 市立札幌病院歯科医師救急研修問題（松原裁判）報告書. 2015.
21) 金子　譲ほか. 日歯麻誌. 2002；**30**：598.
22) 金子　譲. 日歯麻誌. 2003；**31**：551.
23) 前川剛志ほか. 日歯麻誌. 2004；**32**：72.
24) 一戸達也ほか. 歯科医師の麻酔科研修のガイドライン改定に関する研究（H19-特別－指定 -15). 平成 20（2008）年 4 月.
25) Kaneko Y. 日歯麻誌. 2008；**36**：148.

第 2 章

I － 一、

1) Catterall WA. *Nature*. 2001；**409**：988.
2) Lodish H ほか, 石浦章一ほか訳. 分子細胞生物学, 第 5 版. 東京化学同人, 2005, 239.

I － 二、

1) Wahba RWM. *Can J Anaesth*. 1991；**38**：384.
2) Miller RD, ed. Anesthesia, 7th ed. Churchill-Livingstone, Philadelphia, 2010, 361-385.
3) Hedenstierna G, et al. *Intensive Care Med*. 2005；**31**：1327.
4) Don H. *Int Anesthesiol Clin*. 1977；**15**：113.
5) Miller RD, ed. Anesthesia, 7th ed. Churchill-Livingstone, Philadelphia, 2010, 561-589.
6) Park KW, et al. *Anesthesiology*. 1997；**86**：1078.
7) Hedenstierna G. *Thorax*. 1995；**50**：85.
8) 工藤一大. 酸素化障害発生のメカニズム（西野　卓編. 周術期の呼吸管理). 克誠堂出版, 2007, 21-32.
9) Magnusson L, et al. *Br J Anaesth*. 2003；**91**：61.
10) Rusca M, et al. *Anesth Analg*. 2003；**97**：1835.
11) 佐藤二郎. 周術期呼吸合併症のメカニズム（西野　卓編. 周術期の呼吸管理). 克誠堂出版, 2007, 60-78.
12) Rothen HU, et al. *Acta Anaesthesiol Scand*. 1996；**40**：524.
13) Lellow NH, et al. *Br J Anaesth*, 1995；**75**：575.
14) West JB ほか, 桑平一郎訳. ウエスト呼吸生理学入門：正常肺編, 第 2 版. メディカル・サイエンス・インターナショナル, 2018, 100.
15) Scanlan CL. Egan's Fundamentals of Respiratory Care, 7th ed. Mosby, St Louis, 1999, 283-292.
16) Einarsson S, et al. *Can J Anaesth*. 1999；**46**：335.
17) Erb T, et al. *Acta Anaesthesiol Scand*. 2001；**45**：639.

I － 三、

1) Ganong WF, 星　猛ほか訳. 医科　生理学展望, 原書 19 版. 丸善, 2000.
2) 大津欣也. 第 4 章　主な循環器疾患の診断・管理・治療　1　心臓のポンプ作用（小川　聡ほか編. 標準循環器病学). 医学書院, 2001, 96-99.
3) 西川泰央. 第 4 章　体液の循環　I 心臓　6 心周期（森本俊文ほか編. 基礎歯科生理学, 第 6 版). 医歯薬出版, 2014, 77-78.
4) 磯部光章. 第 2 章　身体所見（小川　聡ほか編. 標準循環器病学). 医学書院, 2001, 20-39.

5) 真田昌爾. 日臨麻会誌. 2010；**30**：40.
6) 吉田和市. 日歯麻誌. 1999；**27**：276.
7) 朝山　純. 医療. 1997；**51**：3.
8) Murry CE, et al. *Circulation*. 1986；**74**：1124.
9) 原　哲夫ほか. 日臨麻会誌. 2009；**29**：189.
10) 西川泰央. 第4章 体液の循環　I心臓　6心周期（森本俊文ほか編. 基礎歯科生理学, 第6版）. 医歯薬出版, 2014, 80.
11) 問田直幹ほか編. 新生理学, 第5版. 医学書院, 1982.
12) 照井直人. 第9章 循環　IV循環系の調節　B中枢調節機構（本郷利憲ほか編. 標準生理学, 第6版）. 医学書院, 2006, 598-603.
13) 佐藤義英. 体液の循環（森本俊文ら編. 基礎歯科生理学, 第6版）. 医歯薬出版, 2014, 86-92.

I-四、～六、

1) Greger R. Functions of the Kidney, Fluid-and Electrolyte-Balance. Greger R, et al eds, Comprehensive Human Physiology. Springer-Verlag, Berlin, 1996, 1469-1487.
2) Kirchheim HR, et al. *Pflugers Arch*. 1987；**410**：441.
3) Nielsen S. *Physiol Rev*. 2002；**82**：205.
4) 奥田俊洋：わかりやすい腎臓の構造と機能. 中外医学社, 2006, 19.
5) Guyton AC, et al. Textbook of Medical Physiology, 9th ed. Saunders Company, Philadelphia, 1996.

II

1) 小川　龍ほか編. 手術侵襲とその防御21世紀の指針. 真興交易医書出版部, 2001.
2) Vay L, et al. *Br J Pharmacol*. 2012；**165**：787.
3) Moran MM, et al. *Nat Rev Drug Discov*. 2011；**10**：601.
4) 富永真琴. 漢方医学. 2013；**37**：164.
5) Chung G, et al. *Open Pain J*. 2013；**6**：31.
6) Chung MK, et al. *J Dent Res*. 2011；**90**：1103.
7) Mickle AD, et al. *Pharmaceuticals*. 2016；**9**：E72.
8) 金子　讓監修. 歯科麻酔学, 第7版. 医歯薬出版, 2014, 52.
9) Rexed B. *J Comp Neurol*. 1952；**96**：414.
10) 森本俊文ほか編. 基礎歯科生理学, 第6版. 医歯薬出版, 2016.
11) Perl ER. *Nat Rev Neurosci*. 2007；**8**：71.
12) Perl ER. *Prog Neurobiol*. 2011；**94**：20.
13) 小山なつほか. 痛みの発生メカニズム（小川節郎編. 痛みの臨床テキスト）. 南江堂, 2013.
14) 日本口腔顔面痛学会編. 口腔顔面痛の診断と治療ガイドブック, 第2版. 医歯薬出版, 2016.
15) 小川　龍ほか. 麻酔と手術侵襲, 免疫・内分泌, 自律神経系から見た21世紀への提言. 真興交易医書出版部, 1994.
16) 谷口省吾ほか. 日歯医会誌. 2011；**63**：1297.
17) Sanuki T, et al. *Oral Sci Int*. 2009；**6**：109.
18) 若杉由美子ほか. 日歯麻誌. 2013；**41**：193.
19) 大村健二. 外科治療. 2004；**91**：659.
20) 土師誠二ほか. *Surgery Frontier*. 2000；**7**：10.
21) 村川徳昭ほか. 外科治療. 1989；**61**：189.
22) 國分正廣ほか. 日歯麻誌. 1979；**7**：181.
23) 若菜和美. 日歯麻誌. 1986；**12**：102.
24) 國分正廣ほか. 日歯麻誌. 1981；**9**：262.
25) Miyawaki T, et al. *Acta Anaesthesiol Scand*. 2004；

48：384.
26) Bankir L. *Cardiovasc Res*. 2001；**51**：372.
27) 細川豊史ほか編. 麻酔生理学. 真興交易医書出版部, 2001.
28) 小川道雄ほか. 外科治療. 1992；**67**：574.
29) Miyawaki T, et al. *Oral Surg Oral Med Oral Pathol Oral Radiol Endod*. 1996；**81**：15.
30) Miyawaki T, et al. *Oral Surg Oral Med Oral Pathol Oral Radiol Endod*. 1998；**85**：146.
31) 髙橋晃治ほか. 日顎変形誌. 2004；**14**：35.
32) Nseir S, et al. *Crit Care*. 2010；**14**：R30.
33) Jung SM, et al. *Korean J Anesthesiol*. 2015；**68**：224.
34) Jin Y, et al. *Exp Ther Med*. 2013；**6**：781.

III-一、

1) Bickley LSほか, 福井次矢ほか日本語版監修. ベイツ診察法. ユニットII　第4章　身体診察の開始：全身の状態とバイタルサイン. メディカル・サイエンス・インターナショナル, 2008.
2) 日本蘇生評議会監修. JRCガイドライン2015. 第6章 脳神経蘇生　1-1急性意識障害. 医学書院, 2016.
3) Butterworth IV JF, et al, eds. Morgan & Mikhail's Clinical Anesthesiology, 5th ed. Chapter18, Preoperative Assessment, Premedication, & Perioperative Documentation, McGrawHill Education Medical, NewYork, 2013.

III-三、

1) 日本臨床検査標準協議会　基準範囲共用化委員会編. 日本における主要な臨床検査項目の共用基準範囲案. 日本臨床衛生検査技師会, 2014年. http://www.jccls.org/techreport/public_comment_201405_p.pdf
2) 吉村　節ほか. 臨床検査（古屋英毅ほか編. 歯科麻酔学, 第6版）. 医歯薬出版, 2003, 126-142.
3) 原田　純. 呼吸器疾患（古屋英毅ほか編. 歯科麻酔学, 第6版）. 医歯薬出版, 2003, 410-414.
4) 國分正廣. 臨床検査（金子　讓監修. 歯科麻酔学, 第7版）. 医歯薬出版, 2011, 113-121.
5) 椙山加綱. 虚血性心疾患（金子　讓監修. 歯科麻酔学, 第7版）. 医歯薬出版, 2011, 381-382.

IV-一、～三、

1) Arbous MS, et al. *Anaesthesia*. 2001；**56**：1141.
2) Li G, et al. *Anesthesiology*. 2009；**110**：759.
3) Taenzer AH, et al. *Anesthesiolgy*. 2010；**112**：282.
4) 五島雄一郎ほか監修. 心電図のABC. 日本医師会, 1995.
5) Connors AF Jr, et al. *JAMA*. 1996；**276**：889.
6) Klabunde RE. Cardiovascular Physiology Concepts. http://www.cvphysiology.com/Heart%20Failure/HF008
7) http://www.deltexmedical.com/decision_tree/stroke-volume-variation-svv-and-pulse-pressure-variation-ppv/
8) Cahalan MK. Transesophageal echocardiography for the occasional cardiac anesthesiologist. IARS Review Course Lecture. 2006, 17-22.

IV-四、～六、

1) 花岡一雄ほか編. 臨床麻酔学全書（上巻）. 真興交易, 2002.
2) 廣田和美専門編集. 麻酔科医のための周術期のモニタリング. 中山書店, 2016.
3) 村田製作所. NTCサーミスタとは？ http://www.murata.com/ja-jp/products/thermistor/ntc/basic/ntc

4) オムロン制御機器. 温度センサ用語の説明. http：//www.fa.omron.co.jp/product/special/tc/glossary/sensor.html
5) 武内重五郎. 内科診断学, 第14版. 南江堂, 1994.
6) 立花俊祐ほか. 臨床麻酔. 2015；**39**：917.
7) 萩平 哲. 臨床麻酔会誌. 2004；**24**：78.
8) 小板橋俊哉. 中枢神経系モニタリング（金子 讓監修. 歯科麻酔学, 第7版）. 医歯薬出版, 2011, 133.
9) Sandler NA, et al. *J Oral Maxillofac Surg*. 2001；**59**：603.
10) Cheung CW, et al. *Anaesthesia*. 2008；**63**：1302.
11) Von Delius S, et al. *Am J Gastroenterol*. 2009；**104**：318.
12) Glass PS, et al. *Anesthesiology*. 1997；**86**：836.
13) 布巻昌仁ほか. 日歯麻誌. 2011；**39**：53.
14) 日本麻酔科学会編. 安全な麻酔のためのモニタ指針, 2014年7月改訂. www.anesth.or.jp/news2015/20150427.html
15) Miller RD 編（武田純三日本語版監修）. ミラー麻酔科学, 第6版. メデイカル・サイエンス・インターナショナル, 2007.
16) Fuchs-Buder T, 鈴木孝浩訳. 臨床麻酔と研究における筋弛緩モニタリング. 真興交易, 2013.
17) Eriksson LI, et al. *Anesthesiology*. 1997；**87**：1035.
18) Plaud B, et al. *Anesthesiology*. 2001；**95**：96.
19) Kotake Y, et al. *Aneth Analg*. 2013；**117**：345.
20) Eleveld DJ, et al. *Aneth Analg*. 2007；**104**：582.

第3章

I

1) Catterall WA. *Neuron*. 2000；**26**：13.
2) Hardman JG, et al. Goodman and Guilman's The Pharmacological Basis of Therapeutics, 10th ed. McGraw-Hill, New York, 2001.

III

1) 森 隆ほか. 局所麻酔の構造.（浅田 章編. 局所麻酔 その基礎と臨床, 第1版）. 克誠堂出版, 2004, 6-15.
2) Jastak JT, et al. Local Anesthesia of the Oral Cavity. 1st ed, WB Saunders, 1995, 23-59.
3) Strichartz GR, et al. *Anesth Analg*. 1990；**71**：158.
4) Berde CB, et al. Local Anesthetics（Miller RD ed. Miller's Anesthesia, 8th ed）. Elsevier, 2015, 1053-1208.
5) De Jong RH. Local Anesthetics. 1st ed, Mosby, 1994, 98-139.
6) 森川定雄. 局所麻酔薬反応 基礎と臨床, 改訂増補版. 診療新社, 1991, 8-144.
7) 湊 隆夫ほか. 日歯麻誌. 2004；**32**：609.
8) Lindorf HH. *Oral Surg Oral Med Oral Pathol*. 1979；**48**：292.
9) 鈴木友一ほか. 日歯麻誌. 1990；**18**：627.
10) Gokin AP, et al. *Anesthesiology*. 2001；**95**：1441.
11) Covino BG. Pharmacokinetics of local anaesthetic drugs（Prys-Roberts C, Hug CC eds. Pharmacokinetics of Anaesthesia, 1st ed.）. Blackwell Scientific Publications, 1984, 270-292.
12) 伊東 哲. 日歯麻誌. 1979；**7**：212.
13) 一戸達也ほか. *Pharmacoanesthesiology*. 1989；**2**：46.
14) Tucker GT, et al. *Anesthesiology*. 1971；**34**：538.
15) Burney RG, et al. *Anesth Analg*. 1978；**57**：478.
16) Apfelbaum JL, et al. *Can Anaesth Soc J*. 1985；**32**：468.
17) Tucker GT, et al. *Br J Anaesth*. 1975；**47**（Suppl）：213.
18) Benowitz N, et al. *Clin Pharmacol Ther*. 1974；**16**：87.
19) 局所麻酔剤 歯科用キシロカイン® カートリッジ添付文書. https：//www.pmda.go.jp/PmdaSearch/iyaku-Detail/ResultDataSetPDF/300174_2710806U1021_3_07（平成29年11月25日検索）.
20) 局所麻酔剤 歯科用シタネスト-オクタプレシン® カートリッジ 添付文書. https：//www.pmda.go.jp/PmdaSearch/iyakuDetail/ResultDataSetPDF/300174_2710813U1030_3_03（平成29年11月25日検索）.
21) De Jong RH. Local Anesthetics. 1st ed, Mosby, 1994, 173-211.
22) 長谷一郎. 薬理作用 代謝（浅田 章編. 局所麻酔 その基礎と臨床, 第1版）. 克誠堂出版, 2004, 71-77.
23) Boyes RN. *Br J Anaesth*. 1975；**47**（Suppl）：225.
24) Jastak JT, et al. Local Anesthesia of the Oral Cavity. 1st ed, WB Saunders, 1995, 87.
25) Tucker GT, et al. *Clin Pharmacokinet*. 1979；**4**：241.
26) 百田義弘. 日歯麻誌. 2009；**37**：137.
27) Stripling JS. *Electroencephalogr Clin Neurophysiol*. 1982；**53**：208.
28) Kozody R, et al. *Can Anaesth Soc J*. 1982；**29**：489.
29) Englesson S. *Acta Anaesthetiol Scand*. 1974；**18**：79.
30) Barcelos KC, et al. *Anesth Prog*. 2010；**57**：104.
31) Morishima HO, et al. *Anesthesiology*. 1985；**63**：134.
32) Tanz RD, et al. *Anesth Analg*. 1984；**63**：549.
33) Reiz S, et al. *Br J Anaesth*. 1986；**58**：736.
34) Steinhaus JE, et al. *Anesthesiology*. 1963；**24**：285.
35) Schreiber JU, et al. *Anesthesiology*. 2005；**103**：877.
36) 丹羽 均. 日歯麻誌. 2004；**32**：7.
37) Fagiolini M, et al. *J Neurosci*. 1997；**17**：7045.
38) Johnson ME, et al. *Anesthesiology*. 2002；**97**：1466.
39) Becker DE, et al. *Anesth Prog*. 2012；**59**：90.
40) Goto F, et al. *Pain*. 1999；**79**：101.
41) 嶋田昌彦ほか. 日歯麻誌. 2002；**30**：48.
42) 笹尾真美. 日歯麻誌. 2006；**34**：126.
43) Meechan JG. *Oral Surg Oral Med Oral Pathol Oral Radiol Endod*. 2002；**93**：469.
44) Branco FP, et al. *Oral Surg Oral Med Oral Pathol Oral Radiol Endod*. 2006；**101**：442.
45) Stabile P, et al. *Oral Surg Oral Med Oral Pathol Oral Radiol Endod*. 2000；**89**：407.
46) DaSilva CB, et al. *J Endod*. 2010；**36**：438.
47) 櫻井 誠ほか. 日歯麻誌. 1986；**14**：546.
48) 川口 充ほか. 歯科学報. 1999；**99**：421.

IV

1) Björn H, et al. *Sven Tandlak Tidskr*. 1947；**40**：831.
2) Ohkado S, et al. *Anesth Prog*. 2001；**48**：16.
3) Miyoshi T, et al. *Anesth Prog*. 2000；**47**：35.
4) Yamazaki T, et al. *J Hard Tissue Biol*. 2009；**18**：95.
5) Olgart L, et al. *Acta Odont Scand*. 1977；**35**：69.
6) Ahlquist M, et al. *Endod Dent Traumatol*. 1999；**15**：6.
7) Wolf R, et al. *Anesth Prog*. 2011；**58**：157.
8) Smith S, et al. *Anesth Prog*. 2013；**60**：3.
9) Cohen H, et al. *Anesth Prog*. 2013；**60**：145.
10) Younkin K, et al. *Anesth Prog*. 2014；**61**：63.
11) 安田麻子ほか. 日歯麻誌. 2011；**39**：1.
12) 笹尾真美. 日歯麻誌. 2006；**34**：126.
13) 嶋田昌彦ほか. 日歯麻誌. 2002；**30**：48.
14) 岡 俊一. 日歯麻誌. 1990；**18**：43.

15) 原口充宏ほか. 日歯麻誌. 2002；**30**：173.
16) Ito E, et al. *Oral Surg Oral Med Oral Pathol Oral Radiol Endod*. 2007；**104**：e26.
17) 伊東　哲. 日歯麻誌. 1979；**7**：212.
18) Bernards CM, et al. *Anesthesiology*. 1989；**71**：711.
19) Yamauchi Y, et al. *J Neurosurg Anesthsiol*. 1998；**10**：178.
20) Takahashi R, et al. *Anesthesiology*. 2006；**105**：984.
21) 局所麻酔剤　歯科用キシロカイン®カートリッジ添付文書. https：//www.pmda.go.jp/PmdaSearch/iyakuDetail/ResultDataSetPDF/300174_2710806U1021_3_07（平成29年11月25日検索）.
22) 局所麻酔剤　歯科用シタネスト-オクタプレシン®カートリッジ　添付文書. https：//www.pmda.go.jp/PmdaSearch/iyakuDetail/ResultDataSetPDF/300174_2710813U1030_3_03（平成29年11月25日検索）.
23) 歯科用局所麻酔剤　スキャンドネスト®カートリッジ3%添付文書. https：//www.pmda.go.jp/PmdaSearch/iyakuDetail/ResultDataSetPDF/530244_2710810U3020_1_08（平成29年11月25日検索）.
24) 縣　秀栄ほか. *Pharmacoanesthesiology*. 1998；**11**：139.
25) 稲永清敏. 自律機能.（中村嘉男ほか編. 基礎歯科生理学，第4版）. 医歯薬出版, 2003, 211-227.
26) Labrosse EH, et al. *J Clin Invest*. 1961；**40**：253.
27) 櫻井　誠ほか. 日歯麻誌. 1986；**14**：546.
28) 川口　充ほか. 歯科学報. 1999；**99**：421.
29) 櫻井　誠. 日歯麻誌. 1989；**17**：1.
30) 鈴木友一ほか. 日歯麻誌. 1990；**18**：627.
31) Kim S, et al. *J Dent Res*. 1984；**63**：650.
32) 椙山加綱ほか. 日歯麻誌. 1988；**16**：516.
33) 一戸達也ほか. 日歯麻誌. 1990；**18**：477.
34) Ichinohe T, et al. *Anesth Prog*. 1997；**44**：59.
35) 一戸達也. 日歯麻誌. 1985；**13**：388.
36) Bowman WC, et al. *Br J Pharmac Chemother*. 1966；**27**：313.
37) Bowman WC, et al. *Ann NY Scand Sci*. 1967；**139**：741.
38) 表　哲夫ほか. 麻酔. 1985；**34**：1478.
39) Ninomiya A, et al. *Anesth Prog*. 2012；**59**：18.
40) 砂田勝久. 日歯麻誌. 1992；**20**：521.
41) Sunada K, et al. *Anesth Prog*. 1996；**43**：108.
42) Himuro H, et al. *Anesth Pain Control Dent*. 1992；**1**：215.
43) 北川栄二. 日歯麻誌. 1995；**23**：348.
44) 北川栄二ほか. 日歯麻誌. 1999；**27**：144.
45) 大内謙太郎ほか. 日歯麻誌. 2008；**36**：14.
46) 森本惠子ほか. 日歯麻誌. 2015；**43**：5.
47) Agata H, et al. *Can J Anesth*. 1999；**46**：1070.
48) Kasahara M, et al. *Can J Anesth*. 2000；**47**：1107.
49) Miyachi K, et al. *Eur J Oral Sci*. 2003；**111**：339.
50) Inagawa M, et al. *J Oral Maxillofac Surg*. 2010；**68**：1013.
51) Singh P. *Dent Res J*. 2012；**9**：127.
52) Ichinohe T, et al. *Anesth Analg*. 1991；**38**：217.
53) 市林良浩ほか. 日歯麻誌. 1998；**26**：133.
54) 鈴木　忍ほか. 日歯麻誌. 1999；**27**：453.
55) 一戸達也. 日歯麻誌. 2014；**42**：190.
56) Higuchi H, et al. *Anesth Prog*. 2014；**61**：150.
57) 酒井有沙ほか. 日歯麻誌. 2015；**43**：638.
58) 金子　譲. 日歯会誌. 1996；**48**：1282.
59) Bahl R. *Anesth Prog*. 2004；**51**：138.

60) Amemiya K, et al. *Eur J Oral Sci*. 2003；**111**：332.
61) 間宮秀樹ほか. 日歯麻誌. 1993；**21**：750.
62) 赤堀芳正ほか. 日歯麻誌. 1988；**16**：201.
63) 小山　亨. 日歯麻誌. 1992；**20**：750.
64) 金子　譲. 日歯麻誌. 1993；**21**：686.
65) 一戸達也ほか. 日歯麻誌. 1987；**15**：224.

V 和 VI

1) 大井久美子：局所麻酔に必要な解剖（古屋英毅ほか編. 歯科麻酔学，第6版）. 医歯薬出版, 東京, 2003.
2) 稗田豊治ほか編. 最新小児歯科学, 第2版. 医歯薬出版, 1981.
3) 山下　浩. 小児歯科学. 医歯薬出版, 1981.
4) Terp H. Pediatric Dentistry. Munksgaard, Copenhagen, 2011.
5) 高木裕三ほか編. 小児歯科学, 第4版. 医歯薬出版, 2011.
6) Dean JA, et al. McDonald and Avery's Dentistry for Child and Adolescent, 9th ed, Mosby, St. Louis, 2011.
7) 寶田　博ほか編. はじめて学ぶ歯科口腔介護, 第2版. 医歯薬出版, 2005.
8) 浦郷篤史. 口腔諸組織の加齢変化. クインテッセンス出版, 1991, 19-114.
9) 深山治久. 日歯麻誌. 2004；**32**：1.
10) Fukayama H. *J Korean Dent Soc Anesthesiol*. 2003；**3**：71.
11) Malamed SF. Handbook of Local Anesthesia, 5th ed. Elsevier Mosby, St. Louis, 2004.

VII

1) Fischer G. Die örtrische Beträubung in der Zahnheilkunde. 1995.

第4章

I

1) Dionne RA, et al. *J Am Dent Assoc*. 2006；**137**：502.
2) American Society of Anesthesiologists Task Force on Sedation and Analgesia by Non-Anesthesiologists. Practice guidelines for sedation and analgesia by non-anesthesiologists. *Anesthesiology*. 2002；**96**：1004.
3) American Society of Anesthesiologists：Standards, Guidelines and Related Resources：Position on monitored anesthesia care（2013）.
http：//www.asahq.org/quality-and-practice-management/standards-guidelines-and-related-resources/position-on-monitored-anesthesia-care
4) 小谷順一郎. 精神鎮静法　I鎮静法の概念（金子　譲監修. 歯科麻酔学, 第7版）. 医歯薬出版, 2011, 205-208.
5) 澁谷　鑛. 精神鎮静法　IVその他の鎮静法（金子　譲監修. 歯科麻酔学, 第7版）. 医歯薬出版, 2011, 244-245.
6) 山下正夫ほか. 臨床麻酔. 1993；**17**：929.
7) Tam WWS, et al. *World J Gastroenterol*. 2008；**14**：5336.

II

1) 藤澤俊明. 第4章　精神鎮静法　II 吸入鎮静法（金子　譲監修. 歯科麻酔学, 第7版）. 医歯薬出版, 2011, 208-216.
2) 金子　譲. 日歯麻誌. 2011；**39**：143.

3) 鈴木長明. 日歯麻誌. 1974；2：25.
4) 木村英也ほか. 硝子体手術の基本（松村美代ほか編. 眼科マイクロサージェリー, 第5版). エルゼビア・ジャパン, 2005, 561-587.
5) 國分正廣. 日歯麻誌. 1977；5：289.
6) Dwyer R, et al. *Anesthesiology*. 1992；**77**：888.
7) 福田和彦. 臨床麻酔. 2007；31：972.
8) 伊藤弘通. 日歯麻誌. 1975；3：15.
9) 高橋靖之ほか. 日有病歯誌. 2013；22：19.
10) Pagel PS ほか. 吸入麻酔薬. 第7章 心血管系への薬理作用.（Miller RD 編, 武田純三日本語版監修. ミラー麻酔科学, 第6版). メディカル・サイエンス・インターナショナル, 2007, 153-182.
11) 櫻井 学ほか. 日歯麻誌. 1998；26：194.
12) Martin JL,et al. 現代の吸入麻酔薬の代謝と毒性(Miller RD 編, 武田純三日本語版監修. ミラー麻酔科学, 第6版). メディカル・サイエンス・インターナショナル, 2007, 183-215.
13) 間宮秀樹ほか. 臨床麻酔. 2007；31：991.
14) Arnold Ⅲ WP, et al. 環境安全および薬物依存対策（Miller RD 編,武田純三日本語版監修. ミラー麻酔科学, 第6版). メディカル・サイエンス・インターナショナル, 2007, 2433-2450.
15) 日本麻酔学会. 麻酔. 1983；32：1136.
16) 山城三喜子ほか. 日歯麻誌. 2005；33：229.
17) 上村裕一. 日歯麻誌. 2006；34：121.
18) 大島健幸. 臨床麻酔. 2007；31：1006.
19) 青木裕司. 日臨麻会誌. 2004；24：10.

Ⅲ-一、～三、

1) 日本歯科麻酔学会編, 日本歯科医学会監. 歯科診療における静脈内鎮静法ガイドライン 改訂第2版（2017). http://minds4.jcqhc.or.jp/minds/guideline_intravenous_sedation02/guideline_intravenous_sedation02.pdf
2) 渋谷 鑛ほか. 日歯医学会誌. 2006；**25**：42.
3) Reves JG, et al. Intravenous anesthetics (Miller RD ed. Miller's Anesthesia, 7th ed.), Churchill Livingstone, New York, 2010, 719-768.
4) Dayton PG, et al. *Eur J Clin Pharmacol*. 1983；**24**：825.
5) Saari TI, et al. *Pharmacol Rev*. 2011；**63**：243.
6) Vuyk J, et al. Intravenous anesthetics (Miller RD, et al, ed. Miller's Anesthesia, 8th ed), Churchill Livingstone, New York, 2014, 821-863.
7) Mihic SJ, et al. Hypnotics and sedatives (Brunton LL, et al ed. Goodman & Gilman's the Pharmacological Basis of Therapeutics, 13th ed), McGraw Hill Medical, New York, 2018, 339-353.
8) Persson MP, et al. *Clin Pharmacol Ther*. 1988；**43**：324.
9) 近藤隆彦ほか. 日歯麻誌. 1983；**11**：296.
10) 金子 譲ほか. 日歯麻誌. 1985；**13**：410.
11) 増井峰夫. 日歯麻誌. 1994；**22**：272.
12) 近藤隆彦ほか. 日歯麻誌. 1985；**13**：34.
13) 田島 洸. 日歯麻誌. 1977；**5**：123.
14) 野口いづみ. 日歯麻誌. 1999；**27**：569.
15) Safra MJ, et al. *Lancet*. 1975；**2**：478.
16) Hughes MA, et al. *Anesthesiology*. 1992；**76**：334.
17) 田山秀策ほか. 日歯麻誌. 2000；**28**：576.
18) 小野智史ほか. 日歯麻誌. 2004；**32**：602.

19) 河合宏仁ほか. 日歯麻誌. 1998；**26**：209.
20) 倉田行伸ほか. 日歯麻誌. 2007；**35**：354.
21) Taylor MB, et al. *Anaesthesia*. 1986；**418**：816.
22) Bray RJ. *Pediatr Anaesth*. 1998；**8**：491.
23) Krajčová A, et al. *Crit Care*. 2015；**19**：398.
24) Sumi C, et al. *PLoS One*. 2018；**13**：e0192796.
25) 遠山悟史. 臨床麻酔. 2017；**41**：997.
26) 高石和美ほか. 日歯麻誌. 2007；**35**：218.
27) 永合徹也ほか. 有病者歯科医療. 2007；**16**：131.
28) 土井松幸. *LiSA*. 2004；**11**：1094.
29) 山田めぐるほか. 日歯麻誌. 2017；**45**：666.
30) 山下 杏ほか. 日歯麻誌. 2005；**33**：687.
31) 朴 會士ほか. 日歯麻誌. 2006；**34**：485.
32) 谷山貴一ほか. 日歯麻誌. 2007；**35**：64.
33) 小川さおりほか. 日歯麻誌. 2010；**38**：6.
34) Mohler H, et al. *Eur J Anaesthesiol*. 1988；**2**：15.
35) 二瓶克彦ほか. 1997；**25**：372.
36) 山口浩志ほか. 日歯麻誌. 2007；**35**：404.
37) 笹尾真美ほか. 日歯麻誌. 2002；**30**：42.
38) 丸山進一郎ほか. 日歯麻誌. 1995；**23**：691.
39) 半田俊之ほか. 日歯麻誌. 2005；**33**：709.
40) O'Neil R, et al. *Br Dental J*. 1970；**128**：15.
41) Ramsay MAE, et al. *Brit Med J*. 1974；**22**：656.
42) Chernik DA, et al. *J Clin Psychopharmacol*. 1990；**10**：244.
43) Sessler CN, et al. *Am J Respir Crit Care Med*. 2002；**166**：1338.
44) 日本呼吸療法医学会ほか. 人工呼吸. 2007；**24**：146.
45) Miyawaki T, et al. *J Intellect Disabil Res*. 2004；**48**：764.
46) 河瀬聡一朗ほか. 日歯麻誌. 2009；**37**：554.
47) Liu J, et al. *Anesthesiology*. 1996；**84**：64.
48) 詫間 滋ほか. 日歯麻誌. 2005；**33**：63.
49) Masuda R, et al. *PLoS One*. 2017；**12**：e0171627.
50) 一戸達也. 日歯麻誌. 2002；**30**：7.
51) Taylor E, et al. *J Clin Anesth*. 1992；**4**：213.
52) Maldonado JR, et al. *Psychosomatics*. 2009；**50**：206.
53) 池田英敏ほか. 日歯麻誌. 2003；**31**：112.
54) Singh H. *Eur J Anaesthesiol*. 1999；**16**：31.
55) 平瀬正康ほか. 日歯麻誌. 2016；**44**：32.
56) 小谷順一郎. 精神鎮静法 Ⅰ鎮静法の概念（金子 譲監修. 歯科麻酔学, 第7版). 医歯薬出版, 2011, 205-208.
57) Mathew OP. *J Appl Physiol*. 1984；**56**：500.
58) 木村邦衛ほか. 日歯麻誌. 2004；**32**：43.
59) 富岡重正ほか. 日歯麻誌. 1999；**27**：189.

Ⅲ-四、

1) Maeda S, et al. *Anesth Prog*. 2016；**63**：67.
2) 坂本英治ほか. 日本口腔インプラント学会誌. 2013；**26**：731.
3) Watanabe Y, et al. *Br J Oral Maxillofac Surg*. 2016；**54**：443.
4) 村田賢司ほか. 日歯麻誌. 2010；**38**：39.
5) Cobb B, et al. *Transl Perioper Pain Med*. 2015；**1**：1.
6) 神野成治ほか. 日歯麻誌. 2011；**39**：36.
7) Takaya K, et al. *JDR Clinical & Translational Research*. 2016；**2**：158.
8) 前田 茂ほか. 障害者歯科. 1998；**19**：170.
9) Schnider TW, et al. *Anesthesiology*. 1998；**88**：1170.
10) Shafer SL. *J Clin Anesth*. 1993；**5**（Suppl 1)：14S.
11) 霜鳥 久ほか. 麻酔. 2016；**65**：414.

12) 平瀬正康ほか. 日歯麻誌. 2016；**44**：32.
13) 松尾勇弥ほか. 日歯麻誌. 2016；**44**：222.
14) 牛島祥子ほか. 日歯麻誌. 2016；**44**：312.
15) 石井美菜子ほか. 日歯麻誌. 2012；**25**：43.
16) 一般社団法人日本歯科麻酔学会 ガイドライン策定委員会 静脈内鎮静法鎮静法ガイドライン策定作業部会. 静脈内鎮静法後の帰宅許可の目安は何か（1）付添人の車やタクシーでの帰宅許可の目安は何か. 歯科診療における静脈内鎮静法ガイドライン, 改訂第2版, 2017, 57-58. http://kokuhoken.net/jdsa/publication/file/guideline/guideline_intravenous_sedation02.pdf
17) Maeda S, et al. *Open Dent J.* 2015；**9**：146.

第5章

I

1) Urban BW, et al. *Br J Anaesth.* 2002；**89**：3.
2) Woodbridge PD. *Anesthesiology.* 1957；**18**：536.
3) Kissin I. *Anesth Analg.* 1993；**76**：215.
4) 神原知子ほか. 日臨麻会誌. 2003；**23**：117.
5) Carli F, et al. *Minerva Anestesiol.* 2011；**77**：227.
6) 小栗顕二論ほか編. 周術期麻酔管理ハンドブック. 金芳堂, 2008.
7) 森田善仁ほか. 麻酔. 2002；**51**：382.
8) 篠崎克洋. 麻酔. 2001；**50**：998.
9) Cheney FW. *ASA NEWSLETTER*, 1989；**53**：8.
10) Vadivelu N, et al. *Local Reg Anesth.* 2014；**29**：17.
11) Hutchinson S. *Anaesth Int Care Med.* 2011；**12**：347.

II

1) Meyer HH. *Naunyn Schmiedebergs Arch Exp Pathol Pharmakol.* 1899；**42**：109.
2) Overton CE. Studien über die Narkose：zugleich ein Beitrag zur allgemeinen Pharmakologie. Verlag von Gustav Fischer, Jena, 1901.
3) 武田龍司. *Clin Neurosci.* 1990；**8**：360.
4) Franks NP, et al. *Nature.* 1984；**310**：599.
5) 武田龍司. *Clin Neurosci.* 1990；**8**：472.
6) Perouansky M, et al. Inhaled anesthetics：mechanisms of action (Miller RD ed. Miller's Anesthesia, 8th ed). Elsevier, Philadelphia, 2015, 614-637.
7) Rampil IJ, et al. *Anesthesiology.* 1993；**78**：707.

III

1) Kheterpal S, et al. *Anesthesiology.* 2013；**119**：1360.
2) 花岡一雄ほか編. 臨床麻酔学全書（上巻）. 真興交易医書出版部, 2003.
3) 水島章郎ほか. 臨床麻酔. 1989；**13**：28.
4) von Ungern-Sternberg BS, et al. *Lancet.* 2010；**376**：773.
5) 西山友貴ほか. 麻酔. 2005；**54**：643.
6) Siebert JN, et al. *Paediatr Anaesth.* 2007；**17**：410.
7) 檜垣博嗣. 全身麻酔（「小児内科」「小児外科」編集委員会共編. 予防接 Q&A, 改定第3版）, 東京医学社, 2013, 154-155.
8) 日本循環器学会ほか. 非心臓手術における合併心疾患の評価と管理に関するガイドライン（2014年改訂版）. https://www.j-circ.or.jp/cms/wp-content/uploads/2020/02/JCS2014_kyo_h.pdf
9) An Updated Report by the American Society of Anesthesiologists Task Force on Preanesthesia Evaluation. Practice Advisory for Preanesthesia. *Anesthesiology.*

2012；**116**：522.
10) 日本麻酔科学会. 新型コロナウイルス感染症（COVID-19）（疑い, 診断済み）患者の麻酔管理：第1波の経験を踏まえて. https://anesth.or.jp/img/upload/ckeditor/files/2004_07_09.pdf（2020年7月22日掲載）
11) Fleisher LA, et al. *Circulation.* 2007；**116**：e418.
12) Fleisher LA, et al. *Circulation.* 2014；**130**：e278.
13) Kontos MC, et al. *Am Heart J.* 1996；**132**：559.
14) Arozullah AM, et al. *Ann Intern Med.* 2001；**135**：847.
15) Visser A, et al. *Surgery.* 2015；**158**：58.
16) American Society of Anesthesiologists Physical Status classification system. Last approved by the ASA House of Delegates on October 15, 2014.
17) 日本麻酔科学会. 偶発症例調査 2009-2011.
18) 津崎晃一. *LiSA.* 2018；**25**：434.
19) Soreide E, et al. *Acta Anaesthesiol Scand.* 2005；**49**：1041.
20) 日本麻酔科学会. 術前絶飲食ガイドライン. 2012年7月.
21) Taniguchi H, et al. *J Anesth.* 2009；**23**：222.
22) 日本循環器学会ほか. 循環器疾患における抗凝固・抗血小板療法に関するガイドライン（2009年改訂版）. http://www.j-circ.or.jp/guideline/pdf/JCS2009_hori_h.pdf
23) 日本循環器学会ほか. 心房細動治療（薬物）ガイドライン（2013年改訂版）. http://www.j-circ.or.jp/guideline/pdf/JCS2013_inoue_h.pdf
24) Barker P, et al. *Anaesthesia.* 2015 **70**：1427.
25) 日本麻酔科学会. 周術期禁煙ガイドライン（2015年3月）. http://www.anesth.or.jp/guide/pdf/20150409-1guidelin.pdf
26) Browman GP, et al. *N Engl J Med.* 1993；**328**：159.

IV

1) Eger EI. *Anesthesiology.* 1963；**24**：153.
2) Stoelting RK, et al. *Anesthesiology.* 1970；**33**：5.
3) Epstein RM, et al. *Anesthesiology.* 1964；**25**：364.
4) Eger EI II. Uptake of inhaled Anesthetics：The alveolar to inspired anesthetic difference (Eager EI II, ed. Anesthetic Uptake and Action). Williams & Wilkins, Baltimore, 1974, 122.
5) 仲西 修. IV 吸入麻酔（古屋英毅ほか編：歯科麻酔学, 第6版）. 医歯薬出版, 2003, 298.
6) Pappeer EM, et al. Uptake and distribution of Anesthetic Agents. MacGraw-Hill, New York, 1963.
7) Drumond JC, et al. Cerebral Physiology. (Miller RD, ed. Anesthesia, 4th ed). Churchill Livingstone, 1994, 689-729.
8) De Hert S, et al. *Anaesthesia.* 2009；**64**：953.
9) De Conno E, et al. *Anesthesiology.* 2009；**110**：1316.
10) Guedel AE. *Am J Surg, Q Suppl Anesth Analg.* 1920；**34**：53.
11) Johnston RR, et al. *Anesth Analg.* 1976；**55**：709.

V

1) Miller RD 編, 武田純三日本語版監修. ミラー麻酔科学. メディカル・サイエンス・インターナショナル, 2007, 353.
2) 内田 整編. 静脈麻酔. 羊土社, 2015, 171.
3) Egan TD, et al. *Anesthesiology.* 1993；**79**：881.
4) 内田 整編. 静脈麻酔. 羊土社, 2015, 212.
5) Jacob TC, et al. *Nat Rev Neurosci.* 2008；**9**：331.
6) Smith C, et al. *Anesthesiology.* 1994；**81**：820.

7) 土肥修司ほか編. TEXT 麻酔・蘇生学, 第 4 版. 南山堂, 2014.

8) 日本癌治療学会. がん診療ガイドライン. http://jsco-cpg. jp/item/23/intro_03-4.html

VI

1) Miller RD 編, 武田純三日本語版監修. ミラー麻酔科学, 第 6 版. メディカル・サイエンス・インターナショナル. 2007.

2) 公益社団法人日本麻酔科学会. 麻酔薬および麻酔関連薬使用ガイドライン, 第 3 版第 4 訂. 2016.

3) Eisenkraft JB, et al. *Anesthesiology*. 1988；**69**：760.

4) Barash PG, et al. Clinical Anesthesia, 8th ed. Lippincott Williams & Wilkins. 2017.

5) Golan DE, et al. Principles of Pharmacology：The Pathophysiologic Basis of Drug Therapy, 4th ed. Lippincott Williams & Wilkins. 2016.

6) Pardo MC Jr., et al. Basics of Anesthesia, 7th ed. Elsevier. 2017.

7) Butterworth JF, et al. Morgan & Mikhail's Clinical Anesthesiology, 5th ed. McGraw Hill Medical. 2013.

8) Takazawa T, et al. *J Anesth*. 2016；**30**：290.

VII

1) 小長谷 光. 麻酔器と麻酔回路（金子 譲監修. 歯科麻酔学, 第 7 版）. 医歯薬出版, 2011, 305-313.

VIII-一、~四、

1) Funucane BT, et al, 丸山征四郎訳. 気道の解剖. エアウェイマネジメント―気管内挿管と気道確保気道の解剖, 第 1 版. 総合医学社, 1992, 1～15.

2) 山城三喜子. 気道確保（古屋英毅ほか編. 歯科麻酔学, 第 6 版）. 医歯薬出版, 2003.

3) 一戸達也. 気道確保（脇田 稔ほか監修. 口腔解剖学, 第 2 版）. 医歯薬出版, 2017, 251.

4) Ellis H, et al. 下地恒毅翻訳. 麻酔医のための解剖学. ニシムラ書店, 1989.

5) Benumof JL. *J Clin Anesth*. 2001；**13**：144.

6) Isono S. *Anesthesiology*. 2009；**110**：908.

7) Eastwood PR, et al. *Anesthesiology*. 2005；**103**：470.

8) Nishino T, et al. *Anesthesiology*. 1984；**60**：19.

9) Herbstreit F, et al. *Anesthesiology*. 2009；**110**：1253.

10) Hillman DR, et al. *Br J Anaesth*. 2003；**91**：31.

11) Knill RL, et al. *Anesthesiology*. 1990；**73**：52.

12) Rosenberg J, et al. *Br J Anaesth*. 1994；**72**：145.

13) Sato S, et al. *Anesthesiology*. 2017；**126**：28.

14) 柴崎雅志. 日小児麻酔会誌, 2016；**22**：209.

15) 舟井優介ほか. 日小児麻酔会誌. 2016；**22**：215.

16) Tobias D, et al. *Paediatr Anaesth*. 2004；**25**：9.

17) Thomas J Gal. 第 42 章 気道管理（Miller RD 編, 武田純三日本語版監修. ミラー麻酔科学, 第 6 版）. メディカル・サイエンス・インターナショナル, 2007, 1280.

18) 土肥修司編. イラストでわかる麻酔科 必須テクニック. 羊土社, 2006.

19) Dinner M, et al. *Anesth Analg*. 1987；**66**：460.

VIII-五、

1) Apfelbaum JL, et al. *Anesthesiology*. 2013；**118**：251.

2) Langeron O, et al. *Anesthesiology*. 2000；**92**：1229.

3) Kheterpal S, et al. *Anesthesiology*. 2009；**110**：891.

4) Shiga T, et al. *Anesthesiology*. 2005；**103**：429.

5) Tachibana N, et al. *J Anesth*. 2015；**29**：326.

6) Isono S. *Anesthesiology*. 2001；**95**：825.

7) 浅井 隆. 気道管理と術前評価（上嶋浩順編. 気道管理に強くなる）. 羊土社, 2016, 25-32.

8) Ramachandran SK, et al. *Anesthesiology*. 2013；**119**：1322.

9) 磯野史朗. 術前気道評価と気道管理計画（廣田和美編. 麻酔科医のための気道・呼吸管理）. 中山書店, 2013, 114-130.

10) Nimmagadda U, et al. *Anesth Analg*. 2017；**124**：507.

11) 日本麻酔科学会気道管理ガイドライン 2014（日本語訳）.

12) Practice guidelines for management of the difficult airway. A report by the American Society of Anesthesiologists Task Force on Management of the Difficult Airway. *Anesthesiology*. 1993；**78**：597.

13) American Society of Anesthesiologists Task Force on Management of the Difficult Airway. *Anesthesiology*. 2003；**98**：1269.

14) Henderson JJ, et al. *Anaesthesia*. 2004；**59**：675.

15) Frerk C, et al. *Br J Anaesth*. 2015；**115**：827.

IX

1) Japanese Society of Anesthesiologists. *J Anesth*. 2014；**28**：482.

2) Robert C, et al. N Engl J Med. 2020；**382**：1957.

3) Kojima Y, et al. J Clin Anesth. 2020；**65**：109876.

4) 一戸達也. 術中管理（古屋英毅ほか編. 歯科麻酔学, 第 6 版）. 医歯薬出版, 2003.

5) 丹羽 均. 全身麻酔法（嶋田昌彦ほか編. わかる！できる！歯科麻酔実践ガイド）. 医歯薬出版, 2010, 118.

6) 白神麻依子. 日臨麻会誌, 2012；**32**：428.

7) 日本麻酔科学会安全委員会悪性高熱症 WG. 悪性高熱症患者の管理に関するガイドライン 2016. http://www.anesth. or.jp/guide/pdf/guideline_akuseikounetsu.pdf

X

1) Aldrete JA. *J Perianesth Nurs*. 1998；**13**：148.

2) Chung F, et al. *J Clin Anesth*. 1995；**7**：500.

3) Mecca RS. Chapter 53 Postoperative recovery. In：Clinical Anesthesia, 3rd（Barash PG ed）. Lippincott-Raven, Philaderphia, 1996, 1279-1303.

4) 河原道夫ほか. 各種ショックの症状と処置（古屋英毅ほか編. 歯科麻酔学, 第 6 版）. 医歯薬出版, 2005.

5) 鮎瀬卓郎. 精神鎮静法の実際（古屋英毅ほか編. 歯科麻酔学 第 6 版）. 医歯薬出版, 2005.

6) Chernik DA, et al. *J Clin Psychopharmacol*. 1990；**10**：244.

7) 日本呼吸ケア・リハビリテーション学会. 酸素療法マニュアル. 2017.

8) http://www.jseptic.com/ce_material/update/ce_material_06.pdf

9) Moore FD. The metabolic response to surgery. Ed by Charles C Thomas, Publisher Springfield, Illinois, 1952.

10) Chappell D, et al. *Anesthesiology*. 2008；**109**：723.

11) Macintyre PE, et al. *Anesth Analg*. 1987；**66**：751.

12) Sessler DI, et al. *Anesthesiology*. 1988；**68**：843.

13) 2006 年度合同研究班報告：急性冠症候群の診療に関するガイドライン（班長 山口 徹, 合同研究班参加学会：日本循環器学会, 日本冠疾患学会, 日本胸部外科学会, 他

5 学会，2007 年改訂版）．

XI － 一、

1) Gamble JL. Chemical anatomy, physiology and pathology of extracellular fluid. Harvard University Press, Cambridge, 1949.
2) Miller RD 編，武田純三日本語版監修．ミラー麻酔科学．メディカル・サイエンス・インターナショナル，2007, 1407.
3) 奥田俊洋．診断と治療．2000；**88**：41.
4) Talbot NB, et al. *New Eng J Med*. 1953；**248**：1100.
5) Kinny M, et al. American college of surgeons. Committee on pre and postoperative care：Manual of surgical nutrition. WB Saunders, Philadelphia, 1975.

XI － 二、

1) 厚生労働省．「輸血療法の実施に関する指針」平成 26 年 11 月改正．2005.
2) Lundsgaard-Hansen P. *Bibl Haematol*. 1980；**46**：147.
3) 厚生労働省．血液製剤の使用指針．2017.
4) Rossaint R, et al. *Crit Care*. 2016；**20**：100.
5) O' Shaughnessy DF, et al. *Br J Haematol*. 2004；**126**：11.
6) Janatpour KA, et al. *Am J Clin Pathol*. 2008；**129**：276.
7) 田崎　哲ほか．日輸細治会誌．2015；**61**：474.
8) 津野　寛ほか．外科治療．2005；**92**：213.
9) 日本自己血輸血学会．貯血式自己血輸血実施指針．2014.
10) 日本自己血輸血学会．希釈式自己血輸血実施基準．2016.

第 6 章

I

1) 杉山幸比古ほか編．呼吸器疾患最新の治療 2016-2018, かぜ症候群・急性気管支炎．南江堂，2016.
2) 日本呼吸器学会咳嗽に関するガイドライン第 2 版作成委員会編．呼吸器感染症に関するガイドライン 成人気道感染症診療の基本的考え方．日本呼吸器学会，2003.
3) Michanel FR, et al. 合併症に対する麻酔の影響（Miller RD 編，武田純三日本語版監修．ミラー麻酔科学，第 6 版）．メディカル・サイエンス・インターナショナル，2007, 795-893.
4) 日本アレルギー学会喘息ガイドライン専門部会監修．喘息予防・管理ガイドライン 2018．協和企画，2018.
5) 日本呼吸器学会 COPD ガイドライン第 5 版作成委員会．COPD（慢性閉塞性肺疾患）診断と治療のためのガイドライン第 5 版．メディカルレビュー社，2018.
6) 日本 COPD 対策推進会議（日本医師会，日本呼吸器学会，結核予防会，日本呼吸ケア・リハビリテーション学会，GOLD 日本委員会）編．COPD 診療のエッセンス 2014 年版「補足解説」．http://dl.med.or.jp/dl-med/nosmoke/copd_essence2014_hosoku.pdf（2017 年 12 月確認）．
7) 浅井一久ほか．日内会誌．2015；**104**：1082.
8) 東本有司ほか．喘息．（門脇　孝ほか監修．診療ガイドライン UP-TO-DATE 2014-2015）．メディカルレビュー社，2014.
9) 平田一人ほか，副腎皮質ステロイド薬（杉山幸比古ほか編．呼吸器疾患最新の治療 2016-2018）．南江堂，2016, 89.
10) 日本麻酔科学会．Ⅲ 静脈関連薬（麻酔関連薬使用ガイド

ライン，第 3 版，第 4 訂）．94．2015.
11) 堤　保夫ほか．日臨麻会誌．2016；**36**：491.
12) 日本医科大学千葉北総病院麻酔科マニュアル．http://www2.nms.ac.jp/hokuane/about/protocol/protocol_2.html（2018 年 7 月 3 日現在）
13) Applegate R, et al. *J Allergy Ther*. 2013；**S11**：007.
14) Travis WD, et al. *Am J Respir Crit Care Med*. 2013；**188**：733.
15) 青山智祐ほか．日歯麻誌．2015；**43**：265.
16) 久世眞之ほか．侵襲的人工呼吸の適応とウィーニング（杉山幸比古ほか編．呼吸器疾患最新の治療 2016-2018）．南江堂，2016, 118.
17) ARDS Definition Task Force. *JAMA*. 2012；**307**：2526.
18) 杉山幸比古ほか編．呼吸器疾患最新の治療 2016-2018, 急性呼吸不全と ARDS．南江堂，2016.
19) Needham DM, et al. *Am J Respir Crit Care Med*. 2015；**191**：177.
20) 日本呼吸器学会 NPPV ガイドライン作成委員会編．NPPV（非侵襲的陽圧換気療法）ガイドライン，改訂第 2 版．南江堂，2015.
21) Celi BR, et al. *Eur Respir J*. 2004；**23**：932.
22) 一般社団法人日本呼吸器学会．睡眠時無呼吸症候群．http://www.jrs.or.jp/modules/citizen/index.php?content_id = 42（2017 年 12 月確認）．
23) Chung F, et al. *Anesthesiology*. 2008；**108**：812.
24) 福原俊一ほか．日本呼吸器学会雑誌．2006；**44**：896.
25) Pino RM 編，稲田英一監訳．MGH 麻酔の手引，第 7 版．メディカル・サイエンス・インターナショナル，2017.
26) Sin DD, et al. *Circulation*. 2000；**102**：62.
27) 磯野史朗ほか．日臨麻会誌．2010；**30**：931.
28) 厚生労働省．平成 25 年結核登録者情報調査年報集計結果（概況）．http://www.mhlw.go.jp/bunya/kenkou/kekkaku-kansenshou03/13.html（2017 年 12 月確認）．
29) 厚生労働省健康局結核感染症課編．結核対策について．http://www.mhlw.go.jp/file/05-Shingikai-10601000-Daijinkanboukouseikagakuka-Kouseikagakuka/00000 51873.pdf，2014（2017 年 12 月確認）．
30) 加藤誠也ほか．結核院内（施設内）感染対策の手引き，厚生労働省インフルエンザ等新興再興感染症研究事業「結核の革新的な診断・治療及び対策の強化に関する研究」．http://www.jata.or.jp/dl/pdf/law/2014/3_2.pdf，2014（2017 年 12 月確認）．
31) 国公立大学附属病院感染対策協議会編．結核対策：国立大学医学部附属病院感染対策協議会病院感染対策ガイドライン，第 2 版．じほう，2015.

II

1) 日本高血圧学会高血圧治療ガイドライン作成委員会編．高血圧治療ガイドライン 2019, ライフ・サイエンス出版，2019, 1-280.
2) Fleisher LA, et al. *J Am Coll Cardiol*. 2014；**64**：e77.
3) Amsterdam EA, et al. *Circulation*. 2014；**130**：e344.
4) 循環器病の診断と治療に関するガイドライン（2011 年度合同研究班報告）．弁膜疾患の非薬物治療に関するガイドライン（2012 年改訂版）．日心臓血管外会誌．2012；**42**：1.
5) Nishimura RA, et al. *J Am Coll Cardiol*. 2014；**63**：e57.
6) 感染性心内膜炎の予防と治療に関するガイドライン（2017 年改訂版）．
7) 循環器病の診断と治療に関するガイドライン（2008 年度

合同研究班報告），循環器疾患における抗凝固・抗血小板療法に関するガイドライン（2009 年改訂版）.

8) Habib G, et al. *Eur Heart J*. 2015；**36**：3075.

III

1) Smith WS, et al. 脳血管障害（Longo DL ほか編. ハリソン内科学，第 4 版）. メディカル・サイエンス・インターナショナル，2013, 2832-2857.
2) Moore KL, et al. 佐藤達夫ほか監訳. 臨床のための解剖学，第 2 版. メディカル・サイエンス・インターナショナル，2016, 864.
3) Patel MP, et al. 脳生理と麻酔薬・麻酔法の影響（Millar RD 編，武田純三日本語版監修. ミラー麻酔科学，第 6 版）. メディカル・サイエンス・インターナショナル，2007, 639-674.
4) Gage BF, et al. *JAMA*. 2001；**285**：2864.
5) Johnston SC, et al. *Lancet*. 2007；**369**：283.
6) Ng JL, et al. *Anesthesiology*. 2011；**115**：879.
7) 中込忠好，田村　晃. 脳血管障害　脳動脈瘤によるくも膜下出血（松谷雄生ほか編. 脳神経外科　周術期管理のすべて，第 4 版）. メジカルビュー社，2017, 19-56.
8) Hunt WE, et al. *Clin Neurosurg*. 1974；**21**：79.
9) Report of World Federation of Neurological Surgeons Committee on a Universal Subarachnoid Hemorrhage Grading Scale. *J Neurosurg*. 1988；**68**：985.
10) UCSA Japan Investigators. *N Engl J Med*. 2012；**366**：2474.
11) 横須賀公彦ほか. 脳血管障害　脳内出血（高血圧性，特発性）（松谷雄生ほか編. 脳神経外科　周術期管理のすべて，第 4 版）. メジカルビュー社，2017, 57-71.
12) 野崎和彦. 脳血管障害　脳動静脈奇形，硬膜洞静脈瘻（松谷雄生ほか編. 脳神経外科　周術期管理のすべて，第 4 版）. メジカルビュー社，2017, 72-84.
13) 舟木健史ほか. 脳血管障害　もやもや病（松谷雄生ほか編. 脳神経外科　周術期管理のすべて，第 4 版）. メジカルビュー社，2017, 85-97.
14) Morgenstern LB, et al. *Stroke*. 2010；**41**：2108.
15) Hemphill JC, et al. *Stroke*. 2001；**32**：891.
16) Hemphill JC, et al. *Neurology*. 2009；**73**：1088.
17) Drummond JC, et al. 第 53 章　脳神経外科麻酔（Millar RD 編，武田純三日本語版監修. ミラー麻酔科学，第 6 版）. メディカル・サイエンス・インターナショナル，2007, 1663-1696.

IV

1) 日本糖尿病対策推進会議編. 糖尿病治療のエッセンス 2017 年版. 文光堂，2016, 16.
2) 日本糖尿病学会編著. 糖尿病治療ガイド 2018-2019. 文光堂，2018.
3) 江木盛時. 日臨麻会誌. 2012；**32**：842.
4) Early worsening of diabetic retinopathy in the diabetes control and complications trial. *Arch Ophthalmol*. 1998；**116**：874.
5) 北村享之. 麻酔. 2009；**58**：81.
6) Tanaka K, et al. *Anesthesiology*. 2009；**111**：1044.
7) 北村享之. 日臨麻会誌. 2016；**36**：558.
8) 田中克哉ほか. 麻酔. 2016；**65**：495.
9) Kambe N, et al. *Acta Anaesthesiol Scand*. 2014；**58**：948.
10) 赤水尚史. 第 8 章 内分泌疾患，4. 甲状腺疾患（井村裕夫編. わかりやすい内科学，第 3 版）. 文光堂，2010,

869-876.

11) Palace MR. *Health Serv Insights*. 2017；**10**：1177.
12) 萩原　薫. 麻酔. 2016；**65**：1255.
13) Sudha P, et al. *J Anaesthesiol Clin Pharmacol*. 2012；**28**：276.
14) Quin A. 副腎皮質機能低下症（Goldstone JC ほか編，落合亮一監訳. 臨床麻酔学レキシコン）. メディカル・サイエンス・インターナショナル，2000, 34-36.
15) 谷口省吾. 代謝・内分泌疾患（金子　譲監修. 歯科麻酔学，第 7 版）. 医歯薬出版，2011, 85.
16) Douglas B, et al. *JAMA*. 2002；**287**：236.
17) Liu MM, et al. *Anesthesiology*. 2017；**127**：166.
18) Tsui BY, et al. Specific considerations with endocrine disease：Adrenal cortical disease（Pino RM ed. Clinical Anesthesia Procedures of the Massachusetts General Hospital, 9th ed）. Wolters Kluner, 2016, 91-94.

V

1) 米田政志. 日消誌. 2014；**111**：35.
2) Ethell BT, et al. *Biochem Pharmacol*. 2003；**65**：1441.
3) Ishii M, et al. *Epilepsia*. 2012；**53**：e13.
4) Wen X, et al. *Br J Clin Pharmacol*. 2001；**52**：547.
5) 山本吉章. 薬局. 2014；**65**：108.
6) 小児基準値研究班編. 日本人小児の臨床検査基準値. 日本公衆衛生協会，1996.
7) Pugh RN, et al. *Br J Surg*. 1973；**60**：646.
8) 犬山シンポジウム記録刊行会編. 第 12 回犬山シンポジウム―A 型肝炎・劇症肝炎. 中外医学社，1982.
9) 中尾慎一ほか. 臨麻. 2004；**28**：1464.
10) Drummond JC. *Anesthesiology*. 1997；**86**：1431.
11) Summors AC, et al. *Anesth Analg*. 1999；**88**：341.
12) 村川雅洋. 臨麻. 2003；**27**：978.

VI

1) Malhaorta V ほか. 第 54 章　麻酔と腎臓・尿生殖器系（Miller RD 編，武田純三日本語版監修. ミラー麻酔科学，第 6 版）. メディカル・サイエンス・インターナショナル，2007, 1697-1719.
2) AKI（急性腎障害）診療ガイドライン作成委員会. 日腎会誌. 2017；**59**：444.
3) 濱田千江子. 総論　第 4 章　腎疾患総論 1 急性腎障害（富野康日己編. New エッセンシャル腎臓内科学，第 2 版）. 医歯薬出版，2015, 74-86.
4) Ichai C, et al. *Ann Intensive Care*. 2016；**6**：48.
5) 富野康日己. 総論　第 4 章　腎疾患総論 2 慢性腎臓病（富野康日己編. New エッセンシャル腎臓内科学，第 2 版）. 医歯薬出版，2015, 87-104.
6) 片山　浩. VI. 肝臓，腎臓 21 腎障害，透析中（武田純三編. 新合併症患者の麻酔スタンダード，第 1 版）. 克誠堂出版，2017, 188-196.
7) Takizawa E, et al. *Br J Clin Pharmacol*. 2006；**61**：256.
8) 安田信彦. 日臨麻会誌. 2016；**36**：488.
9) Robertson EN, et al. *Eur J Anaesthesiol*. 2005；**22**：4.
10) Sakamoto H, et al. *J Clin Anesth*. 2001；**13**：193.
11) 瀬尾勝弘. 麻酔. 2009；**58**：838.
12) 宮尾秀樹. 日臨麻会誌. 2014；**34**：788.
13) 平田純生，古久保拓. 透析患者への投薬ガイドブック，第 3 版. じほう，2017, 416-499.
14) 平田純生. 17　透析における薬物適正使用　1. 透析患者の薬物適正使用（西沢良記編. 最新透析医学）. 医薬

ジャーナル，2008，502-506.

15）田中章郎ほか．透析会誌，2008；**41**：177.

16）又賀　泉．歯薬療法．2016；**35**：161.

17）Cammu G, et al. *Br J Anaesth*. 2012；**109**：382.

18）鈴木孝浩．綜合臨床．2010；**59**：2139.

19）山口秀紀ほか．有病者歯科医療．2008；**17**：91.

VII

1）平山惠造ほか．臨床神経内科学，第6版．南山堂，2016.

2）高崎眞弓ほか．まれな疾患の麻酔 A to Z. 文光堂，2015.

3）秋口一郎ほか．神経筋の検査と症例診断．金芳堂，2015.

4）Miller R, et al. Miller's Anesthesia. 8th ed, Elsevier, Amsterdam, 2014.

5）武田純三ほか．合併症患者の麻酔スタンダード．克誠堂，2008.

6）日本神経学会重症筋無力症ガイドライン作成委員会．重症筋無力症診療ガイドライン 2014. 南江堂，2014.

7）独立行政法人 医薬品医療機器総合機構 医薬品等安全対策部会 安全対策調査会：ロクロニウム臭化物製剤及びベクロニウム臭化物製剤について．2015.

8）日本神経学会ほか．デュシェンヌ型筋ジストロフィー診療ガイドライン 2014. 南江堂，2014.

9）日本神経学会．筋萎縮性側索硬化症診療ガイドライン 2013. 南江堂，2013.

10）脇本将寛ほか．麻酔．2012；**61**：599.

11）日本神経学会．パーキンソン病治療ガイドライン 2011, 医学書院，2011.

12）Kalenka A, et al. *Curr Opin Anaesthesiol*. 2009；**22**：419.

13）椙山加綱ほか．日歯麻誌．2002；**30**：180.

14）日本神経学会ほか．多発性硬化症治療ガイドライン 2010. 医学書院，2010.

15）Consortium for Spinal Cord Medicine. *J Spinal Cord Med*. 2008；**31**：403.

VIII

1）Fischer G, et al. Hematological diseases (Fleisher LA, ed. Anesthesia and Uncommon Diseases, 6th ed). Elsevier, PA, 2012, 350-368.

2）Wijeysundera DN, et al. Hematologic disorders in Preoperative evaluation. (Miller RD, ed. Miller's Anesthesia, 8th ed). Elsevier, PA, 2015, 1122-1127.

3）Fleisher LA, et al. Hematologic disorders and oncologic disease. in Anesthetic implication of concurrent diseases. (Miller RD, ed. Miller's Anesthesia, 8th ed). Elsevier, PA, 2015, 1211-1217.

4）浅野茂隆ほか編．血液学，第2版．中外医学社，1999.

5）藤澤俊明．第4章．精神鎮静法．II. 吸入鎮静法．1. 亜酸化窒素の性質（金子　讓監修．歯科麻酔学，第7版）．医歯薬出版，2011, 210.

6）金倉　讓ほか．血液疾患（白砂兼光ほか編．口腔外科学，第3版）．医歯薬出版，2010, 430-447.

7）三間屋純一．II. 診断，1. 臨床症状（白幡　聡編．みんなに役立つ血友病の基礎と臨床，第1版）．医薬ジャーナル社，2009, 105-116.

8）西田恭治．III. 治療，1. 血友病の止血療法　1）補充療法（i）血友病 A（白幡　聡編．みんなに役立つ血友病の基礎と臨床，第1版）．医薬ジャーナル社，2009, 140-147.

9）松下　正．III. 治療，1. 血友病の止血療法　1）補充療法（ii）血友病 B（白幡　聡編．みんなに役立つ血友病の基

礎と臨床，第1版）．医薬ジャーナル社，2009, 148-157.

10）日本血栓止血学会．インヒビターのない血友病患者に対する止血治療ガイドライン，4. 目標因子レベルを基にした凝固因子製剤の輸注量．2013, 5-7.

11）日本血栓止血学会．インヒビター保有先天性血友病患者に対する止血治療ガイドライン，5. 治療法の実際．2013, 8-10.

12）長尾　大．第VIII因子および第IX因子インヒビター（福井弘編．血友病，第1版）．西村書店，1993, 205-234.

13）森本佳成．血友病の治療，2 出血症状に対する治療，（4）口腔出血，抜歯（吉岡　章監修．ヘモフィリア治療の最前線—血友病の診断と治療，第1版）．医科学出版社，2002, 52-57.

14）高橋芳右．III. 治療，1. 血友病の止血療法　1）補充療法（iii）von Willebrand 病（白幡　聡編．みんなに役立つ血友病の基礎と臨床，第1版）．医薬ジャーナル社，2009, 158-163.

15）日本有病者歯科医療学会，日本口腔外科学会ほか編．科学的根拠に基づく抗血栓療法患者の抜歯に関するガイドライン（2015年改訂版）．学術社，2015.

16）森本佳成．分子脳血管病．2010；**9**：73.

17）高田眞紀子ほか．ヘパリン起因性血小板減少症（HIT）への対応（井上　博，矢坂正弘ほか編．抗血栓療法のノウハウとピットフォール）．南江堂，2010, 197-202.

IX

1）Goldner EM, et al. *Can J Psychiatry*. 2002；**47**：833.

2）橋本良太．病因と病態モデル（福田正人ほか編．統合失調症）．医学書院，2013, 103-104.

3）北條亜樹子ほか．*LiSA*. 2015；**22**：1206.

4）稲田　健．錐体外路系副作用に推奨される治療法および予防法は？（日本神経精神薬理学会編　統合失調症薬物治療ガイドライン）．医学書院，2016, 117-132.

5）工藤　明．麻酔．2010；**59**：1105.

6）Adler LE, et al. *Schizophr Res*. 1991；**4**：91.

7）Kudoh A, et al. *Eur J Anaesth*. 2004；**21**：414.

8）加藤隆児ほか．循環制御．2011；**32**：17.

9）糀谷　淳．精神疾患（金子　讓監修．歯科麻酔学　第7版）．医歯薬出版，2011, 402-406.

10）Kudoh A, et al. *J Clin Anesth*. 2003；**15**：455.

11）工藤　明ほか．麻酔．1993；**42**：1056.

12）Ray WA, et al. *Arch Gen Psychiatry*. 2001；**58**：1161.

13）坂本三樹．*LiSA*. 2015；**22**：1240.

14）厚生労働省．重篤副作用疾患別対応マニュアル　2008 悪性症候群．http://www.mhlw.go.jp/topics/2006/11/dl/tp1122-1j01.pdf

15）Caroff SN, et al. *Med Clin North Am*. 1993；**77**：185.

16）Olmosted MR. *South Med J*. 1988；**81**：888.

17）融　道男ほか訳．ICD-10　精神および行動の障害—臨床記述と診断ガイドライン．医学書院，1993.

18）川上憲人．医学のあゆみ．2006；**219**：925.

19）Barefoot JC, et al. *Circulation*. 1996；**93**：1976.

20）Joynt KE, et al. *Biol Psychiatry*. 2003；**54**：248.

21）Cohen HW, et al. *Am J Med*. 2000；**108**：2.

22）Drugs for psychiatric disorders. *Med Lett Drugs Ther*. 1991；**33**：43.

23）Ray WA, et al. *Clin Pharmacol Ther*. 2004；**75**：234.

24）Sicouri S, et al. *Expert Opin Drug Saf*. 2008；**7**：181.

25）Goodnick PJ. *Expert Opin Pharmacother*. 2002；**3**：479.

26) Tata IJ, et al. *Heart*. 2005；**91**：465.
27) Andersohn F, et al. *Am J Psychiatry*. 2009；**166**：591.
28) Kudoh A, et al. *Can J Anaesthe*. 2002；**9**；132.
29) 工藤　明. 麻酔. 2010；**59**；1116.
30) Hill GE, et al. *Anesthesiology*. 1976；**44**：439.
31) Kudoh A, et al. *Neuropsychobiology*. 2002；**46**：22.
32) 高橋三郎ほか. DSMIV-TR, 精神疾患の診断・統計マニュアル. 医学書院, 2002.
33) 工藤　明. 非心臓手術後の精神機能および認知機能障害—高齢者, うつ病患者を中心に（坂部武史編. 手術・麻酔後の高次機能障害—発生をいかに予防・軽減するか）. 真興交易医書出版部, 2009, 128-141.

Ⅹ－一、～三、

1) 日本肥満学会編. 肥満症診療ガイドライン 2016. ライフサイエンス出版, 2016.
2) Todd DW. *J Oral Maxillofac Surg*. 2005；**63**：1348.
3) Adams JP, et al. *Br J Anaesth*. 2000；**85**：85.
4) Leoni A, et al. *Minerva Anesthesiol*. 2014；**80**：149.
5) Murphy C, et al. *Can J Anesth*. 2013；**60**：929.
6) Vikram M, et al. *J Clinical Anesth*. 2015；**27**：396.
7) Rao SL, et al. *Anesth Analg*. 2008；**107**：1912.
8) Sinha A, et al. *Obes Surg*. 2013；**23**：580.
9) Cullen A, et al. *Can J Anesth*. 2012；**59**：974.
10) Kristensen MS, et al. *Br J Anesth*. 2015；**114**：1033.
11) Ingrande J, et al. *Br J Anesth*. 2010；**105**：i16.
12) Ingrande J, et al. *Anesth Analg*. 2011；**113**：57.
13) 豊田大介ほか. 臨床麻酔. 2016；**12**：1645.
14) Strandberg A, et al. *Acta Ansethesiol Scand*. 1986；**30**：154.
15) Benumof JL. Respiratory physiology and respiratory function during anesthesia. (Miller RD, ed. Anesthesia, 5th ed). Churchill Livingstone, New York, 2000, 578-618.
16) Salem MR, et al. *Anesthesiology*. 1978；**48**：280.
17) Nestler C, et al. *Br J Anesth*. 2017；**119**：1194.
18) Dindo D, et al. *Lancet*. 2013；**361**：2032.
19) Nguyen NT, et al. *J Am Coll Surg*. 2001；**192**：469.
20) Bell T, et al. *Heart Lung*. 2017；**46**：347.
21) Macarthur A, et al. *Can J Anesth*. 1993；**40**：154.
22) 奥田恭章ほか. リウマチ. 1992；**32**：245.
23) 鈴樹正大. H. 自己免疫疾患の麻酔（稲田　豊ほか編. 最新麻酔科学下巻, 第2版）. 克誠堂出版, 2012, 1455-1461.
24) Kheterpal S, et al. *Anesthesiology*. 2013；**119**：1360.
25) 日本移植学会広報委員会編. 臓器移植ファクトブック 2016. 2016.
26) Rigatto C. *Semin Dial*. 2003；**16**：106.
27) 古田　萌. 肝移植後（高崎真弓ほか編. まれな疾患の麻酔 A to Z, 第1版）. 文光堂, 2015, 224-225.
28) Blasco LM, et al. *Curr Opin Anaesthesiol*. 2009；**22**：109.
29) Artru AA. *J Clin Anesth*. 1998；**10**：531.
30) 山口秀紀ほか. 日有病雑誌. 2008；**17**：91.
31) 柴田昌カールほか. 心移植患者（高崎真弓ほか編, まれな疾患の麻酔 A to Z, 第1版）. 文光堂, 2015, 159.
32) Baker J, et al. 臓器移植（武田純三監修. ミラー麻酔科学, 第6版）. メディカル・サイエンス・インターナショナル, 2007, 1737-1774.

Ⅹ－四、～六、

1) 日本麻酔科学会. 宗教的輸血拒否に関する合同委員会報告「宗教的輸血拒否に関するガイドライン」. http://www.anesth.or.jp/guide/pdf/guideline.pdf
2) 尾崎米厚ほか. アルコール研究と薬物依存. 2005；**40**：455.
3) 遠山朋海ほか. 老年精医誌. 2017；**28**：892.
4) 樋口　進. 精神医学対話. 弘文堂, 2008, 88, 855-871.
5) 岩原千絵ほか. *Frontiers in Alcholism*. 2016；**4**：31.
6) 遠山朋海ほか. *IRYO*. 2016；**70**：129.
7) 土田英人. 日生物精医誌. 2010；**21**：33.
8) 厚生労働省. 指定難病. http://www.mhlw.go.jp/stf/seisakunitsuite/bunya/0000084783.html

第7章

1) 金子　譲監修. 歯科麻酔学, 第7版. 医歯薬出版, 2011.
2) 梅田正博ほか. 日口外誌. 2010；**56**：390.
3) 飯盛美盛ほか. 日歯麻誌. 2014；**42**：289.
4) 縣　秀栄. 臨床麻酔. 2014；**38**：891.
5) Dutton RP, et al. 外傷の麻酔（武田純三監修. ミラー麻酔科学）. メディカル・サイエンス・インターナショナル, 2007, 1901-1929.
6) 金岡恒治. 救急医学. 2003；**27**：824.
7) Liu EH, et al. *Br J Anaesth*. 2009；**103**：446.
8) 高橋庄二郎, 黒田敬之ほか編. 顎変形症治療アトラス. 医歯薬出版, 2001, 14, 71-98.
9) 寺井岳三. 日臨麻会誌. 2010；**30**：333.
10) Japanese Society of Anesthesiologists. *J Anesth*. 2014；**28**：482.
11) 金子　譲. 顎矯正外科の麻酔（高橋庄二郎ほか編. 顎変形症治療アトラス）. 医歯薬出版, 2001, 113.
12) 丸川浩平ほか. 日口診誌. 2012；**25**：33.
13) 曽我部浩一ほか. 日歯心身. 1998；**13**：121.
14) 古賀千尋ほか. 日歯心身. 1996；**11**：16.
15) Handa M, et al. *J Oral Maxillofac Surg*. 2008；**66**：1820.
16) Kemmochi M, et al. *J Oral Maxillofac Surg*. 2009；**67**：1245.
17) Okamoto S, et al. *J Oral Maxillofac Surg*. 2015；**73**：1714. e1-8.
18) 一戸達也. *LiSA*. 2010；**17**：80.
19) Koshika K, et al. *J Oral Maxillofac Surg*. 2011；**69**：2128.
20) 関　康宏ほか. 日歯誌. 2006；**34**：213.
21) 五十嵐　祐ほか. 日歯麻誌. 1990；**18**：573.
22) 松浦由美子ほか. 日歯麻誌. 2005；**33**：252.
23) 門田英輝ほか. 頭頸部癌. 2005；**31**：570.
24) Roberts RJ, et al. *Ann Pharmacother*. 2008；**42**：686.
25) Shiiba M, et al. *Int J Oral Maxillofac Surg*. 2009；**38**：661.
26) Reade MC, et al. *Crit Care*. 2009；**13**：R75.
27) 糀谷　淳. 日歯麻誌. 2012；**40**：276.
28) 野村　仰ほか. 日歯麻誌. 2004；**32**：274.
29) 奥村陽子ほか. 日歯麻誌. 2012；**40**：197.
30) 植田裕史ほか. 日小児麻酔会誌. 2016；**22**：165.
31) 縣　秀栄. 臨床麻酔. 2014；**38**：891.

第8章

1) Federated Ambulatory Surgery Association. Special Study I. 1986.
2) 日本麻酔科学会ほか編.「日帰り麻酔の安全のための基

準」ガイドブック，第1版．克誠堂，2001.
3) Kuth CD, et al. *Anesthesiology*. 1991；**75**：22.
4) 浅井 隆. 麻酔. **60**；2011：850.
5) Logan M. *Int Proceed J*. 1998；**7**：4.
6) 澁谷 徹. 歯科患者の日帰り全身麻酔（金子 譲監修. 歯科麻酔学，第7版）. 医歯薬出版，2011, 429-436.

第9章
1) Snell RS, et al. Clinical Anatomy for Anesthesiologist. Appleton & Lange, Connecticut, 1988.
2) Eichhorn JH. *Int Anesthesiol Clin*. 1993；**31**：181.
3) A report by the American Society of Anesthesiologists Task Force on Preoperative Fasting. *Anesthesiology*. 1999；**90**：896.
4) Landsman D, et al. General anesthesia maintenance emergence, and tracheal extubation. In：Clinical Pediatric Anesthesia (Bagdwell MJ, ed.). Lippincott-Raven, Philadelphia, 1997, 145-161.

第10章
1) 秋下雅弘. 高齢者の定義（日本老年医学会編. 老年医学系統講義テキスト）. 西村書店，2013, 18-19.
2) 折茂 肇ほか. 老年医学総論（日本老年医学会編. 老年医学テキスト，改訂第3版）. メジカルビュー社，2008, 2-346.
3) 内藤通考. これからの老年学，第2版. 名古屋大学出版会，2008, 21.
4) Roth GS, et al. *Science*. 2002；**297**：811.
5) Folstein MF, et al. *J Psychiatr Res*. 1975；**12**：189.
6) 加藤伸司ほか. 老年精神医学雑誌. 1991；**2**：1339.
7) Greene NH, et al. *Anesthesiology*. 2009；**110**：788.
8) Smith PJ, et al. *Anesthesiology*. 2009；**110**：781.
9) Young C, et al. The geriatric patient (Longnecker DE, et al. Anesthesiology, 3rd ed) McGraw Hill, 2017, 238-249.
10) Jones RK, et al. *Anesthesiology*. 2008；**109**：816.
11) Sacan O, et al. *Anesth Analg*. 2007；**104**：569.
12) 髙橋三郎，大野裕監訳. せん妄（日本精神神経学会監修. DSM-5® 精神疾患の診断・統計マニュアル）. 医学書院，2014.
13) Parikh SS, et al. *Anesth Analg*. 1995；**80**：1223.
14) Yamagata K, et al. *Int J Oral Maxillofac Surg*. 2005；**34**：33.
15) 矢野智宣ほか. *LiSA*. 2012；**19**：144.
16) Chapin JW, et al. *Anesthesiology*. 1977；**46**：364.
17) Perkisas SM, et al. *JAMA*. 2015；**313**：1745.
18) Su X, et al. *Lancet*. 2016；**388**：1893.
19) Berger M, et al. Cognitive dysfunction after anesthesia and surgery. (Longnecker DE, et al. Anesthesiology, 3rd ed). McGraw Hill, 2017, 1367-1376.
20) 小倉 信. *Anet*. 2015；**19**：9.

第11章
1) 酒島弘之. II 知的能力障害（小笠原正ほか編. スペシャルニーズデンティストリー，第2版）. 医歯薬出版，2017, 44-47.
2) 城 茂治. I 障害者とは，II おもな障害・疾患と管理上の特徴（金子 譲監修. 歯科麻酔学，第7版）. 医歯薬出版，2011, 461-467.
3) 田中陽子ほか. XII てんかん（小笠原正ほか編. スペシャルニーズデンティストリー，第2版）. 医歯薬出版，2017, 93-105.

4) 江草正彦. III 自閉スペクトラム症・自閉症スペクトラム障害（小笠原正ほか編. スペシャルニーズデンティストリー，第2版）. 医歯薬出版，2017, 48-52.
5) 森 貴幸. IV 注意欠如・多動症／注意欠如・多動性障害（小笠原正ほか編. スペシャルニーズデンティストリー，第2版）. 医歯薬出版，2017, 52-54.
6) 篠塚 修. II 脳性麻痺，III 重症心身障害児・者（小笠原正ほか編. スペシャルニーズデンティストリー，第2版）. 医歯薬出版，2017, 59-65.
7) 大島一良. 公衆衛生. 1971；**35**（11）：648.
8) 岡田喜篤ほか. 重症心身障害者療育マニュアル，第2版（江草安彦監修）. 医歯薬出版，2008, 24.
9) 佐藤健一. III 術前管理-V 麻酔法の選択（金子 譲監修. 歯科麻酔学，第7版）. 医歯薬出版，2011, 467-473.
10) 小谷順一郎. I 特徴-III 術前管理（古屋秀毅ほか編. 歯科麻酔学，第6版）. 医歯薬出版，2003, 483-490.
11) 杉岡伸悟. IV 麻酔法の選択，V 術後管理（古屋秀毅ほか編. 歯科麻酔学，第6版）. 医歯薬出版，2003, 490-493.
12) 日本歯科麻酔学会（Minds ガイドラインライブラリ minds.jcqhc.or.jp/n/med/4/med0074/G000969）. 歯科診療における静脈内鎮静法ガイドライン，改訂第2版，2017, 3-9.
13) 久慈昭慶. 第12章 障害者の麻酔（丹羽 均ほか編. 臨床歯科麻酔学，第4版）. 永末書店，2011, 312-320.

第12章
I
1) 和嶋浩一ほか. 日口腔顔面痛会誌. 2012；**4**：1.
2) Headache Classification Committee of the International Headache Society (IHS). *Cephalalgia*. 2018；**38**：1.
3) 日本頭痛学会・国際頭痛分類委員会. 国際頭痛分類第3版. 医学書院，2018.
4) Penman J. Trigeminal neuralgia. (Vinken PJ et al eds. Handbook of Clinical Neurology, vol.5). North-Holland, Amsterdam, 1968, 296.
5) Merskey H, et al. Classification of chronic pain. Descriptions of chronic pain syndromes and definitions of pain terms. IASP Press, Seattle, 1994, 59-71.
6) Leny de Leeuw編，杉崎正志ほか監訳. 口腔顎顔面痛の最新ガイドライン，改訂第4版. クインテッセンス出版，2009.
7) Jannetta PJ. *J Neurosurg*. 1967；**26**：159.
8) Ragozzino MW, et al. *Medicine*（Baltimore）. 1982；**61**：310.
9) 口腔顔面痛学会編. 口腔顔面痛の診断と治療ガイドブック，第2版. 医歯薬出版，2016.
10) Cohen JI. *N Engl J Med*. 2013；**369**：255.
11) Stewart WF, et al. *Cephalalgia*. 2008；**28**：1170.
12) Lipton RB, et al. *Headache*. 1998；**38**：87.
13) Moskowitz MA. *Neurol Clin*. 1990；**8**：801.
14) Rasmussen BK, et al. *J Clin Epidemiol*. 1991；**44**：1147.
15) Manzoni GC. *Cephalalgia*. 1998；**18**：138.
16) Stuver SO, et al. *J Oncol Pract*. 2012；**8**：e17.
17) Epstein JB, et al. *J Dent Res*. 2007；**86**：506.
18) 国立がん研究センターがん対策情報センターがん情報サービス. http：//ganjoho.jp/public/indexhtml

II
1) 鈴木長明. 顎顔面口腔の痛み（古屋英毅ほか編. 歯科麻酔学，第5版）. 医歯薬出版，1997, 518-526.

2) 今村佳樹. 顎顔面痛の診察法（海野雅浩ほか編. 歯科麻酔学, 第6版）. 医歯薬出版, 2003, 516-521.
3) 嶋田昌彦. ペインクリニック（海野雅浩監修. 歯科麻酔の正しい理解）. 口腔保健協会, 2008, 84-95.
4) 嶋田昌彦. ペインクリニック（嶋田昌彦ほか編. 歯科麻酔実践ガイド）. 医歯薬出版, 2010, 155.
5) 嶋田昌彦. ペインクリニック（金子 讓監修. 歯科麻酔学, 第7版）. 医歯薬出版, 2011, 485-495.
6) 朝比奈正人. 瞳孔異常（服部孝道編. 神経内科診療ハンドブック）. 南江堂, 2003, 77-80.
7) 服部孝道. 神経疾患のアプローチ（服部孝道編. 神経内科診療ハンドブック）. 南江堂, 2003, 1-24.
8) 大久保昌和. 脳神経の診察（日本口腔顔面痛学会編. 口腔顔面痛の診断と治療 ガイドブック第2版）, 医歯薬出版, 2016, 79-83.
9) 高橋信佳. 言語障害（服部孝道. 神経内科診療ハンドブック）. 南江堂, 2003, 52-57
10) 稲田裕仁ほか. 日本麻誌, 2003；31：285.
11) 嶋田昌彦. ペインクリニック（嶋田昌彦ほか編. 歯科麻酔実践ガイド）. 医歯薬出版, 2010, 158.
12) 望月美江. 日科誌. 2007；56：275.
13) 福内明子. 侵害受容神経線維の評価法（電流知覚閾値）（小川節郎ほか編. ペインマネジメント—痛みの評価と診療手順）. 南江堂, 2004, 32-40.
14) 神野成治. 日本歯科評論. 2004；64：135.
15) 嶋田昌彦. 臨床精神医学増刊, 2007；36：190.
16) 小川節郎. 薬理学的疼痛機序判別試験（小川節郎ほか編. ペインマネジメント—痛みの評価と診療手順. 南江堂, 2004, 77-83.
17) 小川節郎. 薬理学的疼痛機序判別試験（小川節郎ほか編. ペインマネジメント）. 南江堂, 2004, 78.
18) 鈴木長明. ペインクリニック（古屋英毅ほか編. 歯科麻酔学, 第5版）. 医歯薬出版, 1997, 525-526.

III
1) Seddon HJ. *Brain*. 1943；66：237.
2) 高崎義人. 各種診断法, 4章 神経損傷の診断と評価（野間弘康ほか編. 下歯槽神経舌神経麻痺, 第2版）. 医歯薬出版, 2010, 32-42.
3) Meyer RA, et al. *Brain Research*. 1991；561：252.

VI
1) 豊福 明. 精神的要因が関与する病態（又賀 泉ほか編. 最新 口腔外科学）. 医歯薬出版, 2017, 431-442.
2) 豊福 明. 歯科心身症の治療技法（日本歯科心身医学会編. 歯科心身医学）. 医歯薬出版, 2003, 192-199.
3) 鈴木長明. 心身医学的療法（古屋英毅ほか編. 歯科麻酔学, 第6版）. 医歯薬出版, 2003, 541-544.
4) 芳賀浩昭ほか. 日歯麻誌. 2004；32：252.
5) 原 信一郎. 一般医ができる心理療法（心身医学を学ぶ人のために）, 第1版. 医学書院, 1996, 143-148.
6) 佐々木雄二. 自律訓練法の実際. 創元社, 1976, 21-83.
7) 川島正人ほか. 日歯麻誌. 2001；29：207.
8) 野村 忍. 自律訓練法（心身医学を学ぶ人のために）, 第1版. 医学書院, 1996, 127-130.
9) 坂本英治. 認知行動療法（日本口腔顔面痛学会編. 口腔顔面痛の診断と治療 ガイドブック, 第2版）. 医歯薬出版, 2016, 141-144.
10) 川島正人ほか. 慢性疼痛. 2003；22：75.

VII
1) 長濱義夫. 東洋医学概説. 創元社, 1980.
2) 海野雅浩. 東洋医学的療法（古屋英毅ほか編. 歯科麻酔学, 第5版）. 医歯薬出版, 1997, 559-565.
3) 鈴木長明. 東洋医学的療法（海野雅浩ほか編. 歯科麻酔学, 第6版）. 医歯薬出版, 2003, 544-548.
4) 鈴木長明. 口病誌. 2005；72：3.
5) 嶋田昌彦. 東洋医学的療法（金子 讓監修. 歯科麻酔学, 第7版）. 医歯薬出版, 2011, 527-531.
6) 嶋田昌彦. 東洋医学的治療法（日本口腔顔面痛学会編. 口腔顔面痛の診断と治療 ガイドブック, 第2版）. 医歯薬出版, 2016, 26-130.
7) 井村紘子ほか. 痛みと漢方. 2017；27：65.
8) 山﨑陽子ほか. 痛みと漢方. 2016；26：108.
9) 新美知子ほか. 薬局. 2015；66：48.
10) 山口孝二郎. 麻酔. 2017；66：708.
11) 山口孝二郎. ペインクリニック別冊秋号. 2017；38：S295.
12) 柿木保明. 漢方薬と西洋薬の相互作用と有害作用（柿木保明ほか編. 歯科漢方医学）. 永末書店, 2018, 20-25.
13) 嶋田昌彦. ペインクリニック（海野雅浩監修. 歯科麻酔の正しい理解）. 口腔保健協会, 2008, 84-95.

VIII
1) http：//www.mhlw.go.jp/topics/2009/05/dl/tp0527-1g_0001.pdf
2) 鈴木 勉ほか. モルヒネの低用量投与では，なぜ副作用しかでないのか？（鎮痛薬・オピオイドペプチド研究会編. オピオイド治療—課題と新潮流）. エルゼビア・サイエンス, 2001, 25-34.
3) 小宮幸子ほか. がん疼痛の薬物療法に関するガイドライン 2014年版. 金原出版, 2014, 59.
4) 今井哲司ほか. 日神精薬理誌. 2008；28：169.

第13章

I
1) 椙山加綱ほか. 日歯麻誌. 2015；43：645.
2) 黒田英孝ほか. 日歯麻誌. 2011；39：13.
3) 関野麗子ほか. 日歯麻誌. 2013；41：153.
4) 柴田啓貴ほか. 日歯麻誌. 2012；40：592.
5) 田中 裕ほか. *Niigata Dent J*. 2012；42：41.
6) Ha SW, et al. *J Dent Anesth Pain Med*. 2015；15：77.
7) 染矢源治ほか. 日歯麻誌. 1999；27：365.
8) Girdler NM, et al. *Resuscitation*. 1999；41：159.
9) 佐藤慶太ほか. *Forensic Dent Sci*. 2013；6：9.
10) 伊藤 寛ほか. 蘇生. 2005；24：82.

II
1) 循環器病の診断と治療に関するガイドライン（2011年度合同研究班報告）. 失神の診断・治療ガイドライン（2012年改訂版）.
2) Sheldon R, et al. *J Am Coll Cardiol*. 1992；19：773.
3) Gibson GE, et al. *Am J Med*. 1981；70：1247.
4) Niwa H, et al. *Anesth Prog*. 1996；43：41.
5) Meuwly C, et al. *Medicine* (Baltimore). 2015；94：e484.
6) Blanc VF, et al. *Can Anaesth Soc J*. 1983；30：360.
7) Meuwly C, et al. *Front Neurol*. 2017；8：533.
8) Khatibi K, et al. *World Neurosurg*. 2017；98：884.e1.
9) Arakeri G, et al. *Med Hypotheses*. 2010；74：248.
10) Meuwly C, et al. *Medicine* (Baltimore). 2015；94：e807.
11) 福田謙一ほか. 日歯麻誌. 2010；38：317.

12) 水牧功一. 昭和医会誌. 2011；**71**：530.
13) 椙山加綱ほか. 日歯麻誌. 2015；**43**：645.
14) Davies SJ, et al. *BMJ*. 2001；**15**：323：631.
15) 澁谷 徹. 松本歯学. 2007；**33**：1.
16) Callaham M. *Ann Emerg Med*. 1989；**18**：622.
17) 伊堂寺良子ほか. 日歯麻誌. 1989；**17**：646.
18) Syed M, et al. *J Clin Diagn Res*. 2015；**9**：ZE04.
19) 日本アレルギー学会 Anaphylaxis 対策特別委員会. アナフィラキシーガイドライン. 2014.
20) 染矢源治ほか. 日歯麻誌. 1999；**27**：365.
21) Milgrom P, et al. *Int Dent J*. 1986；**36**：71.
22) Verrill PJ. *Practitioner*. 1975；**214**：380.
23) Baluga JC. *Rev Alerg Mex*. 2003；**50**：176.
24) 光畑裕正. 日歯麻誌. 2003；**31**：235.
25) Adriani J, et al. *South Med J*. 1981；**74**：694.
26) Duque S, et al. *Allergol Immunopathol（Madr）*. 2004；**32**：233.
27) Wasserfallen JB, et al. *Allergy*. 1995；**50**：162.
28) Neal JM, et al. *Reg Anesth Pain Med*. 2012；**37**：16.
29) Neal JM, et al. *Reg Anesth Pain Med*. 2010；**35**：152.
30) 椙山加綱ほか. 日歯麻誌. 1988；**16**：516.
31) 三浦美英. ショック（金子 讓監修. 歯科麻酔学, 第7版）. 医歯薬出版, 2011, 555-568.
32) 日本高血圧学会高血圧ガイドライン作成委員会編. 高血圧ガイドライン 2014. 日本高血圧学会. 2014.
33) 一戸達也ほか. 日歯麻誌. 2014；**42**：190.
34) Umino M, et al. *Anesth Prog*. 1994；**41**：77.
35) Kishimoto N, et al. *Clin Case Rep*. 2015；**3**：274.
36) Kamatani T, et al. *Anesth Prog*. 2016；**63**：156.
37) 杉村光隆ほか. 日歯麻誌. 2006；**34**：522.
38) 厚生労働省. 重篤副作用疾患別対応マニュアル. 痙攣・てんかん. 2009.

第14章

1) 三浦美英. ショック（金子 讓監修. 歯科麻酔学, 第7版）. 医歯薬出版, 2008, 555-568.
2) 鈴木 昌. 日内会誌. 2011；**100**：1084.
3) 稲田英一. 麻酔への知的アプローチ, 第7版. 日本医事新報社, 2011, 539-541.
4) 岩坂日出男. 臨床麻酔. 2016；**40**：957.
5) Silbernagl S ほか, 松尾 理 監訳. 症状の基礎からわかる病態生理, 第2版. メディカル・サイエンス・インターナショナル, 2013, 246-249.
6) 日本内科学会編. 内科救急診療指針. 重症敗血症, 敗血症性ショック. 総合医学社, 2015, 241-224.
7) 海老澤元宏. アレルギー. 2015；**64**：24.

8) 日本救急医学会監修. 日本救急医学会・専門医認定委員会編. 救急診療指針, 改訂第4版. へるす出版, 2011, 74-77.
9) 安宅一晃. 臨床麻酔. 2014；**38**：1300.

第15章

1) 伊藤 寛, 蘇生. 2005；**24**：82.
2) Kouwenhoven WB, et al. *JAMA*. 1960；**173**：94.
3) Elam JO. Rediscovery of expired air methods for emergency ventilation（Peter Safar, ed. Advances in Cardiopulmonary Resuscitation）. Springer Verlag, New York, 1977, 263-265.
4) Standards for cardiopulmonary resuscitation（CPR）and emergency cardiac care（ECC）. *JAMA*. 1974；**227**：833.
5) 日本蘇生協議会監修：JRC 蘇生ガイドライン 2015. 医学書院, 2016.
6) Hazinski MF, et al. *Circulation*. 2015；**132**：S313.
7) American Heart Association. 2015 AHA Guidelines Update for CPR & ECC. 2015.
8) American Heart Association. 2015 Handbook of Emergency Cardiovascular Care for Healthcare Provider. 2015.
9) 横山武志, 日歯麻誌. 2008；**36**：444.
10) Stiell IG, et al. *N Engl J Med*. 2004；**351**：647.

第16章

1) 財団法人日本医療機能評価機構医療事故防止事業部. 医療事故情報収集等事業第 34 回報告書. 2003.
2) 中島和枝, 児玉安司. ヘルスケアリスクマネジメント—医療事故防止から診療記録開示まで. 医学書院, 2000.
3) 大井久美子. 歯科医療におけるリスクマネジメント（金子 讓監修, 歯科麻酔学, 第7版）. 医歯薬出版, 2011, 587-592.
4) 石川雅彦. RCA 根本原因分析法 実践マニュアル—再発防止と医療安全教育への活用. 医学書院, 2007.
5) 河野龍太郎. 医療におけるヒューマンエラー なぜ間違えるどう防ぐ, 第2版. 医学書院, 2014.
6) 千葉武史ほか. *Technical review, JR East*. 2004；**9**：30.

附録

1) 池本清海. 付録 Ⅰ物理・化学（金子 讓監修. 歯科麻酔学, 第7版）. 医歯薬出版, 2011, 593-597.
2) Brunton LL ed. Goodman and Gilman's the Pharmacological Basis of THERAPEUTICS, 12th ed. McGraw-Hill, 2011.